# 神农本草经注

## （下　卷）

陈企望　撰集

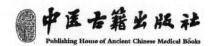

中医古籍出版社

Publishing House of Ancient Chinese Medical Books

# 目　录

## （下　卷）

# 卷 第 十 五

## 人部总二十五种

**一种《神农本经》** 原为白字，现为字下无点（·）号
**四种《名医别录》** 原为墨字，现为字下有点（·）号
**一种今附** 医家尝用有效
**八种新分条**
**一种唐慎微续补** 原标墨盖子，现用＿表示
**一十种陈藏器余**

发髲《本经》 乱发《别录》 人乳汁《别录》 头垢《别录》 人牙齿齿䶵续注，元附天灵盖条下，今分条。耳塞元附天灵盖条下，今分条。 人屎《别录》东向厕圊溺坑中青泥附 人溺 溺白垽秋石附 妇人月水 浣浑汁 人精 怀妊妇人爪甲 以上六种并元附人屎条下今分条 天灵盖今附 人髭

**一十种陈藏器余**

人血 人肉 人胞 妇人裈裆 人胆 男子阴毛 死人枕 夫衣带 衣中故絮新生小儿脐中屎

**人部纲目新增三十八种**

口津唾 人汗 眼泪 人气 人魄 人势 木乃伊 方民 人傀 膝头垢 人骨绢汗衫 病人衣 头巾 钟馗 吹火筒 铳楔 马鞭 连加关 樬担尖 簟器漆 灯盏油锅盖 蒸笼 炊单布 弊帚 簸箕舌 鱼笱 草麻绳索 尿桶 幞头皮巾子 皮腰袋 毡屉皮靴 历日

## 髲① 髮②

味苦，温、小寒，无毒。主五癃，关格不通，利小便水道，疗小儿痫，大人痓，仍自还神化。合鸡子黄煎之消为水，疗小儿惊热。

陶隐居云：李云是童男发。神化之事，未见别方。今俗中妪母为小儿作鸡子煎，用发杂熬良久得汁，与儿服，去痰热，疗百病，而用发皆取其父梳头乱者尔。不知此发髲，审是何物，且髲字书记所无，或作蒜音，人今呼斑发为蒜髮，书家亦呼乱髮为鬊③，恐髲即舜音也。童男之理未或全明。

《唐本》注云：此髲髮根④也，年久者用之神效，即髲字误矣。既有乱髮及头垢则阙髲明矣。又头垢功劣于髲髮。犹去病用陈久者梳及船茹、败天翁、蒲席皆此例。甄立言作鬊⑤。鬊亦髮也，字书无髲字，但有髮鬊，鬊髮美貌作丘，权音，有声无质，则髲为真者也。

臣禹锡等谨按《蜀本》云：《本经》云：仍自还神化。李云：神化之事，未见别方。

按《异苑》云：人发变为鳝鱼。神化之异，应此者也。《日华子》云：发，温，止血闷血运，金疮伤风血痢。入药烧灰，勿令绝过，煎膏长肉，消瘀血也。

陈藏器云：生人发挂果树上，乌鸟不敢来食其实。又人逃走，取其发于纬车上，却转之，则迷乱不知所适矣。

《雷公》云：凡使之是男子年可二十已来，无疾患，颜貌红白，于顶心剪切者发是。凡于丸散膏中先用苦参水浸一宿漉出，入瓶子，以火之令通赤，放冷研用。

《肘后方》：治石淋，烧灰水服之良。

《伤寒类要》：治黄，取烧灰，水服一寸匕，日三。

《衍义》曰：发髲与乱发自是两等，发髲味苦，即陈旧经年岁者，如橘皮皆橘也，而取其陈者。狼毒、麻黄、吴茱萸、半夏、枳实之类皆须陈者。谓之六陈，入药更良，败蒲亦然。此用髲之义耳。今人又谓之头髲，其乱发条中自无用髲之义，此二义甚明，亦不必如此过谓搜索。右以乱发如鸡子大，无油器中熬焦黑，就研为末，以好酒一盏沃之，何首乌末二钱同匀搅，候温嚾⑥之，下咽过一二刻再嚾，治破伤风及沐发中风极效。

现注：

①髪：此为头发（髪）之发（髪），非发（發）展之发（發）。下文多次出现发字，皆头发（髪）之发（髪）。因经常见电视中将繁体字理髪店写成理發店之错误，故注之。

②髲：下原有音被二字注音，现音（bì 毕）。寇宗奭云：陈旧经年之发。《说文》注髲同鬄，鬄有剃义。

③鬈：（quán 拳），头发卷曲美好。

④根也：《说文》注发（髪）字云：根也。说明发（髪）有根义。

⑤鬉：下原有音揔二字注音，现注音（zōng 宗），束发之意。

⑥嚾：（huān 欢），呼叫。字典未注此字有饮、灌之意，但根据文意应是饮及灌之意。

按：发髲，从文中描述看发与髲为二物，陈藏器云：生人发挂果树上。雷公云：于顶心剪下者发是。《衍义》曰发髲即陈旧经年者。狒狒条有发极长可为髲之语，可见髲为假发或髲套之类。综合功能通癃闭，利水道，定痫止血。其中有以发烧灰用法，则为今之血余炭。

时珍曰：发，乃剪下发也；乱发，乃梳栉下发也。按：许慎《说文》云：大人曰髡，小儿曰剃。顾野王《玉篇》云：髲，鬄也。鬄，发髲也。二说甚明。古者刑人鬄发，妇人以之被髻，故谓之发髲。《周礼》云：王后夫人之服，有以发髲为首饰者是矣。又诗云：鬒发如云，不屑髢也。甄权所谓发鬉，雷敩所谓二十男子顶心剪切发者，得之矣。李当之以为童男发，陶弘景以为鬈发，苏恭以为发根，宗奭以为陈发者，并误矣。且顾野王在苏恭之前，恭不知《玉篇》有髲字，亦欠考矣。《毛苌诗传》云：被之僮僮。被，首饰也。编发为之，即此髲也。时珍曰：今人以皂荚水洗净，晒干，入罐固济，存性用，亦良。

附方：新三。

小儿客忤：因见生人所致。取来人囟上发十茎、断儿衣带少许，合烧研末。和乳饮儿，即愈。（《千金方》）

急肚疼病：用本人头发三十根，烧过酒服。即以水调芥子末，封在脐内，大汗如雨，

即安。（谈野翁方）

瘰癧恶疮：生发灰，米汤服二钱。外以生发灰三分，皂荚刺灰二分，白及一分，为末。干掺，或以猪胆汁调。（《直指方》）

纺车弦：坐马痈，烧灰敷之（时珍）。

# 乱　发①

微温，主咳嗽，五淋，大小便不通，小儿惊痫，止血鼻衄。烧之吹内立已。

陶隐居云：此常人头发尔，与发髲疗体相似。《唐本》注云：乱发灰，疗转胞，小便不通，赤白痢，哽噎鼻衄，痈肿狐尿刺，尸疰，疔肿，骨疽杂疮。古方用之也。

臣禹锡等谨按《药性论》云：乱发，使，味苦。能消瘀血，关格不通，利水道。

《外台秘要》：治霍乱，烦躁：烧乱发如鸡子大，盐汤三升，和服之，不吐再服。

《千金方》：小儿惊啼：烧乱发灰，酒调服之。

又方：治无故遗血：乱发及爪甲烧灰，酒服方寸匕。

《肘后方》：治黄疸：烧乱发灰，水调服一钱匕，日三服。秘方。

又方：女劳疸，身目皆黄，发热恶寒，小腹蒲②急，小便难，由大热大劳交接后入水所致；乱发如鸡子大，猪脂半斤，煎令尽，分二服。

《经验方》：孙真人催胎衣不下：乱发，头发结撩喉口中。

又方：孩子热疮：乱发一团梨许大，鸡子黄煮熟，二物相和，于铫子内炭火上熬，初甚干，少顷发焦，遂有液出，旋取置一瓷盏中，以液尽为度，取此液敷热疮上，即以苦参粉粉之。予在朗州，生子在蓐中，便有热疮出于臀腿间，初以他药敷无益，加剧蔓延半身，状候至重，昼夜啼号，不乳不睡。予阅《本草》，见发髲云：合鸡子黄煎之消为水，治小儿惊热。注云：今俗中妪母为小儿作鸡子煎，用发杂熬良久得汁令小儿服，去痰热，治百病。凡用发皆取梳头乱者。又检鸡子云：治火疮。因而用之果验。已后用之无不差矣。

《梅师方》：治鼻衄出血，眩冒欲死：烧乱发细研，水服方寸匕，须臾更吹鼻中。

《斗门方》：治汗血：用头发灰一字，吹入鼻中即止。

《简要济众》：治小儿重舌欲死：以乱发灰细研，以半钱敷舌，不③日，不住用之。

《姚氏》：治食中误吞发，绕喉不出：取已头乱发烧作灰，服一钱匕，水调。

又方：治大小便不通，烧乱发末三指撮，投半升水中一服。孙真人同。

《子母秘录》：治尸疰：烧乱发如鸡子大为末。水服之差。

又方：治小儿燕口两角生疮，烧乱发和猪脂涂之。

又方：治小儿斑疮，豌豆疮：发灰饮汁服三钱匕。

《产书》：治大小便利血：灰研如粉，饮下方寸匕。《服气精义方》刘君安曰：欲发不脱，梳头满千遍。苏学士云：乱发：露蜂房、蛇蜕皮各烧灰，每味取一钱匕，酒调服，治疮口久不合神验。烧灰须略存性。

老唐云：收自己乱头发洗净，干，每一两入椒五十粒，泥封固，入炉大火一煅如黑糟，细研，酒服一钱匕，髭发长黑。

《衍义》：文具发髲条下。

现注：

①发：此为头发（髪）之发（髪），下同。

②蒲：通匍。《说文》匍，手行也。

③不日：不记日期。

按：乱发烧灰即为今之血余炭。功能止咳止血，通淋定痫。临床以血余炭治疗各类出血病，结石、口疮、口扁平苔藓等。

释名：血余（《纲目》）、人退。

时珍曰：头上曰发，属足少阴、阳明；耳前曰鬓，属手、足少阳；目上曰眉，属手、足阳明；唇上曰髭，属手阳明；颏下曰须，属足少阴、阳明；两颊曰髯，属足少阳。其经气血盛，则美而长；气多血少，则美而短；气少血多，则少而恶；气血俱少，则其处不生。气血俱热，则黄而赤；气血俱衰，则白而落。《素问》云：肾之华在发。王冰注云：肾主髓，脑者髓之海，发者脑之华，脑减则发素。滑寿注云：水出高原，故肾华在发。发者血之余，血者水之类也。今方家呼发为血余，盖本此义也。《龙木论》谓之人退焉。叶世杰《草木子》云：精之荣以须，气之荣以眉，血之荣以发。《类苑》云：发属心，禀火气而上生；须属肾，禀发不异也。说虽不同，亦各有理，终不若分经者为的。刘君安云：欲发不落，梳头满千遍。又云：发宜多梳，齿宜数叩。皆摄精益脑之理尔。又昆斋吴玉有白发辨，言发之白，虽有迟早老少，皆不系寿之修短，由祖传及随事感应而已。援引古今为证，亦自有理。文多不录。

时珍曰：发乃血余，故能治血病，补阴，疗惊痫，去心窍之血。刘君安以已发合头垢等分烧存性，每服豆许三丸，名曰还精丹，令头不白。又老唐方，亦用自己乱发洗净，每一两入川椒五十粒，泥固，入瓶黑研末，每空心酒服一钱，令髭发长黑。此皆补阴之验也。用椒者，取其下达尔。

附方：新二十五。

小儿断脐：即用清油调发灰敷之，不可伤水。脐湿不干，亦敷之。小儿吻疮：发灰，和猪脂涂之。（《圣惠方》）

鼻血不止：血余，烧灰吹之，立止，永不发。男用母发，女用父发。《圣惠》：用乱发灰一钱，人中白五分，麝香少许，为末，搐鼻。名三奇散。肺疽吐血：发灰一钱，米醋二合，白汤一盏，调服。（《三因方》）

咳嗽有血：小儿胎发灰，入麝香少许，酒下。每个作一服，男用女，女用男。（《朱氏集验》）

齿缝出血：头发切，入铫内炒存性，研，掺之。（华佗《中藏经》）

肌肤出血：胎发烧灰，敷之即止。或吹入鼻中。（《证治要诀》）

诸窍出血：头发、败棕、陈莲蓬，并烧灰等分。每服三钱，木香汤下。（《仁斋直指》）

上下诸血，或吐血，或心衄，或内崩，或舌上出血如簪孔，或鼻衄，或小便出血。并用乱发灰，水服方寸匕，一日三服。（《圣济》）

无故遗血：乱发及爪甲烧灰，酒服方寸匕。（《千金方》）

小便尿血：发灰二钱，醋汤服。（《永类方》）

血淋苦痛：乱发烧存性二钱，入麝少许，米饮服。（《危氏方》）

大便泻血：血余半两（烧灰），鸡冠花根、柏叶各一两，为末。卧时酒服二钱，来早以温酒一盏投之。一服见效。（《普济》）

胎产便血：发灰，每饮服二钱。（昝殷《产宝》）

女人漏血：乱发洗净烧研，空心温酒服一钱。（《妇人良方》）

月水不通：童男、童女发各三两（烧灰），斑蝥二十一枚（糯米炒黄），麝香一钱，为末。每服一钱，食前热生姜酒下。（《圣惠方》）

妇人阴吹：胃气下泄，阴吹而正喧，此谷气之实也，宜猪膏发煎导之。用猪膏半斤，乱发鸡子大三枚，和煎，发消药成矣。分再服，病从小便中出也。（张仲景方）

擦落耳鼻：头发瓶盛泥固，煅过研末。以擦落耳、鼻，乘热蘸发灰缀定，软帛缚住，勿令动，自生合也。（《经验良方》）

耳卒肿痛：乱发裹杏仁末，塞之。（《圣惠方》）

蜈蚣螫咬：头发烧烟熏之。疔肿恶疮：乱发、鼠屎等分，烧灰。针入疮内，大良。（《圣惠方》）

下疳湿疮：发灰一钱，枣核七个，烧研，洗贴。（《心镜》）

大风疬疮：用新竹筒十个，内装黑豆一层，头发一层，至满，以稻糠火盆内煨之，候汁滴出，以盏接承，翎扫疮上，数日即愈。亦治诸疮。（邵真人《经验方》）

# 人 乳 汁

主补五脏，令人肥白悦泽。

陶隐居云：张苍常服人乳，故年百岁余，肥白如瓠。《唐本》注云：《别录》云：首生男乳，疗目赤痛多泪，解独肝牛肉毒，合豉浓汁服之神效。又取和雀屎去目赤努肉。

臣禹锡等谨按《蜀本》云：人乳，味甘平，无毒。《日华子》云：人乳，冷。益气治瘦悴，悦皮肤，润毛发。点眼止泪并疗赤目，使之明润也。

《圣惠方》：治卒中风不语，舌根强硬：陈酱五合三年者妙，人乳汁五合，二件相和研，以生布绞取汁，不计时候，少少与服良久当语。

《千金方》：治月经不通，饮人乳汁三合。

《金匮方》：啖蛇、牛肉杀人，何以知之，啖蛇者毛发向后顺者是也。食之欲死，饮人乳汁一升立愈。

《衍义》曰：人乳汁，治目之功多，何也？人心生血，肝藏血，肝受血则能视，盖水入于经，则其血乃成。又曰：上则为乳汁，下则为月水，故知乳汁则血也。用以点眼，岂有不相宜者。血为阴，故其性冷，脏寒人如乳饼酪之类，不可多食。虽曰牛羊乳，然亦不出乎阴阳造化尔。西戎更以驰马乳为酥酪。老人患口疮不能食，饮人热乳良。

按：人乳汁，可补五脏。现云婴儿宜哺母乳，对母子均有益。

释名：奶汁（《纲目》）、仙人酒。

时珍曰：乳者化之信，故字从孚、化（省文）也。方家隐其名，谓之仙人酒、生人血、白朱砂，种种名色。盖乳乃阴血所化，生于脾胃，摄于冲任。未受孕则下为月水，既受孕则留而养胎，已产则赤变为白，上为乳汁，此造化玄微，自然之妙也。邪术家乃以童女娇揉取乳，及造"反经为乳"诸说，巧立名谓，以弄贪愚。此皆妖人所为，王法所诛，君子当斥之可也。凡入药并取首生男儿，无病妇人之乳，白而稠者佳。若色黄赤清而腥秽如涎者，并不可用。有孕之乳，谓之忌奶，小儿饮之吐泻，成疳魃之病，最为有毒也。时珍曰：人乳无定性。其人和平，饮食冲淡，其乳必平；其人暴躁，饮酒食辛，或有火病，其乳必热。凡服乳，须热饮。若晒曝为粉，入药尤佳。《南史》载：宋·何尚之积年劳病，饮妇人乳而瘥。又言：穰城老人年二百四十岁，惟饮曾孙妇乳也。按：白飞霞《医通》云：服人乳，大能益心气，补脑髓，止消渴，治风火证，养老尤宜。每用一吸，即以纸塞鼻孔，按唇贴齿而漱，乳与口津相和，然后以鼻内引上吸，使气由明堂入脑，方可徐徐咽下，如此五七吸为一度。不漱而吸，何异饮酪。止于肠胃而已。

附方：新十一。

服乳歌：仙家酒，仙家酒，两个壶卢盛一斗。五行酿出真醍醐，不离人间处处有。丹田若是干涸时，咽下重楼润枯朽。清晨能饮一升余，返老还童天地久。虚损劳瘵：德生丹：用无病妇人乳三酒杯，将瓷碟晒极热，置乳于中，次入麝香末少许，木香末二分，调匀服；后饮浓茶一酒盏，即阳败。次日服接命丹（接命丹：用乳三酒杯，如前晒碟盛人乳，并人胞末一具调服），服毕面、膝俱赤，如醉思睡，只以白粥少少养之。（《集简方》）

虚损风疾：接命丹：治男妇气血衰弱，痰火上升，虚损之证；又治中风不语，左瘫右缓，手足疼痛，动履不便，饮食少进诸证。用人乳二杯，香甜白者为佳，以好梨汁一杯和匀，银石器内顿滚滚。每日五更一服，能消痰补虚，生血延寿。此乃以人补人，其妙无加。（《摄生众妙方》）卒不得语：人乳半合，美酒半升，和服。（《范汪方》）失音不语：人乳、竹沥各二合，温服。（《摘玄》）眼热赤肿：人乳半合，古铜钱十文，铜器中磨令变色，稀稠成煎，瓶收，日点数次。或以乳浸黄连，蒸热洗之。（《圣惠方》）出生不尿：人乳四合，葱白一寸，煎滚，分作四服，即利。（《外台》）初生吐乳：人乳二合，簸少许，盐二粟大，同煎沸，入牛黄粟许，与服。（《外台》）痈脓不出：人乳和面敷之，比晓脓尽出，不可近手。《千金方》臁胫生疮：人乳、桐油等分，和匀。以鹅翎扫涂，神效。（《摘玄》）中牛马毒：人乳饮之良。（《千金》）百虫入耳：人乳滴之即出。（圣惠方）。

# 头　垢

主淋闭不通。

陶隐居云：术云，头垢浮针，以肥腻故尔。今当用悦泽人者，其垢可丸，又主噎，亦疗劳。

臣禹锡等谨按《药性论》云：头垢，治噎，酸浆水煎膏用之立愈。

《日华子》云：温。治中蛊毒及蕈毒。米饮或酒化下，并得以吐为度。

《外台秘要》：伤寒病，欲令不劳复：头垢烧，水丸如梧桐子大，饮服一丸。

《千金方》：治百邪鬼魅：水服头垢一小豆大。故腻头巾，无毒。天行劳复渴，浸取汁暖服一升。又方：主食自死鸟兽肝中毒，取故头巾垢一钱匕，热汤中烊服之。三年头鬠[①]，主卒心痛，沸汤取汁饮，以头鬠于闲处碗覆之，同时开，愈。头鬠即缚髻帛也。

《肘后方》：犬咬人重发疮，以头垢少许，内疮中，以热牛屎敷之。

葛稚川：治紧唇；以头垢敷之。

《梅师方》：治马肝杀人：取头垢一分，熟水调下。《钱相公箧中方》治蜈蚣咬人；以头垢腻和苦参末，酒调敷之。

《刘涓子》：治竹木刺在肉中不出，以头垢涂之即出。

《伤寒类要》：伤寒天行病后劳复：含头垢如枣核大一丸。

《服气精义》云：刘君安，刘君安烧己发合头垢等分，合服如大豆许三丸，名曰还精，令头不白。

现注：

①𦆀：（xū 须），𦆀为束发带。

按：头垢，可通淋解毒，开膈通噎。

释名：梳上者名百齿霜。

附方：新十六。

头身俱痛：烦闷者。头垢豆许，水服。囊盛蒸豆，熨之。（《肘后》）

小儿霍乱：梳垢，水服少许。《千金方》

小儿哭疰：方同上。妇人吹乳：百齿霜，以无根水丸梧桐子大。每服三丸，食后屋上倒流水下，随左右暖卧，取汗甚效。或以胡椒七粒，同百齿霜和丸，热酒下，得汗立愈。（《卫生宝鉴》）

妇人乳疖：酒下梳垢五丸，即退消。妇人足疮：经年不愈，名裙风疮。用男子头垢，桐油调作隔纸膏，贴之。（并《简便》）

下疳湿疮：蚕茧盛头垢，再以一茧合定，红，出火毒研，搽。（杨氏）

菜毒脯毒：凡野菜、诸脯肉、马肝、马肉毒。以头垢枣核大，含之咽汁，能起死人。或白汤下亦可。（《千金方》）

诸蛇毒人：梳垢一团，尿和敷上。仍炙梳出汗，熨之。（并《千金方》）

蜂虿螫人：头垢封之。虫蚁螫人：同上。（并《集简》）

飞丝入目：头上白屑少许，揩之即出。（《物类相感志》）

赤目肿痛：头垢一芥子，纳入取泪。（《摘玄方》）

噫吐酸浆：浆水煎头垢豆许，服一杯效。（《普济方》）

## 人 牙 齿

平。除劳治疟蛊毒气。入药烧用。

齿垽，温。和黑虱研涂出箭头，并恶刺，破痈肿。

葛稚川：治乳痈，取人牙齿烧灰，细研酥调贴痈上。李世绩：治箭头不出及恶刺；以齿垽和黑虱研涂之。

按：人牙齿，可除劳治疟。

时珍曰：两旁曰牙，当中曰齿。肾主骨，齿者骨之余也。女子七月齿生，七岁齿龀，三七肾气平而真牙生，七七肾气衰，齿槁发素。男子八月齿生，八岁齿龆，三八肾气平而真牙生，五八肾气衰，齿槁发堕。钱乙云：小儿变蒸蜕齿，如花之易苗。不及三十二齿者，由蒸之不及其数也。

治乳痈未溃，痘疮倒黡（时珍）。

时珍曰：近世用人牙治痘疮陷伏，称为神品。然一概用之，贻害不浅。夫齿者，肾之标，骨之余也。痘疮则毒自肾出，方长之际，外为风寒秽气所冒，腠理闭塞，血涩不行，毒不能出，或变黑倒黡。宜用此物，以酒、麝达之，窜入肾经，发出毒气，使热令复行，而疮自红活，盖劫剂也。若伏毒在心，昏冒不省人事，及气虚色白，痒塌不能作脓，热痱紫泡之证，只宜解毒补虚。苟误用此，则郁闷声哑，反成不救，可不慎哉。高武《痘疹管见》云：左仲恕言变黑归肾者，宜用人牙散。夫既归肾矣，人牙岂能复治之乎。

附方：新七。

痘疮倒黡：钱氏小儿方：用人牙烧存性，入麝香少许，温酒服半钱。闻人规《痘疹论》云：人牙散：治痘疮方出，风寒外袭，或变黑，或青紫，此倒黡也。宜温肌发散，使热气复行而斑自出。用人齿脱落者，不拘多少，瓦罐固济，过出火毒，研末。出不快而黑陷者，猪血调下一钱；因服凉药，血涩倒陷者，入麝香，温酒服之，其效如神。无价散：用人牙、猫牙、猪牙、犬牙等分，火研末，蜜水调服一字。五般聤耳：出脓血水。人牙（烧存性），麝香少许，为末吹之。名佛牙散。（《普济方》）

漏疮恶疮：干水生肌。用人牙灰、油发灰、雄鸡内金灰，各等分为末。入麝香、轻粉少许，油调敷之。（《直指方》）

阴疽不发：头凹沉黯，不疼无热，服内补散不起。必用人牙（煅过）、穿山甲（炙）各一分，为末。分作两服，用当归、麻黄煎酒下。外以姜汁和面敷之。又方：川乌头、硫黄、人牙（煅过）为末，酒服亦妙。（杨仁斋《直指方》）

齿𧮫：涂蜂蜇。（时珍）

附方：新二。

竹木入肉：针拨不尽者。以人齿垢封之，即不烂也。（叶氏《通变要法》）

毒蛇蜇伤：先以小便洗去血，次以牙垩封而护之，甚妙，且不痛肿。《医方摘要》

# 耳　塞

温。治癫狂鬼神及嗜酒。又名脑膏、泥丸脂。（已上二种新分条见《日华子》）。

按：耳塞，可镇癫狂，解酒瘾。

释名：耳垢（《纲目》）

时珍曰：《修真指南》云：肾气从脾右畔上入于耳，化为耳塞。耳者，肾之窍也。肾气通则无塞，塞则气不通，故谓之塞。

蛇、虫、蜈蚣蜇者，涂之良。（时珍）

附方：新六。

蛇虫蜇伤：人耳垢、蚯蚓屎，和涂，出尽黄水，立愈。（《寿域方》）

破伤中风：用病患耳中膜，并刮爪甲上末，唾调，涂疮口，立效。（《儒门事亲》方）

抓疮伤水：肿痛难忍者。以耳垢封之，一夕水尽出而愈。郑师甫云：余常病此，一丐传此方。（《医说》）

疔疽恶疮：生人脑（即耳塞也）、盐泥等分，研匀，以蒲公英汁和作小饼封之，大有效。（《圣惠》）

一切目疾：耳塞晒干。每以粟许，夜夜点之。（《圣惠方》）

小儿夜啼：惊热。用人耳塞五分，石莲心、人参各五钱，乳香二分，灯花一字，丹砂一分，为末。每薄荷汤下五分。（《普济》）

# 人 屎

寒。主疗时行大热，狂走，解诸毒。宜用绝干者，捣末沸汤沃服之，东向圊①厕溺坑中青泥，疗喉痹，消痈肿，若已有脓即溃。

陶隐居云：交广俚人，用焦铜为箭镞射人纔伤皮便死，惟饮粪汁即差。而射猪狗不死，以其食粪故也。时行大热饮粪汁亦愈。今近城寺别塞空罌口，内粪仓中，积年得汁甚黑而苦，名为黄龙汤，疗温病垂死皆差。

《唐本》注云：人屎主诸毒，卒恶热黄闷欲死者，新者最效，须与水和服之。其干者烧之烟绝，水渍饮汁，名破棺汤。主伤寒热毒，水渍饮弥善，破疗肿，开以新者封之，一日根烂。

臣禹锡等谨按《日华子》云：粪清，冷，腊月截淡竹去青皮，浸渗取汁。治天行热狂热疾中毒并恶疮蕈毒，取汁服。浸皂荚、甘蔗，治天行热疾。

《外台秘要》：治小儿阴疮，烧灰敷之差。

又方：治骨蒸热，非其人莫浪传；取屎干者烧令外黑，内水中澄清，每旦服一小升，薄晚小便服一小升，以差为度。即常服，新作大坑，烧二升，夜以水三升渍之，稍稍减服。小便用童子者佳。

《千金方》：治产后阴下脱：人屎炒令赤，以酒服方寸匕，日三。

又方：治山中树木菌毒，以粪汁服之。

又方：治蛇咬：以屎厚敷上，后帛裹之即消。又方：治人癫狂不识人；烧屎灰，以酒服之。又方：治鬼舐头：取儿粪，腊月猪脂和敷。

《肘后方》：治发背欲死：烧屎作灰，醋和如泥，敷肿处，干即易良。

《斗门方》：治热病及时疾，心躁狂乱奔走，状似癫痫，言语不定，久不得汗，及时疾不知人事者；以人中黄，不以多少，入大罐内，以泥固济，大火煅半日，去火候冷，取出于地上以盆盖之，又半日许，细研如面，新汲水调下三钱，或未退再作差。

《姚氏方》：毒箭有三种，交、广、夷州用焦铜作箭镞，岭北诸处以蛇毒螫物汁著筒中渍箭镞，此二种纔伤皮便洪脓沸烂而死。若中之便饮屎汁，并以敷之亦可疗，惟此最妙。又一种用射罔以涂箭镞，人中之亦困，若著实处不死，近腹亦宜急疗。今《葛氏方》是射罔者耳。

又方：食郁肉漏脯，此并有毒，烧屎灰酒服方寸匕。

《伤寒类要》：治天行病六七日，热盛心烦，狂见鬼者，绞人屎汁饮数合。又：治温病劳复及食劳：烧屎灰酒服方寸匕。

《博物志》：枫树上生菌，人食即令人笑不止：饮土浆屎汁愈。

《衍义》曰：人屎，用干陈者为末，于阴地净黄土中，作五六寸小坑，将末三两匙于坑中，以新汲水调匀，良久俟澄清，与时行大热狂渴须水人饮之愈。今世俗谓之地清，然饮之勿极，意恐过多耳。又治一切痈疖热毒肿，脓血未溃，疼痛不任；用干末、麝香各半钱，同研细，抄一豆大，津唾贴疮心，醋面钱子贴定，脓溃出，去药。

现注：

①圊：下原有音青二字注音。

按：人屎，可解狂热。后又有一种人中黄，即将甘草末装入竹筒中浸粪坑中渍多日取出只用甘草。治狂热病。

时珍曰：屎乃糟粕所化，故字从米，会意也。

骨蒸劳复，痈肿发背疮漏，豆疮不起。（时珍）

震亨曰：人中黄，以竹筒入甘草末于内，竹木塞两头，冬月浸粪缸中，立春取出，悬风处阴干，破竹取草，晒干用。汪机曰：用棕皮绵纸上铺黄土，浇粪汁淋土上，滤取清汁，入新瓮内，碗覆定，埋土中一年取出，清若泉水，全无秽气，年久者弥佳，比竹筒渗法更妙。

热毒湿毒，大解五脏实热。饭和作丸，清痰，消食积，降阴火（震亨）。

附方：新二十。

劳复食复：人屎烧灰，酒服方寸匕。（《千金方》）

劳极骨蒸：亦名伏连传尸，此方甚验。用人屎（湿者）五升，小便一升，新粟米饭五升，六月六日曲半饼，以瓷瓶盛，封密室中，二七日并消，亦无恶气。每旦服一合，午再服之，神效。（张文仲《备急方》）

呕血吐痰：心烦骨蒸者。人中黄为末，每服三钱，茜根汁、竹沥、姜汁和匀，服之。（《丹溪心法》）

鼻衄不止：人屎尖烧灰，水服一二钱，并吹鼻中。（《千金方》）

噎膈反胃：诸药不效，真阿魏一钱，野外干人屎三钱，为末。五更以姜片蘸食，能起死人。乃赵玉渊方也。（《永类钤方》）

噎食不下：人屎入萝卜内，火炼三炷香，取研。每服三分，黄酒下，三服效。（《海上名方》）

痘疮不起：《儒门事亲》：治痘疮倒黡，及灰白下陷。用童子粪干者，新瓦煅过。每一两入龙脑一分，研匀。每服半钱至一钱，蜜水调下。四灵无价散：治痘疮黑陷，腹胀危笃者，此为劫剂。用人粪、猫粪、猪粪、犬粪等分，腊月初旬收埋高燥黄土窖内，至腊八日取出，砂罐盛之，盐泥固济，炭火令烟尽为度。取出为末，入麝香少许，研匀，瓷器密封收之。一岁一字，二岁半钱，三岁一钱，蜜水调下，须臾疮起。此乃以毒攻毒。用火化者，从治之义也。疔肿初起：刮破，以热屎尖敷之，干即易。不过十五遍，即根出立瘥。（《千金》）

五色丹毒：黄龙汤饮二合，并涂之，良。（《千金方》）

九漏有虫：干人屎、干牛屎，隔绵贴之，虫闻其气即出。若痒则易之，虫尽乃止。（《千金》）

疳蚀口鼻：唇颊穿者，绵裹人屎贴之，必有虫出。（《十便良方》）

小儿唇紧：人屎灰敷之。（崔知悌方）金疮肠出：干人屎末粉之，即入。（《千金方》）

针疮血出：不止。用人屎烧研，敷之。（《千金方》）

马血入疮：肿痛。用人粪一鸡子大服之，并涂之。（《千金方》）

毒蛇咬螫：人屎浓封之，帛裹即消。（《千金》）

蛊毒百毒：及诸热毒，时气热病，口鼻出血。用人屎尖七枚烧灰，水调顿服，温覆取汗即愈。勿轻此方，神验者也。（《外台秘要》）

野葛芋毒：山中毒菌欲死者。并饮粪汁一升，即活。（《肘后方》）

恶犬咬伤：左盘龙（即人屎也）浓封之，数日即愈。（《蔺氏经验方》）

心腹急痛：欲死。用人屎同蜜擂匀，新汲水化下。（《生生编》）

# 人　溺

疗寒热头疼，温气。童男者尤良。

陶隐居云：若人初得头痛，直饮人尿数升，亦多愈。合葱豉作汤弥佳。

《唐本》注云：尿，主卒血攻心，被打内有瘀血煎服之。一服一升。又主癥积满腹，诸药不差者，服之皆下血片块，二十日即出也。亦主久嗽上气失声。尿坑中竹本主小儿齿不生，正旦刮涂之即生。

《日华子》云：小便，凉，止劳渴嗽，润心肺，疗血闷热狂，仆损瘀血运绝及困乏。揩洒皮肤，治皲裂，能润泽。人蛇犬等咬，以热尿淋患处，难产及胞衣不下，即取一升，用姜、葱各一分，煎三两，沸，乘热饮便下。吐血鼻洪和生姜一分，绞汁，并壮健丈夫小便一升，乘热顿饮差。

今按：陈藏器本草云：溺，寒。主明目益声，润肌肤，利大肠，推陈致新，去咳嗽肺痿，鬼气疰病。弥久停臭者佳，恐冷，当以热物和温服。久臭溺浸。蜘蛛咬，于大瓮中坐浸，仍取乌鸡屎炒浸酒服，不尔恐毒入。口中涎及唾，取平明未语者涂癣疥良。

《杨氏产乳》：疗伤胎血结，心腹痛：取童子小便，日服二升差。

《衍义》曰：人溺，须童男者。产后温一杯饮，压下败血恶物，有饮过七日者，过多恐久远血脏寒。令人发带病，人亦不觉气血虚。无热者尤不宜多服，此亦性寒，故治热劳方中亦用。

按：人溺，旧法有用童子尿者，称童便，以清热或回阳。有人中白为人尿沉结的固体，秋石为人中白加食盐等制成，二者大体皆治劳热咳血等。现很少用。

释名：轮回酒(《纲目》)、还元汤。

时珍曰：尿，从尸从水，会意也。方家谓之轮回酒、还元汤，隐语也。饮入于胃，游溢精气，上输于脾；脾气散精，上归于肺；通调水道，下输膀胱。水道者，阑门也。主分泌水谷，糟粕入于大肠，水汁渗入膀胱。膀胱者，州都之官，津液之府，气化则能出矣。《阴阳应象论》云：清阳为天，浊阴为地；地气上为云，天气下为雨。故清阳出上窍，浊阴出下窍。

滋阴降火甚速（震亨）。杀虫解毒，疗疟中暍。（时珍）

震亨曰：小便降火甚速。常见一老妇，年逾八十，貌似四十。询其故。常有恶病，人教服人尿，四十余年矣，且老健无他病，而何谓之性寒不宜多服耶。凡阴虚火动，热蒸如燎，服药无益者，非小便不能除。时珍曰：小便性温不寒，饮之入胃，随脾之气上归于肺，下通水道而入膀胱，乃其旧路也。故能治肺病，引火下行。凡人精气，清者为血，浊者为气；浊之清者为津液，清之浊者为小便。小便与血同类也，故其味咸而走血，治诸血病也。按《褚澄遗书》云：人喉有窍，则咳血杀人。喉不停物，毫发必咳。血既渗入，愈渗愈咳，愈咳愈渗。惟饮溲溺，则百不一死；若服寒凉，则百不一生。又吴球《诸证辨疑》云：诸虚吐衄咯血，须用童子小便，其效甚速。盖溲溺滋阴降火，消瘀血，止吐衄诸血。但取十二岁以下童子，绝其烹炮咸酸，多与米饮，以助水道。每用一盏，入姜汁或韭汁二三点，徐徐服之，日进二三服。寒天则重汤温服，久自有效也。又成无已云：伤寒少阴证，下利不止，厥逆无脉，干呕欲饮水者。加人尿、猪胆汁咸苦寒物于白通汤姜、附药中，其气相从，可去格拒之患也。

附方：新三十八。

头痛至极：童便一盏，豉心半合，同煎至五分，温服。（《圣济总录》）

热病咽痛：童便三合，含之即止。（《圣惠方》）

骨蒸发热：三岁童便五升，煎取一升，以蜜三匙和之。每服二碗，半日更服。此后常取自己小便服之，轻者二十日，重者五十日瘥。二十日后，当有虫如蚰蜒，在身常出。十步内闻病患小便臭者，瘥也。台州丹仙观道士张病此，自服神验。（孟诜《必效方》）

男妇怯证：男用童女便，女用童男便，斩头去尾，日进二次，干烧饼压之，月余痊愈。（《圣惠》）

久嗽涕唾：肺痿时时寒热，颊赤气急。用童便（去头尾少许）五合，取大粉甘草一寸，炙令热四破浸之，露一夜，去甘草，平旦顿服，或入甘草末一钱同服亦可，一日一剂。童子忌食五辛热物。（姚僧垣《集验》）

肺痿咳嗽：鬼气疰病。停久臭溺，日日温服之。（《集验方》）

消渴重者：众人溺坑中水，取一盏服之。勿令病人知，三度瘥。（《圣惠方》）

癥积满腹：诸药不瘥者。人溺一服一升，下血片块，二十日即出也。（苏恭《本草》）

绞肠痧痛：童子小便服之，即止。（《圣惠方》）

卒然腹痛：令人骑其腹，溺脐中。（《肘后方》）

下痢休息：杏仁（去皮，炒，研）二两，以猪肝一具，切片，水洗血净，置净锅中，一重肝，一重杏仁，铺尽，以童便二升同煎干，放冷，任意食之。（《圣惠方》）

疟疾渴甚：童便和蜜，煎沸，顿服。（《简便方》）

瘴疠诸疟：无问新久。童便一升，入白蜜二匙，搅去白沫，顿服，取吐碧绿痰出为妙。若不然，终不除也。（《圣惠》）

中暍昏闷：夏月人在途中热死，急移阴处，就掬道上热土拥脐上作窝，令人溺满，暖气透脐即苏，乃服地浆、蒜水等药。林亿云：此法出自张仲景，其意殊绝，非常情所能及，本草所能关，实救急之大术也。盖脐乃命蒂，暑伤气，温脐所以接其元气之意。中恶不醒：令人尿其面上即苏。此扁鹊法也。（《肘后方》）

三十年痫：一切气块，宿冷恶病。苦参二斤，童子小便一斗二升，煎取六升，和糯米及曲，如常法作酒服。但腹中诸疾皆治。酒放二三年不坏，多作救人神效。（《圣惠》）

金疮中风：自己小便，日洗二三次，不妨入水。（《圣惠》）

金疮血出：不止。饮人尿五升。（《千金方》）

折伤跌仆：童便入少酒饮之。推陈致新，其功甚大。薛己云：予在居庸，见覆车被伤七人，仆地呻吟，俱令灌此，皆得无事。凡一切伤损，不问壮弱，及有无瘀血，俱宜服此。若胁胀，或作痛，或发热，烦躁口渴，惟服此一瓯，胜似他药。他药虽效，恐无瘀血，反致误人。童便不动脏腑，不伤气血，万无一失。军中多用此，屡试有验。《外科发挥》

杖疮肿毒：服童便良。（《千金方》）

火烧闷绝：不省人事者。新尿顿服二三升良。（《千金方》）

刺在肉中：温小便渍之。（《千金》）

人咬手指：瓶盛热尿，浸一夜，即愈。（《通变要法》）

蛇缠人足：就令尿之便解。（《肘后方》）

蜂虿螫伤：人尿洗之。（《肘后方》）

百虫入耳：小便少少滴入。（《圣济总录》）

劳聋已久：童子小便，乘热少少频滴之。（《圣济总录》）

腋下狐臭：自己小便，乘热洗两腋下，日洗数次，久则自愈。（《集简方》）

子死腹中：以夫尿二升，煮沸饮之。（《千金方》）

中土菌毒：合口椒毒。人尿饮之。（《肘后方》）

解诸菜毒：小儿尿和乳汁，服二升。（《海上方》）

痔疮肿痛：用热童尿，入矾三分服之，一日二三次，效。（《救急方》）

## 溺 白 垽①

疗鼻衄，汤火灼疮。

《唐本》注云：溺白垽，烧研末；主紧唇疮。

臣禹锡等谨按《日华子》云：人中白，凉。治传尸热劳，肺痿，心膈热，鼻洪吐血，赢瘦渴疾是积尿垽入药。

《经验方》治血汗鼻衄五七日不住，立效；以人中白，不限多少，刮在新瓦上，用火逼干，研入麝香少许，用酒下。

又方：秋石还元丹；大补暖悦色，进食益下元，久服去百疾，强骨髓，补精血，开心益智，炼人中白方；男子小便十石，更多不妨，先楮②大锅灶一副于空屋内，锅上用深瓦瓶接锅口令高，用纸筋，杵石灰，泥却瓶缝并锅口，勿令通风，候干，下小便，只可于锅中及七八分已来，灶下用焰火煮，专令人看之，若涌出即添冷小便些小勿令涌出，候干细研入好合子内，如法固济，入炭炉中煅之，旋取三二两，再研如粉，煮枣瓤为丸如绿豆大。每服五七丸，渐至十五丸，空心温酒盐汤下，久服脐下常如火暖，诸般冷疾皆愈。久年冷劳虚惫甚者，服之皆壮盛。其药末常近火收或时复养火三五日，功效大也。

现注：

①本条原为墨字，为《唐本》文。垽下原有鱼靳切三字注音。

②楮：（zhī 支），柱脚，支撑。

按：溺白垽，即人中白，由尿壶内沉结的尿垢而成。又有秋石为人中白加食盐等而制成。溺白垽功能止血治衄血，劳热等，但很少有用者。

时珍曰：滓淀为垽，此乃人溺澄下白垽也。以风日久干者为良。入药并以瓦煅过用。降火，消瘀血，治咽喉口齿生疮疳蟨，诸窍出血，肌肤汗血（时珍）。

震亨曰：人中白，能泻肝火、三焦火并膀胱火，从小便中出，盖膀胱乃此物之故道也。时珍曰：人中白，降相火，消瘀血，盖咸能润下走血故也。今人病口舌诸疮用之有效，降火之验也。张杲《医说》云：李七，常苦鼻衄，仅存喘息。张思顺用人中白散，即时血止。又延陵镇官曾棠鼻血如倾，白衣变红，头空空然。张用人中白药治之即止，并不再作。此皆散血之验也。

附方：新十三。

大衄久衄：人中白一团鸡子大，绵五两，烧研。每服二钱，温水服。（《圣济总录》）

诸窍出血：方同上。偏正头痛：人中白、地龙（炒）等分为末，羊胆汁丸芥子大。每新汲水化一丸，注鼻中之。名一滴金。（《普济方》）

水气肿满：人尿，煎令可丸。每服一小豆大，日三服。（《千金方》）

脚气成漏：跟有一孔，深半寸许，其痛异常。用人中白，有水出，滴入疮口。（戴原礼《证治要诀》）

小儿霍乱：尿滓末，乳上服之良。（《千金方》）

鼻中息肉：人中白瓦焙，每温汤服一钱。（《朱氏集验方》）

痘疮倒陷：腊月收人中白，火为末。温水服三钱，陷者自出。（《儒门事亲》）

口舌生疮：溺桶七分，枯矾三分，研匀。有涎拭去，数次即愈。（《集简方》）

小儿口疳：人中白（煅）、黄柏（蜜炙焦）为末等分，入冰片少许，以青布拭净，掺之，累效。（陆氏《经验方》）

走马牙疳：以小便盆内白屑，取下入瓷瓶内，盐泥固济，红研末，入麝香少许贴之。此汴梁李提领方也。又方：用妇人尿桶中白垢（火煅）一钱，铜绿三分，麝香一分，和匀贴之，尤有神效。痘疹烦热：人中白或老粪缸白垢，洗净研末。每白汤或酒服二钱。（《痘疹便览方》）

## 秋　石

释名：秋冰。

时珍曰：《淮南子》丹成，号曰秋石，言其色白质坚也。近人以人中白炼成白质，亦名秋石，言其亦出于精气之余也。再加升打，其精致者，谓之秋冰，此盖仿海水煎盐之义。方士亦以盐入炉火成伪者，宜辨之。嘉谟曰：秋石须秋月取童子溺，每缸入石膏末七钱，桑条搅，澄定倾去清液。如此二三次，乃入秋露水一桶，搅澄。如此数次，滓秽涤净，咸味减除。以重纸铺灰上晒干，完全取起，轻清在上者为秋石，重浊在下者刮去。古人立名，实本此义。男用童女溺，女用童男弱，亦一阴一阳之道也。世医不取秋时，杂收人溺，但以皂荚水澄，晒为阴炼，煅为阳炼。尽失于道，何合于名。媒利败人，安能应病。

况经火炼，性却变温耶。

气味：咸，温，无毒。主治：虚劳冷疾，小便遗数，漏精白浊（时珍）。滋肾水，养丹田，返本还元，归根复命，安五脏，润三焦，消痰咳，退骨蒸，软坚块，明目清心，延年益寿（嘉谟）。

时珍曰：古人惟取人中白、人尿治病，取其散血、滋阴降火、杀虫解毒之功也。

王公贵人恶其不洁，方士遂以人中白设法煅炼，治为秋石。叶梦得《水云录》，极称阴阳二炼之妙；而《琐碎录》乃云秋石味咸走血，使水不制火，久服令人成渴疾。盖此物既经炼，其气近温。服者多是淫欲之人，借此放肆，虚阳妄作，真水愈涸，安得不渴耶？况甚则加以阳药，助其邪火乎？惟丹田虚冷者，服之可耳。观病淋者水虚火极，则煎熬成沙成石；小便之炼成秋石，与此一理也。

附方：新十一。

阴阳二丹：世之炼秋石者，但得火炼一法。此药须阴阳二炼方为致药，火炼乃阳中之阴，得火而凝，入水则释，归于无体，盖质取味存，此离中之虚也。水炼乃阴中之阳，得水而凝，遇曝而润，千岁不变，味去质留，此坎中之实也。二物皆出于心肾二脏，而流于小肠，水火螣蛇玄武正气，外假天地之水火，凝而为体。服之还补太阳、相火二脏，实为养命之本。空心服阳炼，日午服阴炼。此法极省力，与常法功用不侔，久疾服之皆愈。有人得瘦疾且嗽，诸方不效，服此即瘥。有人病颠腹鼓，日久加喘满，垂困，亦服此而安也。阳炼法：用人尿十余石，各用桶盛。每石入皂荚汁一碗，竹杖急搅百千下，候澄去清留。并作一桶，如前搅澄，取浓汁一二斗滤净，入锅熬干，刮下捣细。再以清汤煮化，筲箕铺纸淋过，再熬。如此数次，直待色白如雪方止。用沙盒固济，火成质，倾出。如药未成，更一二次，候色如莹玉，细研。入砂盒内固济，顶火养七昼夜，取出摊土上，去火毒，为末，枣膏丸梧桐子大。每空心温酒下三十丸。阴炼法：用人尿四五石，以大缸盛。入新水一半，搅千回，澄定，去清留。又入新水搅澄，直候无臭气，澄下如腻粉，方以曝干。刮下再研，以男儿乳和如膏，烈日晒干，盖假太阳真气也。如此九度，为末，枣膏和，丸梧桐子大。每午后温酒下三十丸。（叶石林《水云录》）

秋冰乳粉丸：固元阳，壮筋骨，延年不老，却百病。用秋冰五钱，头生男乳晒粉五钱，头生女乳晒粉五钱，乳香二钱五分，麝香一分，为末，炼蜜丸芡子大，金箔为衣，乌金纸包，黄蜡匮收，勿令泄气。每月用乳汁化服一丸，仍日饮乳汁助之。秋冰法：用童男、童女尿各一桶，入大锅内，桑柴火熬干。刮下，入河水一桶搅化，隔纸淋过。复熬刮下，再以水淋炼之。如此七次，其色如霜，或有一斤。入罐内，上用铁灯盏盖定，盐泥固济，升打三炷香。看秋石色白如玉，再研，再如前升打。灯盏上用水徐徐擦之，不可多，多则不结；不可少，少则不升。自辰至未，退火冷定。其盏上升起者，为秋冰，味淡而香，乃秋石之精英也，服之滋肾水，固元阳，降痰火。其不升者，即寻常秋石也，味咸苦，蘸肉食之，亦有小补。（《杨氏颐真堂经验方》）

直指秋石丸：治浊气乾清，精散而成膏淋，黄白赤黯，如膏、蜜、油之状。用秋石鹿角胶（炒）桑螵蛸（炙）各半两，白茯苓一两，为末膏糊丸梧子大。每服五十丸，人参汤下。《仁斋直指方》秋石交感丹：治白浊遗精。秋石一两，白茯苓五钱，菟丝子（炒）五钱，为末。用百沸汤一盏，井华水一盏，煮糊，丸梧桐子大。每服一百丸，盐汤下。（《郑氏家传方》）

秋石四精丸：治思虑色欲过度，损伤心气，遗精，小便数。秋石、白茯苓各四两，莲肉、芡实各二两，为末，蒸枣肉和，丸梧桐子大。每空心盐汤下三十丸。（《永类钤方》）

秋石五精丸：常服补益。秋石一两，莲肉六两，真川椒红五钱，小茴香五钱，白茯苓二两，为末，枣肉和，丸梧子大。每服三十丸，盐汤、温酒空心下。秋石法：用童男、童女洁净无体气、疾病者，沐浴更衣，各聚一石。用洁净饮食及盐汤与之，忌葱、蒜、韭、姜、辛辣、膻腥之物。待尿满缸，以水搅澄，取人中白，各用阳城瓦罐，盐泥固济，铁线扎定，打火一炷香。连换铁线，打七火。然后以男、女者称匀，和作一处，研开，以河水化之，隔纸七层滤过，仍熬成秋石，其色雪白。用洁净香浓乳汁和成，日晒夜露。但干即添乳汁，取日精月华，四十九日数足，收贮配药。（刘氏《保寿堂经验方》）

肿胀忌盐：只以秋石拌饮食。待肿胀消，以盐入罐过，少少用之。（《摘玄方》）

赤白带下：真秋石研末，蒸枣肉捣，丸梧桐子大。每服六十丸，空心醋汤下。（《摘玄方》）

噎食反胃：秋石，每用一钱，白汤下，妙。（《医方摘要》）

服丹发热：有人服伏火丹药多，脑后生疮，热气冉冉而上。一道人教灸风府数十壮而愈。仍时复作，又教以阴炼秋石，用大豆黄卷煎汤下，遂愈，和其阴阳也。（《王清明余话方》）

## 妇人月水

解毒箭并女劳复。新补见陶隐居。陈藏器云：经衣，主惊，疮血涌出；取衣热炙熨之。又烧末敷虎狼伤疮。烧末酒服方寸匕，日三，主箭镞入腹。

《梅师方》：治丈夫热病，差后交接复发，忽卵缩入肠，肠中绞痛欲死。烧女人月经赤衣为灰，熟水调方寸匕服。

又方：治剥马被骨刺破，毒欲死以月水敷疮口立效。

孙真人：治霍乱困笃：取童女月经衣和血烧灰，和酒服方寸匕。

又方：治聚血兼箭镞在胸喉，烧妇人月经衣酒服。又方：治马血入疮中；以妇人月经血涂之。扁鹊云：治阴阳易，伤寒；烧妇人月经衣，熟水服方寸匕。

《博物志》交州夷人以焦铜为镞，毒药于镞锋上，中人即沸烂，须臾骨坏；以月水屎汁解之。

按：妇人月水，云可解毒治劳。

释名：月经（《素问》）、天癸（《素问》）、红铅。

时珍曰：女子，阴类也，以血为主。

其血上应太阴，下应海潮。月有盈亏，潮有朝夕，月事一月一行，与之相符，故谓之月水、月信、月经。经者常也，有常轨也。天癸者，天一生水也。邪术家谓之红铅，谬名也。女人之经，一月一行，其常也；或先或后，或通或塞，其病也。复有变常而古人并未言及者，不可不知。有行期只吐血衄血，或眼耳出血者，是谓逆行。有三月一行者，是谓居经，俗名按季。有一年一行，是谓避年。有一生不行而受胎者，是谓暗经。有受胎之后，月月行经而产子者，是谓盛胎，俗名垢胎。有受胎数月，血忽大下而胎不陨者，是谓漏胎。此虽以气血有余不足言，而亦异于常矣。女子二七天癸至，七七天癸绝，其常也。有女年十二、十三而产子，如《褚记室》所载，平江苏达卿女，十二受孕者；有妇年五十、六十而产子，如《辽史》所载，亟普妻六十余，生二男一女者，此又异常之尤者也。学医者之于此类，恐亦宜留心焉。时珍曰：女人入月，恶液腥秽，故君子远之，为其不洁，能损阳生病也。煎膏治药，出痘持戒，修炼性命者，皆避忌之，以此也。《博物志》云：扶南国有奇术，能令刀斫不入，惟以月水涂刀便死。此是秽液坏人神气，故合药忌触之。此说甚为有据。今有方士邪术，鼓弄愚人，以法取童女初行经水服食，谓之先天红铅，巧立名色，多方配合，谓《参同契》之金华，《悟真篇》之首经，皆此物也。愚人信之，吞咽秽滓，以为秘方，往往发出丹疹，殊可叹恶。按萧了真《金丹诗》云：一等旁门性好淫，强阳复去采他阴。口含天癸称为药，似恁泇沮枉用心。呜呼，愚人观此，可自悟矣。凡红铅方，今并不录。

附方：新五。

女劳黄疸：气短声沉。用女人月经布和血衣烧灰，酒服方寸匕，一日再服，三日瘥。（孟诜《必效方》）

小儿惊痫：发热。取月候血和青黛，新汲水调服一钱，入口即瘥。量儿加减。（《普

济方》）

令妇不妒：取妇人月水布裹蛤蟆，于厕前一尺，入地五寸埋之。（张华《博物志》）

痈疽发背：一切肿毒。用胡燕窠土、鼠坌土、榆白皮、栝蒌根，等分为末，以女人月经衣，水洗取汁和，敷肿上，干即易之。溃者封其四围。五日瘥。（《千金方》）

男子阴疮：因不忌月事行房，阴物溃烂。用室女血衲，瓦上烧存性，研末，麻油调，敷之。

# 浣裈①汁

解毒箭，并女劳复亦善。扶南国旧有奇术，能令刀斫不入，惟以月水涂刀便死，此是污秽，坏神气也，人合药所以忌触之。此既一种物，故从屎溺之例。新补见陶隐居。

现注：

①下原有音昆二字注音。

按：浣裈汁，云可解毒治劳。

主女劳疸，及中恶鬼忤。（时珍）

# 人　　精

和鹰屎亦灭瘢。新补见陶隐居。

《千金方》：去面上䵟：人精和鹰屎白敷之三日愈。白蜜亦得。

《肘后方》：治瘤：人精一合，半合亦得，青竹筒盛，火上烧炮之，以器承取汁，密置器中。数敷瘤上良。

又方：治汤火灼令不痛，又速愈瘢痕：以人精和鹰屎白日敷上，痕自落。

孙真人：治金疮血出不止：以精涂之。

按：人精，云可灭瘢。

时珍曰：营气之粹，化而为精，聚于命门。命门者，精血之府也。男子二八而精满一升六合。养而充之，可得三升；损而丧之，不及一升。谓精为者，精非血不谓精为宝者，精非气不养也。故血盛则精长，气聚则精盈。邪术家蛊惑愚人，取童女交媾，饮女精液；或以己精和其天癸，吞咽服食。呼为铅汞，以为秘方，放恣贪淫，甘食秽滓，促其天年。吁！愚之甚矣，又将谁尤？按鲍景翔云：神为气主，神动则气随；气为水母，气聚则水生。故人之一身，贪心动则津生，哀心动则泪生，愧心动则汗生，欲心动则精生。

涂金疮血出，汤火疮（时珍）。

附方：新一。

瘰疬肿毒：女人精汁，频频涂之。

# 怀妊妇人爪甲

取细末，置目中，去翳障。新补见陈藏器。

臣禹锡等谨按《日华子》云：手爪甲，平，催生。葛稚川：治忍小便，胞转，自取爪甲烧灰水服。

又方：治妇人淋；自取爪甲烧灰水服，亦治尿血。

《衍义》曰：人指甲；治鼻衄；细细刮取，俟血稍定去瘀血，于所衄鼻中搐之立愈。独不可备，则众人取之甚善。衄药并法最多，或效或不效，故须博采，以备道途田野中用。

按：怀妊妇人爪甲，可去翳止血通淋。

释名：筋退。

时珍曰：爪甲者，筋之余，胆之外候也。《灵枢经》云：肝应爪，爪厚色黄者胆后，爪薄色红者胆薄；爪坚色青者胆急，爪软色赤者胆缓；爪直色白无纹者胆直，爪恶色黑多纹者胆结。

催生，下胞衣，利小便，治尿血，及阴阳易病，破伤中风，去目翳。（时珍）

附方：新十八。

斩三尸法：《太上玄科》云：常以庚辰日去手爪，甲午日去足爪。每年七月十六日将爪甲烧灰，和水服之。三尸九虫皆灭，名曰斩三尸。一云：甲寅日三尸游两手，剪去手爪甲，甲午日三尸游两足，剪去足爪甲。消除脚气：每寅日割手足甲，少侵肉，去脚气。（《外台秘要》）

破伤中风：手足十指甲，香油炒研，热酒调，呷服之，汗出便好。《普济》：治破伤风，手足颤掉，搐摇不已。用人手足指甲（烧存性）六钱，姜制南星、独活、丹砂各二钱，为末。分作二服，酒下，立效。阴阳易病：用手足爪甲二十片，中衣裆一片，烧灰，分三服，温酒下。男用女，女用男。小儿腹胀：父母指爪甲烧灰，敷乳上饮之。（《千金》）

小便尿血：人指甲半钱，头发二钱半，烧研末。每服一钱，空心温酒下。（《圣济录》）

妊娠尿血：取夫爪甲烧灰，酒服。（《千金方》）

胞衣不下：取本妇手足爪甲，烧灰酒服。即令有力妇人抱起，将竹筒于胸前赶下。（《圣惠方》）

诸痔肿痛：蚕茧内入男子指甲令满，外用童子顶发缠裹，烧存性，研末，蜜调敷之。仍日日吞牛胆制过槐子，甚效。（《万表积善堂方》）

针刺入肉：凡针折入肉，及竹木刺者。刮人指甲末，同酸枣仁捣烂，唾调涂之。次日定出。（《普济方》）

飞丝入目：刮爪甲末，箸头同津液点之，其丝自聚拔出也。（危氏《得效方》）

物入目中：左手爪甲，刀刮屑末，灯草蘸点翳上，三次即出也。瘢痘生翳：一切目疾。并以木贼擦取爪甲末，同朱砂末等分，研匀，以露水搜，丸大。每以一粒点入目内。（《圣惠方》）

目生花翳：刀刮爪甲细末，和乳点之。（《集简方》）

目生珠管：手爪甲（烧灰）、贝齿（烧灰）、龙骨各半两为末。每用少许，点珠管上，日点三四次。（《圣惠方》）

积年泻血：百药不效。用人指甲（炒焦）、麝香各二钱半，干姜（炮）三两，白矾（枯过）、败皮巾（烧灰）各一两，为末。每粥饮一钱，日二服。（《圣济总录》）

鼻出衄血：刀刮指甲细末，吹之即止，试验。（《简便方》）

# 天灵盖

味咸，平，无毒。主传尸尸疰，鬼气伏连，久瘴劳疟，寒热无时者。此死人顶骨，十字解者烧令黑，细研。曰饮和服亦合诸药为散用之。方家婉其名尔。今附。

臣禹锡等谨按《日华子》云：天灵盖，治肺痿，乏力羸瘦，骨蒸劳及盗汗等，入药酥炙用。

陈藏器云：弥腐烂者入用，有一片如三指阔，此骨是天生天赐，盖押一身之骨，未合即未有，只有囟门。取得后用塘灰火罨一夜。待腥秽气出尽，却用童儿溺于瓷锅子中煮一伏时满，漉出，于屋下掘一坑，可深一尺，置天灵盖于中一伏时，其药魂归神妙。阳人使阴，阴人使阳。

《外台秘要》：治犬咬，众治不差，毒攻人，烦乱，唤已作犬声者：烧灰为末，以水服方寸匕，以活止。《梅师方》：诸犬咬疮不差，吐白沫者，为毒入心，叫唤似犬声：以髑髅骨烧灰，研，以东流水调方寸匕。

《别说》云：谨按：天灵盖，《神农本经》人部惟发髲一物。外余皆出后世医家，或禁术之流，奇怪之论，殊非仁人之用心。世称孙思邈有大功于世，以杀命治命尚有阴责，况于是也。近数见医家用以治传尸病，未有一效者，信《本经》不用，未为害也。残忍伤神，又不急于取效，苟有可易，仁者宜尽心焉。苟不以是说为然，决为庸人之所惑乱。设云非此不可，是不得已，则宜以年深尘泥所渍朽者为良，以其绝尸气也。

按：天灵盖，云可去劳除瘴。已有陈承提出用此殊非仁人之用心。

释名：脑盖骨（《纲目》）、仙人盖（《纲目》）、头颅骨。

时珍曰：人之头圆如盖，穹窿象天，泥丸之宫，神灵所集。修炼家取坎补离，复其纯干，圣胎圆成，乃开颅囟而出入之，故有天灵盖诸名也。好古曰：方家有用檀香汤洗过，酥炙用，或烧存性者。男骨色不赤，女骨色赤，以此别之也。时珍曰：有毒。杨士瀛曰：天灵盖治尸疰。尸疰者，鬼气也。伏而未起，故令淹缠。得枯骸枕骨治之，则魂气飞越，不复附人，故得瘥也。陈承曰：《神农本经》人部，惟发一物。其余皆出后世医家，或禁术之流，奇怪之论耳。近见医家用天灵盖治传尸病，未有一效。残忍伤神，殊非仁人之用心。苟有可易，仁者宜尽心焉。必不得已，则宜以年深渍朽、绝尸气者，可也。

附方：新十一。

天灵盖散：追取劳虫。天灵二指大（以檀香煎汤洗过，酥炙，一气咒七遍云：雷公神，电母圣；逢传尸，便须定；急急如律令），尖槟榔五枚，阿魏二分，麝香三分，辰砂一分，安息香三分，甘遂三分，为末，每服三钱。用童便四升，入银石器内，以葱白、薤白各二七茎，青蒿二握，甘草二茎（五寸长者），桃枝、柳枝、桑枝、酸榴枝各二握（七寸长），同煎至一升。分作三盏，五更初，调服前药一服；虫不下，约人行十里，又进一服；天明再进。取下虫物，名状不一，急擒入油铛煎之。其虫觜青赤黄色可治，黑白色难治，然亦可断传染之患。凡修合，先须斋戒，于远处净室，勿令病患闻药气，及鸡犬猫畜、孝子妇人、一切触秽之物见之。虫下后，以白粥补之。数日之后，梦人哭泣相别，是其验也。（《上清紫庭仙方》）

虚损骨蒸：《千金方》：用天灵盖如梳大，炙黄，以水五升，煮取二升，分三服，起死神方也。张文仲《备急方》：用人头骨（炙）三两，麝香十两，为末，和蜜捣千杵，丸梧桐子大。每服七丸，粥饮下，日再服。若胸前有青脉出者，以针刺看血色；未黑者，七日瘥。小儿骨蒸：体瘦心烦。天灵盖（酥炙）、黄连等分，研末。每服半钱，米饮下，日二服。（《圣惠方》）

诸疟寒热：天灵盖研末，水服一字，取效。（《普济方》）

膈气不食：天灵盖七个，每个用黑豆四十九粒，层层隔封，水火升降，杨梅色，冷定取出，去豆不用，研末。每服一钱，温酒下。（孙氏《集效方》）

青盲不见：天灵盖（酥炙）、龙胆各二两，白龙脑一钱，为末。取黑豆五升净淘，以水煮烂滤汁，却炼成煎拌药，丸梧桐子大。每服温水下二十丸，日三。频用新汲水洗头面。先令患人沐浴，及剃却顶心发。静一室，令安止，昼夜不得见明，令满百日。切忌羊血杂肉及动风壅滞热物、喜怒房室等。（《圣惠方》）

痘疮陷伏：灰平不长，烦躁气急。用天灵盖烧研，酒服三分（一方入雄黄二分），其疮自然起发。（《痘疹经验方》）

下部疳疮：天灵盖研末，先以黄柏汤洗净，掺之神效。又一方入红褐小红枣等分，同烧研。（刘氏《经验方》）

臁疮湿烂：人顶骨（烧研）二钱，龙骨三钱，金丝硫黄一钱，为末。用冬萝卜芽阴干，熬水洗之，乃贴。（刘松石《保寿堂方》）

小儿白秃：大豆、髑髅骨各烧灰等分，以腊猪脂和涂。（姚僧坦《集验方》）

## 人　髭

唐，李勣尝疾。医诊之云：得须灰服之方止。太宗遂自剪髭，烧灰赐服之，复令敷痈疮立愈。故白乐天云：剪须烧药赐功臣。

仁宗皇帝赐吕夷简，古人有语髭可治疾，今朕剪髭与之合药表朕意。

按：人髭，云可解毒消疮。

时珍曰：嘴上曰髭，颐下曰须，两颊曰髯。详见乱发下。

# 一十种陈藏器余

## 人　血

主羸病人，皮肉干枯，身上麸片起。又狂犬咬，寒热欲发者，并刺热血饮之。

按：人血，云可扶羸润肌，制狂犬咬。但现在刺热血饮之的用法已消，只有现代输血法。

时珍曰：血犹水也。水谷入于中焦，泌别熏蒸，化其精微，上注于肺。流溢于中，布散于外。中焦受汁，变化而赤，行于隧道，以奉生身，是之谓血，命曰营气。血之与气，异名同类；清者为营，浊者为卫，营行于阴，卫行于阳；气主煦之，血主濡之。血体属水，以火为用，故曰气者血之帅也。气升则升，气降则降；气热则行，气寒则凝；火活则，火死则黑。邪犯阳经则上逆，邪犯阴经则下流。盖人身之血，皆生于脾，摄于心，藏于肝，布于肺，而施化于肾也。仙家炼之，化为白汁，阴尽阳纯也。苌弘死忠，血化为碧，人血入土，年久为磷，皆精灵之极也。时珍曰：肉干麸起，燥病也，不可卒润也。饮人血以润之，人之血可胜刺乎。

夫润燥、治狂犬之药亦伙矣，奚俟于此耶。始作方者，不仁甚矣，其无后乎。虐兵、残贼，亦有以酒饮人血者，此乃天戮之民，必有其报，不必责也。诸方用血，惟不悖于理者，收附于下。

附方：新七。

吐血不止：就用吐出血块，炒黑为末。每服三分，以麦门冬汤调服。盖血不归元，则积而上逆；以血导血归元，则止矣。（吴球《诸证辨疑》）

衄血不止：《圣济总录》：用白纸一张，接衄血令满，于灯上烧灰，作一服，新汲水下。勿用病人知。《儒门事亲》：就用本衄血，纸捻蘸点眼内，左点右，右点左。此法大妙。金疮内漏：取疮内所出血，以水和，服之。（《千金》）

产乳血晕：取酽醋，和产妇血如枣大，服之。（《普济方》）

小儿赤疵：针父脚中，取血贴之，即落。（《千金方》）

小儿疣目：以针决其四边，取患疮脓汁敷之。忌水三日，即溃落也。（《千金方》）

## 人　肉

治瘵疾。

按：现只用紫河车。

时珍曰：张杲《医说》言：唐·开元中，明州人陈藏器着《本草拾遗》，载人肉疗羸瘵。自此闾阎有病此者，多相效割股。按：陈氏之先，已有割股割肝者矣；而归咎陈氏，所以罪其笔之于书，而不立言以破惑也，本草可轻言哉。呜呼！身体发肤，受之父母，不敢毁伤。父母虽病笃，岂肯欲子孙残伤其支体，而自食其骨肉乎。此愚民之见也。按：何孟春·《余冬序录》云：江伯儿母病，割胁肉以进。不愈，祷于神，欲杀子以谢神。母愈，遂杀其三岁子。事闻太祖皇帝，怒其绝伦灭理，杖而配之。下礼部议曰：子之事亲，有病则拜托良医。至于呼天祷神，此恳切至情不容己者。若卧冰割股，事属后世。乃愚昧之徒，一时激发，务为诡异，以惊世骇俗，希求旌表，规避徭役。割股不已，至于割肝，割肝不已，至于杀子。违道伤生，莫此为甚。自今遇此，不在旌表之例。呜呼！圣人立教，高出千古，韪哉如此。又陶九成《辍耕录》载：古今乱兵食人肉，谓之想肉，或谓之两脚羊。此乃盗贼之无人性者，不足诛矣。

## 人　胞

主血气羸瘦，妇人劳损，面皯皮黑，腹内诸病，渐瘦悴者，以五味和之如馄饨①法，与食之，勿令知。妇人胞衣变成水，味辛无毒，主小儿丹毒，诸热毒，发寒热不歇，狂言妄语，头上无辜发立虚痦等。此人产后时衣，埋地下七八年，化为水，清澄如真水。南方人以甘草、升麻和诸药物盛埋之三五年后拨去取为药，主天行热病立效。

《梅师方》：治草蛊，其状入咽刺痛欲死者，取胞衣一具，切，曝干为末，熟水调一钱匕，最疗蛇蛊蜣螂草毒等。

现注：

①䭔：（duī 堆），䬻：（音甲）下原有音甲，饼也，四字注释。

按：人胞，即紫河车，功能补气血，扶劳损，临床以紫河车治肺劳出血，肝硬化，贫血等。

释名：胞衣（《梅师》）、胎衣（《纲目》）混元母（《蒙筌》）、佛袈裟（《纲目》）、仙人衣。

时珍曰：人胞，包人如衣，故曰胞衣。方家讳之，别立诸名焉。《丹书》云：天地之先，阴阳之祖，乾坤之橐籥，铅汞之匡廓，胚胎将兆，九九数足，我则乘而载之，故谓之河车。其色有红、有绿、有紫，以紫者为良。

吴球曰：紫河车，古方不分男女。近世男用男，女用女；一云男病用女，女病用男。初生者为佳，次则健壮无病妇人者亦可。取得，以清米泔摆净，竹器盛，于长流水中洗去筋膜，再以乳香酒洗过，篾笼盛之，烘干研末。亦有瓦焙研者，酒煮捣烂者，甑蒸捣晒者，以蒸者为佳。董炳云：今人皆酒煮火焙及去筋膜，大误矣。火焙水煮，其子多不育，惟蒸捣和药最良。筋膜乃初结真气，不可剔去也。治男女一切虚损劳极，癫痫失志恍惚，安心养血，益气补精。（吴球）

震亨曰：紫河车治虚劳，当以骨蒸药佐之。气虚加补气药，血虚加补血药。以侧柏叶、乌药叶俱酒洒，九蒸九曝，同之为丸，大能补益，名补肾丸。时珍曰：人胞虽载于陈氏本草，昔人用者犹少。近因丹溪朱氏言其功，遂为时用。而括苍吴球始创大造丸一方，尤为世行。其方药味平补，虽无人胞，亦可服饵。其说详见本方下。按《隋书》云：琉球国妇人产乳，必食子衣。张师正《倦游录》云：八桂獠人产男，以五味煎调胞衣，会亲啖之。此则诸兽生子、自食其衣之意，非人类也。崔行功《小儿方》云：凡胎衣宜藏于天德、月空吉方。深埋紧筑，令男长寿。若为猪狗食，令儿颠狂；虫蚁食，令儿疮癣；鸟鹊食，令儿恶死；弃于火中，令儿疮烂；近于社庙污水井灶街巷，皆有所禁。按此亦铜山西崩，洛钟东应，自然之理也。今复以之蒸煮炮炙，和药捣饵，虽曰以人补人，取其同类；然以人食人，独不犯崔氏之禁乎。其异于琉球、獠人者，亦几希矣。

附方：新六。

河车丸：治妇人瘵疾劳嗽，虚损骨蒸等证。用紫河车（初生男子者）一具（以长流水中洗净，熟煮擘细，焙干研），山药二两，人参一两，白茯苓半两，为末，酒糊丸梧桐子大，麝香养七日。每服三五十丸，温服，盐汤下。（《永类钤方》）

大造丸：吴球云：紫河车即胞衣也。儿孕胎中，脐系于胞，胞系母脊，受母之荫，父精母血，相合生成，真元所钟，故曰河车。虽禀后天之形，实得先天之气，超然非他金石草木之类可比。愚每用此得效，用之女人尤妙。盖本其所自出，各从其类也。若无子及多生女，月水不调，小产难产人服之，必主有子。危疾将绝者，一二服，可更活一二日。其补阴之功极重，百发百中久服耳聪目明，须发乌黑，延年益寿，有夺造化之功，故名大造丸。用紫河车一具（男用女胎，女用男胎，初生者，米泔洗净，新瓦焙干研末，或以淡酒蒸熟，捣晒研末，气力尤全，且无火毒），败龟板（年久者，童便浸三日，酥炙黄）二两（或以童便浸过，石上磨净，蒸熟晒研，尤妙），黄柏（去皮，盐酒浸，炒）一两半，杜仲（去皮，酥炙）一两半，牛膝（去苗，酒浸，晒）一两二钱，肥生地黄二两半（入砂仁六钱，白茯苓二两，绢袋盛，入瓦罐，酒煮七次，去茯苓、砂仁不用，杵地黄为膏，听用），天门冬（去心）、麦门冬（去心）、人参（去芦）各一两二钱，夏月加五味子七钱，各不犯铁器，为末，同地黄膏入酒，米糊丸如小豆大。每服八九十丸，空心盐汤下，冬月酒下。女人去龟板，加当归二两，以乳煮糊为丸。男子遗精，女子带下，并加牡蛎粉一两。世医用阳药滋补，非徒无益，为害不小。盖邪火只能动欲，不能生物。龟板、黄柏，补阳补阴，为河车之佐；加以杜仲补肾强腰，牛膝益精壮骨；四味通为足少阴经药，古方加陈皮，名补肾丸也。生地黄凉血滋阴，得茯苓、砂仁同黄柏则走少阴，白飞霞以此四味为天一生水丸也。天、麦门冬能保肺气，不令火炎，使肺气下行生水；然其性有降无升，得人参则鼓动元气，有升有降，故同地黄为固本丸也。又麦门冬、人参、五味子三味，名生脉散，皆为肺经药。此方配合之意，大抵以金水二脏为生化之原，加河车以成大造之功故也。一人病弱，阳事大痿，服此二料，体貌顿异，连生四子。一妇年六十已衰惫，服此寿至九十犹强健。一人病后不能作声，服此气壮声出。一人病痿，足不任地者半年，服此后能远行。（《诸证辨疑》）

五劳七伤：吐血虚瘦。用出生胞衣，长流水中洗去恶血，待清汁出乃止，以酒煮烂，捣如泥，入白茯神末和，丸梧桐子大。每米饮下百丸。忌铁器。（《朱氏集验方》）

久癫失志：气虚血弱者。紫河车治净，烂煮食之。（刘氏《经验方》）

大小痫疾：初生胎衣一具，长流水洗净，仍以水浸，春三、夏一、秋五、冬七日，焙干为末；羌活、天麻、防风各半两，白僵蚕、白附子各一两，南星二两，川乌一个，全蝎二十一个，为末，糊丸梧桐子大，朱砂为衣。每服五十丸，好酒下。（《乾坤秘韫》）

目赤生翳：初生孩儿胞衣，曝干焙研细末。日日敷目中，愈乃止。（《千金方》）

反胃久病，胞衣水：饮一钟当有虫出。（时珍）

## 妇人裈裆

主阴易病，当阴上割取，烧末服方寸匕。童女裈益佳。若女患阴易，即须男子裈也。阴易病者，人患时行病起后，合阴阳便即相著，甚于本病。其候小便赤涩，寒热甚者是，服此便通利，不尔灸阴二七壮。又妇人裈，主胞衣不出，覆井口立下，取本妇人者即佳。

按：妇人裈裆，云可通淋。

释名：裤（《纲目》）、犊鼻（《纲目》）、触衣（《纲目》）、小衣。

时珍曰：裈亦作裩，褒衣也。以浑复为之，故曰裈。其当隐处者为裆，缝合者为裤，短者为犊鼻。犊鼻，穴名也，在膝下。时珍曰：按张仲景云：阴阳易病，身体重，少气，少腹里急，或引阴中拘急，热上冲胸，头重不欲举，眼中生花，膝胫拘急者，烧散主之。取中近隐处烧灰，水服方寸匕，日三服。小便即利，阴头微肿则愈。男用女，女用男。成无己解云：此以导阴气也。童女者尤良。

附方：新四。

金疮伤重：被惊者。以女人中衣旧者，炙裆熨之。（李筌《太白阴经》）

胞衣不下：或以所着衣笼灶上。（《千金方》）

房劳黄病：体重不眠，眼赤如朱，心下块起若瘕，十死一生。宜先烙上脘及心俞，次烙舌下，灸关元，下廉百壮。以妇人内衣烧灰，酒服二钱。（《三十六黄方》）

中鬼昏厥：四肢拳冷，口鼻出血。用久污溺衣烧灰。每服二钱，沸汤下。男用女，女用男。（赵原阳《真人济急方》）

## 人　　胆

主鬼气尸疰伏连。

久疟，噎食，金疮。（时珍）

时珍曰：北虏战场中，多取人胆汁敷金疮，云极效；但不可再用他药，必伤烂也。若先敷他药，即不可用此。此乃杀场救急之法，收胆干之亦可用，无害于理也。有等残忍武夫，杀人即取其胆和酒饮之，云令人勇；是虽军中谬术，君子不为也。

附方：新三。

久疟连年：噎食不下。用生人胆一个，盛糯米令满，入麝香少许，突上阴干。一半青者治疟，一半黑者治噎，并为末。每服十五粒，疟用陈皮汤下，噎用通草汤下。（俱出《普济方》）

鬼疟进退：不定者。用人胆、朱砂、雄黄、麝香等分，为末，醋糊丸绿豆大。每绵裹一丸，纳鼻中即瘥，男左女右。一丸可治二人。（《圣惠方》）

## 男子阴毛

主蛇咬，口含二十条，嗍其汁，蛇毒不入腹内。

按：男子阴毛，云可去蛇毒。

横生逆产，用夫阴毛二七茎烧研，猪膏和，丸大豆大，吞之。（《千金方》）

妇人阴毛：主五淋及阴阳易病。（时珍）

附方：新二。

阴阳易病：病后交接，卵肿或缩入腹，绞痛欲死。取妇人阴毛烧灰饮服，仍以洗阴水饮之。（《普济方》）

牛胀欲死：妇人阴毛草裹与食，即愈。《外台秘要》

## 死人枕及席

患疣拭之二七遍，令烂去疣。尝有妪人患滞冷积年不差，徐嗣伯为诊曰：此尸疰也，当以死人枕煮服之乃愈。于是往古冢中取枕，枕已一边腐缺，妪服之即差。张景年十五岁，患腹胀面黄，众药不能治，以问徐嗣伯，嗣伯曰：此石蛔耳，极难疗，当取死人枕煮服之，得大蛔虫头坚如石者五、六升，病即差。沈僧翼，患眼痛，又多见鬼物，嗣伯曰：邪气入肝，可觅死人枕煮服之，竟可埋枕于故处。如其言，又愈。王晏问曰：三病不同，皆用死人枕而俱差，何也。答曰：尸疰者，鬼气也，伏而未起，故令人沉滞，得死人枕治之，魂气飞越，不复附体，故尸疰自差。石蛔者，医疗既癖，蛔虫转坚，世间药不能遣，所以须鬼物驰之，然后乃散，故令煮死人枕服。夫邪气入肝，故使眼痛而见魍魉，须邪物以钩之，故用死人枕之气，因不去之，故令埋于冢间也。

疗自汗盗，死人席缘烧灰，煮汁浴身，自愈。（时珍）

时珍曰：按谢士泰《删繁方》：治尸疰，或见尸，或闻哭声者。取死人席（斩棺内余弃路上者）一虎口（长三寸），水三升，煮一升服，立效。此即用死人枕之意也，故附之。

## 夫 衣 带

主难产，临时取五寸，烧为末，酒下裈带最佳。孙真人：治金疮未愈而交接血出不止，取与交妇人衣带二寸，烧研末水服之。

按：夫衣带，系帛丝类物。

疗小儿下痢客忤，妊妇下痢难产（时珍）。

附方：新四。

小儿客忤：卒中者。烧母衣带三寸，并发灰少许，乳汁灌之。（《外台秘要》）

小儿下痢：腹大且坚。用多垢故衣带切一升，水五升，煮一升，分三服。（《千金方》）

妊娠下痢：中衣带三寸烧研，水服。（《千金方》）

令病不复：取女中下裳带一尺烧研，米饮服，即免劳复。（《肘后方》）

## 衣中故绵絮

主卒下血及金疮出血不止，取一握，煮汁温服之。新绵一两，烧为黑末，酒下，主五野鸡病。

按：衣中故絮，乃蚕丝类，可止血镇惊。

时珍曰：古之绵絮，乃茧丝缠延，不可纺织者。今之绵絮，则多木绵也。入药仍用丝绵。

绵灰：主吐血衄血，下血崩中，赤白带下，疳疮脐疮，耳（时珍）。

附方：新十。

霍乱转筋：腹痛。以苦酒煮絮裹之。（《圣惠方》）

吐血咯血：新绵一两（烧灰），白胶（切片，炙黄）一两。每服一钱，米饮下。（《普济方》）

吐血衄血：好绵烧灰，打面糊，入清酒调服之。（《普济方》）

肠风泻血：破絮（烧灰）、枳壳（麸炒）等分，麝香少许，为末。每服一钱，米饮下。（《圣惠方》）

血崩不止：好绵及妇人头发共烧存性，百草霜等分，为末。每服三钱，温酒下。或加棕灰。东垣方：用白绵子、莲花心、当归、茅花、红花各一两，以白纸裹定，黄泥固济，烧存性，为末。每服一钱，入麝香少许，食前好酒服。《乾坤秘韫》：用旧绵絮（去灰土）一斤，新蚕丝一斤，陈莲房十个，旧炊箅一枚，各烧存性。各取一钱，空心热酒下，日三服。不过五日愈。气结淋病：不通。用好绵四两（烧灰），麝香半分。每服二钱，温葱酒

连进三服。(《圣惠方》)

脐疮不干：绵子烧灰，敷之。(傅氏《活婴方》)

聤耳出汁：故绵烧灰，绵裹塞之。(《圣惠方》)

## 新生小儿脐中屎

主恶疮，食息肉，除面印字。尽候初生取胎中屎也。初生脐，主疟。烧为灰饮下之。

按：脐屎，云可除恶疮，止息肉。初生脐名坎炁，可纳气平喘，解毒敛汗，用于癌症及干细胞治疗。

治小儿鬼舐头，烧灰和蜡猪脂涂之。(时珍)

初生脐：释名：命蒂。时珍曰：胎在母腹，脐连于胞，胎息随母。胎出母腹，脐带既剪，一点真元，属之命门丹田。脐干自落，如瓜脱蒂。故脐者，人之命蒂也。以其当心肾之中，前直神阙，后直命门，故谓之脐。脐之为言齐也。

烧末饮服，解胎毒，敷脐疮。(时珍)

附方：新三。

脐汁不干：绵裹落下脐带，烧研一钱，入当归头末一钱，麝香一字，掺之。(《全幼心鉴》)

预解胎毒：初生小儿十三日，以本身剪切脐带烧灰，以乳汁调服，可免痘患。或入朱砂少许。(《保幼大全》)

痘风赤眼：初生小儿脐带血，乘热点之，妙。(《海上方》)

# 人部纲目新增三十八种

## 口 津 唾

释名：灵液(《纲目》)、神水(《纲目》)、金浆(《纲目》)、醴泉。

时珍曰：人舌下有四窍，两窍通心气，两窍通肾液。心气流入舌下为神水，肾液流入舌下为灵液。道家谓之金浆玉醴。溢为醴泉，聚为华池，散为津液，降为甘露，所以灌溉脏腑，润泽肢体。故修养家咽津纳气，谓之清水灌灵根。人能终日不唾，则精气常留，颜色不槁；若久唾，则损精气，成肺病，皮肤枯涸。故曰远唾不如近唾，近唾不如不唾。人有病，则心肾不交，肾水不上，故津液干而真气耗也。秦越人《难经》云：肾主五液。入肝为泪，入肺为涕，入脾为涎，入心为汗，自入为唾也。

气味：甘、咸，平，无毒。主治：疮肿、疥癣，五更未语者，频涂擦之。又明目退翳，消肿解毒，辟邪，粉水银。(时珍)

时珍曰：唾津，乃人之精气所化。人能每旦漱口擦齿，以津洗目，及常时以舌舐拇指甲，揩目，久久令人光明不昏。又能退翳，凡人有云翳，但每日令人以舌舐数次，久则真气熏及，自然毒散翳退也。《范东阳方》云：凡人魇死，不得叫呼，但痛咬脚跟及拇指甲际，多唾其面，徐徐唤之，自省也。按《黄震日抄》云：晋时南阳宗定伯夜遇鬼，问之。答曰：我新死鬼也。问其所恶。曰：不喜唾耳。急持之，化为羊。恐其变化，因大唾之，卖得千钱。乃知鬼真畏唾也。

附方：新四。

手指肿痛：以唾和白砂，搜面作碗子，盛唾令满，着末少许，以指浸之，一日即瘥。（《千金方》）

手足发疣：以白粱米粉，铁铛炒赤，研末，以众人唾和，敷浓一寸，即消。（《肘后方》）

腋下狐气：用自己唾擦腋下数过，以指甲去其垢，用热水洗手数遍，如此十余日则愈。毒蛇螫伤：急以小便洗去血，随取口中唾，频频涂之。（杨拱《医方摘要》）

## 人　汗

时珍曰：汗出于心，在内则为血，在外则为汗。故曰夺汗者无血，夺血者无汗。

气味：咸，有毒。饮食食之，令人生疔毒（时珍）。

## 眼　泪

时珍曰：泪者肝之液。五脏六腑津液皆上渗于目。凡悲哀笑咳，则火激于中，心系急而脏腑皆摇；摇则宗脉感而液道开，津上溢，故涕泣出焉。正如甑上水滴之意也。

气味：咸，有毒。凡母哭泣堕子目，令子伤睛生翳（时珍）。

## 人　气

主治：下元虚冷，日令童男女，以时隔衣进气脐中，甚良。凡人身体骨节痹痛，令人更互呵熨，久久经络通透。又鼻衄金疮，嘘之能令血断（时珍）。

时珍曰：医家所谓元气相火，仙家所谓元阳真火，一也。天非此火不能生物，人非此火不能有生。故老人、虚人，与二七以前少阴同寝，借其熏蒸，最为有益。杜甫诗云"暖老须燕玉"，正此意也。但不可行淫，以丧宝促生耳。近时术家，令童女以气进入鼻窍、脐中、精门，以通三田，谓之接补。此亦小法，不得其道者，反以致疾。按谢承《续汉书》云：太医史循宿禁中，寒疝病发，求火不得。众人以口更嘘其背，至旦遂愈。刘敬叔《异苑》云：孙家奚奴治虎伤蛇噬垂死者，以气禁之，皆安。又葛洪《抱朴子》云：人在气中，气在人中。天地万物，无不须气以生。善行气者，内以养身，外以却恶。然行之有法，从子至巳为生气之时，从午至亥为死气之时。常以生气时，鼻中引气，入多出少，闭而数之，从九九、八八、七七、六六、五五而止，乃微吐之，勿令耳闻。习之既熟，增至千数，此为胎息。或春食东方青气，夏食南方赤气，秋食西方白气，冬食北方黑气，四季食中央黄气，亦大有效。

故善行气者，可以避饥渴，可以延年命；可以行水上，可以居水中；可以治百病，可以入瘟疫。以气嘘水则水逆流，嘘火则火遥灭；嘘沸汤则手可探物，嘘金疮则血即自止；嘘兵刃则刺不能入，嘘箭矢则矢反自射；嘘犬则不吠，嘘虎野狼则伏退，嘘蛇蜂则不动。吴越有禁咒行气之法，遇有大疫，可与同床，不相传染。遇有精魅，或闻声，或现形，掷石放火，以气禁之，皆自绝。或毒蛇所伤，嘘之即愈。若在百里之外，遥以我手嘘咒，男左女右，亦即可安。

夫气出于无形，用之其效至此，而况绝谷延年乎。时珍按：此即吾内养浩然灵气也。

符篆家取祖气即此，但彼徒皆气馁，庸人依仿，安得验哉。

## 人　魄

时珍曰：此是缢死人，其下有物如麸炭，即时掘取便得，稍迟则深入矣。不掘则必有再缢之祸。盖人受阴阳二气，合成形体。魂魄聚则生，散则死。死则魂升于天，魄降于地。魄属阴，其精沉沦入地，化为此物；亦犹星陨为石，虎死目光坠地化为白石，人血入地为磷为碧之意也。

主治：镇心，安神魄，定惊怖颠狂，磨水服之（时珍）。

## 人　势

释名：阴茎。

时珍曰：人阴茎，非药物也。陶九成《辍耕录》载：杭州沈生犯奸事露，引刀自割其势，流血经月不合。或令寻所割势，捣粉酒服，不数日而愈。观此则下蚕室者，不可不知此法也。故附于此云。

主治：下蚕室，创口不合（时珍）。

## 木乃伊

时珍曰：按陶九成《辍耕录》云：天方国有人年七八十岁，愿舍身济众者，绝不饮食，惟澡身啖蜜，经月便溺皆蜜。既死，国人殓以石棺，仍满用蜜浸之，镌年月于棺，瘗之。俟百年后起封，则成蜜剂。遇人折伤肢体，服少许立愈。虽彼中亦不多得，亦谓之蜜人。陶氏所载如此，不知果有否。姑附卷末，以俟博识。

## 方　民

李时珍曰：人禀性于乾坤，而囿形于一气。横目二足，虽则皆同；而风土气习，自然不一。是故虱处头而黑，豕居辽而白。水食者腥，草食者膻。膏粱藜苋，肠胃天渊；褐罗纨，肌肤玉石。居养所移，其不能齐者，亦自然之势也。故五方九州，水土各异，其民生长，气息亦殊。乃集方民，附于部末，以备医诊云。东方：海滨傍水，鱼盐之地。其民食鱼而嗜咸，黑色疏理。其病多疮疡，其治宜砭石。西方：陵居多风，水土刚强。其民不衣而褐荐，华食而肥脂。其病生于内，其治宜毒药。北方：地高陵居，风寒冰冽。其民野处而乳食。其病脏寒生满，其治宜灸。南方：地下，水土弱，雾露所聚。其民嗜酸而食，致理而赤色。其病多挛痹，其治宜微针。中央：地平湿。其民食杂而不劳。其病多痿，其治宜导引按跷。（《素问》）

九州殊题，水泉各异；风声气习，刚柔不同。青州：其音角羽，其泉咸以酸，其气舒迟，其人声缓。荆扬：其音角征，其泉酸以苦，其气剽轻，其人声急。梁州：其音商征，其泉苦以辛，其气刚勇，其人声塞。兖豫：其音宫征，其泉甘以苦，其气平静，其人声端。雍冀：其音商羽，其泉辛以咸，其气快烈，其人声捷。徐州：其音角宫，其泉酸以甘，其气悍劲，其人声雄。（出《河图括地象》）坚土之人刚，弱土之人柔，墟土之人大，沙土之人细，息土之人美，耗土之人丑。（出《孔子家语》）山林之民毛而瘦，得木气多也。川泽之民黑而津，得水气多也。丘陵之民团而长，得火气多也。坟衍之民皙而方，得金气多也。原隰之民丰而痹，得土气多也。（出《宋太史集》）荆州一男二女，扬州二男五女，青州二男二女，兖州二男三女，幽州一男三女，并州二男三女，豫州二男三女，雍州三男二女，冀州五男三女。（出《周礼》）土地生人，各以类应。故山气多男，泽气多女，水气多暗，风气多聋，林气多癃，木气多伛，石气多力，岸下气多，险阻气多瘿，谷气多痹，丘气多狂，广气多仁，陵气多贪，暑气多夭，寒气多寿，轻土多利，重土多迟，清水音小，浊水音大，湍水人轻，迟水人重，中土多圣贤。（出《淮南子鸿烈解》）

## 人　傀

时珍曰：太初之时，天地絪缊。一气生人，乃有男女。男女媾精，乃自化生。如草木之始生子，一气而后有根及子，为种相继也。人之变化，有出常理之外者。亦思命之师所当知，博雅之士所当识。故撰为人傀，附之部末以备多闻眚咎之征。

## 膝头垢

主治：紧唇疮，以绵裹烧研敷之（《外台》）。

## 人　骨

释名：时珍曰：许慎云：骨者，肉之核也。《灵枢经》云：肾主骨。有《骨度篇》，论骨之大小、长短、广狭甚详，见本书。

主治：骨病，接骨，疮，并取焚弃者（藏器）。

时珍曰：古人以掩暴骨为仁德，每获阴报；而方伎之流，心乎利欲，乃收人骨为药饵，仁术固如此乎？且犬不食犬骨，而人食人骨可乎？父之白骨，惟亲生子刺血沥之即渗入。又《酉阳杂俎》云：荆州一军人损胫。张七政饮以药酒，破肉去碎骨一片，涂膏而愈。

二年余复痛。张曰：所取骨寒也。寻之尚在床下，以汤洗绵裹收之，其痛遂止。气之相应如此，孰谓枯骨无知乎？仁者当悟矣。

附方：新四。

接骨：烧过童子骨一两，乳香二钱，喜红绢一方，烧灰为末，热酒调服。先以桐木片扎定，立效。（《医林集要》）

折伤：死童子骨过，香瓜子仁炒干，为末。好酒下，止痛极速。（《扶寿精方》）

## 绢

释名：时珍曰：绢，疏帛也。生曰绢，熟曰练。入药用黄丝绢，乃蚕吐黄丝所织，非染色也。

主治：黄丝绢：煮汁服，止消渴，产妇脬损，洗痘疮溃烂。烧灰，止血痢、下血、吐血、血崩。（时珍）绯绢：烧灰，入疟药。（时珍）

附方：新三。

妇人血崩：黄绢灰五分，棕榈灰一钱，贯众灰、京墨灰、荷叶灰各五分，水、酒调服，即止。（《集简方》）

产妇脬损：小便淋沥不断。黄丝绢三尺，以炭灰淋汁，煮至极烂，清水洗净。入黄蜡半两效，名固脬散。又方：产时伤脬，终日不小便，只淋湿不断。用生丝黄绢一尺，白牡丹根皮末、白及末各一钱，水二碗，煮至绢烂如饧，服之。不宜作声。（《妇人良方》）。

## 汗　　衫

释名：中单（《纲目》）、裆、羞袒。

时珍曰：古者短襦为衫，今谓长衣亦曰衫矣。王睿《炙毂子》云：汉王与项羽战，汗透中单，改名汗衫。刘熙《释名》云：汗衣《诗》谓之泽，受汗泽也。或曰鄙袒，或曰羞用六尺裁，足覆胸背。言羞鄙于袒，故衣此尔。又前当胸，后当背，故曰裆。

主治：卒中忤恶鬼气，卒倒不知人，逆冷，口鼻出清血，或胸胁腹内绞急切痛，如鬼击之状，不可按摩，或吐血衄血。用久垢汗衫烧灰，百沸汤或酒服二钱。男用女，女用男。

中衬衣亦可（时珍）。

附方：新一。

小儿夜啼：用本儿初穿毛衫儿，放瓶内，自不哭也。（《生生编》）

## 病　人　衣

主治：天行疫瘟。取初病患衣服，于甑上蒸过，则一家不染（时珍）。

## 头　　巾

释名：时珍曰：古以尺布裹头为巾。后世以纱、罗、布、葛缝合，方者曰巾，圆者曰帽，加以漆制曰冠。又束发之帛曰，覆发之巾曰帻，罩发之络曰网巾，近制也。

主治：故头巾：治天行劳复后渴。取多腻者浸汁，暖服一升（时珍。《千金方》）。

附方：新四。

霍乱吐利：偷本人头缯，以百沸汤泡汁，服一呷，勿令知之。（《集玄方》）

卒忽心痛：三年头，沸汤淋汁饮之。以碗覆于闲地。周时即愈。（《圣惠方》）

恶气心痛：破网巾（烧灰一钱，猫屎烧灰五分，温酒服。《马氏方》）

下蚀疳疮：破丝网（烧存性）、孩儿茶各等分。研末。以浓茶洗净，之，三五次效。忌生冷、房事、发物。（《集简方》）

## 钟　　馗

集解：时珍曰：《逸史》云：唐高祖时，钟馗应举不第，触阶而死。后明皇梦有小鬼盗玉笛，一大鬼（破帽蓝袍）捉鬼啖之。上问之。对曰：臣终南山进士钟馗也。蒙赐袍带之葬，誓除天下虚耗之鬼。乃命吴道子图象，传之天下。时珍谨按《尔雅》云：钟馗，菌名也。

《考工记注》云：终葵，椎名也。菌似椎形，椎似菌形，故得同称。俗画神执一椎击鬼，故亦名钟馗，好事者因作钟馗传，言是未第进士，能啖鬼。遂成故事，不知其讹也。

主治：辟邪止疟。（时珍）

附方：新二。

妇人难产：钟馗左脚烧灰，水服。（杨起《简便方》）

鬼疟来去：画钟馗纸烧灰二钱，阿魏、砒霜、丹砂各一皂子大，为末。寒食面和，丸小豆大。每服一丸，发时冷水下。正月十五日、五月初五日修合。(《圣济录》)

## 吹 火 筒

主治：小儿阴，被蚯蚓呵肿，令妇人以筒吹其肿处，即消（时珍）。

## 铳 楔

主治：难产，烧灰酒服。又辟忤恶邪气（时珍）。

## 马 鞭

释名：马策。

时珍曰：竹柄编革为之。故鞭从革便，策从竹，会意。

主治：马汗气入疮或马毛入疮，肿痛烦热，入腹杀人，烧鞭皮末，和膏敷之。又治狐尿刺疮肿痛，取鞭梢二寸，鼠屎二七枚，烧研，和膏敷之（时珍）。

## 连 枷 关

主治：转胞，小便不通，烧灰水服。（时珍。《千金方》）。

## 楤 担 尖

主治：肠痈已成，取少许烧灰，酒服，当作孔出脓血愈（思邈）。

## 簟

释名：籧篨、笃符、笋席。

时珍曰：簟可延展，故字从竹、覃。覃，延长也。

主治：蜘蛛尿、蠼尿疮，取旧者烧灰敷之（时珍）。

附方：新一。

小儿初生吐不止者：用少许，同人乳二合，盐二粟许，煎沸，入牛黄粟许，与服。此刘五娘方也。（《外台秘要》）

## 漆 器

主治：产后血晕，烧烟熏之即苏。又杀诸虫（时珍）。

附方：新三。

血崩不止：漆器灰、棕灰各一钱，柏叶煎汤下。（《集简方》）

白秃头疮：破朱红漆器，剥取漆朱烧灰，油调敷之。（《救急方》）

蝎虿螫伤：漆木碗合螫处，神验不传。（《古今录验方》）

## 灯 盏 油

释名：灯窝油。

气味：辛，苦，有毒。主治：一切急病，中风、喉痹、痰厥。用鹅翎扫入喉内，取吐即效。又涂一切恶疮疥癣（时珍）。

附方：新二。

乳上生痈：脂麻炒焦捣烂，以灯盏内油脚调敷，即散。（《集玄方》）

走马喉痹：诗云：急喉肿痹最堪忧，急取盛灯盏内油。甚者不过三五呷，此方原是至人留。

## 锅　盖

主治：牙疳、阴疳，取黑垢，同鸡黄皮灰、蚕茧灰、枯矾等分为末，米泔洗后频敷之（时珍）。

## 蒸　笼

主治：取年久竹片，同弊帚扎缚草、旧麻鞋底系及蛇蜕皮，烧灰，擦白癜风（时珍。《圣惠方》）。

## 炊　单　布

主治：坠马，及一切筋骨伤损，张仲景方中用之（时珍）。

时珍曰：按王《百一选方》云：一人因开甑，热气蒸面，即浮肿眼闭。一医以意取久用炊布烧灰存性为末，随敷随消。盖此物受汤上之气多，故用此引出汤毒。亦犹盐水取咸味，以类相感也。

## 弊　帚

释名：彗。

时珍曰：许慎《说文》云：帚从手持巾，以扫除也。竹帚曰彗。凡竹枝、荆苕、黍秫、荏蒲、芒草、落帚之类，皆可为帚也。

主治：白驳癜风，烧灰入药（时珍）。

附方：新二。

白驳风：弊帚、弊帛、履底、甑带、脯腊、蝉蜕、蛇皮等分，以月食时合烧为末。酒服方身面疣目：每月望子时，以秃帚扫疣目上，三七遍。（《圣惠方》）

## 簸　箕　舌

释名：时珍曰：簸扬之箕也。南人用竹，北人用杞柳为之。

重舌出涎，烧研，酒服一钱。又主月水不断（时珍。《千金方》《圣惠方》）。

附方：新一。

催生：簸箕淋水一盏，饮数口。（《集玄方》）

## 鱼　笱

释名：时珍曰：徐坚《初学记》云：取鱼之器曰笱（音苟），曰罶（音留），曰罛（孤），曰籗（音罩），曰翼（音抄）。

主治：旧笱须：疗鱼骨鲠，烧灰，粥饮服方寸匕（时珍。《肘后方》）。

## 草麻绳索

释名：时珍曰：小曰索，大曰绳。主治：大腹水病，取三十枚去皮，研水三合，旦服，日中当吐下水汁。结囊若不三日后再作。未尽更作。瘥后，禁水饮、咸物（时珍）。
附方：新二。
断瘟不染：以绳度所住户中壁，屈绳结之，即不染也。（《肘后方》）
消渴烦躁：取七家井索，近瓶口结处，烧灰。新汲水服二钱，不过三五服效。（《圣惠方》）

## 尿　桶

旧板：主治霍乱吐利，煎水服。山村宜之（时珍。《如宜方》）。
旧箍：主治脚缝搔痒，或疮有窍，出血不止，烧灰敷之。年久者佳（时珍）。

## 幞　头

释名：时珍曰：幞头，朝服也。北周武帝始用漆纱制之，至唐又有纱帽之制，逮今用之。
主治：烧烟，熏产后血晕。烧灰水服，治血崩及妇人交肠病（时珍）。
时珍曰：按《陈总领方》，治暴崩下血，琥珀散用漆纱帽灰，云取阳气冲上义。又夏子益《奇疾方》云：妇人因生产，阴阳易位，前阴出粪，名曰交肠病。取旧扑头烧灰，酒服。仍间服五苓散分利之。如无扑头，凡旧漆纱帽皆可代之。此皆取漆能行败血之义耳。

## 皮巾子

主治：下血及大风疠疮。烧灰入药（时珍）。
附方：新一。
积年肠泻血，百药不瘥。败皮巾子（烧灰）、白矾（烧）各一两，人指甲（烧焦）、麝香各一分，干姜（炮）三两，为末。每服一钱，米饮下。《圣惠方》

## 皮腰袋

主治：大风疠疮。烧灰入药（时珍）。

## 毡屉

释名：屉（音替）、𪁐（音燮）。
时珍曰：凡履中荐，袜下毡，皆曰屉，可以代替也。
主治：瘰疬。烧灰五匕，酒一升和，平旦向日服，取吐良（思邈）。
附方：新三。
痔疮初起：痒痛不止。用毡袜烘热熨之。冷又易。（《集玄方》）
一切心痛：毡袜后跟一对，烧灰酒服。男用女，女用男。（《寿域方》）
断酒不饮：以酒渍毡屉一宿，平旦饮，得吐即止也。（《千金方》）

# 皮　　靴

释名：靴。

时珍曰：靴，皮履也，所以华足，故字从革、华。刘熙《释名》云：靴，跨也。便于跨马也。本胡服。赵武灵王好着短靴，后世乃作长靴。入药当用牛皮者。

主治：癣疮，取旧靴底烧灰，同皂矾末掺之。先以葱椒汤洗净（时珍）。

附方：新六。

牛皮癣疮：旧皮鞋底烧灰，入轻粉少许，麻油调抹。（《直指方》）

小儿头疮：《圣惠方》：用皮鞋底洗净煮烂，洗讫敷之。又方：旧皮鞋面烧灰，入轻粉少许，生油调敷。瘰疬已溃：牛皮油靴底烧灰，麻油调敷之。（《集玄方》）

身项粉瘤：旧皮鞋底洗净，煮烂成冻子，常食之。瘤自破如豆腐，极臭。（《直指方》）

肠风下血：皮鞋底、蚕茧蜕、核桃壳、红鸡冠花等分，烧灰。每酒服一钱。（《圣惠方》）

# 历　　日

时珍曰：太昊始作历日，是有书。《礼记》：十二月天子颁朔于诸侯。

主治：邪疟。用隔年全历，端午午时烧灰，糊丸梧子大。发日早用无根水，下五十丸。（《卫生易简方》）

# 卷第十六

## 兽部上品总二十种

六种《神农本经》原为白字，现用字下无·标记表示。

四种《名医别录》原为墨字，现用字下加·表示。

三种《唐本》先附注云：唐附

一种今附　医家尝用有效　注云：今附

一种新补

五种陈藏器余

龙骨《本经》白龙骨、齿、角、吉吊、紫梢花等附　麝香《本经》　牛黄《本经》

熊脂《本经》　胆附　象牙今附，齿、睛等附。象胆续注。白胶《本经》　阿胶《本经》
羊乳《别录》　牛乳《别录》　酥《别录》　酪唐附　醍醐唐附　马乳《别录》　乳腐新补
底野迦唐附

五种陈藏器余

蔡苴机　诸朽骨　乌毡　海獭　土拨鼠

## 龙　骨

味甘，平，微寒，无毒。主心腹鬼疰，精物老魅，咳逆，泄利脓血，女子漏下，癥瘕坚结，小儿热气，惊痫。疗心腹烦满，四肢痿枯，汗出夜卧自惊，恚怒。伏气在心下，不得喘息，肠痈内疽，阴蚀。止汗，缩小便溺血。养精神定魂魄，安五脏。

白龙骨疗梦寐泄精，小便泄精。

臣禹锡等谨按《泄精通用药》云：白龙骨，平，微寒。

齿，主小儿大人惊痫，癫疾，狂走，心下结气，不能喘息，诸痉，杀精物。小儿五惊十二痫，身热不可近，大人骨间寒热，又杀蛊毒。得人参、牛黄良，畏石膏。

臣禹锡等谨按《惊邪通用药》及《药对》云：龙齿平。

角，主惊痫瘈疭[1]，身热如火，腹中坚及热泄。久服轻身，通神明，延年。生晋地川谷，及太山岩水岸土穴中，死龙处，采无时。畏干漆、蜀椒、理石。

陶隐居云：今多出梁、益间，巴中亦有，骨欲得脊脑作白地锦文，舐之著舌者良。齿小强，犹有齿形。角强而实。又有龙脑，肥软亦断痢。云皆是龙蜕，非实死也。比来巴中数得龙胞，吾自亲见，形体具存。云疗产后余疾，正当末服之。

龙骨

《唐本》注云：龙骨，今并出晋地，生硬者不好，五色具者良，其青黄赤白黑，亦应随色与腑脏相会，如五芝、五石英、五石脂等辈。而《本经》不论，莫知所以。

臣禹锡等谨按《药对》云：龙角，平。吴氏云：龙骨色青白者善。又云：齿，神农、季氏大寒。《药性论》云：龙骨，君，忌鱼，有小毒。逐邪气，安心神，止冷痢，及下脓血，女子崩中带下，止梦泄精，夜梦鬼交，治尿血，虚而多梦纷纭，加而用之。又云：龙齿，君。镇心安魂魄。齿、角俱主小儿大热。

《日华子》云：龙骨，健脾涩肠胃，止泻痢，渴疾，怀孕漏胎，肠风下血，崩中带下，鼻洪吐血，止汗。又云：龙齿，涩，凉，治烦闷，癫痫热狂，辟鬼魅。

《图经》曰：龙骨并齿、角，出晋地川谷及泰山岩水岸土穴中死龙处。今河东州郡多有之，或云是龙蜕，实非死[②]骨得脊脑作白地锦文，舐之著舌者良。齿小强犹有齿形，角强而实，采无时。李肇《国史补》云：春水时至，鱼登龙门，蜕其骨甚多，人采以为药，而有五色者。《本经》云：出晋地，龙门又是晋地，岂今所谓龙骨者，乃此鱼之骨乎。或云：骨有雄雌，细文而广者是雌，粗纹而狭者是雄。凡入药五色具者尤佳，黄白色者次，黑色者下，皆不得经落不净处，则不堪用。骨、齿医家常用，角亦稀使。惟《深师》五邪丸用龙角。又云无角用齿。《千金方》治心，有兼用龙齿、龙角者。韦丹疗心热风痫取烂龙角浓研取汁，食上服二大合，日再。然则龙角有烂者，此物大抵世所稀有。孙光宪《北梦琐言》云：石晋时，镇州接邢台界，尝斗杀一龙，乡豪有曹宽者见之，取其双角，角前有一物如蓝色，文如乱锦，人莫之识。曹宽未经年为寇所杀，镇帅俄亦被诛。又云：海上人言，龙每生二卵，一为吉吊，吉吊多与鹿游，或于水边遗沥，值流槎则粘著木枝如蒲槌状，其色微青黄，复似灰色，号紫梢花，坐汤多用之。《延龄至宝方》治聋，无问年月者，取吉吊脂，每日点半杏人许入耳中便差。云此物福建州甚不为难得，其脂须琉璃瓶子盛，更以樟木合重贮之，不尔则透气失之矣。又《箧中方》女经积年不通，必治之用龙胎、瓦松、景天三物各少许，都以水两盏，煎取一盏，去滓分温二服，少顷腹中转动便下。龙胎，古今方不见用者，人亦鲜识。本方注云：此物出蜀中山涧大水中，大类干鱼鳞，投药煎时甚腥臊。方家稀所闻见，虽并非要药然昔人曾用，世当有识者，因附于此，以示广记耳。

《雷公》云：剡州生者、仓州、太原者上。其骨细文广者是雌，骨粗文狭者是雄骨。五色者上，白色者中，黑色者次，黄色者稍得。经落不净之处不用，妇人采得者不用。夫使，先以香草煎汤浴过两度，捣研如粉，用绢袋子盛粉末了。以燕子一只，擘破腹去肠，安骨末袋于燕腹内，悬于井面上一宿，至明去燕子并袋子，取骨粉，重研万下，其效神妙。但是丈夫服，空心，益肾药中安置，图龙骨气入肾脏中也。

《圣惠方》：治小儿脐疮，久不差。用龙骨烧灰细研敷之。

《外台秘要》：疗伤寒已八九日至十余日，大烦渴热盛而三焦有疮者多下或张口吐舌，呵吁目烂，口鼻生疮，吟语不识人。除热毒，止痢；龙骨半斤，碎，以水一斗，煮取四升，沉之井底令冷服五合，渐渐进之，恣意饮，尤宜老少。

《千金方》：妇人无故尿血：龙骨一两，以酒调方寸匕，空心日三。

又方：治好忘，久服聪明益智：龙骨、虎骨、远志等分，右三味为末，食后酒服方寸匕，日三服。

《肘后方》：治热病不解而下痢欲死：龙骨半斤，捣研，水一斗，煮取五升，候极冷，稍稍饮，得汗即愈。

又方：治老疟：末龙骨方寸匕，先发一时，酒一升半，煮取三沸，及热尽服，温覆取汗即效。又方：若久下痢，经时不止者，此成休息；龙骨四两，如小豆大碎，以水五升，煮取二升半令冷，分为五服。又以米饮和为丸，服十九。

《经验方》：暖精气，益元阳：白龙骨、远志等分为末，炼蜜为丸如梧桐子，空心卧时冷水下三十丸。

《梅师方》：治失精暂睡即泄：白龙骨四分，韭子五合，右件为散子，空心酒调方寸匕服。

又方：治热病后下痢脓血不止不能食：白龙骨末，米饮调方寸匕服。

又方：治鼻衄出血，多眩冒欲死：龙骨研细，吹入鼻耳中，凡衄者并吹。

《广利方》：治鼻中衄血及咯吐血不止：五色龙骨作末，吹一江③豆许于鼻中立止。

又方：治心热风痫：烂龙角浓研汁，食上服二合，日再服。

《姚氏方》：治小便出血：末龙骨二方寸匕，水调温服之，日二服差。

《姚和众》：治小儿因痢脱肛：白龙骨粉扑之。

《杨文公谈苑》：泽州山中多龙骨，盖龙蜕于土中，崖崩多得之，体骨头角皆全。

《衍义》曰：龙骨，诸家之说纷然不一，既不能指定，终是臆度。西京颍阳县民家，忽崖坏，得龙骨一副，肢体头角悉具，不知其蜕也，其毙也。若谓蜕、毙，则是有形之物，而又生不可得见，死方可见。谓其化也，则其形独不能化。然《西域记》中所说甚详，但未敢据凭。方物所禀各异，造化不可尽知，莫可得而详矣。孔子曰：君子有所不知，盖阙如也。妄乱穿凿，恐误后学。治精滑及大肠滑不可阙也。

现注：

①瘦下原有尺曳切三字注音。疢下有子用切三字注音。

②实非死。陶隐居原作非实死。

③江豆：原文如此，今作豇豆。

按：龙骨、白龙骨为古代哺乳动物的骨骼化石，临床皆称龙骨。功能止咳止血，定惊止汗。

本节列出骨龙、白龙骨、龙齿、龙角四种药名而实际上临床只分龙骨与龙齿二种。龙骨为古代哺乳动物骨骼化石，龙齿为颏齿部化石。龙角并不单列药名，恐已入龙骨或龙齿中。龙齿功能定惊镇狂，止喘安神，与龙骨之潜阳敛汗稍别。吉吊为龙所生不应有毒。二十一卷有予脂，有毒，一无毒，一有毒，故吉吊与予脂不应是一物。紫梢花是吉吊精与后世所用紫梢花不一样。后世所用紫梢花乃鱼虾生卵于竹木之上，状如糖馓者。龙胎出蜀中山涧大水中，大类干鱼鳞，如此似是恐龙蛋之类。

释名：时珍曰：按：许慎《说文》：龙字篆文象形。《生肖论》云：龙耳亏聪，故谓之龙。梵书名那伽。时珍曰：按：罗愿《尔雅翼》云：龙者鳞虫之长。王符言其形有九似：头似驼，角似鹿，眼似兔，耳似牛，项似蛇，腹似蜃，鳞似鲤，爪似鹰，掌似虎，是也。其背有八十一鳞，具九九阳数。其声如戛铜盘。口旁有须髯，颏下有明珠，喉下有逆鳞。头上有博山，又名尺木，龙无尺木不能升天。呵气成云，既能变水，又能变火。陆佃《埤雅》云：龙火得湿则焰，得水则燔，以人火逐之即息。故人之相火似之。龙，卵生思抱，雄鸣上风，雌鸣下风，因风而化。《释典》云：龙交则变为二小蛇。又小说载龙性粗猛，而爱美玉、空青，喜嗜燕肉，畏铁及草、蜈蚣、楝叶、五色丝。故食燕者忌渡水，祈雨者用燕，镇水患者用铁者用草，祭屈原者用楝叶、色丝裹粽投江。医家用龙骨者，亦当知其性之爱恶如此。

机曰：《经文》言死龙之骨，若以为蜕，终是臆说。时珍曰：龙骨《本经》以为死龙，陶氏以为蜕骨，苏、寇诸说皆两疑之。窃谓龙，神物也，似无子死之理。然观苏氏所引斗死之龙，及左转云，豢龙氏醢龙以食；《述异记》云：汉和帝时大雨，龙坠宫中，帝命做羹赐群臣；《博物志》云，张华得龙肉鲊，言得醋则生无色光等说，是龙固有自死者矣，当以《本经》为正。时珍曰：近世方法，但煅赤为粉。亦有生用者。《事林广记》云：用酒浸一宿，焙干研粉，水飞三度用。如急用，以酒煮焙干。或云：凡入药，须水飞过晒干。每斤用黑豆一斗，蒸一伏时，晒干用。否则着人肠胃，晚年作热也。时珍曰：许洪云：牛黄恶龙骨，而龙骨得牛黄更良，有以制伏也。其气收阳中之阴，入手、足少阴、厥阴经。

益肾镇惊，止阴疟，收湿气脱肛，生肌敛疮。（时珍）

时珍曰：涩可去脱。故成氏云：龙骨能收敛浮越之正气，固大肠而镇惊。又主带脉为病。

附方：新五。

劳心梦泄：龙骨、远志等分，为末，炼蜜丸如梧子大，朱砂为衣。每服三十丸，莲子汤下。（《心统》）

泄泻不止：白龙骨、白石脂等分，为末，水丸梧子大。紫苏、木瓜汤下，量大人、小儿用。（《心鉴》）

吐血衄血：九窍出血，并用龙骨末，吹入鼻中。昔有人衄血一斛，众方不止，用此即断。（《三因方》）

耳中出血：龙骨末吹入之。《三因方》

阴囊汗痒：龙骨、牡蛎粉，扑之。（《医宗三法》）

时珍曰：龙者东方之神，故其骨与角、齿皆主肝病。许叔微云：肝藏魂，能变化，故魂游不定者，治之以龙齿。即此意也。珍曰：胞胎俱出巴蜀，皆主血疾，盖一物也。

机曰：龙吐涎沫，可制香。时珍曰：龙涎，方药鲜用，惟入诸香，云能收脑、麝数十年不散。又言焚之则翠烟浮空。出西南海洋中。云是春间群龙所吐涎沫浮出。番人采得货之，每两千钱。亦有大鱼腹中剖得者。其状初若脂胶，黄白色；干则成块，黄黑色，如百药煎而腻理；久则紫黑，如五灵脂而光泽。其体轻飘，似浮石而腥臊。

时珍曰：吊，旧无正条。惟苏颂《图经》载吉吊脂，云龙所生也。陈藏器《拾遗》有予脂一条，引《广州记》云：予，蛇头鳖身，膏主蛭刺运。今考《广州记》及《太平御览》止云：吊，蛇头鼍身，膏致轻利等语。并无所谓鳖头龟身，予膏主蛭刺之说。盖吊字似予，鼍字似鳖，至轻利三字似主蛭刺，传写讹误，陈氏遂承其误耳。吊即龙种，岂有鳖身。病中亦无蛭刺之证，其误可知，今改正之。时珍曰：按：裴、姚二说相同，则吊脂即吉吊脂无疑矣。又陈自明《妇人良方》云：紫梢花生湖泽中，乃鱼虾生卵于竹木之上，状如糖，去木用之。此说与孙说不同。近时房中诸术，多用紫梢花，皆得于湖泽，其色灰白而轻松，恐非真者。当以孙说为正。或云紫梢花与龙涎相类，未知是否。

吊脂（一名吊膏）。

紫梢花：气味：甘，温，无毒。

主治：益阳秘精，疗真元虚惫，阴痿遗精，余沥白浊如脂，小便不禁，囊下湿痒，女人阴寒冷带，入丸散及坐汤用（时珍）。又《和剂》玉霜丸注云：如无紫梢花，以木贼代之。

附方：新二。

阳事痿弱：紫梢花、生龙骨各二钱，麝香少许，为末。蜜丸梧子大。每服二十丸，烧酒下。欲解，饮生姜甘草汤。（《集简方》）

阴痒生疮：紫梢花一两，胡椒半两，煎汤温洗，数次即愈。（《总微论》）

# 麝　香

味辛，温，无毒。主辟恶气，杀鬼精物，温疟蛊毒，痫痓，去三虫，疗诸凶邪鬼气，中恶心腹暴痛胀急痞满风毒，妇人产难堕胎，去面黵[①]，目中肤翳。久服除邪，不梦寤魇寐，通神仙。生中台川谷及益州、雍州山中。春分取之，生者益良。

陶隐居云：麝，形似麞，常食柏叶，又啖蛇。五月得香，往往有蛇皮骨，故麝香疗蛇毒。今以蛇蜕皮裹麝香弥香，则是相使也。其香正在麝阴茎前皮内，别有膜裹之，今出随郡、义阳晋熙诸蛮中者亚之，出益州者形扁仍以皮膜裹之。一子真香分稡[②]作三四子，刮取血膜，杂以余物，大都亦有精粗，破看一片毛共在裹中者为胜，彼人以为志。若于诸羌夷中得者多真好。烧当门沸良久即好。今惟得活者自看取之，

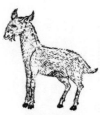

文州麝香

必当全真尔。生香人云是精溺凝作之，殊不尔。麝夏月食蛇虫多，至寒香满，入春患急痛，自以脚剔出之，著屎溺中覆之，皆有常处，人有遇得乃至一斗五升也。用此香乃胜杀取者。带麝非但香，亦辟恶，以真者一子，置颈间枕之，辟恶梦及尸疰鬼气。

臣禹锡等谨按《抱朴子》云辟蛇法：入山以麝香丸著足爪中，皆有效。又麝香[③]及野猪皆啖蛇，故以厌之。

《药性论》云：麝香，臣。禁食大蒜，味苦辛。除百邪魅鬼疰心痛，小儿惊痫客忤，镇心安神；以当门子一粒，丹砂相似细研，熟水灌下，止小便利，能蚀一切痈疮脓。入十香丸令人百毛九窍皆香，疗鬼疰腹痛。

段成式《酉阳杂俎》云：水麝脐中惟水沥一滴于斗水中用洒衣，衣至败其香不歇。每取以针刺之，捻以真雄黄则合，香气倍于肉麝。天宝初虞人获诏养之。

《日华子》云：辟邪气杀鬼毒蛊气疟疾，催生堕胎，杀脏腑虫，制蛇蚕咬，沙虱溪瘴毒。吐风痰，内子宫暖水脏，止冷带疾。

《图经》曰：麝香，出中台山谷及益州、雍州山中。今陕西益利，河东诸路山中皆有之，而秦州、文州诸蛮中尤多。形似麞而小，其香正在阴前皮内，别有膜裹之，春分取之，生者益良。此物极难得真，蛮人采得以一子香刮取皮膜，杂内余物，裹以四，足膝皮，共作五子，而土人买得，又复分稡一为二三，其伪可知。惟生得之乃当全真耳。蕲光山中或时亦有，然其香绝小，一子纔若弹丸，往往是真香，盖彼人不甚能作伪耳。一说香有三种：第一生香，麝子夏食蛇虫多，至寒则香满，入春急痛，自以爪剔出之，落处远近

草木皆焦黄，此极难得，今人带真香过园中，瓜果皆不实，此其验也。其次脐香，乃捕得杀取者。又其次心结香，麝被大兽捕逐，惊畏失心狂走巅坠崖谷而毙，人有得之破心，见血流出作块者是也。此香干燥不可用。又有一种水麝，其香更奇好，脐中皆水，沥一滴于斗水中用濯衣，其衣至弊而香不歇。唐天宝初，虞人常获一水麝，诏养于圃中，每取以针刺其脐，捻以真雄黄则其创复合，其香气倍于肉麝，近岁不复闻有之。《尔雅》谓：麝为麝父。

《雷公》云：凡使，多有伪者，不如不用。其香有三等：一者名遗香，是麝子脐闭满，其麝自于石上，用蹄尖弹脐，落处一里草木不生并焦黄，人若收得此香，价与明珠同也。二名脐④香，采得甚堪用。三名心结香，被大兽惊心破了因兹狂走，杂诸群中，遂乱投水。被人收得，擘破见心流在脾上结作一大干血块，可隔山涧早闻之香，是香中之次也。凡使麝香并用子，日开之不用苦，细研筛用之也。

《食疗》：作末服之，辟诸毒热，煞蛇毒，除惊怖恍惚。蛮人常食。似麞肉而腥气，蛮人云食之不畏蛇毒故也。脐中有香，除百病，治一切恶气痒病，研了以水服之。

《经验后方》：治疟，麝香少许，墨书额上，去邪辟魔。

又方：治鼠咬人，麝香封上，用帛子系之。

《广利方》：治中恶客忤垂死，麝香一钱重研，和醋二合服之即差。

又方：治小儿客忤，项强欲死：麝香少许，细研，乳汁调涂口中。

又方：治蚕咬人：麝香细研，蜜调涂之差。

又方：治小儿惊啼，发歇不定：用真好麝香研细，每服清水调下一字，日三服，量儿大小服。

《续十全方》：令易产，麝香一钱，研，水调之服，立差。

《杨氏产乳》：疗中水气已服药，未平除，宜单服麝香如大豆三枚细研，奶汁调分为四五服。《杨文公谈苑》公常言，商汝山多群麝，所遗粪常就一处，虽远逐食必还，走之不敢遗迹他所，虑为人获，人反以是求得，必掩群而取之。麝绝爱其脐，每为人所逐势急即投岩举爪剔裂其香，就縶⑤而死，犹拱四足，保其脐。李商隐诗云：投岩麝退香，许浑云：寻麝采生香。

《狐刚子粉图》云：将麝香一脐，安于枕合中枕之，亦能除邪辟恶。

《衍义》曰：麝，每粪时须聚于一所，人见其所聚粪及有遗麝气，遂为人获，亦物之一病尔。此猎人云。余如《经》。

现注：

①黡：下原有音孕二字注音。现注音（yíng 影）面部黑斑。

②粯：下原有汝救切三字注音。

③麝香：原刻如此，系指麝。

④脐香：原刻脐字不清，似一异体膝字，《大观》及成化本皆作膝，但似无膝香之名。《图经》曰"其次脐香"故此应为脐香。

⑤縶：（zhí 执），系缚。

按：麝香为鹿科雄麝之香腺囊中的分泌物。综合功能辟恶气，除温疟，镇痫。止心腹暴痛，消胀消癌。临床以麝香开窍止痛，治心脑血管病，癫痫肿瘤等。入芳香开窍药中。

释名：射父（《尔雅》）、香獐。

时珍曰：麝之香气远射，故谓之麝。或云麝父之香来射，故名，亦通。其形似獐，故俗呼香獐。《梵书》谓麝香曰莫诃婆伽。

时珍曰：麝居山，獐居泽，以此为别。麝出西北者香结实；出东南者谓之土麝，亦可用，而力次之。南中灵猫囊，其气如麝，人以杂之。见本条　李鹏飞曰：麝香不可近鼻，有白虫入脑，患癫。久带其香透关，令人成异疾。

疗鼻窒，不闻香臭（好古）。通诸窍，开经络，透肌骨，解酒毒，消瓜果食积，治中风、中气、中恶、痰厥、积聚癥瘕（时珍）。

李杲曰：麝香入脾治内病。凡风病在骨髓者宜用之，使风邪得出。若在肌肉用之，反引风入骨，如油入面之不能出也。朱震亨曰：五脏之风，不可用麝香以泻卫气。口鼻出血，乃阴盛阳虚，有升无降，当补阳抑阴，不可用脑、麝轻扬飞窜之剂。妇人以血为主，凡血海虚而寒热盗汗者，宜补养之；不可用麝香之散，琥珀之燥。严用和曰：中风不省者，以麝香、清油灌之，先通其关，则后免语謇瘫痪之证，而他药亦有效也。

时珍曰：严氏言风病必先用麝香，而丹溪谓风病、血病必不可用，皆非通论。盖麝香走窜，能通诸窍之不利，开经络之壅遏。若诸风、诸气、诸血、诸痛、惊痫、癥瘕诸病，经络壅闭，孔窍不利者，安得不用为引导以开之、通之耶？非不可用也，但不可过耳。《济生方》治食瓜果成积作胀者用之，治饮酒成消渴者用之，云果得麝则坏，酒得麝则败，此得用麝之理者也。

附方：新十三。

中风不省：麝香二钱研末，入清油二两和匀，灌之，其人自苏也。（《济生方》）

破伤风水：毒肿痛不可忍。麝香末一字纳疮中，出尽脓水，便效。（《普济方》）

中恶霍乱：麝香一钱，醋半盏，调服。（《圣惠方》）

诸果成疾：伤脾作胀，气急。用麝香一钱，生桂末一两。饭和，丸绿豆大。大人十五丸，小儿七丸，白汤下。盖"果得麝则落、木得桂即枯"故也。（《济生》）

消渴饮水：因饮酒或食果实过度，虽能食而口渴饮水，数尿。以麝香当门子，酒相和作十余丸，枳子煎汤送下。盖麝香败酒坏果，枳亦败酒也。（《济生》）

偏正头痛：久不除者。晴明时，将发分开，用麝香五分，皂角末一钱，薄纸裹置患处。以布包炒盐于上熨之，冷则易。如此数次，永不再发。（《简便单方》）

五种蛊毒：麝香、雄黄等分为末，以生羊肝如指大，以刀割开，裹药吞之。（《卫生》）

口内肉球：有根如线五寸余，如钗股，吐出乃能食物，捻之则痛彻心者。麝香一钱研水服之，日三，自消。（夏子益《奇疾方》）

死胎不下：麝香（当门子）一枚，桂心末二钱，温酒服，即下。（《本事方》）

痔疮肿毒：麝香（当门子）、印城盐等分涂之。不过三次。（《外台》）

山岚瘴气：水服麝香三分解之。（《集简方》）

虫牙作痛：香油抹箸头，蘸麝香末。绵裹炙热咬之。换二三次，其虫即死，断根甚妙。《医方摘要》

肉：主腹中症病（时珍）。

附方：新一。

小儿癥病：麝肉二两，切焙，蜀椒三百枚，炒捣末，以鸡子白和，丸小豆大。每服二

三丸，汤下，以知为度。（《范汪方》）

# 牛 黄

味苦，平，有小毒。主惊痫寒热，热盛狂痓，除邪逐鬼。疗小儿百病，诸痫热口不开，大人狂癫，又堕胎，久服轻身增年，令人不忘。生晋地平泽，于牛得之，即阴干百日，使时燥，无令见日月光。人参为之使。得牡丹、菖蒲利耳目，恶龙骨、地黄、龙胆、蜚蠊，畏牛膝。

陶隐居云：旧云神牛出入鸣吼者有之，伺其出，角上以盆水承而吐之即堕落水中。令①人多皆就胆中得之，多出梁益。一子如鸡子黄大，相重叠。药中之贵，莫复过此，一子及三二分好者直②五六千至一万。

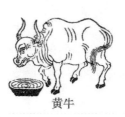
黄牛

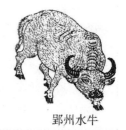
郢州水牛

《唐本》注云：牛黄，今出莱州、密州、淄州、青州、巂州、戎州。牛有黄者，必多吼唤喝迫而得之，谓之生黄，最佳。黄有三种：散黄，粒如麻豆；慢黄，若鸡卵中黄糊，在肝胆；圆黄为块形，有大小，并在肝胆中多生于㸶③特④牛，其吴牛未闻有黄也。

臣禹锡等谨按《药性论》云：牛黄，君，恶常山，畏干漆，味甘，能辟邪魅，安魂定魄，小儿夜啼，主卒中恶。

吴氏云：牛黄，无毒。牛出入呻者有之，夜光走角中，牛死入胆中，如鸡子黄。

《日华子》云：牛黄，凉。疗中风失音口噤，妇人血噤，惊悸，天行时疾，健忘虚乏。

《图经》曰：牛黄，出晋地平泽，今出登、莱州，他处或有，不甚佳。凡牛有黄者，毛皮光泽，眼如血色，时复鸣吼，又好照水，人以盆水承之，伺其吐出，乃喝迫即堕落水中，既得之，阴干百日，一子如鸡子黄大，其重叠可揭析，轻虚而氛香者佳。然此物多伪，今人试之皆揩摩手甲上，以透甲黄者为真。又云：此有四种，喝迫而得者名生黄，其杀死而在角中得者名角中黄，心中剥得者名心黄，初在心中如浆汁，取得便投水中，沾水乃硬如碎蒺藜或皂荚子是也。肝胆中得之者名肝黄，大抵皆不及喝迫得者最胜。凡牛之入药者，水牛、㸶牛、黄牛取乳及造酥、酪、醍醐等，然性亦不同。水牛乳凉，㸶牛乳温，其肉皆寒也。其自死者皆不可食。其酥以合诸膏摩风肿踠跌，血瘀则牛酥为强，醍醐尤佳。又有底野迦，是西戎人用诸胆和合作之，状似久坏丸药，赤黑色，今南海或有之。又中品有牛角，用水牛、黄牛久在粪土中烂白者，主赤白下，烧灰末服之。沙牛角，主下闭血瘀，女子带下，并烧灰酒服。崔元亮《海上方》治喉痹肿塞欲死者，取沙牛角，烧刮取灰，细筛和酒服枣许大，水调亦得。又小儿饮乳不快，觉似喉痹者，亦取此灰涂乳上嗍下即差。黄牛胆以丸药，今方腊日取其汁和天南星末却内皮中，置当风处，逾月取，以合凉风丸，殊有奇效。黄犍牛、乌牸牛溺，并主水肿，利小便。杨炎《南行方》疗脚气小腹胀，小便涩，取乌特牛溺一升，一日分服，腹消乃止。下水肿，取黄犍牛溺，一饮三升，不觉更加服，老小减半，亦可牛屎烧灰敷灸疮不差者。口中涎主反胃，老牛涎沫主噎，口中齝⑤草，绞汁主哕，自余齿、髓、心、肝、肾食之皆有益。方书鲜用。又马乳、驴乳、羊乳，大抵功用相近，而驴马乳冷利，羊乳温补，马乳作酪弥佳耳。又下条败鼓皮主蛊毒，古方亦单用，烧灰服之。并牛之类用之者稀，故但附于其末。

《雷公》云：凡使，有四件，第一是生神黄赚得者。次有角黄是取之者。又有心黄是病死后识者，剥之擘破取心，其黄在心中如浓黄酱汁，采得便投于水中，黄沾水复硬如碎蒺藜子许，如豆者硬，如帝珠子。次有肝黄，其牛身上光，眼如血色，多玩弄，好照水，自有夜光恐惧人，或有人别采之可有神妙之事。凡用须先单捣细研如尘，却绢袋裹，又用黄嫩牛皮裹，安于井面上，去水三四尺已来，一宿至明，方取用之。

《圣惠方》：初生儿至七日口噤，以牛黄少许细研，淡竹沥调下一字灌之，更以猪乳点口中差。又方：治小儿腹痛夜啼，用牛黄如小豆大乳汁化服。又脐下书田字差。

《广利方》：治孩子惊痫，不知学闷，嚼舌仰目：牛黄一大豆，研和蜜水服之。

《姚和众》：治小孩初生三日，去惊邪，辟恶气：牛黄一大豆许细研，以赤蜜酸枣许熟研，以绵蘸之令儿吮之，一日令尽。

《衍义》曰：牛黄，亦有骆驼黄，皆西戎所出也。骆驼黄极易得，医家当审别考而用之，为其形相乱也。黄牛黄轻松自然微香，以此为异。盖又有犛⑥牛黄，坚而不香。

现注：

①今人：原刻为令，但前段所述曰旧云，故后段应为今人。

②直：通值。

③犉：（qín秦），北方的牛。

④特：公牛。

⑤齝：下原有日知切三字注音。（chī痴），牛反刍。

⑥犛：下原有音狸二字注音。发厘音时指西域国名，后面酥条注音茅，此处应发茅音。犛牛黄即牛黄。现注音（máo毛），同牦。

按：牛黄为牛科动物黄牛或水牛的牛胆结石。综合功能清热定痫，镇惊，解毒。临床以牛黄治疗各类高热抽搐，或脑病头痛眩晕，癫狂等。也用于高血压。临床入清热镇惊药。

释名：丑宝。牛属丑，故隐其名。《金光明经》谓之瞿卢折娜。《别录》言牛黄谓龙胆，而钱乙治小儿急惊疳病，凉惊丸、麝香丸皆两用之，何哉？龙胆治惊痫解热杀虫，与牛黄主治相近，亦肝经药，不应相恶如此。

益肝胆，定精神，除热，止惊痫，辟恶气，除百病（思邈）。清心化热，利痰凉惊。（宁源）痘疮紫色，发狂谵语者可用（时珍。出王氏方）。

李杲曰：牛黄入肝，治筋病。凡中风入脏者，必用牛、雄、脑、麝之剂，入骨髓，透肌肤，以引风出。若风中腑及血脉者用之，恐引风邪流入于骨髓，如油入面，莫之能出也。然因其病在心及肝胆之间，凝结成黄，故还能治心及肝胆之病。正如人之淋石，复能治淋也。按《宋史》云：宗泽知莱州，使者取牛黄。泽云：方春疫疠，牛饮其毒则结为黄。今和气流行，牛无黄矣。观此，则黄为牛病，尤可征矣。

附方：新四。

初生胎热：或身体黄者。以真牛黄一豆大，入蜜调膏，乳汁化开，时时滴儿口中。形色不实者，勿多服。（《钱氏小儿方》）

小儿惊候：小儿积热毛焦，睡中狂语，欲发惊者。牛黄六分，朱砂五钱，同研。以犀角磨汁，调服一钱。（《总微论》）

痘疮黑陷：牛黄二粒，朱砂一分，研末。蜜浸胭脂，取汁调搽，一日一上。（王氏《痘疹方》）

## 熊　脂

味甘，微寒、微温，无毒。主风痹不仁筋急，五脏腹中积聚，寒热羸瘦，头疡白秃，面皯疱。食饮吐呕。久服强志不饥轻身。长年。生雍州山谷。十一月取。

陶隐居云：此脂即是熊白，是背上膏，寒月则有，夏月则无，其腹中肪及身中膏煎取，可作药而不中啖。今东西诸山县皆有之，自是非易得物尔。痼疾不可食熊肉，令终身不除愈。

熊脂

《唐本》注云：熊胆，味苦寒，无毒。疗时气热盛，变为黄疸，暑月久痢，疳䘌，心痛疰忤。脑疗诸聋；血疗小儿客忤；脂长发，令黑悦，泽人面，酒炼服之差风痹。凡言膏者皆脂消已后之名，背上不得言膏。《左传义》云：膏肓者，乃是鬲肓文误有此名。陶言背膏同于旧说也。

臣禹锡等谨按《药性论》云：熊胆，臣，恶防己、地黄。主小儿五疳，杀虫，治恶疥。

又云：熊脂，君。能治面上皯鼆及治疮。

《日华子》云：熊白，凉，无毒。治风，补虚损，杀劳虫；脂，强心脑；髓，去白秃风屑，疗头旋并发落；掌，食可御风寒，此是八珍之数；胆，治疳疮，耳鼻疮及诸疳疾。

《图经》曰：熊脂并胆，出雍州山谷，今雍、洛河东及怀、卫山中皆有之。熊形类大豕而性轻捷好攀缘上高木，见人则颠倒自投地而下，冬多入穴而藏蛰，始春而出。脂谓之熊白，十一月取之，须其背上者，寒月则有，夏月则无，其腹中肪及它处脂煎炼亦可作药而不中啖。胆阴干用，然亦多伪，欲试之取粟颗许，滴水中一道若线不散者为真。其足蹯为食珍之贵，古人最重之，然臑之难熟，多食之令人耐寒。脑髓作油摩头可去白屑。有痼疾者不可食熊，令人终身不愈。熊恶盐，食之则死。

《雷公》云：凡收得后，炼过，就器中安生椒，每一斤熊脂入生椒十四个，炼了去脂革并椒，入瓶中收，任用。

《食疗》：熊脂，微寒，甘滑。冬中凝白时取之作生[①]，无以偕也。脂入拔白发膏中用极良，脂与猪脂相和燃灯，烟入人目中令失光明，缘熊脂烟损人眼光。肉平，味甘无毒。主风痹筋骨不仁，若腹中有积聚寒热者，食熊肉永不除差。其骨煮汤浴之，主历节风，亦主小儿客忤。胆，寒。主时气盛热，疳䘌，小儿惊痫。十月勿食，伤神。小儿惊痫瘈疭；熊胆两大豆许，和乳汁及竹沥服，并得去心中涎良。

《圣惠方》：治小儿疳疮虫蚀鼻，用熊胆半分汤化，调涂于鼻中。熊掌得酒醋水三件煮熟即膜大如皮毬，食之耐风寒。

《外台秘要》：疗蛔心痛：熊胆如大豆，和水服大效。又方：五十年痔不差。涂熊胆取差乃止，神效，一切方不及。

《食医心镜》：疗脚气风痹不仁，五缓筋急；熊肉半斤，于豉汁中和姜椒葱白盐酱作腌腊，空腹食之。

《斗门方》：治水弩射人：用熊胆涂之，更以雄黄同用酒磨服之即愈。

《杨氏产乳》：疗白秃疮，及发中生癣：取熊白敷之。

《抱朴子》：熊寿五百岁能化为狐狸。

现注：

①作生，不知确指何义，生可通性或牲，或新鲜。

按：熊脂为熊科动物熊的脂肪油。综合功能祛风除痹，消积舒筋。文中述及熊胆可清热邪，退黄疸。但因熊脂、熊胆一般药房不备，很少有人用过。

时珍曰：熊者雄也。熊字篆文象形。俗呼熊为猪熊，罴为人熊、马熊，各因形似以为别也。《述异记》云：在陆曰熊，在水曰能（即鲧所化者）。故熊字从能。《续搜神记》云：熊居树孔中，东土人击树，呼为“子路”则起，不呼则不动也。又狒狒亦名人熊，见本条。

时珍曰：熊如大豕而竖目，人足黑色。春夏膘肥时，皮厚筋弩，每升木引气，或堕地自快，俗呼跌膘，即《庄子》所谓熊经鸟申也。冬月蛰时不食，饥则舐其掌，故其美在掌，谓之熊蹯。其行山中，虽数十里，必有跧伏之所，在石岩枯木，山中人谓之熊馆。刘敬叔《异苑》云：熊性恶秽物及伤残，捕者置此物于穴，则合穴自死。或为棘刺所伤，出穴爪之，至骨即毙也。陆佃《埤雅》云：其胆春近首，夏在腹，秋在左足，冬在右足。熊、罴皆壮毅之物，属阳，故书以喻不二心之臣，而诗以为男子之祥也。

附方：新一。

令发长黑：熊脂、蔓荆子（末）等分和匀，醋调涂之。（《圣惠方》）

肉气：味甘，平，无毒。时珍曰：按：刘河间云：熊肉振羸，兔目明视。因其气有余，以补不足也。

胆：时珍曰：按钱乙云：熊胆佳者通明。每以米粒点水中，运转如飞者良。余胆亦转，但缓尔。周密《齐东野语》云：熊胆善辟尘。试之以净水一器，尘幂其上，投胆米许，则凝尘豁然而开也。

退热清心，平肝明目去翳，杀蛔、蛲虫（时珍）。

附方：新五。

赤目障翳：熊胆丸，每以胆少许化开，入冰片一二片，铜器点之，绝奇。或泪痒，加生姜粉些许。（《齐东野语》）

出生目闭：由胎中受热也。以熊胆少许蒸水洗之，一日七八次。如三日不开，服四物加甘草、天花粉。（《全幼心鉴》）

肠风痔瘘：熊胆半两，入片脑少许研，和猪胆汁涂之。（《寿域方》）

风虫牙痛：熊胆三钱，片脑四分，每以猪胆汁调少许搽之。（《摄生方》）

诸疳羸瘦：熊胆、使君子末等分研匀，瓷器蒸溶，蒸饼丸麻子大。每米饮下二十丸。（《幼大全》）

罴　魋音颓　时珍曰：熊、罴、魋，三种一类也。如豕色黑者，熊也；大而色黄白者，罴也；小而色黄赤者，魋也。建平人呼魋为赤熊，陆玑谓罴为黄熊，是矣。罴，头长脚高，猛憨多力，能拔树木，虎亦畏之。遇人则人立而攫之。故呼为人熊。关西呼猳熊。罗愿《尔雅翼》云：熊有猪熊，形如豕；有马熊，形如马。即罴也。罴即熊之雄者。其白如熊白，而理粗味减，功用亦同。

# 象　牙

无毒。主诸铁及杂物入肉，刮取屑，细研和水敷疮上及杂物刺等立出。齿主痫病，屑为末，炙令黄饮下。肉味淡，不堪啖，多食令人体重，主秃疮，作灰和油涂之。睛主目疾，和乳滴目中。胸前小横骨，令人能浮水，作灰酒服之。身有百兽肉，皆自有分段，惟鼻是其本肉，余并杂肉。[①]今附。

臣禹锡等谨按《日华子》云：象牙，平。治小便不通，生煎服之，小便多，烧灰饮下。胆明目及治疳。蹄底似犀，可作带。

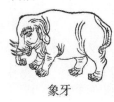
象牙

《南海药谱》云：象胆，以清水和涂疮肿上并差。又口臭每夜和水研少许，绵裹贴齿根上，每夜含之，平明暖水洗口，如此三五度差。

《图经》曰：象牙，旧不着所出州郡，《尔雅》云：南方之美者，有梁山之犀象焉。今多出交趾，潮、循州亦有之。彼人捕得争食其肉，云肥脆堪作炙。或曰象有十二种肉，配十二辰属，惟鼻是其肉。又胆不附肝，随月在诸肉间。淳化中，上苑一驯象毙，太宗命取胆不获，使问徐铉，铉曰：当在前左足，既而剖足，果得。又问其故，铉曰：象胆随四时，今其毙在春，故知左足也。世传荆蛮山中亦有野象，盖《左氏传》所谓楚师燧象以奔吴军，是其事也。然楚粤之象皆青，惟西竺、弗林、大食诸国乃多白象。樊绰《云南记》、平居诲《于阗行程记》皆言其事。象牙主诸物刺人肉，刮取屑，细研和水敷疮上，刺立出。咽中刺则水调饮之。旧牙梳屑尤佳。齿及肉、目睛等，医方亦或有用者。

陈藏器云：肉，味咸酸，不堪啖，胆主目疾，和乳滴目中。序云：象胆挥糊[②]。

《海药》：谨按《内典》云：象出西国，有二牙、四牙者。味寒，主风痫热，骨蒸劳诸疮等，并皆宜生屑入药；琥珀、竹膏、珍珠、犀角、牛黄等良。西域重之，用饰床座，中国贵之，以为笏。昆仑诸国有象，生于山谷，每遇解牙人不可取，昆仑以白木削为牙而用易之。《酉阳杂俎》云：生文理，必国富。又云：龙与象，六十岁骨方足。

《肘后方》：治箭并金折在肉中，细刮象牙屑，以水和敷上即出。

《简要济众》：主小儿误为诸骨及鱼骨刺入肉不出：水煮白梅肉烂研后调象牙末厚敷有刺处自软。

《太平广记》：安南有象，能知人曲直，有斗讼者，行立而嗅之，有理者则过，无理者以鼻卷之，掷空数丈，以牙接而刺之。以水洗牙饮之愈疾。象胆随四时在四腿，春在前左，夏在前右，如龟定体。鼻端有爪可拈针。肉有十二般，惟鼻是本肉。胸前小骨，灰之酒服，可令人能浮水出没。食其肉令人体重。古训云：象孕五岁始产。

《衍义》曰：象牙，取口两边各出一牙，下垂夹鼻者非口内食齿。齿别入药，今为象笏者是牙也。

现注：

①本条虽亦为墨字，但为《开宝》文。

②挥糊：去模糊。此指去掉眼目模糊，明目之意。

按：象牙，为象科亚洲象等象之牙，禁猎后恐难再有药源。综合功能解毒，定痫，利尿，生肌长肉。临床以牙屑治慢性溃疡，骨软易折等。

释名：时珍曰：许慎《说文》云：象（字篆文），象耳、牙、鼻、足之形。王安石《字说》云：象牙感雷而文生，天象感气而文生。故天象亦用此字。《南越志》云：象闻雷声则牙花暴出，逡巡复没。《古语》云：犀因望月纹生角，象为闻雷花发牙。伽耶（出《北户录》）。时珍曰：相出交、广、云南及西域诸国。野象多至成群。番人皆畜以服重，酋长则饬而乘之。

有灰白二色，形体拥肿，面目丑陋。大者身长丈余，高称之，大六尺许。肉倍数牛，目才若豕。四足如柱，无趾而有爪甲。行则先移左足，卧则以臀着地。其头不能俯，其颈不能回，其耳下䐑。其鼻大如臂，下垂至地。鼻端甚深，可以开合，中有小肉爪，能拾针芥。食物饮水皆以鼻卷入口，一身之力皆在于鼻，故伤之则死耳。后有穴，薄如鼓，刺之亦死。口内有食齿，两吻出两牙夹鼻，雄者长六七尺，雌者才尺余耳。交牝则在水中，以胸相贴，与诸兽不同。许慎云：三年一乳。《古训》云：五岁始产，六十年骨方足，其性能久识。嗜刍、豆、甘蔗与酒，而畏烟火、狮子、巴蛇。南人杀野象，多设机穽以陷之；或埋象鞋于路，以贯其足。捕生象则以雌象为媒而诱获之，饲而狎之，久则渐解人言。使象奴牧之，制之以钩，左右前后罔不如命也。其皮可作甲鞍鼓，湿时切条，可贯器物。

《真腊风土记》云：象牙，杀取者上也，自死者次之，蜕于山中多年者下矣。或谓一岁一换牙者，非也。

风痫惊悸，一切邪魅精物，热疾骨蒸及诸疮，并宜生屑入药（时珍）。

时珍曰：世人知然犀可见水怪，而不知沉象可驱水怪。按：《周礼》·壶涿氏掌水虫。欲杀其神者，以橭木贯象齿而沉之，则其神死而渊为陵。注云：橭木，山榆也，以象齿作十字，贯于木而沉之，则龙、罔象之类死也。又按陶贞白云：凡夏月合药，宜置象牙于傍；合丹灶，以象牙夹灶，得雷声乃能发光。观此则象牙之辟邪，又不止于驱怪而已，宜乎其能治心肝惊痫、迷惑邪魅之疾也。而昔人罕解用之，何哉。

附方：新四。

小便不通胀急者：象牙生煎服之。（《救急》）

小便过多：象牙烧灰，饮服之。（《总录》）

痘疹不收：象牙屑，铜铫炒黄红色为末。每服七八分或一钱，白水下。（《王氏痘疹方》）

诸兽骨鲠：象牙磨水吞之。（《永类方》）

时珍曰：按：《吕氏春秋》云：肉之美者，旄象之约。又《尔雅翼》云：象肉肥脆，少类猪肉，味淡而含滑。则其通小便者，亦淡渗滑窍之义。烧之则从火化，故又能缩小便也。

时珍曰：象胆明目，能去尘膜也，与熊胆同功。附方：新一。内障目翳：如偃月，或如枣花。用象胆半两，鲤鱼胆七枚，熊胆一分，牛胆半两，麝香一钱，石决明末一两，为末，糊丸绿豆大。每茶下十丸，日二。《总录》

皮：主治下疳，烧灰和油敷之。又治金疮不合（时珍）。

时珍曰：象肉臃肿，人以斧刃刺之，半日即合。故近时治金疮不合者，用其皮灰。

骨：主治解毒（时珍）。

附方：新一。

象骨散：治脾胃虚弱，水谷不消，噫气吞酸，吐食霍乱，泄泻脓血，脐腹疼痛，里急频并，不思饮食诸证。用象骨四两（炒），肉豆蔻（炮）、枳壳（炒）各一两，诃子肉（炮）、甘草各二两，干姜半两（炮），为末。每服三钱，水一盏半，煎至八分，和滓热服，食前，日三次。（《宣明方》）

# 白　　胶

味甘，平，温，无毒。主伤中劳绝，腰痛羸瘦，补中益气，妇人血闭无子，止痛安胎，疗吐血下血，崩中不止。四肢酸疼，多汗淋露，折①跌②伤损。久服轻身延年。一名鹿角胶。生云中，煮鹿角作之。得火良，畏大黄。

陶隐居云：今人少复煮作，惟合角弓，犹言用此胶尔。方药用亦稀，道家时须之。作胶法：先以米潘③汁渍七日令软，然后煮煎之如作阿胶尔。又一法，即细锉角与一片干牛皮，角即消烂矣，不尔相厌百年无一熟也。

《唐本》注云：麇角、鹿角但煮浓汁重煎即为胶矣，何至使烂也。求烂亦不难，当是未见煮胶，谬为此说也。

臣禹锡等谨按《药性论》云：白胶，又名黄明胶，能主男子肾脏气，气衰虚劳损，妇人服之令有子，能安胎去冷，治漏下赤白，主吐血。

《图经》：文具阿胶条下。

《食疗》：敷肿四边，中心留一孔子，其肿即头自开也。治咳嗽不差者，黄明胶炙令半焦为末，每服一钱匕，人参末二钱匕，用薄豉汤一盏八分，葱少许，入铫子煎一两，沸后倾入盏，遇咳嗽时呷三五口后，依前温暖却准前咳嗽时吃之也。又止吐血咯血；黄明胶一两，切作小片子，炙令黄，新绵一两，烧作灰，细研，每服一钱匕，新米饮调下，不计年岁深远，并宜食后卧时服。

《外台秘要》：疗虚劳尿精，干胶三两，炙，捣末，酒二升和温服。

又方：治凡肿已溃未溃者：以胶一片，水渍令软，纳纳然肿之大小贴当头上开孔，若已溃还合者，脓当被胶急撮之，脓皆出尽，未有脓者，肿当自消矣。

又方：疗尿血，胶三两，炙，以水二升，煮取一升四合，分再服。

又方：补虚劳，益髓长肌，悦颜色，令人肥健；鹿角胶，炙捣为末，以酒服方寸匕，日三服。《千金方》：治耳中有物不可出：以麻绳剪令头散，敷好胶著耳中物上粘之令相著，徐徐引之令出。

《肘后方》：妊娠，卒下血：以酒煮胶二两，消尽顿服。

《斗门方》：治肺破出血，忽嗽血不止者，用海犀膏一大片，于火上炙令焦黄色后，以酥涂之，又炙再涂令通透，可碾为末。用汤化三大钱匕，放冷服之即血止，水胶是也。大验。

又方：治汤火疮：用水煎胶令稀稠得所，待冷涂疮。

《谭氏小儿方》：疗小儿面上疮，豆子瘢法：黄明胶，慢火炙为末，温酒调服一钱匕，出者服之无瘢，未出服之泻下。又治小儿火烧疮，灭瘢痕；黄明胶，小鸡翎扫之。

现注：

①折：下原有音舌二字注音。

②跌：下原有音迭二字注音。

③瀋：意为汁。

按：白胶，为鹿科鹿之角熬的胶块，今称鹿角胶。综合功能补伤劳，止腰痛，扶赢瘦，补中益气，通月经，促受孕。止崩中，止汗。临床以鹿角胶治阴虚血少，阳虚身凉，贫血，血液病，各类退行性病变，肌肉萎缩，胶原病或结缔组织病等，如狼疮，硬皮病等。本节未提鹿茸、鹿角锉、鹿角霜等，也治鹿角胶所治之病自可审视而用。

时珍曰：今人呼煮烂成粉者，为鹿角霜；取粉熬成胶，或只以浓汁熬成膏者，为鹿角胶。按胡《卫生方》云：以米泔浸鹿角七日令软，入急流水中浸桑柴火煮七日，旋旋添水，入醋少许，捣成霜用。其汁，加无灰酒，熬成胶用。又邵以正《济急方》云：用新角三对，寸截，盛于长流水浸三日，刮净，入楮实子、桑白皮、黄蜡各二两，铁锅中水煮三日夜，不可少停，水少即添汤。日足，取出刮净，晒研为霜。韩懋《医通》云：以新鹿角寸截，囊盛，于流水中浸七日，以瓦缶入水，桑柴火煮。每一斤，入黄蜡半斤，壶掩住，水少旋添。其角软，以竹刀刮净，捣为霜用。

炙捣酒服，补虚劳，长肌益髓，令人肥健，悦颜色；又治劳嗽，尿精尿血，疮疡肿毒（时珍）。时珍曰：苏东坡《良方》云：鹿阳兽，见阴而角解；麋阴兽，见阳而角解。故补阳以鹿角为胜，补阴以麋角为胜。其不同如此，但云鹿胜麋，麋胜鹿，疏矣。按此说与沈存中"鹿茸利补阴，麋茸利补阳"之说相反。以理与功推之，苏说为是。详见茸下。

附方：新五。

异类有情丸：《韩氏医通》云：此方自制者。凡丈夫中年觉衰，便可服饵。盖鹿乃纯阳，龟、虎属阴，血气有情，各从其类，（浸七日，酥炙研）各三两六钱，鹿茸（熏干，酒洗净，酥涂炙，研）、虎胫骨（长流水浸七日，蜜涂酥炙）各二两四钱，水火炼蜜，入九十丸。如浓味善饮者，加猪胆汁一二合，以寓降火之义。盗汗遗精：鹿角霜二两，生龙骨（炒）、牡蛎（煅）各一两，为末，酒糊丸梧桐子大。每盐汤下四十丸。（《普济》）

小便不禁，上热下寒者：鹿角霜为末，酒糊和，丸梧桐子大。每服三四十丸，空心温酒下。（《普济》）

小便频数：鹿角霜、白茯苓等分为末，酒糊丸梧桐子大。每服三十丸，盐汤下。（《梁氏总要》）

男子阳虚：甚有补益。方同上。

# 阿　　胶

味甘，平，微温，无毒。主心腹内崩劳极，洒洒①如疟状，腰腹痛，四肢酸疼，女子下血，安胎。丈夫小腹痛，虚劳羸瘦，阴气不足，脚酸不能久立，养肝气。久服轻身，益气。一名传致胶。生东平郡，煮牛皮作之。出东阿。畏大黄，得火良。

陶隐居云：出东阿，故曰阿胶也。今东都下亦能作之，用皮亦有老少。胶则有清浊，凡三种：清薄者画用；厚而清者名为盆覆胶，作药用之皆火炙，丸散须极燥，入汤微炙尔；浊黑者可胶物，不入药用。用一片鹿角即成胶，不尔不成也。今按：陈藏器本草云：阿井水煎成胶，人间用者多非真也。凡胶俱能疗风止泄，补虚。驴皮胶主风为最。

臣禹锡等谨按《药性论》云：阿胶，君。主坚筋骨，益气。止痢。薯蓣为之使。

《图经》曰：阿胶，出东平郡，煮牛皮作之，出东阿，故名阿胶。

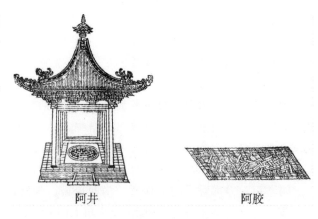

阿井　　　　　阿胶

今郓州皆能作之，以阿县城北井水作煮为真。造之：阿井水煎乌驴皮如常煎胶法。其井官禁，真胶极难得，都下货者甚多，恐非真。寻书所说，所以胜诸胶者，大抵以驴皮得阿井水乃佳耳。《广济方》疗摊②缓风及诸风手脚不遂，腰脚无力者，驴皮胶炙令微起，先煮葱豉粥一升，别贮，又以水一升煮香豉二合，去滓，内胶，更煮六七沸，胶烊如饧，顿服之。及暖吃前葱豉粥任意多少，如冷吃，令人呕逆，顿服三四剂即止。禁如药法。又胶之止泄得蜡、黄连尤佳。《续传信方》著张仲景调气方云：治赤白痢，无问远近，小腹痛不可忍，出入无常，下重痛闷，每发面青，手足俱变者；黄连一两去毛，好胶手许大，碎蜡如弹子大，三味以水一大升，先煎胶令散，次下蜡，又煎令散即下黄连末，搅相和，分为三服。惟须热吃，冷即难吃，神妙。此胶功用皆谓今之阿胶也。故陈藏器云：诸胶皆能疗风止泄，补虚，而驴皮胶主风为最。又今时方家用黄明胶，多是牛皮，《本经》阿胶亦用牛皮，是二皮亦通用。然今牛皮胶制作不甚精，但以胶物者，不堪药用之。当以鹿角所煎者，而鹿角胶《本经》自谓之白胶，云出云中，今处处皆得。其法可以作之，但功倍劳③于牛胶，故鲜有真者，非自制造，恐多伪耳。

《雷公》云：凡使，先于猪脂内浸一宿至明出，于柳木火上炙，待泡了细碾用。

《圣惠方》：治妊娠尿血，用阿胶炒令黄燥为散，每食前以粥饮调下二钱匕。

《梅师方》：妊娠无故卒下血不止：取阿胶三两，炙捣末，酒一升半，煎令消，一服愈。又一方：以阿胶二两，捣末，生地黄半斤捣取汁，以清酒三升绞汁分三服。

《杨氏产乳》：疗妊娠血痢：阿胶二两，以酒一升半，煮取一升顿服。

《宋王微》：桃饴赞云：阿胶续气。

现注：

①洒：下原有音藓二字注音。

②摊：现在通用瘫字。

③劳：功绩。

按：阿胶为马科动物驴之皮熬的胶块。《别录》载以牛皮煮之，至陈藏器记用驴皮。综合功能补劳极，解腰腹痛，止血安胎，补虚劳，补阴气，养肝气，益气。临床以阿胶补血止血调经，治月经不止，宫血症，各类贫血，各诸虚症，结核咯血，支气管扩张咯血等。入补血药中。《图经》云：黄明胶多是牛皮，《本经》阿胶亦用牛皮，是二皮亦通用。故知最初阿胶用牛皮造之，黄明胶亦用牛皮造之，与最早《本经》所述阿胶是一种胶。至宋《图经》时阿胶改用驴皮，反将用牛皮造的阿胶称黄明胶了。

时珍曰：阿井，在今山东·兖州府·阳谷县东北六十里，即古之东阿县也。有官舍禁之。郦道元《水经注》云：东阿有井大如轮，深六七丈，岁常煮胶以贡天府者，即此也。其井乃济水所注，取井水煮胶，用搅浊水则清。故人服之，下膈疏痰止吐。盖济水清而重，其性趋下，故治淤浊及逆上之痰也。时珍曰：凡造诸胶，自十月至二、三月间，用牛、水牛、驴皮者为上，猪、马、骡、驼皮者次之，其旧皮、鞋、履等物者为下。俱取生皮，水浸四五日，洗刮极净。熬煮，时时搅之，恒添水。至烂，滤汁再熬成胶，倾盆内待凝，近盆底者名坌胶，煎胶水以咸苦者为妙。大抵古方所用多是牛皮，后世乃贵驴皮。若伪者皆杂以马皮、旧革、鞍、靴之类，其气浊臭，不堪入药。当以黄透如琥珀色，或光黑如翳漆者为真。真者不作皮臭，夏月亦不湿软。时珍曰：今方法或炒成珠，或以面炒，或以酥炙，或以蛤粉炒，或以草灰炒，或酒化成膏，或水化膏，当各从本方。张元素曰：性平味淡，气味俱薄，浮而升，阳也。入手太阴、足少阴、厥阴经。得火良。薯蓣为之使。畏大黄。

疗吐血衄血，血淋尿血，肠风下痢。女人血痛血枯，经水不调，无子，崩中带下，胎前产后诸疾。男女一切风病，骨节疼痛，水气浮肿，虚劳咳嗽喘急，肺痿唾脓血，及痈疽肿毒。和血滋阴，除风润燥，化痰清肺，利小便，调大肠，圣药也（时珍）。时珍曰：阿胶大要只是补血与液，故能清肺益阴而治诸证。按陈自明云：补虚用牛皮胶，去风用驴皮胶。成无己云：阴不足者补之以味，阿胶之甘以补阴血。杨士瀛云：凡治喘嗽，不论肺虚肺实，可下可温，须用阿胶以安肺润肺。其性和平，为肺经要药。小儿惊风后瞳仁不正者，以阿胶倍人参煎服最良。阿胶育神，人参益气也。又痢疾多因伤暑伏热而成，阿胶乃大肠之要药。有热毒留滞者，则能疏导；无热毒留滞者，则能平安。数说足以发明阿胶之蕴矣。

附方：新十四。

肺风喘促：涎潮眼窜。用透明阿胶切炒，以紫苏、乌梅肉（焙研）等分，水煎服之。（《直指》）

老人虚秘：阿胶（炒）二钱，葱白三根。水煎化，入蜜二匙，温服。胞转淋：阿胶三两，水二升，煮七合，温服。（《千金方》）

赤白痢疾：黄连阿胶丸：治肠胃气虚，冷热不调，下痢赤白，里急后重，腹痛口渴，小便不利。用阿胶（炒过，水化成膏）一两，黄连三两，茯苓二两。为末，捣丸梧子大。每服五十丸，粟米汤下，日三。（《和剂局方》）

吐血不止：《千金翼》：用阿胶（炒）二两，蒲黄六合，生地黄三升，水五升，煮三升，分三服。《经验》：治大人、小儿吐血。用阿胶（炒）蛤粉各一两，辰砂少许，为末，藕节捣汁，如蜜调服。肺损呕血：并开胃。用阿胶（炒）三钱，木香一钱，糯米一合半，为末。每服一钱，百沸汤点服，日一。（《普济方》）

大衄不止，耳俱出：用阿胶（炙）半两，蒲黄一两，每服二钱，水一盏，入生地黄汁一合，煎至六分，温服。急以帛系两乳。（《圣惠方》）

月水不调：阿胶一钱，蛤粉炒成珠，研末，热酒服即安。一方入辰砂末半钱。月水不止：阿胶炒焦为末，酒服二钱。（《秘韫》）

妊娠胎动：《删繁》：用阿胶（炙研）二两，香豉一升，葱一升，水三升，煮二物取一升，入胶化服。《产宝》胶艾汤：用阿胶（炒）二两，熟艾叶二两，葱白一升。水四升，煮一升半，分温两服。产后虚闷：阿胶（炒）、枳壳（炒）各一两，滑石二钱半。为末，蜜丸梧桐子大。每服五十丸，温水下。未通，再服。（《和剂局方》）

久嗽经年：阿胶（炒）、人参各二两，为末。每用三钱，豉汤一盏，葱白少许，煎服，日三次。（《圣济总录》）

黄明胶：时珍曰：案：《本经》，白胶一名鹿角胶，煮鹿角作之；阿胶一名傅致胶，煮牛皮作之。其说甚明。黄明胶即今水胶，乃牛皮所作，其色黄明，非白胶也，但非阿井水所作耳。甄权以黄明为鹿角白胶，唐慎微又采黄明诸方附之，并误矣。今正其误，析附阿胶之后。但其功用，亦与阿胶仿佛。苟阿胶难得，则真牛皮胶亦可权用。其性味皆平补，宜于虚热。若鹿角胶则性味热补，非虚热者所宜，不可不致辩也。

吐血、衄血、下血、血淋下痢，妊妇胎动血下，风湿走注疼痛，打仆伤损，汤火灼疮，一切痈疽肿毒，活血止痛，润燥，利大小肠（时珍）。

附方：新二十四。

肺痿吐血：黄明胶（炙干）花桑叶（阴干）各二两，研末。每服三钱，生地黄汁调下。（《普济方》）

肺破出血：或嗽血不止。用海犀膏（即水胶）一大片炙黄，涂酥再炙，研末。用白汤化三钱放冷服之，即止。（《斗门方》）

吐血咯血：黄明胶一两切片炙黄，新绵一两烧研。每服一钱，食后米饮服，日再。（《食疗》）

衄血不止：黄明胶荡软，贴山根至发际。（《三因》）

妊娠下血：黄明胶二两，酒煮化，顿服之。（《肘后方》）

咳嗽不瘥：黄明胶炙研。每服一钱，人参末二钱，薄豉汤二盏，葱白少许，煎沸。嗽时温呷三五口，即止。（《食疗》）

肾虚失精：水胶三两，研末。以酒二碗化服，日三服。（《千金》）

面上木痹：牛皮胶化，和桂末，浓涂一二分，良。（叶氏《摘玄方》）

寒湿脚气：牛皮胶一块细切，面炒成珠，研末。每服一钱，酒下，其痛立止。（万氏）风湿走痛：牛皮胶一两，姜汁半杯，同化成膏，摊纸上，热贴之，冷即易，甚效。一加乳香、没药一钱。（邓笔峰方）脚底木硬：牛皮胶，生姜汁化开，调南星末涂上，烘物熨之。尸脚坼裂：烊胶着布上，烘贴之。（《千金方》）

破伤中风：黄明胶烧存性，研末。酒服二钱，取汗。（《普济方》）

跌扑伤损：真牛皮胶一两，干冬瓜皮一两（锉），同炒存性，研末。每服五钱，热酒一钟调服。仍饮酒二三钟，暖卧，微汗痛止，一宿接元如故。（蔺氏）汤火伤灼：水煎胶如糊，冷扫涂之。（《斗门》）

一切肿毒：已溃未溃。用水胶一片，水渍软，当头开孔贴之。未有脓者自消，已溃还合者令脓自出。（王焘《外台秘要》）

诸般痈肿：黄明胶一两，水半升化开，入黄丹一两煮匀，又放温冷，以翎扫上疮口。如未成者，涂其四围自消。（《本事方》）

便毒初起：水胶熔化，涂之即散。（《直指方》）

乳疖初发：黄明水胶，以浓醋化，涂之立消。（杨起《简便方》）

背疽初发：《阮氏经验方》：用黄明牛皮胶四两，酒一碗，重汤顿化，随意饮尽。不能饮者，滚白汤饮之。服此毒不内攻，不传恶症。谈野翁《试效方》，以新瓦上烧存性研末，酒二碗服之。唐氏《经验方》：又加穿山甲四片，同烧存性。云极妙无比。瘰疬结核：黑牛皮胶熔化，摊膏贴之。已溃者，将膏搓作线，长寸许，入孔中，频换拭之，取效。(《杨氏经验》)

小儿痘瘢：黄明胶炒研末，温酒调服一钱匕。痘已出者，服之无瘢；未出者，服之泻下。(《普济》)

物入耳中：以麻绳剪令头散，着胶粘上，徐引出之。(《千金》)

## 羊 乳

温。补寒冷虚乏。

陶隐居云：牛乳、羊乳，实为补润，故北人皆多肥健。

《唐本》注云：北人肥健，不啖咸腥，方土使然，何关饮乳。陶以未达，故屡有此言。

臣禹锡等谨按《药性论》云：羊乳，臣。味甘无毒。润心肺，治消渴。孟诜云：羊乳治卒心痛，可温服之。

《日华子》云：羊乳利大肠。含疗口疮。小儿惊痫疾。

陈藏器补虚，小儿含之主口疮，不堪入药，为其膻。

《食疗》：补肺肾气，和小肠，亦主消渴，治虚劳，益精气。合脂作羹食补肾虚，亦主女子与男子中风。蚰蜒入耳以羊乳灌耳中即成水。又主小儿口中烂疮，取杀羊生乳含五六日差。

《外台秘要》：主治小儿哕：羊乳一升煎，减半，分五服，牛乳亦得。

《千金方》：小儿舌肿，羊乳汁饮之差。

又方：主干呕：取羊乳一杯，空心饮之。

《千金翼》：漆疮，羊乳敷之。

《经验方》：治蜘蛛咬，遍身生丝：羊乳一件饮之。正元十年，崔员外从质云：目击有人被蜘蛛咬，腹大如孕妇，其家弃之，乞食于道，有僧遇之，教饮羊乳，未几日而平。

按：羊乳为牛科动物山羊或绵羊的乳汁。综合功能祛寒补虚，滋肾润肺。

治大人干呕及反胃，小儿啘哕及舌肿，并时时温饮之。方土饮食，两相滋之。陶说固偏，苏说亦过。丹溪言反胃人宜时时饮之，取气开胃脘、大肠之燥也。

附方：新二。

小儿口疮：羊乳细滤入含之，数次愈。(《小品方》)

面黑令白：白羊乳三斤，羊胰三副，和捣。每夜洗净涂之，旦洗去。(《总录》)

## 牛 乳

微寒。补虚羸止渴。

陶隐居云：榛牛为佳，不用新饮者。

《唐本》注云：水牛乳造石蜜须之，言作酪浓厚，味胜榛牛。榛牛乳性平。生饮令人痢，熟饮令人口干，微似温也。

臣禹锡等谨按《蜀本》云：牛乳，味甘，无毒。

孟诜云：牛乳，寒。患热风人宜服之。

《日华子》云：黄牛乳髓，冷，润皮肤养心肺，解热毒。

《图经》：文具牛黄条下。

陈藏器云：黄牛乳，生服利人下热气。冷补润肤，止渴，和酥煎三五沸食之去冷气痃癖羸瘦。凡服乳必煮一二沸，停冷啜之。热食即壅，不欲顿服，欲得渐消，与酸物相反，令人腹中结癥。凡以乳及溺屎去病，黑牛胜黄牛。《食疗》：患冷气人，不宜服之，乌牛乳酪，寒，主热毒，止渴，除胸中热。

《圣惠方》：主小儿烦热哕方：以牛乳二合，姜汁一合，银器中慢火煎过五六沸，一岁儿饮半合，量儿大小加减服之。

孙真人：合生鱼食作瘕。

《食医心镜》：主消渴，口干。牛乳微寒，补虚羸。

《广利方》：消渴，心脾中热，下焦虚冷，小便多，渐羸瘦：生牛羊乳渴即饮之三四合。

《太平广记》：贞观中，太宗苦于气痢，众医不效，诏问殿廷左右，有能治其疾者当重赏之，有术士进以乳汁煎荜拨服之立差。

　　按：牛乳为牛科动物黄牛或水牛之乳汁。综合功能补虚止渴，养心肺。

　　时珍曰：按许慎云：牛，件也。牛为大牲，可以件事分理也。其文象角头三、封及尾之形。《周礼》谓之大牢，牢乃豢畜之室，牛牢大，羊牢小，故皆得牢名。之一元大武。元，头也。武，足迹也。牛肥则迹大。犹《史记》称牛为四蹄，今人称牛为一头之义。《梵书》谓之瞿摩帝。牛之牡者曰牯，曰特，曰犅，曰㹒；牝者曰牸，曰㹀。南牛曰㹤北牛曰𤜁。纯色曰牺，黑曰㹩，白曰㹊，赤曰𤙆，驳曰犁。去势曰犍，又曰犗。

　　无角曰㸹。子曰犊，生二岁曰㹊，三岁曰犙，四岁曰牭，五岁曰𤙡。六岁曰犕。

　　时珍曰：牛有㹀牛、水牛二种。㹀牛小而水牛大。㹀牛有黄、黑、赤、白、驳杂数色。水牛色青苍，大腹锐头，其状类猪，角若担矛，卫护其犊，能与虎斗，亦有白色者，郁林人谓之周留牛。又广南有稷牛，即果下牛，形最卑小，《尔雅》谓之犤牛，王惠篇谓之㹔牛是也。牛齿有下无上，察其齿而知其年，三岁二齿，四岁四齿，五岁六齿，六岁以后每年接脊骨一节也。牛耳聋，其听以鼻。牛瞳竖而不横。其声曰牟，项垂曰胡，蹄肉曰甏，百叶曰膍，角胎曰䚡，鼻木曰拳，嚼草复出曰齝，腹草未化曰圣虀。牛在畜属土，在卦属坤，土缓而和，其性顺也。《造化权舆》云：乾阳为马，坤阴为牛，故马蹄圆，牛蹄坼。马病则卧，阴胜也；牛病则立，阳胜也。马起先前足，卧先后足，从阳也；牛起先后足，卧先前足，从阴也。独以乾健坤顺为说，盖知其一而已。时珍曰：张仲景云：啖蛇牛，毛发向后顺者是也。人乳可解其毒。《内则》云：牛夜鸣则庮（臭不可食）。病死者有大毒，令人生疔暴亡。《食经》云：牛自死、白首者食之杀人。疥牛食之发痒。黄牛、水牛肉，合猪肉及黍米酒食，并生寸白虫；合韭薤食，令人热病；和生姜食损齿。煮牛肉入杏仁、芦叶易烂，相宜。时珍曰：韩懋言：牛肉补气，与黄同功。观丹溪朱氏倒仓法论而引申触类，则牛之补土，可心解矣。今天下日用之物，虽严法不能禁，亦因肉甘而补，皮角有用也。朱震亨《倒仓论》曰：肠胃为积谷之室，故谓之仓。倒者，推陈以致新能自运。七情五味，有伤中宫，停痰积血，互相缠纠。发为痈疽，为劳瘵，为蛊胀成形成质，为窠为臼，以生百病而中宫怨和，自非丸散所能去也。此方出自西域异人。其法肥牡牛肉二十斤，长流水煮成糜，去滓滤取液，再熬成琥珀色收之。每饮一钟，随饮至数十钟，寒月温饮。病在上则令吐，在下则令利，在中则令吐而利，在人活变。吐利后渴，即服其小便一二碗，亦可荡涤余垢。睡二日，乃食淡粥。养半月，即精神强健，沉疴悉亡也。须五年忌牛肉。盖牛，坤土也。黄，土色也。以顺德配乾牡之用也。肉者胃之药也，熟而为液，无形之物也。故能由肠胃而透肌肤，毛窍爪甲，无所不到。在表者因吐而得汗，在清道者自吐而去，在浊道者自利而除。有如洪水泛涨，陈莝顺流而去，盎然涣然，润泽枯槁，而又青爽之乐也。王纶云：牛肉本补脾胃之物，非吐下药也，特饮之既满而溢尔。借补为泻，故病去而胃得补，亦奇法也。但病非肠胃者，似难施之。

附方：新五。

小刀圭：韩飞霞曰：凡一切虚病，皆可服之。用小牛犊儿（未交感者）一只，腊月初八日或戊己日杀之，去血毛洗净，同脏腑不遗分寸，大铜锅煮之。每十斤，入黄芪十两，人参四两，茯苓六两，官桂、良姜各五钱，陈皮三两，甘草、蜀椒各二两，食盐二两，淳酒二斗同煮，水以八分为率，文火煮至如泥，其骨皆捶碎，并滤取稠汁。待冷以瓮盛之，埋于土内，露出瓮面。凡饮食中，皆任意食之，或以酒调服更妙。肥犬及鹿，皆可依此法作之。返本丸：补诸虚百损。用黄犍牛肉（去筋、膜）切片，河水洗数遍，仍浸一夜，次日再洗三遍，水清为度。用无灰好酒同入坛内，重泥封固，桑柴文武火煮一昼夜，取出（如黄沙为佳，焦黑无用）焙干为末听用。山药（盐炒过）、莲肉（去心，盐炒过，并去盐）、白茯苓、小茴香（炒）各四两，为末。每牛肉半斤，入药末一斤，以红枣蒸熟去皮和捣，丸梧桐子大。每空心酒下五十丸，日三服。（《乾坤生意》）

腹中痞积：牛肉四两切片，以风化锻石一钱擦上，蒸熟食。常食痞积自下。（《经验秘方》）

腹中癖积：黄牛肉一斤，恒山三钱，同煮熟。食肉饮汁，癖必自消，甚效。（笔峰《杂兴》）

白虎风痛：寒热发歇，骨节微肿。用水牛肉脯一两（炙黄），燕窠土、伏龙肝、飞罗面各二两，砒黄一钱，为末。每以少许，新汲水和，作弹丸大，于痛处摩之。痛止，即取药抛于热油铛中。（《圣惠方》）

牛乳：时珍曰：凡取，以物撞之则易得。余详乳酪下。制秦艽、不灰木。

老人煮食有益。入姜、葱止，小儿吐乳，补劳（思邈）。治反胃热哕，补益劳损，润大肠，治气痢，除疸黄，老人煮粥甚宜（时珍）。

震亨曰：反胃噎膈，大便燥结，宜牛、羊乳时时咽之，并服四物汤为上策。不可用人乳，人乳有饮食之毒，七情之火也。时珍曰：乳煎荜茇，治气痢有效。盖一寒一热，能和阴阳耳。按《独异志》云：唐太宗苦气痢，众医不效，下诏访问。金吾长张宝藏曾困此疾，即具疏以乳煎荜茇方上，服之立愈。宣下宰臣与五品官。魏征难之，逾月不拟。上疾复发，复进之又平。因问左右曰：进方人有功，未见除授何也。征惧曰：未知文武二吏。上怒曰：治得宰相，不妨授三品，我岂不及汝耶？即命与三品文官，授鸿胪寺卿。其方用牛乳半斤，荜茇三钱，同煎减半，空腹顿服。

附方：新九。

风热毒气：煎过牛乳一升，生牛乳一升，和匀。空腹服之，日三服。（《千金方》）

病后虚弱：取七岁以下、五岁以上黄牛乳一升，水四升，煎取一升，稍稍饮，至十日

止。(《外台方》)

补益劳损:《千金翼》:崔尚书方:钟乳粉三两,袋盛,以牛乳一升,煎减三分之一,去袋饮乳,日三。又方:白石英末三斤,与十岁以上生犊牛食,每日与一两取牛乳,或热服一升,或作粥食。其粪以种菜食。百无所忌,能润脏腑,泽肌肉,令人健壮。脚气痹弱:牛乳五升,硫黄三两,末之,煎取三升,每服三合。羊乳亦可。或以牛乳五合,调硫黄末一两服,取汗尤良。(《肘后》)

肉人怪病:人顶生疮五色,如樱桃状,破则自顶分裂,连皮剥脱至足,名曰肉人。常饮牛乳自消。(夏子益《奇疾方》)

重舌出涎:特牛乳饮之。(《圣惠》)

蚰蜒入耳:牛乳少少滴入即出。若入腹者,饮一二升即化为水。(《圣惠方》)

蜘蛛疮毒:牛乳饮之良。(《生生编》)

血:咸,平,无毒。主解毒利肠,治金疮折伤垂死,又下水蛭。煮拌醋食,治血痢便血(时珍)。时珍曰:按:《元史》云:布智儿从太祖征回回,身中数矢,血流满体,闷仆几绝。太祖命取一牛剖其腹,纳之牛腹中,浸热血中,移时遂苏。又云:李庭从伯颜攻郢州,炮伤左胁,矢贯于胸,几绝。伯颜命剖水牛腹纳其中,良久而苏。何孟春云:予在职方时,问各边将无知此术者,非读《元史》弗知也。故书于此,以备缓急。

附方:新一。

误吞水蛭:肠痛黄瘦。牛血热饮一二升,次早化猪脂一升饮之,即下出也。(《肘后》)

脂:(黄牛者良,炼过用)

气味:甘,温,微毒。主治诸疮疥癣白秃,亦入面脂(时珍)。

附方:新四。

消渴不止:栝蒌根煎。用生栝蒌根(切)十斤,以水三斗,煮至一斗,滤净,入炼净黄牛脂一合,慢火熬成膏,瓶收。每酒服一杯,日三。(《总录》)

腋下狐臭:牛脂和胡粉涂之,三度永瘥。(姚氏)食物入鼻:介介作痛不出。用牛脂一枣大,纳鼻中吸入,脂消则物随出也。(《千金方》)

走精黄病:面目俱黄,多睡,舌紫,甚则舌面坼裂,及加黑色,若爪甲黑者死。用豉半两,牛脂一两,煎过油脂,绵裹烙舌,去黑皮一重,浓煎豉汤一盏饮之。(《三十六黄方》)

髓:平胃气,通十二经脉(思邈)。髓、地黄汁、白蜜等分,煎服(孟诜)。润肺补肾,泽肌悦面,理折伤,擦损痛,甚妙(时珍)。

附方:新三。

补精润肺:壮阳助胃。用炼牛髓四两,胡桃肉四两,杏仁泥四两,山药末半斤,炼蜜一斤,同捣成膏,以瓶盛汤煮一日。每服一匙,空心服之。(《瑞竹方》)

劳损风湿:陆抗膏。用牛髓、羊脂各二升,白蜜、姜汁、酥各三升,煎三上三下,令成膏。随意以温酒和服之。(《经心录》)

手足皲裂:牛髓敷之。

脑:脾积痞气,润皲裂,入面脂用(时珍)。

附方:新四。

吐血咯血：五劳七伤。用水牛脑一枚（涂纸上阴干），杏仁（煮去皮）、胡桃仁、白蜜各一斤，香油四两，同熬干为末。每空心烧酒服二钱匕。（《乾坤秘韫》）

偏正头风：不拘远近，诸药不效者，如神。用白芷、芎劳各三钱，为细末。以黄牛脑子搽末在上，瓷器内加酒顿熟，乘热食之，尽量一醉。醒则其病如失，甚验。（《保寿堂方》）

脾积痞气：牛脑丸。治男妇脾积痞病，大有神效。黄皮硝末一斤，蒸饼六个（晒研）。和匀，糊丸梧桐子大。每服三十丸，空心好酒下，日三服。百日有验。（《普济方》）

气积成块：牛脑散。用牛脑子一个（去筋、膜），雄鸡肶一个（连皮、黄），并以好酒浸一宿，捣烂，入木香、沉香、砂仁各三两，皮硝一碗，杵千下，入生铜锅内，文武火焙干为末，入轻粉三钱，令匀。每服二钱，空心烧酒服，日三服。（同上）。

脾：腊月淡煮，日食一度，治痔。和朴硝作脯食，消痞块（时珍。出《千金》《医通》）

肝：妇人阴䘌，纳之引虫。（时珍）

肾：治湿痹。（孙思邈）

胃：补中益气，解毒，养脾胃（时珍）。

附方：新一。啖蛇牛毒：牛肚细切，水一斗，煮一升，服，取汗即瘥。（《金匮要略》）

膍：（一名百叶）时珍曰：音毗，言其有比列也。牛羊窠，与他兽异，故其胃有膍，有肶，有蜂窠，亦与他兽异也。肶即胃之厚处。

胆：除黄杀虫，治痈肿（时珍）。

时珍曰：《淮南子万毕术》云：牛胆涂热釜，釜即鸣。牛胆涂桂，莫知其谁。

注云能变乱人形。详见本书。《峋嵝》云：蛙得牛胆则不鸣。此皆有所制也。

附方：新二。谷疸食黄：用牛胆（汁）一枚，苦参三两，龙胆草一两，为末，和少蜜丸梧桐子大。每姜汤下五十丸。（《千金》）

男子阴冷：以食茱萸纳牛胆中，百日令干。每取二七枚，嚼纳阴中，良久如火。（《千金》）

胞衣：附方新一。

臁疮不敛：牛胞衣一具，烧存性，研搽。（《海上方》）

喉：主治：小儿呷气（思邈）疗反胃吐食，取一具去膜及两头，逐节以醋浸炙燥，烧存性，每服一钱，米饮下，神效。（时珍出《法天生意》）

时珍曰：牛喉咙治呷气、反胃，皆以类相从也。按《普济方》云：药、食俱不下，结肠三五日至七八日，大便不通，如此者必死。昔全州周禅师得正胃散方于异人，十瘥八九，君子收之，可济人命。用白水牛喉一条，去两头节并筋、膜、脂、肉，节节取下如阿胶片，收之。临时旋炙，用米醋一盏浸之，微火炙干淬之，再炙再淬，醋尽为度。研末，厚纸包收。或遇阴湿时，微火烘之再收。遇此疾，每服一钱，食前陈米饮调下。轻者一服立效。

靥：主喉痹气瘿，古方多用之齿（时珍）。

齿：时珍曰：六畜齿治六痛，皆比类之义也。耳珠先生有固牙法：用牛齿三十枚，瓶盛固济，煅赤为末。每以水一盏，末二钱，煎热含漱，冷则吐去。有损动者，以末揾之。

此亦以类从也。

## 酥①

　　微寒。补五脏，利大肠，主口疮。

　　陶隐居云：酥，出外国，亦从益州来，本是牛羊乳所为，作之自有法。《佛经》称乳成酪，酪成酥，酥成醍醐。醍醐色黄白，作饼甚甘肥。亦时至江南。

　　《唐本》注云：酥掐②酪作之，其性犹与酪异，今通言功，是陶之未达。然酥有牛酥、羊酥，而牛酥胜羊酥。其犛③牛复优于家牛也。

　　臣禹锡等谨按《蜀本》云：酥，味甘。

　　孟诜云：寒，主胸中热，补五脏，利肠胃。

　　《日华子》云：牛酥，凉。益心肺，止渴嗽，润毛发，除肺痿心热并吐血。

　　《图经》：文具牛黄条下。

　　陈藏器酥，堪合诸膏，摩风肿踠跌血瘀。

　　《食疗》寒，除胸中热，补五脏，利肠胃。水牛酥功同寒，与羊酪同功，羊酥真者胜牛酥。

　　《圣惠方》：主蜂螫人，以酥敷之愈。

　　又方：主恶虫咬，以酥和盐敷之。

　　现注：

　　①酥：下原有音苏二字注音。

　　②掐：下原有吐刀切三字注音。（tāo 涭），叩，击。掐又为掏的异体字。

　　③犛：下原有音茅二字注音。犛可读（lí 犁）（máo 牦）二音，读（máo 牦）时指牦牛。

　　按：酥为乳类凝成薄皮制成的酥油。功能补五脏，利大肠，治口疮。

　　释名：酥油（北虏名马思哥油）。思邈曰：犎牛、犛牛乳者为上，白羊者次之。汪机曰：牛乳冷，羊乳温。牛酥不离寒，病之兼热者宜之；羊酥不离温，病之兼寒者宜之。各有所长也。犛酥虽胜，然而难得。时珍曰：酥乃酪之浮面所成，今人多以白羊脂杂之，不可不辨。按：《瞿仙神隐》云：造法：以牛乳入锅煮二三沸，倾入盆内冷定，待面结皮，取皮再煎，油出去渣，入在锅内，即成酥油。一法：以桶盛牛乳，以木安板，捣半日，候沫出，撇取煎，去焦皮，即成酥也。凡入药，以微火熔化滤净用之良。

　　犎牛、白羊酥：除胸中客气，益心肺。（思邈）

　　益虚劳，润脏腑，泽肌肤，和血脉，止急痛。治诸疮。温酒化服，良（时珍）。

　　犛牛酥：主去诸风湿痹，除热，利大便，去宿食（思邈）。

　　时珍曰：酥本乳液，润燥调营，与血同功。按生生编云：酥能除腹内尘垢，又追毒气发出毛孔间也。

　　附方：眯目：以酥少许，随左右纳鼻中。垂头卧少顷，令流入目中，物与泪同出也。（《圣济总录》）

## 酪

　　味甘酸，寒，无毒。主热毒止渴，解散发利，除胸中虚热，身面上热疮肌疮。

《唐本》注云：按牛羊马水牛乳并尔，言驴乳尤冷不堪作酪也。

臣禹锡等谨按《日华子》云：牛酪冷，止烦渴热闷，心膈热痛。

《图经》：文具牛黄条下。

《食疗》：寒。主热毒，止渴除胃中热，患冷人勿食羊乳酪。

《千金翼》：疗丹瘾疹方：酪和盐热煮，以摩之手下消。

《孙真人食忌》：患痢人不可食。

《广利方》：疗蚰蜒入耳：以牛酪灌耳中，须臾虫出。入腹即饮酪二升，自消为黄水。

陈藏器：湿酪止渴，味酸寒无毒。主马黑汗，和水灌之差为度。干酪强于湿酪，牛者为上。

按：酪为乳制半凝固品，或解热毒，止渴。

释名：潼（音栋）时珍曰：酪潼，北人多造之。水牛、牦牛、犛牛、羊、马、驼之乳，皆可作之。入药以牛酪为胜，盖牛乳亦多尔。按：《臞仙神隐》云：造法：用乳半杓，锅内炒过，入余乳熬数十沸，常以杓纵横搅之，乃倾出罐盛。待冷，掠取浮皮以为酥。入旧酪少许，纸封放之，即成矣。又干酪法：以酪晒结，掠去浮皮再晒，至皮尽，却入釜中炒少时，器盛，曝令可作块，收用。时珍曰：水牛、马、驼之酪冷，牦牛、羊乳酪温。

润燥利肠，摩肿，生精血，补虚损，壮颜色（时珍）。

时珍曰：按戴原礼云：乳酪，血液之属，血燥所宜也。

## 醍　醐

味甘，平，无毒。主风邪痹气，通润骨髓，可为摩药。性冷利，功优于酥，生酥中[①]。

《唐本》注云：此酥之精液也，好酥一石，有三四升醍醐，熟抨[②]炼贮器中，待凝穿中至底便津出得之。陶云黄白为饼，此乃未达之言。《唐本》先附。

臣禹锡等谨按《蜀本》云：一说在酥中，盛冬不凝，盛夏不融者是也。

《日华子》云：醍醐止惊悸心热头疼，明目。敷脑顶心。

《图经》：文具牛黄条下。

陈藏器：性滑，以物盛之皆透，唯鸡子壳及其葫瓢盛之不出。

《雷公》云：是酪之浆，凡用以绵重滤过于铜器中沸三两沸了用。

《食疗》：平，主风邪，通润骨髓。性冷利，乃酥之本精液也。

《圣惠方》：治中风烦热，皮肤瘙痒；用醍醐四两，每服酒调下半匙。

《食医心镜》：治一切肺病，咳嗽脓血不止；好酥五斤，镕三遍，停取凝当出醍醐，服一合差。又方：主补虚，去风湿痹；醍醐二大两，暖酒一杯，和醍醐一匙服之。

《衍义》曰：醍醐，作酪时上一重凝者为酪面，酪面上其色如油者为醍醐，熬之即出，不可多得，极甘美。虽如此，取之用处亦少。惟润养疮痂最相宜。

现注：

①酪及醍醐条原皆为墨字，为《唐本》文。

②抨：下原有普利切三字注音。

按：醍醐为精制奶酪。乳制成酪，酪成酥，酥成醍醐。功能祛风通痹，润骨髓。添精补髓，益中填骨。久服延年，百炼弥佳。（孙思邈）

机曰：酥、酪、醍醐，大抵性皆润滑，宜于血热枯燥之人，其功亦不甚相远也。

# 马　乳

止渴。

陶隐居云：今人不甚服，当缘难得也。

《唐本》注云：马乳与驴乳性同冷利止渴疗热，马乳作酪弥应酷冷。江南乏马乳，今俱合是冷委言之，驴乳疗微热黄，小儿中热惊热服之亦利。胡言马酪性温，饮之消肉，多以物类自相制伏，不拘冷热也。

臣禹锡等谨按《蜀本》云：马乳，味甘。又《消渴通用药》云：马乳，冷。《药性论》云：马乳，无毒。

陈藏器：味甘，治热，性冷利。

孙真人：合生鱼食则作瘕。

《食医心镜》：马乳，饮之止渴。

按：马乳，为马科动物马的乳汁。可止渴。

时珍曰：汉时以马乳造为酒，置挏马之官，谓撞而成也。挏音同。

# 乳　腐

微寒。润五脏，利大小便，益十二经脉，微动气。细切如豆，面拌醋浆水煮二十余沸，治赤白痢，小儿患服之弥佳。新补见孟诜及萧炳。

按：乳腐为乳制品，可润五脏，通经脉，利二便。

释名：乳饼。时珍曰：诸乳皆可造，今惟以牛乳者为胜尔。《仙神隐书》云：造乳饼法：以牛乳一斗，绢滤入釜，煎三五沸，水解之。用醋点入，如豆腐法，渐渐结成，漉出以帛裹之，用石压成，入盐，瓮底收之。又造乳团法：用酪五升煎滚，入冷浆水半升，必自成块。未成，更入浆一盏。至成，以帛包掼，如乳饼样，收之。又造乳线法：以牛乳盆盛，晒至四边清水出，煎热，以酸奶浆点成。漉出揉擦数次，扯成块，又入釜荡之。取出，捻成薄皮，竹签卷扯数次，掤定晒干，以油炸熟食。

附方：新一。

血痢不止：乳腐一两，浆水一钟，煎服。（《普济方》）

# 底野迦

味辛苦平无毒。主百病中恶客忤邪气，心腹积聚。出西戎。

《唐本》注云：彼人云：用诸胆作之，状似久坏丸药，赤黑色。胡人时将至此，甚珍贵，试用有效。《唐本》先附。

按：底野迦，用诸胆作之。可解毒镇惊，消积聚。

## 五种陈藏器余

### 蔡苴机

主蛇虺毒。两头麋屎也。出永昌郡,取屎以敷疮。《博物志》云：蔡余义兽似鹿,两头,其胎中屎四时取之,未知今有此物否。蔡苴机,余义也。范晔《后汉书》云：云阳县有神鹿,两头,能食毒草。《华阳国志》曰：此鹿出云阳南郡熊舍山,即此余义也。

按：蔡苴机,两头麋屎,今未见此物。

时珍曰：荼苜机,音蔡茂机,番言也,出《博物志》。旧本讹作蔡苴机,又作余义,亦荼苜之讹也。时珍曰：按盛弘之《荆州记》云：武陵郡西有阳山,产两头兽,似鹿,前后有头,一头食,一头行,山人时或见之。段成式《杂俎》云：双头鹿胎矢名耶希。夷人谓鹿为耶,为屎为希。按：《唐韵》屎字又音希,即此义也。

### 诸朽骨

主骨蒸。多取净洗,刮却土气,于釜中煮之,取桃柳枝各五斗,煮枯棘针三斗,煮减半去滓,以酢浆水和之煮三五沸,将出令患者散发正坐,以汤从顶淋之,唯热为佳。若心闷,可进少冷饭,当得大汗,去恶气,汗干可粉身,食豉粥,赢者少与。又东墙腐骨,醋磨涂痕得灭及除疬疡风疮癣白烂。东墙,墙之东最向阳也。

按：诸朽骨,可除骨蒸消斑痕。

时珍曰：朽骨不分何骨,然亦当取所知无毒之骨可也。

治风牙痛,止水痢（时珍）。

附方：新三。

水痢不止：朽骨灰、六月六日曲（炒）等分为末,饮服方寸匕。乃御传方也。（张文仲方）

风牙作痛：东墙下朽骨,削之如疼牙齿许大,灰中煨热,病处咬之,冷即易。（《外台秘要》）

打击青肿：墙上朽骨,和唾于氏上磨,涂之,干即易。《千金方》。

### 乌毡

无毒。主火烧生疮,令不著风水,止血除贼风。烧为灰,酒下二钱匕。主产后血下不止。久卧吸人脂血,令人无颜色,上气。

按：乌毡,毡类。可消疮止血除风。

时珍曰：毡属甚多,出西北方,皆畜毛所作。其白、其黑者,本色也。其青、乌、黄、赤者,染色也。其毡毯、褐缬、氀毹、氆氇等称者,因物命名也。大抵入药不甚相远。

附方：新四。

坠损疼痛：故马毡两段，酒五升，盐一抄，煮热裹之，冷即易，三五度瘥。《广济方》

牙疳鼻疳：毡褐（不拘红黑，烧存性）、白矾（烧枯）各一钱，尿桶白碱一钱半（烧过），同研搽，神效。（《简便》）

夜梦魇寐：以赤缯一尺，枕之即安。（《肘后》）

赤白崩漏：毡烧灰，酒服二钱。白崩用白毡，红崩用红毡。（《海上》）

## 海　獭

味咸，无毒。主人食鱼中毒，鱼骨伤人，痛不可忍，及鲠不下者，取皮煮汁服之。海人亦食其肉，似獭，大如犬，脚下有皮，如人胼拇，毛著水不濡。海中鱼獭、海牛、海马、海驴等皮毛在陆地皆候风潮，犹能毛起。《博物志》有此说也。

按：海獭，似獭，大如犬，脚下有皮如人胼拇。可解鱼中毒，除梗骨。

时珍曰：大猵小獭，此亦獭也。今人以其皮为风领，云亚于貂焉。如淳注《博物志》云：海猵头如马，自腰以下似蝙蝠，其毛似獭，大者五六十斤，亦可烹食。

## 土　拨　鼠

味甘，平，无毒。主野鸡瘘疮；肥美，煮食之宜人。生西蕃山泽，穴土为窠，形如獭，夷人掘取食之。《魏略》云：大秦国出辟毒鼠。近似此也。

按：土拨鼠，生西蕃山泽，穴土为窠，形如獭。可止瘘疮。

释名：貔貅（音驼拨）、答剌不花（出《正要》）。

时珍曰：按《唐书》有貔貅鼠，即此也。言其肥也。《唐韵》作鼹鼠，音仆朴，俗讹为土拨耳。蒙古人名答剌不花。时珍曰：皮可为裘，甚暖，湿不能透。

时珍曰：按《饮膳正要》云：虽肥而煮之无油，味短，多食难克化，微动风。

头骨：主小儿夜卧不宁，悬之枕边，即安（时珍）。

# 卷 第 十 七

## 兽部中品总一十七种

**七种《神农本经》** 原为白字，现以字下不加·号表示。

**五种《名医别录》** 原为墨字，现以字下加·号表示。

**一种《唐本先附》** 注云：唐附

**四种陈藏器余**

白马茎眼、蹄、齿、肺、肾、骨、屎、溺等附　鹿茸骨、角、髓、肾、肉等附　牛角䚡水牛角、髓、胆、心、肝、肾、肉、屎、黄犍牛、乌牯牛溺等附　羖羊角髓、胆、肺、心、肾、齿、肉、骨、溺等附　狗阴茎胆、心、脑、齿、骨、蹄、血、肉等附　羚羊角　犀角

上七种原皆为白字，为《本经》之品

虎骨膏、爪、肉等附　兔头骨脑、肝、肉等附　狸骨肉、阴茎等附　麋骨肉、髓等附　豹肉貊附　上五种为《别录》　笔头灰唐附

**四种陈藏器余**

犊子脐屎　灵猫　震肉　狒狒

## 白 马 茎

味咸、甘，平，无毒。主伤中脉绝，阴不起，强志益气长肌肉肥健生子。小儿惊痫。阴干百日。

臣禹锡等谨按《药性论》云：白马茎，使，味咸。能主男子阴痿，坚长，房中术偏要。孟诜云：白茎，益丈夫阴气。阴干者末和苁蓉蜜丸空心酒下四十丸，日再。百日见效。

眼，主惊痫，腹满疟疾。当杀用之。臣禹锡等谨按《惊痫通用药》云：马眼，平。

悬蹄，主惊邪瘛疭，乳难，辟恶气鬼毒蛊疰不祥。止衄血内漏，龋齿。生云中平泽。臣禹锡等谨按《药对》及《齿痛通用药》云：马悬蹄，平。孟诜云：悬蹄，主惊痫。

白马蹄，疗妇人瘘下白崩。赤马蹄疗妇人赤崩。臣禹锡等谨按《崩中通用药》云：马蹄甲，平。《药诀》云：马蹄，味甘热无毒。孟诜云：赤马蹄，主辟温疟。

齿，主小儿惊痫。

臣禹锡等谨按《日华子》云：马齿，水磨治惊痫。

鬐头膏，主生发。臣禹锡等谨按《发秃落通用药》云：马鬐膏，平。

鬐毛，主女子崩中赤白。

心，主喜忘。臣禹锡等谨按孟诜云：患痫人不得食。

肺，主寒热小儿。茎痿[①]臣禹锡等今详：茎痿非小儿之疾，二字必误。

肉，味辛苦，冷。主热下气长筋，强腰脊，壮健强志轻身不饥。臣禹锡等谨按孟诜

云：肉有小毒。不与仓米同食，必卒得恶，十有九死。不与姜同食，生气嗽。其肉多著浸洗，方煮得烂熟，兼去血尽，始可煮炙，肥者亦然，不尔毒不出。陈士良云：马肉有大毒。

《日华子》云：此肉只堪煮，余食难消。不可多食，食后以酒投之。皆须好清水搦洗三五遍，即可煮食之，怀娠人及患痢人并不可食。忌苍耳、生姜。又鬃烧灰，止血并敷恶疮。

脯，疗寒热痿痹。

屎，名马通，微温，主妇人崩中，止渴及吐下血，鼻衄，金创止血。臣禹锡等谨按孟诜云：患疔肿中风疼痛者，熘[2]驴马粪熨疮满五十遍极效。男子患未可及新差后合阴阳，垂至死，取白马粪五升，绞取汁，好器中盛，停一宿，一服三合，日夜二服。

头骨，主喜眠，令人不睡。

臣禹锡等谨按《好眠通用药》云：马头骨，微寒。《日华子》云：头骨，治多睡，作枕枕之。烧灰敷头耳疮佳。

溺[3]，味辛微寒。主消渴，破癥坚积聚，男子伏梁积疝，妇人瘕疾。铜器承饮之。

陶隐居云：东行白马蹄下土，作方术知女人外情。马色类甚多，以纯白者为良。其口眼蹄皆白，俗中时有两三尔，小小用不必尔。马肝及鞍下肉，旧言杀人，食骏马肉不饮酒亦杀人，白马青蹄亦不可食。《礼》云：马黑脊而斑臂亦不可食。马骨伤人有毒，人体有疮，马汗、马气、马毛亦并能为害。

《唐本》注云：《别录》云：马毛，主小儿惊痫。白马眼主小儿魃[4]，母带之。屎中栗，主金创，小儿客忤，寒热不能食。绊绳，主小儿痫，并洗之。今按：陈藏器本草云：马肉及血有小毒。食之当饮美酒即解，妇人怀妊不得食马，驴、骡为其十二月胎，骡又不产。马头于水上流浸之则无水蜞[5]，又埋安午[6]地令宜蚕。凡收白马茎，当以游牝时力势正强者，生取得为良。马牙烧作灰，唾和绯帛贴疔肿上根出。屎绞取汁，主伤寒时疾，服之当吐下，亦主产后诸血气及时行病，起合阴阳，垂死者并温服之。用马屎及溺，当以白者最良。

臣禹锡等谨按《蜀本》注云：诸筋肉，非十二月采者，并宜火干之。

孟诜云：恶刺疮；取黑马尿热渍当愈，数数洗之。《日华子》云：尿洗头疮白秃。

《图经》：文具殺羊角条下。

《雷公》云：要马无病，嫩身如银，春收者最妙，临用以铜刀劈破作七片，将生羊血拌，蒸半日出晒干，以粗布拭上皮并干羊血了，细锉用也。又马自死肉不可食，五月勿食，伤神。《食疗》白马黑头食令人癫，白马自死，食之害人。肉冷，有小毒。主肠中热，除下气，长筋骨。赤马蹄辟温。又食诸马肉，心闷，饮清酒即解，浊酒即加。又刺疮，取黑驳马尿热浸，当虫出。患杖疮并打损疮中风疼痛者，炒马驴湿粪，分取半，替换热熨之，冷则易之，满五十过极效。又小儿患头疮，烧马骨作灰，和醋敷，亦治身上疮，白秃疮，以驳马不乏者尿，数数洗之十遍差。又白马脂五两封疮上，稍稍封之，白秃者发即生。又马汗入人疮，毒气攻作脓，心懑[7]欲绝者，烧粟秆[8]草作灰，浓淋作浓灰汁，热煮蘸疮于灰汁中，须臾白沫出尽即差。白沫者是毒气也。此方岭南新有人曾得力。凡生马血入人肉中，多只三两日便肿，连心则死。有人剥马被骨伤手指，血入肉中，一夜至死。又臆膑[9]次驴臆也。蹄无夜眼者勿食，又黑脊而斑不可食，患疮疥人切不得食，加增难差。赤马皮临产铺之，令产母坐上催生。

《圣惠方》：治头赤秃，用白马蹄烧灰末，以腊月猪脂和敷之。

《外台秘要》：剥马被骨刺破中毒欲死，取剥马腹中粪及马尿洗，以粪敷之大验，绞粪汁饮之效。又方：治毒热攻手足肿疼痛欲脱，水煮马粪汁渍之。又方：治小儿夜啼不已，马骨末敷乳上饮止。

《千金方》：小儿卒客忤，取马屎三升，烧令烟绝，以酒三斗，煮三沸去滓浴儿。

又方：治肉痕，思肉不已，食讫复思：白马尿三升空心饮，当吐肉，肉不出即死。

又方：治齿䘌，切白马悬蹄塞之，不过三度差。《肘后方》：若病人齿无色，舌上白或喜睡眠，愦愦不知痛痒处或下痢，可急治下部。不晓此者但攻其上，不以下为意，下部生虫，虫食其肛门，烂见五脏便死：烧马蹄作灰末，猪胆和敷绵上导下部，日数度差。

又方：辟温疫，马蹄屑二两，缝囊带之，男左女右。又方：背疮大验：取白马齿烧作灰，先以针刺疮头，开即以灰封，以湿面周肿处，后以酽醋洗，去灰根出。

又方：治齿痛。马夜眼如米大，内孔中或绵裹着虫孔中，内之即差，永断根源。

又方：治人嗜眠喜睡，马头骨烧灰末，水服方寸匕，日三夜一。

《梅师方》：治吐血不止：烧白马粪研以水绞取汁服一升。

又方：马咬人或刺破疮，及马汗入疮毒痛：取粪烧灰为末，研敷疮上，及马尿洗疮佳。

《食医心镜》：治马痫动发无时，筋脉不收，周痹，肌肉不仁；野马肉一斤，细切，于豉汁中煮，著五味葱白调和作掩间食之，作羹服及白煮吃妙。

《简要济众》：治小儿中马毒客忤；取马尾于儿面前烧，令儿咽烟气，每日烧之，差为度。

《集验方》：治天行䘌疮：烧蹄灰以猪脂和敷，日五六用。

《兵部手集》：多年恶疮不差或痛痒生䘌，烂研马粪并齿敷上，不过三两遍良。武相在蜀自胫有疮痒不可忍，得此方便差。

又方：治豌豆疮：马肉烂煮汁洗，干脯亦得。《刘涓子》：治被打，腹中瘀血；白马蹄，烧烟尽：取灰末酒服方寸匕，日三夜一。亦治妇人血病，塞上。《广利方》同。

又方：马病疥不可食，生寸白虫。

《子母秘录》：产后寒热，心闷极胀，及百病，马通绞取汁一盏，以酒和服之差。

《产宝》：疗乳肿，以马溺涂之立愈。

《巢氏病源》：白马尿，治鳖痕。出《搜神记》。

《礼记》：马黑背而班臂，漏⑩，不可食。

《前汉》：辕固与黄生⑪争论于上前，上曰：食肉毋食马肝，未为不知味也。注：马肝有毒，食之杀人。

《秦穆公》：亡善马，岐下蜀人共得食之，吏欲法之，公曰：君子无以畜害人，吾闻食善马肉不饮酒伤人，皆赐酒。

《汉志》：文成食马肝而死。又韦庄《又玄集》序云：食马留肝。

《丹房镜源》：马脂柔五金。粪养一切药力。

现注：

①茎痿：禹锡等已对茎痿二字提出疑问，指出非小儿疾。如标点成寒热小儿，茎痿。则即不指小儿，茎痿认作阳痿。又肺热叶焦以成痿，即是下肢痿弱，主要指胫，以肺治之，以脏补脏，也可。

②煼：(chǎo 炒)，同炒或熏。

③溺：(nì 匿) 意同尿。

④魃：(jì 技)，病名交奶，或云名小儿鬼。

⑤蜞：蟛蜞，似螃而小，毁伤小禾苗。

⑥午地：未查到此词，疑为牛地之误。《周礼·地官》牛田：注：田者以养公家之牛。此或言马头骨埋牛田地中可利桑树生长，故宜蚕。

⑦懑：(mèn 闷)。

⑧擀：应为秆。古代或可用此擀字。

⑨腡：(luó 罗)，为驴肠胃。

⑩班：应为斑，班通斑。漏：通蝼，一种臭气。

⑪生：原刻不清，似一任字，查《汉书》原文为黄生。

按：白马茎，指马阴茎。可复脉起阴，强志益气。白马茎，及文中所出马悬蹄，马蹄等现均不是药房所备之药。基本没用过。

时珍曰：按许慎云：马，武也。其字象头、髦、尾、足之形。牡马曰騭（音质），曰儿；牝马曰騇，曰骒，曰草。去势曰骟。一岁曰驹（音环，十在马下），二岁曰驹，三岁曰駣（音桃），八岁曰馴。（音八）名色甚多，详见《尔雅》及《说文》。《梵书》谓马为阿湿婆。

时珍曰：《别录》以云中马为良。云中，今大同府也。大抵马以西北方者为胜，东南者劣弱不及。马应月，故十二月而生。其年以齿别之。在畜属火，在辰属午。或云：在卦属干，属金。马之眼光照人全身者，其齿最少；光愈近，齿愈大。马食杜衡善走，食稻则足重，食鼠屎则腹胀，食鸡粪则生骨眼。似僵蚕、乌梅拭牙则不食，得桑叶乃解。挂鼠狼皮于槽亦不食。遇海马骨则不行。以猪槽饲马，锻石泥马槽，马汗着门，并令马落驹。系猕猴于厩，辟马病。皆物理当然耳。

时珍曰：食马中毒者，饮芦根汁、食杏仁可解。

肉：煮汁，洗头疮白秃（时珍。出《圣惠》）。

鬐膏：治面，手足皴粗。入脂泽，用疗偏风喎口僻（时珍）。

时珍曰：按：《灵枢经》云：卒口僻急者，颊筋有寒，则急引颊移，颊筋有热，则纵缓不收。以桑钩钩之，以生桑灰置坎中坐之，以马膏熨其急颊，以白酒和桂末涂其缓颊，且饮美酒，啖炙肉，为之三拊而已。《灵枢》无注本，世多不知此方之妙。窃谓口颊僻，乃风中血脉也。手足阳明之筋络于口，会太阳之筋络于目。寒则筋急而僻，热则筋缓而纵。故左中寒则逼热于右，右中寒则逼热于左，寒者急而热者缓也。急者皮肤顽痹，荣卫凝滞。治法急者缓之，缓者急之。故用马膏之甘平柔缓，以摩其急，以润其痹，以通其血脉。用桂酒之辛热急束，以涂其缓，以和其荣卫，以通其经络。桑能治风痹，通节窍也。病在上者，酒以行之，甘以助之；故饮美酒，啖炙肉云。

肝：时珍曰：按汉景帝云：食肉毋食马肝。又汉武帝云：文成食马肝而死。韦庄云：

食马留肝。则其毒可知矣。方家以豉汁、鼠矢解之。

附方：新一。

月水不通，心腹滞闷，四肢疼痛：用赤马肝一片炙研，每食前热酒调服一钱。通乃止。(《圣惠》)

肾：时珍曰：按熊太古《冀越集》云：马有墨在肾，牛有黄在胆，造物之所钟也。此亦牛黄狗宝之类，当有功用。惜乎前人不知，漫记于此以俟。

驹胞衣：主治妇人天癸不通。存性为末，每服三钱，入麝香少许，空腹新汲水下，不过三服，良。(《孙氏集效》)

夜眼：(在足膝上。马有此能夜行，故名) 卒死尸厥，龋齿痛。(时珍)

附方：新二。

卒死尸厥：用白马前脚夜目二枚，白马尾十四茎，合烧，以苦酒丸如小豆大。白汤灌下二丸，须臾再服，即苏。(《肘后》)

虫牙龋痛：《玉机微义》用马夜眼烧存性敷之，立愈。

牙齿：附方：新三。

肠痈未成：马牙烧灰，鸡子白和，涂之。(《千金方》)

赤根疔疮：马牙齿捣末，腊猪脂和敷，根即出也。烧灰亦可。(《千金方》)

虫牙作痛：马牙一枚，热投醋中，七次，待冷含之，即止。(唐瑶《经验方》)

骨：止邪疟。烧灰和油头疮、阴疮、瘭疽有浆如火灼。敷乳头饮儿，止夜啼 (时珍出《小品》《外台》诸方)。

头骨：附方：新三。

胆虚不眠：用马头骨灰、乳香各一两，酸枣仁 (炒) 二两，为末。每服二钱，温酒服。(《圣济》)

胆热多眠：马头骨灰、铁粉各一两，朱砂半两，龙脑半分，为末，炼蜜丸梧子大。每服三十丸，竹叶汤下。(《圣惠方》)

臁疮溃烂：三四年，马牙眶骨烧研，先以土窨过，小便洗数次，搽之。

胫骨：气味甘，寒，无毒。煅存性，降阴火，中气不足者用之，可代黄芩、黄连 (朱震亨)。

悬蹄：疗肠痈，下瘀血，带下，杀虫。又烧灰入盐少许，掺走马疳蚀，甚良 (时珍出《钩玄》诸方)。

附方：新三。

五色带下：白马左蹄烧灰。酒服方寸匕，日三。(《外台》)

肠痈腹痛：其状两耳叶甲错，腹痛，或绕脐有疮如粟，皮热下脓血。用马蹄灰和鸡子白涂，即拔毒气出。(《千金》)

小儿夜啼：马蹄末，敷乳上饮之。(《普济》)

治小儿赤秃，以赤马皮、白马蹄烧灰，和腊猪脂敷之，良 (时珍。出《圣惠》)。

尾：主女人崩中，小儿客忤 (时珍)。

时珍曰：马尾，《济生方》治崩中，十灰散中用之。又《延寿书》云：刷牙用马尾，令齿疏损。近人多用烧灰揩拭，最腐齿龈。不可不知。

附方：新一。

腹内蛇癥：白马尾切，酒服。初服长五分一匕，大者自出；次服三分者一匕，中者亦出；更服二分者一匕，小者复出。不可顿服，杀人。（《千金方》）

脑：主断酒，腊月者温酒服之（孙思邈）。

血：【气味】有大毒。

诜曰：凡生马血入人肉中，一二日便肿起，连心即死。有人剥马伤手，血入肉，一夜致死。

汗：附方：新二。

黥刺雕青：以白马汗搽上，再以汗调水蛭末涂之。（子和）饮酒欲断：刮马汗，和酒服之。（《千金》）

白马溺：热饮治反胃杀虫。（时珍）

时珍曰：马尿治癥瘕有验。按祖台之《志怪》云：昔有人与其奴皆患心腹痛病，奴死剖之，得一白鳖，赤眼仍活。以诸药纳口中，终不死。有人乘白马观之，马尿堕鳖而鳖缩。遂以灌之，即化成水。其人乃服白马尿而疾愈。此其征效也。反胃亦有虫积者，故亦能治之。

附方：新七。

食发成瘕：咽中如有虫上下是也。白马尿饮之，佳。（《千金》）

伏梁心积：铜器盛白马尿一升，旦旦服之，妙。（《小品方》）

小儿赤疵：生身上者。马尿频洗之。（《千金》）

虫牙疼痛：随左右含马溺，不过三五度瘥。（《千金方》）

利骨取牙：白马尿浸茄科三日，炒为末，点牙即落。或煎巴豆点牙亦落。勿近好牙。（鲍氏）狐尿刺疮：痛甚者。热白马尿渍之。（《千金》）

痞块心痛：僵蚕末二钱，白马尿调服，并敷块上。（《摘玄方》）

白马通：时珍曰：马屎曰通，牛屎曰洞，猪屎曰零，皆讳其名也。凡屎必达胴肠乃出，故曰通，曰洞。胴，即广肠也。绞汁灌之，治卒中恶死。酒服，治产后寒热闷胀。烧灰水服，治久痢赤白。和猪脂，涂马咬人疮，及马汗入疮，剥死马骨刺伤人，毒攻欲死者。（时珍。出《小品方》诸方）

附方：新十六。

衄血不止：《录验》：用绵裹白马屎塞之。《千金》：用赤马粪绞汁，干者浸水亦可。口鼻出血：用赤马粪烧灰，温酒服一钱。（《铃方》）

久痢赤白：马粪一丸烧灰，水服。（《肘后方》）

卒中恶死：吐利不止，不知是何病，不拘大人小儿：马粪一丸，绞汁灌之，干者水煮汁亦可。此扁鹊法也。（《肘后》）

搅肠沙痛：欲死者。用马粪研汁饮之，立愈。（《经验方》）

小儿躽啼：面青腹强，是忤客气。新马粪一团，绞汁灌之。（《千金》）

伤寒劳复：马屎烧末，冷酒服方寸匕，便验。（《外台》）

风虫牙痛：白马屎汁，随左右含之，不过三口愈。（《圣惠》）

鼻齆不闻：新马屎汁，仰头含满口，灌入鼻中即通。（《普济》）

筋骨伤破：以热白马屎敷之，无瘢。（《千金》）

疔肿伤风：作肿。以马屎炒，熨疮上五十遍，极效。（《普济方》）

诸疮伤水：或伤风寒痛剧：用马屎烧烟熏，令汁出愈。（《千金方》）

冻指欲堕：马粪煮水，渍半日即愈。（《千金》）

积聚胀满：白马粪同蒜捣膏，敷患处，效。（《活人心统》）

一切漏疾：白马通汁，每服一升，良。（《千金》）

马绊绳：烧灰，掺鼻中生疮（时珍）。

东行马蹄下土：弘景曰：时珍曰：《淮南万毕术》云：东行白马蹄下土，合三家井中泥，置人脐下，即卧不能起也。

野马：时珍曰：按郭璞云：野马似马而小，出塞外。今西夏、甘肃及辽东山中亦有之。取其皮为裘。食其肉，云如家马肉，但落地不沾沙耳。《尔雅》云：騉如马，一角（似鹿茸）。不角者，騏也。《山海经》云：北海有兽，状如马，色青，名曰駒駼。此皆野马类也。肉：甘，平，有小毒。阴茎：酸、咸，温，无毒。主男子阴痿缩，少精（思邈）。时珍曰：野马，孙思邈《千金方》载有功用，而本草不收，今采补之。

骡：时珍曰：骡古文作羸。从马，从羸，谐声。时珍曰：骡大于驴而健于马，其力在腰。其后有锁骨不能开，故不孳乳。其类有五，牡驴交马而生者，骡也；牡马交驴而生者，为駃騠牡驴交牛而生者，为駏驉；牡牛交驴而生者，为騊駼；牡牛交马而生者，为駏驉。今俗通呼为骡矣。肉：辛、苦，温，有小毒。宁源曰：骡性顽劣，肉不益人，孕妇食之难产。

时珍曰：古方未见用骡者，近时小籍时有其方云。按：《吕氏春秋》云：赵简子有白骡甚爱之。其臣阳城胥渠有疾。医云：得白骡肝则生，不得则死。简子闻之，曰：杀畜活人，不亦仁乎。乃杀骡取肝与之。胥渠病愈。此亦剪须以救功臣之意，书之于此，以备医案。

蹄：难产。烧灰，入麝香少许，酒服一钱（《普济方》）

屎：打损，诸疮，破伤中风，肿痛。炒焦裹熨之，冷即易。（时珍）

# 鹿茸

味甘，酸，温，微温，无毒。主漏下恶血，寒热惊痫，益气强志，生齿不老。疗虚劳，洒洒如疟，羸瘦，四肢酸疼，腰脊痛，小便利，泄精溺血，破留血在腹，散石淋，痈肿，骨中热，疽痒[①]。

臣禹锡等谨按《药性论》鹿茸，君，味苦辛。主补男子腰肾虚冷，脚膝无力，夜梦鬼交，精溢自出，女人崩中漏血。炙末空心温酒服方寸匕。又主赤白带下，入散用。

孟诜云：鹿茸，主益气。不可以鼻嗅其茸，中有小白虫，视之不见，入人鼻必为虫颡，药不及也。《日华子》云：鹿茸，补虚羸，壮筋骨，破瘀血，杀鬼精安胎，下气。酥炙入用。

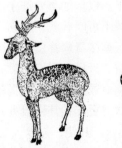

郧州鹿　　　　　鹿茸

○骨，安胎下气，杀鬼精物，不可近阴，令痿。久服耐老。四月、五月解角时取，阴干使，时燥。麻勃为之使。

《唐本》注云：鹿茸，夏收阴干，百不收一，纵得一干，臭不任用。破之火干大好。

臣禹锡等谨按《药性论》云：鹿骨，味甘微热，无毒。

角，味咸无毒。主恶疮痈肿，逐邪恶气，留血在阴中。除小腹血急痛，腰脊痛，折伤恶血，益气。七月采。杜仲为之使。

臣禹锡等谨按《痈疽通用药》云：鹿角，温，微温。孟诜云：角，错为屑，白蜜五升淹之，微火熬令小变暴干，更捣筛服之。令人轻身益气，强骨髓，补绝伤。又妇人梦与鬼交者；鹿角末三指一撮和清酒服即出鬼精。又女子胞中余血不尽欲死者，以清酒和鹿角灰服方寸匕，日三夜一甚效。又小儿以煮小豆汁和鹿角灰安重舌下，日三度。

《日华子》云：角，疗患疮痈肿热毒等，醋摩敷。脱精尿血，夜梦鬼交，并治之，水摩服。小儿重舌，鹅口疮，炙熨之。

●髓，味，甘温。主丈夫女子伤中绝脉，筋急痛咳逆。以酒和服之良。

臣禹锡等谨按《药性论》云：鹿髓，无毒。

《日华子》云：髓，治筋骨弱，呕吐，地黄汁煎作膏，填骨髓。蜜煮壮阳令有子。

●肾，平，主补肾气。臣禹锡等谨按《日华子》云：肾，补中安五脏，壮阳气，作酒及煮粥服。

●肉，温。补中，强五脏，益气力。生者疗口僻，割薄之。陶隐居云：野肉之中，麋鹿可食，生则不膻腥，又非辰属，八卦无主而兼能温补于人，即生死无尤，故道家许听为脯，过其余肉，虽牛羊鸡犬，补益充肌肤，于亡魂皆为愆责，并不足啖，凡肉脯炙之不动，及见水而动，及暴之不燥，并杀人。又茅屋漏脯，藏脯密器中名为郁脯，并不可食。

《唐本》注云：头主消渴，煎之可作胶服之弥善。筋主劳损，续绝。骨主虚劳，可为酒，主风补虚，髓脂主痈肿，死肌，温中，四肢不随，风头，通腠理。一云不可近阴。角主猫鬼中恶，心腹疰痛。血主狂犬伤，鼻衄，折伤，阴痿，补虚，止腰痛。齿主留血气鼠瘘，心腹痛。不可近丈夫阴。

臣禹锡等谨按孟诜云：鹿头肉，主消渴，夜梦见物。又蹄肉主脚膝疼痛。肉主补中益气力。又生肉主中风口偏不正，以生椒同捣敷之，专看正即速除之。九月已后，正月已前，堪食之也。《日华子》云：肉，无毒。补益气，助五脏。生肉贴偏风，左患右贴，右患左贴。头肉治烦懑多梦。蹄治脚膝酸。又血治肺痿吐血及崩中带下，和酒服之良。

《图经》曰：鹿茸并角，《本经》不载所出州土，今有山林处皆有之。四月角欲生时取其茸，阴干。以形如小紫茄子者为上，或云茄子茸太嫩，血气犹未具，不若分歧如马鞍形者有力。昔不可嗅其气，能伤人鼻，七月采角。鹿年岁久者，其角坚好，煮以为胶，入药弥佳。今医家多贵麋茸麋角，力紧于鹿。《本经》自有麋脂角条在下品。鹿髓可作酒，唐方多有具法。近世有服鹿血酒，云得于射生者，因采捕入山失道数日，饥渴将委顿，惟获一生鹿，刺血数升饮之，饥渴顿除，及归遂觉血气充盛异常。人有效其服饵，刺鹿头角间血，酒和饮之更佳，其肉自九月以后，正月以前宜食之，他月不可食。其脑入面膏。

《雷公》云：凡使，先以天灵盖作末，然后锯解鹿茸作片子，以好羊脂拌天灵盖末涂之于鹿茸上，慢火炙之令内外黄脆了，用鹿皮一片裹之，安室上一宿，其药魂归也。至明则以慢火焙之令脆，方捣作末用之。每五两鹿茸用羊脂三两，炙尽为度。又制法用黄精自然汁浸两日夜了，漉出焙令干，细捣用，免渴人也。鹿角使之胜如麋角，其角要黄色，紧重尖好者，缘此鹿食灵草，所以异其众鹿。其麋角顶根上有黄色毛，若金线。兼傍生小尖也，色苍白者上。《注乾宁记》云：其鹿与游龙相戏，乃生此异尔。采得角了，须全戴者，并长三寸锯解之，以物盛于急水中浸之一百日满出，用刀削去粗皮一重了，以物拭水垢令净，然后用酸醋煮七日，旋旋添醋，勿令火歇，戌时不用著火，只从子时至戌时也。日足，其角白色软如粉，即细捣作粉。却以无灰酒煮其胶，阴干，削了重研筛过用。每修事十两，以无灰酒一镒，煎干为度也。

《食疗》云：谨按肉，九月后，正月前食之，则补虚羸瘦弱，利五脏，调血脉。自外皆不食，发冷痛。角，主痈疽疮肿，除恶血。若腰脊痛折伤，多取鹿角，并截取尖，错为屑，以白蜜淹浸之，微火熬令小变色，曝干，捣筛令细，以酒服之。轻身益力，强骨髓，补阳道。角烧飞为丹服之至妙，但于瓷器中或瓦器中寸截，用泥裹，大火烧之一日如玉粉，亦可炙令黄，末细罗，酒服之益人。若欲作胶者，细破寸截，以馈②水浸七日令软，方煮也。骨，温，主安胎下气，杀鬼精。可用浸酒，凡是鹿，白臆③者不可食。

《圣惠方》：治肾气虚损，耳聋：用鹿肾一对，去脂膜，切，于豉汁中入粳米二合，和煮粥，入五味之法调和，空腹食之，作羹及酒并得。

《外台秘要》：疗鲠，取鹿筋渍之索紧，令大如弹丸，持筋端吞之，候至鲠处，徐除引之，鲠著筋出。

又方：治消肾小便数：鹿角一具，炙令焦，捣筛。酒服方寸匕，渐渐加至一匕半。

又方：治螺蚴尿疮：烧鹿角末，以苦酒调涂之。《千金方》治小儿疟，用生鹿角细末，先发时便以乳调一字服。

又方：治竹木刺入肉皮中不出，烧鹿角末，以水和涂立出，久者不过一夕。

《百一方》：若男女喜梦与鬼交通致恍惚者方：截鹿角屑三指撮，日二服，酒下。《食疗》同。

又方：丹者，恶毒之疮，五色无常：烧鹿角和猪脂敷之。又方：胎死得效方：鹿角屑二三方寸匕，煮葱豉汤和服之，立出。

又方：主诸风脚膝疼痛，不可践地：鹿蹄四只，燖洗如法，熟煮了，取肉于豉汁中著五味，煮熟，空腹食之。

又方：主肾脏虚冷，腰脊痛如锥刺，不能动摇：鹿角屑二大两，熬令微黄，捣末，空腹暖酒一杯，投鹿角末方寸匕服之，日三两服。

《梅师方》：治人面目卒得赤黑丹如疥状，不急治，遍身即死：烧鹿角末，猪膏和涂之。

又方：治卒腰痛，暂转不得：鹿角一枚，长五寸，酒二升，烧鹿角全赤，内酒中浸一宿饮之。又方：治发乳房初起，微赤，不急治之即杀人：鹿角，以水磨浊汁涂肿上，赤盖常食解毒草也。《斗门方》治骨鲠：用鹿角为末含津即随手消。

《孙真人食忌》：鹿肉解药毒，不可久食嚼下妙。《续千金方》：治腰膝疼痛伤败：鹿茸不限多少，涂酥炙紫色为末，温酒调下一钱匕。

《古今录验》：疗妖魅猫鬼，病人不肯言鬼方：鹿角屑捣散，以水服方寸匕即言实也。

又方：治小儿哕：鹿角粉、大豆末等分，相和，乳调涂奶上，饮儿。

《兵部手集》：疗妒乳硬欲结脓，令消：取鹿角于石上磨取白汁涂，干又涂，不得手近，并以人搌④却黄水，一日许即散。

《深师方》：疗五癃，取鹿厌⑤，以家酒渍炙干，内酒中更炙令香，含嚼汁，味尽更易，十具愈。

又方：治马鞍疮，鹿角灰，酢和涂之。

《子母秘录》：疗烦闷腹痛，血不尽：鹿角烧末，豉汁服方寸匕，日二服渐加至三钱匕。

《杨氏产乳》：疗腰痛，鹿角屑，熬令黄赤，研，酒服方寸匕，日五六服。

《产宝》：治妊娠，卒腰痛方：以鹿角截五寸烧令烂赤，内酒一大升中浸之，冷又烧赤，又浸，如此数过，细研，空心酒调鹿角末方寸匕服。《姚和众》：治小儿重舌，鹿角末细筛涂舌下日三度。

《抱朴子》云：鹿寿千岁，五百岁变白。

《壶居士》：鹿性多惊烈，多别良草，恒食名物，诸草不食，处必山冈。产妇下泽飧①神用其肉者，以其性别清净故也。凡饵药之人，久食鹿肉，服药必不得力。所以鹿恒食解毒草，能制诸药耳。名草者，葛花菜、鹿葱、白药苗、白蒿、水芹、甘草、齐头蒿、山苍耳、荠苨。又五月勿食鹿，伤神。

《衍义》曰：鹿茸，他兽肉多属十二辰及八卦。昔黄帝立子丑等为十二辰以名月，又以名兽，配十二辰属。故麋鹿肉为肉中第一者，避十二辰也。味亦胜他肉，三祀皆以鹿腊，其义如此。茸最难得不破及不出却血者，盖其力尽在血中，猎时多有损伤故也。茸上毛，先薄以酥涂匀，于烈焰中急灼之，若不先以酥涂，恐火焰伤茸，俟毛净微炙入药，今人亦能将麻茸伪为之，不可不察也。头亦可酿酒，然须作浆时稍益葱、椒。角为胶别有法。按月令，冬至一阳生，麋角解，夏至一阴生，鹿角解，各逐阴阳分合如此解落。今人用麋鹿茸作一种殆疏矣。凡麋鹿角，自生至坚完，无两月之久，大者二十余斤，其坚如石，计一昼夜须生数两，凡骨之类成长无速于此。虽草木至易生亦无能及之，岂可与凡骨血为比。麋茸利补阳，鹿茸利补阴。凡用茸，无须大嫩，唯长四五寸，茸端如马瑙红者最佳，须佐以他药则有功。

现注：

①痒：通疡。

②飧：(fèn 分)，蒸饭。

③臆：胸。

④搠：(shuò 朔)，刺。

⑤厌：原刻如此，厌不通屬，应为屬。

按：鹿茸，为梅花鹿或马鹿未骨化的幼角。综合功能益气强志，益血镇惊，养精强腰。临床以鹿茸补阳补血，治各类虚症，阳虚体弱，贫血，各类退行性病变。一般多用鹿茸粉冲服。已骨化之成角称鹿角，鹿角分鹿角镑、鹿角霜、鹿角胶等。鹿角镑为将鹿角镑成丝片状用，鹿角霜为熬鹿角胶出胶后所剩之鹿角渣。此三种皆为补血补肾生新之品，对各种虚证退行性病，神经血管皮肤等硬化、纤维化症皆有辽效。卷十六有白胶条专述鹿角胶。

释名：斑龙。

时珍曰：鹿字篆文，象其头、角、身、足之形。《尔雅》云：鹿，牡曰麚（音加）牝曰麀（音攸），其子曰麛（音迷），绝有力曰𪊛（音坚）。斑龙名出《澹寮方》。按《乾宁记》云：鹿与游龙相戏，必生异角。则鹿得称龙，或以此欤。梵书谓之密利迦罗。时珍曰：鹿，处处山林中有之。马身羊尾，头侧而长，高脚而行速。牡者有角，夏至则解。大如小马，黄质白斑，俗称马鹿。牝者无角，小而无斑，毛杂黄白色，俗称麀鹿，孕六月而生子。鹿性淫，一牡常交数牝，谓之聚麀。性喜食龟，能别良草。食则相呼，行则同旅，居则环角外向以防害，卧则口朝尾闾，以通督脉。殷仲堪云：鹿以白色为正。《述异记》云：鹿千岁为苍，又五百岁为白，又五百岁为玄。玄鹿骨亦黑，为脯食之，可长生也。《埤雅》云：鹿乃仙兽，自能乐性，六十年必怀琼于角下，角有斑痕，紫色如点，行则有涎，不复急走。故曰：鹿戴玉而角斑，鱼怀珠而鳞紫。沈存中《笔谈》云：北狄有驼鹿，极大而色苍黄，无斑。角大而有文，坚莹如玉。茸亦可用。《名苑》云：鹿之大者曰麈，视其尾为准。其尾能辟尘，拂毡则不蠹，置茜帛中，岁久红色不黯也。

鹿茸：时珍曰：《澹寮》《济生》诸方，有用酥炙、酒炙、及酒蒸焙用者，当各随本方。

时珍曰：按熊氏《礼记疏》云：鹿是山兽，属阳，情淫而游山，夏至得阴气解角，从阳退之象；麋是泽兽，属阴，情淫而游泽，冬至得阳气而解角，从阴退之象也。余见角下。

生精补髓，养血益阳，强筋健骨，治一切虚损，耳聋目暗，眩晕虚痢（时珍）。

时珍曰：按《澹寮方》云：昔西蜀药市中，尝有一道人货斑龙丸，一名茸珠丹。每大醉高歌曰：尾闾不禁沧海竭，九转灵丹都漫说。惟有斑龙顶上珠，能补玉堂关下穴。朝野遍传之。其方盖用鹿茸、鹿角胶、鹿角霜也。又戴原礼·《证治要诀》：治头眩晕，甚则屋转眼黑，或如物飞，或见一为二，用茸珠丹甚效。或用鹿茸半两，无灰酒三盏，煎一盏，入麝香少许，温服亦效。云茸生于头，类之相从也。

附方：新八。

斑龙丸：治诸虚。用鹿茸（酥炙，或酒炙亦可）、鹿角胶（炒成珠）、鹿角霜、阳起石（红，酒淬）、肉苁蓉（酒浸）、酸枣仁、柏子仁、黄（蜜炙）各一两，当归、黑附子（炮）、地黄（九蒸九焙）各八钱，辰朱砂半钱，各为末，酒糊丸梧子大。每空心温酒下五十丸。（《澹寮》）

鹿茸酒：治阳事虚痿，小便频数，面色无光。用嫩鹿茸一两（去毛切片）山药（末）一两，绢袋裹，置酒瓶中，七日开瓶，日饮三盏，将茸焙作丸服。（《普济方》）

肾虚腰痛：不能反侧。鹿茸（炙）、菟丝子各一两，舶茴香半两，为末，以羊肾二对，法酒煮烂，捣泥和丸梧桐子大，阴干。每服三五十丸，温酒下，日三服。（《本事方》）

精血耗润：面色黧黑，耳聋目昏，口渴腰痛，脚弱白浊，上燥下寒，不受峻补者。鹿茸（酒蒸）、当归（酒浸）各一两。焙为末，乌梅肉煮膏捣，丸梧桐子。（《济生方》）

小便频数：鹿茸一对，酥炙为末。每服二钱，温酒下，日三服。（《郑氏家传方》）

虚痢危困：因血气衰弱者。鹿茸（酥炙）一两为末，入麝香五分，以灯心煮枣肉和，丸梧桐子大。每空心米饮下三五十丸。（《济生方》）

饮酒成泄：骨立不能食，但饮酒即泄。用嫩鹿茸（酥炙）、肉豆蔻（煨）一两，生麝香五分。为末，陈白米饭丸梧桐子大。每米饮下五十丸。名香茸丸。（《普济方》）

室女白带：因冲任虚寒者。鹿茸（酒蒸焙）二两，金毛狗脊、白蔹各一两。为末，用艾煎醋，打糯米糊，丸梧桐子大。每温酒下五十丸，日二。（《济生》）

角：时珍曰：按崔行功《纂要方》·鹿角粉法：以鹿角寸截，炭火烧过，捣末，水和成团，以绢袋三五重盛之，再煅再和，如此五度，以牛乳和，再烧过研用。时珍曰：鹿角，生用则散热行血，消肿辟邪；熟用则益肾补虚，强精活血；炼霜熬膏，则专于滋补矣。

附方：新十九。

服鹿角法：鹿角屑十两，生附子三两（去皮脐），为末。每服二钱，空心温酒下。令人少睡，益气力，通神明。（彭祖方）

骨虚劳极：面肿垢黑，脊痛不能久立。血气衰惫，发落齿枯，甚则喜唾。用鹿角二两，牛膝（酒浸焙）一两半，为末，炼蜜丸梧桐子大。每服五十丸，空心盐酒下。（《济生》）

妊娠下血：不止。鹿角屑、当归各半两，水三盏，煎减半，顿服。不过二服。（《普济方》）

堕胎血瘀：不下，狂闷寒热。用鹿角屑一两为末，豉汤服一钱，日三。须臾血下。（《圣惠方》）

胞衣不下：鹿角屑三分为末，姜汤调下。（《产乳》）

产后血晕：鹿角一段，烧存性，出火毒，为末。酒调，灌下即醒。（杨拱《医方摘要》）

妇人白浊：滑数虚冷者。鹿角屑炒黄为末，酒服二钱。（《妇人良方》）

筋骨疼痛：鹿角烧存性，为末。酒服一钱，日二。食后喜呕：鹿角（烧末）二两，人参一两，为末。姜汤服方寸匕，日三。（《肘后方》）

小儿滞下：赤白者。用鹿角灰、发灰等分，水服三钱，日二。（《千金方》）

小儿流涎：脾热也。鹿角屑末，米饮服一字。（《普济方》）

面上皯疱：鹿角尖磨浓汁，浓涂之，神效。面上风疮：鹿角尖磨酒涂之。（《圣惠》）

蹉跌损伤：血瘀骨痛。鹿角末，酒服方寸匕，日三。（《千金方》）

发背初起：鹿角烧灰，醋和涂之，日五六易。（《千金方》）

吹奶掀痛：鹿角屑炒黄为末，酒服二钱。仍以梳梳之。（唐氏《经验方》）

下注脚疮：鹿角烧存性，入轻粉同研，油调涂之。（《集要》）

疔毒肿毒：鹿角尖磨浓汁涂之，甚妙。（濒湖方）

痈疽有虫：鹿角烧末，苦酒和涂。磨汁亦可。

作酒，主内虚，续绝伤，补骨除风（思邈）。烧灰水服，治小儿洞注下痢（时珍）。

附方：新一。补益虚羸：鹿骨煎：用鹿骨一具，枸杞根二升，各以水一斗，煎汁五升，和匀，共煎五升，日二服。（《千金》）

肉：养血生容，治产后风虚邪僻（时珍。《外台》有鹿肉汤）

时珍曰：邵氏言：鹿之一身皆益人，或煮，或蒸，或脯，同酒食之良。大抵鹿乃仙兽，纯阳多寿之物，能通督脉，又食良草，故其肉、角有益无损，陶说亦妄耳。

附方：新一。

老人消渴：鹿头一个，去毛煮烂，和五味。空心食，以汁咽之。（《鄙事》）

脂：时珍曰：此乃《本经》麋脂正文，而苏氏以注鹿脂，二脂功或同耶。

附方：新一。

面上皯疱：鹿脂涂之，日再。（《圣惠方》）

髓：时珍曰：鹿髓，近方稀用者。《删繁方》治肺虚毛悴，酥髓汤用之。《御药院方》滋补药，用其脊髓和酒熬膏丸药，甚为有理。白飞霞《医通》云：取鹿脑及诸骨髓炼成膏，每一两，加炼蜜二两炼匀，瓷器密收，用和滋补丸药剂甚妙。凡腰痛属肾虚寒者，以和古方摩腰膏，姜汁化一粒擦肾俞，则暖气透入丹田如火，大补元阳。此法甚佳，人鲜知之。

附方：新一。

鹿髓煎：治肺痿咳嗽，伤中脉绝。用鹿髓、生地黄汁各七合，酥、蜜各一两，杏仁、桃仁各三两（去皮炒，酒一升，同捣取汁），先煎杏仁、桃仁、地黄汁减半，入三味煎如稀饧。每含一匙，徐徐咽下，日三。（《圣济》）

精：主补虚羸劳损（时珍）。韩懋曰：王师授予鹿朘丸方云：鹿禀纯阳，而朘者，天地初分之气，牝牡相感之精也。医书称鹿茸、角、血、髓大有补益，而此朘则入神矣。其法用出生牡鹿三五只，苑囿驯养。每日以人参煎汤，同一切草药，任其饮食，久之以硫黄细末和入，从少至多，燥则渐减，周而复始。大约三年之内，一旦毛毛脱筋露，气盛阳极。却以牝鹿隔苑诱之，欲交不得，则精泄于外；或令其一交，即设法取其精，瓦器收之，香黏如饧，是为朘也。用和角霜一味为丸，空心盐酒下，大起胎羸，虚瘵危疾。凡服滋补丸药，用此入炼和剂绝妙。时珍曰：按《老子》云：骨弱筋柔而握固，未知牝牡之合而朘作者，精之至也。

朘音催切，赤子阴也。今作鹿精之名，亦未为稳。

血：诸气痛欲危者，饮之立愈（汪颖）。大补虚损，益精血，解痘毒、药毒（时珍）。

附方：新三。

斑龙宴：用驯养牡鹿一二只，每日以人参一两煎水与饮，将滓拌土产草料米豆，以时喂之，勿杂他水草。百日之外，露筋可用矣。宴法：夜前减食，次早空心将布缚鹿于床，首低尾昂。令有力者抱定前足，有角者执定角，无角者以木囊头拘之，使头不动。用三棱针刺其眼之大前毛孔，名天池穴。以银管长三寸许插向鼻梁，坐定，咂其血，饮药酒数杯。再咂再饮，以醉为度。鼻中流出者，亦可接和酒饮。饮毕避风，行升降工夫，为一宴也。用生肌药敷鹿穴，养之。月可一度，一鹿可用六七年。不拘男女老少，服之终身无疾而寿，乃仙家服食丹方二十四品之一也。药酒以八珍散加沉香、木香煮之。阴阳二血丸：治小儿豆疮，未出者稀，已出者减。用鹿血、兔血（各以青纸盛，置灰上，晒干）、乳香、没药各一两，雄黄、黄连各五钱，朱砂、麝香各一钱。为末，炼蜜丸绿豆大。每服十丸，空心酒下。儿小者减之。（孙氏《集效方》）

鼻血时作：干鹿血炒枯，将酒浮熏二三次，仍用酒浮半杯和服之。

胆：主消肿散毒（时珍）。

筋：尘沙眯目者，嚼烂揆入目中，则粘出（时珍）。

皮：主一切漏疮，烧灰和猪脂纳之，日五六易，愈乃止。（时珍）

粪：主经日不产，干、湿各三钱，研末，姜汤服，立效。《经验》

胎粪：主解诸毒。时珍曰：按范晔《后汉书》云：冉駹夷出麌，食药草，其胎中麕粪，可疗毒也。

## 牛角䚡

下闭血，瘀血疼痛，女人带下血。燔之味苦，无毒。

臣禹锡等谨按《蜀本》云：沙牛角䚡，味苦温，无毒。主下闭瘀血，女子带下，下血。烧以为灰，暖酒服之。

《药性论》云：黄牛角䚡灰，臣，味苦甘，无毒，性涩。能止妇人血崩不止。赤白带下，止冷痢泻血。

水牛角：疗时气，寒热头痛。臣禹锡等谨按《药对》云：水牛角，平。药决云：水牛角，味苦冷，无毒。

髓：补中填骨髓。久服增年。髓，味甘温，无毒。主安五脏，平三焦，温骨髓，补中续绝益气，止泄利消渴。以酒服之。臣禹锡等谨按孟诜云：黑牛髓和地黄汁白蜜等分，作煎服，治瘦病。

胆：可丸药。胆味苦，大寒。除心腹热渴，利口焦燥，益目精。

陶隐居云：此朱书牛角䚡、髓、其胆《本经》附出牛黄条中，此以类相从耳，非上品之药。今拔出随例在此不关件数，犹是黑书，别品之限也。臣禹锡等谨按《药性论》云：青牛胆，君，无毒。主消渴，利大小肠；腊月牯牛胆中盛黑豆一百粒，后一百日开取食后夜间吞二七枚。镇肝明目，黑豆盛浸，不计多少。

心，主虚忘。肝主明目。肾主补肾气益精。齿主小儿牛痫。肉味甘平，无毒。主消渴，止啘泄，安中益气，养脾胃。自死者不良。屎寒，主水肿恶气。用涂门户，著壁者燔之，主鼠恶疮。臣禹锡等谨按孟诜云：乌牛粪为上，又小儿夜啼，取干牛粪如手大，安卧席下，勿令母知，子母俱吉。

黄犍牛、乌牯牛溺：主水肿，腹胀脚满，利小便。陶隐居云：此牛亦犉牛为胜，青牛最良，水牛为可充食尔。自死谓疫死，肉多毒。青牛肠不可共犬肉犬血食之，令人成病也。

《唐本》注云：《别录》云，牛鼻中木卷，疗小儿痫；草卷烧之为屑，主小儿鼻下疮；耳中垢，主蛇伤恶载[①]毒；脐中毛，主小儿久不行；白牛悬蹄，主妇人崩中漏赤白；屎主霍乱；屎中大豆主小儿痫，妇人产难。特牛茎，主妇人漏下赤白，无子；乌牛胆，主明目及疳，湿以酿槐子服之弥佳；脑主消渴风眩；齿主小儿惊痫；尿主消渴，黄疸水肿脚气，小便不通也。

今按：陈藏器本草云：牛肉，平。消水肿，除湿气，补虚，令人强筋骨壮健。鼻和石燕煮汁服主消渴。肝和腹内百叶作生姜、醋食之，主热气，水气，丹毒，压丹石发热，解酒劳。五脏主人五脏。黄牛肉，小温，补益腰脚。独肝者有大毒，食之痢血至死。北人牛瘦，多以蛇从鼻灌之，则为独肝也。水牛则无之。以前二色牛肉自死者发痼疾疮癣，令人成疰病。落崖死者良。黄牛乳，生服利人下热气，冷补润肌止渴，和蒜煎三五沸食之主冷气、痃癖，羸瘦。凡服乳，必煮一二沸，停冷啜之，热食则壅，不欲顿服，欲得渐消，与酸物相反，令人腹中结癥。凡以乳及溺屎去病者，黑牛强于黄牛，酥堪合诸膏摩风肿踠跌血瘀，醍醐更佳。性滑，以物盛之皆透，惟鸡子壳及葫芦盛之不出。屎热灰敷灸疮不差者。水牛黄、牛角及在粪土中烂白者，烧为黑灰末服，主赤白痢，口中涎主反胃。又取老牛涎沫如枣核大，置水中服之，终身不噎。口中齝[②]草，绞取汁服止哕。《本经》不言黄牛、乌牛、水牛，但言牛。牛有数种，南人以水牛为牛，北人以黄牛、乌牛为牛。牛种既殊，入用亦别也。

臣禹锡等谨按《大腹水肿通用药》云：黄牛溺寒。《蜀本》云：黄犍牛溺，味苦辛，微温，无毒。

孟诜云：牛者，稼穑之资，不多屠杀。自死者，血脉已绝，骨髓已竭，不堪食。黄牛发药动病，黑牛尤不可食。黑牛尿及屎只入药。又头蹄下热风。患冷人不可食其肝。醋煮食之治瘦。《日华子》云：水牛肉，冷，微毒。角煎治热毒风，并壮热。角烧焦治肠风泻血痢，崩中带下，水泻。涎止反胃呕吐治噎，要取即以水洗口后盐涂之，则重吐出。黄牛肉，温，微毒。益腰脚，大都食之发药毒动病，不如水牛也。惟酥乳佳。骨髓，温，无毒。治吐血鼻洪，崩中带下，肠风泻血，并水泻，烧灰用。

《图经》：文具第十六卷中，牛黄条下。

《食疗》云：肚，主消渴，风眩，补五脏，以醋煮食之。肝治痢，肾主补肾，髓安五脏，平三焦，温中，久服增年，以酒送之。和地黄汁，白蜜作煎服之治瘦病。恐是牛脂也。粪主霍乱，煮饮之。又妇人无乳汁，取牛鼻作羹，空心食之，不过三两日，有汁下无限。若中年壮盛者食之良。又宰之尚不堪食，非论自死者。其牛肉取三斤，烂切，将啖解槽咬人恶马，只两啖后颇甚驯良，若三五顿后其马狞③不堪骑。十二月勿食，伤神。

《外台秘要》：大病后不足，病虚劳补虚，取七岁已下五岁已上黄牛乳一升，水四升，煎取一升，如人饥稍稍饮不得多，十日服不住，佳。又方：《必效》治上吐下利者，为湿霍乱：黄牛屎半升，水一升，煮三两沸，和牛屎滤过，取汁服半升则止。牛子屎亦得。

又方：治久患气胀，乌牛尿，空心温服一升，日一服，气散则止。

《千金方》：鼻中生疮，黑牛耳垢，敷之良。

又方：治痔，腊月牛脾一具，熟食之尽，差。勿与盐酱，未差再作。

又方：主喉痹，烧牛角末，酒服方寸匕。

又方：五色丹，名油肿，若犯多致死，不可轻之，以屎敷之，干即易。

《千金翼》：主瘕癖，及主鼓胀满，黑牛尿一升，微火煎如稠糖，空心饮服一大枣许，当转病出，隔日更服之。

又方：治甘虫蚀鼻，生疮，取乌牛耳中垢敷之良。

《肘后方》：治伤寒时气，毒攻手足肿，疼痛欲断，牛肉裹肿处，止。《外台秘要》同。

又方：风毒脚气，若经已满，捻之没指。但勤饮乌犊④溺二三升，使小便利，渐渐消，当以铜器取新者为佳，纯黄者亦可用。

又方：痈肿，未成脓，取牛耳中垢封之愈。

又方：治鼠瘘肿核痛，若已有疮口脓血出者，以热屎敷之。日三。

《经验方》：痔漏张用；犍牛儿胆、蝟胆各一个，用腻粉五十文，麝香二十文，将蝟胆汁、腻粉、麝香和匀入牛胆内，悬于簷前四十九日，熟，旋取为丸如大麦，用纸拈送入疮内后追出恶物，是验疮口渐合生面盖疮内一遍出恶物。

《经验后方》：治冷痢，沙角胎烧灰，粥饮调下两钱。

《梅师方》：治卒阴肾痛，烧牛屎末和酒敷之干即易。

又方：治霍乱吐痢不止，心烦，四肢逆冷；黄牛屎一升，以水二升，煎取一升，以绵滤过，去滓顿服。又方：治水肿，小便涩；黄牛尿饮一升，日至夜小便涩利差。小者从少起，勿食盐。孙真人云：主痈发数处，取牛粪烧作灰，以鸡子白和敷之，干即易。

《食医心镜》：主水浮气肿，腹肚胀满，小便涩少；水牛蹄一只，汤洗去毛如食法，隔夜煮令烂熟，取汁作羹，蹄切，空心饱食。又主水气，大腹浮肿，小便涩少；水牛尾条洗去毛，细切，作腤⑤腊极熟吃之，煮食亦佳。又牛肉一斤，熟蒸以姜醋空心食。水牛皮烂煮熟，蒸切，于豉汁中食之。又乌犍牛尿半升，空心饮之，利小便。又牛盛热时卒死，其脑食之生肠痈。

《集验方》：治淋，取牛耳中毛，烧取半钱，水服差。

《孙用和方》：治赤白带下：牛角䚡烧令烟断，附子以盐水浸泡七度去皮，右件等分，捣罗为末，每空心酒下二钱匕。

《兵部手集》：治水病初得，危急：乌牛尿，每服一合，差。

《塞上方》：主鼠奶痔；牛角䚡烧作灰末，空心酒服方寸匕。

《姚氏方》：卒得淋。取牛尾烧灰，水服半钱差。又方：汤火烧灼疮，单敷湿屎立痛止，常日用良。又方：治毒蛇螫人，牛耳垢敷之佳。

《子母秘录》：治血气逆，心烦闷满心痛，烧水牛角末，酒服方寸匕。又方：小儿白秃疮，头上疮团团白色，以牛屎敷之。

《产书》：主难产，牛粪中大豆一枚，劈作两片，一片书父，一片书子，却合以少水吞之立产。《耳珠先生》固牙齿法良，杀牛齿三十枚，固济瓶中，煅令通赤取细研为末，水一盏，末二钱匕，煎令热，含浸牙齿，冷即吐却，永坚牢。或有损动者，末揩之。

《礼记》：牛夜鸣则疣⑥，不可食。

《丹房镜源》云：牛屎抽铜晕。

《衍义》曰：牛角䚡，此则黄牛角䚡，用尖烧为黑灰，微存性，治妇人血崩，大便血及冷痢。又白水牛鼻，干湿皆可用，治偏风口㖞斜；以火炙热，于不患处一边熨之，渐正。

按：牛角䚡，为牛角中的骨质角髓。功能化瘀止血，止带止痛。临床可用治各类出血症，牛角䚡也可用于贫血。水牛角，为牛科动物水牛之角。功能除疫清热，止痛益血。临床可用水牛角粉或水牛角丝，治温热病高烧，各种贫血，出血倾向，血小板减少等。牛髓可补中填骨髓。治贫血等。牛胆，可用牛胆汁浸南星制成胆星以清热解毒镇惊。牛胆亦是制人工牛黄所需之物。黄犍牛，犍为阉过的牛。牸指母牛或阉过的牛或一般牛。其溺可消水肿。

现注：

①蛓：（cì 次），黄刺蛾，俗名洋拉子。

②齝：下原有丑之反三字注音。现音（chí 持）。牛反刍。

③㹠：字典同豚，并无别解，疑此字另有凶猛意，而字典未收。

④牸：（zì 字），雌性牲畜。

⑤腤：（ān 安），盐豉葱姜与肉同煮。

⑥疣：（yóu 尤），体内息肉。

释名：牛角䚡：角胎。时珍曰：此即角尖中坚骨也。牛之有䚡，如鱼之有鳃，故名。胎者，言在角内也。

治水肿（时珍《千金》徐王煮散用之）。

时珍曰：牛角䚡，筋之粹，骨之余，而䚡又角之精也。乃厥阴、少阴血分之药，烧之则性涩，故止血痢，崩中诸病。

附方：新三。

小儿滞下：牛角胎烧灰，水服三方寸匕。（《千金》）

大便下血：黄牛角一具，末，食前浓煮豉汁服二钱，日三，神效。（《近效方》）

蜂虿螫疮：牛角烧灰，醋和敷之。（《肘后方》）

角：治淋破血。

附方：新二。

石淋破血：牛角烧灰，酒服方寸匕，日五服。（《普济》）

赤秃发落：牛角、羊角烧灰等分，猪脂调涂。（《普济方》）

骨：治邪疟。烧灰同猪脂，涂疳疮蚀人口鼻，有效。（时珍出《十便》）

时珍曰：东夷以牛骨占卜吉凶，无往不中。牛非含智之物，骨有先事之灵，宜其可入药治病也。

附方：新二。

鼻中生疮：牛骨、狗骨烧灰，腊猪脂和敷。（《千金》）

水谷痢疾：牛骨灰同六月六日曲（炒）等分为末，饮服方寸匕，乃御传方也。（张文仲方）

蹄甲：烧灰水服，治牛痫。和油，涂臁疮。研末贴脐，止小儿夜啼（时珍。出《集要》诸方）。

附方：新五。

卒魇不寤：以青牛蹄或马蹄临人头上，即活。（《肘后》）

损伤接骨：牛蹄甲一个，乳香、没药各一钱为末，入甲内烧灰，以黄米粉糊和成膏，敷之。（《秘韫》）

牛皮风癣：牛蹄甲、驴粪各一两，烧存性研末，油调，抓破敷之。五七日即愈。（《蔺氏经验方》）

臁胫烂疮：牛蹄甲烧灰，桐油和敷。（《海上方》）

玉茎生疮：牛蹄甲烧灰，油调敷之。（奚囊）

牡牛卵囊：主疝气。一具煮烂，入小茴香，盐少许拌食。（吴球）。

毛：脐中毛，治小耳毛、尾毛、阴毛，并主通淋闭（时珍）。

时珍曰：古方牛耳毛、阴毛、尾毛，治淋多用之，岂以牛性顺而毛性下行耶。又治疟病，盖禳之之义耳。

附方：新三。

小儿石淋：特牛阴毛烧灰，浆水服一刀圭，日再。（张文仲方）

邪气疟疾：《外台》用：黑牛尾烧末，酒服方寸匕，日三服。一用牡牛阴毛七根，黄荆叶七片，缚内关上，亦效。

口涎：水服二匙，终身不噎（思邈）。呋小儿，治客忤。灌一合，治小儿霍乱。入盐少许，顿服一盏，治喉闭口噤（时珍。出《外台》胡居士方）。

附方：新七。

噎膈反胃：《集成》：用糯米末，以牛涎拌作小丸，煮熟食。危氏《得效》香牛饮：用牛涎一盏，入麝香少许，银盏顿热。先以帛紧束胃脘，令气喘，解开，乘热饮之。仍以丁香汁入粥与食。《普济》千转丹：用牛涎、好蜜各半斤，木鳖仁三十个研末，入铜器熬稠。每以两匙和粥与食，日三服。小儿流涎：取东行牛口中涎沫，涂口中及颐上，自愈。（《外台》方）

小儿口噤：身热吐沫不能乳。方同上。（《圣惠方》）

损目破睛：牛口涎日点二次，避风。黑睛破者亦瘥。（《肘后》）

身面疣目：牛口涎频涂之，自落。（《千金》）

鼻津：主小儿中客忤，水和少许灌之。又涂小儿鼻疮及湿癣。（时珍。出《外台》诸方）

耳垢：时珍曰：以盐少许入牛耳中，痒即易取。治痈肿未成脓，封之即散。痄虫蚀鼻生疮，及毒蛇螫人，并敷之（时珍）。

附方：新三。

疔疮恶肿：黑牛耳垢敷之。（《圣惠方》）

胁漏出水：不止。用乌牛耳垢敷之，即瘥。（《普济方》）

鼻衄不止：牛耳中垢、车前子末等分和匀，塞之良。（《总录》）

溺：附方：新三。

水气喘促：小便涩，用牸尿一斗，诃黎勒皮（末）半斤。先以铜器熬尿至三升，入末熬至可丸，丸梧桐子大，每服茶下三十丸，日三服。当下水及恶物为效。（《普济方》）

霍乱厥逆：服乌牛尿二升。（《千金方》）

刺伤中水：服乌牛尿二升，三服止。（《梅师》）

屎：敷小儿烂疮烂痘，及痈肿不合，能灭瘢痕（时珍）。时珍曰：牛屎散热解毒利溲，故能治肿、疸、霍乱、痄痢、伤损诸疾。烧灰则收湿生肌拔毒，故能治痈疽、疮、烂痘诸疾也。《宋书》：孙法宗苦头创。夜有女人至，曰：我天使也。事本不关善人，使者误及尔。但取牛粪煮敷之，即验。如其言果瘥。此亦一异也。

附方：新二十二。

湿热黄病：黄牛粪日干为末，面糊丸梧桐子大。每食前，白汤下七十丸。（《简便方》）

卒死不省，四肢不收：取牛屎一升，和温酒灌之。或以湿者绞汁亦可。此扁鹊法也。（《肘后》）

脚跟肿痛：不能着地：用黄牛屎，入盐炒热，罨之。（王永辅《惠济方》）

妊娠腰痛：牛屎烧末，水服方寸匕，日三。（《外台》）

妊娠毒肿：牛屎烧灰，水服方寸匕，日三。并以酢和封。（《千金方》）

子死腹中：湿牛粪涂腹上，良。（《千金》）

小儿口噤：白牛粪涂口中取瘥。（《总录》）

小儿夜啼：牛屎一块安席下，勿令母知。（《食疗》）

小儿头疮：野外久干牛屎（不坏者）烧灰，入轻粉、麻油调搽。（《普济》）

小儿烂疮：牛屎烧灰封之。灭瘢痕。（《千金》）

痘疮溃烂：王兑白龙散：以腊月黄牛屎烧取白灰敷之，或卧之。即易痂，而无瘢痕。

鼠瘘瘰疬：《千金》五白膏：白牛屎、白马屎、白羊屎、白鸡屎、白猪屎各一升，于石上烧灰，漏芦末二两，以猪膏一升三合，煎乱发一两半，同熬五六沸涂之，神验。《肘后》：治鼠有核脓血。用热牛屎封之，日三。蜣螂瘘疾：热牛屎封之，日数易，当有蜣螂出。（《千金》）

燥病疮痒：热牛屎涂之。（《千金》）

疮伤风水：痛剧欲死者。牛屎烧灰，熏令汗出即愈。（《外台秘要》）

跌磕伤损：黄牛屎炒热封之，裹定即效。（《简便》）

恶犬咬伤：洗净毒，以热牛屎封之，即时痛止。（《千金》）

蜂虿螫痛：牛屎烧灰，苦酒和敷。（《千金方》）

背疮溃烂：黄黑牛粪多年者，晒干为末，入百草霜匀细，糁之。（谈野翁方）

屎中大豆：附方：新二。

小儿牛痫：白牛屎中豆，日日服之，良。（《总微论》）

齿落不生：牛屎中大豆十四枚，小开豆头，以注齿根，数度即生。（《千金方》）

圣齑：时珍曰：按刘恂《岭表录异》云：广之容南好食水牛肉，或炮或炙，食讫即啜齑消之，调以姜、桂、盐、醋，腹遂不胀。圣齑如青苔状，乃牛肠胃中未化草也。

主食牛肉作胀，解牛肉毒（时珍）。

齝草：（音痴）疗反胃霍乱，小儿口噤风（时珍）。

时珍曰：牛齝治反胃噎膈，虽取象回噍之义，而沾濡口涎为多，故主疗与涎之功同。

附方：新四。

反胃噎膈：大力夺命丸：牛转草、杵头糠各半斤，糯米一升为末，取黄母牛涎和丸龙眼大，煮熟食之。入砂糖二两尤妙。《医学正传》

霍乱吐利：不止。用乌牛齝草一团，人参、生姜各三两，甜浆水一升半，煮汁五合服。（《刘涓子鬼遗方》）

小儿流涎：用牛噍草绞汁，少少与服。（《普济方》）

初生口噤：十日内者。用牛口齝草绞汁灌之。（《圣惠》）

鼻拳：（音卷。穿鼻绳木也）治消渴，煎汁服；或烧灰，酒服（时珍）。

草拳：烧灰，吹缠喉风，甚效。

附方：新一。

消渴牛鼻木二个（洗锉，男用牝牛，女用牡牛），人参、甘草各半两，大白梅十个。水四碗，煎三碗，热服甚妙。《普济方》

# 羖羊角

味咸，苦，温、微寒，无毒。主青盲，明目，杀疥虫，止寒泄，辟恶鬼虎狼，止惊悸。疗百节中结气，风头痛及蛊毒，吐血，妇人产后余痛，烧之杀鬼魅，辟虎狼。久服安心益气轻身。生河西川谷，取无时，勿使中湿，湿即有毒。菟丝为之使。

《唐本》注云：此羊角，以青羝为佳，余不入药用也。

臣禹锡等谨按《药性论》云：羖羊角，使。治产后恶血烦闷；烧灰酒服之。又主轻身，治小儿惊痫。又曰：青羊角，亦大寒。

《日华子》云：牯羊角，退热，治山瘴溪毒，烧之去蛇。

羊髓：味甘，温，无毒。主男女伤中，阴气不足，利血脉，益精气，以酒服之。

○青羊胆，主青盲，明目。《唐本》注云：羊胆疗疳，湿时行热熛疮，和醋服之良。臣禹锡等谨按《目翳通用药》云：青羊胆，平。《药性论》云：青羊肝服之明目，胆点眼中，主赤障白膜风泪，主解蛊毒。

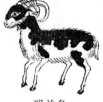

羖羊角

羊肺，补肺，主咳嗽。《唐本》注云：羊肺疗渴，止小便数。并小豆叶煮食之良。

羊心，止忧恚膈气。臣禹锡等谨按《日华子》云：心有孔者杀人。

羊肾，补肾气，益精髓。《唐本》注云：羊肾，合脂为羹，疗劳痢甚效。蒜齑食之一升疗癥瘕。

臣禹锡等谨按《日华子》云：肾，补虚耳聋，阴弱，壮阳益胃，止小便，治虚损盗汗。

○羊齿，主小儿羊痫寒热，三月三日取。

○羊肉，味甘，大热，无毒。主缓中，字乳余疾，及头脑大风，汗出虚劳寒冷，补中益气，安心止惊。

《唐本》注云：羊肉，热病差后食之发热杀人。

臣禹锡等谨按孟诜云：羊肉，温。主风眩，瘦病，小儿惊痫，丈夫五劳七伤，脏气虚寒。河西羊最佳，河东羊亦好。纵驱至南方，筋力自劳损，安能补益人。肚主补胃，小便数，以肥肚作羹食三五度差。

又云：羊肉，患天行及疟人食令发热，困重致死。《日华子》云：羊肉，治脑风并大风，开胃，肥健。头，凉，治骨蒸脑热，头眩，明目，小儿惊痫。脂，治游风并黑皯。

羊骨，热。主虚劳，寒中羸瘦。

○羊屎燔之，主小儿泄利，肠鸣惊痫。

陶隐居云：羖羊角，方药不甚用，其余皆入汤煎。羊有三四种，最以青色者为胜，次则乌羊，其羖羬①羊及庈中无角羊正可啖食之，为药不及都下者，其乳髓则肥好也。羊肝，不可合猪肉及梅子、小豆食之。伤人心、大病人。

《唐本》注云：羊屎煮汤下灌，疗大人小儿腹中诸疾，痟湿，大小便不通，烧之熏鼻，主中恶，心腹刺痛，熏疮，疗诸疮中毒，痔瘘等，骨蒸弥良。羊肝，性冷，疗肝风虚热，目赤闇无所见，生食子肝七枚神效。羊头疗风眩瘦疾，小儿惊痫。骨疗同。羊血，主女人中风，血虚闷，产后血晕闷绝者，生饮一升即活。今按：陈藏器本草云：羊乳，补虚，与小儿含之主口疮。不堪充药，为其膻故。羊五脏，补人五脏，肝主明目，薄切日干为末，和决明子、蓼子并炒香，捣筛为丸，每日服之去盲暗。皮作臛食之去风，屎烧灰沐发长黑，和雁肪涂头生发。

臣禹锡等谨按孟诜云：羊毛，醋煮裹脚治转筋。角灰，主鬼气，下血。

《日华子》云：牯羊粪烧灰理聤耳并署刺。

《图经》曰：羖羊角，出河西川谷，今河东陕西及近都州郡皆有之，此谓青羝羊也，余羊则不堪，取无时，勿使中湿，湿则有毒。羊齿骨及五脏皆温平而主疾。唯肉性大热，时疾初愈百日内不可食，食之当复发，及令人骨蒸也。羊屎方书多用，近人取以内鲫鱼腹中，瓦缶固济烧灰以涂髭发令易生而黑甚效。乳疗蜘蛛咬，遍身生丝者，生饮之即愈。刘禹锡《传信方》载其效云：贞元十一年，余至奚吏部宅坐，客有崔员外，因话及此，崔云：目击有人为蜘蛛咬，腹大如有妊，遍身生丝，其家弃之，乞食于道，有僧教吃羊乳，未几而疾平。胃主虚赢，张文仲有主久病瘦赢不生肌肉水气在胁下，不能饮食四肢烦热者，羊肉汤方：羊胃一枚，术一升，并切，以水二斗，煮取九升，一服一升，日三，三日尽，更作两剂，乃差。肉多入汤剂，胡洽羊肉汤疗寒劳不足，产后及身腹中有激痛方：当归四两，生姜五两，羊肉一斤，三味以水一斗二升煮肉取七升，去肉，内诸药煮取三升，一服七合，日三夜一。又有大羊肉汤，疗妇人产后大虚，心腹绞痛，厥逆，气息乏少，皆今医家通用者。又有青羊脂丸，主疰病相易者皆大方也。羊之种类亦多，而羖羊亦有褐色、黑、白色者，毛长尺余，亦谓之羖羭②羊，北人引大羊，以此羊为群首。又孟诜云：河西羊最佳，河东羊亦好。纵有驱至南方，筋力自劳损，安能补人。然今南方亦有数种羊，惟淮南州郡或有佳者，可亚大羊。江、浙羊都少味而发疾。闽、广山中出一种野羊，彼人谓之羚羊，其皮厚硬，不堪多食，肉颇肥软益人，兼主冷劳，山岚疟痢，妇人赤白下。然此羊多啖石香薷，故肠脏颇热，亦不宜多食也。谨按《本经》云：羊肉甘，而《素问》云：羊肉苦，两说不同。盖《本经》以滋味言，而《素问》以物性解。羊性既热，热则归火，故配于苦。麦与杏、薤性亦热，并同配于苦也。又下条有白马阴茎、眼、蹄、白马悬蹄、赤马蹄、齿、鬐头膏、鬐毛、心、肺、肉脯、头骨、屎、溺及牡狗阴茎、胆、心、脑、齿、四蹄、白狗血、肉、屎中骨，《本经》并有主治。惟白马茎、眼、悬蹄用出云中平泽者，余无所出州土。今医方多用马通，即马屎也，及狗胆，其余亦稀使，故但附见于此下。

《食疗》：角主惊邪，明目辟鬼，安心益气，烧角作灰治鬼气，并漏下恶血。羊肉，妊娠人勿多食。头肉，平，主缓中汗出虚劳，安心止惊，宿有冷病人患勿多食，主热风眩，痸疾，小儿痫，兼补胃虚损及丈夫五劳，骨热热病后，宜食羊头肉。肚主补胃病虚损，小便数，止虚汗。肝性冷，治肝风虚热，目赤暗痛。热病后失明者，以青羊肝或子肝薄切水浸敷之极效，生子肝吞之尤妙。主目失明，取羖羊肝一斤，去脂膜，薄切以未著水新瓦盆一口，揩令净，铺肝于盆中，置于炭火上令脂汁尽，候极干，取决明子半升，蓼子一合，炒令香为末，和肝杵之为末，以白蜜浆下方寸匕食后服之，日三，加至三匕止，不过二剂，目极明，一年服之妙，夜见文本并诸物。其羖羊即骨历羊是也。常患眼痛涩不能视物及看日光并灯火光不得者，取熟羊头眼睛中白珠子二枚，于细石上和枣汁研之，取如小麻子大，安眼睛上，仰卧，日二夜二，不过三四度差。羊心，补心肺，从三月至五月，其中有虫如马尾毛长二三寸已来，须割去之，不去令人痢。又取皮去毛煮羹，补虚劳，煮作臛食之，去一切风，治脚中虚风。羊骨，热，主治虚劳，患宿热人勿食。髓，酒服之补血，主女人风血虚闷。头中髓发风，若和酒服则迷人心，便成中风也。羊屎黑人毛发，主箭镞不出，粪和雁膏敷毛发落，三宿生。白羊黑头者勿食之，令人患肠痈，一角羊不可食，六月勿食羊，伤神。谨按：南方羊都不与盐食之，多在山中吃野草，或食毒草。若比羊一二年间亦不可食，食必病生尔，为其来南地，食毒草故也。若南地人食之即不忧也。今将北羊于南地养三年之后，犹亦不中食，何况于南羊能堪食乎，盖土地各然也。

《圣惠方》：治风心烦恍惚，腹中痛，或时闷绝而复苏：用羖羊角屑微炒，捣罗为散。不计时候，温酒调下一钱匕。

又方：治硫黄忽发气闷，用羊血服一合效。

《外台秘要》：崔氏疗伤寒，手足疼欲脱，取羊屎煮汁，以灌之差止。亦疗时疾，阴囊及茎热肿，亦可煮黄蘗等洗之，并除伤寒之疾。

又方：治小儿疳：羊胆二个，和浆水灌下部，猪胆亦得。

又方：救急，治天行后呕逆不下食，食入即出：取羊肝如食法作生淡食，不过三度即止。

又方：疗气瘰方：羊厌一具，去脂，含汁尽去之，日一具，七日含便差止。

《千金方》：疗尿床方：羊肚盛水令满，系两头，熟煮开取水顿服之即差。

又方：治目赤及翳，羊眼睛暴干为末，敷两目。又方：疗目晾晾：青羊肝，内铜器内煮，以面饼复面上，上钻两孔如人眼，止以目向上熏之，不过两度。

又方：治小儿口中涎出；取白羊屎内口中。

又方：治发不生，以羊屎灰淋取汁洗之，三日一洗，不过十度即生。

又方：治被打头青肿，帖③新羊肉于肿上。

又方：辟蛇法：蛇到烧杀羊角令有烟出，蛇即去矣。

又方：治木刺入肉中不出痛，取干羊屎烧灰，和猪脂调涂不觉自出。

又方：治卒惊悸，九窍血皆溢出，取新屠羊血，热饮二升差。

《肘后方》：治白秃，以羊肉如作脯法，炙令香，及热以搨上，不过三四日差。

又方：治眼暗，热病后失明，以羊胆敷之，旦暮时各一敷之。

又方：治误吞钉并箭、金针、钱等物，多食肥羊肉，肥脂，诸般肥肉等，自裹之，必得出。《外台秘要》同。

又方：疗面目身卒得赤斑，或痒或瘰子肿起，不即治之，日甚煞人；杀羊角烧为灰，研令极细，以鸡子清和涂之甚妙。

又方：疗面多奸黯，如雀卵色；以杀羊胆一枚，酒二升，合煮三沸，以涂拭之，日三度差。《经验后方》：治五劳七伤，阳气衰弱，腰脚无力，羊肾苁蓉羹法：羊肾一对，去脂膜，细切，肉苁蓉一两，酒浸一宿，刮去皱皮，细切相和作羹，葱白、盐五味等如常法事治，空腹食之。

《梅师方》：治产后余血攻心，或下血不止，心闷面青，身冷气欲绝：新羊血一盏饮之三两服妙。

又方：目暗黄昏不见物者，以青羊肝切，淡醋食之，煮亦佳。

《孙真人食忌》：羊蹄筋膜中珠子食之令人癫，羊一角者害人。

《食医心镜》：主风眩羸瘦，小儿惊痫，丈夫五劳，手足无力；羊头一枚，燖洗如法，蒸令热，切，以五味调和食之。又主肾劳损精竭；炮羊肾一双，去脂细切，于豉汁中以五味米糁如常法作羹食，作粥亦得。又脑中风，汗自出，白羊肉一斤，切如常法，调和腌腊食之。又治风胎瘦病，五劳七伤，虚惊悸，白羊头一枚，燖如食法，煮令及④熟，切，于豉汁中五味调和食之。又治脾胃气冷，食入口即吐出；羊肉半斤，去脂膜，切作生以蒜虀五辣酱醋，空腹食。又主下焦虚冷，小便数，瘦兼无力；羊肺一具，细切，内少羊肉作羹食之，煮粥亦得。又主下焦虚冷，脚膝无力，阳事不行，补益羊肾一个熟煮和半大两炼成乳粉，空腹食之甚有效。又益肾气强阳道；白羊肉半斤，去脂膜，切作生以蒜虀食之，三日一度，甚妙。又主肾脏虚冷，腰脊转动不得；羊脊骨一具嫩者槌碎烂煮，和蒜虀空腹食之，兼饮酒少许妙。又理目热赤痛如隔纱縠⑤，看物不分明，宜补肝气益精；青羊肝一具，细起薄切，以水洗漉出沥干，以五味酱醋食之。又理风眩瘦疾及小儿惊痫，兼丈夫五劳七伤；羊头一枚，治如食法，煮令熟作鲙以五辣酱醋食之。

《兵部手集》：疗无故呕逆酸水不止，或吐三五口食后如此方：羊屎十颗，好酒两合，煎取一合，顿服即愈。如未定更服，看大小加减服之。六七岁即五颗。

《子母秘录》：疗产后寒热，心闷极胀百病：羖羊角烧末酒服方寸匕，未产⑥再服。

《姚和众》：治小孩食土方：候市人合时，买市中羊肉一斤，以绳系之，令人著地拽至家，以水洗，炒炙依料与儿吃，如未吃食即煮汁喂。

《礼记》：羊冷毛而毳⑦膻不可食。

《周成王》：人献四角羊。

《丹房镜源》羊脂柔银软铜，羖羊角缩贺贺锡也。《衍义》曰：羖羊角，出陕西河东，谓之粘剃羊，尤狠健，毛最长而厚，此羊可入药，如要食，不如无角白大羊。《本草》不言者亦有所遗尔。又同、华之间，有卧沙细肋，其羊有角似羖羊，但低小，供馔在诸羊之上。张仲景治寒疝用生姜羊肉汤服之无不验。又一妇人产当寒月，寒气入产门，脐下胀满，手不敢犯，此寒疝也。医将治之以抵当汤，谓其有瘀血，尝教之曰：非其治也，可服张仲景羊肉汤，少减水，二服遂愈。

现注：

①羺：（nǎi 乃）羺（nòu 耨），古指胡羊，一种卷毛羊，似为绵羊类。

②羖剃：（lì 厉）羊，黑色长毛公羊。

③帖：同贴。

④及：将及熟。

⑤縠：（hú 胡），绉纱类丝织物。

⑥未产：或为未除之意，即未愈。

⑦毳：（cuì 脆），鸟兽的细毛。

按：羖羊角为雄性山羊或绵羊的角。综合功能明目，除青盲，止寒泄，止惊悸，舒百节，散结节，祛头风头痛，止血。安心益气。临床以羖羊角治疗头痛，亦可用于高热惊痫等用羚羊角之症。眼底出血，炎性渗出白内障等。也可用于贫血、肿瘤等。文中所述羊肉可用当归羊肉汤治诸虚损症。

时珍曰：《说文》云：羊字象头角足尾之形。孔子曰：牛羊之字，以形似也。董子云：羊，祥也。故吉礼用之。牡羊曰羖，曰羝；牝羊曰牂，曰羘，白曰羒，黑曰羭，多毛曰羖剃，胡羊曰羬羺，无角曰羝曰羳。去势曰羯。羊子曰羔，羔五月曰羜（音柱）六月曰羍，七月曰羜（音达），未卒岁曰羜（音兆）。《内则》胃之柔毛，又谓少牢。《古今注》谓之长髯主簿云。

时珍曰：生江南者为吴羊，头身相等而毛短。生秦晋者为夏羊，头小身大而毛长。土人二岁而剪其毛，以为毡物，谓之绵羊。广南英州一种乳羊，食仙茅，极肥，无复血肉之分，食之甚补人。诸羊皆孕四月而生。其目无神，其肠薄而萦曲。在畜属火，故易繁而性热也。

在卦属兑，故外柔而内刚也。其性恶湿喜燥，食钩吻而肥，食仙茅而肪，食仙灵脾而淫，食踯躅而死。物理之宜忌，不可测也。契丹以其骨占灼，谓之羊卜，亦有一灵耶。其皮极薄，南番以书字，吴人以画采为灯。时珍曰：热病及天行病、疟疾病后食之，必发热致危。妊妇食之，令子多热。白羊黑头、黑羊白头、独角者，并有毒，食之生痈。《礼》曰羊泠毛而毳者膻。又曰煮羊以杏仁或瓦片则易糜，以胡桃则不臊，以竹䉛则助味。中羊毒者，饮甘草汤则解。铜器煮之，男子损阳，女子绝阴。物性之异如此，不可不知。汪机曰：反半夏、菖蒲。同荞面、豆酱食，发痼疾。同醋食，伤人心。

李杲曰：羊肉有形之物，能补有形肌肉之气。故曰补可去弱，人参、羊肉之属。人参补气，羊肉补形。凡味同羊肉者，皆补血虚，盖阳生则阴长也。时珍曰：按《开河记》云：隋大总管麻叔谋病风逆，起坐不得。炀帝命太医令巢元方视之。曰：风入腠理，病在胸臆。须用嫩肥羊蒸熟，掺药食之，则瘥。如其言，未尽剂而痊。自后每杀羊羔，同杏酪、五味日食数枚。观此则羊肉补虚之功，益可证矣。

附方：新十六。

产后带下：产后中风，绝孕，带下赤白：用羊肉二斤，香豉、大蒜各三升，水一斗三升，煮五升，纳酥一升，更煮三升，分温三服。（《千金方》）

崩中垂死：肥羊肉三斤，水二斗，煮一斗三升，入生地黄汁二升，干姜、当归各三两，煮三升，分四服。（《千金方》）

补益虚寒：用精羊肉一斤，碎白石英三两，以肉包之，外用荷叶裹定，于一石米下蒸熟，取出去石英，和葱、姜作小馄饨子。每日空腹，以冷浆水吞一百枚，甚补益。（《外台》）

骨蒸久冷：羊肉一斤，山药一斤，各烂煮研如泥，下米煮粥食之。（《饮膳正要》）

骨蒸传尸：用羊肉一拳大（煮熟），皂荚一尺（炙），以无灰酒一升，铜铛内煮三五沸，去滓，入黑饧一两。令病患先啜肉汁，乃服一合，当吐虫如马尾，为效。（《外台》）

虚寒疟疾：羊肉作饼，饱食之，更饮酒暖卧取汗。燕国公常见有验。（《集验方》）

虚冷反胃：羊肉去脂作生，以蒜薤空腹食之，立效。（《外台》）

壮胃健脾：羊肉三斤切，粱米二升同煮，下五味作粥食。（《饮膳正要》）

老人膈痞：不下饮食。用羊肉四两（切），白面六两，橘皮末一分，姜汁搜如常法，入五味作食，每日一次，大效。（《多能鄙事》）

胃寒下痢：羊肉一片，莨菪子末一两和，以绵裹纳下部。二度瘥。（《外台》方）

身面浮肿：商陆一升，水二斗，煮取一斗，去滓；羊肉一斤（切）入内煮熟，下葱、豉、五味调和如臛法，食之。（《肘后方》）

腰痛脚气：木瓜汤：治腰膝疼痛，香港脚不仁。羊肉一脚，草果五枚，粳米二升（即胡豆）半升，木瓜二斤，取汁，入砂糖四两，盐少许，煮肉食之。（《正要》）

消渴利水：羊肉一脚，瓠子六枚，姜汁半合，白面二两，同盐、葱炒食。（《正要》）

妇人无乳：用羊肉六两，獐肉八两，鼠肉五两，作啖之。（崔氏）

伤目青肿：羊肉煮熟，熨之。（《圣济总录》）

头蹄：震亨曰：羊头、蹄肉，性极补水。水肿人食之，百不一愈。

附方：新三。

老人风眩：用白羊头一具，如常治，食之。五劳七伤：白羊头、蹄一具净治，更以稻草烧烟，熏令黄色，水煮半熟，纳胡椒、荜茇、干姜各一两，葱、豉各一升，再煮去药食。日一具，七日即愈。（《千金》）

虚寒腰痛：用羊头、蹄一具，草果四枚，桂一两，生姜半斤，哈昔泥一豆许，胡椒煮食。（《正要》）

皮：湿皮卧之，散打伤青肿；干皮烧服，治蛊毒下血（时珍）。

脂：生脂：止下痢脱肛，去风毒，妇人产后腹中绞痛（思邈）。熟脂：主贼风痿痹飞尸，避瘟气，止劳痢，润肌肤，杀虫治疮癣。入膏药，透肌肉经络，彻风热毒气。（时珍）

附方：新十三。

下痢腹痛：羊脂、阿胶、蜡各二两，黍米二升，煮粥食之。（《千金》）

妊娠下痢：羊脂如棋子大十枚，温酒一升，投中顿服，日三。（《千金》）

虚劳口干：《千金》：用羊脂一鸡子大，淳酒半升，枣七枚，渍七日食，立愈。《外台》：用羊脂鸡子大，纳半斤酢中一宿，绞汁含之。卒汗不止：牛、羊脂，温酒频化，服之。（《外台》）

脾横爪赤：煎羊脂摩之。（《外台》）

产后虚羸：令人肥白健壮。羊脂二斤，生地黄汁一斗，姜汁五升，白蜜三升，煎如饴。温酒服一杯，日三。（《古今录验》）

妇人阴脱：煎羊脂频涂之。（《广利方》）

发背初起：羊脂、猪脂切片，冷水浸贴，热则易之。数日瘥。（《外台》）

牙齿疳䘌：黑羊脂、莨菪子等分，入杯中烧烟，张口熏之。（《千金方》）

小儿口疮：羊脂煎薏苡根涂之。（《活幼心书》）

豌豆如疥：赤黑色者。煎青羊脂摩之。（《千金方》）

赤丹如疥：不治杀人。煎青羊脂摩之，数次愈。（《集验》）

血：时珍曰：按夏子益《奇疾方》云：凡猪、羊血久食，则鼻中毛出，昼夜长五寸，渐如绳，痛不可忍，摘去复生。惟用乳石、硇砂等分为丸。空心，临卧各一服，水下十丸，自落也。热饮一升，治产后血攻，下胎衣，治卒惊九窍出血，解莽草毒、胡蔓草毒，又解一切丹石毒发（时珍。出《延寿》诸方）。

时珍曰：《外台》云：凡服丹石人，忌食羊血十年，一食前功尽忘。此物能制丹砂、水银、轻粉、生银、砂、砒霜、硫黄、乳石、锺如、空青、曾青、云母石、阳起石、孔公等毒。凡觉毒发，刺饮一升即解。又服地黄、何首乌诸补药者，亦忌之。《岭表录异》言其能解胡蔓草毒。羊血解毒之功用如此，而本草并不言及，诚缺文也。

附方：新五。

衄血一月：不止。刺羊血热饮即瘥。（《圣惠》）

大便下血：羊血煮熟，拌醋食，最效。（吴球《便民食疗》）

食菹吞蛭：蛭啖脏血，肠痛黄瘦。饮热羊血一二升，次早化猪脂一升饮之，蛭即下也。（《肘后方》）

误吞蜈蚣：刺猪、羊血灌之，即吐出。昔有店妇吹火筒中有蜈蚣入腹，店妇仆地，号叫可畏。道人刘复真用此法而愈。（《三元延寿书》）

妊娠胎死：不出，产后诸疾狼狈者。刺羊血热饮一小盏，极效。（《圣惠方》）

脑：入面脂手膏，润皮肤，去皯黯，涂损伤、丹瘤、肉刺。（时珍）

附方：新二。

发丹如瘤：生绵羊脑，同朴硝研，涂之。(《瑞竹堂方》)

足指肉刺：刺破，以新酒酢和羊脑涂之，一合愈。(《古今录验》)

髓：主男子女人伤中，阴阳气不足，利血脉，益经气，以酒服之(《别录》)

却风热，止毒。久服不损人（孙思邈）。润肺气，泽皮毛，灭瘢痕（时珍。《删繁》治肺虚毛悴，酥髓汤中用之）。

附方：新五。

肺痿骨蒸：炼羊脂、炼羊髓各五两煎沸，下炼蜜及生地黄汁各五合，生姜汁一合，不住手搅，微火熬成膏。每日空心温酒调服一匙，或入粥食。(《饮膳正要》)

目中赤翳：白羊髓敷之。(《千金》)

舌上生疮：羊胫骨中髓，和胡粉涂之，妙。(《圣惠》)

白秃头疮：生羊骨髓，调轻粉搽之。先以泔水洗净。一日二次，数日愈。(《经验方》)

痘痂不落：痘疮痂不落，灭瘢方：用羊骨髓（炼）一两，轻粉一钱，和成膏，涂之。(陈文中方)

心：附方新一。心气郁结：羊心一枚，咱夫兰（即回回红花）三钱，浸玫瑰水一盏，入盐少许，徐徐涂心上，炙熟食之，令人心安多喜。(《正要》)

肺：主伤中，补不足，去风邪（思邈）。通肺气，利小便，行水解蛊（时珍）

附方：新六。

久嗽肺痿：作燥。羊肺汤：用羊肺一具洗净，以杏仁、柿霜、真豆粉、真酥各一两，白蜜二两，和匀，灌肺中，白水煮食之。(葛可久方)

咳嗽上气：积年垂死。用莨菪子（炒）、熟羊肺（切曝）等分为末，以七月七日醋拌。每夜不食，空腹服二方寸匕，粥饮下。隔日一服。(《千金》)

水肿尿短：青羊肺一具，微炸切曝为末，莨菪子一升，以三年色，捣烂，蜜丸梧桐子大。食后麦门冬饮服四丸，日三。小便大利，佳。(《千金》)

渴利不止：羊肺一具，入少肉和盐、豉作羹食。不过三具愈。(《普济》)

解中蛊毒：生羊肺一具割开，入雄黄、麝香等分，吞之。(《济生方》)

鼻中息肉：羊肺散：用干羊肺一具，白术四两，肉苁蓉、通草、干姜、芎各二两，为末。食后米饮服五分匕，加至方寸匕。(《千金方》)

肾：治肾虚消渴。（时珍）

时珍曰：《千金》《外台》《深师》诸方，治肾虚劳损，消渴脚气，有肾沥汤方甚多，皆用羊肾煮汤煎药。盖用为引向，各从其类也。

附方：新六。

虚损劳伤：羊肾一枚，术一升，水一斗，煮九升，服一升，日三。(《肘后方》)

肾虚腰痛：《千金》：用羊肾去膜，阴干为末。酒服二方寸匕，日三。《正要》：治猝腰痛。羊肾一对，咱夫兰一钱，玫瑰水一盏浸汁，入盐少许，涂抹肾上，徐徐炙熟，空腹食之。

老人肾硬：治老人肾脏虚寒，内肾结硬，虽服补药不入。用羊肾子一对，杜仲（长二寸，阔一寸）一片，同煮熟，空心食之。令人内肾柔软，然后服补药。(《鸡峰备急方》)

胁破肠出：以香油抹手送入，煎人参、枸杞子汁温淋之。吃羊肾粥十日，即愈。《危氏》

羊石子（即羊外肾也）　主肾虚精滑（时珍。《本事》金锁丹用之）。

肝：思邈曰：合生椒食，伤人五脏，最损小儿。合苦笋食，病青盲。妊妇食之，令子多厄。

时珍曰：按倪维德《原机启微》集云：羊肝，肝与肝合，引入肝经。故专治肝经受邪之病。今羊肝丸治目有效，可征。

汪机曰：按《三元延寿书》云：凡治目疾，以青羊肝为佳。有人年八十余，瞳子瞭然夜读细字。云别无服药，但自小不食畜兽肝耳。或以本草羊肝明目而疑之。盖羊肝明目他肝则否。凡畜兽临杀之时，忿气聚于肝。肝之血不利于目，宜矣。

附方：新十一。

小儿赤眼：羊肝切薄片，井水浸贴。（《普济》）

不能远视：羊肝一具，去膜细切，以葱子一勺，炒为末，以水煮熟，去滓，入米煮粥食。（《多能鄙事》）

牙疳肿痛：羖羊肝一具煮熟，蘸赤石脂末，任意食之，（《医林集要》）

虚损劳瘦：用新猪脂煎取一升，入葱白一握煎黄，平旦服。至三日，以枸杞一斤，水三斗煮汁，入羊肝一具，羊脊膂肉一条，曲末半斤，着葱、豉作羹食。（《千金方》）

休息痢疾：五十日以上，或一二年不瘥，变成痔，所下如泔淀者：用生羊肝一具切丝，入三年醋中吞之。心闷则止，不闷更服。一日勿食物。或以姜、薤同食亦可（《外台》）

小儿痢疾：青羊肝一具，薄切水洗，和五味、酱食之。（《集简方》）

妇人阴䘌：作痒。羊肝纳入引虫。（《集简方》）

胆：治诸疮，能生人身血脉（思邈）。同蜜蒸九此，点赤风眼，有效（朱震亨）。

时珍曰：肝开窍于目，胆汁减则目暗。目者，肝之外候，胆之精华也。故诸胆皆治目病。《夷坚志》载：二百味草花膏：治烂弦风赤眼，流泪不可近用羖羊胆一枚，入蜂蜜于内蒸之，候干研为膏。每含少许，并点之。一日泪止，二日肿消，三日痛定。盖羊食百草，蜂采百花，故有二百花草之名。又张三丰真人碧云膏：腊月取羖羊胆十余枚，以蜜装满，纸套笼住，悬檐下，待霜出扫下，点之神效也。

附方：新四。

大便秘塞：羊胆汁灌入即通。（《千金》）

目为物伤：羊胆一枚，鸡胆三枚，鲤鱼胆二枚，和匀，日日点之。（《圣惠方》）

产妇面𪖨：产妇面如雀卵色。以羊胆、猪胰、细辛等分，煎三沸。夜涂，旦以浆水洗之。（《录验》）

代指作痛：崔氏云：代指乃五脏热注而然。刺热汤中七度，刺冷水中。又复如此三度，即以羊胆涂之，立愈甚效。（《外台方》）

胃：思邈曰：羊肚和饭饮久食，令人多唾，喜吐清水，成反胃，作噎病。

主胃反，止虚汗，治虚羸，小便数，作羹食，三五瘥（思邈）。

附方：新六。

久病虚羸：不生肌肉，水气在胁下，不能饮食，四肢烦热者。用羊胃一枚（切），白

术一升（切），水二斗，煮九升，分九服，日三。不过三剂瘥。（张文仲方）

补中益气：羊肚一枚，羊肾四枚，地黄三两，干姜、昆布、地骨皮各二两，白术、桂心、人参、浓朴、海藻各一两五钱，甘草、秦椒各六钱，为末，同肾入肚中，缝合蒸熟，捣烂晒为末。酒服方寸匕，日二。（《千金》）

中风虚弱：羊肚一具，粳米二合，和椒、姜、豉、葱作羹食之。（《正要》）

胃虚消渴：羊肚烂煮，空腹食之。（《古今录验》）

项下瘰疬：用羊烧灰，香油调敷。蛇伤手肿：新剥羊肚一个（带粪），割一口，将手入浸，即时痛止肿消。

脬：主下虚遗溺。以水盛入，炙熟，空腹食之，四五次愈（孙思邈）。

胰：主润肺燥，诸疮疡，入面脂，去皯黵，泽疾肤，灭瘢痕。

附方：新三。

远年咳嗽：羊胰三具，大枣百枚，酒五升，渍七日，饮之。（《肘后方》）

妇人带下：羊胰一具，以酢洗净，空心食之，不过三次。忌鱼肉滑物，犯之即死。（《外台》）

痘疮瘢痕：羊胰二具，羊乳一升，甘草末二两，和匀涂之。明旦，以猪蹄汤洗去。（《千金》）

舌：主补中益气(《正要》)

用羊舌二枚（熟），羊皮二具（洗净煮软），羊肾四枚（熟），蘑菰一斤（洗净）、糟姜（四两），各切如甲叶，肉汁食之。

靥：主气瘿（时珍）。时珍曰：按古方治瘿多用猪、羊靥，亦述类之义，故王荆公《瘿诗》有“内疗烦羊靥”之句。然瘿有五：气、血、肉、筋、石也。夫靥属肺，肺司气。故气瘿之证，服之或效。他瘿恐亦少力。

附方：新二。

项下气瘿：《千金》：用羊靥七枚（阴干），海藻、干姜各二两，桂心、昆布、逆流水边柳须各一两，为末，蜜丸芡子大。每含一丸，咽津。《杂病治例》：用羊靥、猪靥各二枚，昆布钱（洗，焙），牛蒡子（炒）四钱。上为末，捣二靥和，丸弹子大。每服一丸，含化咽汁。

睛：主目赤及翳膜。曝干为末，点之（时珍出《千金》）。

筋：主尘物入目，熟嚼纳中，仰卧即出(《千金翼》)。

羖羊角：附方：新七。

气逆烦满：水羊角烧研，水服方寸匕。（《普济方》）

吐血喘咳：青羊角（炙焦）二枚，桂末二两，为末。每服一（同上）水泄多时：羊角一枚，白矾末填满，烧存性为末。每新汲水服二钱。（《圣惠方》）

小儿痫疾：羊角烧存性，以酒服少许。（《普济》）

赤秃发落：羊角、牛角烧灰等分，猪脂调敷。（《普济》）

打仆伤痛：羊角灰，以砂糖水拌，瓦焙焦为末。每热酒下二钱，仍揉痛处。（《简便》）

脚气疼痛：羊角一副，烧过为末，热酒调涂，以帛裹之，取汗，永不发也。

头骨：时珍曰：按张景阳《七命》云：耶溪之铤，赤山之精。销以羊头，镤以锻成。

注云：羊头骨能销铁也。

脊骨：主补肾虚，通督脉，治腰痛下痢（时珍）。

附方：新八。

老人胃弱：羊脊骨一具捶碎，水五升，煎取汁二升，入青粱米四合，煮粥常食。（《食治方》）

老人虚弱：白羊脊骨一俱锉碎，水煮取汁，枸杞根一斗，水五斗，煮汁一斗五升，合汁同骨煮至五升，去骨，瓷盒盛之，每以一合，和温酒一盏调服。《多能鄙事》

肾虚耳聋：羖羊脊骨一具（炙研），磁石（醋淬七次）、白术、黄、干姜（炮）、白茯苓各一两，桂三分。为末。每服五钱，水煎服。（《普济》）

虚劳白浊：羊骨为末，酒服方寸匕，日三。（《千金》）

小便膏淋：羊骨烧研，榆白皮煎汤，服二钱。（《圣惠方》）

洞注下痢：羊骨灰，水服方寸匕。（《千金方》）

疳疮成漏：脓水不止：用羊羔儿骨不拘多少，入藏瓶内，盐泥固济，过研末，每用末五钱，入麝香、雄黄末各一钱。填疮口。三日外必和。《总微论》尾骨：主益肾明目，补下焦虚冷（《正要》）。

附方：新一。

虚损昏聋：大羊尾骨一条，水五碗，煮减半，入葱白五茎，荆芥一握，陈皮一两，面三两，煮熟，取汁搜面作索饼，同羊肉四两煮熟，和五味食。（《多能鄙事》）

胫骨：（音行。亦作骱）又名骶骨，胡人名颇儿必，入药煅存性用。

脾弱，肾虚不能摄精，白浊，除湿热，健腰脚，固牙齿，去𫘛瘤，治误吞铜钱（时珍）。

杲曰：齿者，骨之余，肾之标，故牙疼用羊胫骨以补之。时珍曰：羊胫骨灰可以磨镜，羊头骨可以消铁，故误吞铜钱者用之，取其相制也。按：张景阳《七命》云：耶溪之铤，赤山之精，销一羊头，镆以煅成。注云：羊头骨可以消铁也。又《名医录》云：汉上张成忠女七八岁，误吞金锁子一只，胸膈痛不可忍，忧惶无措。一银匠炒末药三钱，米饮服之，次早大便取下。叩求其方，乃羊胫灰一物耳。谈野翁亦有此方，皆巧哲格物究理之妙也。

附方：新十一。

擦牙固齿：《食鉴》：用火羊胫骨为末，入飞盐二钱，同研匀，日用。又方：烧白羊胫骨灰一两，升麻一两，黄连五钱，为末，日用。濒湖方：用羊胫骨（烧过）、香附子（烧黑）各一两，青盐（过）、生地黄（烧黑）各五钱，研用。湿热牙疼：用羊胫骨灰二钱，白芷、当归、牙皂、青盐各一钱。为末，擦之。（东垣方）

脾虚白浊：过虑伤脾，脾不能摄精，遂成此疾。以羊胫骨灰一两，姜制浓朴末二两，面糊丸梧桐子大。米饮下百丸，日二服。一加茯苓一两半。（《济生方》）

虚劳瘦弱：用颇儿必四十枚，以水一升，熬减大半，去滓及油，待凝任食。（《正要》）

筋骨挛痛：用羊胫骨，酒浸服之。月水不断：羊前左脚胫骨一条，纸裹泥封令干，赤，入棕榈灰等分。每服一钱，温酒服之。𫘛瘤丑陋：治人面体黧黑，皮厚状丑。用羖羊胫骨为末，鸡子白和敷，且以白粱米泔洗之。三日如素，神效。（《肘后》）

误吞铜钱：羊胫骨烧灰，以煮稀粥食，神效。（《谈野翁方》）

咽喉骨鲠：羊胫骨灰，米饮服一钱。（《普济》）

须：主：小儿口疮，螺尿疮，烧灰和油敷（时珍。出《广济》）。

附方：新二。

香瓣疮：生面上耳边，浸淫水出，久不愈。用羊须、荆芥、干枣肉各二钱，烧存性，入轻粉半钱。每洗拭，清油调擦。二三次必愈。口吻疮：方同上。

溺：主伤寒热毒攻手足，肿痛欲断。以一升，和盐、豉捣，渍之。（时珍）

屎：时珍曰：制粉霜。附方新十六。痄痢欲死：新羊屎一升，水一升，渍一夜，绞汁顿服，日午乃食。极重者，不过三服瘥。（《总录》）

反胃呕食：羊粪五钱，童子小便一大盏，煎六分，去滓，分三服。（《圣惠》）

小儿流涎：心气疼痛：不问远近。以山羊粪七枚，油头发一团，烧灰酒服。永断根。（孙氏《集效方》）

妊娠热病：青羊屎研烂涂脐，以安胎气。（《外台秘要》）

时疾阴肿：囊及茎皆热肿。以羊屎、黄柏煮汁洗之。（《外台》）

疔疮恶肿：青羊屎一升，水二升，渍少时，煮两沸，绞汁一升，顿服。（《广济方》）

里外臁疮：羊屎烧存性，研末，入轻粉涂之。（《集要》）

痘风疮证：羊屎烧灰，清油调，敷之。（《全幼心鉴》）

小儿头疮：羊粪煎汤洗净，仍以雄羊粪烧灰，同屋上悬煤炒为末，清油调涂。（《普济》）

头风白屑：乌羊粪煎汁洗之。（《圣惠》）

发毛黄赤：羊屎烧灰，和腊猪脂涂之，日三夜一，取黑乃止。（《圣惠方》）

反花恶疮：鲫鱼一个去肠，以羖羊屎填满，烧存性。先以米泔洗过，搽之。瘰疬已破：羊屎（烧）五钱，杏仁（烧）五钱，研末，猪骨髓调搽。水湿浸淫：新羊屎绞汁涂之。干者烧烟熏之。（《圣济总录》）

雷头风病：羊屎焙研，酒服二钱。（《普济方》）

慢脾惊风：活脾散：用羊屎二十一个（炮），丁香一百粒，胡椒五十粒，为末。每服半钱，用六年东日照处壁土煎汤调下。（《普济方》）

羊胲子：（乃羊腹内草积块也）主反胃。存性，每一斤入枣肉、平胃散末一半，和匀。每服一钱，空心沸汤调下。（叶氏《摘玄》）

大尾羊：时珍曰：羊尾皆短，而哈密及大食诸番有大尾羊。细毛薄皮，尾上旁广，重一二十斤，行则以车载之。《唐书》谓之灵羊，云可疗毒。胡羊：《方国志》云：大食国出胡羊。高三尺余，其尾如扇。每岁春月割取脂，再缝合之，不取则胀死。叶盛《水东日记》云：庄浪卫近雪山，有饕羊。土人岁取其脂，不久复满。

洮羊：出临洮诸地，大者重百斤。郭义恭《广志》云：西域驴羊，大如驴。即此类也。

辈（此思切）羊：出西北地，其皮蹄可以割漆。封羊：其背有肉，封如驼，出凉州郡县，亦呼为驼羊。地生羊：出西域。刘郁《出使西域记》：以羊脐种于土中，溉以水，闻雷而生，脐与地连。及长，惊以木声，脐乃断，便能行啮草。至秋可食，脐内复有种，名肿垄羊。（段公路《北户录》）云：大秦国有地生羊，其羔生土中，国人筑墙围之。脐与地连，割之则死。但走马击鼓以骇之，惊鸣脐绝，便逐水草。吴策《渊颖集》云：西域地生羊，以胫骨种土中，闻雷声，则羊子从骨中生。走马惊之，则脐脱也。其皮可为褥。一云：漠北人种羊角而生，大如兔而肥美。三说稍异，未知果种何物也。当以刘说为是，然亦神矣。造化之妙，微哉！

羵羊：土之精也，其肝土也，有雌雄，不食，季桓子曾掘土得之。又千岁树精，亦为青羊。

黄羊：释名：羱羊（音烦）、茧耳羊。时珍曰：羊腹带黄，故名。或云幼稚曰黄，此羊肥小故也。《尔雅》谓之羱，出西番也。其耳甚小，西人谓之茧耳。时珍曰：黄羊出关西、西番及桂林诸处。有四种，状与羊同，但低小细肋，腹下带黄色，角似羖羊，喜卧沙地。生沙漠，能走善卧，独居而尾黑者，名黑尾黄羊，生野草内，或群至数十者，名曰黄羊。生临洮诸处，甚大而尾似獐、鹿者，名洮羊。其皮皆可为衾褥。出南方桂林者，则深褐色，黑脊白斑，与鹿相近也。

肉：甘，温，无毒。《正要》云：煮汤少味。脑不可食。主补中益气，治劳伤虚寒（时珍。出《正要》）

髓：主补益功同羊髓（《正要》）

## 牡狗阴茎

味咸，平，无毒。主伤中阴痿不起，令强热大生子，除女子带下十二疾。一名狗精。六月上伏取，阴干百日。

臣禹锡等谨按《日华子》云：犬阴，治绝阳及妇人阴痿。

胆　主明目，痂疡恶疮。臣禹锡等谨按《鼻衄血通用药》云：狗胆，平。《药性论》云：狗胆亦可单用，味苦，有小毒。主鼻齆，鼻中息肉。孟诜云：胆去肠中脓水。又白犬胆和通草、桂为丸服，令人隐形。青犬尤妙。《日华子》云：胆主扑损瘀血，刀箭疮。

心　主忧恚气，除邪。臣禹锡等谨按《日华子》云：心治狂犬咬，除邪气风痹，疗鼻衄及下部疮。

脑　主头风痹，下部䘌疮，鼻中息肉。

齿　主癫痫寒热，卒风痱，伏日取之。臣禹锡等谨按《癫痫通用药》云：狗齿，平。《日华子》云：齿理小儿客忤，烧入用。

○头骨　主金疮止血。臣禹锡等谨按《金疮通用药》云：狗头骨，平。《蜀本》云：余骨主补虚，小儿惊痫，止下痢。

《药性论》云：狗头骨，使。烧灰为末，治久痢劳痢，和干姜、莨菪焦炒见烟为丸，白饮空心下十丸极效。

《日华子》云：头骨烧灰用亦壮阳，黄者佳。

四脚蹄，煮饮之下乳汁。臣禹锡等谨按《下乳汁通用药》云：狗四足，平。

白狗血，味咸，无毒。主癫疾发作。臣禹锡等谨按《癫痫通用药》及《药对》云：白狗血温。《日华子》云：血补安五脏。

○肉　味咸酸，温。主安五脏，补绝伤，轻身益气。臣禹锡等谨按孟诜云：犬肉益阳事，补血脉，厚肠胃，实下焦，填精髓。不可炙食，恐成消渴。但和五味煮，空腹食之。不与蒜同食，必顿损人，若去血则力少不益人，瘦者多是病，不堪食。《日华子》云：犬肉，暖，无毒。补胃气，壮阳，暖腰膝，补虚劳，益气力。

　　屎中骨　主寒热，小儿惊痫。陶隐居云：白狗、乌狗入药用。白狗骨烧屑疗诸疮瘘及妒乳痈肿。黄狗肉，大补虚不及牡者，牡者父也，又呼为犬，言脚上别有一悬蹄者是也。白狗血合白鸡肉、白鹅肝、白羊肉、乌鸡肉、蒲①子羹等皆病人不可食。犬春月目赤鼻燥欲狂獝者不宜食。

　　《唐本》注云：《别录》云，狗骨灰，主下痢生肌，敷马疮。乌狗血，主产难横生，血上抢心者。下颌骨，主小儿诸痫。阴卵，主妇人十二疾，为灰服之。毛主产难。白狗屎主疔疮，水绞汁服，主诸毒不可入口者。

　　今按：陈藏器本草云：狗王②黄色者肉温补，宜腰肾，起阳道。骨煎为粥，热补令妇人有子。乳汁主青盲，取白犬生子目未开时乳汁注目中，疗十年盲，狗子目开即差。胆涂恶疮，肾主妇人产后肾劳如疟者。妇人体热用猪肾体冷，即用犬肾。肝心主狂犬咬，以敷疮上。屎主瘰疬彻骨痒者，当烧作灰涂疮勿令病者知。又屎和腊月猪脂敷瘘疮，又敷溪毒疔肿出根。颈下毛，主小儿夜啼，绛袋盛，系著儿两手。狗肝主脚气攻心，作生姜醋进之当泄，先泄勿服之。

　　臣禹锡等谨按《药对》云：屎中骨平。《日华子》云：犬黄者，大补益，余色微补。古言薯蓣凉而能补，犬肉暖而不补，虽有此言，服终有益，然奈秽甚，不食者众。

　　《图经》：文具杀羊角条下。

　　《唐本》余：牡狗阴茎并同白狗血，主女人生子不出。内酒中服之，主下痢卒风痱。伏日取之主补虚，小儿惊痫，止下痢。

　　《食疗》：牡狗阴茎，补髓，肉温主五脏补七伤五劳，填骨髓，大补益气力。空腹食之，黄色牡者上，白黑色者次，女人妊娠勿食。又上伏日采胆，以酒调服之，明目去眼中脓水。又主恶疮痂痒，以胆汁敷之止。胆敷恶疮能破血，有中伤因损者，热酒调半个服，瘀血尽下。又犬伤人，杵生杏仁人封之差。比来去血食之，却不益人也。肥者血亦香美，即何要去血，去血之后都无效矣。犬自死舌不出者食之害人，九月勿食犬肉，伤神。

　　《圣惠方》：治眼痒急赤涩，用犬胆汁注目中。

　　又方：治附骨疽及鱼眼疮，用狗头骨烧烟熏之。又方：治妇人赤白带下，久不止，用狗头烧灰为细散，每日空心及食前温酒调下一钱匕。《外台秘要》：疗食鱼肉等成癥结在腹并诸毒气方；狗粪五升烧末之，绵裹，酒五升渍，再宿取清，分十服，日再，以后日三服使尽，随所食癥结即便出矣。

　　又方：疗腰痛：取黄狗皮，炙裹腰痛处，取暖彻为度，频即差也。徐伯玉方同。

　　又方：治马鞍疮，狗牙灰酢和敷之。又五月五日取牡狗粪，烧灰数敷之良。

　　又方：治发背神验：牡狗白粪半升，觉欲作肿时以暖水一升绞取汁，分再服，仍以滓敷上，每日再为之，差止。

　　《千金翼方》：治产后烦闷不能食：白犬骨一味，烧研，以水服方寸匕。

　　《葛氏方》：治久下痢，经时不止者，此成休息，疗之取犬骨炙令黄焦，捣饮服方寸匕，日三服即愈。又方：治小儿卒得痫，刺取白犬血一黍③许，含之，又涂身上。

　　又方：疗猘犬咬人，仍杀所咬犬取脑敷之后不复发。《百一方》：鬼击之病，得之无渐，卒著如刀刺状，胸胁腹内绞急，切痛不可抑按或即吐血衄血下血，一名鬼排；断白犬头，取热血一升饮之。

又方：卒得病疮，常对在两脚涂白犬血立愈。《经验方》：治血气搊④撮不可忍者，黑狗胆一个，半干半湿，割开以篦子排丸如绿豆大，蛤粉滚过，每服五丸，烧生铁淬酒下，其痛立止。

《经验后方》：治妇人产后血不定，奔四肢并违堕：狗头骨灰，以酒调下二钱匕，甚效。

《梅师方》：食郁肉漏脯中毒，烧犬屎末酒服方寸匕（《圣惠方》同）。

又方：治热油汤火烧疮，痛不可忍：取狗毛细剪，以烊胶和毛敷之，至疮落渐差。

《食医心镜》：治脾胃冷弱，肠中积冷，胀满刺痛；肥狗肉半斤，以米盐豉等煮粥频吃一两顿。又方，下痢，脐下切痛；狗肝一具，洗，细切；米一升，稀调煮粥，空腹点三两合，蒜吃，椒葱盐酱任性著之。又治浮肿小便涩少；精肥狗肉五斤，熟蒸，空腹服之。又主气水鼓胀浮肿，狗肉一斤，细切，和米煮粥，空腹吃，作羹臛吃亦佳。

《子母秘录》：疗小儿桃李鲠，狗头煮汤，摩头上差。《杨氏产乳》：妊娠不得食狗肉，令儿无声。《魏志》：河内太守刘勋女病左膝疮痒，华佗视之，以绳系犬后足不得行，断犬腹取胆向疮口，须臾有虫若蛇从疮上出，长三尺，病愈。

《丹房镜源》：白狗粪煮锡。

现注：

①蒲：(pú 蒲)，赌博。

②王：通旺。

③黍：古酒器名，一黍盛三升。

④搊：(chōu 抽)，弹拨。

按：狗阴茎，为犬科雄狗阴茎。综合功能补伤中，强阴、止带下。补骨髓。狗头骨治附骨疽。陶隐居云：白狗骨烧屑疗诸疮瘘及妒乳痛肿。故狗骨可治各类骨破坏性病，如骨结核，骨髓炎，骨无菌坏死等。如今无虎骨，狗骨亦值倡用。

时珍曰：狗，叩也。吠声有节，如叩物也。或云为物苟且，故谓之狗，韩非云"蝇营狗苟"是矣。卷尾有悬蹄者为犬，犬字象形，故孔子曰：视犬字如画狗。齐人名地羊。俗又讳之以龙，称狗有乌龙、白龙之号。许氏《说文》云：多毛曰，长喙曰猃（音敛），短喙曰猲（音歇），去势曰猗，高四尺曰獒，狂犬曰猘（音折）。生一子曰獉曰獬，二子曰狮，三子曰㺢。

时珍曰：狗类甚多，其用有三：田犬长喙善猎，吠犬短喙善守，食犬体肥供馔。凡本草所用，皆食犬也。犬以三月而生，在畜属木，在卦属艮，在禽应娄星。豺见之跪，虎食之醉，犬食番木鳖则死，物性制伏如此。又辽东有鹰背狗，乃鹰产三卵，一鹰一雕一犬也。以禽乳兽，古所未闻。详见雕条。又有老木之精，状如黑狗而无尾，名曰彭侯，可以烹食。无情化有情，精灵之变也。

思邈曰：白犬合海鲉食，必得恶病。时珍曰：鲉，小鱼也。道家以犬为地厌，不食之。凡犬不可炙食，令人消渴。妊妇食之，令子无声。热病后食之，杀人。服食人忌食。九月勿食犬，伤神。瘦犬有病，猘犬发狂，自死犬有毒，悬蹄犬伤人，赤股而躁者气臊，犬目赤者，并不可食。

肉：宜肾（思邈）。

震亨曰：世言犬能治劳损阳虚之疾，然人病多是阴虚。若阳果虚，其死甚易，亦安能措手哉。时珍曰：脾胃属土，喜暖恶寒。犬性温暖，能治脾胃虚寒之疾。脾胃温和，而腰肾受荫矣。若素常气壮多火之人，则宜忌之。丹溪独指阴虚立愈诸虚证，有黄犬肉丸，药多不载。

附方：新六。

戊戌酒：大补元气。用黄犬肉一只，煮一伏时，捣如泥，和汁拌炊糯米三斗，入曲如常酿酒。候熟，每旦空心饮之。（《养老方》）

戊戌丸：治男子、妇人一应诸虚不足，骨蒸潮热等证。用黄童子狗一只，去皮毛肠肚同外肾，于砂锅内用酒醋八分，水二升，入地骨皮一斤，前胡、黄芪、肉苁蓉各四两，同煮一日。去药，再煮一夜。去骨，再煮肉如泥，擂滤。入当归末四两，莲肉、苍术末各一斤，厚朴、橘皮末十两，甘草末八两，和杵千下，丸梧桐子大。每空心盐酒下五七十丸十丸。（《乾坤秘韫》）

虚寒疟疾：黄狗肉煮臛。入五味，食之。

卒中恶死：破白狗拓心上，即活。（《肘后方》）

痔漏有虫：《铃方》：用狗肉煮汁，空腹服，能引虫也。危氏：用熟犬肉蘸浓蓝汁，空心食，七日效。

血：时珍曰：黑犬血灌蟹烧之，集鼠。

热饮，治虚劳吐血，又解射罔毒。点眼，治痘疮入目。又治伤寒热病发狂见鬼及鬼击病，辟诸邪魅（时珍）。

时珍曰：术家以犬为地厌，能禳辟一切邪魅妖术。按：《史记》云：秦时杀狗磔四门以御灾，《风俗通义》云：今人杀白犬血题门以辟不祥，则自古已然矣。又《华佗别传》云：琅琊有女子，右股病疮，痒而不痛，愈而复作。佗取稻糠色犬一只系马，马走五十里，乃断头向痒处合之。须臾一蛇在皮中动，以钩引出，长三尺许，七日而愈。此亦怪证，取狗之血腥，以引其虫耳。

附方：新三。

热病发狂：伤寒、时气、温病六七日，热极发狂，见鬼欲走。取白狗从背破取血，乘热摊胸上，冷乃去之。此治垂死者亦活。无白犬，但纯色者亦可。（《肘后方》）

卒得病疮：常时生两脚间。用白犬血涂之，立愈。（《肘后方》）

疔疮恶肿：取白犬血频涂之，有效。（《肘后》）

心血：主心痹心痛。取和蜀椒末，丸梧桐子大。每服五丸，日五服。（时珍）

乳汁：赤秃发落，频涂甚妙。（时珍）

附方：新二。

拔白：白犬乳涂之。（《千金》）

断酒：白犬乳，酒服。（《千金》）

脂并胰：主：手足皴皲。入面脂，去黚黯。柔五金。（时珍）

脑：主猘犬咬伤，取本犬脑敷之，后不复发。（时珍出《肘后》）。

附方：新一。

眉发火瘢：不生者。蒲灰，以正月狗脑和敷，日三，则生。（《圣惠方》）

涎：主诸骨鲠、脱肛，及误吞水蛭（时珍）。

附方：新三。

诸骨鲠咽：狗涎频滴骨上，自下。（仇远《稗史》）

大肠脱肛：狗涎抹之，自上也。（《扶寿精方》）

误吞水蛭：以蒸饼半个，绞出狗涎，吃之。连食二三，其物自散。（《德生堂方》）

肾：时珍曰：《内则》"食犬去肾"，为不利人也。

肝：时珍曰：按沈周《杂记》云：狗肝色如泥土，臭味亦然。故人夜行土上则肝气动，盖相感也。又张华《物类志》云：以狗肝和土泥灶，令妇妾孝顺。则狗肝应土之说相符矣。

附方：新一。

心风发狂：黄石散：用狗肝一具批开，以黄丹、硝石各一钱半，研匀擦在肝内，用麻缚定，水一升煮熟。细嚼，以本汁送下。（《杨氏家藏》）

胆：鼎曰：上伏日采胆，酒服之

附方：新七。

肝虚目暗：白犬胆一枚，萤火虫二七枚，阴干为末，点之。（《圣惠》）

目中脓水：上伏日采犬胆，酒服之。（《圣济总录》）

聘耳出脓：用狗胆一枚，枯矾一钱，调匀。绵裹塞耳内，三四次即瘥。（《奇效良方》）

拔白换黑：狗胆汁涂之。（《千金》）

反胃吐食：不拘丈夫妇人老少，远年近日。用五灵脂末，黄狗胆汁和，丸龙眼大。每服一丸，好酒半盏磨化服。不过三服，即效。（《本事》）

痞块疟疾：五灵脂（炒烟尽）真阿魏（去砂研）等分，用黄雄狗胆汁和，丸黍米大。空心津咽三十丸。忌羊肉、醋、面。《简便》

赤白下痢：腊月狗胆一百枚，每枚入黑豆充满，麝香少许。每服一枚，赤以甘草，白以干姜汤送下。（《奇效良方》）

皮：腰痛，炙热黄狗皮裹之，频用取瘥，烧灰，治诸风。（时珍）

时珍曰：淮南万毕术云：黑犬皮毛烧灰扬之，止天风。则治风之意，有取乎此也。

毛：烧灰汤服一钱，治邪疟。尾：烧灰敷犬伤。齿：磨汁，治犬痫，烧研醋和，敷发背及马鞍疮。同人齿烧灰汤服，治痘疮倒陷，有效（时珍）。

头骨：治痈疽恶疮，解颅，女人崩中带下。

附方：新十。

小儿久痢：狗头烧灰，白汤服。（《千金》）

小儿解颅：黄狗头骨炙为末，鸡子白和，涂之。（《直指》）

赤白久痢：腊月狗头骨一两半（烧灰），紫笋茶（末）一两，为末。每服二钱，米饮下。（《圣惠方》）

打损接骨：狗头一个，烧存性为末。热醋调涂，暖卧。（《卫生易简》）

痈疽疔毒：狗头骨灰、芸苔子等分，为末，醋和敷之。（《千金》）

恶疮不愈：狗头骨灰同黄丹末等分，敷之。（《寿域方》）

长肉生肌：老狗头脑骨（瓦炒）二两，桑白皮一两，当归二钱半。为末。麻油调敷。（《直指》）

鼻中息肉：狗头灰方寸匕，苦丁香半钱，研末吹之，即化为水。或同砂少许，尤妙。

（《朱氏集验》）

梦中泄精：狗头鼻梁骨烧研，卧时酒服一钱。头风白屑：作痒。狗头骨烧灰，淋汁沐之。（《圣惠方》）

骨：烧灰，米饮日服，治休息久痢。猪脂调，敷鼻中疮（时珍）。

屎：烧灰止心腹痛，解一切毒（时珍）。

时珍曰：狗屎所治诸病，皆取其解毒之功耳。

附方：新五。

小儿霍乱：卒起者：用白狗屎一丸，绞汁服之。心痛欲死：狗屎炒研，酒服二钱，神效。劳疟瘴疟：久不愈：用白狗粪烧灰，发前冷水服二钱。（《圣惠方》）

月水不调：妇人产后，月水往来，乍多乍少。白狗粪烧末，酒服方寸匕，日三服。（《千金》）

疗疮恶肿：牡狗屎（五月五日取）烧灰涂敷，数易之。又治马鞍疮，神验。（《圣惠》）

屎中粟：主：噎膈风病，痘疮倒陷，能解毒也。（时珍）

附方：新二。

噎膈不食：黄犬干饿数日，用生粟或米干饲之。俟其下粪，淘洗米粟令净，煮粥，入薤白一握，泡熟去薤，入沉香末二钱食之。（《永类钤方》）

痘疮倒黡：用白狗或黑狗一只，喂以生粟米。候下屎，取未化米为末，入麝香少许，新汲水服二钱。（《保幼大全》）

# 羚羊角

味咸、苦，寒。微寒，无毒。主明目益气，起阴去恶血注下，辟蛊毒恶鬼不祥，安心气，常不魇寐。疗伤寒时气寒热，热在肌肤，温风注毒伏在骨间，除邪气惊梦狂越，僻谬及食噎不通，久服强筋骨，轻身起阴益气，利丈夫。生石城山川谷及华阴山，采无时。

陶隐居云：今出建平、宜都诸蛮中及西域。多两角，一角者为胜，角甚多节蹙蹙圆绕。别有山羊角极长，惟一边有节，节亦疏大，不入药用。《尔雅》名羱[①]羊，而羌夷云只此名羚羊角，甚能陟峻，短角者乃是山羊尔。亦未详其正。

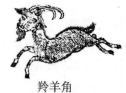

羚羊角

《唐本》注云：《尔雅》云：羚大羊，羊如牛大，其角堪为鞍桥，一名羱羊，俗名山羊或名野羊，善闻至死。又有山驴，大如鹿，皮堪靴用，有两角，角大小如山羊角，前言其一边有蹙文又疏慢者是此也。陶不识，谓山羊，误矣。二种并不入药，而俗人亦用山驴角者。今用细如人指，长四五寸，蹙纹细者，南山商淅间大有，今出梁州、直州、洋州亦贡之。

今按：陈藏器本草云：羚羊角，主溪毒及惊悸烦闷，卧不安，心胸间恶气毒，瘰疬。肉主蛇咬恶疮。山羊、山驴、羚羊，三种相似，医工所用但信市人，遂令汤丸或致乖舛。且羚羊角有神，夜宿取角挂树不着地，但取角弯中深锐紧小犹有挂痕者即是真，慢无痕者非，作此分别余无它异。真角耳边听之集集鸣者良。陶云一角者谬也。

臣禹锡等谨按《药性论》云：羚羊角，臣，味甘。能治一切热毒风，攻注中恶毒风，卒死昏乱不识人，散产后血冲心烦闷，烧末酒服之。主小儿惊痫，冷山瘴，能散恶血。烧灰治噎塞不通。孟诜云：羚羊，比人多食，南人食之免为蛇虫所伤和五味子炒之投酒中经宿饮之，治筋骨急强中风。又角主中风筋挛，附骨疼痛，生摩和水涂肿上及恶疮良。又卒热闷，屑作末研和少蜜服，亦治热毒痢及血痢。

《图经》曰：羚羊角，出石城山谷及华阴山。今秦、陇、龙、蜀、金、商州山中皆有之，戎人多捕得来货，其形似羊也。青而大，其角长一二尺，有节如人手指握痕，又至坚劲，今入药者皆用此角。谨按《尔雅》云：麢②，大羊。羱③，如羊。郭璞注云：麢，似羊而大，角圆锐，好在山崖间。羱似吴羊而大角，角椭，出西方。许慎注《说文解字》云：麢，大羊而细角。陶隐居以角多节，蹙蹙圆绕者为羚羊而角极长，惟一边有节，节亦疏大者为山羊。山羊即《尔雅》所谓羱羊也。唐注以一边有蹙文又疏慢者为山驴角，云时人亦用之。又以细如人指长四五寸蹙文细者为堪用。陈藏器云：羚羊夜宿以角挂木不着地，但取角弯中深锐紧小犹有挂痕者是。观今市货者与《尔雅》所谓羱羊，陶注所谓山羊，唐注所谓山驴大都相似。今人相承用之，以为羱羊，其细角长四五寸，如人指，多节蹙蹙园绕者，其间往往弯中有磨角成痕处，京师极多，详本草及诸家所出，此乃是真羱羊，而世多不用，不知其所以然者何也。又陈藏器谓真角耳边听之集集鸣者良。今牛羊诸角但杀之者听之皆有声，不必专羚角也。自死角则无声矣。

《雷公》：凡所用亦有神羊角，其神羊角长有二十四节，内有天生木胎，此角有神力，可抵千牛之力也。凡修事之时，勿令单用，不复有验，须要不拆元对，以绳缚之，将铁错子错之，旋旋取用，勿令犯风，错未尽处须三重纸裹，恐力散也。错得了即单捣，捣尽背风头重筛过，然入药中用之，若更研万匝了用之更妙，免刮人肠也。

《食疗》：伤寒热毒下血，末服之即差，又疗疝气。《外台秘要》：治噎：羚羊角屑，不挽④多少，自在末之，饮服方寸匕，亦可以角摩噎上良。《千金方》：疗产后胸闷不识人，汗出；羚羊角烧末，以东流水服方寸匕，未差再服。

《肘后方》：血气逆心烦满：烧羚羊角若水羊角末，水服方寸匕。

《子母秘录》：治胸胁痛及腹痛热满：烧羚羊角末，水服方寸匕。

又方：治小儿洞下痢，羊角中骨，烧末饮服方寸匕。

《产宝》：令易产，羚羊角一枚，刮尖为末，以酒调方寸匕。

《衍义》曰：羚羊角，今皆取有挂痕者。陈藏器取耳边听之集集鸣者良，亦强出此说，未尝遍试也。今将他角附耳皆集集有声，不如有挂痕一说尽矣。然多伪为之，不可不察也。

现注：

①羱：(yuán 原)，一种野羊，角大后弯。

②麢：下原有与羚同三字注音。

③羱：下原有音元二字注音。

④挽：原文为不挽多少，现说"不拘多少"。

按：羚羊角，为牛科动物赛加羚羊等之角。综合功能明目益气，起阴去恶血，安心气，祛时疫寒热，退肤热，强筋骨，利丈夫，通噎。临床以羚羊角治眼目诸疾，高热惊风，高血压脑病，各类高热等。可用羚羊角粉冲服。文中所记羚羊为多种羚羊角，并不唯今之赛加羚羊，定赛加羚羊为药用羚羊不知起自何时。

羚羊（俗）、麢羊（音铃）、时珍曰：按王安石《字说》云：鹿则比类，而环角外向以自防；麢则独栖，悬角木上以远害，可谓灵也。故字从鹿，从灵省文。后人作羚。许慎《说文》云：麢，山羊也，大而细角。《山海经》作𪊨，云：状如羊而马尾。（费信《星槎胜览》）云：阿丹国羚羊，自胸中至尾，垂九块，名九尾羊。时珍曰：羚羊似羊，而青色毛粗，两角短小；𪎋羊似吴羊，两角长大；山驴，驴之身羚之角，但稍大而节疏慢耳。陶氏言羚羊有一角者，而陈氏非之。按《寰宇志》云：安石山出羚羊，一角极坚，能碎金刚石。则羚固有一角者矣。金刚石出西域，状如紫石英，百炼不消，物莫能击；惟羚羊角扣之，则自然冰泮也。又貘骨伪充佛牙，物亦不能破，用此角击之即碎，皆相畏耳。羚羊皮，西人以作座褥。

平肝舒筋，定风安魂，散血下气，辟恶解毒，治子痫痉疾。（时珍）

时珍曰：羊，火畜也，而羚羊则属木，故其角入厥阴肝经甚捷，同气相求也。

肝主木，开窍于目；其发病也，目暗障翳，而羚羊角能平之。肝主风，在合为筋；其发病也，小儿惊痫，妇人子痫，大人中风搐搦，及筋脉挛急，历节掣痛，而羚角能舒之。魂者，肝之神也；发病则惊骇不宁，狂越僻谬，魇寐卒死，而羚角能安之。血者，肝之藏也；发病则瘀滞下注，疝痛毒痢，疮肿，产后血气，而羚角能散之。相火寄于肝胆，在气为怒；病则烦懑气逆，噎塞不通，寒热及伤寒伏热，而羚角能降之。羚之性灵，而筋骨之精在角；故又能辟邪恶而解诸毒，碎佛牙而烧烟走蛇虺也。《本经》《别录》甚着其功，而近俗罕能发扬，惜哉！

附方：新四。

堕胎腹痛，血不出：羚羊角烧灰三钱，豆淋酒下。（《普济》）

遍身赤丹：羚羊角烧灰，鸡子清和，涂之，神效。（《外台》）

赤瘢如疮：瘙痒，甚则杀人。羚羊角磨水，摩之数百遍为妙。（《肘后方》）

山岚瘴气：羚羊角末，水服一钱。（《集简方》）

肺：主水肿鼓胀，小便不利（时珍）。时珍曰：羚羊肺本草不收。《千金翼》载太医山连治韦司业水肿葶苈丸用之，盖取其引药入肺，以通小便之上源也。其方用羚羊肺一具，沸汤微炸过，曝干为末。葶苈子一升，用三年醋浸一伏时，蒸熟捣烂和，丸梧桐子大。每用四丸，麦门冬汤食后服，候口中干、妄语为验。数日小便大利，即瘥。无羚羊，以青羊肺代之亦可。

胆：主面上皯黯，如雀卵色，以酒二升，同煮三沸，涂四五次良（时珍）。

附方：新一。

面皯：羚羊胆、牛胆各一枚，醋二升，同煮三沸，频涂之。《外台》鼻：炙研，治五尸遁尸邪气（时珍。《外台》方中用之）。

山驴：时珍曰：《南史》云：滑国出野驴，有角。《广志》云：驴羊似驴。《山海经》云：晋阳悬瓮之山、女几之山、荆山、纶山，并多𪋉。郭璞注云：𪋉即羭也，似驴而岐蹄，马尾，角如羚羊，一名山驴。俗人亦用其角以代羚羊。又《北山经》云：太行之山，有兽名𪊨状如羚羊，而四角马尾，有距善旋，其鸣自叫。此亦山驴之类也。

𪎋羊：时珍曰：羊之在原野者，故名。吴瑞曰：山羊似羚羊，色青。其角有挂痕者为羚羊，无者为山羊。时珍曰：山羊有二种：一种大角盘环，肉至百斤者；一种角细者，

《说文》谓之莧羊（音桓）。陆氏云：羱羊状如驴而群行，其角甚大，以时堕角，暑天尘露在上，生草戴行。故《代都赋》云：羊养草以盘桓。

疗筋骨急强、虚劳，益气，利产妇，不利时疾人（吴瑞）。

# 犀　角

味苦，酸咸，寒，微寒，无毒。主百毒蛊疰，邪鬼瘴气，杀钩吻鸩羽蛇毒，除邪，不迷惑魇寐。疗伤寒温疫头痛寒热诸气。久服轻身。骏健。生永昌山谷及益州。松脂为之使，恶藋菌、雷丸。陶隐居云：今出武陵、交州、宁州诸远山。犀有二角，以额上者为胜。又有通天犀角上有一白缕，直上至端，此至神验，或云是水犀角，出水中。《汉书》所云骇鸡犀者，以置米中，鸡皆惊骇不敢啄。又置屋中，乌鸟不敢集屋上。又云通天犀者，夜露不濡，以此知之，凡犀见成物皆被蒸煮不堪入药，惟生者为佳。虽是犀片，亦是已经煮炙，况用屑乎。又有牸犀，其角甚长，文理亦似犀，不堪药用。

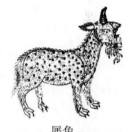

犀角

《唐本》注云：牸是雌犀，文理细腻，斑白分明，俗谓班犀，服用为上，然充药不如雄犀也。

今按：陈藏器本草云：犀肉主诸蛊，蛇兽咬毒，功用劣于角。《本经》有通天犀，且犀无水陆二种，并以精粗言之。通天者，脑上角千岁者长且锐，白星彻端，能出气，通天则能通神，可破水骇鸡，故曰通天。《抱朴子》曰：通天犀，有白理如线者以盛米，鸡即骇矣。其真者刻为鱼衔入水，水开三尺。其鼻角一名奴角，一名食角。臣禹锡等谨按陈藏器云：《尔雅》云：兕[①]，似牛，一角。犀似豕，三角。复云多似象，复如豕，三角。陶据《尔雅》而言，不知三角之误也。又曰：雌者是兕而形不同，未知的实。

《药性论》云：牸[②]犀角，君，味甘，有小毒。能辟邪精鬼魅，中恶毒气，镇心神，解大热，散风毒，能治发背痈疽疮肿化脓，作水主疗时疾热如火，烦闷，毒入心中，狂言妄语。

《日华子》云：犀角，味甘辛。治心烦，止惊安五脏，补虚劳，退热消痰，解山瘴溪毒，镇肝明目，治中风失音，热毒风，时气发狂。

《图经》曰：犀角，出永昌山谷及益州，今出南海者为上，黔蜀者次之。犀似牛，猪首大腹庳[③]脚，脚有三蹄色黑，好食棘，其皮每一孔皆生三毛，顶一角，或云两角，或云三角。谨按郭璞《尔雅》注云：犀三角，一在顶上，一在额上，一在鼻上，鼻上者即食角也，小而不椭[④]。亦有一角者。《岭表录异》曰：犀有二角，一在额上为兕犀，一在鼻上为胡帽犀。牸犀亦有二角，皆为毛犀。而今人多传一角之说，此数种俱有粟文，以文之粗细为贵贱。角之贵者，有通天花纹，犀有此角必自恶其影，常饮浊水，不欲照见也。其文理绝好者则有百物之形，或云犀之通天者是其病，理不可知也。文有倒插者，有正插者，有腰鼓插者。其倒插者一半已下通，正插者一半已上通，腰鼓插者中断不通。其类极多，足为奇异，故波斯呼象牙为白暗，犀角为黑暗，言难识别也。犀中最大者堕罗犀，一株有重七八斤者，云是牸犀，额角其花多作撒豆斑，色深者堪带胯[⑤]，斑散而色浅者但可作器皿耳。或曰兕是犀之雌者，未知的否。凡犀入药者，有黑、白两种，以黑者为胜，其角尖又胜。方书多言生犀，相承谓未经水火中过者是。或谓不然，盖犀有捕得杀而取者为生犀，有得其蜕角者为退犀，亦犹用鹿角法耳。唐相段文昌门下医人吴士皋，因职于南海，见舶主言，海人取犀牛之法，先于山路多植木如猪羊栈，其犀以前脚直常依木而息，多年植木烂，犀忽倚之，即木折犀倒，久不能起，因格杀而取其角。又云：犀每自退角，必培土埋之，海人知处，即潜作木寓角而易之，再三，不离其处，时复有得者。若直取之，则犀去于别山退藏不可寻也。未知今之取犀角果如此否？

《海药》：谨按《异物志》云：山东海水中，其牛乐闻丝竹，彼人动乐，牛则出来，以此采之。有鼻角、顶角，鼻角为上。大寒，无毒。主风毒攻心，毰毸[6]热闷，拥毒赤痢，小儿麸豆，风热惊痫，并宜用之。凡犀屑了，以纸裹于怀中良久，合诸色药物绝为易捣。又按：通天犀，胎时见天上物命过，并形于角上，故云通天犀也。欲验于月下以水盆映则知通天矣。《正经》[7]云是山犀，少见水犀。《五溪记》云：山犀者，食于竹木，小便即竟日不尽，夷獠家以弓矢而采，故曰黔犀。又刘孝摽言：犀堕角，里人以假角易之，未委虚实。

《雷公》曰：凡使勿用奴犀、牸犀、病水犀、孕子犀、下角犀、浅水犀、无润犀。要使乌黑肌粗皱、坼裂光润者上。凡修治之时，错其屑入臼中，捣令细，再入钵中研万匝，方入药中用之。妇人有妊勿服，能消胎气。凡修治一切角，大忌盐也。

《食疗》：此只是山犀牛，未曾见人得水犀。取其角，此两种者，功亦同也。其生角，可烧成灰，治赤痢，研为末，和水服之。又主卒中恶心痛，诸饮食中毒及药毒热毒，筋骨中风，心风烦闷皆差。又以水磨取汁与小儿服治惊热。鼻上角尤佳。肉微温，味甘无毒。主瘴气百毒，蛊疰邪鬼，食之入山林不迷失其路，除客热头痛及五痔，诸血痢。若食过多令人烦，即取麝香少许和水服之即散也。

《圣惠方》：治雉肉作臛食之吐下，用生犀角末，方寸匕，新汲水调下即差。

《外台秘要》：服药过剂及中毒烦闷欲死，烧犀角末水服方寸匕。

《千金方》：有蠼螋虫尿人影著处，便令人体病疮，其状如粟粒累累一聚渗[8]痛，身中忽有处燥痛如芒刺，亦如刺虫所螫后细疮癗作丛如茱萸子状也，四畔赤，中央有白脓如黍粟，亦令人皮急，举身恶寒壮热，极者连起竟[9]腰、胁、胸也。治之法，初得磨犀角涂之，止。

《肘后方》：卧忽不寤，若火照之则杀人，但痛啮其踵又足拇指甲际，而多唾其面即活。犀角枕佳，或以青木香内枕中并带。

《广利方》：治孩子惊痫不知人，迷闷嚼舌，仰目者；犀角末半钱匕，水二大合服之，立效。

《抱朴子》：郑君言：但习闭气至千息，久久则能居水中一日许，得真通天犀角三寸以上者，刻为鱼，衔之入水水常为开方三尺，可得气息水中。又通天犀赤理如綖[10]，自本彻末，以角盛米著地，群鸡不敢啄，而辄惊，故南人名为骇鸡犀。是故有虫毒之乡，于他家饮食即以角搅之，白沫竦[11]起即为有毒，无沫即无毒也。

《朝野金[12]载》：鸩食水处有犀牛不濯角，其水物食之必死，为鸩食蛇之故也。

《晋·温峤》：过牛渚矶，水深不可测，世云其下多怪物，峤遂爇[13]犀角而照之，须臾见水族覆火奇形异状，或乘马车著赤衣者。峤其夜梦人谓己曰：与君幽明自别，何意相照也？意甚恶之，未旬而卒。

《太平广记》：通天犀为之骇鸡犀，以角煮毒药为汤皆生白沫，无复毒势。

《李司封》：宗易尝云：石驸马保吉知陈州，其州廨⑭一皆新之，每毁旧屋则坐于下风，尘自分去，人皆惊怪之，盖其所服带辟尘犀也。

《归田录》：人气粉犀。

《衍义》曰：犀角凡入药，须乌色，未经汤水浸煮者，故曰生犀。川犀及南犀纹皆细，乌犀尚有显纹者露，黄犀纹绝少，皆不及西番所出，纹高两脚显也。物像黄外黑者为正，透物像黑外黄者为倒透，盖以乌为正，以形象肖物者为贵。既曰通犀，又须纹头显黄黑分明，透不脱，有两脚滑润者为第一。鹿取茸，犀取尖，其精锐之力尽在是矣。犀角尖磨服为佳，若在汤散则屑之。西蕃⑮者佳。

现注：

①兕：（sì 寺），古称一种犀类。

②牯：（gǔ 古），雌性。

③庳脚：原刻为痹，为误刻，应为庳，矮，短之意。

④椭：下原有音堕二字注音。

⑤胯：古时革带上饰物。

⑥氉：（mào 冒），氉：（sǎo 扫），烦躁。

⑦《正经》无《正经》之书，疑为对《本经》之尊称，或是对某正本之尊称。因其他章节亦有《正经》二字出现。

⑧渗：（qīn 侵），意同浸。

⑨竟：意同尽。

⑩綖：（yán 延），意同线。

⑪竦：（sǒng 耸），意同耸。

⑫佥：（qiān 千），众为，同签。

⑬燬：（huǐ 毁），烈火。

⑭廨：（xiè 谢），官署。

⑮蕃：前面用西番，后面用西蕃，原文如此。可通用。

按：犀角，为犀科动物印度犀等多种犀之角。综合功能消痉气，祛蛊毒，杀鸩毒。祛温疫，退寒热，解诸毒。临床以犀角治高烧出血，温病发斑。血液病，白血病，贫血等。入清热凉血药中。

时珍曰：犀字，篆文象形。其牸名兕，亦曰沙犀。《尔雅翼》云：兕与牸字音相近，犹羖之为牯也。大抵犀、兕是一物，古人多言兕，后人多言犀，北音多言兕，南音多言犀，为不同耳。详下文。《梵书》谓犀曰竭伽。时珍曰：犀出西番、南番、滇南、交州诸处。有山犀、水犀、兕犀三种，又有毛犀似之。山犀居山林，人多得之；水犀出入水中，最为难得。并有二角，鼻角长而额角短。水犀皮有珠甲，而山犀无之。兕犀即犀之牸者，亦曰沙犀，只有一角在顶，纹理细腻，斑白分明，不可入药。盖牯角纹大，而牸角纹细也。洪武初，九真曾贡之，谓之独角犀，是矣。陈藏器谓犀无水陆，郭璞谓犀有三角，苏颂谓毛犀为牯犀，皆出讹传，今并正之。毛犀即犛牛也，见本条。犀角纹如鱼子形，谓之粟纹。纹中有眼，谓之粟眼。黑中有黄花者为正透，黄中有黑花者为倒透，花中复有花者为重透，并名通犀，乃上品也；花如椒豆斑者次之；乌犀纯黑无花者为下品。其通天夜视有光者，名夜明犀，故能通神开水，飞禽走兽见之皆惊。又《山海经》有白犀，白色；《开元遗事》有辟寒犀，其色如金，交趾所贡，冬月暖气袭人；《白孔六帖》有辟暑犀，唐文宗得之，夏月能清暑气；《岭表录异》有辟尘犀，为簪梳带胯，尘不近身；《杜阳编》有蠲忿犀，云为带，令人蠲去忿怒，此皆稀世之珍，故附见之。张元素曰：苦、酸，寒，阳中之阴也。入阳明经。时珍曰：升麻为之使。恶乌头、乌喙。

磨汁，治吐血、衄血、下血，及伤寒畜血，发狂谵语，发黄发斑，痘疮稠密，内热黑陷，或不结痂，泻肝凉心，清胃解毒（时珍）。

时珍曰：犀角，犀之精灵所聚，足阳明药也。胃为水谷之海，饮食药物必先受之，故犀角能解一切诸毒。五脏六腑，皆禀气于胃，风邪热毒，必先干之。故犀角能疗诸血，及惊狂斑痘之证。《抱朴子》云：犀食百草之毒，及众木之棘，所以能解毒。凡蛊毒之乡，有饮食，以此角搅之，有毒则生白沫涌起，无毒则否。以之煮毒药，则无复毒势也。《北户录》云：凡中毒箭，以犀角刺疮中，立愈。由犀食百毒棘刺也。昔温峤过武昌牛渚矶，下多怪物。峤然犀角照之，而水族见形。《淮南万毕术》云：犀角辟邪不惑，于此益可见矣。

附方：新七。

吐血不止：似鹅鸭肝。用生犀角、生桔梗各二两为末。每酒服二钱。（《总录》）

中忤中恶：鬼气。其证或暮夜登厕，或出郊外，蓦然倒地，厥冷握拳，口鼻出清血，须臾不救，似乎尸厥，但腹不鸣，心腹暖尔。勿移动，令人围绕，烧火打鼓，或烧苏合香、安息香、麝香之类，候醒乃移动。用犀角五钱，麝香、朱砂各二钱五分，为末。每水调二钱服，即效。（华佗方）痘疮稠密：不拘大人小儿。生犀，于涩器中，新汲水磨浓汁，冷冻饮料服之。（《钱氏小儿方》）

消毒解热：生犀角尖，磨浓汁，频饮之。（同上）

服药过剂：犀角烧末，水服方寸匕。（《外台》）

瘭疽毒疮：喜着十指，状如代指，根深至肌，能坏筋骨，毒瓦斯入脏杀人。宜烧铁烙之，或灸百壮，日饮犀角汁取瘥。（《千金方》）

山岚瘴气：犀角磨水服之，良。（《集简方》）

下痢鲜血：犀角、地榆、生地黄各一两，为末，炼蜜丸弹子大。每服一丸，水一升，煎五合，去滓温服。（《圣惠方》）

# 虎　骨

主除邪恶气，杀鬼疰毒，止惊悸，主恶疮鼠瘘，头骨尤良。

臣禹锡等谨按《鬼疰尸疰及恶疮通用药》并《药对》云：虎骨，平。《药性论》云：虎骨，臣。杀犬咬毒。味辛微热，无毒。治筋骨毒风挛急，屈伸不得，走疰疼痛。主尸疰腹痛，治温疟疗伤寒温气。膏主狗啮疮。爪，辟恶魅。肉，主恶心欲呕，益气力。

陶隐居云：俗方热食虎肉坏人齿，信自如此。虎头作枕辟恶魇，以置户上辟鬼，鼻悬户上令生男，骨杂朱画符疗邪，须，疗齿痛，爪以悬小儿臂辟恶鬼。

《唐本》注云：《别录》云：屎主恶疮，其眼睛主癫，其屎中骨为屑主火疮，牙主丈夫阴疮及疽瘘，鼻主癫疾，小儿惊痫[①]。

今按：陈藏器本草云：虎威令人有威，带之临官佳，无官为人所憎[②]威，有骨如乙字，长一寸，在胁两旁，破肉取之，尾端亦有，不如胁者。胆主小儿惊痫，肉及皮主疟，骨煮汁浴小儿去疮疥鬼疰惊痫，屎主鬼气，眼光主惊邪，辟恶镇心。凡虎夜视以一目放光，一目看物，猎人候而射之，弩箭纔及目光随堕地，得之者如白石是也。

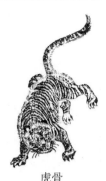

虎骨

　　臣禹锡等谨按孟诜云：肉，食之入山，虎见有畏，辟三十六种精魅。又眼睛主疟病，辟恶，小儿热，惊悸。胆主小儿疳痢，惊神不安。研水服之。骨煮汤浴，去骨节风毒。膏内下部，治五痔下血。

　　《日华子》云：肉，味酸平，无毒。治疟，又睛，镇心及小儿惊啼，疳气客忤。

　　《图经》曰：虎骨并睛、爪，《本经》不载所出州土，今有山林处皆有之。骨用头及胫，色黄者佳。睛亦多伪，须自获者乃真。爪并指骨毛存之，以系小儿臂上辟恶鬼。两胁间及尾端皆有威如乙字，长一二寸许。此数物皆用雄虎者胜。凡鹿虎之类，多是药箭射杀者，不可入药，盖药毒浸渍骨血间，犹能伤人也。李绛《兵部手集方》有虎骨酒法，治臂胫痛，不计深浅，皆效；用虎胫骨二大两，粗捣熬黄，羚羊角一大两，屑，新芍药二大两切细，三物以无灰酒浸之，春夏七日，秋冬倍日，每旦空腹饮一杯，冬中速要服即以银器物盛，火炉中暖养之三两日即可服也。又崔元亮《海上方》治腰脚不随③，取虎腰脊骨一具，细锉讫，又以斧于石上更搥碎，又取前两脚全骨如前细搥之，两件并于铁床上以文炭火匀炙翻转候待脂出甚，则移浓美无灰酒中密封，春夏一七日，秋冬三七日，每日空腹随饮性多则多饮，性少则少饮，未饭前三度，温饮之。大户以酒六七斗止，小户二斗止，患十年巳④上者不过三剂，七年以下者一剂必差，忌如药法。又一方：虎胫骨五六寸以来，净刮去肉膜等，涂酥炙令极黄熟，细捣，绢袋子盛，以酒一斗，置袋子于瓷瓶中，然后以糖⑤火微煎至七日后任情吃之，当微利便差。

　　《雷公》云：虎睛，凡使须知采人问其源，有雌有雄，有老有始，有杀得者，唯有中毒自死者勿使，却有伤人之患。夫用虎睛，先于生羊血中浸一宿，漉出微火上焙之，干，捣成粉，候众药出取合用之。

　　《食疗》：又主腰膝急疼，煮作汤浴之，或和醋浸亦良，主筋骨风急痛，胫骨尤妙。又小儿初生，取骨煎汤浴其孩子，长大无病。又和通草煮汁，空腹服半升，覆盖卧少时，汗即出，治筋骨节急痛。切忌热食损齿，小儿齿生未足，不可与食，恐齿不生。又正月勿食虎肉。

　　《圣惠方》：治历节风百节疼痛不可忍：用虎头骨一具，涂酥炙黄搥碎，绢袋盛，用清酒二斗浸五宿，随性多少，暖饮之妙。

　　《外台秘要》：疗髌，取虎骨为末，水服方寸匕。又方：疗肛门凸出方：烧虎骨末，水服方寸匕，日三服良。

　　《千金翼》：疗瘭疽著手足肩背，累累如米，起色白，刮之汁出，愈而复发：虎屎白者，以马尿和之暴干，烧灰粉之。

　　《经验后方》：白虎风，走注疼痛，两膝热肿：虎胫骨涂酥炙，黑附子炮裂去皮脐，各一两为末，每服温酒调下二钱匕，日再服。

　　又方：治小儿惊痫瘈疭，以虎睛细研，水调灌之良，大小加减服之。

　　《梅师方》：治猘犬咬人，发狂如犬：刮虎牙、虎头骨末，酒服方寸匕，服之差。

《胜金方》：治大肠痔漏并脱肛，以虎胫骨两节，蜜二两，炙令赤，捣末蒸饼丸如桐子大，每服凌晨温酒下二十丸，隔夜先和大肠后方服此药。《集验方》疗月蚀疮；虎头骨二两，捣碎同猪脂一升，熬，以骨黄取涂疮上。

《张文仲》：治痢久下经时不愈者，此名休息：取大虫骨，炙令黄焦，捣末，饮服方寸匕，日三即愈。

又方：疗卒魇；以虎头骨为枕。葛稚川方同。《子母秘录》：小儿辟恶气；以水煮虎骨汤浴儿，数数作。

《杨氏产乳》：疗小儿惊痫；以虎睛一豆许，火炙为末，水和服之。

又方：疗秃疮，取虎膏涂之。

《姚和众》：治小儿夜啼：取大虫眼睛一只为散，以竹沥调少许与吃。又方：小儿头疮不差；大虫脂消令凝，每日三四度涂之。

《抱朴子》：虎寿千岁，五百岁毛色变白。

《衍义》：虎骨头胫与脊骨入药，肉微咸。陈藏器所注乙骨之事及射之目光堕地如白石之说，必得之于人，终不免其所诬也。人或问曰：风从虎何也？风木也，虎金也，木受金制焉得不从，故呼啸则风生，自然之道也。所以治风挛急，屈伸不得走疾，癫痓惊痫，骨节风毒等乃此义尔。

现注：

①此段为《别录》文，本应用墨字，但可能为原《别录》文所佚而由《唐本》所补，故未列入正条，而以《唐本》注出现，所以原为小号字，而非大号墨字。

②憎威：应为增威之误。

③随：原文如此，现在一般用遂字。

④巳：十年巳上，七年以下。均为原文，照录。现通行均用以字。

⑤塘：原刻为糖火，应为误刻。应为塘火。

按：虎骨为猫科动物虎的骨骼。综合功能除恶气，止惊悸，除恶疮。解挛急。《别录》对虎骨尚未言及壮筋骨。《海上方》言治腰脚不遂。《食疗》言治筋骨风。《圣惠方》言治历节风，百节疼痛不可忍，并用清酒浸饮。现因禁猎已很少用，后用豹骨代之，现豹亦禁猎。故狼骨犬骨亦可用。

释名：虝（音徒）。《左传》作於菟，《汉书》作乌繹、大虫（《肘后》）、李耳。

时珍曰：虎，象其声也。魏子才云：其文从虍从儿，象其蹲踞之形。从人者非也。扬雄《方言》云：陈魏宋楚之间，或谓之李父。江淮南楚之间，谓之李耳，或谓之鹎虝自关东西或谓之伯都。珍按：李耳当作狸儿。盖方音转狸为李，儿为耳也。今南人犹呼虎为猫，即此意也。郭璞谓虎食物，值耳则止，故呼李耳，触其讳；应邵谓南郡李翁化虎，故呼李耳，皆穿凿不经之言也。《尔雅》云：虎，浅毛曰虦猫（音栈），白虎曰甝（音含）黑虎曰虪（音育），似虎而五指曰貙（音伛）。似虎而非真曰彪，似虎而有角曰虒（音嘶）。时珍曰：按《格物论》云：虎，山兽之君也。状如猫而大如牛，黄质黑章，锯牙钩爪，须健而尖，舌大如掌（生倒刺），项短鼻齆。夜视，一目放光，一目看物。声吼如雷，风从而生，百兽震恐。《易通卦验》云：立秋虎始啸。仲冬虎始交。或云：月晕时乃交，又云虎不再交，孕七月而生。又云：虎知冲破，能画地观奇偶以卜食。今人效之，谓之虎卜。虎噬物，随月旬上下而啮其首尾。其搏物，三跃不中则舍之。人死于虎，则为伥鬼，导虎而行。虎食狗则醉，狗乃虎之酒也。闻羊角烟则走，恶其臭也。虎害人、兽，而猬、鼠能制之，智无大小也。狮、驳、酋耳、黄腰、渠搜能食虎，势无强弱也。《抱朴子》云：虎五百岁则变白。又海中有虎鲨能变虎，古有貙虎变人、貙人变虎之说，亦自有是理也。

酋耳：《瑞应图》云：酋耳似虎绝大，不食生物，见虎豹即杀之，太平则至。郭璞云：即驺虞也。白虎黑纹，尾长于身。

驳：《山海经》云：驳状如马，白身黑尾，一角锯牙，能食虎豹。《周书》谓之兹白。《说苑》云：师旷言鹊食猬猬食骏骥，骏骥食豹，豹食驳，驳食虎。《渠搜逸周书》云：渠搜，西戎露犬也。能食虎豹。一云犴，胡犬也。能逐虎。

黄腰：《蜀志》名黄腰兽。鼬身狸首，长则食母，形虽小而能食虎及牛、鹿也。又孙愐云：毂（音斛），似豹而小，腰以上黄，以下黑，形类犬，食猕猴，又名黄腰。

虎骨：

时珍曰：凡用虎之诸骨，并捶碎去髓，涂酥或酒或醋，各随方法，炭火炙黄入药。

追风定痛健骨，止久痢脱肛，兽骨鲠咽（时珍）。

汪机曰：虎之强悍，皆赖于胫，虽死而胫犹立不仆，故治脚胫无力用之。

时珍曰：虎骨通可用。凡辟邪疰，治惊痫温疟，疮疽头风，当用头骨；治手足诸风，当用胫骨；腰背诸风，当用脊骨，各从其类也。按吴球《诸症辨疑》虎阴也；风阳也。虎啸风生，阳出阴藏之义，故其骨能追风定痛。虎之一身筋节气力，皆出前足，故以胫骨为胜。

附方：新七。

健忘惊悸：预知散：用虎骨（酥炙）、白龙骨、远志肉等分为末。生姜汤服，日三服。久则令人聪慧。（《永类钤方》）

历节痛风：虎胫骨（酒炙）三两，没药半两。为末。每服二钱，温酒下，日三服。（《圣济总录》）

狂犬咬伤：虎骨刮末，水服方寸匕，并敷之。（《小品方》）

汤火伤灼：虎骨炙焦研敷，神效。（龚氏《易简方》）

小儿白秃：虎骨末，油调涂之。（《普济》）

足疮嵌甲：以橘皮汤浸洗，轻剪去甲。以虎骨末敷之，痛即止。（《便民图纂》）

臁胫烂疮：以葡汁洗拭，刮虎骨末敷之。（《便民图纂》）

肉：时珍曰：虎肉作土气，味不甚佳。盐食稍可。

附方：新一。

脾胃虚弱：恶心不欲饮食。虎肉半斤切，以葱、椒、酱调，炙熟，空心冷食。（《寿亲养老方》）

膏：服之，治反胃。煎消，涂小儿头疮白秃（时珍）。

附方：新一。

一切反胃：虎脂半斤切，清油一斤，瓦瓶浸一月，密封勿令泄气。每以油一两，入无灰酒一盏，温服，以瘥为度。油尽再添。（《寿域神方》）

血：时珍曰：猎人李次口云：热刺虎之心血饮之，能壮神志。又《抱朴子》云：三月三日，杀取虎血、生驼血、白虎头皮、紫绶、履组、流萍合种之，出生草似胡麻子，即取此实种之。一生辄一异，凡七种之。取其实合用，可移形易貌。

肚：主反胃吐食。取生者勿洗存滓秽，新瓦固存性，入平胃散末一两和匀。每白汤服三钱，神效（时珍。出《保寿堂方》）。

肾：主瘰疬。时珍曰：《千金》治瘰疬，雌黄芍药丸中用之。（袁达《禽虫述》）云：虎

肾悬于腹，象口隐于颐。

睛：时珍曰：《千金》治狂邪，有虎睛汤、虎睛丸，并用酒浸炙干用。主明目去翳（时珍）。

附方：新二。

虎睛丸：治痫疾发作，涎潮搐搦，时作谵语。虎睛一对（微炒）、犀角屑、大黄、远志（去心）各一两，栀子仁半两，为末，炼蜜丸绿豆大。每温酒服二十丸。邪疟时作：生虎睛一枚，腊月猪血少许，朱砂、阿魏各一分，为末。端午日取粽尖七枚和，丸黍米大。每绵包一丸，塞耳中，男左女右。《圣惠方》

虎魄：时珍曰：乙骨之说不为怪。目光之说，亦犹人缢死则魄入于地，随即掘之，状如麸炭之义。按：《茅亭客话》云：猎人杀虎，记其头项之处，月黑掘下尺余方得，状如石子、琥珀。此是虎之精魄沦入地下，故主小儿惊痫之疾。其说甚详。寇氏未达此理耳。

鼻：时珍曰：按《龙鱼河图》云：虎鼻悬门中一年，取烧作屑，与妇饮，便生贵子。勿令人及妇知，知则不验。又云：悬于门上，宜官，子孙带印绶。此与古者胎教欲见虎豹，皆取其勇壮之义同也。

牙：主丈夫阴疮及疽（孙思邈）。杀劳虫，治猘犬伤，发狂。刮末，酒服方寸匕（时珍）。

附方：新一。

白虎风痛：大虎牙一副（四个），赤足蜈蚣十条（酒浸三日，晒干），天麻二两，乳香、没药各一两，麝香半两，为末。每服二钱，温酒下，一日三服。（《圣济总录》）。

爪：时珍曰：《外台》辟恶魅，用虎爪、蟹爪、赤朱、雄黄为末，松脂和丸。每正旦焚之。

皮：（一名皋毗。见《庄子》）主：辟邪魅（时珍）。

时珍曰：按：应劭《风俗通》云：虎者阳物，百兽之长，能辟鬼魅。今人卒中恶病，烧皮饮之，或系衣服，亦甚验也。《起居杂记》云：虎豹皮上睡，令人神惊。其毛入疮，有大毒。

屎：疗瘰疽痔漏。烧研酒服，治兽骨鲠（时珍）。

屎中骨：主破伤风（时珍）。

附方：新一。

断酒：虎屎中骨烧灰，酒服方寸匕，即不饮。（《千金方》）

# 兔头骨

平，无毒。主头眩痛癫疾。

臣禹锡等谨按《日华子》云：头骨和毛、髓、烧，为丸，催生落胎，并产后余血不下。

骨主热中消渴。臣禹锡等谨按《药性论》云：兔头，味甘。《日华子》云：兔骨，治

疮疥刺风，鬼疰。

脑主冻疮。肝主目暗。臣禹锡等谨按孟诜云：肝主明目，和决明子作丸服之。又主丹石人上冲眼暗不见物，可生食之，一如服羊子肝法。《日华子》云：肝，明目，补劳，治头旋眼疼。

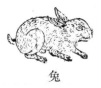

兔

肉，味辛，平，无毒。主补中益气。

陶隐居云：兔肉为羹，亦益人。妊娠不可食，令子唇缺。其肉不可合白鸡肉食之，面发黄，合獭肉食之令人病遁尸。

《唐本》注云：兔皮毛合烧为灰，酒服主产难，后衣不出，及余血抢心，胀欲死者，极验。头皮主鬼疰毒气在皮中针刺者。又云主鼠瘘，膏主耳聋。今按：陈藏器本草云：兔，寒平。主热气湿痹。毛，烧灰主炙疮不差。骨，主久疥，醋摩敷之。肉，久食弱阳，令人色痿，与姜同食令人心痛。头主难产，烧灰末酒下。兔窍有五六穴，子从口出，今怀妊忌食其肉者，非为缺唇，亦缘口出。

臣禹锡等谨按《药性论》云：腊月肉作酱食，去小儿豌豆疮。腊毛煎汤洗豌豆疮及毛敷良。

孟诜云：八月止，十一月可食。服丹石人相宜。大都损阳事绝血脉。

《日华子》云：肉治渴健脾，生吃压丹毒。

《图经》曰：兔，旧不著所出州土，今处处有之，为食品之上味。兔窍乃有六七穴，子从口出，故妊娠者禁食之。头骨主头眩痛癫疾，脑主冻疮，肝主目暗，肉补中益气。然性冷，多食损元气，不可合鸡肉食之，髓及膏并主耳聋，毛煎汤洗豌豆疮，毛烧灰主炙疮久不差。皮毛及头并烧灰酒服主难产衣不出。《必效方》疗天行呕吐不下食，取腊月兔头并皮毛，烧令烟尽，擘破作黑灰捣罗之，以饮汁服方寸匕则下食，不差更服。烧之勿令火耗，频用皆效无比。崔元亮《海上方》疗消渴羸瘦，小便不禁；兔骨和大麦苗煮汁服极效。又一方用兔一只，剥去皮爪五脏等，以水一斗半，煎使烂，骨肉相离，漉出骨肉，斟酌五升汁，便澄滤令冷，渴即服之，极重者不过三兔。又下有笔头灰，主小便不通及数而难，淋沥阴肿，中恶脱肛；笔并取年久者烧灰，水服之。

《食疗》：兔头骨并同肉，味酸。谨按八月至十月，其肉酒炙，吃与丹石人甚相宜。注以性冷可治也。大都绝人血脉，损房事，令人痿黄，肉不宜与姜、橘同食之，令人卒患心痛，不可治也。又兔死而眼合者，食之杀人。二月食之伤神。又兔与生姜同食成霍乱。

《圣惠方》：手足皲裂成疮：兔脑髓生涂之。

《外台秘要》《必效》：疗妇人带下，取兔皮烧令烟绝，捣为末，酒服方寸匕，以差为度。

《肘后方》：疗大人小儿卒得月蚀疮，于月望夕取兔屎及内虾蟆腹中，合烧为灰末，以敷疮上，差。《百一方》：火烧已破方：取兔腹下白毛，烧胶，以涂毛上贴疮立差，待毛落即差。

《经验方》：催生丹：兔头两个，腊月内取头中髓，涂于净纸上，令风吹干，通明乳香二两碎，入前干兔脑髓同研，来日是腊，今日先研，俟夜星宿下，安棹①子上，时果香茶同一处排定，须是洁净斋戒焚香望北帝拜告云：大道弟子某，修合救世上难生妇人药，愿降威灵，祐助此药速令生产。祷告再拜，用纸帖同露之，更烧香至来日，日未出时以猪肉和丸如鸡头大，用纸袋盛贮，透风悬。每服一丸，醋汤下，良久未产，更用冷酒下一丸即产。此神仙方，绝验。

《梅师方》：兔肉合干姜拌食之，令人霍乱。

《食医心镜》：消渴，饮水不知足，兔头骨一具，以水煮取汁饮之。

《博济方》：治产前滑胎：腊月兔头脑髓一个，摊于纸上令匀，候干剪作符子，于面上书生字一个，觉母阵痛时用母钗子股上夹定，灯焰上烧灰，盏盛煎丁香酒调下。

《胜金方》：治发脑、发背及痈疽热疖恶疮等：腊月兔头细锉入瓶内密封，惟久愈佳涂帛上，厚封之，热痛敷之如冰，频换差。

《集验方》：治痔疾下血，疼痛不止，以玩月砂不限多少，熳火熬令黄色为末，每二钱入乳香半钱，空心温酒调下日三四服差。砂即兔子粪是也。

《子母秘录》疗产后阴下脱，烧兔头末敷之。

《抱朴子》：兔寿千岁，五百岁毛色变白。又云兔血和女丹服之有神女二人来侍，可役使之。

《礼记》：食兔去尻。

《沈存中》：契丹北境有跳兔，形皆兔，但前足寸余，后足几尺。行即用后足跳，一跃数尺，止则蹶然仆地。生于契丹庆州之地，予使虏日，捕得数兔持归。《尔雅》所谓蹶兔，亦曰蛩蛩①巨驉也。《衍义》曰：兔有白毛者，全得金之气也，入药尤功。余兔至秋深时则可食，金气全也。缦至春夏其味变。取四脚肘后毛为逐食，饲雕鹰，至次日却吐出，其意欲腹中逐尽脂肥使饥，急捕逐速尔。然作酱必使五味。既患豌豆疮，又食此则发毒太甚，恐斑烂损人。

现注：

①棹：此处用同桌。

②蛩蛩：（qióng 穷），巨驉：善走兽名。

按：兔头骨为兔科动物蒙古兔或家兔的头骨。综合功能止眩晕，除癫疾。兔骨主热中消渴。兔脑明目。《日华子》云：头骨和毛、髓烧为丸，催生落胎，《经验方》用兔脑髓乳香催生，故后有兔脑丸催生。《海上方》用兔骨大麦苗治消渴，《食医心镜》用兔头骨治消渴，值得重视。

释名：明视。

时珍曰：按魏子才《六书精蕴》云：兔字篆文象形。一云：吐而生子，故曰兔。《礼记》谓之明视，言其目不瞬而然也。《说文》兔子曰娩（音付）。狡兔曰㕙（音俊），曰毚（音谗）。《梵书》谓兔为舍舍迦。

时珍曰：按：《事类合璧》云：兔大如狸而毛褐，形如鼠而尾短，耳大而锐。上唇缺而无脾，长须而前足短。尻有九孔，趺居，趫捷善走。舐雄豪而孕，五月而吐子。其大者为㺍（音绰），似兔而大，青色，首与兔同，足与鹿同，故字象形。或谓兔无雄，而中秋望月中顾兔以孕者，不经之说也。今雄兔有二卵，古乐府有"雄兔脚扑速，雌兔眼迷离"，可破其疑矣。《主物簿》云：孕环之兔，怀于左腋，毛有纹采，至百五十年，环转于脑，能隐形也。王廷相《雅述》云：兔以潦而化为鳖，鳖以旱而化为兔。荧惑不明，则雉生兔。

肉：甘，寒。按：《内则》云：食兔去尻，不利人也。《风俗通》云：食兔髌多，令人面生髌骨。

凉血，解热毒，利大肠（时珍）。

时珍曰：兔至冬月龁木皮，已得金气而气内实，故味美；至春食草麦，而金气衰，故不美也。今俗以饲小儿，云令出痘稀，盖亦因其性寒而解热耳。故又能治消渴，压丹石毒。若痘已出，及虚寒者，宜戒之。刘纯《治例》云：反胃，结肠甚者难治，常食兔肉则便自行。又可证其性之寒利矣。

血：凉血活血，解胎中热毒，催生易产（时珍）。

附方：新六。

蟾宫丸：《乾坤秘韫》：治小儿胎毒，遇风寒即发痘疹，服此可免，虽出亦稀。用兔二只，腊月八日刺血于漆盘内，以细面炒熟和，丸绿豆大。每服三十丸，绿豆汤下。每一儿食一剂，永安甚效。《杨氏经验方》：加朱砂三钱，酒下。名兔砂丸。兔血丸：小儿服之，终身不出痘疮，或出亦稀少。腊月八日，取生兔一只刺血，和荞麦面，少加雄黄四五分，候干，丸如绿豆大。初生小儿，以乳汁送下二三丸。遍身发出红点，是其征验也。但儿长成，常以兔肉啖之，尤妙。（刘氏保寿堂方）。

催生丹：治产难：腊月兔血，以蒸饼染之，纸裹阴干为末。每服二钱，乳香汤下。（《指迷方》）

心气痛：（瑞竹堂方）：用腊兔血和茶末四两，乳香末二两，捣丸芡子大。每温醋化服一丸。谈野翁方：腊月八日，取活兔血和面，丸梧桐子大。每白汤下二十一丸。

脑：催生滑胎（时珍）。

骨：煮汁服，止霍乱吐利（时珍）。

头骨：烧末，敷妇人产后阴脱，痛疽恶疮。水服，治小儿痄痢。煮汁服，治消渴不止。（时珍）

附方：新二。

预解痘毒：十二月取兔头煎汤浴小儿，除热去毒，令出痘稀。（《饮膳正要》）

产后腹痛：兔头炙热摩之，即定。（《必效》）

肝：时珍曰：按刘守真云：兔肝明目，因其气有余，以补不足也。眼科书云：兔肝能泻肝热。盖兔目而性冷故也。

附方：新一。

风热目暗：肝肾气虚，风热上攻，目肿暗。用兔肝一具，米三合，和豉汁，如常煮粥食。（《普济》）

皮毛：毛灰：治小便不利。余见败笔下（时珍）。

屎：主：目中浮翳，劳瘵五疳，痄疮痔，杀虫解毒（时珍）。

时珍曰：兔屎能解毒杀虫，故治目疾、疳劳、疮痔方中往往用之。诸家本草并不言及，亦缺漏也。按沈存中《良方》云：江阴万融病劳，四体如焚，寒热烦躁。一夜梦一人腹拥一月，光明使人心骨皆寒。及寤而孙元规使人遗药，服之遂平。扣之，则明月丹也，乃悟所梦。

附方：新五。

明月丹：治劳瘵，追虫。用兔屎四十九粒，砂（如兔屎大）四十九粒，为末，生蜜丸梧桐子大。月望前，以水浸甘草一夜，五更初取汁送下七丸。有虫下，急钳入油锅内煎杀。三日不下，再服。（《苏沈良方》）

五痔下痢：兔屎（炒）半两，干蛤蟆一枚，烧灰为末，绵裹如莲子大，纳下部，日三易之。（《圣惠方》）

大小便秘：明月砂一匙安脐中，冷水滴之令透，自通也。（《圣惠》）

痘疮入目：生翳。用兔屎日干，为末。每服一钱，茶下即安。（《普济方》）

痘后目翳：直往山中东西地上，不许回顾，寻兔屎二七粒，以雌、雄槟榔各一个同磨，不落地，井水调服。百无一失，其效如神。（《蔺氏经验方》）

## 狸　骨

味甘，温，无毒。主风疰尸疰鬼疰，毒气在皮中，淫跃如针刺者，心腹痛走无常处，及鼠瘘恶疮，头骨尤良。

臣禹锡等谨按《药性论》云：狸骨，臣。亦可单用头骨炒末，治噎病不通食饮。

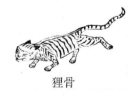
狸骨

孟诜云：骨，主痔病，作羹臛食之，不与酒同食。其头烧作灰，和酒服二钱匕，主痔。又食野鸟肉中毒烧骨灰服之差。炙骨和麝香、雄黄为丸服，治痔及瘘疮，粪烧灰主鬼疰。

《日华子》云：骨，治游风恶疮，头骨最妙，粪烧灰主寒热疟疾。

肉疗诸疰。臣禹锡等谨按《蜀本》云：肉疗鼠瘘。《日华子》云：狸肉治游风等病。又狸头烧灰酒服，治一切风。阴茎，主月水不通，男子阴颓，烧之以东流水服之。

陶隐居云：狸类甚多，今此用虎狸，无用猫者。猫狸亦好，其骨至难别，自取乃可信。又有狸①，色黄而臭，肉亦主鼠瘘。及狸肉作羹如常食法并佳。

《唐本》注云：狸屎灰，主寒热鬼疟，发无期度者极验。家狸亦好，一名猫也。

今按：陈藏器本草云：风狸溺，主诸色风。人取养之，食果子以笼之，溺如乳，甚难得。似兔而短，在高树，候风而吹，至彼树，出邕州已南。《图经》曰：狸骨及肉，《本经》不载所出州土，今处处有之。其类甚多，以虎斑纹者堪用，猫斑者不佳。皆当用头骨，华佗方有狸骨散治尸注②，肉主痔，可作羹臛食之。南方有一种香狸，人以作鲙，生若北地狐生法，其气甚香，微有麝气。邕州已南又有一种风狸，似兔而短，多栖息高木，候风而吹，过他木，其溺主风，然甚难取，人久养之始可得。

《食疗》：尸疰腹痛，痔瘘，炙之令香，末酒服二钱，十服后见验，头骨最妙。治尸疰邪气，烧为灰，酒服二钱，亦主食野鸟肉物中毒肿也，再服之即差。五月收者粪极神妙。正月勿食，伤神。《圣惠方》：治瘰病肿硬痛，疼痛，疼时久不差，用狸头蹄骨等并涂酥，炙令黄，捣罗为散，每日空心粥饮调下一钱匕。

《外台秘要》：治痔发疼痛，狸肉作羹食之良，作脯食之不过三顿差。此肉甚妙。

《肘后方》：治鼠瘘肿核痛，若已有疮口脓血出者，取猫一物，理作羹如食法，空心进之。

《食医心镜》：治蝎螫人痛不止，以猫儿屎涂螫处，并三即差。

《子母秘录》：疗小儿鬼舐方；狸屎烧灰，和腊月猪脂涂上。《千金方》同。

《淮南方》③：狸头治鼠瘘，鼠啮人疮，狸愈之。

《礼记》：食狸去正脊。

《衍义》曰：狸骨，形类猫，其纹有二：一如连钱者，一如虎纹者，此二色狸皆可入药。其肉味与狐不相远。江西一种牛尾狸，其尾如牛，人多糟食，未闻入药。孟诜云：骨理痔病，作羹臛食之。然则骨如何作羹臛④。炙骨和麝香、雄黄为丸服，治痔及瘘疮甚效。

现注：

①狸：中药大辞典作狐。

②注：原刻成注，应为尸疰。

③《淮南方》：原刻如此。所引方书目录为《淮南子》。

④臛：下原有臛，音郝，肉羹也六字注音。现注音臛：( huò 货)

按：狸骨，为猫科动物豹猫的骨。综合功能散风止痛，解毒消疮。治心腹痛，痔瘘等。陈藏器《本草》之风狸于药书中未查到，唐段成氏《酉阳杂俎》十五云：南中有兽名风狸，如狙，眉长，好羞，见人辄低头，其溺能理风疾。亦称风母、风生兽。

时珍曰：按《埤雅》云：豸之在里者，故从里，穴居狸伏之兽也。《尔雅》云：狸子曰貄（音四）。其足蹯，其迹内（音蹂，指头处也）。时珍曰：狸有数种：大小如狐，毛杂黄黑有斑，如猫而圆头大尾者为猫狸，善窃鸡鸭，其气臭，肉不可食。有斑如虎，而尖头方口者为虎狸，善食虫鼠果实，其肉不臭，可食；似虎狸而尾有黑白钱文相间者，为九节狸，皮可供裘领，《宋史》安陆州贡野猫、花猫，即此二种也。有纹如豹，而作麝香气者为香狸，即灵猫也。南方有白面而尾似牛者，为牛尾狸，亦曰玉面狸，专上树木食百果，冬月极肥，人多糟为珍品，大能醒酒。张揖《广雅》云：玉面狸，人捕畜之，鼠皆帖伏不敢出也。一种似猫狸而绝小，黄斑色，居泽中，食虫鼠及草根者名：狐（音信）。又登州岛上有海狸，狸头而鱼尾也。

肉：时珍曰：《内则》：食狸去正脊，为不利人也。反藜芦。

治风湿，鬼毒气，皮中如针刺。（时珍。出《太平御览》）

附方：新二。

肠风痔瘘：下血年深日近者：如圣散：用腊月野狸一枚，蟠在罐内；炒大枣半升，枳壳半斤，甘草四两，猪牙皂荚二两，同入罐内盖定，瓦上穿一孔，盐泥固济，令干。作一地坑，以十字瓦支住罐子，用炭五秤，至黑烟尽、青烟出取起，湿土罨一宿，为末。每服二钱，盐汤下。一方：以狸作羹，其骨烧灰酒服。（《杨氏家藏方》）

风冷下血：脱肛疼痛。野狸一枚，大瓶盛之，泥固，火存性，取研，入麝香二钱。每食前，米饮服二钱。（《圣惠方》）

膏：鼹鼠咬人成疮，用此摩之，并食狸肉（时珍）。

肝：主鬼疟（时珍）。

附方：新一。

鬼疟经久：或发或止。野猫肝一具，（瓶盛，热猪血浸之，封口，悬干去血，取肝研末），猢狲头骨、虎头骨、狗头骨各一两，麝香一分，为末，醋糊丸芡子大。发时手把一丸嗅之，仍以绯帛包一丸系中指上。（《圣惠方》）

骨：治疳痢瘰疬（时珍）。

时珍曰：狸骨、猫骨性相近，可通用之。《卫生宝鉴》治诸风心痫神应丹，用狸全身烧过入药。

附方：新一。

瘰疬已溃：狸头烧灰，频敷之。（《千金》）

风狸：释名：风母（《纲目》）、风生兽（同）、平猴、猈猲。时珍曰：风狸能因风腾越，死则得风复生，而又治风疾，故得风名。猈猲言其诘崛也。

时珍曰：今考《十洲记》之风生兽，《南州异物志》之平猴，《岭南异物志》之风狸，《酉阳杂俎》之，猈猲，《虞衡志》之风狸，皆一物也，但纹有大同小异尔。其兽生岭南及蜀西徼外山林中。其大如狸如獭，其状如猿猴而小，其目赤，其尾短如无，其色青黄而黑，其文如豹。或云一身无毛，惟自鼻至尾一道有青毛，广寸许，长三四分。其尿如乳汁。其性食蜘蛛，亦唼薰陆香。昼则蜷伏不动如猬，夜则因风腾跃甚捷，越岩过树，如鸟飞空中。人网得之，见人则如羞而叩头乞怜之态。人挝击之，倏然死矣，以口向风，须臾复活。惟碎其骨、破其脑乃死。一云刀斫不入，火焚不焦，打之如皮囊，虽铁击其头破，得风复起；惟石菖蒲塞其鼻，即死也。一云此兽常持一小杖，遇物则指，飞走悉不能去，见人则弃之。人获得击打至极，乃指示人。人取以指物，令所欲如意也。二说见《十洲记》及《岭南志》，未审然否。

脑：主酒浸服，愈风疾（时珍。出《岭南志》）。和菊花服至十斤，可长生。（《十洲记》）

尿：主大风疾（《虞衡志》）。

猫：释名：家狸。时珍曰：猫，苗、茅二音，其名自呼。陆佃云：鼠害苗而猫捕之，故字从苗。《礼记》所谓迎猫，为其食田鼠也，亦通。《格古论》云：一名乌圆。或谓蒙贵即猫，非矣。时珍曰：猫，捕鼠小兽也，处处畜之。有黄、黑、白、驳数色，狸身而虎面，柔毛而利齿。以尾长腰短，目如金银，及上多棱者为良。或云：其睛可定时：子、午、卯、酉如一线，寅、申、巳、亥如盈月，辰、戌、丑、未如枣核也。其鼻端常冷，惟夏至一日则暖。性畏寒而不畏暑，能画地卜食，随月旬上下啮鼠首尾，皆与虎同，阴类之相符如此。其孕也两月而生，一乳数子，恒有自食之者。俗传牝猫无牡，但以竹帚扫背数次则孕。或用斗覆猫于灶前，以刷帚头击斗，祝灶神而求之亦孕。此与以鸡子祝灶而抱雏者相同，俱理之不可推者也。猫有病，以乌药水灌之，甚良。世传薄荷醉猫，死猫引竹，物类相感然耳。

肉：甘、酸，温，无毒。主劳疰、鼠、蛊毒。时珍曰：本草以猫、狸为一类注解。然狸肉入食，猫肉不佳，亦不入食品，故用之者稀。胡濙《易简方》云：凡预防蛊毒，自少食猫肉，则蛊不能害。此亦《隋书》所谓猫鬼野道之蛊乎。《肘后》治核肿，或已溃出脓血者，取猫肉如常作羹，空心食之，云不传之法也。昔人皆以疬子为鼠涎毒所致。此乃《淮南子》所谓狸头治瘕及鼠啮人疮。又云狐目狸脑，鼠去其穴。皆取其相制之义耳。

头骨：甘，温，无毒。主鬼疰蛊毒，心腹痛，杀虫治疳，及痘疮变黑，瘰疬、鼠瘘、恶疮（时珍）。时珍曰：古方多用狸，今人多用猫，虽是二种，性气相同，故可通用。孙氏治痘疮倒，用人、猫、猪、犬四头骨，方见人类。

附方：新九。

心下鳖瘕：用黑猫头一枚烧灰，酒服方寸匕，日三。（《寿域》）

痰嗽发喘：猫头骨烧灰，酒服三钱，便止。（《医学正传》）

猫鬼野道：病，歌哭不自由。腊月死猫头烧灰，水服一钱匕，日二。（《千金方》）

多年瘰疬：不愈。用猫头、蝙蝠各一个，俱撒上黑豆，同烧存性，为末掺之。干则油

调。内服五香连翘汤，取效。(《集要》)

走马牙疳：黑猫头烧灰，酒服方寸匕。(《寿域方》)

小儿阴疮：猫头骨烧灰，敷之即愈。鼠咬疮痛：猫头烧灰，油调敷之，以瘥为度。(赵氏方) 收敛痈疽：猫头一个研，鸡子十个煮熟去白，以黄煎出油，入白蜡少许，调灰敷之，外以膏护住，神妙。(《医方摘要》)

对口毒疮：猫头骨烧存性，研。每服三五钱，酒服。(吴球《便民食疗方》)

脑：(纸上阴干) 主瘰疬鼠瘘溃烂，同莽草等分为末，纳孔中 (时珍。出《千金》)。

眼睛：瘰疬鼠瘘，烧灰，井华水服方寸匕，日三 (出《千金》)。

牙：小儿痘疮倒魇欲死，同人牙、猪牙、犬牙烧炭，等分研末，蜜水服一字，即便发起 (时珍)。时珍曰：痘疮归肾则变黑。凡牙皆肾之标，能入肾发毒也。内有猫牙，又能解毒，而热证亦可用云。舌：主瘰疬鼠瘘，生晒研敷(《千金》)。

涎：瘰疬，刺破涂之 (时珍)。

肝：主劳瘵杀虫，取黑猫肝一具，生晒研末，每朔、望五更酒调服之。(时珍。出《直指》)

胞衣：主反胃吐食，烧灰，入朱砂末少许，压舌下，甚效。(时珍出《杨氏经验》)

皮毛：主瘰疬诸瘘，痈疽溃烂 (时珍)。

附方：新六。

乳痈溃烂：见内者。猫儿腹下毛，坩埚内存性，入轻粉少许，油调封之。(《济生秘览》)

瘰疬鼠瘘：以石菖蒲生研之，微破，以猫儿皮连毛烧灰，用香油调敷。内服白蔹末，酒下，多多为上。仍以生白蔹捣烂，入酒少许，敷之，效。(《证治要诀》)

鬓边生疖：猫颈上毛、猪颈上毛各一把，鼠屎一粒，烧研，油调敷之。(《寿域》)

鬼舐头疮：猫儿毛烧灰，膏和敷之。(《千金》)

鼻擦破伤：猫儿头上毛剪碎，唾粘敷之。(《卫生易简》)

鼠咬成疮：猫毛烧灰，入麝香少许，唾和封之。猫须亦可。(《救急易方》)

尿：以姜或蒜擦牙、鼻，或生葱纴鼻中，即遗出。主蜒蚰诸虫入耳，滴入即出 (时珍。出《儒门事亲》)

屎：腊月采干者，泥固，烧存性，收用。主痘疮倒陷不发，瘰疬溃烂，恶疮蛊疰，蝎螫鼠咬。(时珍。痘麐有无价散，见人类)

附方：新七。

小儿疟疾：乌猫屎一钱，桃仁七枚，同煎，服一盏立瘥(《温居士方》)

腰脚锥痛：支腿者。猫儿屎烧灰，唾津调，涂之。(《永类钤方》)

蛊疰腹痛：雄猫屎烧灰，水服。(《外台》)

瘰疬溃烂：腊月猫屎，以阴阳瓦合，盐泥固济，过研末，油调搽之。(《儒门事亲》)

鬼舐头秃：猫儿屎烧灰，腊猪脂和，敷之。(《千金》)

鼠咬成疮：猫屎揉之，即愈。(《寿域方》)

齁鼾痰咳：猫粪烧灰，砂糖汤服一钱。(叶氏《摘玄方》)

# 麐　骨

微温，主虚损泄精。

臣禹锡等谨按《药性论》云：麐骨味甘无毒。

〇肉，温，补益五脏。

郓州麐骨

臣禹锡等谨《蜀本》云：麐[1]肉，味甘。孟诜云：肉亦同麇，酿酒道家名为白脯，惟麐鹿是也，余者不入。又其[2]中往往得香，栗子大，不能全香，亦治恶病。其肉八月止，十一月食之胜羊肉，自十二月止，七月食动气也。又若瘦恶者食，发痼疾也。

《日华子》云：麐肉无毒。

〇髓，益气力，悦泽人面。陶隐居云：俗云白肉是麐，言白胆易惊怖也。又呼为麕[3]。麕肉不可合鹄肉食，成癥痼也。今按：陈藏器本草云：麕主人心粗豪，取心肝曝干为末，酒下一具，便即小胆，若小心食之则转祛，不知所为，道家名白脯者，麐鹿是也。

臣禹锡等谨按《日华子》云：骨，补虚损，益精髓，悦颜色，脐下有香，治一切虚损。

《图经》曰：麐骨及肉，《本经》不载所出州土，今陂泽浅草中多有之，亦呼为麕。麐之类甚多，麕其总名也。有有牙者，有无牙者，用之皆同，然其牙不能噬啮。崔豹《古今注》曰：麐有牙而不能噬，鹿有角而不能触是也。其肉自八月已后至十一月以前[4]食之胜羊肉，十二月至七月食之动气，道家以麐鹿肉羞为白脯，言其无禁忌也。唐方有麐骨酒及麐髓煎并补下，其脑亦入面膏。

《食疗》：道家用供养星辰者，盖为不管十二属，不是腥腻也。

《外台秘要》：主瘰病，麐鹿二种肉，剖如厚脯，炙令热，搨淹可四炙四易，痛搅出脓便愈，不除更炙新肉用之良。

《子母秘录》主乳无汁；麐肉臛食，勿食妇人知。

现注：

①麐肉：原刻似麐囟，恐误。

②其中，应指脐中。

③麕：下原有居简切三字注音。

④八月已后，十一月以前，此用法与虎骨条，十年已上，七年以下，用已和以的用法相同，或有定法欤。

按：麐骨，为鹿科动物獐的骨。功能补虚益损涩精。

时珍曰：猎人舞采，则獐、麇注视。獐喜文章，故字从章。陆氏曰：獐性惊，故谓之獐。又善聚散，故又名麕。囷，圆仓也。《尔雅》云：麕，牡曰麜（音语），牝曰麜（音栗），其子曰（音助）。大者曰麃（音标），古语云：四足之美有麃是矣。

时珍曰：獐，秋冬居山，春夏居泽。似鹿而小，无角，黄黑色，大者不过二三十斤。雄者有牙出口外，俗称牙獐。其皮细软，胜于鹿皮，夏月毛毨而皮厚，冬月毛多而皮薄也。宋·《符瑞志》有银獐白色，云王者刑罚中理则出。春秋《运斗枢》云：枢星散为獐。时珍曰：獐无香，有香者麝也，俗称土麝呼为香獐是矣。今正之。

肉：时珍曰：獐胆白性怯，饮水见影辄奔，《道书》谓獐鹿无魂也。

髓脑：时珍曰：《千金》治暗风，薯蓣煎；治虚损，天门冬煎，并用之。

骨：时珍曰：《千金》治产后虚损，有獐骨汤，煮汁煎药。酿酒，有补下之功（宁源）。

# 豹　肉

味酸，平，无毒。主安五脏，补绝伤，轻身益气，久服利人。

陶隐居云：豹至稀有，为用亦鲜，惟尾可贵。

《唐本》注云：阴阳神豹尾及车驾卤薄豹尾名可尊重，真豹尾有何可贵，未审陶据奚理。

今按：陈藏器本草云：豹主鬼魅神邪，取鼻和狐鼻煮服之。亦主狐魅也。

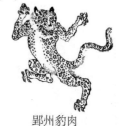
郢州豹肉

臣禹锡等谨按孟诜云：肉，食之令人志性粗，多时消即定，久食令人耐寒暑，脂，可合生发膏，朝涂暮生。头骨烧灰淋汁去白屑。

《日华子》云：肉微毒，壮筋骨强志气，令人猛健。《图经》曰：豹肉，《本经》不载所出州土，今河、洛、唐、郢间或有之。头骨烧灰沐头去风屑，脂可合生发药，朝涂而暮生。谨按：豹有数种，有赤豹；《诗》云：赤豹，黄罴。陆机疏云：尾赤而文黑，谓之赤豹。有玄豹；《山海经》云：幽都之山有玄虎、玄豹，有白豹。《尔雅》云：貘[1]，白豹。郭璞注云：似熊，小头庳[2]脚，黑白驳，能舐食铜铁及竹。骨节强直，中实少髓。皮辟湿，人寝其皮可以驱温疠。或曰：豹白色者别名貘，唐世多书貘作屏，白居易有赞序之，不知入药果用何类，古今医方鲜有用者。今黔蜀中时有貘；象鼻、犀目、牛尾、虎足，土人鼎釜多为所食，颇为山居之患。亦捕以为药。其齿骨极坚，以刀斧椎煅铁皆碎，落火亦不能烧，人得之诈为佛牙、佛骨以诳俚俗。

《食疗》：补益，人食之令人强筋骨，志性粗疏，食之即觉也，少时消即定。久食之终令人意气粗豪，唯令筋健能耐寒暑，正月食之伤神。

《衍义》曰：豹肉，毛赤黄，其纹黑如钱而中空，比比相次。此兽猛捷过虎，故能安五脏补绝轻身。又有土豹，毛更无纹，色亦不赤，其形亦小，此各自有种，非能变为虎也。圣人假喻而已，恐医家未喻，故书之。

现注：

①貘：下原有音与貊同四字注音。貘（mò 莫），貊（mò 莫）。

②庳（bì 必），短，矮。

按：豹肉，为猫科动物豹的肉。功能安五脏补绝伤益气。孟诜云头骨治白屑，未说豹之别骨。至《医林纂要》提出功略同虎骨，故有以豹骨代虎骨者。近因豹亦属保护动物，故豹骨已很难再当药。或用狸骨亦可。

释名：程(《列子》)、失剌孙。时珍曰：豹性暴，故曰豹。按许氏《说文》云：豹之脊长，行则脊隆豸豸然，具司杀之形，故字从豸、从勺。王氏《字说》云：豹性勺物而取，程度而食，故字从勺，又名曰程。《列子》云：青宁生程，程生马。沈氏《笔谈》云：秦人谓豹为程，至今延州尤然。东胡谓之失剌孙。时珍曰：豹，辽东及西南诸山时有之。状似虎而小，白面团头，自惜其毛采。其文如钱者，曰金钱豹，宜为裘。如艾叶者，曰艾叶豹，次之。又西域有金线豹，文如金线。海中有水豹，上应箕宿。《禽虫述》云：

虎生三子，一为豹。则豹有变者，寇氏未知尔。豹畏蛇与鼩鼠，而狮、驳、渠搜能食之。《淮南子》云：獝令虎申，蛇令豹止，物有所制也。广志云：狐死首丘，豹死首山。不忘本也。豹胎至美，为八珍之一。

肉：辟鬼魅神邪，宜肾（孙思邈）。脂：亦入面脂（时珍）。鼻：时珍曰：按《外台》治梦与鬼交及狐狸精魅，载崔氏方中用之。头骨：作枕辟邪。（时珍。出《五行志》）。时珍曰：按：《林邑记》云：广西南界有唉腊虫，食死人尸，不可驱逐。惟以豹皮覆之，则畏而不来。

# 笔 头 灰

年久者，主小便不通，小便数难，阴肿，中恶，脱肛，淋沥。烧灰水服之[①]。《唐本》先附，自草部今移。

臣禹锡等谨按《药性论》云：笔头灰，微寒。亦可单用。烧灰治男子交婚之夕茎痿，取灰酒服之良，其笔是使之者。

《图经》：文具兔头骨条下。

《外台秘要》：若小便不通，数而微肿方：取陈久笔头一枚，烧为灰，和水服之。

《胜金方》：催产，治难产圣妙寸金散方：败笔头一枚，烧为灰，细研为末，研生藕汁一盏调下立产。若产母虚弱及素有冷疾者恐藕冷动气，即于银器内重汤暖过后服。

《范汪方》：治喉中肿痛不得饮食，烧笔头灰浆饮下方寸匕。

现注：

① 本条原为墨字，为《唐本》所出。

按：笔头灰，为用过的毛笔头烧灰而成。《图经》在兔头骨条下兼述笔头灰，说明笔头当时用兔毛做的较多。笔头灰功能利水通淋，消肿提肛。

时珍曰：上古杀青书竹帛，至蒙恬以兔毫作笔，后世复以羊、鼠诸毛为之，惟兔毫入药用。

酒服二钱，治难产。浆饮服二钱，治咽喉痛，不下饮食（时珍。出《范汪方》）。

时珍曰：笔不用新而用败者，取其沾濡胶墨也。胶墨能利小便、胎产故耳。

附方：新二。

心痛不止：败笔头三个烧灰，无根水服，立效。（《经验方》）。

陆氏治难产第一方：用兔毫笔头三个烧灰，金箔三片，以蜡和丸，酒服。

## 四种陈藏器余

### 犊子脐屎

主卒九窍中出血。烧末服之方寸匕，新生未食草者预取之，黄犊为上。

〇《姚氏方》人有九窍、四肢、指岐间血出，乃暴惊所为，取新生犊子未食草者脐屎日干烧末，水服方寸匕，日四五顿差。为云口鼻出血亦良。

按：犊子脐屎可止血。

主中恶霍乱，及鬼击吐血。以一升，和酒三升，煮汁服（时珍。出《肘后》）。

# 灵 猫

味辛，温，无毒。主中恶鬼气，飞尸蛊毒，心腹卒痛，狂邪鬼神。如麝，用之功似麝。生南海山谷，如狸自为牝牡，亦云蛉狸。《异物志》云：灵狸一体，自为阴阳。刳其水道连囊，以酒洒，阴干，其气如麝，若杂真香，罕有别者，用之亦如麝焉。

按：灵猫阴为灵猫科动物大灵猫香腺囊中分泌的灵猫香。综合功能祛恶通痹，解毒止痛。临床可以之代麝香，亦属芳香开窍药。

释名：灵狸（作蛉者非）、香狸（《杂俎》）、神狸（《离骚注》）类。

时珍曰：自为牝牡，又有香气，可谓灵而神矣。时珍曰：按段成式言，香狸有四外肾，则自能牝牡者，或由此也。刘郁《西使记》云黑契丹出香狸，文似土豹，其肉可食，粪溺皆香如麝气。杨慎《丹铅录》云：予在大理府见香猫如狸，其文如金钱豹。此即《楚辞》所谓乘赤豹兮载文狸，王逸注为神狸者也。《南山经》所谓：爰之山有兽焉，状如狸而有髦，其名曰类，自为牝牡，食者不妒。《列子》亦云：爰之兽，自孕而生，曰类。疑即此物也。又《星禽真形图》，心月狐有牝牡两体，其神狸乎。珍按：刘、杨二说与《异物志》所说相合，则类即灵狸无疑矣，类、狸字音亦相近也。

# 震 肉

无毒。主小儿夜惊，大人因惊失心。亦作脯与食之。此畜为天雷所霹雳者是。

按：震肉，可镇惊养心。

时珍曰：按：《雷书》云：雷震六畜肉，不可食，令人成大风疾。

# 狒 狒

亦作狒[1]，无毒。饮其血令人见鬼也。亦堪染绯发，可为头髮，出西南夷，如猴。宋孝建中，獠子[2]以西波尸地高城郡安西县主簿韦文礼进雌雄二头，宋帝曰：吾闻狒狒能负千钧，若既力如此，何能致之彼。土人丁銮进曰：狒狒见人喜笑则上唇掩其目，人以钉钉著额，任其奔驰，候死而取之。发极长，可为头髮，血堪染靴，其毛一似猕猴，人面[3]，红赤色，作人言马声（或作鸟[4]字），善知生死，饮其血使人见鬼。帝闻而欣然命工图之。亦出《山海经》。《尔雅》云：狒狒如人被发迅走，食人。亦曰枭羊，彼俗亦谓之山都。郭景纯有赞（文繁不载[5]），脯带脂者薄割，火上炙热，于人肉敷癣上，虫当入脯中，候其少顷，揭却，须臾更三五度差。

现注：

①狒：下原有同扶沸反四字注音。原刻鬻为由弗禺组成之狒之异体字，故有此注释及注音。

②獠：夜猎，打猎。

③人面：即似人面之意。

④或作鸟字，原刻此四字稍小，为注文。

⑤文繁不载，原刻此四字稍小，为注文。

按：狒狒，《本草拾遗》曰：似猕猴，人面，红赤色。其血功能可明目通神。

释名：野人、人熊。时珍曰：《尔雅》作狒。《说文》之狒，从臼，从囟，从内，象形。许慎云：北人呼为土蝼。今人呼为人熊。按郭璞谓山都即狒狒，稍似差别，抑名同物异欤。时珍曰：按《方舆志》云：狒狒，西蜀及处州山中亦有之，呼为人熊。人亦食其掌，剥其皮。闽中沙县幼山有之，长丈余，逢人则笑，呼为山大人，或曰野人及山魈也。又邓德明《南康记》云：山都，形如昆仑人，通身生毛。见人辄闭目，开口如笑。好在深涧中翻石，觅蟹食之。珍按：邓氏所说，与《北山经》之山猈，《述异记》之山都，《永嘉记》之山鬼，《神异经》之山魈，《玄中记》之山精，《海录碎事》之山丈，《文本指归》之旱魃，《搜神记》之治鸟，俱相类，乃山怪也。

附录：山都：时珍曰：任昉《述异记》云：南康有神曰山都。形如人，长二尺余，黑色，赤目黄发。深山树中作窠，状如鸟卵，高三尺余，内甚光彩，体质轻虚，以鸟毛为褥，二枚相连，上雄下雌。能变化隐形，罕睹其状，若木客、山魈之类也。山猈：时珍曰：《北山经》云：山猈状如犬而人面，善投，见人则笑。其行如风，见则天下大风。木客：又曰：《南康记》云：生南方山中。头面语言不全异人，但手脚爪如钩利。居绝岩间，死亦殡殓。能与人交易，而不见其形也。今南方有鬼市，亦类此。又有木客鸟，见禽部。山魈：又曰：东方朔《神异经》云：西方深山有人，长尺余，袒身，捕虾、蟹，就人火炙食之，名曰山魈，其名自呼。人犯之则发寒热。盖鬼魅耳，所在亦有之，惟畏爆竹爆熇熇声。刘义庆《幽明录》云：东昌县山岩间有物如人，长四五尺，裸身被发，发长五六寸，能作呼啸声，不见其形。每从涧中发石取虾、蟹，就火炙食。《永嘉记》云：安国县有山鬼，形如人而一脚，仅长一尺许。好盗伐木人盐，炙石蟹食。人不敢犯之，能令人病及焚居也。《玄中记》云：山精如人，一足，长三四尺。食山蟹，夜出昼伏。千岁蟾蜍能食之。《抱朴子》云：山精形如小儿，独足向后。夜喜犯人，其名曰魃，呼其名则不能犯人。《白泽图》云：山之精，状如鼓，色赤，一足而行，名曰夔，呼之可使取虎豹。《海录杂事》云：岭南有物，一足反踵，手足皆三指。雄曰山丈，雌曰山姑，能夜叩人门求物也。《神异经》云：南方有魃，一名旱母。长二三尺，裸形，目在顶上，行走如风。见则大旱。遇者得之投溷中，则旱除。《文本指归》云：旱魃，山鬼也。所居之处天不雨。女魃入人家，能窃物以出；男魃入人家，能窃物以归。时珍谨按：诸说虽少有参差，大抵俱是怪类，今俗所谓独脚鬼者是也。迩来处处有之，能隐形入人家淫乱，致人成疾；放火窃物，大为家害。法术不能驱，医药不能治，呼为五通、七郎诸神而祀之，盖未知其原如此。故备载之，非但博闻而已。其曰呼其名则无害，千岁蟾蜍能食之者，非治法欤。引申触类，必有能制之者。又有治鸟，亦此类，见禽部。精怪之属甚伙，皆为人害。惟《白泽图》《玄中记》《抱朴子》《酉阳杂俎》诸书载之颇悉，起居者亦不可不知。然正人君子，则德可胜妖，自不敢近也。

## 猩猩

释名：时珍曰：猩猩能言而知来，犹惺惺也。时珍曰：猩猩自《尔雅》《逸周书》以下数十说，今参集之云：出哀牢夷及交趾封溪县山谷中。状如狗及猕猴，黄毛如猿，白耳如豕，人面人足，长发，头颜端正。声如儿啼，亦如犬吠。成群伏行。阮汧云：封溪俚人以酒及草屐置道侧，猩猩见即呼人祖先姓名，骂之而去。顷复相与尝酒着屐，因而被擒，槛而养之。将烹则推其肥者，泣而遣之。西胡取其血染毛罽不黯，刺血必箠而问其数，至一斗乃已。又按《礼记》亦云猩猩能言，而郭义恭《广志》云猩猩不能言，《山海经》云猩猩能知人言，三说不同。大抵猩猩略似人形，如猿猴类耳。纵使能言，当若鹦鹉之属，亦不必尽如阮氏所说也。又罗愿《尔雅翼》云：古之说猩猩者，如豕、如狗、如猴。今之说猩猩者，与狒狒不相远。云如妇人被发袒足，无膝群行，遇人则手掩其形，谓之野人。据罗说则似乎后世所谓野女、野婆者也，岂即一物耶。

附录：野女：唐蒙《博物志》云：日南出野女，群行不见夫。其状且白，裸袒无衣襦。周密《齐东野语》云：野婆出南丹州，黄发椎髻，裸形跣足，俨然若一媪也。群雌无牡。上下山谷如飞猱。自腰以下有皮盖膝。每遇男子必负去求合。尝为健夫所杀，至死以手护腰间。剖之得印方寸，莹若苍玉，有文类符篆也。时珍曰：合此二说与前阮氏、罗氏之说观之，则野女似即猩猩矣。又雄鼠卵有文如符篆，治鸟腋下有镜印，则野婆之印篆非异也。亦当有功用，但人未知耳。肉：甘、咸，温，无毒。主食之不昧不饥，令人善走，穷年无厌，可以辟谷（时珍。出《逸书》《山海经》《水经》）。时珍曰：《逸书》言猩猩肉食之令人不昧，其惺惺可知矣。古人以为珍味。故《荀子》言猩猩能言笑，二足无毛，而人啜其羹，食其肉；《吕氏春秋》云肉之美者，猩猩之唇，獏獏之炙，是矣。

# 卷 第 十 八

## 兽部下品总二十一种

**四种《神农本经》** 原为白字现用字下无·表示。

**四种《名医别录》** 原为墨字现用字下加·表示

**四种《唐本》先附** 注云：唐附

**三种今附** 皆医家尝用有效，注云：今附

**一种唐慎微续添** 原用墨盖子表示，今用＿号表示

**五种陈藏器余**

豚卵《本经》蹄足心肾胆齿膏肉等附　麋脂《本经》角附，麋肉麋骨麋茸续注　驴屎《唐附》尿、乳、轴垢等附，肉、脂、皮　续注　狐阴茎《别录》五脏、肠、屎等附　獭肝《别录》肉附猯膏《唐附》玃、貉、肉、胞等附　鼹（音偃）鼠《别录》鼺（音赢）鼠《本经》野猪黄《唐附》豺皮《唐附》狼附　腽肭脐今附，腽肭兽续注　麂今附，头骨附　野驼脂今附　猕猴续添　败鼓皮　六畜毛蹄甲《本经》

**五种陈藏器余**

诸血　果然肉　狨兽　狼筋　诸肉有毒

**一十六种纲目新增**

犛牛　牦牛　木狗　山獭　罔两　彭猴　封　鼮鼠　竹䶉　貂鼠　黄鼠　鼢鼠　食蛇鼠　鮓答　狗宝　六畜心

## 豚　卵

味甘，温，无毒。主惊痫癫疾，鬼疰蛊毒，除寒热贲豚，五癃邪气，挛缩。一名豚颠。阴干藏之，勿令败。

悬蹄，主五痔，伏热在肠，肠痈内蚀。臣禹锡等谨按《五痔通用药》云：猪悬蹄，平。《药对》云：微寒。

○猪四足　小寒。主伤挞诸败疮，下乳汁。心主惊邪忧恚。臣禹锡等谨按《日华子》云：心治惊痫血癖，邪气。

○肾　冷。和理肾气，通利膀胱。臣禹锡等谨按孟诜云：肾主人肾虚，不可久食。《日华子》云：肾补水脏，暖腰膝，补膀胱，治耳聋。虽补肾又令人少子。

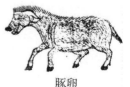

豚卵

○胆　主伤寒热渴。臣禹锡等谨按《大便不通通用药》云：猪胆微寒。

○肚　主补中益气，止渴利。臣禹锡等谨按《恶疮通用药》云：猪肚微温。孟诜云：

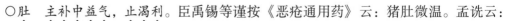

肚，主暴痢虚弱。

《日华子》云：肚，补虚损，杀劳虫，止痢，酿黄糯米蒸，捣为丸，甚治劳气，并小儿疳蛔黄瘦病。

○齿　主小儿惊痫。五月五日取。臣禹锡等谨按《惊痫通用药》云：猪齿，平。《日华子》云：齿，治小儿惊痫，烧灰服，并治蛇咬。

○鬐膏　生发。臣禹锡等谨按《发秃落通用药》云：猪鬐膏，微寒。

○肪膏　主煎诸膏药，解斑蝥、芫青毒。

○狠①猪肉　味酸冷，疗狂病。凡猪肉，味苦，主闭血脉，弱筋骨，虚人肌，不可久食。病人金疮者尤甚。

○猪屎　臣禹锡等谨按《黄疸通用药》云：猪屎寒。主寒热黄疸，湿痹。

陶隐居云：猪为用最多，惟肉不宜食，人有多食皆能暴肥，此盖虚肥故也。其脂能悦皮肤，作手膏不皲裂，肪膏煎药无不用之，勿令水中，腊月者历年不坏，颈下膏谓之负革肪，入道家用。其屎汁疗温毒热，食其肉饮酒，不可卧秫②，稻穰③中。又白猪白蹄杂青者不可食之。猪膏又忌乌梅。

《唐本》注云：《别录》云，猪耳中垢，主蛇伤，猪脑主风眩脑鸣及冻疮，血主贲豚暴气中风头眩，淋沥。乳汁主小儿惊痫病。乳头亦主小儿惊痫，及鬼毒，去来寒热，五癃。五脏主小儿惊痫，发汗。十二月上亥日取肪脂内新瓦器中，埋亥地百日，主痈疽，名腽④脂，方家用之。又一升脂，著鸡子白十四枚更良。

今按陈藏器本草云：猪肉，寒，主压丹石，解热，宜肥热人食之，杀药动风。肝主脚气，空心，切，作生，以姜醋进之，当微泄，若先痢，即勿服。胆主湿䘌病，下脓血不止，干呕，羸瘦多睡，面黄者，取胆和生姜汁酽醋半合灌下部，手急捻，令醋气上至咽喉，乃放手，当下五色恶物及虫子。又主瘦病咳嗽，取胆和小便、生姜、橘皮、诃梨勒、桃皮煮服。又主大便不通，取猪、羊胆，以苇筒著胆，缚一头，内下部，入三寸灌之，入腹立下。又主小儿头疮，取胆汁敷之。猪胰⑤，主肺痿咳嗽，和枣肉浸酒服之，亦能主痃癖羸瘦，又堪合膏练缯帛。腊月猪脂杀虫，久留不败。猪黄主金疮血痢。野猪脂酒服下乳汁可乳五儿。齿灰主蛇咬。

臣禹锡等谨按孟诜云：大猪头，主补虚乏气力，去惊痫五痔，下丹石。又肠主虚渴，小便数，补下焦虚竭。

又云：东行母猪粪一升，宿浸去滓，顿服治毒黄热病。

《日华子》云：猪，凉，微毒。肉疗水银风，并掘土，土坑内恶气。久食令人虚肥动风气，又不可同牛肉煮食，令人生寸白虫。又脂治皮肤风，杀虫，敷恶疮。又肠止小便，补下焦生血，疗贲豚气及海外瘴气。又乳治小儿惊痫，天吊，大人猪鸡痫病。粪治天行热病，黄疸蛊毒。东行牝猪者为良。窠内有草治小儿夜啼，安席下，勿令母知。大凡野猪肉，食胜圈豢者。

《图经》曰：豚卵，《本经》不著所出州土，云一名豚颠。阴干藏之勿令败。谨按扬雄《方言》云：猪，燕、朝鲜之间谓之豭，关东、西谓之彘，或谓之豕，南楚谓之豨⑥，其子谓之豵⑦，吴、杨之间谓之猪子，其实一种也。今云豚卵当是猪子也。猪之属为用最多，惟肉不宜食，食之多暴肥，盖风虚所致也。心，热。主血不足，补虚劣，不可多食，能耗心气。又不与吴茱萸合食。肺微寒，能补肺得大麻人良，不与白花菜合食，令人气滞发霍乱。肝，温，主冷泄久滑，赤白，乳妇赤白下方用；子肝一叶，薄批之，揾[8]著煨熟，诃子末中微火炙，又揾炙尽半两末止。空腹细嚼，陈米饮送下。亦主冷劳，腹脏虚者。脾主脾胃虚热，以陈橘皮红、生姜、人参、葱白切拍之，合陈米水煮如羹，去橘皮，空腹食之。肾补虚壮气消积滞。冬月不可食，损人真气，兼发虚壅。肚主骨蒸热劳，血脉不行，补羸助气，四季宜食。张仲景有猪肚黄连丸是也。骨髓，寒，主扑损，恶疮。悬蹄，主痔，肠痈，内蚀。四蹄主行妇人乳脉，滑肌肤，去寒热。《广济方》载其法云：妇人乳无汁者，以猪蹄四枚，治如食法，以水二斗，煮取一斗，去蹄，土瓜根、通草、漏芦各三两，以汁煮取六升去滓，内葱白、豉，如常，著少米，煮作稀葱豉粥食之。食了或身体微微热，有少汗出佳。乳未下更三两剂，大验。肪膏主诸恶疮，利血脉，解风热，润肺，入膏药宜腊月亥日取之。肠脏主大小肠风热，宜食之。胰，寒，主肺气干胀喘急，润五脏，去皴皰皯。并肪膏杀斑猫、地胆、亭长等毒。然男子多食之损阳。崔元亮《海上方》著猪胰酒疗冷痢久不差，方云：此是脾气不足，暴冷入脾，舌上生疮，饮食无味，纵吃食下还吐，小腹雷鸣，时时心闷，干皮细起，膝胫酸疼，两耳绝声，四肢沉重，渐瘦劣，重成鬼气。及妇人血气不通，逆饭忧烦，常行无力，四肢不举，丈夫痃癖，两肋虚胀，变为水气，服之皆效验。此法出于《传尸方》；取猪胰一具，细切，与青蒿菜相和，以无灰酒一大升，微火温之，乘热内猪胰中，和蒿菜相共暖，使消尽。又取桂心一小两，别捣为末，内酒中，每日平旦空腹取一小盏服之，午时夜间各再一服甚验。忌热面油腻等食。胆，大寒。主骨热劳极，伤寒及渴疾，小儿五疳，杀虫。齿主小儿惊痫，烧灰服之。屎主寒热黄疸，湿痹。令人取端午日南行猪零，合太一丹是也。㷮猪汤解诸毒虫魇，凡猪，骨细、少筋、多膏，大者有重百余斤，食物至寡，故人畜养之甚易生息。《尔雅》曰：彘，五尺为豟[9]。郭璞注云：尸子曰：大豕为豟，今渔阳呼猪大者为豟是也。又下野猪黄条，主金疮。又云：大寒有毒。一名豪猪，鬃间有毫如箭能射人，陕、洛、江东诸山中并有之，肉亦甘美，多膏，皆不可多食，发风气，利大肠，令人虚羸。

《食疗》：肉，味苦微寒。压丹石，疗热。闭血脉。虚人动风，不可久食，令人少子精，发宿疢[10]。主疗人肾虚。肉发痰，若患疟疾人，切忌食，必再发。又云：江猪，平，肉酸，多食令人体重。今捕人作脯，多皆不识。但食，少有腥气。又舌和五味煮取汁饮，能健脾，补不足之气，令人能食。

《圣惠方》：治蛇入口，并入七孔中：割母猪尾头，沥血滴口中即出。

又方：治少阴病，下痢，咽痛胸满心烦；猪肤一斤，以水一斗，煮取五升，去滓，加白蜜一升，粉五合，熬香和匀相得，温分六服。

《外台秘要》：疗毒热病，攻手足肿疼痛欲脱方：猪膏和羊屎涂之亦佳。

又方：疗盲；猪胆一枚，微火上煎之，可丸如黍米大，内眼中，食顷良。

又方：治翳如重者；取猪胆白皮曝干，合作小绳子如粗钗股大小，烧作灰，待冷便以灰点翳上，不过三五度即差。

《千金方》：治被打头青肿，炙猪肉热搨之，又贴猪肝。

《千金翼》：老人令面光泽方：大猪蹄一具，洗净，理如食法，煮浆如胶，夜以涂面，晓以浆水洗面皮，急矣。

又方：治发薄不生，先以酢泔清净洗秃处，以生布揩令大热，腊月猪脂细研入生铁煮沸三二度，敷之遍生。

又方：治漏方：以腊月猪脂纸蘸取内疮孔中，日五夜三。

又方：治手足皴裂，血出疼痛，若冬月冒涉冻凌，面目手蹄瘃①坏及热疼痛，皆治；取猪脑髓著热酒中，以洗之，差。

《肘后方》：治毒攻手足肿疼痛欲断；猪蹄一具，合葱煮去滓内少许盐，以渍之。

又方：治卒肿病，身面皆洪大生猪肝一具，细切，顿食之，勿与盐，乃可用苦酒妙。

又方：疸病有五，有黄疸、谷疸、酒疸、黑疸、女劳疸、黄汗，身体四肢微肿，胸满不得汗，汗出如黄药汁。由大汗出，卒入水所致；猪脂一斤，令温热尽服之，日三，当下，下则稍愈。又方：《葛氏》：疥疮；猪膏煎芫花涂。

又方：若女子阴中苦痒，搔之痛闷：取猪肝炙热，内阴中，当有虫著肝出。

又方：疗手足皴裂，面出血痛方：以酒捼猪胰，洗并服。

又方：小便不通：猪胆大如鸡子者，内热酒中服，姚云亦疗大便不通。

又方：胞衣不出，腹满则杀人，但多服脂佳。又方：小儿头生白秃，发不生。腊月猪屎，烧末敷之。

《经验方》：疗男子水脏虚惫，遗精盗汗，往往夜梦鬼交，取獖②猪肾一枚，以刀开去筋膜，入附子末一钱匕，以湿纸裹煨熟，空心稍热服之，便饮酒一盏，多亦甚妙。三五服效。

《经验后方》：定喘化涎：猪蹄甲四十九个，净洗控干，每个指甲内半夏、白矾各一字，入罐子内封闭，勿令烟出，火煅通赤，去火细研，入麝香一钱匕，人有上喘咳嗽用糯米饮下，小儿半钱至妙。

又方：阴痿羸瘦，精髓虚弱，四肢少力，猪肾一对，去脂膜，切枸杞叶半斤，用豉汁二大盏半相和，煮作羹，入盐椒葱空腹食之。

《梅师方》：蜈蚣入耳，以猪脂肉炙令香掩耳自出。又方：蚁子入耳，以猪羊脂炙令香，安耳孔自出。又方：治产后虚劳，骨节疼痛，汗出不止：取猪肾造脟臛⑬，以葱豉米，如法食之。又方：治痈诸疽发背或发乳房初起，微赤，不急治之即杀人：母猪蹄两只，通草六分，以绵裹和煮作羹食之。

又方：治热病有䘌上下蚀人；猪胆一枚，苦酒一合，同煎三两沸，满口饮之，虫立死即愈。《孙真人食忌》云：不可常食猪肉，白猪白蹄者不可食也。又云：腊月肪脂杀虫，可煎膏用之。《食医心镜》主脾胃气虚，食即汗出；猪肝一斤，薄起于瓦上暴令熟干，捣筛为末，煮白粥布绞取汁和，众手丸如梧桐子大，空心饮下五十丸，日五服。又主脾胃气冷，吃食呕逆，下赤白痢如面糊，腰脐切痛；猪肾一对，研著胡椒、橘皮、盐、酱、椒末等搜面似常法，作馄饨熟煮，空腹吃两碗立差。又主消渴，日夜饮水数斗，小便数，瘦弱；猪肚一，收净洗，以水五升，煮令烂熟，取二升已来，去肚，着少豉，渴即饮之。肉亦可吃。又和米着五味，煮粥食之佳。又主水气胀满，浮肿；猪肝一具，煮作羹，任意下饭。又主上气咳嗽，胸膈妨满，气喘，猪肉细切作人馅⑭子，于猪肺中煎食之。又猪肪脂四两，煮百沸以来，切和酱、醋食之。又治一切肺病咳嗽脓血不止；猪胰一具，削薄，竹筒盛，于煻⑮火中炮令极熟，食上吃之。又理肿从足始，转上入腹；猪肝一具，细切，先布缤⑯，更以醋洗蒜齑食之。如食不尽，三两顿食亦可也。又理浮肿胀满，不下食心闷；猪肝一具，洗，切作脔，着葱白、豉、姜、椒，熟炙食之。又以熟水煮，单吃亦得。又煮猪脊一只，切作生以蒜齑食之。又理产后中风，血气惊邪，忧悸气逆；猪心一枚，切，于豉汁中煮，五味糁调和食之。又治小儿惊痫，发动无时；猪乳汁三合，以绵缠浸令儿吮之，唯多尤佳。又理肝脏壅热，目赤碜痛，兼明目补肝气；用猪肝一具，细起薄切，以水淘漉出，漉干即以五味酱醋食之。又理狂病，经久不差或歌或笑，行走不休，发动无时；用豭猪肉一斤，煮令熟，细切，作脍和酱醋食之，或羹粥炒，任性服之。又补虚气乏，去惊痫；豆牙猪头一枚，治如食法，煮令极熟，停冷作鲙，以五辣醋食之。

《范汪》：疗鼠瘘瘰疬，取腊月猪膏调涂之。

《伤寒类要》：疗小儿寒热及热气中人：猪后蹄，烧灰末，以乳汁调一撮服之效。

又方：疗男子女人黄疸病，医不愈，耳目悉黄，食饮不消，胃中胀热，生黄衣，盖胃中有干屎使病尔：用煎猪脂一小升，温热顿服之，日三，燥屎下去乃愈。

《千金髓》：治胎孕九个月将产消息：用猪肚一个，依常法着葱、五味煮熟食之，食不尽再食，不与别人食。

《子母秘录》：疗吹奶恶寒壮热：猪肪脂以冷水浸揭之，热即易立效。

《姚和众》：小儿初生，猪胆一枚，以水七升，煎取四升，澄清浴儿，令永无疮疥。

《谭氏小儿方》：疗豌豆疮：取肉烂煮取汁洗之，干脯亦得。

《礼记》云：豕望视而交接，腥不可食。又云食豚去脑。

现注：

① 豭：（jiā 佳），公猪，同猳。

② 秫：（shú 熟），有黏性谷物。

③ 穰：（ráng 瓤）禾之茎秆。

④ 膒：下原有音瓯同三字注音。膒（ōu 瓯）为放久油脂。

⑤ 胰：（yí 夷）下原有音萋二字注音。

⑥ 豨：（xī 希）下原有音喜二字注音。

⑦ 豯：（xī 希）下原有音奚二字注音。

⑧ 搵：（wèn 问），紧贴。

⑨ 豝：（è 饿）。

⑩ 疢：（chén 趁）。

⑪ 瘃：（zhú 逐），冻疮。

⑫ 豮：（fén 坟），阉过的猪。

⑬ 晞：（xī 希），干燥，臐：肉羹。

⑭ 鎚：（duī 堆），蒸饼。

⑮ 煻：原刻为糖，应为煻之误。

⑯ 緌：（lèi 累），通捩，扭转。

按：豚卵，即猪睾丸，可镇惊定痫，压贲豚，通癃闭，猪四足可消疮下乳汁。猪心可压惊恚。猪肾可益肾利尿。猪胆可祛伤寒热渴，祛湿热。猪胰疗肺萎咳嗽。猪黄疗金疮。猪脑祛风眩脑鸣。猪血祛中风头眩。

时珍曰：按许氏《说文》云：豕字象毛足而后有尾形。林氏《小说》云：豕食不洁，故谓之豕。坎为豕，水畜而性趋下喜秽也。牡曰豭，曰牙；牝曰彘，曰豝（音巴），曰𤞻（音娄）。牡去势曰豮。四蹄白曰豥。猪高五尺曰厄（音厄）。豕之子，曰猪，曰豚，曰豰（音斛）。一子曰特，二子曰师，三子曰豵，末子曰幺。生三月曰豯，六月曰豵。何承天纂文云：梁州曰豶（音哲），河南曰彘，吴楚曰豨。渔阳以大猪为豝，齐徐以小猪为豵（音柱）《礼记》谓之刚鬣，崔豹《古今注》谓之参军。

时珍曰：猪天下畜之，而各有不同。生青兖徐淮者耳大，生燕冀者皮厚，生梁雍者足短，生辽东者头白，生豫州者味短，生江南者耳小（谓之江猪），生岭南者白而极肥。猪孕四月而生，在畜属水，在卦属坎，在禽应室星。思邈曰：凡猪肉久食，令人少子精，发宿病。豚肉久食，令人遍体筋肉碎痛乏气。时珍曰：北猪味薄，煮之汁清；南猪味厚，煮之汁浓，毒尤甚。入药用纯黑猪。凡白猪、花猪、猪、牝猪、病猪；黄膘猪、米猪，并不可食。黄膘煮之汁黄，米猪肉中有米。《说文》"豕食于星下则生息米"，《周礼》"豕盲视而交睫者星"，皆指此也。反乌梅、桔梗、黄连、胡黄连（犯之令人泻利）及苍耳（令人动风）。合生姜食，生面发风；合荞麦食，落毛发，患风病；合葵菜食，少气；合百花菜、吴茱萸食，发痔疾；合胡荽食，烂人脐；合牛肉食，生虫；合羊肝、鸡子、鲫鱼、豆黄食，滞气；合龟、鳖肉食，伤人。凡煮猪肉，得皂荚子、桑白皮、高良姜、黄蜡，不发风气；得旧篱篾，易熟也。

时珍曰：按钱乙治小儿疳病麝香丸，以猪胆和丸，猪肝汤服。疳渴者，以猪肉汤或㷞猪汤服，其意盖以猪属水而气寒，能去火热耶。震亨曰：猪肉补气，世俗以为补阴误矣，惟补阳尔。今之虚损者，不在阳而在阴。以肉补阴，是以火济水。盖肉性入胃便作湿热，热生痰，痰生则气不降而诸证作矣。谚云：猪不姜，食之发大风，中年气血衰，面发黑也。韩懋曰：凡肉有补，惟猪肉无补，人习之化也。

附方：新十五。

噤口痢疾：腊肉脯，煨熟食之，妙。（李楼《奇方》）

小儿刮肠：痢疾，噤口闭目至重者：精猪肉一两，薄切炙香，以腻粉末半钱，铺上令食，或置鼻头闻香，自然要食也。（《活幼口议》）

身肿攻心：用生猪肉以浆水洗，压干切脍，蒜、薤啖之，一日二次，下气去风，乃外国方也。（张文仲方）

破伤风肿：新杀猪肉，乘热割片，贴患处。连换三片，其肿立消。（《简便》）

白虎风病：用猪肉三串，以大麻子一合，酒半盏相和，口含上。将肉擘向病处，咒曰：相州张如意、张得兴，是汝白虎本师，急出。乃安肉于床下，瘥则送于路，神验。（《近效》）

解丹石毒：发热困笃：用肥猪肉五斤，葱、薤各半斤，煮食或作食。必腹鸣毒下，以水淘之得石，沙石尽则解钟乳毒，下利不止：食猪肉则愈。（《千金翼》）

服石英法：白石英一大两，袋盛，水三斗，煎四升，去石，以猪肉一斤细切，椒葱盐豉煮食。十日一作。（《外台》）

伤损不食：凡打扑伤损，三五日水食不入口。用生猪肉二大钱，打烂，温水洗去血水，再擂烂，以阴阳汤打和。以半钱用鸡毛送入咽内，却以阴阳汤灌下之。其食虫闻香拱开瘀血而上，胸中自然开解。此乃损血凝聚心间，虫食血饱，他物虫不来探故也。谓之骗通之法。（邵氏）

小儿重舌：取三家屠肉，切指大，摩舌上，儿立啼。（《千金方》）

小儿火丹：猪肉切片贴之。漆疮作痒：宜啖猪肉，嚼谷涂之。（《千金》）

男女阴蚀：肥猪肉煮汁洗，不过二十斤瘥。（《千金方》）

山行辟蛭：山水中，草木上，有石蛭，着人足，则穿肌入肉中，害人。但以腊猪膏和盐涂足胫趾，即不着人也。（《千金方》）

竹刺入肉：多年熏肉，切片包裹之，即出。（《救急方》）

猪头肉：时珍曰：按《生生编》云：猪肉毒惟在首，故有病者食之，生风发疾。腊猪头：时珍曰：按《名医录》云：学究任道病体疮肿黑，状狭而长。北医王通曰：此鱼脐疮也。一因风毒蕴结，二因气血凝滞，三因误食人汗而然。乃以一异散敷之，日数易而愈。恳求其方。曰：但雪玄一味耳。任遍访四方无知之者。有名医郝允曰：《圣惠方》治此，用腊猪头烧灰，鸡卵白调敷，即此也。又《图纂》云：五月戊辰日，以猪头祀灶，所求如意；以腊猪耳悬梁上，令人丰足，此亦厌禳之物也。项肉：主酒积，面黄腹胀。以一两切如泥，合甘遂末一钱作丸，纸裹煨香食之，酒下。当利出酒布袋也（时珍。出《普济》）

脂膏：时珍曰：凡凝者为肪为脂，释者为膏为油，腊月炼净收用。解地胆、亭长、野葛、硫黄毒、诸肝毒，利肠胃，通小便，除五疸水肿，生毛发（时珍）。

破冷结，散宿血。（孙思邈）

附方：新二十五。

伤寒时气：猪膏如弹丸，温水化服，日三次。（《肘后方》）

赤白带下：炼猪脂三合，酒五合，煎沸顿服。（《千金方》）

小便不通：猪脂一斤，水二升，煎三沸，饮之立通。（《千金方》）

关格闭塞：猪脂、姜汁各二升，微火煎至二升，下酒五合，和煎分服。（《千金》）

痘疮便秘：四五日。用肥猪膘一块，水煮熟，切如豆大，与食。自然脏腑滋润，痂易落，无损于儿。（陈文中方）

卒中五尸：仲景用猪脂一鸡子，苦酒一升，煮沸灌之。（《肘后方》）

中诸肝毒：猪膏顿服一升。（《千金方》）

食发成瘕：心腹作痛，咽间如有虫上下，嗜食与油者是也。用猪脂二升，酒三升，煮三沸服，日三次。同上。肺热暴喑：猪脂油一斤炼过，入白蜜一斤，再炼少顷，滤净冷定。不时挑服一匙，即愈。无疾常服，亦润肺。（万氏方）

小儿嗍风：小儿百日内风嗍，口中有物如蜗牛，或如黄头白虫者。薄猪肪擦之即消。（《圣惠方》）

小儿蛔病：羸瘦。猪膏服之。（《千金方》）

产后虚汗：猪膏、姜汁、白蜜各一升，酒五合，煎五上五下。每服方寸匕。（《千金翼》）

胞衣不下：猪脂一两，水一盏，煎五七沸，服之当下。（《圣惠方》）

手足皲破：猪脂着热酒中洗之。（《千金方》）

代指疼痛：猪膏和白土敷之。（《肘后方》）

口疮塞咽：用猪膏、白蜜各一斤，黄连末一两，合煎取汁熬稠。每含如半枣许，日四五。夜二（《千金》）

鼠瘘瘰疬：用猪膏淹生地黄，煎六七沸，涂之。（《千金》）

漏疮不合：以纸粘腊猪脂纳疮中，日五夜三。（《千金翼》）

漆疮作痒：猪膏频涂之。（《千金》）

咽喉骨鲠：吞脂膏一团。不瘥更吞之。（《千金方》）

身面疣目：以猪脂揩之，令血出少许，神验不可加。（《千金》）

误吞针钉：猪脂多食令饱，自然裹出。（《普济方》）

杂物入目：猪脂煮取水面如油者，仰卧去枕点鼻中。不过数度，与物俱出。《圣惠方》

发背发乳：猪脂切片，冷水浸贴。日易四五十片，甚妙。（《急救方》）

脑：时珍曰：《孙真人食忌》云：猪脑损男子阳道，临房不能行事。酒后尤不可食。《延寿书》云：今人以盐酒食猪脑，是自引贼也。

主痈肿，涂纸上贴之，干则易。治手足皲裂出血，以酒化洗，并涂之（时珍）。

附方：新一。喉痹已破：疮口痛者。猪脑髓蒸熟，入姜、醋吃之，即愈。（《普济方》）

髓：涂小儿解颅、头疮，及脐肿、眉疮、疥。服之，补骨髓，益虚劳。

时珍曰：按丹溪治虚损补阴丸，多用猪脊髓和丸。取其通肾命，以骨入骨，以髓补髓也。

附方：新七。

骨蒸劳伤：猪脊髓一条，猪胆汁一枚，童便一盏，柴胡、前胡、胡黄连、乌梅各一钱，韭白七根，同煎七分，温服。不过三服，其效如神。（《瑞竹堂方》）

小儿解颅：猪牙车骨煎取髓敷，日三。（《千金方》）

小儿解颅：猪牙车骨煎取髓敷，日三。（《千金方》）

小儿脐肿：猪颊车髓十八铢，杏仁半两，研敷。（《千金》）

小儿眉疮：猪颈骨髓六七枚，白胶香二钱。同入铜器熬稠，待冷为末小儿疮：猪牙车骨年久者捶碎，炙令髓出，热取涂之。（《小品方》）

小儿头疮：猪筒骨中髓，和腻粉成剂，复纳骨中，火中煨香，取出研末。先温盐水洗净，敷之。亦治肥疮出汁。（《普济方》）

小儿疳疮：方同上。

血：时珍曰：服地黄、何首乌诸补药者忌之，云能损阳也。同黄豆食，滞气。

清酒和炒食之（思邈）。清油炒食，治嘈杂有虫（时珍）。压丹石，解诸毒（吴瑞）。

时珍曰：按陈自明云：妇人嘈杂，皆血液泪汗变而为痰，或言是血嘈，多以猪血炒食而愈，盖以血导血归原之意尔。此固一说，然亦有蛔虫作嘈杂者，虫得血腥则饱而伏也。

附方：新五。

交接阴毒，腹痛欲死：猪血乘热和酒饮之。（《肘后》）

中满腹胀：旦食不能暮食。用不着盐水猪血，漉去水，晒干为末。酒服取泄，甚效。（李楼《奇方》）

杖疮血出：猪血一升，锻石七升，和剂烧灰，再以水和丸，又烧，凡三次，为末敷之，效。（《外台》）

中射罔毒：猪血饮之即解。（《肘后》）

蜈蚣入腹：猪血灌之。或饱食，少顷饮桐油，当吐出。

心血：调朱砂末服，治惊痫癫疾（吴瑞）。治卒恶死，及痘疮倒靥（时珍）。

时珍曰：古方治惊风癫痫痘疾，多用猪心血，盖以心归心，以血导血之意。用尾血者，取其动而不息也。猪为水畜，其血性寒而能解毒制阳故也。韩飞霞云：猪心血能引药入本经，实非其补。沈存中云：猪血得龙脑直入心经，是矣。

附方：新三。

心病邪热：蕊珠丸：用猪心一个取血，靛花末一匙，朱砂末一两，同研，丸梧桐子大。每酒服二十丸。（《奇效》）

痘疮黑陷：腊月收猪心血，瓶盛挂风处干之。每用一钱，入龙脑少许，研匀，温酒调服。须臾红活，神效。无干血，用生血。（沈存中方）

妇人催生：开骨膏：用猪心血和乳香末，丸梧桐子大，朱砂为衣。面东酒吞一丸。未下再服。（《妇人良方》）

尾血：痘疮倒靥，用一匙，调龙脑少许，新汲水服。又治卒中恶死（时珍）。

附方：新一。

卒中恶死：断猪尾取血饮，并缚豚枕之，即活。此乃长桑君授扁鹊法也。出《魏夫人传》。（《肘后方》）

心：主虚悸气逆，妇人产后中风，血气惊恐（思邈）。

刘完素曰：猪，水畜也，故心可以镇恍惚。

附方：新三。

心虚自汗：不睡者。用獖猪心一个，带血破开，入人参、当归各二两，煮熟去药食之。不过数服，即愈。（《证治要诀》）

心虚嗽血：沉香末一钱，半夏七枚，入猪心中，以小便湿纸包煨熟，去半夏食之。（《证治要诀》）

急心疼痛：猪心一枚，每岁入胡椒一粒，同盐、酒煮食。

肝：补肝明目，疗肝虚浮肿。时珍曰：饵药人，不可食之。合鱼食，生痈疽；合鲤鱼肠、鱼子食，伤人神；合鹌鹑食，生面䵟。《延寿书》云：猪临杀，惊气入心，绝气归肝，俱不可多食，必伤人。时珍曰：肝主藏血，故诸血病用为向导入肝。《千金翼》治痢疾有猪肝丸，治脱肛有猪肝散，诸眼目方多有猪肝散，皆此意也。

附方：新七。

休息痢疾：猪肝一具（切片），杏仁（炒）一两，于净锅内，一重肝，一重杏仁，入童子小便二升，文火煎干。取食，日一次。（《千金》）

风毒脚气：猪肝作生脍，食之取利。（《千金翼》）

水肿溲涩：猪肝尖三块，绿豆四撮，陈仓米一合，同水煮粥食，毒从小便出也。中蛊腹痛：支太医秘方：以猪肝一具，蜜一升，共煎，分二十服。或为丸服。《肘后》

目难远视：肝虚也：猪肝一具（细切去皮膜），葱白一握，用豉汁作羹，待熟下鸡子三个，食之。（《普济方》）

牙疳危急：猪肝一具煮熟，蘸赤芍药末，任意食之。后服平胃散二三贴，即效。（《节要》）

急劳瘦悴：日晚即寒热，惊悸烦渴。用猪肝一具（切丝），生甘草（末）十五两，于铛中布肝一重，掺甘草末一重，以尽为度，取童便五升，文武火煮干，捣烂，众手丸梧桐子大。每空心米饮下二十丸，渐加至三十丸。（《圣济总录》）

脾：时珍曰：诸兽脾味如泥，其属土也可验。思邈曰：凡六畜脾，人一生莫食之。

附方：新二。

脾积痞块：猪脾七个，每个用新针一个刺烂，以皮硝一钱擦之，七个并同。以瓷器盛七日，铁器焙干。又用水红花子七钱，同捣为末。以无灰酒空心调下。一年以下者，一服可愈，五年以下者，二服；十年以下者，三服。（《保寿堂方》）

疟发无时：胡椒、吴茱萸、高良姜各二钱，为末。以猪脾一条，一半不滚，以墨记定，并作馄饨煮熟。有药者吞之，无药者嚼下。一服效。（《卫生家宝方》）

肺：疗肺虚咳嗽，以一具，竹刀切片，麻油炒熟，同粥食。又治肺虚嗽血，煮蘸薏苡仁末食之（时珍。出《要诀》诸方）

肾：除冷利（孙思邈）。止消渴，治产劳虚汗，下痢崩中（时珍）。

时珍曰：猪肾，《别录》谓其理肾气，通膀胱。《日华》亦曰补水脏膀胱，暖腰膝；而又曰，虽补肾，久食令人少子。孟诜亦曰：久食令人肾虚。两相矛盾如此，何哉。盖猪肾性寒，不能补命门精气。方药所用，借其引导而已。《别录》理字、通字，最为有理；《日华》暖腰膝、补膀胱水脏之说为非矣。肾有虚热者，宜食之；若肾气虚寒者，非所宜矣。今人不达此意，往往食猪肾为补，不可不审。又《千金》治消渴有猪肾荠苨汤，补肾虚劳损诸病有肾沥汤，方甚多，皆用猪、羊肾煮汤煎药，俱是引导之意。

附方：新十九。

肾虚阴痿：羸瘦，精衰少力：用猪肾一对（去脂膜切片），枸杞叶半斤，以豉汁二盏半相和，同椒、盐、葱煮羹，空腹食。《经验后方》

肾虚腰痛：用猪腰子一枚切片，以椒、盐淹去腥水，入杜仲末三钱在内，荷叶包煨食之，酒下。（《本草权度》）

闪肭腰痛：用猪肾一枚批片，盐、椒淹过，入甘遂末三钱，荷叶包煨熟食，酒送下。（《儒门事亲》）

老人耳聋：猪肾一对去膜切，以粳米二合，葱白二根，薤白七根，人参二分，防风一分，为末，同煮粥食。（《奉亲养老》方）

老人脚气：呕逆者。用猪肾一对，以醋、蒜、五味治食之，日作一服。或以葱白、粳米同煮粥食亦可。（《奉亲养老》方）

卒然肿满：用猪肾批开，入甘遂末一钱，纸裹煨熟食。以小便利为效，否则再服。（《肘后方》）

肘伤冷痛：猪肾一对，桂心二两，水八升，煮三升，分三服。（《肘后》）

卒得咳嗽：猪肾二枚（细切），干姜三两（末）。水七升，煮二升，稍服取汗。（《肘后方》）

久嗽不瘥：猪肾二枚（去脂膜），入椒四七粒开口者，水煮啖之。（张文仲方）心气虚损：猪腰子一枚，水二碗，煮至一碗半，切碎，入人参、当归各半两，煮至八分。吃腰子，以汁送下。未尽者，同滓作丸服。（《百一选方》）

酒积面黄：腹胀不消。猪腰子一个，批开七刀，葛根粉一钱，掺上合定，每边炙三遍半，手扯作六块，空心吃之，米汤送下。（《普济方》）

久泄不止：猪肾一个批开，掺骨碎补末，煨熟食之，神效。（《濒湖集简方》）

赤白带下：常炙猪肾食之。（张文仲方）

崩中漏下：方同上。产后蓐劳：寒热。用猪肾一对，切细片，以盐、酒拌之。先用粳

米一合，葱、椒煮粥，盐、醋调和。将腰子铺于盆底，以热粥倾于上盖之，如作盒生粥食之。《济生》

产后虚汗：发热，肢体疼痛，亦名蓐劳：《永类钤方》：用猪肾一对切，水三升，粳米半合，椒、盐、葱白煮粥食。

小儿㿀啼：小儿五十日以来，胎寒腹痛，啼上视，聚唾弄舌，微热而惊，此痫候也。猪肾一具，当归一两（焙），以清酒一升，煮七合。每以杏仁大与咽之，日三夜一。（《圣惠方》）

小儿头疮：猪腰子一个，批开去心、膜，入五倍子、轻粉末等分在内，以砂糖和面固济，炭火炙焦为末。清油调涂。（《经验良方》）

传尸劳瘵：猪腰子一对，童子小便二盏，无灰酒一盏，新瓷瓶盛之，泥封，炭火温养，自戌至子时止。待五更初温熟，取开饮酒，食腰子。病笃者，只一月效。平日瘦怯者，亦可用之。盖以血养血，绝胜金石草木之药也。（邵真人《经验方》）

痈疽发背：初起者。用猪腰子一双，同飞面捣如泥，涂之即愈。

胰：时珍曰：一名肾脂。生两肾中间，似脂非脂，似肉非肉，乃人物之命门，三焦发原处也。肥则多，瘦则少。盖颐养赖之，故谓之颐。

附方：新九。

膜内气块：猪胰一具炙，蘸玄胡索末食之，《卫生易简方》。

肺气咳嗽：猪胰一具薄切，苦酒煮食，不过二服。《肘后方》

二十年嗽：猪胰三具，大枣百枚。酒五升渍之，秋冬七日，春夏五日，绞去滓。七日服尽，忌盐。（同上）远年肺气：猪胰一具去脂细切，腻粉一两，瓷瓶固济，上留小窍，烟尽为末。每服二钱，空心浆水下。《圣济总录》

服石发热：猪肾脂一具，勿中水，以火炙取汁，每服三合，日夜五六服，石随大便下。（《总录》）

拨云去翳：用猪胰子一枚（五钱），蕤仁五分，青盐一钱。共捣千下，令如泥。每点少许，取下膜翳为效。（孙氏《集效方》）

赤白癜风：猪胰一具，酒浸一时，饭上蒸熟食。不过十具。（《寿域方》）

面粗丑黑，皮厚䵟䵱者：猪胰五具，芜青子二两，杏仁一两，土瓜根一两，淳酒浸之。夜涂旦洗，老者少，黑者白，神验。（《肘后》）

唇燥紧裂：猪胰浸酒搽之。（叶氏《摘玄方》）

肚：时珍曰：猪水畜而胃属土，故方药用之补虚，以胃治胃也。

附方：新九。补益虚羸：用猪肚一具，入人参五两，蜀椒一两，干姜一两半，葱白七个，粳米半升在内，密缝，煮熟食。（《千金翼》）

水泻不止：用猪肚一枚，入蒜煮烂捣膏，丸梧桐子大。每盐汤或米饮服三十丸。丁必卿云：予每日五更必水泻一次，百药不效。用此方，入平胃散末三两，丸服，遂安。（《普济》）

老人脚气：猪肚一枚，洗净切作生，以水洗，布绞干，和蒜、椒、酱、醋五味，常食。亦治热劳。（《养老》方）

赤白癜风：白煮猪肚一枚，食之顿尽。忌房事。（《外台》）

疥疮痒痛：猪肚一枚，同皂荚煮熟，去荚食之。（《救急》）

头疮白秃：《普济》：用新破猪肚勿洗。及热拓之。须臾虫出。不尽再作。孙氏方：用猪肚虫牙疼痛：用新杀猪肚尖上涎，绢包咬之。数次虫尽即愈。唐氏用枳壳末拌之。

肠：润肠治燥，调血痢脏毒。（时珍）。洞肠：治人洞肠廷出，血多。（孙思邈）（洞肠，广肠也）。

附方：新五。

肠风脏毒：《救急》：用猪大肠一条，入芫荽在内，煮食。《奇效》：用猪脏，入黄连末在内，煮烂，捣丸梧桐子大。每米饮捣为丸如梧桐子大。每服五十丸，温酒下。胁热血痢：方法同上。

脏寒泄泻：体倦食减。用猪大肠一条，去脂膜洗静，以吴茱萸末填满，缚定蒸熟，捣丸梧桐子大。每服五十丸，食前米饮下。（《奇效良方》）

脬：主梦中遗溺，疝气坠痛，阴囊湿痒，玉茎生疮。

时珍曰：猪胞所主，皆下焦病，亦以类从尔。蕲有一妓，病转脬，小便不通，腹胀如鼓，数月垂死。一医用猪脬吹胀，以翎管安上，插入廷孔，捻脬气吹入，即大尿而愈。此法载在罗天益《卫生宝鉴》中，知者颇少，亦机巧妙术也。

附方：新八。

梦中遗溺：用猪脬洗炙食之。（《千金》）

产后遗尿：猪胞、猪肚各一个，糯米半升，入脬内，更以脬入肚内，同五味煮食。（《医林集要》）

产后尿床：方法同上。疝气坠痛：用猪脬一枚洗，入小茴香、大茴香、破故纸、川楝子等分填满，入青盐一块缚定，酒煮熟食之，酒下。其药焙消渴无度：干猪胞十个，剪破去蒂，烧存性为末。每温酒服一钱。（《圣济总录》）

肾风囊痒：用猪尿胞火炙，以盐酒吃之。（《救急》）

玉茎生疮：臭腐。用猪胞一枚（连尿，去一半，留一半），以红新砖焙干为末，入黄丹一钱。掺之，三五次瘥。先须以葱、椒汤洗。

胆：通小便，敷恶疮，杀疳，治目赤目翳，明目，清心脏，凉肝脾。入汤沐发，去腻光泽（时珍）成无己曰：仲景以猪胆汁和醋少许，灌谷道中，通大便神效。盖酸苦益阴润燥而泻便也。又治少阴下利不止，厥逆无脉，干呕烦者，以白通汤加猪胆汁主之。若调寒热之逆者，冷热必行，则热物冷服，下嗌之后，冷体既消，热性便发，故病气自愈。此所以和人尿、猪胆咸苦之物，于白通热剂之中，使其气相从，而无拒格之患也。又云霍乱病吐下已断，汗出而厥，四肢拘急，脉微欲绝者，通脉四逆汤加猪胆汁主之。盖阳气太虚，阴气独胜。纯与阳药，恐阴气格拒不得入。故加猪胆汁，苦入心而通脉，寒补肝而和阴不致格拒也。汪机曰：朱奉议治伤寒五六日斑出，有猪胆鸡子汤。时珍曰：方家用猪胆，取其寒能胜热，滑能润燥，苦能入心，又能去肝胆之火也。

附方：新十四。

少阴下利：不止。厥逆无脉，干呕烦者，以白通汤加猪胆汁主之。葱白四茎，干姜一两，生附子一枚，水三升，煮煮一升，入人尿五合，猪胆汁一合，分温再服。（仲景《伤寒论》）

或泻或止：久而不愈。二圣丸：用黄连、黄柏末各一两，以猪胆煮熟和，丸如绿豆大。量儿大小，每米饮服之。（《总微论》）

赤白下痢：十二月猪胆百枚，俱盛雄黑豆入内，着麝香少许，阴干。每用五七粒为末，如红痢，甘草汤下；如白痢，生姜汤调服。（《奇效方》）

消渴无度：雄猪胆五个，定粉一两，同煎成，丸芡子大。每含化二丸咽下，日二。（《圣济总录》）

伤寒癍出：猪胆鸡子汤：用猪胆汁、苦酒各三合，鸡子一个，合煎三沸，分服，汗出即愈。（张文仲方）

疔疮恶肿：十二月猪胆风干，和生葱捣敷。（《普济方》）

目赤肿痛：猪胆汁一枚，和盐绿五分，点之。（《普济方》）

火眼赤痛：猪胆一个，铜钱三文，同置盏内蒸干，取胆丸粟米大，安眼中。（《圣惠方》）

拔白换黑：猪胆涂孔中，即生黑者。（《圣惠方》）

产妇风疮：因出风早。用猪胆一枚，柏子油一两，和敷。（《杏林摘要》）

汤火伤疮：猪胆调黄柏末，涂之。（《外台》）

瘭疽出汗：生手足肩背，累累如赤豆。剥净，以猪胆涂之。（《千金》）

喉风闭塞：腊月初一日，取猪胆（不拘大小）五六枚，用黄连、青黛、薄荷、僵蚕、白矾、朴硝各五钱，装入胆内，青物盖定。候至立春日取出，待风吹，去胆皮、青纸，研末密收。每吹少许神验，乃万金不传之方。（邵真人《经验方》）

胆皮：主目翳如重者，取皮曝干，作两股绳如箸大，烧灰出火毒，点之，不过三五度瘥。（时珍。出《外台秘要》）

肤：汪机曰：猪肤，王好古以为猪皮，吴绶以为燖猪时刮下黑肤，二说不同。今考《礼运疏》云：革，肤内厚皮也；肤，革外厚皮也。则吴说为是（浅肤之意）。张仲景曰：少阴病下利，咽痛，胸满心烦者，猪肤汤主之。用猪肤一斤，水一斗，煮五升，取汁，入白蜜一升，白粉五合，熬香，分六服。成无己曰：猪，水畜也。其气先入肾，解少阴客热。加白蜜以润燥除烦，白粉以益气断利也。

鼻唇：上唇：治冻疮痛痒（思邈）。鼻：治目中风翳，烧灰水服方寸匕，日二服（时珍。出《千金》）。

靥：俗名咽舌是矣。又名猪气子。王玺曰：在猪喉系下，肉团一枚，大如枣，微扁色红。

主项下瘿气，瓦焙研末，每夜酒服一钱（时珍）。

附方：新二。

瘿气《杏林摘要》：用猪靥七枚，酒熬三钱，入水瓶中露一夜，取出炙食。二服效。《医林集要》

开结散：猪靥（焙）四十九枚，沉香二钱，珍珠（砂罐）四十九粒，沉香二钱，橘红四钱，为末。临卧冷酒徐徐服二钱。五服见效，重者一料愈。以除日合之。忌酸、咸油腻、涩气之物。

齿：中牛肉毒者，烧灰水服一钱。又治痘疮倒陷（时珍）。骨：主中马肝、漏脯、果、菜诸毒，烧灰，水服方寸匕，日三服。颊骨：烧灰，治痘陷；煎汁服，解丹药毒（时珍）。

附方：新三。

三消渴疾：猪脊汤：用猪脊骨一尺二寸，大枣四十九枚，新莲肉四十九粒，炙甘草二两，西木香一钱半，水五碗，同煎取汁一碗，渴则饮之。（《三因方》）

浸淫诸疮：猪牙车骨（年久者）椎破，烧令脂出，乘热涂之。（《普济方》）

下痢红白：腊猪骨烧存性，研末，温酒调服三钱。

豚卵：时珍曰：豚卵，即牡猪外肾也。牡猪小者多去卵，故曰豚卵，《济生方》谓之猪石子者是也。《三因》治消渴方中有石子荠苨汤，治产后蓐劳有石子汤，并用猪肾为石子，误矣。

除阴茎中痛（孙思邈）。治阴阳易病，少腹急痛，用热酒吞二枚，即瘥。莨菪子散中用之。（时珍）又《古今录验》治五痫莨菪子散中用之。

附方：新一。

惊痫中风：壮热挛疭，吐舌出沫。用豚卵一双（细切），当归二分，以醇升，分服。（《普济》）

母猪乳：时珍曰：取法：须驯猪，待儿饮乳时提后脚，急以手捋而承之。非此法不得也。时珍曰：小儿体属纯阳，其惊痫亦生于风热。猪乳气寒，以寒治热，谓之正治。故钱乙云：初生小儿至盈月，以猪乳频滴之，最佳。张焕云：小儿初生无乳，以猪乳代之，出月可免惊痫痘疹之患。杨士瀛云：小儿口噤不开，猪乳饮之甚良。月内胎惊，同朱砂、牛乳少许，抹口中甚妙。此法诸家方书未知用，予传之。东宫吴观察子病此，用之有效。

蹄：煮羹，通乳脉，托痈疽，压丹石。煮清汁，洗痈疽，溃热毒，消毒气，去恶肉，有效（时珍）。

附方：新二。

妇人无乳：《外台》：用母猪蹄一具，水二斗，煮五六升，饮之。或加通草六分。

硇砂损阴：猪蹄一具，浮萍三两，水三升，煮汁半升，渍之。冷即出，以粉敷之。（《外台》）

悬蹄甲：（一名猪退）思邈曰：酒浸半日，炙焦用。有用后蹄甲者，未详其义也。

附方：新五。

肺气齁喘：猪爪甲二枚烧灰研，入麝香当门子一枚同研，同研，茶服。（《普济》）

久咳喘急：猪蹄甲四十九枚，以瓶子盛之。上以天南星（一枚大者）锉匀盖之，盐泥固济，烟出为度。取出，入款冬花末白皮汤下。名黑金散。（《总录》）

痘疮入目：猪蹄爪甲烧灰，浸汤滤净，洗之甚妙。（《普济方》）

瘢痘生翳：半年以上者，一月取效，一年者不治。用猪悬蹄甲二两（瓦瓶固济，煅），蝉蜕一两，羚羊角一分，为末。每服一字，三岁以上三钱，温水调服，一日三服。（《钱氏小儿方》）

小儿白秃：猪蹄甲七个，每个入白矾一块，枣儿一个，烧存性，研末。入轻粉，麻油调搽，不过五上愈。

尾：腊月者，烧灰水服，治喉痹。和猪脂，涂赤秃发落。（出《千金》）

毛：烧灰，麻油调，涂汤火伤，留窍出毒则无痕（时珍。出《袖珍》）。

附方：新一。

赤白崩中：猪毛烧灰三钱，以黑豆一碗，好酒一碗半，煮一碗，调服。

屎：（一名猪零）时珍曰：古方亦有用猪屎者，各随本方。猪零者，其形累累零落而下也。

烧灰，发痘疮，治惊痫，除热解毒，治疮（时珍）。血溜出血不止，取新屎压之（吴瑞）。

时珍曰：《御药院方》治痘疮黑陷无价散、钱仲阳治急惊风痫惺惺丸皆用之，取其除热解毒也。

附方：新十六。

小儿客忤，偃啼面青：猪屎二升，水绞汁，温浴之。小儿夜啼：猪屎烧灰，淋汁浴儿，并以少许服之。（《圣惠方》）

小儿阴肿：猪屎五升，煮热袋盛，安肿上。（《千金方》）

雾露瘴毒：心烦少气，头痛，项强，颤掉欲吐。用新猪屎二升半，酒一升，绞汁暖服，取汗瘥。（《千金》）

中猪肉毒：猪屎烧灰，水服方寸匕。（《千金》）

妇人血崩：老母猪粪烧灰，酒服三钱。（李楼方）

解一切毒：母猪屎，水和服之。（《千金》）

搅肠沙痛：用母猪生儿时抛下粪，日干为末，以白汤调服。口唇生核：猪屎绞汁温服。（《千金方》）

疗疮入腹：牝猪屎和水绞汁，服三合，立瘥。（《圣惠方》）

十年恶疮：母猪粪烧存性，敷之。（《外台》方）

消蚀恶肉：腊月猪粪（烧存性）一两，雄黄、槟榔各一钱，为末。湿者渗，干者麻油、轻粉调抹。（《直指方》）

胻疽青烂：生于胻间，恶水淋漓，经年疮不瘥，或瘥而复发。先以药蚀去恶肉，后用猪屎散，甚效。白汁出，吮去更敷。有恶肉，再蚀去乃敷，以平为期，有验。（《千金方》）

男女下疳：母猪粪，黄泥包，存性为末。以米泔洗净，搽立效。（《简便单方》）

雀瘘有虫：母猪粪烧灰，以腊月猪膏和敷，当有虫出。（《千金方》）

赤游火丹：母猪屎，水绞汁，服并敷之。（《外台》）

焄猪汤：产后血刺，心痛欲死，温饮一盏。（汪机）治消渴，滤净饮一碗，勿令病患知。又洗诸疮，良（时珍）。

豪猪：释名：蒿猪（《唐本》）、山猪（《通志》）、獂貐、獂猪、鸢猪。

时珍曰：《说文》云：豪，豕鬣如笔管者。能激毫射人故也。郭璞曰：吴楚呼为鸢猪。《星禽》云：壁水貐，豪猪也。时珍曰：豪猪处处深山中有之，多者成群害稼。状如猪，而项脊有棘鬣，长近尺许，粗如箸。其状似笄及帽刺，白本而黑端。怒则激去，如矢射人。羌人以其皮为靴。郭璞云：獂猪自为牝牡而孕也。张师正《倦游录》云：南海有泡鱼，大如斗，身有棘，能化为豪猪，巽为鱼，坎为豕，岂巽变坎乎。

# 麋　脂

味辛，温，无毒。主痈肿恶疮死肌，寒风湿痹，四肢拘缓不收，风头肿气，通腠理。柔皮肤，不可近阴，令痿。一名官脂。畏大黄。

臣禹锡等谨按孟诜云：麋肉，益气补中，治腰脚。不与雉肉同食。谨按：肉多无功用，所食亦微补五脏不足气，多食令人弱房，发脚气。骨除虚劳至良，可煮骨作汁酿酒饮之，令人肥白，美颜色。

〇角，味甘，无毒，主痹，止血益气力。生南山山谷及淮海边，十月取。

陶隐居云：今海陵间最多，千百为群，多牝少牡，人言一牡辄交十余牝，交毕即死。其脂堕土中经年人得之方好，名曰遁脂，酒服至良。寻麋性乃尔淫快，不应痿人阴，一方言不可近阴，令阴不痿，此乃有理。麋肉不可合虾及生菜、梅、李果实食之，皆病人。其角刮取屑，熬香酒服之大益人事。出《彭祖传》中。

《唐本》注云：麋茸服之功力胜鹿茸，煮为胶亦胜白胶。言游牝毕即死者，此亦虚传，遍问山泽人，不闻游牝因致死者。

臣禹锡等谨按孟诜云：其角补虚劳填髓。理角法，可五寸截之，中破，炙令黄香后末和酒空腹服三钱匕。若卒心痛，一服立差，常服之令人赤白如花。益阳道，不知何因，与肉功不同尔。亦可煎作胶，与鹿角胶同功。茸甚胜鹿茸，仙方甚重。又丈夫冷气及风，筋骨疼痛，作粉长服。又于浆水中研为泥涂面令不皱，光华可爱。又常俗人以皮作靴熏脚气。

陈士良云：麋，大热。

《日华子》云：角，添精补髓，益血脉暖腰膝，悦色，壮阳疗风气，偏治丈夫，胜鹿角。按《月令》：麋角属阴，夏至角解，盖一阴生也。治腰膝不仁，补一切血病也。

《图经》：文具第十七卷，鹿茸条下。

《肘后方》：葛氏疗年少气盛，面生疱疮，涂麋脂即差。

《经验方》：治老人骨髓虚竭，补益，麋茸煎：麋茸五两，去毛，涂酥炙微黄为末，以清酒二升，于银锅中慢火熬成膏，盛瓷器中，每服半匙，温水调下，空心食前服。

何君谟云：按《礼记·月令》：仲夏鹿角解，仲冬麋角解。《日华子》谓：麋角夏至解，误矣。疏曰：据熊氏云：鹿是山兽，夏至得阴气而解角，麋是泽兽，故冬至得阳气而解角。今以麋为阴兽，情淫而游泽，冬至阴方退，故解角从阳退之象。《沈存中笔谈》麋茸，利补阳，鹿茸利补阴，壮骨血，坚阳道，强骨髓。茹①茸太嫩，长数寸，破之如朽木，端如马脑红玉者，最善。

青麋：大鹿也，不如麂，似麝有毒。

现注：

①茹：柔软。

按：麋脂为鹿科动物麋鹿的脂肪。可消痈散肿，驱风除痹。麋角止血益气力。其功用应与鹿角相同。

时珍曰：陆佃云：麋喜音声。班固云：麋性淫迷。则麋之名义取乎此。《尔雅》云：牡曰麔（音咎），牝曰麎（音辰），其子曰麇（音夭）。时珍曰：麋，鹿属也。牡者有角。鹿喜山而属阳，故夏至解角；麋喜泽而属阴，故冬至解角。麋似鹿而色青黑，大如小牛，肉蹄，目下有二窍为夜目。故《淮南子》云：孕女见麋而子四目也。《博物志》云：南方麋千百为群，食泽草，践处成泥，名曰麋畯，人因耕获之。其鹿所息处，谓之鹿场也。今猎人多不分别，往往以麋为鹿，牡者犹可以角退为辨，牝者通目为麂鹿矣。

麋脂：时珍曰：《别录》言十月取脂，炼过收用；而《周礼》冬献狼，夏献麋。注云：狼膏聚，麋膏散。聚则温，散则凉，以顺时也。

治少年气盛，面生疮，化脂涂之（时珍）。

时珍曰：按陆农师云：鹿以阳为体，其肉食之燠；麋以阴为体，其肉食之寒。观此，则《别录》麋脂令人阴痿，孟诜言多食肉令人弱房，及角、肉不同功之说，亦此意也。

茸：修治与鹿茸同。主阴虚劳损，一切血病，筋骨腰膝酸痛，滋阴益肾（时珍）。

麋角：时珍曰：麋鹿茸角，今人罕能分别。陈自明以小者为鹿茸，大者为麋茸，亦臆见也。不若亲视其采取时为有准也。造麋角胶、麋角霜，并与鹿角胶、鹿角霜同法。又《集灵方》云：用麋角一双，水浸七日，刮去皮，锉屑。以银瓶盛牛乳浸一日，乳耗再加，至不耗乃止。用油纸密封瓶口。别用大麦铺锅中三寸，上安瓶，再以麦四周填满。入水浸一伏时，水耗旋加，待屑软如面取出，焙研成霜用。

滋阴养血，功与茸同。（时珍）

时珍曰：鹿之茸角补阳，右肾精气不足者宜之；麋之茸角补阴，左肾血液不足者宜之。此乃千古之微秘，前人方法虽具，而理未发出，故论者纷纭。又《杨氏家藏方》，治虚损有二至丸，两角并用。但其药性过温，止宜于阳虚寒湿血痹者耳，于左肾无与焉。孙思邈《千金方》言：麋角丸凡一百一十方，惟容成子羔所服者，特出众方之外，子羔服之羽化。今观其方，比二至丸似可常服，并集于下。

附方：新五。

麋角丸：补心神，安脏腑，填骨髓，理腰脚，能久立，聪耳明目，发白更黑，貌老还少。凡麋角，取当年新角连脑顶者为上，看角根有斫痕处，亦堪用。蜕角根下平者，不堪。取角五具，或四具、三具、二具、一具为一剂。去尖一大寸，即角长七八寸，取势截断，量把锉得。即于长流水软即将出，削去皱皮，以利锉锉取白处，至心即止。以清粟米泔浸两宿，初经一宿即干，握沥去旧水，置新绢上曝干，择去恶物粗骨皮及锉不匀者。以无灰美酒于大瓷器中浸，经两宿，其药及酒俱入净釜中。初用武火煮一食久，后以文火微煎，如蟹目沸。以柳木篦徐徐搅，不得住手，时时添酒，以成煎为度。煎时皆须平旦下手，不得经宿。仍看屑消如稀胶，即以牛乳五升，酥一斤，以次渐下后项药。仍以麋角一条，炙令黄为末，与诸药同制之。槟榔、通草、秦艽、肉苁蓉、人参、菟丝子（酒浸两宿，晒干别捣）、甘草各一两，上捣为末。将胶再煎一食顷，似稀稠粥即止火。少时投诸药末相和，稠粘堪作丸，即以新器盛贮，以众手一时丸如梧桐子大。如粘手，着少酥涂手。其服饵之法：空腹以酒下之，初服三十丸，日加一丸，加至五十丸为度，日二服。初服一百日内，忌房室。服经一月，腹内诸疾自相驱逐，有微利勿怪。渐后多泄气能食。患气者，加枳实、青木香各一两。服至二百日，面皱光泽。一年，齿落更生，强记，身轻若风，日行数百里。二年，令人肥饱少食；七十以上服之，却成后生。三年，肠作筋髓，预见未明。四年，常饱不食，自见仙人。三十下服之不辍，颜一定而不变。修合时须在净室中，勿令阴人、鸡、犬、孝子等见。妇人服之尤佳。如饮酒食面，口干眼涩内热者，即服三黄丸微利之。如此一度发动以后，方始调畅也。（《千金》）

二至丸：补虚损，生精血，去风湿，壮筋骨。用鹿角（锉细，以真酥一两，无灰酒一升，慢火炒干，取）四两，麋角（锉细，以真酥二两，米醋一升煮干，慢火炒干，取）半两，苍耳子（酒浸一宿，焙）半斤，山药、白茯苓、黄（蜜炙）各四两，当归（酒浸，焙）五两，肉苁蓉（酒浸，焙）、远志（去心）、人参、沉香各二两，熟附子一两，通为末，酒煮糯米糊丸梧桐子大。每服五十丸，温酒送下。

麋角丸：《三因方》：治五痿，皮缓毛瘁，血脉枯槁，肌肤薄着，筋骨羸弱，饮食不美，四肢无力，爪枯发落，眼昏唇燥。用麋角屑一斤（酒浸一宿），大附子（生，去皮脐）一两半，熟地黄四两，用大麦米二升，以一半藉底，以一半在上，以二布巾隔覆，炊一日，取出药、麦，各焙为末。以浸药酒，添清酒煮麦粉为糊和，杵三千下，丸如梧桐子大。每服五十丸，食前用温酒或米汤送下，日三服。一方只用麋角（镑屑，酥炒黄色）五两，熟附子（末）半两，酒糊丸服。

麋角霜丸：补元脏，驻颜色。用麋角一副（水浸七日，刮去皱皮，镑为屑，盛在一银瓶内，以牛乳汁浸一日，常令乳高二寸，如乳耗更添，直候不耗，用油单数重密封瓶口，别用大麦一斗，安在甑内，约浓三寸，上安麋角瓶，更用大麦周遭填实，露瓶口，不住火蒸一复时，如锅内水耗，即旋添热汤，须频看角屑粉烂如面，即住火取出，用细筛子漉去乳，焙干，每料八两），附子（炮裂去皮）、干山药各三两，上为末，蒸枣肉和，丸如梧桐子大。每服十五丸至二十丸，空心用温盐酒送下。炼蜜丸亦可。（《总录》）

麋角丸：彭祖云：使人丁壮不老，房室不劳损，气力颜色不衰者，莫过麋角。其法：刮为末十两，用生附子一枚合之，雀卵和丸，日服二十丸，温酒下，二十日大效。亦可单熬为末酒服，亦令人不老，但性缓不及附子者。（《彭祖服食经》）

## 驴　屎

熬之，主熨风肿瘘疮。屎汁主心腹卒痛，诸疰忤。尿主癥癖，胃反吐不止，牙齿痛，水毒。牝驴尿主燥水。驳[①]驴尿，主湿水，一服五合良。燥水者，画体成字，湿水者不成字。乳主小儿热急黄等，多服使痢。

臣禹锡等谨按《蜀本》云：味甘，性冷利，疗消渴。驴色类多，以乌者为胜。萧炳云：驴乳主热黄，小儿热惊邪赤痢。《日华子》云：乳，治小儿痫，客忤天吊，风疾。

尾下轴垢，主疟，水洗取汁，和面如弹丸二枚作烧饼，疟未发前食一枚，至发时食一枚，疗疟无久新，发无期者[②]。

今按陈藏器本草云：驴黑者溺及乳并主蜘蛛咬，以物盛浸之。疮亦取驴溺处臭泥敷之亦佳。蚰蜒入耳，取驴乳灌耳中，当消成水。《唐本》先附。

臣禹锡等谨按孟诜云：肉，主风狂忧愁不乐，能安心气。又头，燖去毛，煮汁以渍曲酝酒，去大风。又生脂和生椒熟捣绵裹塞耳中，治积年耳聋，狂癫不能语，不识人者，和酒服三升良。皮覆患疟人良。又和毛煎令作胶，治一切风毒，骨节痛，呻吟不止者，消和酒服良。又骨煮作汤浴渍身，治历节风。又煮头汁，令服三二升，治多年消渴，无不差者。又脂和乌梅为丸，治多年疟，未发时服三十丸。又头中一切风，以毛一斤，炒令黄，投一斗酒中渍三日，空心细细饮使醉，衣覆卧取汗，明日更依前服，忌陈仓米、麦面等。

《日华子》云：驴肉，凉，无毒。解心烦，止风狂，酿酒治一切风，脂敷恶疮疥，及风肿，头汁洗头风风屑，皮煎胶食治一切风并鼻洪吐血，肠风血痢及崩中带下。

《食疗》云：卒心痛，绞结连腰脐者，取驴乳三升，热服之差。

《外台秘要》：治反胃，昔幼年经患此疾，每服食饼及羹粥等须臾吐出。贞观中许奉御兄弟及柴、蒋等家，时称名医，奉敕令治，罄竭所患，竟不能疗，渐羸惫，候绝朝夕，忽有一卫士云：服驴小便极验。日服二合后，食唯吐一半，晡时又服二合，人定时食粥，吐即便定。迄至今日，午时奏知之大内，中五六人患反胃，同服，一时俱差。此药稍有毒，服时不可过多，盛取尿及热服二合，病深七日以来服之良。后来疗人并差。又方：断酒，用驴驹衣烧灰，酒服之。

《千金方》：治眼中息肉；驴脂、石盐和匀注两眦头，日夜三，一月差。

又方：治身体手足肿，以脂和盐敷之。

《经验方》：治饮酒过度，欲至穿肠：驴蹄硬处削下者，以水浓煮汁，冷饮之。襄州散将乐小蛮得此方效。又方：蝎螫：以驴耳垢敷之差，崔给事传。

《食医心镜》：主中风头眩，心肺浮热，手足无力，筋骨烦疼，言语似涩，一身动摇；乌驴头一枚，燖洗如法，蒸令极熟，细切，更于豉汁内煮，着五味，调点少酥食。又主中风手足不随，骨节烦疼，心躁口面㖞斜；取乌驴皮一领，燖洗如法，蒸令极熟，切，于豉汁中煮，五味和再煮，空心食之。又主风狂忧愁不乐，能安心气；驴肉一斤，切，于豉汁内煮，五味和腌腊③食之，作粥及煮并得。

《简要济众》：治小儿解颅不合：驴蹄不计多少，烧灰，研，以生油和敷于头骨缝上，以差为度。

《广利方》：治心热风痫：黑驴乳，食上暖服三大合，日再服。

《伤寒类要》：治黄，百药不差，煮驴头熟以姜齑啖之，并随多少饮汁。

《衍义》曰：驴肉食之动风，脂肥尤甚，屡试屡验。《日华子》以谓止风狂，治一切风，未可凭也。煎胶用皮者，取其发散皮肤之外也。仍须乌者，用乌之意如用乌鸡子、乌蛇、乌鸦之类，其物虽治风，然更取其水色，盖以制其热则生风之义。

现注：

①驸：（fù 父）公马，驴等。

②本条原为墨字，为《唐本》文。

③腌腊：腊，（là 蜡）指腌制之腊肉，又音 xī 希，指一种干肉。

按：驴屎，熨风肿瘘疮，主心腹卒痛。驴头汁疗消渴。驴皮主风狂忧愁不乐。驴皮胶即阿胶。

时珍曰：驴，胪也。胪，腹前也。马力在膊，驴力在胪也。时珍曰：驴，长颊广额，磔耳修尾，夜鸣应更，性善驮负，有褐、黑、白三色，入药以黑者为良。女直、辽东出野驴，似驴而色驳，鬃尾长，骨骼大，食之功与驴同。西土出山驴，有角如羚羊，详羚羊下。东海岛中出海驴，能入水不濡。又有海马、海牛、海猪、海獭等物，其皮皆供用。

肉：思邈曰：酸，平。吴瑞曰：食驴肉，饮荆芥茶，杀人。妊妇食之，难产。同凫茈食，令人筋急。病死者有毒。

补血益气，治远年劳损，煮汁空心饮。疗痔引虫（时珍）。野驴肉功同（《正要》）。

头肉：同姜齑煮汁日服，治黄疸百药不治者（时珍。出张文仲方）。

脂：和酒等分服，治卒咳嗽。和盐、涂身体手足风肿（时珍出《千金》）。

髓：主耳聋（时珍）。

附方：新二。

多年耳聋：重者用三两度，初起者一上便效。用驴前脚胫骨打破，向日中沥出髓，以瓷盒盛收。每用绵点少许入耳内，侧卧候药行。其髓不可多用，以白色者为上，黄色者不堪。又方：驴髓以针砂一合，水二合，浸十日。取清水少许，和髓搅匀，滴少许入耳中。外以方新砖半个烧赤，泼醋，铺磁石末一两在砖上，枕之至晚。如此三度，即通。（并

《普济方》)

血：时珍曰：热血，以麻油一盏，和搅去沫，煮熟即成白色。此亦可异，昔无言及者。

主利大小肠，润燥结，下热气（时珍）。

乳：思邈曰：酸，寒。治气郁，解小儿热毒，不生痘疹。浸黄连取汁，点风热赤眼（时珍。出《千金》诸方）。

附方：新三。

小儿口噤：驴乳、猪乳各一升，煎一升五合，服如杏仁许，三四服瘥。（《千金》)

舌出涎：方同上。（《圣惠》)

撮口胎风：先灸两乳中三壮，后用此方大验。用乌驴乳一合，东引槐枝（三寸长）十根，火煨，一头出津，拭净，浸乳中。取乳滴口中甚妙。

阴茎：强阴壮筋（时珍）。

皮：附方：新一。

牛皮风癣：生驴皮一块，以朴消腌过，烧灰，油调擦之。名一扫光。（李楼奇方）

毛：附方：新二。

小儿客忤：剪驴膊上旋毛一弹子大，以乳汁煎饮。（《外台》)

褓襁中风：取驴背前交脊中毛一拇指大，入麝香豆许，以乳汁和，铜器中慢炒为末。乳汁和，灌之。（《千金》)

骨：牝驴骨煮汁服，治多年消渴极效。头骨：烧灰和油，涂小儿颅解（时珍）。

悬蹄：烧灰，敷痈疽，散脓水。和油，敷小儿解颅，以瘥为度。

附方：新三。

肾风下注：生疮。用驴蹄二十片（烧灰），密陀僧、轻粉各一钱，麝香半钱，为末，敷之。（《奇效方》)

天柱毒疮：生脊大椎上，大如钱，赤色，出水。驴蹄二片，胡粉（熬）一分，麝香少许为末。醋和涂之。干则掺之。（《圣惠》)

鬼疟不止：用白驴蹄（锉炒）、砒霜各二分，大黄四分。绿豆三分，雄黄一分，朱砂半分。研，蜜丸梧桐子大。未发平旦冷水服二丸，即止。七日忌油。（《肘后》)

溺：治反胃噎病，狂犬咬伤，癣疬恶疮，并多饮取瘥。风虫牙痛，频含漱之，良（时珍。出《千金》诸方）。

震亨曰：一妇病噎，用四物加驴尿与服，以防其生虫，数十贴而愈。时珍曰：张文仲《备急方》言：幼年患反胃，每食羹粥诸物，须臾吐出。贞观中，许奉御兄弟及柴、蒋诸名医奉敕调治，竟不能疗。渐疲困，候绝旦夕。忽一卫士云：服驴小便极验。遂服二合，后食止吐一半。哺时再服二合，食粥便定。次日奏知，则宫中五六人患反胃者同服，一时俱瘥。此物稍有毒，服时不可过多。须热饮之。病深者七日当效。后用屡验。

附方：新三。

狐尿刺疮：乌驴尿顿热渍之。（《千金》)

白癜风：驴尿、姜汁等分，和匀频洗。（《圣惠方》)

耳聋：人中白一分，干地龙一条。为末，以乌驴驹尿一合和匀，瓷器盛之。每滴少许入耳。立瘥（《圣惠》)

屎：烧灰吹鼻，止衄甚效。和油，涂恶疮湿癣（时珍）。

附方：新四。

卒心气痛：驴屎绞汁五合，热服即止。（《肘后方》）

经水不止：及血崩。用黑驴屎烧存性研末，面糊丸梧桐子大。每空心黄酒下五七十丸，神妙。（龚云林《医鉴》）

疔疮中风：肿痛。用驴屎炒，熨疮上五十遍，极效。（《普济方》）

小儿眉疮：黑驴屎烧研，油调涂，立效。（《圣惠方》）

驴槽：时珍曰：锦囊诗云：系蟹悬门除鬼疾，画驴挂壁止儿啼。言关西人以蟹壳悬之，辟邪疟；江左人画驴倒挂之，止夜啼。与驴槽止哭之义同，皆厌禳法耳。

# 狐 阴 茎

味甘，有毒。主女子绝产，阴痒，小儿阴颓，卵肿。

五脏及肠　味苦，微寒，有毒，主蛊毒寒热，小儿惊痫。

雄狐屎　烧之辟恶。在木石上者是。

陶隐居云：江东无狐，皆出北方，及益州间，形似狸而黄，亦
善能为魅。《唐本》注云：狐肉及肠，作臛食之，主疥疮久不差者。
肠主牛疫，烧灰和水灌之乃胜獭。鼻尖似小狗，唯大尾，全不似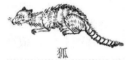
狐
狸。臣禹锡等谨按《阴𤺄[1]通用药》云：狐阴茎，微寒。孟诜云：狐，补虚，煮炙食之。
又主五脏邪气，蛊毒寒热，宜多服之。《日华子》云：狐暖无毒，补虚劳，治恶疮疥，随
脏而补。头尾灰治牛疫，以水饮。心肝生服治狐魅，雄狐尾烧辟恶。

《图经》曰：狐，旧不著所出州郡，陶隐居注云：江东无狐，皆出北方及益州，今江
南亦时有，京洛尤多。形似黄狗，鼻尖尾大，北土作鲙生食之甚暖，去风补虚劳。阴茎及
五脏皆入药，肝烧灰以治风，今人作狐肝散用之。胆主暴亡，《续传信方》云：腊月收雄
狐胆，若有人卒暴亡，未移时者，温水微研，灌入喉即活，常须预备救人，移时即治无及
矣。雄狐屎烧之辟恶，在木石上者是也。崔元亮《海上方》治五种心痛，云肝心痛则颜
色苍苍如死灰状而喘息大，用野狐粪二升，烧灰，姜黄三两，捣研为末，空腹酒下方寸
匕，日再服甚效。狐之类猫[2]，似犬[3]而矮，尖喙黑足，褐色，与獾貉三种而大抵相类，
头足小别。郭璞注《尔雅》云：猫，一名獾，乃是一物，然方书说其形差别也。猫肉主
虚劳，行风气，利脏腑杀虫。膏主上气咳逆，脂主尸疰，胞主吐蛊毒，獾肉主小儿疳瘦，
啖之杀蛔虫，貉肉主元脏虚劣，及女子虚惫，方书亦稀用之。

《唐本》余：雄狐粪烧之，去瘟疫病。狐鼻尖似狗而黄长，惟尾大，善为魅，雄狐
粪，在竹木间石上，尖头坚者是也。

《食疗》：肉温，有小毒。主疮疥，补虚损及女子阴痒绝产，小儿癫卵肿，煮炙任食
之良。五脏邪气，服之便差。空心服之佳。肠肚微寒，患疮疥久不差，作羹臛食之，小儿
惊痫及大人见鬼亦作羹臛食之良。其狐魅状候或叉手有礼见人，或于静处独语，或裸形见
人或祇揖无度，或多语，或紧合口，叉手坐，礼度过常，尿屎乱放，此之谓也。如马疫亦
同灌鼻中便差，头烧辟邪。

《圣惠方》：治恶刺，用狐唇杵和盐封之。

《千金方》：恶刺，取狐屎灰，腊月膏和封孔上。

又方：治一切恶瘘，中冷，瘜肉：用正月狐粪，不限多少，干末，食前新汲水下一钱匕。

《食医心镜》：治惊痫，神情恍惚，语言错谬，歌笑无度，兼五脏积冷，蛊毒，寒热；狐肉一片及五脏，治如食法，豉汁中煮，五味和作羹，或作粥炙食并得。京中以羊骨汁鲫鱼替豉汁。

《衍义》曰：狐，今用肝治风，皮兼毛用为裘者是也。此兽多疑极审听，人智出之，以多疑审听而捕取，捕者多用罝④。

现注：

①癩：（tuí 颓），阴部病，常指疝。

②獤：（tuān 湍），下原有音湍二字注音。

③犬：原刻为尖，应为误刻。

④罝：（jiē 接），网。

按：狐阴茎，犬科动物狐的阴茎。功能续绝产，消阴肿。狐肝散风，狐胆治卒暴亡。山里人说狐狸眼治关节肿痛。《图经》所述獾为鼬科动物。獾肉主小儿疳瘦。獾油可治烧伤。

时珍曰：《埤雅》云：狐，孤也。狐性疑，疑则不可以合类，故其字从孤省。

或云狐知虚实，以虚击实，实即孤也，故从孤，亦通。时珍曰：狐南北皆有之，北方最多。有黄、黑、白三种，白色者尤稀。尾有白钱文者亦佳。日伏于穴，夜出窃食。声如婴儿，气极臊烈。毛皮可为裘，其腋毛纯白，谓之狐白。许慎云：妖兽，鬼所乘也。有三德：其色中和，小前大后，死则首丘。或云狐知上伏，不度阡陌。或云狐善听冰。或云狐有媚珠。或云狐至百岁，礼北斗而变化为男、女、淫妇以惑人。又能击尾出火。或云狐魅畏狗。千年老狐，惟以千年枯木燃照，则见真形。或云犀角置穴，狐不敢归。《山海经》云：青丘之山，有狐九尾，能食人。

肝：烧灰，治风痫及破伤风，口紧搐强（时珍）。古方治诸风心痫，有狐肝散及《卫生宝鉴》神应散，《普济方》治破伤中风金乌散中并用之。

附方：新三。

劳疟瘴疟：野狐肝一具阴干，重五日更初，北斗下受气为末，粳米饭作丸绿豆大。每以一丸绯帛裹，系手中指，男左女右。（《圣惠》）

鬼疟寒热：野狐肝胆一具（新瓶内阴干），阿魏一分，为末，醋煮面糊丸芡子大。发时男左女右把一丸嗅之。仍以绯帛包一丸，系手中指。（《圣惠》）

中恶蛊毒：腊月狐肠烧末，水服方寸匕。（《千金》）

胆：辟邪疟，解酒毒（时珍）。《万毕术》云：狐血渍黍，令人不醉。高诱注云：以狐血渍黍米、麦门冬，阴干为丸。饮时以一丸置舌下含之，令人不醉。

附方：新一。

狐胆丸：治邪疟发作无时。狐胆一个，朱砂、砒霜各半两，阿魏、麝香、黄丹、绿豆粉各一分，为末，五月五日午时，粽子尖和丸梧桐子大。空心及发前，冷醋汤服二丸。忌热忌热物。（《圣惠方》）

阴茎：思邈曰：平，有小毒。妇人阴脱（时珍）。

附方：新一。小儿阴肿狐阴茎炙为末，空心酒服。（《千金方》）

头：烧之辟邪。同狸头烧灰，敷瘰（时珍。《千金》）。目：主破伤中风（时珍）。时珍曰：狐目治破伤风，方见刘氏《保寿堂方》，云神效无比。腊月收取狐目阴干，临时用二目一副，炭火微烧存性，研末，无灰酒服之。又《淮南万毕术》云：狐目狸脑，鼠去其穴。谓涂穴辟鼠也。

鼻：狐魅病，同豹鼻煮食（时珍）。

唇：恶刺入肉，杵烂，和盐封之（《圣惠》）。

口中涎液：入媚药。嘉谟曰：取法：小口瓶盛肉，置狐常行处。狐爪不得，徘徊于上，涎入瓶中，乃收之也。四足：主痔漏下血（时珍）。

附方：新一。

痔漏：反花泻血者。用狐手足一副（阴干），穿山甲、猬皮各三两，黄明胶、白附子、五灵脂、蜀乌头、川芎、乳香各二两，锉细，入砂锅内，固济候干，炭火红为末。入木香末一两，以芫荽煎酒调下二钱，日三服，屡效。（《永类钤方》）

皮：主辟邪魅（时珍）。忌热物。（《圣惠方》）

雄狐屎：附方：新一。

鬼疟寒热：雄狐屎、蝙蝠屎各一分为末，醋糊丸芡子大。发时男左女右，手把一丸嗅之。（《圣惠》）

貒：释名：狗貒（音欢）、天狗。时珍曰：貒又作貆，亦状其肥钝之貌。蜀人呼为天狗。汪颖曰：狗貒，处处山野有之，穴土而居。形如家狗，而脚短，食果实。有数种相似。其肉味甚甘美，皮可为裘。时珍曰：猯，猪貒也，貒，狗貒也，二种相似而略殊。狗貒似小狗而肥，尖喙矮足，短尾深毛，褐色。皮可为裘领。亦食虫蚁瓜果。又辽东女直地面有海貒皮，可供衣裘，亦此类也。肉：甘、酸，平，无毒。主补中益气，宜人（汪颖）。功与猯同（时珍）。

## 獭　肝

味甘，有毒。主鬼疰蛊毒，却鱼鲠止久嗽，烧服之。

臣禹锡等谨按《药性论》云：獭肝，君，味咸，微热无毒。能治上气咳嗽，劳损疾，尸疰瘦病。其骨治呕哕不止。

《药对》云：獭肝，平。孟诜云：獭肝，主疰病相染，一门悉患者，以肝一具，火炙末，以水和方寸匕服之，日再服。谨按：服之下水胀，但热毒风虚胀服之即差。若是冷气虚胀，食益虚肿甚也。只治热不治冷，不可一概尔。

《日华子》云：獭肝，治虚劳，并传尸劳疾。

○肉　疗疫气温病及牛马时行病，煮屎灌之亦良。

陶隐居云：獭有两种：有獱[1]獭，形大，头如马，身似蝙蝠不入药用，此当取以鱼祭天者，其骨亦疗食鱼骨鲠，有牛马家可取屎收之，多出溪岸边，其肉不可与兔肉杂食。《唐本》注云：《别录》云，獭四足主手足皲裂。今按：陈藏器《本草》云：獭，主鱼骨鲠不可出者，取足于项下爬之，亦煮汁食，皮毛主水三广瘷病者，作褥及履屟著之，并煮汁服。屎主鱼脐疮，研敷之，亦主驴马虫颡，细研灌鼻中。臣禹锡等谨按《日华子》云：獭肉，平，无毒。治水气胀满热毒风。

《图经》曰：獭，旧不著所出土，今江湖间多有之，北土人亦驯养以为玩。《广雅》一名水狗，然有两种：有獱②，獱或作猵③，獭形大头如马，身似蝙蝠，《淮南子》云：养池鱼者不畜獱獭。许慎注云：猵獭类是也。入药当以取鱼祭天者。其肉性寒，主骨蒸热劳，血脉不行，营卫虚满，及女子经络不通，血热，大小肠秘涩。然消阳气，不益男子，宜少食。五脏及肉皆寒，惟肝温，主传尸劳极，四肢寒疟，虚汗客热。亦主产劳。诸畜肝皆叶数定。惟此肝一月一叶，十二月十二叶，其间又有退叶，用之须见形乃可验，不尔多伪也。张仲景有治冷劳獭肝丸方，又主鬼疰一门相染者；取肝一具，火炙之，水服方寸匕，日再。崔氏治九十种蛊疰及传尸骨蒸，伏连殗殜④，诸鬼毒疬疫等獭肝丸等二方俱妙。肾主益男子，足主鱼骨鲠项下爬，亦煮汁饮之。皮毛主水癥病，屎主鱼脐疮，胆主眼翳黑花飞蝇，上下视物不明。亦入点药中。

《食疗》：患咳嗽者，烧为灰，酒服之。肉性寒无毒。煮汁治时疫及牛马疫，皆煮汁停冷灌之。又若患寒热毒风水虚胀，即取水獭一头，剥去皮和五脏、骨、头、尾等，炙令干杵末，水下方寸匕，日二服，十日差。

《外台秘要》：治鱼骨鲠，含水獭骨即下。

《千金翼》：治鬼魅；水服獭肝末，日三服差。

《经验后方》：治折伤，水獭一个，用罐子内，以泥固济，放干烧灰，细末以黄米煮粥，于伤处摊，以水獭一钱末粥上糁，便用帛子裹系立止疼痛。

《肘后方》：尸疰鬼疰病者，葛洪云是五尸之一，疰又挟诸鬼邪为害，其病变动，乃有三十六种至九十九种，大略使人寒热淋沥，沉沉默默，然不知其所苦，而无处不恶，累年积月，渐就顿滞，以至于死，死后传以傍人，乃至灭门，觉如此候者，便宜急治獭肝一具，阴干杵末，水服方寸匕，日三，未差再作。姚云神效。

又方：治肠痔，大便常有血，烧獭肝服一钱匕。又方：疗牛疫疾：獭屎二升，汤淋取汁灌之。

《古今录验》：疗重下下赤者：取獭赤粪，下白者取白粪；烧末，清旦空腹以饮服一小杯，三旦饮之愈。

《子母秘录》：易产，令母带獭皮。

《酉阳杂俎》云：吴孙和，宠邓夫人，尝醉舞如意，误伤邓颊，血流，啼叫弥苦，命吴太医合药。曰：得白獭髓，杂玉与琥珀屑，当灭此痕，和以百金购得白獭合膏，琥珀太多，及差不减，左颊赤点如痣。

《衍义》曰：獭四足俱短，头与身尾皆褊⑤毛，色若故紫帛，大者身与尾长三尺余，食鱼，居水中，出水亦不死，亦能休于大木上，世谓之水獭。尝麛⑥置大水瓮中于其间旋转如风，水谓之成旋垄起，四面高，中心凹下，观者骇目。皮，西戎将以饰毳服领袖，问之云稊⑦不着。如风霾翳目，即就袖口饰目中即出。又毛端果不着尘，亦一异也。又《本草序例》言；獭胆，分杯尝试之不验，惟涂于盏唇但使酒稍高于表面。分杯之事亦古今传误言也，不可不正之。肝用之有验。

现注：

①獱：下原有音宾二字注音。现音（biān 边）。

②獱：下原有音宾二字注音。

③猵：下原有音频二字注音。现音同獱。

④殗：(yè 页) 殜 (dié 碟)。各字典均注为小病，并无他解。但伏连未查到。有伏梁似腹中有块之病，如是则不是小病。

⑤褊：(biǎn 扁)，通扁。

⑥縻：(mí 迷)，束缚。

⑦稝：原刻由禾后组成，音 (hòu 后)《字典》注义未详。按文意应是垢意或垢之误。

按：獭肝为鼠科动物水獭的肝脏。综合功能止久咳，降逆气，益劳损。其骨治呕哕不止。月华丸用獭肝以治虚劳百损痨瘵等，则源于本章节所载獭肝丸。

时珍曰：王氏《字说》云：正月、十月獭两祭鱼，知报本反始，兽之多赖者。其形似狗，故字从犬，从赖。大者曰獱 (音宾)，曰猵 (音编)。又桓宽《盐铁论》以独为猵，群为獭，如猿之与独也。时珍曰：獭状似狐而小，毛色青黑，似狗，肤如伏翼，长尾四足，水居食鱼。能知水信为穴，乡人以占潦旱，如鹊巢知风也。古有"熊食盐而死，獭饮酒而毙"之语，物之性也。今川、沔渔舟，往往驯畜，使之捕鱼甚捷。亦有白色者。或云獭无雌，以猿为雌，故云猿鸣而獭候。肉：思邈曰：甘，温。

肝：杀虫 (时珍)。时珍曰：按：《朝野金载》云：五月五日午时，急砍一竹，竹节中必有神水，沥取和獭肝为丸，治心腹积聚病甚效也。

附方：新一。

久痔下血：不止。用獭肝一副煮熟，入五味空腹食之妙。(《饮膳正要》)

胆：附方：新一。

月水不通：獭胆丸。用干獭胆一枚，干狗胆、砂、川椒 (炒去汗、目) 各一分，水蛭 (炒黄) 十枚，为末，醋糊丸绿豆大。每于食前服五丸，当归酒下，日三服。(《圣惠方》)

髓：去瘢痕 (时珍)。时珍曰：按：《集异记》云：吴主邓夫人为如意伤颊，血流啼叫。太医云：得白獭髓，杂玉与琥珀敷之，当灭此痕。遂以百金购得白獭合膏而痊。但琥珀太多，犹有赤点如痣。

足：为末酒服，杀劳瘵虫 (时珍)。

皮毛：治下痢，烧末，清旦饮服一小盏，三服愈。赤用赤粪，白用白粪 (时珍。出《古今录验》)。

# 猯①肉、胞、膏

味甘，平，无毒。主上气乏气，咳逆，酒和三合服之，日二。又主马肺病虫颡等病。

肉　主久水胀不差，垂死者，作羹臛食之，下水大效。

胞　干之，汤摩如鸡卵许，空腹服，吐诸蛊毒。②

今按：陈藏器《本草》云：猯脂主传尸鬼气痖忤，销于酒中服之，亦杀马漏脊虫疮。服丹石人食之良。一名獾豚，极肥也。《唐本》先附。

臣禹锡等谨按孟诜云：猯主服丹石劳热，患赤白痢多时不差者，可煮肉经宿露中明日空腹和酱食之，一顿即差。又瘦人可和五味煮食，令人长脂肉肥白，曾服丹石可时时服之，丹石恶发热服之妙。

《食疗》：肉，平，味酸。骨主上气咳嗽，炙末酒和三合服之，日二，其嗽必差。

《圣惠方》：治十种水不差，垂死；用獭肉半斤，切，粳米三合，水三升，葱、椒、姜、豉作粥食之。

《食医心镜》：主肺痿上气，气急，煎成獭猪膏一合，暖酒和服。

《衍义》曰：獭，肥矮，毛微灰色，头连脊毛一道黑，嘴尖黑，尾短阔。蒸食之极美。貉形如小狐，毛黄褐色。野兽中獭肉最甘美，仍益瘦人。

现注：

①獭：下原有音湍二字注音。

②以上三段原为墨字，为《唐本》文。

按：獭为鼬科动物猪獾。肉指其肉，膏指其脂肪。综合功能降气止咳，逐水消胀。獾油涂烧伤烫伤有效。

释名：猪獾。时珍曰：貒，团也，其状团肥也。《尔雅》云：貒子曰貗。其足蹯，其迹内。蹯，足掌也。内，指头迹也。时珍曰：即今猪獾也。处处山野间有之，穴居。状似小猪，形体肥而行钝。其耳聋，见人乃走。短足短尾，尖喙褐毛，能孔地食虫蚁瓜果。其肉带土气，皮毛不如狗獾。苏颂所注乃狗獾，非貒也。郭璞谓獾即貒，亦误也。

肉：治上气虚乏，咳逆劳热，和五味煮食（吴瑞）。

膏：主蛲螂蛊毒，胸中哽噎怃怃如虫行，咳血，以酒和服，或下或吐或自消也（崔行功）。

## 鼹① 鼠

味咸，无毒。主痈疽诸瘘蚀恶疮，阴䘌烂疮。在土中行，五月取令干燔之。

陶隐居云：俗中一名隐鼠，一名鼢②鼠，形如鼠，大而无尾，黑色，长鼻甚强，常穿耕地中行，讨掘即得。今诸山林中有兽大如水牛，形似猪，灰赤色，下脚似象，胸前尾上皆白，有力而钝，亦名鼹鼠。人长取食之，肉亦似牛肉，多以作脯，其膏亦云主瘘。乃云此是鼠王，其精溺一滴落地，辄成一鼠。谷有鼠灾年则多出，恐非虚尔。

今按：陈藏器《本草》云：鼹鼠肉，主风，久食主疮疥痔瘘，膏堪摩诸恶疮。《本经》所说即是小于鼠，在地中行者。陶亦云：形如鼠，尾黑，常穿耕地中，讨掘即得。如《经》所言，乃是今之鼢鼠，小口尖者。其鼹鼠是兽，非鼠之俦，大如牛，前脚短，皮入鞯③辔用。《庄子》云：饮河满腹者。又隐鼠阴穿地而行，见日月光则死，于深山林木下土中有之，主大瘘疮。陶又云：此是鼠王，其溺精一滴成一鼠，灾年则多，是处皆有，又能土中行。今博访山人，无精溺成鼠事，亦不能土中行，此是人妄说，陶闻而记尔。既小鼢鼠亦是鼹鼠，即是有二鼹鼠，物异名同尔。

臣禹锡等谨按《蜀本》云：行土中，又五、六月取燔④之，必是鼢鼠，非鼹鼠也。又其皮作腰带鞓。其形既大，岂可行于土中，并得而燔也。盖一名隐鼠，隐鼹相近而误之耳。陈士良云：鼹鼠，寒。

《图经》曰：鼹⑤鼠，旧不著所出州土，云在土中行者。今处处田垄间多有之，一名鼢⑥鼠。《尔雅》鼠属，鼢鼠是其中之一。郭璞云：地中行者，化为鴽⑦者，皆为此也。

其形类鼠而肥多膏色黑，口鼻尖大，常穿地行，旱岁则为田害。肉性寒，主风热久积，血脉不行，结成疮疽，食之可消去。小儿食之亦杀蛔虫。兽类中亦有一种名鼹鼠，似牛而鼠首，足黑色，大者千斤，多伏于水，又能堰水放沫，出沧州及胡中。彼人取其肉食之，皮可作鞦䩞用，是二物一名也。又虫鱼部载牡鼠云：微温，疗踒折。而近世医方用其肉，主骨蒸劳极，四肢羸瘦，杀虫亦主小儿疳瘦。去其骨，以酒熬入药。脂主汤火疮，腊日取活鼠以油煎为膏，疗汤火疮，灭瘢疵极良。粪主伤寒劳复，张仲景《伤寒论》及古今名方多用之。陶隐居云：其屎两头尖尖耳。

《衍义》曰：鼹鼠，鼢鼠也。其毛色如鼠，今京畿田中甚多，脚绝短，但能行，尾长寸许，目极小，项尤短。兼易掘取，或安竹弓射之，用以饲鹰，陶不合更引今诸山林中大如水牛，形似猪，灰赤色者也。设使是鼠，则孰能见其溺精成鼠也。陶如此轻信，但真醇之士，不以无稽之言为安矣。今《经》云：在土中行，则鼢鼠无疑。

现注：

①鼹：下原有音偃二字注音。

②鼢：（fén 坟）下原有扶粉切三字注音。

③鞦：（qiū 秋），马股后皮带。

④燔：炙，烧。

⑤鼹：下原有音偃二字注音。

⑥鼢：下原有扶粉切三字注音。

⑦鴽：（rú 如）鹌鹑类。

按：鼹鼠为鼹鼠科动物麝鼹及缺齿鼹。功能消痈疽蚀恶疮。

释名：田鼠（《礼记》）时珍曰：田鼠偃行地中，能壅土成垄，故得诸名。时珍曰：许慎言鼢乃伯劳所化。《月令》季春田鼠化为鴽，《夏小正》八月鴽化为鼠，是二物交化，如鹰、鸠然也。鴽乃鹌鹑类。隆庆辛未夏秋大水，蕲、黄濒江之地，鼢鼠遍野，皆栟鱼所化。芦稼之根，啮食殆尽，则鼢之化，不独一种也。粪：主蛇虺螫伤肿痛，研末，猪脂调涂（时珍）。

隐鼠：释名：偃鼠、鼠母、鼹。《尔雅》。时珍曰：按《异物志》云：鼠母头脚似鼠，口锐毛苍，大如水牛而畏狗。见则主水灾。《晋书》云：宣城郡出隐鼠，大如牛，形似鼠，脚类象而驴蹄。毛灰赤色，胸前尾上白色。有力而钝。《金楼子》云：晋宁县境出大鼠，状如牛，土人谓之偃鼠。时出山游，毛落田间，悉成小鼠，苗稼尽耗。《梁书》云：倭国有山鼠如牛，又有大蛇能吞之。据此则隐鼠非无，而陶说有本；诸家辟之太甚者，未深考耳。又《尔雅》云：身似鼠而马蹄，长须而贼，一岁千斤，秦人谓之"小驴"者，即此物也。

## 鼺① 鼠

主堕胎，令产易。生山都平谷。

陶隐居云：鼺是鼯鼠，一名飞生，状如蝙蝠，大如鸱鸢，毛紫色暗，夜行飞生，人取其皮毛以与产妇持之，令儿易生。又有水马，生海中，是鱼虾类，状如马形，亦主易产。今按：陈藏器《本草》云：陶云：有水马生海中主产。按：水马妇人临产带之，不尔临时烧末饮服，亦可手持之。出南海，形如马，长五六寸，虾类也。《南州异物志》云：妇人难产，割裂而出者，手握此虫，如羊之产也。生物中羊产最易。

臣禹锡等谨按《难产通用药》云：鸓鼠微温。

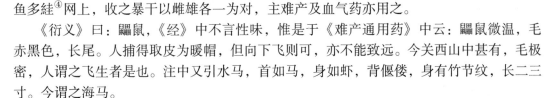

黔州鸓鼠

《图经》曰：鸓②鼠，出山都平谷，即飞生鸟也。今湖、岭间山中多有之，状如蝙蝠，大如鸱鸢，毛紫色暗，夜行飞生。南人见之多以为怪，捕取其皮毛以与产妇，临蓐持之令儿易生。此但云执之，而《小品方》乃入服药，其方取飞生一枚，槐子、故弩箭羽各十四枚，合捣丸，桐子大，以酒服二丸，令易产出。又有一种水马，生南海中，头如马形，长五六寸，虾类也。陈藏器云：妇人将产带之，不尔临时烧末饮服，亦可手持之。《异鱼图》云：渔人布网罟③，此鱼多絓④网上，收之暴干以雌雄各一为对，主难产及血气药亦用之。

《衍义》曰：鸓鼠，《经》中不言性味，惟是于《难产通用药》中云：鸓鼠微温，毛赤黑色，长尾。人捕得取皮为暖帽，但向下飞则可，亦不能致远。今关西山中甚有，毛极密，人谓之飞生者是也。注中又引水马，首如马，身如虾，背伛偻，身有竹节纹，长二三寸。今谓之海马。

现注：

①鸓：(léi 雷) 下原有音赢二字注音。

②鸓：下原有音赢二字注音。

③罟：(gǔ 古)，网。

④絓：(guà 挂)，绊住。

按：鸓鼠为鼯鼠科动物棕鼯鼠。可堕胎催产。五灵脂为鼯鼠科橙足鼯鼠及飞鼠等粪便。所绘黔州鸓鼠似为飞鼠。文中所说水马宗奭已指出为海马，亦主易产。今用为补肾药。

释名：耳鼠(《山海经》)、夷由(《尔雅》)、鸓(《禽经》)。时珍曰：案：许慎《说文》云：鸓，鼠形、飞走且乳之鸟也。故字从鸟，又名飞生。《本经》从鼠，以形似也。此物肉翅连尾，飞不能上，易至礌坠，故谓之鸓。俗谓痴物为鸓，义取乎此。亦名鼯鼠，与蝼蛄同名。

时珍曰：案：郭氏注《尔雅》云：鼯鼠状如小狐，似蝙蝠肉翅四足。翅、尾、项、胁毛皆紫赤色，背上苍艾色，腹下黄色，喙、颔杂白色。脚短爪长，尾长三尺许。飞而乳子，子即随母后。声如人呼，食火烟。能从高赴下，不能从下上高。性喜夜鸣。《山海经》云：耳鼠状如鼠，兔首麋身，以其尾飞。食之不睬，可御百毒。即此也。其形，翅联四足及尾，与蝠同，故曰以尾飞。生岭南者，好食龙眼。时珍曰：鸓能飞而且产，故寝其皮，怀其爪，皆能催生，其性相感也。《济生方》治难产，金液丸，用其腹下毛为丸服之。

## 野猪黄

味辛甘，平，无毒。主金疮止血，生肉。疗癫痫，水研，如枣核，日二服效。①《唐本》先附。

臣禹锡等谨按孟诜云：野猪，主补肌肤，令人虚肥。胆中有黄，研如水服之，治痒病。其肉尚胜诸猪，雌者肉美。其冬月在林中食橡子，肉色赤，补五脏风气。其膏练令精细，以二匙和一盏酒服，日三服，令妇人多乳，服十日可供三四孩子。齿作灰服主蛇毒。

胆治恶热气。《日华子》云：野猪，主肠风泻血，炙食不过十顿。胆中黄治鬼疰痫疾及恶毒风，小儿疳气，客忤天吊，脂，悦色并除风肿毒疮疥癣，腊月陈者佳。外肾和皮烧作灰，不用绝过，为末饮下，治崩中带下，并肠风泻血，及血痢。

《食疗》：三岁胆中有黄，和水服之，主鬼疰痫病。又其肉，主癫痫，补肌肤，令人虚肥，雌者肉美，肉色赤者补人五脏，不发风虚气也。其肉胜家猪也。又胆治恶热毒邪气，肉②不发病减药力，与家猪不同。脂主妇人无乳者服之即乳下，本来无乳者服之亦有。青蹄者不可食。

《食医心镜》：主久痔，野鸡下血不止，肛边痛；猪肉二斤，切，著五味炙，空心食作羹亦得。《衍义》曰：野猪黄，在胆中，治小儿诸痫疾。京西界野猪甚多，形如家猪，但腹小脚长，毛色褐，作群行，猎人惟敢射最后者，射中前奔者则群猪散走伤人。肉色赤如马肉，其味甘，肉复软，微动风。黄不常有，间得之世亦少用，食之尚胜家猪。

现注：

①本条原为墨字，为《唐本》文。

②肉：原为"内不发病，与家猪不同"。豚卵条陈藏器云："猪肉，杀药动风。"《日华子》云："大凡野猪肉，食胜圈豢者"。故知此字应为肉字。

按：野猪黄，为野猪胆囊结石综合功能合疮止血，生肌定痫。

时珍曰：野猪处处深山中有之，惟关西者时或有黄。其形似猪而大。牙出口外，如象牙。其肉有至二三百斤者。能与虎斗。或云：能掠松脂、曳沙泥涂身，以御矢也。最害田稼，亦啖蛇虺。《淮南子》曰：野彘有艽菁槎栉，窟虚连比，以象宫室，阴以防雨，景以蔽日。亦其知也。范致能《虞衡志》云：岭南一种懒妇，似山猪而小，善害田禾。惟以机轴纺织之器置田所，则不复近也。

肉：时珍曰：服巴豆药者忌之。小儿诸疳，水研枣许服，日二。（时珍。出《卫生方》）

头骨：主邪疟。（《圣惠方》中用之）

附方：新一。积年下血：野猪头一枚，桑西枝一握，附子一枚，同如瓶内，煅过为末，每服二钱，粥饮空心服。（《圣惠方》）

皮：烧灰，涂鼠恶疮。（时珍。《外台》方中用）

# 豺　皮

性热，主冷痹脚气。熟之，以缠病上即差。《唐本》先附。

臣禹锡等谨按孟诜云：主疳痢腹中诸疮，煮汁饮之或烧灰和酒服之。其灰敷蜃齿疮。肉酸不可食，消人脂肉，损人神情。

《日华子》云：有毒，炙裹软脚骨，食之能瘦人。

《食疗》云：寒。头骨烧灰，和酒灌解槽牛马便驯良，即更附人也。

《圣惠方》：治噎病用狼喉结曝干杵末，入半钱于饭内食之妙。

《外台秘要》云：治瘰疬：狼屎灰敷上。

《子母秘录》：小儿夜啼：狼屎中骨烧作末，服如黍米许即定。

《抱朴子》云：野狼寿八百岁，满三百岁则善变人形。

按：豺皮，为犬科动物豺之皮。功能除冷蹋痹祛脚气。

本节虽为豺皮，文中亦述及狼喉结的主病，可见豺与狼为近类之兽。

释名：豺狗。时珍曰：按《字说》云：豺能胜其类，又知祭兽，可谓才矣。故字从才。《埤雅》云：豺，柴也。俗名体瘦如豺是矣。时珍曰：豺，处处山中有之，野狼属也。俗名豺狗，其形似狗而颇白，前矮后高而长尾，其体细瘦而健猛，其毛黄褐色而其牙如锥而噬物，群行虎亦畏之，又喜食羊。其声如犬，人恶之，以为引魅不祥。其气臊臭可恶。罗愿云：世传狗为豺之舅，见狗辄跪，亦相制耳。

皮：治小儿夜啼，百法不效，同狼屎中骨烧灰等分，水服少许，即定。（时珍出《普济方》）

## 腽肭脐

味咸，无毒。主鬼气尸疰，梦与鬼交，鬼魅狐魅，心腹痛，中恶邪气，宿血结块，痃癖羸瘦等。骨讷兽似狐而大，长尾，生西戎①。今附。

臣禹锡等谨按《药性论》云：腽肭脐，君，大热。此是新罗国海内狗外肾也，连而取之，主治男子宿癥气块积冷，劳气羸瘦，肾精衰损，多也成肾劳瘦悴。

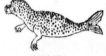

《日华子》云：腽肭兽，热，补中益气。肾，暖腰膝，助阳气，破癥结，疗惊狂痫疾，及心腹疼，破宿血。

腽肭脐

《图经》曰：腽肭脐，出西戎，今东海傍亦有之。云是新罗国海狗肾，旧说是骨讷兽，似狐而大，长尾，其皮上自有肉黄毛，三茎共一穴。今沧州所图乃是鱼类而豕首两足，其脐红紫色，上有紫斑点，全不相类。医家亦兼用此，云欲验其真，取置睡犬傍，其犬忽惊跳若狂者为佳。兼耐收蓄，置密器中常湿润如新，采无时。《异鱼图》云：试腽肭脐者，于腊月冲风处置盂水浸之，不冻者为真也。

陈藏器云：如烂骨，从西蕃来。骨肭兽，似狐而大，长尾，脐似麝香，黄赤色，生突厥国，胡人呼为阿慈勃他你。

《海药》谨按《临海志》云：出东海水中，状若鹿形，头似狗，长尾，每遇日出即浮在水面。昆仑家以弓矢而采之，取其外肾，阴干百日。其味甘香美，大温无毒。主五劳七伤，阴痿少力，肾气衰弱虚损，背膊劳闷，面黑精冷最良。凡入诸药，先于银器中酒煎后方合和诸药，不然以好酒浸炙入药用亦得。

《雷公》云：凡使，先须细认其伪者多，其海中有兽，号曰水鸟龙。海人采得煞②之取肾，将入诸处，在药中修合。恐有误，其物自殊，有一对，其有两重薄皮裹丸，气肉核皮上自有肉黄毛，三茎共一穴，年年癔湿常如新。兼将于睡著犬蹠足置于犬头，其犬蓦惊如狂，即是真也，若用，须酒浸一日后，以纸裹微微火上炙令香，细剉单捣用也。

《衍义》曰：腽肭脐，今出登、莱州。《药性论》以谓是海内狗外肾，《日华子》又谓之兽。今观其状，非狗非兽亦非鱼也。但前即似兽，尾即鱼，其身有短密淡青白毛，腹胁下全白仍相间于淡青白毛上有深青黑点，久则色复淡，皮厚且韧如牛皮。边将多取以饰鞍鞯，其脐治脐腹积冷，精衰，脾肾劳极有功，不待别试也。似狐长尾之说盖今人多不识。

现注：

①本条原为墨字，为《开宝》文。

②煞：杀死。

按：腽肭脐为海狗或海豹生殖器。综合功能定精神，止心腹痛，祛中恶邪气，化宿血，消结块，消痃癖。临床以腽肭脐补肾强阴，治虚损诸疾。又称海狗肾。

释名《说文》作豽，（与肭同）。时珍曰：《唐韵》：腽肭，肥貌。或作骨豽，讹为骨讷，皆番言也。时珍曰：按《唐书》云：骨兽豽出辽西·营州及结骨国。《一统志》云：腽肭脐出女直及三佛齐国。兽似狐，脚高如犬，走如飞。取其肾渍油名腽肭脐。观此，则似狐之说非无也。盖似狐似鹿者，其毛色尔；似狗者，其足形也；似鱼者，其尾形也。入药用外肾而曰脐者，连脐取之也。又《异物志》：兽出朝鲜，似狸，苍黑色，无前两足，能捕鼠。郭璞云：晋时召陵·扶夷县获一兽，似狗豹文，有角两脚。据此则豽有水陆二种，而藏器所谓似狐长尾者，其此类欤。时珍曰：以汉椒、樟脑同收，则不坏。时珍曰：《和剂局方》治诸虚损，有腽肭脐丸；今之滋补丸药中多用之，精不足者补之以味也。大抵与苁蓉、琐阳之功相近。亦可同糯米、法曲酿酒服。

猾：时珍曰：此兽之髓，水中生火，与樟脑相同，其功亦当与樟脑相似也。第今无识之者。

## 麂①

味甘，平，无毒。主五痔病，煠出以姜醋进之大有效。又云多食能动人痼疾。臣禹锡等谨按《日华子》云：麂，凉，有毒。能堕胎及发疮疖疥。

头骨为灰饮下，主飞尸。生东南山谷。今附。

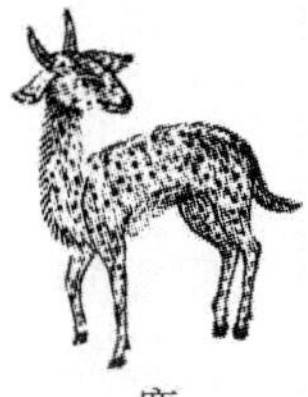

麂

《图经》曰：麂②，出东南山谷，今有山林处皆有，而均、房、湘、汉间尤多，实麞类也。谨按《尔雅》：麐③，大麕旄毛狗足释曰：麕，亦麞也，旄毛，狖④长毛也。大麞毛长狗足者名麐⑤，南人往往食其肉，然坚韧不及麞味美，多食之则动痼疾。其皮作履舄胜于众皮，头亦入药用，采无时。又有一种类麐⑥而更大，名麖⑦，不堪药用。《山海经》曰：女儿之山，其兽多麖是此。

《拾遗》云：味辛，主野鸡病，煠⑧出作生，以姜酢进食之大有效。又云多食能动人痼疾，头骨为灰饮下之，主飞尸。生东南。

《衍义》曰：麂，獐之属，又小于獐，但口两边有长牙，好斗。则用其牙，皮为第一，无出其右者，然多牙伤痕。四方皆有，山深处则颇多，其声如击破钹。

现注：

①麂：下原有音纪二字注音。现音（jǐ 几）。下面《图经》注麂音与现注音同。

②麂：下原有音几二字注音。

③麐：下原有与几同三字注音。原刻为鹿下加旨组成麐字。

④狖：下原有音猱二字注音。现注音为（nóng 农）。

⑤麐：原刻亦由鹿旨组成，与麂同。

⑥麐：原刻亦由鹿旨组成，与麂同。

⑦麖：下原有音京二字注音。现音（jīng 京）。

⑧煠：（zhá 闸），同炸。

按：麂为鹿科小鹿，麂肉即其肉也。可消痔堕胎补气。

时珍曰：麂味甘旨，故从旨。又《字说》云：山中有虎，麂必鸣以告，其声几几然，故曰麂。大者曰麖。时珍曰：麂居大山中，似獐而小，牡者有短角，黧色豹脚，脚矮而力劲，善跳越。其行草莽，但循一径。皮极细腻，靴、袜珍之。或云亦好食蛇。宋书《符瑞志》有银麂，白色；今施州山中出一种红麂，红色。

皮：作靴、袜，除湿气脚痹（时珍）。

# 野 驼 脂

无毒。主顽痹风瘙恶疮毒肿，死肌筋皮挛缩，踠损筋骨。火炙摩之取热气入肉。又以和米粉作煎饼食之，疗痔，勿令病人知。脂在两峰内。生塞北、河西。家驼为用亦可。今附。[①]

臣禹锡等谨按《日华子》云：骆驼，温。治风下气，壮筋力润皮肤。脂疗一切风疾顽痹，皮肤急及恶疮肿毒漏烂，并和药敷之。野者弥良。

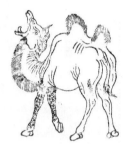

野驼

《图经》曰：野驼，出塞北、河西，今惟西北蕃界有之，此中尽人家畜养生息者，入药不及野驼耳。其脂在两峰肉间，其性温，治风下气，壮力润皮肤，人亦鲜食之。又六畜毛蹄甲，主鬼蛊毒，寒热惊痫，癫痓狂走。骆驼毛尤良。陶隐居云：六畜谓马牛羊猪狗鸡也。骡驴亦其类，毛蹄各出其身之品类中，所主疗不必尽同此矣。苏恭云：骆驼毛蹄甲主妇人赤白下最善。

《外台秘要》：治痔，取骆驼额下毛烧作灰，取半鸡子大，以酒和服之。

《丹房镜源》云：驼脂可柔金。

《衍义》曰：野驼，生西北界等处，家生者峰蹄最精，人多煮熟糟啖。粪为干末，搐鼻中治鼻衄，此西番多用，尝进筑[②]于彼，屡见之。

现注：

①本条原为墨字，今附为《开宝》文。

②筑：居室。

按：野驼脂为驼科动物双峰驼，驼峰肉的胶质脂肪。

释名：橐驼（《汉书》）时珍曰：驼能负橐囊，故名。方音讹为骆驼也。时珍曰：驼状如马，其头似羊，长项垂耳，脚有三节，背有两肉峰如鞍形，有苍、褐、黄、紫数色，其声曰圆，其食亦齝，其性耐寒恶热，故夏至退毛至尽，毛可为毻。其粪烟矣亦直上如狼烟。其力能负重，可至千斤，日行二三百里。又能知泉源水脉风候。凡伏流人所不知，驼以足踏处即得之。流沙夏多风热，行旅遇之即死，风将至驼必聚鸣，埋口鼻于沙中，人以为验也。其卧而腹不着地，屈足露明者名明驼，最能行远。于阗有风脚驼，其疾如风，日行千里。土番有独峰驼。《西域传》云：大月氏出一封驼，脊上有一封隆起若封土，故俗呼为封牛，亦曰犏牛。《穆天子传》谓之牪牛，《尔雅》谓之爆牛，岭南徐闻县及海康皆出之。《南史》云：滑国有两脚驼，诸家所未闻也。

驼脂：主虚风劳，有冷积者，以烧酒调服之(《正要》)。

附方：新一。

周痹：野驼脂炼净一斤，入好酥四两，同炼和匀。每服半匙，以热酒半盏和化服之，加至一匙，日三服。(《圣济总录》)

乳：补中益气，壮筋骨，令人不饥（《正要》）。

黄：苦，平，微毒。主风热惊疾（时珍）。

时珍曰：骆驼黄，似牛黄而不香。戎人以乱牛黄，而功不及之。

颔毛：疗痔，烧灰，酒服方寸匕（时珍。出崔行功《纂要》）。

附方：新一。

阴上疳疮：驼绒烧灰，水澄过，入炒黄丹等分为末，搽之即效。（龚氏《经验方》）

## 猕　　猴

味酸，平，无毒。肉主诸风劳，酿酒弥佳。头角主瘴疟，作汤治小儿则辟惊，鬼魅寒热。手主小儿惊痫口噤。屎主蜘蛛咬。肉为脯，主久疟。皮主马疫气。此物数种者，都名禺属，取色黄尾长面赤者是。人家养者肉及屎并不主病，为其食息杂，违其本真也。唐慎微续添。

《圣惠方》治鬼疟进退不定。用猢狲头骨一枚，烧灰末空心温酒调一钱匕，临发再服。

《抱朴子》云：猕猴寿八百岁即变为猿，猿寿五百岁变为玃，玃寿一千岁变为蟾蜍。

按：猕猴为猴科猕猴。

释名：沐猴（《史记》）、为猴（《说文》）马留（《倦游录》）、狙。

时珍曰：按班固《白虎通》云：猴，候也。见人设食伏机，则凭高四望，善于候者也。猴好拭面如沐，故谓之沐，而后人讹沐为母，又讹母为猕，愈讹愈失矣。《说文》云：爲字象母猴之形。即沐猴也，非牝也。猴形似胡人，故曰胡孙。《庄子》谓之狙。养马者厩中畜之，能辟马病，胡俗称马留云。《梵书》谓之摩斯咤。时珍曰：猴，处处深山有之。状似人，眼如愁胡，而颊陷有嗛。嗛音歉，藏食处也。腹无脾以行消食，尻无毛而尾短。手足如人，亦能竖行。声嗝嗝若咳。孕五月而生子，生子多浴于涧。其性躁动害物，畜之者使坐杙上，鞭捶旬月乃驯。其类有数种：小而尾短者，猴也；似猴而多髯者，貜也；似猴而大者，玃也；大而尾长赤目者，禺也；小而尾长仰鼻者，狖也；似狖而大者，果然也；似狖而小者，蒙颂也；似狖而善跃越者，獑猢也；似猴而长臂者，猿也；似猿而金尾者，狨也；似猿而金尾者，狨也；似猿而大，能食猿、猴者，独也。不主病者，并各以类附之。玃：（音却）时珍曰：玃，老猴也。生蜀西徼外山中。似猴而大，色苍黑，能人行。善攫持人物，又善顾盼，故谓之玃。纯牡无牝，故又名玃父，亦曰猳玃。善摄人妇女为偶，生子。又《神异经》云：西方有兽名猳，大如驴，状如猴，善缘木。纯牝无牡，群居要路，执男子合之而孕。此亦玃类，而牝牡相反者。貜（音据）按郭璞云：建平山中有之。大如狗，状如猴，黄黑色，多髯鬣。好奋头举石掷人。《西山经》云：崇吾之山有兽焉，状如禺而长臂善投，名曰举父。即此也。

肉：食之，辟瘴疫（时珍）。时珍曰：《异物志》言：南方以猕猴头为鲊。《临海志》言：粤民喜啖猴头羹。又巴徼人捕猴，盐藏，火熏食，云甚美。

屎：小儿脐风撮口，及急惊风，烧末，和生蜜少许灌之。（时珍。出《心鉴》及《卫生方》）

皮：时珍曰：《马经》言：马厩畜母猴，辟马瘟疫。逐月有天癸流草上，马食之，永无疾病矣。

# 败　鼓　皮

平。主中蛊毒。

陶隐居云：此用穿败者，烧作屑，水和服之，病人即唤蛊主姓名，仍往令其呼取蛊便差。白蘘荷亦然。自草部今移。

《图经》：文具牛黄条下。

《外台秘要》云：治蛊，取败鼓皮广五寸，长一尺，蔷薇根五寸如足拇指大，（本元云茛菪根），剉，以水一升，酒三升，煮取二升服之当下蛊虫即愈。《肘后方》治中蛊毒；诸方人有行蛊毒以病人者，若中之，当服药如知蛊主姓便呼取以去也。凡诊法中，蛊状令人心腹切痛如有物咬。或吐下血，不即治之，蚀人五脏尽即死矣。欲知是蛊，当令病人吐水，沉者治是，浮者非。亦有以虫蛇合作蛊药著饮食中，使人得瘕病，此一种一年死，治之各自有药；江南山间人有此，不可不信之。

《梅师方》：治卒中蛊毒，下血如鹅肝，昼夜不绝，脏腑坏败待死，知蛊姓名方；破鼓皮烧灰服，自呼名，治之即去。又欲知蛊毒主姓名，取败鼓皮少许，烧末饮服，病人须臾自当呼蛊主姓名。

《杨氏产乳》：疗中蛊毒，取败鼓皮，烧作末，酒服方寸，须臾当呼蛊姓名，令本蛊主呼取蛊名即差。《圣惠方》亦治小儿五种蛊毒。

《衍义》曰：败鼓皮，黄牛皮为胜，今不言是何皮，盖亦以驴马皮为之者。唐韩退之所谓牛溲、马勃、败鼓之皮，俱收并蓄，待用无遗者。今用处亦少，尤好煎胶，专用牛皮始可入药。

按：败鼓皮可解蛊毒下血如鹅肝，昼夜不绝。

治小便淋沥，涂月蚀耳疮，并烧灰用。（时珍出《药对》）

月蚀疮：《集验》：用救月蚀鼓皮，掌大一片，以苦酒三升渍一宿，涂之。或烧灰，猪脂调涂。（《外台》）

# 六畜毛蹄甲

味咸，平。有毒。主鬼疰蛊毒，寒热惊痫，癫痓狂走。骆驼毛尤良。

陶隐居云：六畜，谓马牛羊猪狗鸡也，骡驴亦其类。骆驼方家并少用，且马牛羊鸡猪狗毛蹄亦已各出其身之品类中，所主疗不必同此矣。

《唐本》注云：骆驼毛蹄甲，主妇人赤白带下最善。

《图经》：文具野驼脂条下。

按：六畜毛蹄甲皆可除疫解蛊，镇惊痫。

时珍曰：此系《本经》一品，姑存以见古迹。

## 五种陈藏器余

### 诸 血

味甘，平，主补人身血不足，或因患血枯，皮上肤起，面无颜色者，皆不足也。并生饮之。又解诸药毒、菌毒，止渴，除丹毒，去烦热，食筋令人多力。

按：诸血可补人身血，解诸药毒。

时珍曰：兽畜有水陆之产，方土之殊，寒热温凉之不同，有毒无毒之各异。陈氏概以诸血立条，主病似欠分明，姑存其旧而已。其各血主治，俱见本条。

### 果 然 肉

味咸，无毒。主疟瘴寒热，煮食之。亦坐其皮为褥。似猴，人面，毛如苍鸭，肋边堪作褥。《南州异物志》云：交州有果然兽，其名自呼，如猿，白质黑纹，尾长过其头，鼻孔向天，雨以尾塞鼻孔，毛温而细。《尔雅》蜼[①]，仰鼻而长尾。郭注与此相似也。

按：果然为一种长尾猿。

释名：禺（音遇）、狖（音又。或作豿、貁）、蜼（豿、垒二音。或作獀）、仙猴。

时珍曰：郭璞云：果然，自呼其名。罗愿云：人捕其一，则举群啼而相赴，虽杀之不去也；谓之果然，以来之可必也。大者为然，为禺；小者为，为狖，为蜼。南人名仙猴，俗作猓獀。

时珍曰：果然，仁兽也。出西南诸山中。居树上，状如猿，白面黑颊，多髯而毛采斑斓。尾长于身，其末有岐，雨则以岐塞鼻也。喜群行，老者前，少者后。食相让，居相爱，生相聚，死相赴。《柳子》所谓仁让孝慈者，是也。古者画蜼为宗彝，亦取其孝让而有智也。或云犹豫之犹，即狖。其性多疑，见人则登树，上下不一，甚至奔触，破头折胫。故人以比心疑不决者，而俗呼躁愚为痴獧也。

肉：时珍曰：案钟毓《果然赋》云：似猴象猿，黑颊青身。肉非佳品。惟皮可珍。而《吕氏春秋》云：肉之美者，玃猱之炙。亦性各有不同耶。

附录：蒙颂：时珍曰：蒙颂一名蒙贵，乃之又小者也。紫黑色，出交趾。畜以捕鼠，胜于猫、狸。

獑猢：许氏《说文》作斩𪊼，乃猨蜼之属，黑身，白腰如带，手有长毛，白色，似握版之状。《蜀地志》云：獑猢似猴而甚捷。常在树上，欻然腾跃，如飞鸟也。

### 狨[②] 兽

无毒。主五野鸡病，取其脂敷疮，亦食其血肉，亦坐其皮。积久野鸡病皆差也。似猴而大，毛长黄赤色，生山南山谷中。人将其皮作鞍褥。

按：狨为金丝猴。

时珍曰：狨毛柔长如绒，可以藉，可以缉，故谓之狨，而猱字亦从柔也。或云生于西戎，故从戎也。猱古文作夒，象形。今呼长毛狗为猱，取此象。时珍曰：杨亿《谈苑》云：狨出川峡深山中。其状大小类猿，长尾作金色，俗名金线狨。轻捷善缘木，甚爱其尾。人以药矢射之，中毒即自啮其尾也。宋时文武三品以上许用狨座，以其皮为褥也。

附录：猿：时珍曰：猨善援引，故谓之猨，俗作猿。产川、广深山中。似猴而长大，其臂甚长，能引气，故多寿。或言其通臂者，误矣。臂骨作笛，甚清亮。其色有青、白、玄、黄、绯数种。其性静而仁慈，好食果实。其居多在林木，能越数丈，着地即泄泻死，惟附子汁饮之可免。其行多群。其雄善啼，一鸣三声，凄切入人肝脾。范氏《桂海志》云：猿有三种：金丝者，黄色；玉面者，黑色；及身面俱黑者。或云纯黑是牡，金丝是牝；牡能啸，牝不能也。王济《日询记》云：广人言猿初生毛黑而雄，老则变黄，溃去势囊，转雄为雌，与黑者交而孕。数百岁，黄又变白也。时珍按：此说与《列子》貐变化为猿，《庄子》獶狙以猿为雌之言相合，必不妄也。

独：时珍曰：独，似猿而大，其性独，一鸣即止，能食猿猴。故谚曰：独一鸣而猿散。独夫盖取诸此。或云即黄腰也，又见虎下。

## 狼 筋

如织络袋子，似筋胶所作，大小如鸭卵。人有犯盗者，熏之当脚挛缩，因之获贼也。或云是狼胜[3]下筋，又云虫所作，未知孰是。狼大如狗，苍色，鸣声诸孔皆涕。

按：狼筋可缩脚获贼。

释名：毛狗。时珍曰：《禽书》云：狼逐食，能倒立，先卜所向，兽之良者也。故字从良。《尔雅》云：牡曰獾，牝曰狼，其子曰獥（音叫）。时珍曰：狼，犲属也，处处有之，北方尤多，喜食之，南人呼为毛狗是矣。其居有穴。其形大如犬，而锐头尖喙，白颊骈胁，高前广后，脚不甚高。能食鸡鸭鼠物。其色杂黄黑，亦有苍灰色者。其声能大能小，能作儿啼以魅人，野俚尤恶其冬鸣。其肠直，故鸣则后窍皆沸，而粪为烽烟，直上不斜。其性善顾而食戾践藉。老则其胡如袋，所以跋胡疐尾，进退两患。其象上应奎星。颖曰：狈足前短，知食所在；狼足后短，负之而行，故曰野狼狈。时珍曰：按李石《续博物志》云：唐时有狼巾，一作狼筋，状如大蜗，两头光，带黄色。有段失金帛，集奴婢于庭焚之，一婢脸瞤，乃窃器者。此即陈氏所谓狼筋也。愚谓其事盖术者所为，未必实有是理，而罗氏《尔雅翼》解为狼胜中筋，大于鸡卵，谬矣。

肉：咸，热，无毒。味胜狐、犬。主补益五脏，厚肠胃，填精髓，腹有冷积者宜食之。（时珍。出《饮膳正要》）

膏：补中益气，润燥泽皴，涂诸恶疮（时珍）。时珍曰：腊月炼净收之。《礼记》云：小切狼臅膏，与稻米为酏。谓以狼胸臆中膏，和米作粥糜也。古人多食狼肉，以膏煎和饮食。故《内则》食狼去肠，《周礼》兽人冬献狼，取其膏聚也。诸方亦时用狼之膈、牙、皮、粪，而《本草》并不着其功用，止有陈藏器述狼筋疑似一说，可谓缺矣。今通据《饮膳正要》诸书补之云。

牙：佩之，辟邪恶气。刮末水服，治犬伤。烧灰水服方寸匕，治食牛中毒。（时珍。出《小品》诸方）

喉靥：噎病，晒干为末，每以半钱入饭内食之，妙。(《圣惠》)

皮：暖人，辟邪恶气。嗉下皮，搓作条，勒头，能祛风止痛(《正要》。淮南子《万毕术》云：狼皮当户，羊不敢出)。

尾：系马胸前，辟邪气，令马不惊。(《正要》)

屎：瘰疬，烧灰，油调封之。又治骨鲠不下，烧灰，水服之。（时珍。出《外台》《千金方》)

屎中骨：小儿夜啼，烧灰，水服二黍米大，即定。又能断酒。

附方：新一。

破伤风：狼、虎穿肠骨四钱（炙黄)，桑花、蝉蜕各二钱，为末。每服一钱，米汤调下。若口干者，不治。(《经验方》)

## 诸肉有毒

兽岐尾杀人，鹿豹文杀人，羊心有孔杀人，马蹄夜目，五月已后食之杀人。犬悬蹄肉，有毒杀人。不可食米瓮中肉，杀人，漏沾脯杀人，肉中有有星如米杀人，羊脯三月已后有虫如马尾有毒杀人。脯曝不燥，火烧不动，入腹不消，久置黍米瓮中令人气闭。白马鞍下肉，食之损人五脏。马及鹿膳[4]白不可食，乳酪及大酢和食令人为血痢。驴马兔肉妊娠不可食。乳酪煎鱼鲙瓜和食立患霍乱。猪牛肉和食令人患寸白虫。诸肉煮熟不敛水，食之成瘕，食兔肉食干姜令人霍乱。市得野中脯多有射罔毒，食诸肉过度，还饮肉汁即消，食脑立销。

现注：

①蜼：(wèi 卫) 又读 (lěi 垒)，一种长尾猴。

②狨：(róng 荣)，金丝猴。

③膍：(bì 敝)，胃或髀。

④膳：《周礼》云：牲肉也。

诸肉有毒：牛独肝、黑牛白头、牛马生疔死、羊独角、黑羊白头、马生角、白羊黑头、马肝、六畜自死首北向、白马青蹄、六畜自死口不闭、兽并头、诸兽赤足、禽兽肝青、六畜肉热血不断、六畜五脏着草自动、六畜肉得咸酢不变色、肉煮不熟、六畜肉堕地不沾尘、肉落水浮、肉汁器盛闭气、六畜肉与犬，犬不食者、诸心损心、诸脑损阳滑精、六畜脾一生不可食、诸肝损肝、诸血损血败阳、经夏臭脯痿人阴成水病、鱼馁肉败、诸脂燃灯损目、本生命肉令人神魂不安、春不食肝、夏不食心、秋不食肺、冬不食肾。四季不食脾。

解诸肉毒：中六畜肉毒：六畜干屎末，伏龙肝末，黄柏末，赤小豆烧末，东壁土末，白扁豆，并水服。饮人乳汁；头垢一钱，水服，起死人豆豉汁服。马肉毒：芦根汁，甘草汁，嚼杏仁，饮美酒。马肝毒：猪骨灰，狗屎灰，牡鼠屎，人头垢，豆豉，并水并服。牛马生疔：泽兰根擂水，生菖蒲擂酒，甘菊根擂水，猪牙灰水服，甘草煎汤服，取汗。牛肉毒：猪脂化汤饮，猪牙灰水服，甘草汤。毒肝牛毒：人乳服之。狗肉毒：杏仁研水服。羊肉毒：甘草煎水服。猪肉毒：杏仁研汁，朴硝煎汁，猪屎绞汁，猪骨灰调水，韭菜汁，大黄汤。药箭肉毒：大豆煎汁，盐汤。

## 兽部纲目新增一十六种

### 犛　牛（毛、俚、来三音）

释名：毛犀（《广志》）、猫牛（《汉书注》）、摩牛、牧牛、竹牛、犪牛。时珍曰：犛者髦也，其髦可为旌旄也。其体多长毛，而身角如犀，故曰毛犀。《汲冢周书》作犛牛，颜师古作猫牛，《尔雅》作摩牛，音皆相近也。《山海经》作牧牛，西人呼为竹牛。因角理如竹也。或云竹即牧音之转，而犪又竹音之转也。杨慎《丹铅录》云：毛犀即象也。状如犀而角小，善之吉凶。古人呼为猫猪，交、广人谓之猪神是矣。时珍曰：犛牛出西南徼外，居深山中野牛也。状及毛、尾俱同牦牛，牦小而犛大，有重千斤者。其尾名曰牦，亦可为旌旄缨帽之用。唐、宋西徼诸州贡之。《中山经》云：荆山多犛牛。郭璞注云：牦牛之属也，其色黑。又《昨梦录》云：西夏竹牛，重数百斤。角甚长而黄黑相间，制弓极劲。彼人以伪犀角，卒莫能辨。曹昭《格古论》云：毛犀即犛牛也。角之花斑，皆类山犀，而无粟文。其理似竹，不甚为奇，故谓毛犀。观此则犛之角胜于牦，而牦之毛尾胜于犛也。又有野牛与此相类者，并附于左。

附录：犩牛（音危）又名夔牛。如牛而大，肉重数千斤，出蜀山中。犣牛：《广志》云：出日南及浔州大宾县。色青黄，与蛇同穴。性嗜盐，人裹手涂盐取之。其角如玉，可为器。海牛：《齐地志》云：出登州海岛中。形似牛，鼍脚鮎毛。其皮甚软，可供百用。脂可燃灯。《寰宇志》名潜牛，《广志》名忧牛。月支牛：《玄中记》云：出西胡及大月氏国。今日割取肉，明日其创即复合也。山牛：状如牛，而角有枝，如鹿茸。角：酸、咸，凉，无毒。主惊痫热毒，诸血病（时珍）黄：主惊痫癫狂。时珍曰：犛牛亦有黄，彼人以乱牛黄，但坚而不香，云功用亦相近也。其角亦可乱犀，但无粟纹，苏颂《图经》误以为牦犀角者是也。亦可用，而功不及犀，《昨梦录》《格古论》说之详矣。

### 牦　牛

释名：犣牛（音鬣。《尔雅》）、犏牛。时珍曰：牦与旄同。或作毛。《后汉书》云：冉龙夷出牦牛，一名犣牛，重千斤，毛可为旄。观此则旄牛之名，盖取诸此。颜师古云：牦牛即犏牛也。而叶盛《水东日记》云：毛牛与封牛合，则生犏牛。亦类毛牛，偏气使然，故谓之犏。然则犏又毛之遗种耶。

时珍曰：牦牛出甘肃临洮，及西南徼外，野牛也，人多畜养之。状如水牛，体长多力，能载重，迅行如飞，性至粗梗。髀、膝、尾、背、胡下皆有黑毛，长尺许。其尾最长，大如斗，亦自爱护，草木钩之，则止而不动。古人取为旌旄，今人以为缨帽。毛杂白色者，以茜染红色。《山海经》云：潘侯之山有旄牛，状如牛而四足节生毛。即此也。其肉味美，故《吕氏春秋》云：肉之美者，牦、象之肉也。

喉靥：主项下瘿气（时珍）。

时珍曰：牦牛，古方未见用者。近世《瞿仙寿域方》载治瘿气方，用其后靥，亦因类之义也。其方用犏牛喉脆骨二寸许一节，连两边扇动脆骨取之，或煮或烧，仰卧顿服。

仍取巧舌（即靥子也），嚼烂噙之，食顷乃咽。病患容貌必瘦减，而瘿自内消矣。不过二服即愈，云神妙无比也。

## 木　　狗

时珍曰：按熊太古《冀越集》云：木狗生广东左右江山中。形如黑狗，能登木。其皮为衣褥，能运动血气。元世祖有足疾，取以为裤，人遂贵重之，此前所未闻也。珍尝闻蜀人言：川西有玄豹，大如狗，黑色，尾亦如狗。其皮作裘、褥，甚暖。冬月远行，用其皮包肉食，数日犹温，彼土亦珍贵之。此亦木狗之属也，故附见于此云。

皮：主除脚痹风湿气，活血脉，暖腰膝（时珍）。

## 山　　獭

时珍曰：山獭出广之宜州嵠峒及南丹州，土人号为插翘。其性淫毒，山中有此物，凡牝兽皆避去，獭无偶则抱木而枯。瑶女春时成群入山，以采物为事。獭闻妇人气，必跃来抱之，次骨而入，牢不可脱，因扼杀之。负归，取其阴一枚，直金一两，若得抱木死者尤奇贵。峒獠甚珍重之，私货出界者罪至死。然本地亦不常有，方士多以鼠璞、猴胎伪之。试之之法，但令妇人摩手极热，取置掌心，以气呵之，即然而动，盖为阴气所感故也。此说出范石湖《虞衡志》、周草窗《齐东野语》中，而不载其形状，亦缺文也。阴茎：甘，热，无毒。主阳虚阴痿，精寒而清者，酒磨少许服之。獠人以为补助要药（时珍）。骨：主解药箭毒，研少许敷之，立消（时珍）。

## 罔　　两

时珍曰：罔两一作魍魉。又作方良，《周礼》方相氏执戈入圹，以驱方良，是矣。罔两好食亡者肝，故驱之。其性畏虎、柏，故墓上树石虎，植柏。《国语》云：木石之怪，夔、罔两；水石之怪，龙、罔象。即此。《述异记》云：秦时陈仓人猎得兽，若彘若羊。逢二童子曰：此名弗述，又名蝹，在地下食死人脑。但以柏插其首则死。此即罔两也。虽于药石无与，而于死人有关，故录之。其方相有四目，若二目者为魌，皆鬼物也，古人设人像之。昔费长房识李娥药丸用方相脑，则其物亦入辟邪方药，而法失传矣。

## 彭　　侯

时珍曰：按《白泽图》云：木之精名曰彭侯，状如黑狗，无尾，可烹食。千岁之木有精曰贾朏，状如豚，食之味如狗。《搜神记》云：吴时敬叔伐大樟树血出，中有物，人面狗身。敬叔云：此名彭侯。乃烹而食之，味如狗也。

肉：甘、酸，温，无毒。主食之辟邪，令人志壮（《白泽》）。

## 封

时珍曰：按江邻几《杂志》云：徐积于庐州河次得一小儿，手无指无血，惧而埋之。此《白泽图》所谓封，食之多力者也。田汝成《西湖志》云：董表仪撤屋掘土，得一肉块。术士云：太岁也。弃之，亦无害。又《山海经》务隅之山，及开明南、北，东南海外并有视肉。郭璞注云：聚肉形如牛肝，有两目。食之无尽，寻复更生如旧也。此皆封类可食者，但人不知耳。又海中一种土肉，正黑，长五寸，大如小儿臂，有腹无口目，有三十足，可炙食。此又虫、鱼之属，类乎封者也。

## 鼫　鼠

释名：硕鼠（与鼫同。出《周易》）、䶅鼠（音酌。出《广雅》）、雀鼠（出《埤雅》）、鵔鼠（音俊。出《唐韵》）。时珍曰：硕，大也，似鼠而大也。关西方音转鼫为䶅，讹为雀。蜀人谓之鵔鼠，取其毛作笔。俊亦大也。时珍曰：鼫鼠处处有之，居土穴、树孔中。形大于鼠，头似兔，尾有毛，青黄色。善鸣，能人立，交前两足而舞。好食粟、豆，与鼶鼠俱为田害。鼶小居田，而大居山也。范成大云：宾州鼫鼠专食山豆根，土人取其腹干之入药，名鼫鼠肚。陆玑谓此亦有五技，与蝼蛄同名者，误矣。

肚：甘，寒，无毒。主咽喉痹痛，一切热气，研末含咽，神效（时珍。出《虞衡志》）。

## 竹　䶉

释名：竹豚。时珍曰：䶉状其肥，豚言其美也。时珍曰：竹䶉，食竹根之鼠也。出南方，居土穴中。大如兔，人多食之，味如鸭肉。《燕山录》云：煮羊以䶉，煮鳖以蚊，物性相感也。肉：甘，平，无毒。主补中益气，解毒（时珍）。

## 貂　鼠

释名：栗鼠（《尔雅翼》）、松狗。时珍曰：貂亦作鼦。罗愿云：此鼠好食栗及松皮，夷人呼为栗鼠、松狗。时珍曰：按许慎《说文》云：貂，鼠属，大而黄黑色，出丁零国。今辽东、高丽及女直、鞑靼诸胡皆有之。其鼠大如獭而尾粗。其毛深寸许，紫黑色，蔚而不耀。用皮为裘、帽、风领，寒月服之，得风更暖，着水不濡，得雪即消，拂面如焰，拭眯即出，亦奇物也。惟近火则毛易脱。汉制侍中冠，金珰饰首，前插貂尾，加以附蝉，取其内劲而外温。毛带黄色者，为黄貂；白色者，为银貂。

肉：甘，平，无毒。毛皮：尘沙眯目，以裘袖之，即去（时珍）。

## 黄　鼠

释名：礼鼠（《韩语》）、拱鼠（同上）、鼲鼠、貔狸。时珍曰：黄鼠，晴暖则出坐穴口，见人则交其前足，拱而如揖，乃窜入穴。即《诗》所谓相鼠有体，人而无礼；《韩语》所谓礼鼠拱而立者也。古文谓之鼲鼠。辽人呼为貔狸，或以貔狸为竹、䶉狸、貛者非。胡人亦名令邦。时珍曰：黄鼠出太原、大同，延、绥及沙漠诸地皆有之，辽人尤为珍贵。状类大鼠，黄色，而足短善走，极肥。穴居有土窖如床榻之状者，则牝牡所居之处。秋时畜豆、粟、草木之实以御冬，各为小窖，别而贮之。村民以水灌穴而捕之。味极肥美，如豚子而脆。皮可为裘领。辽、金、元时以羊乳饲之，用供上膳，以为珍馔，千里赠遗。今亦不甚重之矣。最畏鼠狼，能入穴衔出也。北胡又有青鼠，皮亦可用。银鼠，白色如银，古名鼲鼠（音吸）。《抱朴子》言：南海白鼠重数斤，毛可为布也。《百感录》云：西北有兽类黄鼠，短喙无目，性狡善听，闻人足音辄逃匿，不可卒得。土人呼为瞎撞。亦黄鼠类也。肉：甘，平，无毒。《正要》云：多食发疮。主润肺生津。煎膏贴疮肿，解毒止痛

（时珍）。时珍曰：黄鼠，北方所食之物，而方书无载。按《经验良方》有灵鼠膏，云治诸疮肿毒，去痛退热。用大黄鼠一个，清油一斤，慢火煎焦，水上试油不散，乃滤滓澄清再煎。次入炒紫黄丹五两，柳枝不住搅匀，滴水成珠，下黄蜡一两，熬黑乃成。去火毒三日，如常摊贴。

## 鼬鼠

释名：黄鼠狼（《纲目》）、鼪鼠（音生去声）、地猴。

时珍曰：按《广雅》，鼠狼即鼬也。江东呼为鼪。其色黄赤如柚，故名。此物健于捕鼠及禽畜，又能制蛇虺。《庄子》所谓骐骥捕鼠，不如狸鼪者，即此。时珍曰：鼬，处处有之。状似鼠而身长尾大，黄色带赤，其气极臊臭。许慎所谓似貂而大，色黄而赤者，是也。其毫与尾可作笔，严冬用之不折，世所谓鼠须、栗尾者，是也。

肉：甘，臭，温，有小毒。煎油，涂疮疥，杀虫（时珍）。心、肝臭，微毒。主治心腹痛，杀虫（时珍）。

附方：新一。心腹痛：用黄鼠心、肝、肺一具，阴干，瓦焙为末，入乳香、没药、孩儿茶、血竭末各三分。每服一钱，烧酒调下，立止。（《海上仙方》）

## 食蛇鼠

时珍曰：按《唐书》云：罽宾国贡食蛇鼠，喙尖尾赤，能食蛇。有被蛇螫者，以鼠嗅而尿之即愈。今虽不闻说此，恐时有贡者，存此以备考证。尿：主蛇虺伤螫（时珍）。

## 鲊答

时珍曰：鲊答生走兽及牛马诸畜肝胆之间，有肉囊裹之，多至升许，大者如鸡子，小者如栗如榛。其状白色，似石非石，似骨非骨，打破层叠。嘉靖庚子年，蕲州侯屠杀一黄牛得此物，人无识者。有番僧云：此至宝也，牛马猪畜皆有之。可以祈雨，西域有密咒，则霖雨立至；不知咒者，但以水浸搬弄，亦能致雨。后考陶九成《辍耕录》所载鲊答，即此物也。其言曰：蒙古人祷雨，惟以净水一盆，浸石子数枚，淘漉玩弄，密持咒语，良久辄雨。石子名答，大者如鸡卵，小者不等，乃走兽腹中所产，狗、牛、马者最妙，盖牛黄、狗宝之类也。又按《京房易占》云：兵强主武，则牛腹生石。据此则鲊答、狗宝同一类也。但生于狗腹者，为狗宝耳。气味甘、咸，平，无毒。主惊痫毒疮（时珍）。

## 狗宝

时珍曰：狗宝生癞狗腹中，状如白石，带青色，其理层叠，亦难得之物也。按贾似道《悦生随抄》云：任丘县民家一犬甚恶，后病衰，为众犬所噬而死。剖之，其心已化，似石非石，其重如石，而包膜络之如寒灰，观其脉理犹是心，不知何缘致此。尝闻人患石淋，有石块刀斧不能破。又尝见龙胫骨中髓皆是白石，虎目光落地亦成白石，星之光气也落则成石，松亦化石，蛇、蟹、蚕皆能成石。万物变化如此，不可一概断也。时珍尝静思之，牛之黄，狗之宝，马之墨，鹿之玉，犀之通天，兽之鲊答，皆物之病，而人以为宝。人灵于物，而犹不免此病，况物乎。人之病淋有沙石者，非兽之答鲊乎。人之病癖，有心似金石者，非狗之宝乎。此皆囿于物而不能化者，故禽鸟有生卵如石者焉。按《程氏遗书》载：有波斯人发闽中古冢，棺内俱尽，惟心坚如石。锯开观之，有山水青碧如画，傍有一女，靓妆凭栏。盖此女有爱山癖，朝夕注意，故融结如此。又宋潜《溪文集》载：临川浮屠法循，行般舟三昧法，示寂后火焚，惟心不化，出五色光，有佛像高三寸，非骨非石，百体具足。又徽水有优婆塞，行禅观之法，及死火葬，心内包观音像如刻成。此皆志局于物，用志不分，精灵气液，因感而凝形，正如孕女感异像而成鬼胎之类，非祥也，病也，有情之无情也。

气味甘、咸，平，有小毒。主噎食及痈疽疮疡（时珍）。

附方：新四。

噎食病：数月不愈者。用狗宝为末。每服一分，以威灵仙二两，盐二钱，捣如泥，将水一钟搅匀，去滓调服，日二。不过三日愈，后服补剂。（《杏林摘要》）

狗宝丸：治痈疽发背诸毒，初觉壮热烦渴者。用癞狗宝一两，腊月黑狗胆、腊月鲤胆各一枚，蟾酥二钱，蜈蚣（炙）七条，硇砂、乳香、没药、轻粉、雄黄、乌金石各一钱，粉霜三钱，麝香一分，同为末。用首生男儿乳一合，黄蜡三钱，熬膏和丸绿豆大。每服一丸或三丸，以白丁香七枚，（研）调新汲水送下。暖卧，汗出为度。不过三服立效，后食白粥补之。（《济生方》）

赤疔疮：狗宝丸。用狗宝八分，蟾酥二钱，龙脑二钱，麝香一钱，为末，好酒和丸麻子大。每服三丸，以生葱三寸同嚼细，用热葱酒送下，暖卧，汗出为度。后服流气追毒药，贴拔毒膏，取愈。（《通玄论》）

反胃膈气：丁丹崖祖传狗宝丸：用硫黄、水银各一钱，同炒成金色，入狗宝三钱，为末。以鸡卵一枚，去白留黄，和药搅匀，纸封泥固，焙火煨半日，取出研细。每服五分，烧酒调服，不过三服见效。（杨氏《颐真堂》方）

# 六 畜 心

时珍曰：古方多用六畜心治心病，从其类也。而又有杀时惊气入心、怒气入肝，诸心损心、诸肝损肝之说，与之相反。主：心昏多忘，心虚作痛，惊悸恐惑（时珍）。

附方：新二。

健忘：心孔昏塞，多忘喜误。取牛、马、猪、鸡、羊、犬心，干之为末。向日酒服方寸匕，日三服，闻一知十。（《普济》）

蛔虫心痛：用六畜心，生切作四脔，纵横割路，纳朱砂（或雄黄、麝香）于中，平旦吞之，虫死即愈。（《集验》）

# 卷 第 十 九

## 禽部三品总五十六种

**五种《神农本经》**　原为白字
**一十种《名医别录》**　原为墨字
**二种唐本先附**　注云：唐附
**一十三种新补**
**二十六种陈藏器余**
上禽

丹雄鸡《本经》白雄鸡、乌雄鸡、黑雌鸡、黄雌鸡等附

白鹅膏《别录》毛、肉等附，苍鹅续注　鹜肪《别录》白鸭屎附　鸀鸼唐附　雁肪《本经》
中禽

雀卵《别录》脑、头、血、屎等附　燕屎《本经》石燕续注　伏翼《本经》即蝙蝠是也，自虫
鱼部今移　天鼠屎《本经》　鹰屎白《别录》　雉肉《别录》

下禽

孔雀《别录》　䳒（尺指切）头《别录》鸂鶒　新补　斑鹪新补　白鹤新补　乌鸦新补
练鹊新补　鹁鸽唐附　雄鹊《本经》　鸬鹚屎《别录》　鹈骨《别录》　白鸽新补　百劳新补
鹑新补　啄木鸟新补　慈鸦新补　鹊嘲新补鹈鹕新补　鸳鸯

### 新补二十六种陈藏器余

鸀蝟　鹖蝉　阳乌　凤凰台　鹦鹉　巧妇鸟　英鸡　鱼狗　驼鸟矢　鸡鹊　蒿雀　鹖
鸡　山菌子　百舌鸟　黄褐侯　鹜雉　鸟目无毒　鹖鹕膏　布谷脚脑骨　蚊母鸟　杜鹃
鹖目　钩鹎　姑获　鬼车　诸鸟有毒

### 禽部纲目新增　一十二种

鸀鸡　䴙䴘　鹦鹉　鸲鸰　鹭鸥　秧鸡　桑扈　莺　鹦鹉　治鸟

# 上　　禽

## 丹 雄 鸡

味甘，微温。微寒，无毒。主女人崩中漏下赤白沃，补虚温中止血。久
伤乏疮。通神杀毒辟不祥。

臣禹锡等谨按孟诜云：主患白虎，可铺饭于患处，使鸡食之良。又取热粪封之，取热
使伏于患人床下。其肝入补肾方中。用冠血和天雄四分，桂心二分，太阳粉四分，丸服之

益阳气。《日华子》云：朱雄鸡冠血疗白癜风，粪治白虎风
并敷风痛。

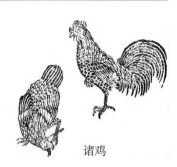

诸鸡

　　**头**　主杀鬼，东门上者尤良。

　　白雄鸡肉，味酸，微温。主下气疗狂邪安五脏，伤中消
渴。臣禹锡等谨按《日华子》云：白雄鸡，调中除邪，利小
便去丹毒。

　　乌雄鸡肉，微温，主补中止痛。

　　○胆，微寒，主疗目不明，肌疮。

　　臣禹锡等谨按孟诜云：乌雄鸡，主心痛，除心腹恶气。又虚弱人取一只，治如食法，
五味汁和肉一器中封口，重汤中煮之，使骨肉相去，即食之甚补益。仍须空腹饱食之，肉
须烂，生即反损。亦可五味腌，经宿炙食之，分作两顿。又刺在肉中不出者，取尾二七
枚，烧作灰，以男子乳汁和封疮，刺当出。又目泪出不止者，以三年冠血敷目睛上日三
度。《日华子》云：温，无毒。止肚痛，除风湿麻痹，补虚羸安胎，治折伤并痈疽。生罯
竹木刺不出者。

　　○心，主五邪。

　　○血，主踒折骨痛及痿痹。臣禹锡等谨按《踒折通用药》云：乌雄鸡血平。

　　○肪，主耳聋。臣禹锡等谨按《药对》云：鸡肪，寒。

　　○肠，主遗溺，小便数不禁。

　　○肝及左翅毛，主起阴。

　　○冠血，主乳难。

　　○肶胵里黄皮，微寒，主泄利，小便利遗溺，除热止烦。臣禹锡等谨按《日华子》
云：诸鸡肶胵，平，无毒。止泄精，并尿血崩中带下，肠风泻痢。此即是肶内黄皮。

　　屎白，微寒。主消渴伤寒寒热，破石淋及转筋，利小便止遗溺，灭瘢痕。

　　黑雌鸡，主风寒湿痹五缓六急，安胎。

　　○血，无毒。主中恶腹痛及折骨痛乳难。臣禹锡等谨按《药性论》云：黑雌鸡味甘。
《安胎通用药》云：乌雌鸡，温。《中恶通用药》云：乌雌鸡血，平。孟诜云：产后血不
止，以鸡子三枚，醋半升，好酒二升，煎取一升，分为四服，如人行三二里，微暖进之。
又新产妇，可取一只，理如食法，和五味炒熟香，即投二升酒中封口，经宿取饮之，令人
肥白。又和乌油麻二升，熬令黄香末之，入酒，酒尽极效。《日华子》云：乌雌鸡，温无
毒。安心定志，除邪辟恶气，治血邪，破心中宿血及治痈疽，排浓补新血，补产后虚羸，
益色助气。胆治疣目、耳疳疮，日三敷。肠治遗尿，并小便多。粪治中风失音，痰逆消
渴，破石淋，利小肠余沥，敷疮痍，灭瘢痕。炒服治小儿客忤，蛊毒。翼治小儿夜啼，安
席下勿令母知。窠中草，治头疮白秃，和白头翁草烧灰，猪脂敷。

　　○翮羽，主下血闭。

　　黄雌鸡，味酸甘平。主伤中消渴小便数不禁，肠澼泄利，补益五脏，续绝伤，疗劳益
气。

　　臣禹锡等谨按《日华子》云：黄雌鸡，温，无毒。

　　肋骨，主小儿羸瘦，食不生肌。

　　臣禹锡等谨按孟诜云：黄雌鸡，主腹中水癖水肿，以一只理如食法，和赤小豆一升同

煮，候豆烂，即出食之其汁，日二夜一，每服四合。补丈夫阳气，治冷气瘦著床者，渐渐食之良。又先患骨热者，不可食之。鸡子动风气，不可多食。又光粉诸石为末，和饭与鸡食之后，取鸡食之甚补益。又子，醋煮熟空腹食之，治久赤白痢。又人热毒发，可取三颗鸡子白，和蜜一合服之差。《日华子》云：黄雌鸡，止劳劣，添髓补精，助阳气，暖小肠，止泄精，补水气。

鸡子，主除热火疮，痫痉。可作虎魄神物。

臣禹锡等谨按《药对》云：鸡子，平。

卵白，微寒，疗目热赤痛，除心下伏热，止烦满，咳逆，小儿下泄，妇人产难，胞衣不出。醯渍之一宿疗黄疸，破大烦热。

○卵中白皮，主久咳结气，得麻黄、紫菀和服之立已。

鸡白，蠹肥脂。生朝鲜平泽。

陶隐居云：鸡比例甚多，又云鸡子作虎魄用，欲假卵黄白混杂煮作之，亦极相似，惟不拾芥尔。又煮白合银口含须臾色如金。鸡又不可合葫蒜及李子食之，乌鸡肉不可合犬肝、犬肾食之。小儿食鸡肉好生蛔虫。又鸡不可合芥叶蒸食之。朝鲜乃在玄菟①、乐浪②，不应总是鸡所出。今云白蠹，不知是何物，别恐一种尔。

《唐本》注云：白鸡距及脑，主产难，烧灰酒服之，脑主小儿惊痫。

今注：鸡入药用，盖取朝鲜者良。

又按：陈藏器《本草》云：鸡主马咬疮及剥驴马伤手，热鸡血及热浸之。黄雌鸡温补益阳。白鸡寒，利小便，去丹毒风。屎白，雄鸡三年者，能为鬼神所使。乌雌鸡杀鬼物，卵白解热烦，屎炒服之主虫咬。黄脚鸡主白虎病，布饭病处，将鸡来食饭，亦可抱鸡来压之。雄鸡胁血，涂白癜风、疬疡风。鸡子益气，多食令人有声。一枚以浊水搅煮两沸，合水服之，主产后痢，和蜡作煎饼与小儿食之止痢。取二枚破，著器中，以白粉和如稀粥顿服之，主妇人胎动，腰脐下血。又取一枚打开，取白酽醋如白之半搅调吞之，生产后血闭不下。又取卵三枚，醋半升，酒二升，搅和煮取二升，分四服，主产后血下不止。又白虎病，取鸡子揩病处咒愿送粪堆头，不过三度差。白虎是粪神，爱吃鸡子。鸡屎和黑豆炒，浸酒，主贼风风痹破血。

臣禹锡等谨按《蜀本》注云：凡鸡子及卵白等，以黄雌产者良，鸡胆、心、肝、肠、肪、肶胵及粪等，以乌雄为良，头以丹雄为良，翮以乌雄为良。

《药性论》云：鸡子，使，味甘微寒，无毒。能治目赤痛黄，和常山末为丸，竹叶煎汤下，治久疟不差。治漆疮涂之。醋煮治产后虚及痢，主小儿发热。煎服主痢，除烦热，炼之主呕逆。屎能破石淋，利小便。

《日华子》云：鸡子，镇心安五脏，止惊安胎，治怀妊天行热疾狂走，男子阴囊湿痒及开声喉。卵醋煮治久痢，和光粉炒干，止小儿疳痢，及妇人阴痛。和豆淋酒服治贼风麻痹。醋浸令坏敷疣疖，作酒止产后血运并暖水脏缩小便，止耳鸣和蜡炒治疳痢耳鸣及耳聋。黄炒取油和粉敷头疮，壳研摩障翳。

《图经》曰：诸鸡，《本经》云：鸡白，蠹肥脂，出朝鲜平泽。陶隐居云：朝鲜不应总是鸡所出，而云白蠹不知何物，恐别是一种耳。《开宝》注，便谓鸡入药用，盖取朝鲜者良。今处处人人畜养甚多，不闻自朝鲜来也。鸡之类最多，丹雄鸡、白雄鸡、乌雄、雌鸡，头、血、冠、肠、肝、胆、肶胵里黄脂肪、羽、翮、肪、骨、卵黄白、屎白等，并入药，古今方书用之尤多。其肉虽有小毒，而补虚羸最要，故食治方中多用之。《素问》心腹满，旦食则不能暮食，名为鼓胀，治之以鸡矢醴，一剂知，二剂已。注云：今《本草》鸡矢利小便，微寒。并不治鼓胀。今方家制法，当取用处，汤渍服之耳。又张仲景治转筋为病，其人臂脚直，脉上下行微弦，转筋入腹，鸡屎白散主之；取鸡屎白为末，量方寸匕，以水六合，和温服差。鸡子入药最多，而发煎方特奇，刘禹锡《传信方》云：乱发，鸡子膏主孩子热疮；鸡子五枚，去白取黄，乱发如鸡子许大，二味相和，于铁铫子中炭火熬，初甚干，少顷即发焦，遂有液出，旋取置一瓷碗中，以液尽为度，取涂热疮上，即以苦参末粉之。顷在武陵，生子蓐内便有热疮发于臀腿间，初涂以诸药及他药无益，日加剧，蔓延半身，状候至重，昼夜啼号不乳不睡，因阅《本草》至发髲，《本经》云：合鸡子黄煎之，消为水，疗小儿惊热下痢。注云：俗中妪母为小儿作鸡子煎，用发杂熬良久，得汁与小儿服，去痰热，主百病，用发皆取久梳头乱者。又检鸡子，《本经》云：疗火疮。因是用之，果如神，立效。其壳亦主伤寒劳复，见《深师方》；取鸡子空壳碎之，熬令黄黑，捣筛，热汤和一合服之温卧取汗出愈。

《食疗》云：治大人及小儿发热；可取卵三颗，白蜜一合，相和服之立差。卵并不得和蒜食，令人短气。又胞衣不出，生吞鸡子清一枚；治目赤痛，除心下伏热烦满，咳逆。动心气，不宜多食。乌雌鸡，温，味酸，无毒。主除风寒湿痹，治反胃，安胎，及腹痛蹉折骨疼，乳痈。月蚀疮，远耳根以乌雌鸡胆汁敷之，日三。以乌油麻一升熬之令香，末和酒服之即饱热能食。鸡具五色者食之致狂，肉和鱼肉汁食之成心瘕。六指玄鸡，白头家鸡，及鸡死足爪不伸者，食并害人。鸡子和葱食之气短，鸡子白共鳖同食损人，鸡子共獭肉同食成遁尸注，药不能治，鸡兔同食成泄痢。小儿五岁已下未断乳者，勿与鸡肉食。

《雷公》云：鸡子凡急切要用，勿便敲损，恐得二十一日满，在内成形。空打损后无用，若要用，先于温汤中试之，若动，是成形也，若不动，即敲损取清者用，黄即去之。内有自溃者，亦不用也。

《圣惠方》：主蚰蜒咬人方；以鸡屎敷之。

《外台秘要》：主天行呕逆，不下食，食即出；以鸡卵一枚，煮三五沸出，以水浸之，外熟内热则吞之良。

《千金方》：鼠瘘：以卵一枚，米下蒸半日，取出，黄熬令黑，先拭疮上汁令干，以药内疮孔中三度即差。

又方：小儿惊啼；烧鸡屎白，米饮下。

又方：治小儿疟；烧鸡胫中黄皮为末，乳服之，男雄女雌。

《肘后方》：治心痛，以卵一个，打破，头醋二合，和搅令匀，暖过顿服。

又方：肝风虚转筋入腹；以屎白干末热酒调下一钱匕服。

又方：自缢死，定安心神，徐缓解之，慎勿割绳断，抱取，心下犹温者，刺鸡冠血滴口中即活。男雌女雄。又方：以鸡屎白如枣大，酒半盏，和灌之，及鼻中佳。

又方：救卒死，或先病，或常居寝卧，奄忽[3]而绝，皆是中恶；割雄鸡冠取血涂其面，干后复涂，并以灰营死人一周。

又方：卒得嗽；乌鸡一枚，治如食法，以好酒渍之半日出鸡，服酒。一云：苦酒一斗，煮白鸡取三升，分三服。食鸡莫与盐食良。

又方：治卒得浸淫疮，转有汁，多起于心，不早治之，续身周匝则杀人，以冠血敷之差。

《葛氏方》：治卒干呕不息，破卵去白，吞黄数枚差。又方：蚰蜒入耳，小鸡一只去毛足，以油煎令黄，筋穿作孔枕之。

又方：卒腹痛，下赤白痢数日不绝，以卵一枚，取出黄去白，内胡粉令满壳，烧成屑，以酒服一钱匕。又方：治小便不通，卵黄一枚，服之不过三。又方：卒腹痛，安胎，乌鸡肝一具，切过，酒五合服令尽。姚云：肝勿令入水中。又方：中风寒痉直口噤不知人；屎白一升，熬令黄极热，以酒三升和搅去滓服。

又方：被压柞<sup>④</sup>堕坠舟船，车轹<sup>⑤</sup>马踏，牛触胸腹破陷，四肢摧折，气闷欲死；以乌鸡一只，合毛杵一千二百杵，好苦酒一升相和得所，以新布揾病上，取药涂布，以干易，觉寒振欲吐，不可辄去药，须臾复上一鸡，少则再作。

又方：马咬人疮，有毒肿疼痛，以冠血著疮中三下，牡马用雌，牝马用雄。

又方：狐尿刺棘人肿痛欲死，破鸡揾之差。

又方：食诸菜中毒发狂闷，吐下欲死；屎末烧研水服方寸匕。

《经验方》：治小儿疳痢肚胀方：用鸡子一个，打破眼子如豆大，内巴豆一粒去皮，腻粉一钱，用五十重纸裹，于饭甑上蒸三度放冷，打破取鸡子肉同芭<sup>⑥</sup>粉，一时研入少麝，添面糊丸如米粒大，食后夜卧温汤下二丸至三丸。

《经验后方》：主妇人产后口干舌缩，渴不止，打鸡子一个，水一盏冲之，碟盖少时服。

又方：治齿痛不可忍；取鸡屎白烧末，绵裹安痛处咬，立差。

又方：治诸痈不消已成脓，惧针不得欲令速决；取白鸡翅下第一毛两边各一茎烧灰，研水调服之。

又方：治因疮中风，腰脊反张，牙关口噤，四肢强直；鸡屎白一升，大豆五升，和炒令变色，乘热以酒沃之，微煮令豆味出，量性饮之，覆身出汗，慎勿触风。

又方：治蜈蚣咬人痛不止；烧鸡屎酒和服之佳。又取鸡屎和醋敷之。

孙真人：家鸡合水鸡食作遁尸。又云：如小儿未断乳，食鸡生蛔虫。

又方：卒中五尸遁尸，其状腹胀气急冲心，或磊块踊起，或牵腰脊者；以卵一枚，取白吞之，困者摇头令下。又云：鸡味辛，补肺，主漆疮，鸡子黄敷之。

《食医心镜》：主脾胃气虚，肠滑下痢，以炙鸡散；黄雌鸡一只，治如食法，以炭炙之挑了，以盐醋刷之，又炙令极熬熟干燥，空腹食之。又云主赤白痢食不下；肥雌鸡一只，治如常法，细研为臛作面馄饨，空心食之。又云：主消渴伤中小便数；黄雌鸡一只，治如常，煮令熟，去鸡停冷，渴即饮之。肉亦可食，若和米及盐豉作粥，及以五味作羹并得。又云：主小便数，虚冷；鸡肠一具，治如常，炒作臛，暖酒和饮之。又云：主风寒湿痹，五缓六急；乌鸡一只，治如食法，煮令极熟，调作羹食之。又云：理狂邪癫痫，不欲眠卧，自贤自智，骄倨妄行不休，安五脏下气；白雄鸡一只，煮令熟，五味调和作羹粥食之。又云：勿食暴鸡肉，杀人发疽。《续十全方》：主子死腹中不出，雄鸡粪二十一枚，水二升，煎取五合，下米作粥食即出。

《集验方》：主百虫入耳不出，以鸡冠血滴入耳内即出。

《集验方》：主鳖瘕，及心腹宿瘕，及卒得瘕；以白雌鸡屎无多少，小便和之，于器中火上熬令燥，末服方寸匕，多服不限度，以膏熬饭饲弥佳。又方：治遗屎，取雄鸡肠烧末，三指撮朝服暮愈。又方：治尿床；鸡肶胵一具并肠服之，男雌女雄。又方：治汤火烧疮；熟鸡子一十个，取黄炒取油，入十文腻粉搅匀，用鸡翎扫疮上，永除瘢痕。

《古今录验》：主肿大如斗；取鸡翅毛，其毛一孔生两毛者佳，左肿取左翅，右肿取右翅，双肿取两边翅，并烧灰研饮服。

又方：治蛔虫攻心脐如刺，口吐清水；鸡子一枚，开头去黄，以好漆内壳中合和，仰头吞之虫出。又方：治茎中淋石；取屎白，日中半干，熬令香，末，以路浆饭饮服方寸匕。

《兵部手集》：主蛇蝎蜘蛛毒，卵轻敲一小孔，合咬处，立差。

《广济方》：主咽喉塞，鼻中疮出，及干呕头痛，食不下；生鸡子一颗，开头取白去黄，著米酢拌，煻火顿[7]沸起擎下，沸定更顿，三度成就，热饮酢尽，不过一二差。

《钱相公箧中方》：主蜈蚣、蜘蛛毒；以鸡冠血敷之。

《子母秘录》：主妊娠得时疾，令胎不伤，以鸡子七枚，内井中令极冷，破吞之。

又方：治小儿心腹胸胁烦满欲死；烧鸡子壳，末，酒服方寸匕。

又方：治小儿下血；雌鸡翅下血服之。

又方：小儿头身诸疮，烧卵壳研，和猪脂敷之。又方：儿头上疮，及白秃，发不生，汁出者；鸡子七个，去白皮，于铜器中熬，和油敷之。又方：小儿鹅口不乳；烧鸡胵黄皮末，乳和服。又方：妊娠下血不止，名曰漏胎，鸡肝细剉，以酒一升和服。

《产宝》：产后小便不禁；以屎烧作灰，空心酒服方寸匕。又方：治妒乳及痈肿；鸡屎末服方寸匕，须臾三服愈。《梅师》亦治乳头破裂方同。《杨氏产乳》妊娠不得食鸡子、干鲤鱼，合食则令儿患疮，妊娠不得鸡肉与糯米合食，令儿多寸白。

《谭氏方》：小儿卒惊，似有痛处而不知疾状，取雄鸡冠血，临儿口上滴少许差。

又方：小儿急丹，胤不止，以鸡子白和赤小豆末敷之。

治痢：生鸡子一个，连纸一幅，乌梅十个有肉者，取鸡子白摊遍连纸日干，揾作四重，包撮乌梅，安熨斗中，用白炭火烧烟欲尽，取出，以盏碗盖覆候冷，研令极细，入水银粉少许，和匀。如大人患分为二服，小儿分三服，不拘赤白痢，空心井花水调服，如觉脏腑微有疏利，更不须再服。

《衍义》曰：丹雄鸡，今言赤鸡者是也，盖以毛色言之。巽为鸡，为风，鸡鸣于五更者，日将至巽位，感动其气而鸣也。体有风，人故不可食，《经》所著其用甚备。产后血晕、身痉直、带眼口角与目外眦[8]向上牵、急不知人；取子一枚，去壳分清，以荆芥末二钱调服遂安，仍依次调治。若无他疾，则不须治，甚敏捷，乌鸡子尤善。《经》注皆不言鸡发风，今体有风人食之无不发作，为鸡为巽，信可验矣。食鸡者当审慎。

现注：

①玄兔：应作玄菟，汉武帝时置之郡，在今朝鲜咸镜道及辽宁东部。

②乐浪：郡名，汉武帝时置，晋入高句丽。

③奄忽：忽然，来去不定。

④柞：通窄。

⑤轹：（lì立），碾压。

⑥芭粉：应为巴粉，即巴豆及腻粉。此二药有毒，应只取鸡子肉。

⑦顿：原刻为顿，应为炖。未查到顿可通炖。

⑧眬：原刻如此，按文意应为眦。

按：丹雄鸡，鸡之一种。按《本经》有丹雄鸡，白雄鸡、乌雄鸡，黑雌鸡，黄雌鸡等五种鸡，及鸡心、肠、屎白、翮羽、肋骨、鸡子、卵白等。现只用乌骨鸡以养阴血，调月经。《内经》有鸡屎醴治臌胀。丹雄鸡功能止崩漏，补虚温中。乌骨鸡用法大体沿用了这一功能。又有鸡白蠹肥脂一句陶氏时已不知所云，如点成鸡白，蠹肥脂尚好。似说鸡屎白可以消肥脂。鸡屎白不易得，有凤凰衣《别录》名为卵中白皮，主久咳结气与麻黄、紫苑和服。鸡白蠹肥脂为《本经》文。与《别录》文排在一起，《别录》文可以看作对《本经》文的解释。故鸡白也可能为卵中白皮，即凤凰衣。凤凰衣散结气，散结气所指甚广，蠹肥脂，应在其内。

时珍曰：按徐铉云：鸡者稽也，能稽时也。《广志》云：大者，曰蜀；小者，曰荆。其雏曰鷇。《梵书》曰：鸡曰鸠七咤。时珍曰：鸡类甚多，五方所产，大小形色往往亦异。朝鲜一种长尾鸡，尾长三四尺。辽阳一种食鸡，一种角鸡，味俱肥美，大胜诸鸡。南越一种长鸣鸡，昼夜啼叫。南海一种石鸡，潮至即鸣。蜀中一种鸊鸡，楚中一种伧鸡，并高三四尺。江南一种矮鸡，脚才二寸许也。鸡在卦属巽，在星应昴，无外肾而亏小肠。凡人家无故群鸡夜鸣者，谓之荒鸡，主不祥。若黄昏独啼者，主有天恩，谓之盗啼。老鸡能人言者，牝鸡雄鸣者，雄鸡生卵者，并杀之即已。俚人畜鸡无雄，即以鸡卵告灶而伏出之。南人以鸡卵画墨，煮熟验其黄，以卜凶吉。又以鸡骨占年。其鸣也知时刻，其栖也知阴晴。《太清外术》言：蓄蛊之家，鸡辄飞去。《万毕术》言：其羽焚之，可以致风。《五行志》言：雄鸡毛烧着酒中饮之，所求必得。古人言鸡能辟邪，则鸡亦灵禽也。不独充庖而已。时珍曰：《延寿书》云：阉鸡能啼者有毒。四月勿食抱鸡肉，令人作痈成漏，男女虚乏。

震亨曰：鸡属土而有金、木、火，又属巽，能助肝火。寇言动风者，习俗所移也。鸡性补，能助湿中之火。病邪得之，为有助也。若鱼肉之类皆然。且西北多寒，中风者诚有之。东南气温多湿，有风病者非风也，皆湿生痰，痰生热，热生风耳。时珍曰：《礼记》云：天产作阳，地产作阴。鸡卵生而地产，羽不能飞，虽为阳精，实属风木，是阳中之阴也。故能生热动风，风火相扇，乃成中风。朱驳寇说为非，亦非矣。

丹雄鸡肉：补肺（孙思邈）。普曰：丹雄鸡一名载丹。时珍曰：鸡虽属木，分而配之，则丹雄鸡得离火阳明之象，白雄鸡得庚金太白之象，故辟邪恶者宜之；乌雄鸡属木，乌雌鸡属水，故胎产宜之；黄雌鸡属土，故脾胃宜之；而乌骨者，又得水木之精气，故虚热者宜之，各从其类也。吴球云：三年羯鸡（原书字由羯组成，字典无此字，照录待查。羯鸡，似为前文所说阉鸡，因有骟字与此相类。），常食治虚损，养血补气。

附方：新二。

辟禳瘟疫：冬至日取赤雄鸡作腊，至立春日煮食至尽，勿分他人。（《肘后方》）

百虫入耳：鸡肉炙香，塞耳中引出。（《总录》）

**白雄鸡肉**：时珍曰：按陶弘景《真诰》云：学道山中，宜养白鸡、白犬，可以辟邪。今术家祈禳皆用白鸡，其原本此。是乃异端一说耳，鸡亦何神何妖哉。

附方：新四。

惊愦邪僻：治因惊忧怖迫，或激愤惆怅，致志气错越，心行违僻者。白雄鸡一头（治如食法），珍珠四两，薤白四两，水三升，煮二升，尽食之，饮汁令尽。（《肘后》）

卒得咳嗽：白鸡一只。苦酒一斗，煮取三升，分三服，并淡食鸡。（《肘后》）

水气浮肿：小豆一升，白雄鸡一只，治如食法，以水三斗煮熟食之，饮汁令尽。（《肘后方》）

肉坏怪病：凡口鼻出腥臭水，以碗盛之，状如铁色虾鱼走跃，捉之即化为水，此肉坏也。但多食鸡馔即愈。（夏子益《奇疾方》）

**乌雄鸡肉**：时珍曰：按李鹏飞云：黄鸡宜老人。乌鸡宜产妇，暖血。马益卿云：妊妇宜食牡鸡肉，取阳精之全于天产者。此亦胎教宜见虎豹之意耳。又唐崔行功《纂要》云：妇人产死，多是富贵家，旁人扰攘，致妇惊悸气乱故耳。惟宜屏除一切人，令其独产，更烂煮牡鸡取汁，作粳米粥与食，自然无恙，乃和气之效也。盖牡鸡汁性滑而濡。不食其肉，恐难消也。今俗产家，每产后即食鸡唉卵，气壮者幸而无恙，气弱者因而成疾，皆由不解此意也。

附方：新六。

补益虚弱：诜曰：虚弱人用乌雄鸡一只治净，五味煮极烂，空腹饱食之。食生即反损人。或五味淹炙食，亦良。反胃吐食：用乌雄鸡一只，治如食法，入胡荽子半斤在腹内，烹食二只愈。老人中风：烦热语涩：每用乌雄鸡一只（切），葱白一握，煮，下麻子汁、五味，空心食之。（《养老书》）

脚气烦懑：用乌雄鸡一只，治如食法，入米作羹食。（《养老书》）

寒疝绞痛：用乌雄鸡一头（治如食法），生地黄七斤，同锉，着甑中蒸之，以器盛取汁。清旦温服，至晚令尽，当下诸寒癖，讫，以白粥食之。久疝不过三服。（《肘后》）

肾虚耳聋：乌雄鸡一只治净，以无灰酒三升煮熟，乘热食三五只，效。猫眼睛疮：身面上疮，似猫儿眼，有光采，无脓血，但痛痒不常，饮食减少，名曰寒疮。多吃鸡、鱼、葱、韭自愈。（夏子益《奇疾方》）

黑雌鸡肉：时珍曰：乌色属水，牝象属阴，故乌雌所治皆血分之病。各从其类也。附方新三。中风舌强不语，目睛不转，烦热：乌雌鸡一只治净，以酒五升，煮取二升去滓，分作三次，连服之。食葱姜粥，暖卧，取小汗。（《饮膳正要》）

死胎不下：乌鸡一只去毛，以水三升，煮二升去鸡。用帛蘸汁摩脐下，自出。（《妇人良方》）

虚损积劳：治男女因积虚或大病后，虚损沉困，酸疼盗汗，少气喘，或小腹拘急，心悸胃弱，多卧少起，渐至瘦削。若年深，五脏气竭，则难治也。用乌雌鸡一头，治如食法，以生地黄一斤（切），饴糖一升，纳腹内缚定，铜器贮，于瓶中蒸五升米熟，取出，食肉饮汁，勿用盐。一月一作，神效。（姚僧坦方）

**黄雌鸡肉**：治产后虚羸，煮汁煎药服，佳。（时珍）时珍曰：黄者土色，雌者坤象，味甘归脾，气温益胃，故所治皆脾胃之病也。丹溪朱氏谓鸡属土者，当指此鸡而发，他鸡不得侔此。

附方：新五。

时行黄疾：时行发黄。用金色脚黄雌鸡治如食法，煮熟食之，并饮汁令尽，不过再作。亦可少下盐豉。（《肘后方》）

脾虚滑痢：用黄雌鸡一只炙，以盐、醋涂，煮熟干燥，空心食之。（《心镜》）

脾胃弱乏：人瘦黄瘦。黄雌鸡肉五两，白面七两，切肉作馄饨，下五味煮熟，空心食

之。日一作，益颜色，补脏腑。（《寿亲》）

产后虚羸：黄雌鸡一只，去毛及肠肚，背上开破，入生百合三枚，白粳米半升，缝合，入五味汁中煮熟，开腹取百合并饭，和汁作羹食之，并食肉。（《圣济》）

病后虚汗：伤寒后虚弱，日夜汗出不止，口干心躁。用黄雌鸡一只（去肠胃，治净），麻黄根一两，水七大盏，煮汁三大盏，去滓及鸡，入肉苁蓉（酒浸一宿，刮净）一两，牡蛎（煅）粉二两，煎取一盏半，分为三服一日服尽。（《圣惠》）

老人噎食：不通。黄雌鸡肉四两（切），茯苓末二两，白面六两，作馄饨，入豉汁煮食，三五服效。（《养老书》）

**乌骨鸡**：甘，平，无毒。主治：补虚劳羸弱，治消渴，中恶鬼击心腹痛，益产妇，治女人崩中带下，一切虚损诸病，大人小儿下痢噤口，并煮食饮汁，亦可捣和丸药（时珍）。时珍曰：乌骨鸡，有白毛乌骨者、黑毛乌骨者、斑毛乌骨者，有骨肉俱乌者；肉白骨乌者。但观鸡舌黑者，则肉骨俱乌，入药更良。鸡属木，而骨反乌者，巽变坎也，受水木之精气，故肝肾血分之病宜用之。男用雌，女用雄。妇人方科有乌鸡丸，治妇人百病，煮鸡至烂和药，或并骨研用之。按《太平御览》云：夏侯弘行江陵，逢一大鬼引小鬼数百行。弘潜捉末后一小鬼问之。曰：此广州大杀也，持弓戟往荆、扬二州杀人。若中心腹者死，余处犹可救。弘曰：治之有方乎？曰：但杀白乌骨鸡薄心即瘥。时荆、扬病心腹者甚众，弘用此治之，十愈八九。中恶用乌鸡，自弘始也。此说虽涉迂怪，然其方则神妙，谓非神传不可也。鬼击猝死，用其血涂心下，亦效。

附方：新三。

赤白带下：白果、莲肉、江米各五钱，胡椒一钱，为末。乌骨鸡一只，如常治净，装末入腹煮熟，空心食之。遗精白浊下元虚惫者：用前方食之良。脾虚滑泄：乌骨母鸡一只治净，用豆蔻一两，草果二枚，烧存性，掺入鸡腹内，扎定煮熟空心食之。

**反毛鸡**：主治：反胃。以一只煮烂，去骨，入人参、当归、食盐各半两，再同煮烂，（时珍。出《乾坤生意》）。时珍曰：反毛鸡，即翻翅鸡也，毛翮皆反生向前。治反胃者，述类之义耳。

**泰和老鸡**：气味甘、辛，热，无毒。主治：内托小儿痘疮（时珍）。时珍曰：江西泰和、吉水诸县，俗传老鸡能发痘疮，家家畜之，近则五六年远则一二十年。待痘疮发时，以五味煮烂，与儿食之，甚则加胡椒及桂、附之属。此亦陈文中治痘用木香、异功散之意，取其能助湿热发脓也。风土有宜不宜，不可以为法。

**鸡头**：治蛊，禳恶，辟瘟（时珍）。时珍曰：古者正旦，磔雄鸡，祭门户，以辟邪鬼。盖鸡乃阳精，雄者阳之体，头者阳之会，东门者阳之方，以纯阳胜纯阴之义也。《千金》转女成男方中用之，亦取此义也。按应劭《风俗通》云：俗以鸡祀祭门户。鸡乃东方之牲，东方既作，万物触户而出也。《山海经》祠鬼神皆用雄鸡，而今治贼风有鸡头散，治蛊用东门鸡头，治鬼痱用雄鸡血，皆凡祭祀禳厌，供其鸡牲。注云：禳郊及疆，却灾变也。作宫室器物，取血涂罍隙。《淮南子》曰：鸡头已，此类之推也。

附方：新一。

卒魇死昏：东门上鸡头为末，酒服之。（《千金方》）

**鸡冠血**：亦点暴赤目（时珍）。并疗经络间风热。涂颊，治口不正；涂面，治中恶；卒饮之，治缢死欲绝，及小儿猝惊客忤。涂诸疮癣，蜈蚣、蜘蛛毒，马啮疮，百虫入耳

（时珍）。

时珍曰：鸡冠血，用三年老雄者，取其阳气充溢也。风中血脉则口僻，冠血咸而走血透肌，鸡之精华所聚，本乎天者亲上也。丹者阳中之阳，能辟邪，故治中恶、惊忤诸病。乌者阳形阴色，阳中之阴，故治产乳、目泪诸病。其治蜈蚣、蜘蛛诸毒者，鸡食百虫，制之以所畏也。高武《痘疹正宗》云：鸡冠血和酒服，发痘最佳。鸡属巽属风、顶血至清至高，故也。

附方：新十。

鬼击猝死：乌鸡冠血，沥口中令咽；仍破此鸡拓心下，冷乃弃之道边，妙。（《肘后》）

猝然忤死：不能言。用鸡冠血，和珍珠，丸小豆大。纳三四丸入口中，效。（《肘后方》）

小儿解颅：丹雄鸡冠上血滴之，以赤芍药末粉之，甚良。（《普济》）

阴毒卒痛：用雄鸡冠血，入热酒中饮之，暖卧取汗。（《伤寒蕴要》）

女人阴血：女人交接违理，血出。用雄鸡冠血涂之。（《集验》）

烂弦风眼：鸡冠血点之，日三五度。（《圣惠》）

对口毒疮：热鸡血频涂之，取散。（《皆效方》）

发背痈疽：用雄鸡冠血滴疽上，血尽再换，不过五六鸡，痛止毒散，数日自愈。（《保寿堂方》）

燥癣作痒：雄鸡冠血，频频涂之。《范汪方》

中蜈蚣毒：舌胀退场门是也。雄鸡冠血浸舌，并咽之。（《青囊杂纂》）

**鸡血**：热血服之，主小儿下血及惊风，解丹毒蛊毒，鬼排阴毒，安神定志。（时珍曰：《肘后》治惊邪恍惚大方中亦用之）。

附方：新十。

阴毒：鸡血冲热酒饮。鬼痱卒死：用乌雄鸡血涂心下，即苏。（《风俗通》）

解百蛊毒：白鸡血，热饮之。（《广记》）

惊风不醒：白乌骨雄鸡血，抹唇上即醒。（《集成》）

缢死未绝：鸡血涂喉下。（《千金》）

黄疸困笃：用半斤大雄鸡，背上破开，不去毛，带热血合患人胸前，冷则换之。日换数鸡，拔取积毒即愈。此鸡有毒，人不可食，犬亦不食也。（唐瑶《经验方》）

筋骨折伤：急取雄鸡一只刺血，量患人酒量，或一碗，或半碗，和饮，痛立止，神验。《青囊》

杂物眯目：不出：以鸡肝血滴少许，即出。（《圣惠》）

蚰蜒入耳：生油调鸡心血，滴入即出。（《总录》）

金疮肠出：以干人屎末抹入，桑皮线缝合，热鸡血涂之。（《生生编》）

**肪**：治头秃发落（时珍）。

附方：新一。

年久耳聋：用炼成鸡肪五两，桂心十八铢，野葛六铢，同以文火煎三沸，去滓。每用枣许，以苇筒炙熔，倾入耳中。如此十日，耵聍自出，长寸许也。（《千金翼》）

**肝**：时珍曰：微毒。《内则》云：食鸡去肝，为不利人也。疗风虚目暗。治女人阴蚀疮，切片纳入，引虫出尽，良（时珍）。

附方：新三

阴痿不起：用雄鸡肝三具，菟丝子一升，为末，雀卵和，丸小豆大。每服一百丸，酒下，日二。（《千金》）

肝虚目暗：老人肝虚目暗。乌雄鸡肝一具（切），以豉和米作羹成粥食之。（《养老书》）

睡中遗尿：雄鸡肝、桂心等分，捣丸小豆大。每服一丸，米饮下，日三服。遗精，加白龙骨。

**胆**：灯心蘸点胎赤眼，甚良。水化搽痔疮，亦效（时珍）。

附方：新四。

沙石淋沥：用雄鸡胆（干者）半两，鸡屎白（炒）一两，研匀。温酒服一钱，以利为度。（《十便良方》）

耳瘑疣目：黑雌鸡胆汁涂之，日三。（《圣惠》）

眼热流泪：五倍子、蔓荆子煎汤洗，后用雄鸡胆点之。（《摘玄方》）

尘沙眯目：鸡胆汁点之。（《医说》）

**肾**：主治齆鼻作臭，用一对与脖前肉等分，入豉七粒，新瓦焙研，以鸡子清和作饼，安鼻前，引虫出。忌阴人、鸡、犬见（《十便良方》）。

**嗉**：主治小便不禁，及气噎食不消（时珍）。

附方：新三。

气噎不通：鸡嗉两枚连食，以湿纸包，黄泥固，存性为末，入木香、沉香、丁香末各一钱，枣肉和，丸梧桐子大。每汁下三丸。

小便不禁：雄鸡喉咙，及，并屎白，等分为末。麦粥清服之。（《卫生易简方》）

发背肿毒：鸡嗉及肫内黄皮，焙研。湿则干掺，干则油调搽之。（《医林正宗》）

**膆胵里黄皮**（一名鸡内金）（音脾鸱），鸡肫也。近人讳之，呼肫内黄皮为鸡内金。男用雌，女用雄。治小儿食疟，疗大人淋漓反胃，消酒积，主喉闭乳蛾，一切口疮，牙疳诸疮（时珍）。

附方：新十七。

小便淋沥：痛不可忍。鸡肫内黄皮五钱，阴干烧存性，作一服，白汤下，立愈。（《医林集要》）

膈消饮水：鸡内金（洗，晒干）、栝蒌根（炒）各五两，为末，糊丸梧桐子大。每服三十丸，温水下，日三。（《总录》）

反胃吐食：鸡一具，烧存性，酒调服。男用雌，女用雄。（《千金》）

消导酒积：鸡、干葛为末，等分，面糊丸梧桐子大。每服五十丸，酒下。（《袖珍方》）

噤口痢疾：鸡内金焙研，乳汁服之。喉闭乳蛾：鸡肫黄皮勿洗，阴干烧末，用竹管吹之即破，愈。（《青囊》方）

一切口疮：鸡内金烧灰敷之，立效。（《活幼新书》）

走马牙疳：《经验》：用鸡肫黄皮（不落水者）五枚，枯矾五钱，研搽立愈。《心鉴》：用鸡肫黄皮，灯上烧存性，入枯矾、黄柏末等分，麝香少许。先以米泔洗漱后，贴

之。阴头疳蚀：鸡内金（不落水）拭净，新瓦焙脆，出火毒，为细末。先以米泔水洗疮，乃搽之。亦治口疳。（《经验方》）

谷道生疮：久不愈。用鸡烧存性为末，干贴之，如神。（《总录》）

脚胫生疮：雄鸡肫内皮，洗净贴之。一日一易，十日愈。（《小山奇方》）

疮口不合：鸡皮，日贴之。发背初起：用鸡肫黄皮（不落水者）阴干，临时温水润开贴之，随干随润，不过三五个，即消。（杨氏《经验方》）

发背已溃：用鸡肫黄皮，同绵絮焙末搽之，即愈。金腮疮蚀：初生如米豆，久则穿蚀。用鸡内金（焙）、郁金等分，为末。盐浆漱了贴之。忌米食。（《总录》）

小儿疣目：鸡肫黄皮擦之，自落。（《集要方》）

鸡骨鲠咽：活鸡一只打死，取出鸡内金洗净，灯草裹，于火上烧存性。竹筒吹入咽内，即消，不可见肉。《摄生方》

**肠**：止遗精、白浊、消渴（时珍）。

附方：新一。小便频遗：《普济》：用雄鸡肠，水煎汁服，日三次。

**肋骨**：附方：新二。小儿囟陷：因脏腑壅热，气血不荣。用乌鸡骨一两（酥炙黄），生干地黄（焙）二两，为末。每服半钱，粥饮调下。（《圣惠方》）

疮中朽骨：久疽久漏，中有朽骨。以乌骨鸡胫骨，实以砒石，盐泥固济，红出毒，以骨研末，饭丸粟米大。每以白纸捻送一粒入窍中，外以拔毒膏药封之，其骨自出。（《医学正传》）

**距**：下骨鲠，以鸡足一双，烧灰水服（时珍。出《外台》）。

**翮翎**：治妇人小便不禁，消阴癞疗骨梗，蚀痈疽。止小儿夜啼，安席下，勿令母之。时珍曰：翅翮形锐而飞扬，乃其致力之处。故能破血消肿，溃痈下鲠。按葛洪云：凡古井及五月井中有毒，不可辄入，即杀人。宜先以鸡毛试之，毛直下者无毒，回旋者有毒也。又《感应志》云：五酉日，以白鸡左翅烧灰扬之，风立至；以黑犬皮毛烧灰扬之，风立止也。巽为风，鸡属巽，于此可见。

附方：新七。

阴卒肿痛：鸡翮六枝烧存性，蛇床子末等分，随左右敷之。（《肘后方》）

妇人遗尿：雄鸡翎烧灰，酒服方寸匕，日三。（《普济方》）

咽喉骨鲠：白雄鸡左右翮大毛各一枚，烧灰水服。（《外台》）

肠内生痈：雄鸡顶上毛并屎烧末，空心酒服。（《千金》）

解蜀椒毒：鸡毛烧烟吸之，并水调一钱服之。（《千金方》）

马汗入疮：鸡毛烧灰，酒服方寸匕。（《集验方》）

蠼螋尿疮：乌鸡翅毛烧灰，油调敷之，虫畏鸡故也。（《琐碎录》）

**尾毛**：解蜀椒毒，烧烟吸之，并以水调灰服。又治小儿痘疮后生痈，烧灰和水敷之（时珍）。附方：新一小便不禁：雄鸡尾烧研，酒服方寸匕。（《外台秘要》）

**屎白**：雄鸡屎乃有白，腊月收之，白鸡乌骨者更良。《素问》作鸡矢。下气，通利大小便，治心腹鼓胀，消癥痕，疗破伤中风，小儿惊啼。以水淋汁服，解金银毒。以醋和，涂蜈蚣、蚯蚓咬毒（时珍）。时珍曰：鼓胀生于湿热，亦有积滞成者。鸡屎能下气消积，通利大小便，故治鼓胀有殊功，此岐伯神方也。醴者，一宿初来之酒醅也。又按：《范汪方》云：宋青龙中，司徒吏颜奋女苦风疾，一髀偏痛。一人令穿地作坑，取鸡屎、荆叶然之，安胫入坑中熏之，有长虫出，遂愈也。

附方：新三十一。

鸡屎醴：《普济方》云：治鼓胀，旦食不能暮食。由脾虚不能制水，水反胜土，水谷不运，气不宣流，故令中满。其脉沉实而滑。宜鸡屎醴主之。何大英云：诸腹胀大，皆属于热。精气不得渗入膀胱，别走于腑，溢于皮里膜外，故成胀满，小便短涩。鸡屎性寒利小便，诚万金不传之宝也。用腊月干鸡屎白半斤，袋盛，以酒醋一斗，渍七日。温服三杯，日三。或为末服二钱亦可。《宣明》：用鸡屎（干者）、桃仁、大黄各等分为末，每服一钱，水一盏，生姜三片，煎汤调下，食后，临卧服。《正传》：用鸡屎炒研，沸汤淋汁，调木香、槟榔末二钱服。一方：用鸡矢、川芎等分为末，酒糊丸服。牵牛酒：治一切肚腹、四肢肿胀，不拘鼓胀、气胀、湿胀、水胀等。有峨眉一僧，用此治人得效，其人牵牛来谢，故名。用干鸡矢一升炒黄，以好酒三碗，煮一碗，滤汁饮之。少顷，腹中气大转动，利下，即自脚下皮皱消也。未尽，隔日再作。仍以田螺二枚，滚酒瀹食，后用白粥调理。（《积善堂经验方》）

小儿腹胀：黄瘦。用干鸡矢一两，丁香一钱，为末，蒸饼丸小豆大。每米汤下十丸，日三服。（《活幼全书》）

食米成瘕：好食生米，缺之则口中出清水。以鸡矢同白米各半合，炒为末，以水一钟调服。良久，吐出如米形，即瘥。昔慎道恭病此，饥瘦如劳，蜀僧道广处此方而愈。（《医说》）

反胃吐食：以乌骨鸡一只，与水饮四五日，勿与食。将五蒲蛇二条，竹刀切与食。待鸡下粪，取阴干为末，水丸粟米大。每服一分，桃仁汤下。五七服即愈。（《证治发明》）

小儿血淋：鸡矢尖白如粉者，炒研，糊丸绿豆大。每服三五丸，酒下，四五服效。产后中风：口噤螈，角弓反张。黑豆二升半，同鸡矢白一升炒熟，入清酒一升半，浸取一升，入竹沥服，取汗。（《产宝》）

角弓反张：四肢不随，烦乱欲死：鸡矢白一升，清酒五升，捣筛，合扬千遍，乃饮。大人服一升，少小五合，日二服。（《肘后》）

小儿口噤：面赤者属心，白者属肺。用鸡矢白如枣大，绵裹，以水一合煮二沸，分二服。一方：酒研服之。（《千金方》）

小儿唇疮：烧鸡矢白，研末敷之，有涎易之。（《圣惠》）

头风痹木：用腊月乌鸡矢一升，炒黄为末，绢袋盛，渍三升酒中。频频温服令醉。（《千金方》）

喉痹肿痛：鸡矢白含之咽汁。（《千金》）

鼻血不止：鸡矢取有白色半截者，烧灰吹之。（唐氏《经验方》）

牙齿不生：《普济》：不拘大人、小儿。用雄鸡矢、雌鸡矢各十四颗焙研，入麝香少许，先以针挑破出血，敷之。年高者不过二十日，年少者十日必生。又方：但用乌鸡雌雄粪，入旧麻鞋底烧存性，等分，入麝香少许，三日夜不住擦，令热为佳。李察院亮卿尝用，有效。耳聋不听：鸡矢白（炒）半升，乌豆（炒）一升，以无灰酒二升，乘热投入服，取汗。耳如鼓鼙勿讶。（《外台》）

面目黄疸：鸡矢白、小豆、秫米各二分。为末。分作三服，水下，当有黄汁出也。（《肘后方》）

内痈未成：取伏鸡屎，水和服，即瘥。(《千金》)

头疮白秃：雄鸡屎末，和陈酱、苦酒洗之。(《千金》)

消灭瘢痕：以猪脂三斤，饲乌鸡一只，三日后取白矢，同白芷、当归各一两，煎十沸，去滓，入鹰矢白半两，调敷。(《外台》)

耳中恶疮：鸡矢白炒研，敷之。(《圣惠》)

瘰疬瘘疮：雄鸡矢烧灰，腊猪脂和，敷之。(《千金》)

食金中毒：已死。取鸡矢半升，水淋取汁一升，饮之，日三。(《肘后方》)

尸脚拆裂：无冬夏者。鸡屎煮汤，渍半日，取瘥乃止。(《千金》)

射工溪毒：白鸡矢(白头风痹木)：用腊月乌鸡矢一升，炒黄为末，绢袋盛，渍三升酒中。频频温服令醉。(《千金方》)

阴毒腹痛：鸡粪、乌豆、地肤子各一把，乱发一团，同炒，烟起，倾入好酒一碗浸之，去滓，热服即止。(《生生编》)

小儿心痛：白乌鸡屎五钱(晒研)，松脂五钱，为末，葱头汁和，丸梧桐子大，黄丹为衣。每醋汤服五丸。忌生冷、硬物，三四日立效。(《婴童百问》)

**鸡子：**(即鸡卵也)鸡子(即鸡卵也)时珍曰：小儿患痘疹，忌食鸡子，及闻煎食之气，令生翳膜。《太平御览》云：正旦吞乌鸡子一枚，可以练形。《峋嵝神书》云：八月晦日夜半，面北吞乌鸡子一枚，有事可隐形。时珍曰：卵白象天，其气清，其性微寒；卵黄象地，其气浑，其性温；卵则兼黄白而用之，其性平。精不足者补之以气，故卵白能清气，治伏热、目赤、咽痛诸疾；形不足者补之以味，故卵黄能补血，治下痢、胎产诸疾；卵则兼理气血，故治上列诸疾也。

附方：新二十二。

天行不解：已汗者。用新生鸡子五枚，倾盏中，入水(一鸡子)搅浑，别以水一升煮沸，投入鸡子微搅，才似熟则泻置碗中，纳少酱清，似变腥气，带热啜之，覆令汗出愈。(许仁则方)

伤寒发狂：烦躁热极。吞生鸡子一枚，效。(《食鉴》)

三十六黄：救急方。用鸡子一颗，连壳烧灰，研酢一合温之，顿服，鼻中虫出为效。身体极黄者，不过三枚，神效。(《外台秘要》)

身面肿满：鸡子黄白相和，涂肿处。干再上。(《肘后方》)

年深哮喘：鸡子略敲损，浸尿缸中三四日，煮食，能去风痰。(《集成》)

预解痘毒：保和方：用鸡卵一枚，活地龙一条入卵内，饭上蒸熟，去地龙，与儿食。每岁立春日食一枚，终身不出痘也。李氏：用鸡卵一枚，童便浸七日，水煮食之，永不出痘。李捷：用头生鸡子三五枚，浸厕坑内五七日，取出煮熟与食，数日再食一枚，永不出痘。(徐都司得于浙人之方)

痘疮赤瘢：鸡子一个(酒醋浸七日)，白僵蚕二七枚捣末，和匀，揩赤涂之，甚效。(《圣惠》)

雀卵面疱：鸡卵醋浸令坏，取出敷之。(《普济》)

病欲去胎：鸡子一枚，入盐三指撮，服。(张文仲方)

子死腹中：用三家鸡卵各一枚，三家盐各一撮，三家水各一升，同煮。令妇东向饮之，立出。(《千金方》)

产后心痛：鸡子煮酒，食即安。(《备急方》)

妇人白带：用酒及艾叶煮鸡卵，日日食之。《袖珍方》

头风白屑：新下乌鸡子三枚，沸汤五升搅，作三度沐之，甚良。(《集验》)

腋下狐臭：鸡子两枚，煮熟去壳，热夹，待冷，弃之三岔路口，勿回顾。如此三次效。(《肘后方》)

乳石发渴：水浸鸡子，取清生服，甚良。(《普济》)

解野葛毒：已死者。以物开口后，灌鸡子三枚，须臾吐出野葛，乃苏。(《肘后方》)

胡蔓草毒：即断肠草。一叶入口，百窍流血。惟急取凤凰胎（即鸡卵抱未成雏者，已成者不用）研烂，和麻油灌之。吐出毒物乃生，少迟即死。(《岭南卫生方》)

痈疽发背：初作，及经十日以上，肿赤热，日夜疼痛，百药不效者。用鸡子一枚，新狗屎如鸡子大，搅匀，微火熬令稀稠得所，捻作饼子，于肿头上贴之，以帛包抹。时时看视，觉饼热即易，勿令转动及歇气，经一宿定。如日多者，三日贴之，一日一易，至瘥乃止。此方秽恶，不可施之贵人。一切诸方皆不能及，但可备择而已。(《千金方》)

蝼尿疮：同上法。身体发热不拘大人、小儿：用鸡卵三枚，白蜜一合和服，立瘥。(《普济方》)

**卵白**：和赤小豆末，涂一切热毒、丹肿、腮痛神效。冬月以新生者酒渍之，密封七日取出，每月涂面，去黯黵皯疱，令人悦色。(时珍)

附方：新六。

时行发黄：醋酒浸鸡子一宿，吞其白数枚。(《肘后方》)

面生疱疮：鸡子，以三岁苦酒浸之三宿，待软，取白涂之。(《肘后》)

汤火烧灼：鸡子清和酒调洗，勤洗即易生肌。忌发物。或生敷之亦可。(《经验秘方》)

头发垢腻：鸡子白涂之，少顷洗去，光泽不燥。(《濒湖》)

面黑令白：鸡子三枚，酒浸，密封四七日。每夜以白敷面，如雪白也。(《普济》)

涂面驻颜：鸡子一枚，开孔去黄留白，入金华胭脂及硇砂少许，纸封，与鸡抱之，俟别卵抱出，干以涂面。洗之不落，半年尚红也。(《普济》)

**卵黄**：卒干呕者，生吞数枚，良。小便不通者，亦生吞之，数次效。补阴血，解热毒，治下痢，甚验（时珍）。时珍曰：鸡子黄，气味俱厚，阴中之阴，故能补形。昔人谓其与阿胶同功，正此意也。其治呕逆诸疮，则取其除热引虫而已。

附方：新十一。

妊娠下痢：绞痛。用乌鸡子一枚，开孔去白留黄，入黄丹一钱在内，浓纸裹定，泥固煨干为末。每服三钱，米饮下。一服愈者是男，两服愈者是女。(《三因方》)

子死腹中：鸡子黄一枚，姜汁一合，和匀顿服，当下。(《普济》)

小肠疝气：鸡子黄搅，温水服之。三服效。小儿痫疾：鸡子黄和乳汁搅服。不过三两枚，自定。(《普济》)

小儿头疮：煮熟鸡子黄，炒令油出，以麻油、腻粉搽之。(《事林广记》)

脚上臭疮：熟鸡子黄一个，黄蜡一钱，煎油涂之。汤火伤疮：熟鸡子十个，取黄炒取油，入腻粉十文搅匀，用鸡翎扫上，三五日永除瘢痕。(《集验方》)

杖疮已破：鸡子黄熬油搽之，甚效。(唐瑶《经验方》)

天泡水疮：方同上。消灭瘢痕：鸡子五七枚煮熟，取黄炒黑，拭涂，日三，久久自灭。(《圣惠方》)

妊娠胎漏：血下不止，血尽则子死。用鸡子黄十四枚，以好酒二升，煮如饧服之。未瘥再作，以瘥为度。(《普济方》)

耳疳出汁：鸡子黄炒油涂之，甚妙。(谈野翁方)。

**抱出卵壳：**时珍曰：俗名混沌池、凤凰蜕。用抱出者，取其蜕脱之义也。李石《续博物志》云：踏鸡子壳，令人生白癜风。烧灰油调，涂癣及小儿头身诸疮。酒服二钱，治反胃(时珍)。

附方：新七。

小便不通：鸡子壳、海蛤、滑石，等分为末。每服半钱，米饮下，日三。(《普济方》)

头疮白秃：鸡子壳七个，炒研油和，敷之。(《秘录》)

头上软疖：用抱出鸡卵壳，烧存性研末，入轻粉少许，清油调敷。(危氏方)耳疳出脓：用抱出鸡卵壳，炒黄为末，油调灌之，疼即止。(《杏林摘要》)

玉茎下疳：鸡卵壳炒研，油调敷之。(同上)

外肾痈疮：抱出鸡卵壳、黄连、轻粉等分，为细末。用炼过香油调涂。(《医林正宗》)

痘疮恶证：痘倒陷，毒气壅遏于里，则为便血、昏睡不醒，其证甚恶。用抱出鸡子壳(去膜)，新瓦焙研。每服半钱，热汤调下。婴儿以酒调，抹唇、舌上，并涂风池、胸、背，神效。

**卵壳中白皮：**时珍曰：按《仙传外科》云：有人偶含刀在口，割舌，已垂未断。一人用鸡子白皮袋之，掺止血药于舌根。血止，以蜡化蜜调冲和膏，敷鸡子皮上。三日接住，乃去皮，只用蜜蜡勤敷，七日全安。若无速效，以金枪药参治之。此用鸡子白皮无他，但取其柔软而薄，护舌而透药也。

新二。咳嗽日久：

鸡子白皮(炒)十四枚，麻黄三两(焙)，为末。每服方寸匕，食后饮下，日二。(《必效方》)

风眼肿痛：鸡子白皮、枸杞白皮，等分为末。吹鼻中，一日三次。(《圣济总录》)

**鸡白：**蠢肥脂。机曰：此《本经》文，列于黑雌鸡条下，似指雌鸡之肥脂，如蠢虫之肥白，因其似而名之也。时珍曰：蠢音妒，而藏器以为橐何耶。今牡鸡生子，亦时或有之，然不当有肥脂字，当以机说为近。否则，必雌鸡之生肠也。《本经》有其名，不具其功，盖脱简之文。

窠中草：天丝入眼，烧灰淋清汁洗之，良(时珍。出不自秘方)。

附方：新一。

产后遗尿：鸡窠草烧末，酒服一钱匕。(《普济方》)

燖鸡汤：主消渴，饮水无度，用燖雄鸡水，滤澄服之。不过二鸡之水愈，神效。(《杨氏经验方》)

附方：新一。

鸡眼作痛：剥去皮，以燖鸡汤洗之。(《简便方》)

# 白 鹅 膏

主耳卒聋，以灌之。

臣禹锡等谨按《耳聋通用药》云：白鹅膏微寒。

○毛　主射工水毒。

○肉　平，利五脏。

陶隐居云：东川多溪毒，养鹅以辟之，毛羽亦佳。中射工毒者饮血，又以涂身。鹅未必食射工，盖以威相制尔。乃言鹅不食生虫，今鹅子亦唼蚯蚓辈。

《唐本》注云：鹅毛，主小儿惊痫极者。又烧灰主噎。今按：陈藏器《本草》云：鹅主消渴，取煮鹅汁饮之。臣禹锡等谨按陈藏器云：苍鹅食虫，白鹅不食虫，主射工当以苍者良，主渴以白者胜。孟诜云：脂可合面脂，肉性冷，不可多食，令人易霍乱。与服丹石人相宜，亦发痼疾。

《日华子》云：苍鹅冷，有毒。发疮脓，粪可敷蛇虫咬毒，舍中养能辟虫蛇。白鹅，凉，无毒。解五脏热，止渴。脂，润皮肤，尾罂[1]治聤耳及聋，内之。亦疗手足皲。子，补中益气，不可多食。尾烧灰酒服下治噎。

《食疗》：卵，温补五脏，亦补中益气，多发痼疾。

《肘后方》：误吞环若指彄：烧鹅羽数枝，末饮服之。

《子母秘录》：小儿鹅口不乳者：白鹅矢汁灌口中。

现注：

①尾罂，即膵（cuì 脆），指鸟类尾肉。

按：白鹅膏聪耳治聋。鹅毛解射工毒，镇惊痫，通噎。鹅血解射工毒。鹅煮汁治消渴。现在有用鹅血治肿瘤。

释名：家雁（《纲目》）、舒雁。时珍曰：鹅鸣自呼。江东谓之舒雁，似雁而舒迟也。时珍曰：江淮以南多畜之。有苍、白二色，及大而垂胡者。并绿眼黄喙红掌，善斗，其夜鸣应更。师旷《禽经》云：脚近膵者能步，鹅、鹜是也。又云：鹅伏卵则逆月。谓向月取气助卵也。性能唼蛇及蚓，制射工，故养之能辟虫虺，或言鹅不食生虫者，不然。

白鹅膏：涂面急，令人悦白。唇渖，手足皲裂，消痈肿，解礜石毒。（时珍）

肉：李鹏飞曰：嫩鹅毒，老鹅良。时珍曰：鹅气味俱厚，发风发疮，莫此为甚，火熏者尤毒。曾目击其害，而《本草》谓其性凉利五脏，（韩懋《医通》）谓其疏风，岂其然哉。又（葛洪《肘后方》）云：人家养白鹅、白鸭，可辟食射工。则谓白鹅不食虫、不发病之说，亦非矣。但比苍鹅薄乎云耳。若夫止渴，凡发胃气者皆能生津，岂独止渴者便曰性凉乎。参苓白术散乃治渴要药，何尝寒凉耶。

膵：时珍曰：《内则》舒燕膵不可食，为气臊可厌耳，而俗夫多嗜之。血：解药毒（时珍曰：祈祷家多用之）。胆：附方：新一。痔疮有核：白鹅胆二三枚，取汁，入熊胆二分，片脑半分，研匀，瓷器密封，勿令泄气。用则手指涂之，立效。（刘氏《宝寿堂方》）。涎：主咽喉谷贼（时珍）。时珍曰：按：洪迈《夷坚志》云：小儿误吞稻芒，着咽喉中不能出者，名曰谷贼。惟以鹅涎灌之即愈。盖鹅涎化谷相制耳。

毛：时珍曰：《禽经》云：鹅飞则蜮沉。蜮即射工也。又《岭南异物志》云：邕州蛮人选鹅腹毳毛为衣、被絮，柔暖而性冷。婴儿尤宜之，能辟惊痫。柳子厚诗云：鹅毛御腊缝山麝，即此。盖毛与肉性不同也。

附方：新二。

通气散：治误吞铜钱及钩绳。鹅毛一钱（烧灰），磁石皂子大（煅），象牙一钱（烧存性），为末。每服半钱，新汲水下。（《医方妙选》）

噎食病：白鹅尾毛烧灰，米汤每服一钱。

掌上黄皮：烧研，搽脚趾缝湿烂。焙研，油调，涂冻疮良（时珍出《谈野翁诸方》）

屎：绞汁服，治小儿鹅口疮。（时珍。出《秘录》）

附方：新一。

鹅口疮：自内生出可治，自外生入不可治。用食草白鹅下清粪滤汁，入砂糖少许搽之。或用雄鹅粪眠倒者烧灰，入麝香少许搽之，并效。（《永类钤方》）

# 鹜① 肪

味甘，无毒。主风虚寒热。

臣禹锡等谨按陈士良云：鹜肪，大寒。

《衍义》曰：鹜肪，陶隐居云：即是鸭，然有家鸭有野鸭。陈藏器《本草》曰：尸子云：野鸭为凫，家鸭为鹜。《蜀本》注云：《尔雅》云，野凫，鹜，注云，鸭也。如此则凫、鹜皆是鸭也。又云：《本经》用鹜肪②即家鸭也。如此所说，各不同，其义不定。又按唐王勃《滕王阁记③》云：落霞与孤鹜齐飞，则明知鹜为野鸭也。勃，唐之名儒，必有所据，故知鹜为野鸭明矣。

## 白 鸭 屎

名通。主杀石药毒，解结缚，散蓄热。

肉，补虚除热和脏腑，利水道。

陶隐居云：鹜即是鸭，鸭有家有野。又《本经》云：雁肪，一名鹜肪，其疗小异。此说则专是家鸭尔。黄雌鸭为补最胜，鸭卵不可合鳖肉食之。凡鸟自死，口不闭者，皆不可食，食之杀人。

《唐本》注云：《别录》云：鸭肪主水肿，血主解诸毒，肉主小儿惊痫，头主水肿通利小便。古方疗水用鸭头丸。

今按：陈藏器《本草》云：尸子云，野鸭为凫，家鸭为鹜，不能飞翔。如庶人守耕稼而已。

臣禹锡等谨按《蜀本》注云：《尔雅》云，野凫，鹜。注云，鸭也。《本经》用鹜肪即家鸭也。野鸭与家鸭有相似者，有全别者甚小。小者名刀鸭，味最重，食之补虚。

孟诜云：野鸭，主补中益气，消食。九月已后即中食，全胜家者，虽寒不动气，消十二种虫，平胃气，调中经④身。又身上诸小热疮，多年不可者，但多食之即差。又云：白鸭肉，补虚消毒热，利水道，及小儿热，惊痫，头生疮肿。又和葱豉作汁饮之去卒烦热。又粪主热毒，毒痢，又取和鸡子白封热肿毒上消。又黑鸭滑中发冷痢，下脚气，不可食之。子微寒，少食之亦发气，令背膊闷。

《日华子》云：野鸭，凉，无毒。补虚助力，和胃气，消食治热毒风及恶疮，杀腹脏一切虫。九月后，立春前采，大补益病人，不可与木耳、胡桃、豉同食。家鸭冷，微毒。

补虚消热毒，利小肠，止惊痫解丹毒，止痢，绿头者佳。头治水肿，煮服。粪治热毒疮，并肿毒。以鸡子调敷内消。卵治心腹胸膈热，多食发冷疾。

《食疗》：项中热血，解野葛毒，饮之差。卵小儿食之脚软不行，爱倒。盐淹食之即宜人。屎可搨蚯蚓咬疮。

《外台秘要》：解金银铜铁毒，取鸭屎汁解之。

《百一方》：卒大腹水病：取青雄鸭，以水五升，煮取一升饮尽厚盖之，取汗佳。

又方：石药过剂者：白鸭屎末，和水调服之差。

《食医心镜》：治十种水病不差垂死：青头鸭一只，治如食法，细切，和米并五味煮令极熟，作粥，空腹食之。又云：主水气胀满浮肿小便涩少：白鸭一只，去毛肠，汤洗，馈⑤饭半升，以饭、姜、椒酿鸭腹中，缝定，如法蒸，候熟食之。

孙真人：蛐蟮咬；以屎敷疮。又云：鸭肉合鳖食之害人。

现注：

①鹜：下原有音牧二字注音。

②肪：原刻为肺，应为肪，因本篇为鹜肪篇，并无论及肺。

③记：原刻如此，应为序。

④经身，无经身之词，疑为强身之误。

⑤馈：(fèn 分)，蒸饭。

按：鹜肪即鸭科动物鸭之脂肪油。可祛风补虚。白鸭屎，解药石毒，散蓄热。临床用之甚少。

释名：鸭(《说文》)、舒凫（尔雅）、家凫、鸭鴄。时珍曰：鹜通作木。鹜性质木，而无他心，故庶人以为贽。《曲礼》云：庶人执匹。匹，双鹜也。匹夫卑末，故《广雅》谓鸭为鸭鴄。《禽经》云：鸭鸣呷呷，其名自呼。凫能高飞，而鸭舒缓不能飞，故曰舒凫。

时珍曰：四家惟藏器为是。陶以凫、鹜混称，寇以为鹜野鸭，韩引《尔雅》错舒凫为野凫，并误矣，今正之。盖鹜有舒凫之名，而凫有野鹜之称，故王勃可以通用，而其义自明。案：《周礼》庶人执鹜，岂野鸭乎。《国风》弋凫与雁，岂家鸭乎。屈原《离骚》云：宁与骐骥抗轭乎，将与鸡鹜争食乎。宁昂昂若千里驹乎。将泛泛若水中之凫乎。此以凫、鹜对言，则家也、野也，益自明矣。时珍曰：案《格物论》云：鸭，雄者绿头文翅，雌者黄斑色。但有纯黑，纯白者。又有白而乌骨者，药食更佳。鸭皆雄瘖雌鸣。重阳后乃肥腯味美。清明后生卵，则内陷不满。伏卵闻砻磨之声，则瓣而不成。无雌抱伏，则以牛屎妪而出之，此皆物理之不可晓者也。

鹜肪：思邈曰：甘，平。

附方：新一。

瘰疬汁出：不止。用鸭脂调半夏末敷之。(《永类方》)

瑞曰：肠风下血人不可食。时珍曰：嫩者毒，老者良。尾臕不可食，见《礼记》。昔有人食鸭肉成癥，用秫米治之而愈。见秫米下。刘完素曰：鹜之利水，因其气相感而为使也。时珍曰：鸭，水禽也。治水利小便，宜用青头雄鸭，取水木生发之象。治虚劳热毒，宜用乌骨白鸭，取金水寒肃之象也。

附方：新一。

白凤膏：葛可久云：治久虚发热，咳嗽吐痰，咳血，火血入温酒量饮，使直入肺经以酒补之。将鸭干参苓平胃散末一升，缚定。用沙瓮一个，置鸭在内，以炭火慢煨。将陈酒一瓶，作三次入之。酒干为度，取起，食鸭及枣。频作取愈。（《十药神书》）

头：附方：新一。

鸭头丸：治阳水暴肿，面赤，烦躁喘急，小便涩。其效如神，此裴河东方也。用甜葶苈（炒）二两（熬膏），汉防己末二两，以绿头鸭血同头全捣三千杵，丸梧子大。每木通汤下七十丸，日三服。一加猪苓一两。（《外台秘要》）

脑：冻疮，取涂之良（时珍）。

血：热血，解中生金、生银、丹石、砒霜诸毒，射工毒。又治中恶及溺水死者，灌之即活。蚯蚓咬疮，涂之即愈。（时珍）

附方：新三。

卒中恶死：或先病痛，或卧而忽绝。并取雄鸭，向死人口断其头，沥血入口。外以竹筒吹其下部，极则易人，气通即活也。（《肘后》）

解百蛊毒：白鸭血热饮之。（《广记》）

小儿白痢：似鱼冻者。白鸭杀取血，滚酒泡服，即止也。（《摘玄方》）

舌：主痔疮杀虫，取相制也。（时珍）

涎：小儿痉风，头及四肢皆往后，以鸭涎滴之。又治蚯蚓吹小儿阴肿，取雄鸭抹之即消（时珍。出《海上》）

胆：主涂痔核，良。又点赤目初起，亦效。（时珍）

肫衣：主诸骨鲠，炙研，水服一钱即愈，取其消导也（时珍）。

卵：士良曰：生疮毒者食之，令恶肉突出。时珍曰：今人盐藏鸭子，其法多端。俗传小儿泄痢，炙咸卵食之，亦间有愈者。盖鸭肉能治痢，而炒盐亦治血痢故耳。

白鸭通：

附方：新二。

乳石发动：烦热。用白鸭通一合，汤一盏渍之，澄清冷饮。（《圣惠方》）

热疮肿痛：不可忍。用家鸭粪同鸡子清调敷，即消。（《圣惠》）

## 鹧鸪

味甘，温，无毒。主岭南野葛菌毒，生金毒，及温瘴久欲死，不可差者。合毛熬酒渍之，生捣取汁服最良。生江南，形似母鸡，鸣云钩辀格磔者是。①

《唐本》注云：有鸟相似，不为此鸣者，则非也。

臣禹锡等谨按孟诜云：鹧鸪，能补五脏，益心力，聪明。此鸟出南方，不可与竹笋同食，令人小腹胀，自死者不可食。一言此鸟天地之神，每月取一只飨至尊，所以自死者不可食也。

《日华子》云：微毒，疗蛊气瘴疾欲死者，酒服之。

《图经》曰：鹧鸪，出江南，今江西间、广、蜀、夔州郡皆有之。形似母鸡，臆前有白圆点，背间有紫赤毛，彼人亦呼为越雉，又谓之随阳之鸟。《南越志》云：鹧鸪，虽东西徊翅，然开翅之始，必先南翥。崔豹《古今注》云：其鸣自呼，此不

鹧鸪

然也，其鸣若云钩辀[2]格磔者是矣。亦有一种鸟，酷相类，但不作此鸣，不可食之。彼土人食鹧鸪云主野葛、生金、蛇菌等毒。不可与竹笋同食，自死者亦禁食之。其脂膏手，可以已瘒[3]瘃，令不龟裂。

《衍义》曰：鹧鸪，郑谷所谓相呼相应，湘天阔者。南方专充庖，然治瘴及菌毒甚效。余悉如《经》。

现注：

①本条原为墨字，为《唐本》文。

②辀：（zhōu 舟），车。

③瘒：（wén 文），原意为痴呆。瘃（zhú 竹），冻疮。

按：鹧鸪为雉科鸟类。功能解毒消瘴，补五脏，益心力，益智。

释名：越雉。时珍曰：按《禽经》云：随阳，越雉也。飞必南翥。晋安曰：怀南，江左曰逐影。张华注云：鹧鸪其名自呼，飞必南向。虽东西回翔，开翅之始，必先南翥。其志怀南，不徂北也。时珍曰：鹧鸪性畏霜露，早晚稀出，夜栖以木叶蔽身。多对啼，今俗谓其鸣曰"行不得哥也"。其性好洁，猎人因以糊竿粘之，或用媒诱取。南人专以炙食充庖，云肉白而脆，味胜鸡、雉。

肉：时珍曰：按《南唐书》云：丞相冯延已，苦脑痛不已。太医吴廷绍曰：公多食山鸡、鹧鸪，其毒发也。投以甘豆汤而愈。此物多食乌头、半夏苗，故以此解其毒尔。又《类说》云：杨立之通判广州，归楚州。因多食鹧鸪，遂病咽喉间生痈，溃而脓血不止，寝食俱废。医者束手。适杨吉老赴郡，邀诊之，曰：但先啖生姜片一斤，乃可投药。初食觉甘香，至半斤觉稍宽，尽一斤始觉辛辣，粥食入口，了无滞碍。此鸟好啖半夏，久而毒发耳，故以姜制之也。观此二说，则鹧鸪多食，亦有微毒矣；而其功用又能解毒解蛊，功过不相掩也。凡鸟兽自死者，皆有毒，不可食，为其受厉气也，何独鹧鸪，即神取飧啻乎，鄙哉其言也。

# 雁 肪

味甘，平，无毒。主风挛拘急偏枯，气不通利，久服长毛发须眉。益气不饥轻身耐老，一名鹜肪。生江南池泽，取无时。

陶隐居云：《诗》云，大曰鸿，小曰雁[1]。今雁类亦有大小，皆同一形。又别有野鹅，大于雁，犹似家苍鹅，谓之驾[2]鹅。雁肪自不多食，其肉应亦好。鹜作木音，云是野鸭，今此一名鹜肪，则雁鹜皆相类尔。此前又有鸭事注在前。夫雁乃住江湖，夏应产伏皆往北，恐雁门北人不食此鸟故也。中原亦重之尔。虽采无时，以冬月为好。

《唐本》注云：雁喉下白毛，疗小儿痫有效。夫雁为阳鸟，冬则南翔，夏则北徂[3]，时当春夏则挈[4]育于北，岂谓北人不食之乎？然雁与燕相反，燕来则雁往，燕往则雁来。故《礼》云：秋候雁来，春玄鸟至。

臣禹锡等谨按吴氏云：雁肪，神农、岐伯、雷公甘无毒。杀诸石药毒。

孟诜云：雁膏，可合生发膏，仍治耳聋。骨灰和泔洗头长发。

《日华子》云：凉，无毒。治风麻痹，久服助气，壮筋骨。脂和豆黄作丸，补劳瘦，肥白人。其毛自落者小儿带之疗惊痫。

《梅师方》：治灸疮肿痛。取雁屎白、人精相和研敷疮。

孙真人：六月、七月勿食雁，伤神。

《食医心镜》：主风挛拘急偏枯，血气不通利：雁肪四两，炼，滤过，每日空心，暖酒一杯，肪一匙头饮之。

《衍义》曰：雁肪，人多不食者。谓其知阴阳之升降，分长少之行序，世或谓之天厌，亦道家之一说尔。食之则治诸风。《唐本》注曰：雁为阳鸟，其义未尽。兹盖得中和之气，热则即北，寒则即南，以就和气。所以为礼币者，一以取其信，二取其和。

现注：

①此非《诗》之原文，乃是《诗·小雅》鸿雁于飞之传文。

②驾：下原有音加二字注音。

③徂：(cù 促)，往。

④孳：下有音兹二字注音。

按：雁肪为鸭科白额雁之脂肪。功能祛风挛，润偏枯，长毛发。

时珍曰：按《禽经》云：鸦以水言，自北而南。鸥以山言，自南而北。张华注云：鸦、鸥并音雁。冬则适南，集于水干，故字从干；春则向北，集于山岸，故字从斥。小者曰雁，大者曰鸿。鸿，大也。多集江渚，故从江。梵书谓之僧娑。时珍曰：雁状似鹅，亦有苍、白二色。今人以白而小者为雁，大者为鸿，苍者为野鹅，亦曰鴚鹅，《尔雅》谓之鴐鹅也。雁有四德：寒则自北而南，止于衡阳，热则自南而北，归于雁门，其信也；飞则有序而前鸣后和，其礼也；失偶不再配，其节也；夜则群宿而一奴巡警，昼则衔芦以避缯缴，其智也。而捕者孳之为媒，以诱其类，是则一愚矣。南来时瘠瘦不可食，北向时乃肥，故宜取之。又汉、唐书，并载有五色雁云。

雁肪：涂痈肿耳疳，又治结热胸痞呕吐。（时珍曰：《外台》治此证有雁肪汤）

附方：新一。

生发：雁肪日日涂之。（《千金方》）

肉：《礼》云"食雁去肾"，不利人也。利脏腑，解丹石毒（时珍）。

毛：时珍曰：案：《酉阳杂俎》云：临邑人，春夏罗取鸿雁毛以御暑。又《淮南万毕术》云：鸿毛作囊，可以渡江。此亦中流一壶之意，水行者不可不知。

# 中 禽

## 雀 卵

味酸，温，无毒。主下气，男子阴痿不起，强之令热多精有子。

○脑　主耳聋。

臣禹锡等谨按《耳聋通用药》云：雀脑，平。

头血　主雀盲。

雄雀屎　臣禹锡等谨按《齿痛通用药》云：雄雀屎，温。疗目痛，决痈疖，女子带下，溺不利，除疝瘕。五月取之良。

雀

陶隐居云：雀性利阴阳，故卵亦然。术云：雀卵和天雄丸服之令茎大不衰。人患黄昏间目无所见，为之雀盲，其头血疗之。雄雀屎，两头尖者是也，亦疗龋齿。雀肉不可合李子食之，亦忌合酱食之，妊身人尤禁之。

《唐本》注云：《别录》云：雀屎和男首子乳如薄泥，点目中胬肉赤脉贯瞳子上者即消神效。以蜜和为丸，饮服，主癥癖久痼冷病，或和少干姜服之大肥悦人。

今按：陈藏器《本草》云：雀肉起阳道，食之令人有子，冬月者良。腊月收雀屎，俗呼为青丹，主疬癖诸块，伏梁，和干姜、桂心、艾等为丸，入腹能烂疬癖。患痈苦不溃，以一枚敷之立决。又急黄欲死，以两枚细研，水温服之。

臣禹锡等谨按孟诜云：其肉十月已后，正月已前食之，续五脏不足气，助阴道，益精髓，不可停息。粪和天雄，干姜为丸，令阴强，脑涂冻疮。

《日华子》云：雀，暖，无毒。壮阳益气，暖腰膝，缩小便，治血崩带下。粪头尖及成梃者雄，右掩左者亦是。

《图经》曰：雀，旧不著所出州土，今处处有之。其肉大温，食之益阳，冬月者良。卵及脑头血皆入药，雄雀屎腊月收之，俗呼为青丹，头尖者为雄屎。《素问》云：胸胁支满者，妨于食，病至刚先闻臊臭出清液，先唾血，四肢清[1]，目眩，时时前后血，病名血枯。得之年少时有所大脱血，若醉入房中，气竭肝伤，故月事衰少不来；治之以乌鲗骨、藘[2]茹二物，并合之丸，以雀卵大如小豆，以五丸为后饭，饮鲍鱼汁，以利肠中，及伤肝也。饭后药先谓之后饭。按古《本草》乌贼鱼骨、藘茹等并不治血枯，然《经》法用之，是攻其所生所起耳。今人亦取雀肉，以蛇床子熬膏，和合众药丸服，补下有效，谓之驿马丸。此法起于唐世，云明皇服之。又下有燕屎条，陶隐居云：有胡、越二种，入药用胡燕也。胡洽治痃青羊脂丸中用之。其窠亦入药。崔元亮《海上方》治湿病，取胡燕窠最宽大者，惟用其抱子处，余处不用，捣为末，以浆水煎甘草入少许盐成汤，用洗疮，洗讫拭干，便以窠末贴其上，三两遍便愈。若患恶刺，以醋和窠末如泥裹之，三两日易便差。

<u>《食疗》</u>：卵白和天雄末，菟丝子末为丸，空心酒下五丸，主男子阴痿不起，女子带下，便溺不利，除疝瘕，决痈肿，续五脏气。

《雷公》云：雀苏，凡使勿用雀儿粪，其雀儿口黄。未经淫者粪是苏，若底坐尖在上，即曰雌，两头圆者是雄。阴人使雄，阳人使雌。凡采之先去两畔有附子生者勿用。然后于钵中研如粉，煎甘草汤浸一宿，倾上清甘草水尽，焙干任用。

《外台秘要》疗齿龋痛有虫，取雄雀粪，以绵裹塞齿孔内，日一二易之。

又方：治咽喉闭塞、口噤；用雄雀粪细研，每服温水调灌半钱匕。

《肘后方》：疗目热生肤赤白膜：取雀屎细直者，以人乳和敷上，自消烂尽。

《梅师方》：治诸痈不消，已成脓，懦针不得破，令速决，取雀屎涂头上即易之。雄雀屎佳，坚者为雄。

《简要济众》：妇人吹奶独胜散：白丁香半两，捣罗为散，每服一钱匕，温酒调下，无时服。

《广利方》：妊娠食雀肉，饮酒令子心淫乱。又云：妊娠食雀肉及豆酱，令子面多䵟。

《子母秘录》：治小儿中风口噤，乳不下；雀屎白水丸如麻子大，服二丸即愈。

又方：治小儿冻疮：用雀儿脑髓涂之立差。

《衍义》曰：雀卵，孟诜云：肉，十月以后正月以前食之，此盖取其阴阳静定，未决泄之义，卵亦取第一番者。

现注：

①清：此处为凉之意。

②蘑茹：原文如此，如是荬草应是茹蘑。

按：雀卵为文鸟科麻雀之卵。功能补精强阳。

释名：瓦雀、宾雀。时珍曰：雀，短尾小鸟也。故字从小，从佳。佳（音锥），鸟之短尾也。栖宿檐瓦之间，驯近阶除之际，如宾客然，故曰瓦雀、宾雀，又谓之嘉宾也。俗呼老而斑者为麻雀，小而黄口者为黄雀。

时珍曰：雀，处处有之。羽毛斑褐，颔嘴皆黑。头如颗蒜，目如擘椒。尾长二寸许，爪距黄白色，跃而不步。其视惊瞿，其目夜盲，其卵有斑，其性最淫。小者名黄雀。八、九月群飞田间。体绝肥，背有脂如披绵。性味皆同，可以炙食，作甚美。案：《逸周书》云：雀入大水为蛤。雀不入水，国多淫泆。又《临海异物志》云：南海有黄雀鱼。常以六月化为黄雀，十月入海为鱼。则所谓雀化蛤者盖此类。若家雀则未常变化也。又有白雀，纬书以为瑞应所感。

时珍曰：《圣济总录》治虚寒雀附丸，用肥雀肉三四十枚，同附子熬膏，丸药，亦祖此意也。

附方：新六。

补益老人：治老人脏腑虚损羸瘦，阳气乏弱。雀儿五只（如常治），粟米一合，葱白三茎，先炒雀熟，入酒一合，煮少时，入水二盏半，下葱米作粥食。《食治方》。心气劳伤：朱雀汤：治心气劳伤，因变诸疾。用雄雀一只（取肉炙），赤小豆一合，人参、赤茯苓、大枣肉、紫石英、小麦各一两，紫菀、远志肉、丹参各半两，甘草（炙）二钱半，细剉拌云。每服三钱，用水一盏，煎六分，去滓，食远服。《奇效方》肾冷偏坠：疝气。用生雀三枚，燎毛去肠，勿洗，以舶上茴香三钱，胡椒一钱，缩砂、桂肉各二钱，入肚内，湿纸裹，煨熟，空心食之，酒下，良。（《直指方》）

小肠疝气：用带毛雀儿一枚去肠，入金丝矾末五钱缝合，以桑柴火煨成炭，为末。空心无灰酒服。年深者，二服愈。（《瑞竹堂方》）

赤白痢下：腊月取雀儿，去肠肚皮毛，以巴豆仁一枚入肚内，瓶固济，存性，研末。以好酒煮黄蜡百沸，取蜡和，丸梧桐子大。每服一二十丸。红痢，甘草汤下；白痢，干姜汤下。（《普济方》）

内外目障：治目昏生翳，远视似有黑花，及内障不见物。用雀儿十个（去毛翅足嘴，连肠胃骨肉研烂）、磁石（醋淬七次，水飞）、神曲（炒）、青盐、肉苁蓉（酒浸炙）各一两，菟丝子（酒浸三日，晒）三两，为末。以酒二升，少入炼蜜，同雀、盐研膏和，丸梧桐子大。每温酒下二十丸，日二服。（《圣惠方》）。

雀卵：时珍曰：今人知雀卵能益男子阳虚，不知能治女子血枯，盖雀卵益精血耳。脑：时珍曰：按：张子和方：腊月雀脑（烧灰，油调涂之亦可）喙及脚胫骨：小儿乳癖，每用一具煮汁服。或烧灰，米饮调服。（时珍）

雄雀屎：时珍曰：《别录》只用雄雀屎。雌雄分用，则出自雷氏也。时珍曰：雀食诸谷，易致消化。故所治疝瘕积胀癖，及目翳肉，痈疽疮疖，咽噤齿龋诸症，皆取其能消烂之义也。

附方：新八。

霍乱不通：胀闷欲死，因伤饱取凉者：用雄雀粪二十一粒，炒研末，温酒半盏调服。未效，再服。（《总录》）

小儿不乳：用雀屎四枚末之，着乳上与吮。（《总微》）

小儿痘靥：白丁香末，入麝少许，米饮服一钱。（《保幼大全》）

破伤风疮：作白痂无血者，杀人最急。以雄雀粪（直者）研末，热酒服半钱。（《普济》）

瘰疬作痛：用雀屎、燕窠土研，敷之。（《直指》）

浸淫疮癣：洗净，以雀屎、酱瓣和研，日涂之。（《千金翼》）

喉痹乳蛾：白丁香二十个，以砂糖和作三丸。每以一丸绵裹含咽，即时遂愈。甚者不过两丸，极有奇效。面疮酒刺：白丁香十粒，蜜一两浸，早夜点，久久自去。（《普济方》）

## 燕　屎

味辛，平，有毒。主蛊毒鬼疰，逐不祥邪气，破五癃，利小便。生高山平谷。

陶隐居云：燕有两种，有胡有越。紫胸轻小者是越燕，不入药用；胸斑黑，声大者是胡燕。俗呼胡燕为夏侯，其作窠喜长，人言有容一匹绢者，令家富。窠亦入药用，与屎同，多以作汤洗浴，疗小儿惊邪也。窠户有北向及尾倔②色白者，皆是数百岁燕，食之延年。凡燕肉不可食，令人入水为蛟所吞，亦不宜杀之。

《唐本》注云：《别录》云：胡燕卵，主水浮肿，肉出痔虫。越燕屎，亦疗痔，杀虫，去目翳也。

今按：陈藏器《本草》云：燕屎有毒，主疟；取方寸匕，令患者发日平旦和酒一升搅调，病人两手捧碗当鼻下承取气，慎勿入口，毒人。又主蛊毒；取屎三合，熬令香，独头蒜十枚，去皮和捣为丸，服三丸，如梧桐子，蛊当随痢下而出。臣禹锡等谨按孟诜云：石燕在孔穴石洞中者，冬月采之堪食，余者不中，只可治病。食如常法，都二十枚投酒一斗中渍之，三日后取饮每服一二盏，随性多少甚益气力。

《日华子》云：石燕，暖，无毒。壮阳暖腰膝，添精补髓，益气润皮肤，缩小便，御风寒岚瘴，瘟疫气。

《图经》：文具雀卵条下。

《外台秘要》：治蝼蝈尿疮，绕身匝即死，以燕巢中土、猪脂、苦酒和敷之。

《肘后方》：治卒大腹水病：取胡燕卵中黄顿吞十枚。

《葛氏方》：卒得浸淫疮，有汁，多发于心，不早疗，周匝身则杀人；胡燕窠中土，水和敷之。又方：若石淋者：取燕屎末，以冷水服五钱匕，旦服至食时当尿石水。

《贾相公牛经》：牛有非时吃着杂虫，腹胀满：取燕子粪一合，以水浆二升，相和灌之效。

现注：

①蒚：（lú 驴），茜草，《诗·郑风》茹蒚。

②倔：下原有求勿切三字注音。

按：燕屎可除蛊消疫，通利癃闭。

释名：乙鸟（《说文》）、玄鸟（《礼记》）、鸷鸟（《古今注》）、鹔鹴（《庄子》）、游波（《炮炙论》）、天女（《易占》）。时珍曰：燕字篆文象形。乙者，其鸣自呼也。玄，其色也。鹰鹞食之则死，能制海东青鹘，故有鸷鸟之称。能兴波祈雨，故有游波之号。雷敩云"海竭江枯，投游波而立泛"，是矣。京房云：人见白燕，主生贵女，故燕名天女　时珍曰：燕大如雀而身长，籲口丰颔，布翅岐尾。背飞向宿，营巢避戊己日。春社来，秋社去。其来也，衔泥巢于屋宇之下；其去也，伏气蛰于窟穴之中。或谓其渡海者，谬谈也。玄鸟至时祈高禖，可以求嗣。或以为吞燕卵而生子者，怪说也。或云燕蛰于井底，燕不入屋，井虚也。燕巢有艾则不居。凡狐貉皮毛，见燕则毛脱。物理使然。时珍曰：《淮南子》言：燕入水为蜃蛤，故高诱注谓蛟龙嗜燕，人食燕者不可入水，而祈祷家用燕召龙。窃谓燕乃蛰而不化者，化蛤之说未审然否。但燕肉既有毒，自不必食之。

秦燕毛：解诸药毒。取二七枚烧灰，水服（时珍）。

屎：熬香用之（思邈）。治口疮、疟疾（孙思邈）。

附方：通小便：用燕屎、豆豉各一合，糊丸梧桐子大。每白汤下三丸，日三服。（《千金》）

止牙痛：用燕子屎，丸梧桐子大。于疼处咬之，丸化即疼止。（《袖珍》）

小儿卒惊：似有痛处而不知。用燕窠中粪，煎汤洗浴之。（《救急方》）

石燕：释名：土燕（《纲目》）。炳曰：石燕似蝙蝠，口方，食石乳汁。时珍曰：此非石部之石燕也。《广志》云：燕有三种，此则土燕乳于岩穴者是矣。

# 伏　翼

味咸，平，无毒。主目瞑，痒痛，疗淋利水道。明目，夜视有精光，久服令人喜乐媚好无忧。一名蝙蝠，生太山川谷。及人家屋间，立夏后采，阴干。苋实、云实为之使。陶隐居云：伏翼目及胆，术家用为洞视法，自非白色，倒悬者亦不可服之也。

《唐本》注云：伏翼，以其昼伏有翼尔。《李氏本草》云：即天鼠也。又云：西平山中别有天鼠，十一月、十二月取。主女人生子余疾，带下病，无子。方言一名仙鼠，在山孔中，食诸乳石精汁，皆千岁，头上有冠，淳白，大如鸠鹊，食之令人肥健长年。其大如鹑，未白者皆已百岁，而并倒悬其石孔中。屎皆白如大鼠屎，下条天鼠屎当用此也。其屎灰酒服方寸匕，主子死腹中，其脑主女子面疱，服之令人不忘也。

伏翼

今按：陈藏器《本草》云：伏翼，主蚊子；五月五日取倒悬者，晒干，和桂、薰陆香为末，烧之，蚊子去，取其血滴目令人不睡，夜中见物。自虫鱼部今移。

臣禹锡等谨按《药性论》云：伏翼微热，有毒。服用治五淋。

《日华子》云：蝙蝠，久服解愁。粪名夜明砂，炒服治瘰疬。

《图经》曰：伏翼，蝙蝠也，出泰山川谷，及人家屋间，立夏后采，阴干用。天鼠屎即伏翼屎也，出合浦山谷，十月、十二月取。苏恭引《方言》：伏翼，一名仙鼠，故知一物。又云：仙鼠在山孔中，食诸乳石精汁，皆千岁，头上有冠淳白，大如鸠鹊，其大如鹑，未白者皆已百岁而并倒悬其石乳①中，此《仙经》所谓肉芝者也。其屎皆白如大鼠屎，入药当用此，然今蝙蝠多生古屋中，白而大者盖稀有，屎亦有白色者，料其出乳石处，山中生者当应如此耳。《续传信方》疗马扑损痛，不可忍者；仙鼠屎三两枚，细研，以热酒一升投之，取其清酒服之立可止痛，更三两服便差。

《雷公》：曰凡使，要重一斤者方采之，每修事先拭去肉上毛，去爪肠，即留翅并肉脚及嘴，然后用酒浸一宿，漉出，取黄精自然汁涂之，炙令干方用。每修事重一斤一个，用黄精自然汁五两为度。

《圣惠方》：治小儿生十余月后，母又有妊，令儿精神不爽，身体萎瘁，名为魃病：用伏翼烧为灰，细研，以粥饮调下半钱，日四五服效。若炙令香熟，嚼之哺儿亦效。

《百一方》：治久咳嗽上气，十年二十年诸药治不差方：蝙蝠除翅足，烧令焦，末饮服之。

《鬼遗方》：治金疮出血，内瘘：蝙蝠二枚，烧烟尽，末以水调服方寸匕，令一日服尽，当下如水血消也。

《抱朴子》：千岁蝙蝠，色白如雪，集则倒悬，盖脑重也。得而阴干，末服令人寿千岁也。

《衍义》曰：伏翼屎，合疳药。白日亦能飞，但畏鸷鸟，不敢出。此物善服气，故能寿，冬月不食，亦可验矣。

现注：

①石乳：《唐本》作石孔中。

按：伏翼即蝙蝠科动物蝙蝠。功能明目止痒，利水止痛。此功能被后人当成蝙蝠屎即夜明砂的功能。现在临床上仍将夜明砂当明目药。按《本经》明目者应是蝙蝠。

时珍曰：《本经》中品有伏翼条，又有天鼠屎，今依《李当之本草》合而为一。时珍曰：伏翼，《尔雅》作服翼，齐人呼为仙鼠，《仙经》列为肉芝。时珍曰：伏翼形似鼠，灰黑色。有薄肉翅，连合四足及尾如一。夏出冬蛰，日伏夜飞，食蚊蚋。自能生育，或云蠼虫化蝠，鼠亦化蝠，蝠又化魁蛤，恐不尽然。生乳穴者甚大。或云燕避戊己，蝠伏庚申，此理之不可晓者也。若夫白色者，自有此种尔。《仙经》以为千百岁，服之令人不死者，乃方士诞言也。陶氏、苏氏从而信之，迂矣。按：李石《续博物志》云：唐·陈子真得白蝙蝠大如鸦，服之，一夕大泄而死。又宋·刘亮得白蝙蝠、白蟾蜍合仙丹，服之立死。呜呼！书此足以破惑矣。其说始载于《抱朴子》书，葛洪误世之罪，通乎天下。又《唐书》云：吐番有天鼠，状如雀鼠，其大如猫，皮可为裘。此则别是一种鼠，非此天鼠也。时珍曰：近世用者，多存性耳。

治久咳上气，久疟瘵，金疮内漏，小儿魃病惊风（时珍）。

时珍曰：蝙蝠性能泻人，故陈子真等服之皆致死。观后治金疮方，皆致下利，其毒可知。《本经》谓其无毒，久服喜乐无忧，《日华》云久服解愁者，皆误后世之言。适足以增忧益愁而已。治病可也，服食不可也。

附方：新九。

仙乳丸：治上焦热，昼常好瞑。用伏翼（五两重）一枚（连肠胃炙燥），云实（微炒）五两，威灵仙三两，牵牛（炒）、苋实各二两，丹砂、雌黄、铅丹各一两，腻粉半两，为末，蜜丸绿豆大。每服七丸，食后木通汤下，以知为度。（《普济》）

久疟不止：《范汪方》：用蝙蝠七个，去头、翅、足，捣千下，丸梧桐子大。每服一丸，清汤下。鸡鸣时一丸，禺中一丸。久疟不止：伏翼丸：用蝙蝠一枚（炙），蛇蜕皮一条（烧），蜘蛛五枚（去足，研如膏），鳖甲一枚（醋炙），麝香半两，为末。五月五日午时研匀，以蜘蛛膏入炼蜜和，丸麻子大。每温酒下五丸。（《圣惠方》）

小儿惊痫：用入蛰蝙蝠一个，入成块朱砂三钱在腹内，以新瓦合，存性，候冷为末。空心分四服（儿小，分五服），白汤下。（《医学集成》）

小儿慢惊：返魂丹：治小儿慢惊，及天吊夜啼。用蝙蝠一枚（去肠、翅，炙黄焦），人中白、干蝎（焙）、麝香各一分，为末，炼蜜丸绿豆大。每服乳汁下三丸。（《圣惠方》）

多年瘰疬：不愈。神效方。用蝙蝠一个，猫头一个，俱撒上黑豆，烧至骨化，为末掺之（干即油调敷），内服连翘汤。（《集要》）

腋下狐臭：用蝙蝠一个，以赤石脂末半两涂遍，黄泥包固，晒干存性。以田螺水调涂腋下，待毒瓦斯上冲，急服下药，行一二次妙。（《乾坤秘韫》）

干血气痛：蝙蝠一个，烧存性。每酒服一钱，即愈。《生生编》

妇人断产：蝙蝠一个烧研，以五朝酒浮调下。（《摘玄方》）

# 天 鼠 屎

味辛，寒，无毒。主面痈肿，皮肤洗洗时痛，腹中血气，破寒热积聚，除惊悸。去面黑䵟。一名鼠法，一名石肝。生合浦山谷。十月、十二月取。恶白蔹、白薇。

陶隐居云：方家不复用，俗不识也。

《唐本》注云：《李氏本草》云，即伏翼屎也。伏翼条中不用屎，是此明矣。《方言》名仙鼠，伏翼条已论也。今注：一名夜明砂。

《简要济众》：治五疟方：夜明砂捣为散，每服一大钱，用冷茶调下立差。

《家传验方》：一岁至两岁小儿无辜，夜明沙熬捣为散，任意拌饭并吃食，与吃三岁，号乾无辜。

按：天鼠屎即蝙蝠屎临床称为夜明砂。功能消痈破血，消积镇惊。五灵脂亦有此功能。夜明砂现当明目药。

时珍曰：凡采得，以水淘去灰土恶气，取细砂晒干焙用。其砂乃蚊蚋眼也，治目盲障翳，明目除疟（时珍）。

时珍曰：夜明砂及蝙蝠，皆厥阴肝经血分药也，能活血消积。故所治目翳盲障，疟疝惊，淋带，瘰痈肿，皆厥阴之病也。按：《类说》云：定海徐道亨患赤眼，食蟹遂成内障。五年忽梦一僧，以药水洗之，令服羊肝丸。求其方。僧曰：用洗净夜明砂、当归、蝉蜕、木贼（去节）各一两，为末。黑羊肝四两，水煮烂和，丸梧桐子大。食后熟水下五十丸。如法服之，遂复明也。

附方：新十三。

内外障翳：夜明砂末，化入猪肝内，煮食饮汁，效。（《直指方》）

青盲不见：夜明砂（糯米炒黄）一两，柏叶（微炙）一两。为末，牛胆汁和，丸梧桐子大。每夜卧时，竹叶汤下二十丸；至五更，米饮下二十丸，瘥乃止。（《圣惠》）

小儿雀目：夜明砂一两，微炒细研，猪胆汁和，丸绿豆大。每米饮下五丸。一方：加黄芩等分为末。米泔煮猪肝，取汁调服半钱。（并《圣惠》）

五疟不止：《简要济众》：用夜明砂末，每冷茶服一钱，立效。《圣惠》：治疟发作无时，经久不瘥。用蝙蝠粪五十粒，朱砂半两，麝香一钱，为末，糯米饭丸小豆大。未发时，白汤下十丸。胎前疟疾：夜明砂末三钱，空心温酒服。（《经验秘方》）

咳嗽不止：蝙蝠去翅足，烧焦为末。一钱，食后白汤下。（《寿域神方》）

小儿魃病：以红纱袋盛夜明砂，佩之。（《直指方》）

一切疳毒：夜明砂五钱，入瓦瓶内，以精猪肉三两薄切，入瓶内，水煮熟了。午前以肉与儿食，饮其汁，取下腹中胎毒。次用生姜四两，和皮切炒，同黄连末一两，煮面糊丸黍米大。食前米饮服，日三次。（《全幼心鉴》）

聤耳出汁：夜明砂二钱，麝香一字，为末。拭净掺之。（《圣济》）

溃肿排脓：夜明砂一两，桂半两，乳香一分。为末，入干砂糖半两。井水调敷。（《直指方》）

腋下狐臭：夜明砂末，豉汁调敷。同上。风蚛牙痛：夜明砂（炒）、吴茱萸（汤泡，炒）等分为末，蟾酥和，丸麻子大。绵裹二丸含之，吐涎。（《普济方》）

# 鹰屎白

主伤挞灭瘢。

陶隐居云，止单用白，亦不能灭瘢。复应合诸药僵蚕、衣鱼之属，以为膏也。

《唐本》注云：鹰屎灰，酒服方寸匕，主恶酒，勿使饮人知。今按：陈藏器《本草》云：鹰肉食之主邪魅，野狐魅，嘴及爪主五痔，狐魅，烧为末服之。

臣禹锡等谨按《灭瘢通用药》云：鹰屎白，平。

《药性论》云：鹰屎，臣，微寒，有小毒。主中恶。又头烧灰，和米饮服之治五痔，又眼睛和乳汁研之，夜三注眼中，三日见碧霄中物，忌烟熏。

《外台秘要》：主食哽，雁鹰屎烧末，服方寸匕，虎狼雕屎亦得。

《衍义》曰：鹰屎白，兼他药用之，作溃虚积药，治小儿奶癖；黄鹰粪白一钱，密陀僧一两，舶上硫黄一分，丁香二十一个，右为末，每服一字，三岁已上半钱，用乳汁或白面汤调下，并不转泻，一复时取下青黑物后服补药。醋石榴皮半两，炙黑色，伊祁一分，木香一分，麝香半钱同为末，每服一字，温薄酒调下，并吃二服。凡小儿胁下硬如有物，乃是癖气，俗谓之奶脾，只服温脾化积气丸子药，不可取转，无不愈也，取之多失。

按：鹰屎白可合伤灭瘢化积。

释名：角鹰（《纲目》）、鹞鸠。时珍曰：鹰以膺击，故谓之鹰。其顶有毛角，故曰角鹰。其性爽猛，故曰鹞鸠。昔少皞氏以鸟名官，有祝鸠、鸤鸠、鹘鸠、雎鸠、鹞鸠五氏。盖鹰与鸠同气禅化，故得称鸠也。《禽经》云：小而鸷者皆曰隼，大而鸷者皆曰鸠。是矣。《尔雅翼》云：在北为鹰，在南为鹞。一云大为鹰，小为鹞。《梵书》谓之嘶那夜。时珍曰：鹰出辽海者上，北地及东北胡者次之。北人多取雏养之，南人八、九月以媒取之。乃鸟之疏暴者。有雉鹰、兔鹰，其类以季夏之月习击，孟秋之月祭鸟。隋魏彦深《鹰赋》颇详，其略云：资金方之猛气，擅火德之炎精。指重十字，尾贵合卢。嘴同钩利，脚等荆枯。或白如散花，或黑如点漆。大纹若锦，细斑似缬。身重若金，爪刚如铁。毛衣屡改，厥色无常。寅生酉就，总号为黄。二周作，三岁成苍。雌则体大，雄则形小。察之为易，调之实难。姜以取热，酒以排寒。生于窟者好眠，巢于木者常立。双长者起迟，六翻短者飞急。

头：治痔，烧灰，入麝香少许，酥酒服之。治头风眩晕，一枚烧灰，酒服。（时珍。出王右军法帖，及温隐居《海上方》）

附方：新一。

头目虚晕：车风一个（即鹰头也，去毛，焙），川芎一两，为末。酒服三钱。（《选奇》）

骨：伤损接骨。烧灰，每服二钱，酒服。随病上、下，食前、食后（时珍）。

毛：主断酒。水煮汁饮，即止酒也（《千金》）。

屎白：主消虚积，杀劳虫，去面（时珍）。

附方：新四。

面疱：鹰屎白二分，胡粉一分，蜜和敷之。（《外台》）

灭痕：《千金》：用鹰屎白和人精敷，日三。《圣惠》：用鹰屎二两，僵蚕一两半，为末，蜜和敷。《总录》：用鹰屎白、白附子各一两，为末，醋和敷，日三五次，痕灭止。

雕：释名：鹫（音就。《山海经》）、鷻（《说文》。音团）。

时珍曰：《禽经》云：鹰以膺之，鹘以猾之，隼以尹之，雕以周之，鹫以就之，鷻以搏之。皆言其击搏之异也。《梵书》谓之揭罗。时珍曰：雕似鹰而大，尾长翅短，土黄色，鹫悍多力，盘旋空中，无细不睹。皂雕即鹫也，出北地，色皂。青雕出辽东，最俊者谓之海东青。羌鹫出西南夷，黄头赤目，五色皆备。雕类能搏鸿鹄、獐鹿、犬豕。又有虎鹰，翼广丈余，能搏虎也。鹰、雕虽鹫而畏燕子，物无大小也。其翮可为箭羽。刘郁《西使记》云：皂雕一产三卵者，内有一卵化犬。

短毛灰色，与犬无异，但尾背有羽毛数茎耳。随母影而走，所逐无不获者，谓之鹰背狗。

骨：气味缺。主治折伤断骨。烧灰，每服二钱，酒下，在上食后，在下食前，骨即接如初（时珍。出《接骨方》）。

时珍曰：鹰、鹘、雕骨，皆能接骨。盖鹫鸟之力在骨，故以骨治骨，从其类也。屎：主治诸鸟兽骨鲠。烧灰，酒服方寸匕（时珍。出《外台秘要》）。

鹗：释名：鱼鹰（《禽经》）、雕鸡（《诗疏》）、雎鸠（《周南》）、王雎（音疽）、沸波（《淮南子》）、下窟乌。时珍曰：鹗状可愕，故谓之鹗。其视雎健，故谓之雎。能入穴取食，故谓之下窟乌。翱翔水上，扇鱼令出，故曰沸波。《禽经》云：王雎，鱼鹰也。尾上白者名白。

【集解】时珍曰：鹗，雕类也。似鹰而土黄色，深目好峙。雄雌相得，鹫而有别，交则双翔，别则异处。能翱翔水上捕鱼食，江表人呼为食鱼鹰。亦啖蛇。《诗》云：关关雎鸠，在河之洲。即此。其肉腥恶，不可食。陆玑以为鹫，扬雄以为白鷢，黄氏以为杜鹃，皆误矣。《禽经》云：鸠生三子，一为鹗鸠。尸鸠也。杜预以王雎为尸鸠，或以此也。

骨：主接骨。（时珍）

附方：新一。

接骨：用下窟乌（即鹗也），取骨烧存性，以古铜钱一个，红醋淬七次，为末等分。酒服一钱，不可过多。病在下空心，在上食后服，极有效验。须先夹缚定，乃服此。（唐·蔺道人方）

嘴：主蛇咬。烧存性研末，一半酒服，一半涂之。（时珍）

## 雉　肉

味酸，微寒，无毒。主补中益气力，止泄痢，除蚁瘘。

陶隐居云：雉虽非辰属，而正是离禽，丙午日不可食者，明王①于火也。

《唐本》注云：雉，温。主诸疮瘘。

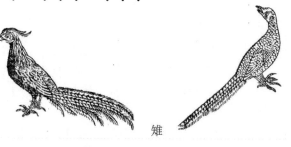

雉

臣禹锡等谨按孟诜云：山鸡，主五脏气喘②不得息者，食之发五痔。和荞麦面食之生肥虫卵不与葱同食，生寸白虫。又野鸡久食令人瘦。又九月至十二月食之稍有补，他月即发五痔及诸疮疥。不与胡桃同食，菌子木耳同食发五痔，立下血。

《日华子》云：雉鸡，平，微毒。有痼疾人不宜食，秋冬益春夏毒。

《图经》曰：雉，《本经》不载所出州土，今南北皆有之。多取以充庖厨。《周礼》庖人共六禽，雉是其一，亦食品之贵。然有小毒，不宜常食。九月以后至十一月以前食之即有补，它月则发五痔及诸疮疥。又不可与胡桃、菌蕈、木耳之类同食，亦发痔疾，立下血，须禁之。《尔雅》所载雉名尤众，今人鲜能尽识。江淮伊洛间有一种尾长而小者为山鸡，人多畜之樊中，则所谓翟山雉者也。江南又有一种白而背有细黑文名白鹇亦堪畜养，彼人食其肉，亦雉之类也。其余不复用之。

《食疗》云：不与胡桃同食，即令人发头风，如在船车内，兼发心痛。亦不与豉同食。自死足爪不伸，食之杀人。

《食医心镜》：主消渴，饮水无度，小便多，口干渴，雉一只，细切，和盐豉作羹食。又云：主脾胃气虚，下痢，日夜不止，肠滑不下食；野鸡一只，如食法，细研，著橘皮、椒、葱、盐、酱调和作馄饨，熟煮空心食之。又云：治消渴舌焦口干，小便数；野鸡一只，以五味煮令极熟，取二升半已来，去肉取汁渴饮之，肉亦可食。又云：治产后下痢腰腹痛；野鸡一只，作馄饨食之。

《衍义》曰：雉，其飞若矢，一往而堕，故今人取其尾置船车上，意欲如此快速也。汉吕太后名雉，高祖字之曰野鸡，其实即鸡属也。食之所损多，所益少。

现注：

①王：原刻如此。盖王通旺。

②耑：原刻如此，耑同端。通常说气喘。现形容气喘有"端坐呼吸"一词，或古也有类似说法，故说气端。

按：雉为雉科鸟类。雉肉可补中益气，止泄，止消渴。

时珍曰：黄氏《韵会》云：雉，理也。雉有文理也。故《尚书》谓之华虫，《曲礼》谓之疏趾。雉类甚多，亦各以形色为辨耳。《禽经》云：雉，介鸟也。素质五采备曰翚雉，青质五采备曰鷂雉，朱黄曰鷩雉，白曰鹎雉（音罩），玄曰海雉。《尔雅》云：鷂雉，青质五采。鳪雉，黄色自呼。翟雉，山雉也，长尾。鵗雉，长尾，走且鸣。秩秩，海雉也。《梵书》谓雉曰迦频阇罗。时珍曰：雉，南北皆有之。形大如鸡，而斑色绣翼。雄者文采而尾长，雌者文暗而尾短。其性好斗，其鸣曰鷕（音杳），其交不再，其卵褐色。将卵时，雌避其雄而潜伏之，否则雄食其卵也。《月令》季冬雉始雊，谓阳动则雉鸣而勾其颈也。孟冬，雉入大水为蜃。蜃，大蛤也。陆佃《埤雅》云：蛇交雉则生蜃。蜃，蛟类也。《类书》云：蛇与雉交而生子，曰蟂，蟂，水虫也。陆禋《续水经》云：蛇雉遗卵于地，千年而为蛟龙之属，似蛇四足，能害人。鲁至刚《俊灵机要》云：正月蛇与雉交生卵，遇雷入土数丈为蛇形，经二三百年成蛟飞腾。若卵不入土，仍为雉耳。又任昉《述异记》云：江淮中有兽名能（音耐），乃蛇精所化也。冬则为雉，春则为蛇。晋时武库有雉。张华曰：必蛇化也。视之果得蛇蜕。此皆异类同情，造化之变易，不可臆测者也。

思邈曰：黄帝书云：丙午日勿食鸡、雉肉，丈夫烧死目盲，女人血死妄见。野鸡肉同家鸡子食，成遁尸，尸鬼缠身。时珍曰：雉属离火，鸡属巽木。故鸡煮则冠变，雉煮则冠红，明其属火也。春夏不可食者，为其食虫蚁，及与蛇交，变化有毒也。能发痔及疮疥，令人瘦病者，为其能生虫，与鸡肉同也。有鄙人者，假黄帝为书，谓丙午日不可食，及成遁尸之说，乃不经谬谈；而陶氏和之，孙氏取之，皆误矣。今正其误。时珍曰：雉肉，诸家言其发痔、下痢人不可食，而《别录》用治痢、何邪。盖雉在禽上应胃土，故能补中；而又食虫蚁，故能治蚁瘘，取其制伏耳。若久食及食非其时，则生虫有毒，故不宜也。

附方：新一。

心腹胀满：野鸡一只（不拘雄雌），茴香（炒）、马芹子（炒）、川椒（炒）、陈皮、生姜等分，用醋以一夜蒸饼和雉肉作馅料，外以面皮包作馄饨，煮熟食。仍早服嘉禾散，辰服此，午服导气枳壳丸。（《朱氏集验方》）

脑：涂冻疮（时珍）。

嘴：主蚁瘘（孙思邈）。

尾：烧灰和麻油，敷天火丹毒（时珍）。

屎：主久疟（时珍）。

附方：新一。

久疟不止：雄野鸡屎、熊胆、五灵脂、恒山，等分为末，醋糊丸黑豆大。正发时，冷水下一丸。（圣惠）

鹝雉（音狄。《食疗》）释名：鹝鸡（《禽经》）、山鸡（同上）、山雉。时珍曰：翟，美羽貌。雉居原野，鹝居山林，故得山名。大者为鷮。时珍曰：山鸡有四种，名同物异。似雉而尾长三四尺者，鹝雉也。似鹝而尾长五六尺，能走且鸣者，鷮雉也，俗通呼为鹝矣。其二则鷩雉、锦鸡也。鷮、鹝皆勇健自爱其尾，不入丛林。雨雪则岩伏木栖，不敢下食，往往饿死。故师旷云：雪封枯原，文禽多死。南方隶人，多插其尾于冠。其肉皆美于雉。《传》云：四足之美有麃，两足之美有鷮。肉：炙食，补中益气（时珍）。

白鹇：释名：白翰（音寒）、闲客。时珍曰：按：张华云：行止闲暇，故曰鹇。李昉命为闲客，薛氏以为雉类，汪氏以为白雉。按：《尔雅》白雉名翰，南人呼闲字如寒，则鹇即翰之音之转也。当作白翰，如锦鸡谓之文翰也。翰者，羽美之貌。又《西京杂记》云：南粤王献白鹇、黑鹇各一。盖雉亦有黑色者，名鸬雉，彼通呼为翰矣。颖曰：即白雉也。时珍曰：鹇似山鸡而色白，有黑纹如涟漪，尾长三四尺，体备冠距，红颊赤嘴丹爪，其性耿介。李太白其卵可以鸡伏。亦有黑鹇。肉：甘，平，无毒。主补中解毒（汪颖）。

# 下　禽

## 孔雀屎

微寒，主女子带下，小便不利。

陶隐居云：出广、益诸州，方家不见用。

《唐本》注云：孔雀，交、广有，剑南元无。

臣禹锡等谨按陈藏器云：孔雀，味咸无毒。

《日华子》云：孔雀，凉，微毒。解药毒蛊毒。血治毒药，生饮良。粪治崩中带下，及可敷恶疮。

《衍义》曰：孔雀尾，不可入目，昏翳人眼。

按：孔雀屎，云可止带利尿。

释名：越鸟。时珍曰：孔，大也。李昉呼为南客。《梵书》谓之摩由逻。时珍曰：按《南方异物志》云：孔雀，交趾、雷、罗诸州甚多，生高山乔木之上。大如雁，高三四尺，不减于鹤。细颈隆背，头戴三毛长寸许。数十群飞，栖游冈陵。晨则鸣声相和，其声曰都护。雌者尾短无金翠。雄者三年尾尚小，五年乃长二三尺。夏则脱毛，至春复生。自背至尾有圆纹，五色金翠，相绕如钱。自爱其尾，山栖必先择置尾之地。雨则尾重不能高飞，南人因往捕之。或暗伺其过，生断其尾，以为方物。若回顾，则金翠顿减矣。山人养其雏为媒。或探其卵，鸡伏出之，饲以猪肠、生菜之属。闻人拍手歌舞，则舞。其性妒，见采服者必啄之。《北户录》云：孔雀不匹，以音影相接而孕。或雌鸣下风，雄鸣上风，亦孕。《冀越集》云：孔雀虽有雌雄，将乳时登木哀鸣，蛇至即交，故其血、胆犹伤人。《禽经》云"孔见蛇则宛而跃"者是矣。时珍曰：按《纪闻》云：山谷夷人多食之，或以为脯腊，味如鸡，能解百毒。人食其肉者，自后服药必不效，为其解毒也。又《续博物志》云，李卫公言：鹅惊鬼，孔雀辟恶，鸂鶒厌火。时珍曰：熊太古言，孔雀与蛇交，故血、胆皆伤人；而《日华》及《异物志》言，其血与首，能解大毒，似不相合。按孔雀之肉既能解毒，何血独伤人耶？盖亦犹雄与蛇交时即有毒，而蛇伏蛰时即无毒之意耳。

## 鸱① 头

味咸，平，无毒。主头风眩，颠倒痫疾。陶隐居云：即俗人呼为老鸱者，一名鸢。又有雕、鹗并相似而大，虽不限雌雄，恐雄者当胜。今鸱头酒用之当微炙，不用蠹虫者。

《食疗》云：头烧灰，主头风目眩，以饮服之。肉食之治癫痫疾。

《千金方》：治癫痫瘛疭；飞鸱头二枚，铅丹一斤，右二味，末之蜜丸，先食后三丸，日三瘦者稍加之。

现注：

①鸱：下原有尺脂切三字注音。

按：鸱为鹰类。鸱头可清头止眩，定癫痫。

释名：雀鹰（《诗疏》）、鸢（《诗经》）、鹯（音淫）、隼（本作鵻。音笋）、鹞。时珍曰：

鸱、鸢二字，篆文象形。一云：鸱，其声也。鸢，攫物如射也。隼，击物准也。鹘，目击遥也。《诗疏》云：隼有数种，通称为鹞。雀鹰，春化布谷。《尔雅》谓之茅鸱，齐人谓之击正，或谓之题肩。《尔雅》云：鹯，负雀也。《梵书》谓之阿黎耶。时珍曰：鸱似鹰而稍小，其尾如舵，极善高翔，专捉鸡、雀。鸱类有数种。按：《禽经》云：善搏者曰鹗，窃玄者曰雕，鸠曰鸒，骨曰鹘，了曰鹠，展曰鸇，夺曰鹞。又云：鹘生三子，一为鸱。鹘，小于鸱而最猛捷，能击鸠、鸽，亦名鹣子，一名笼脱。色青，向风展翅迅摇，搏捕鸟雀，鸣则大风，一名晨风。鹞，小于鹘，其胜上下，亦取鸟雀如攘掇也，一名鹣子。又《月令》：二月鹰化为鸠，七月鸠化为鹰。《列子》云：鹞为鹯，鹯为布谷，布谷复为鹞。皆指此属也。隼鹯虽鸷而有义，故曰鹰不击伏，隼不击胎。鹘握鸠而自暖，乃至旦而见释，此皆杀中有仁也。

时珍曰：按段成式云：唐肃宗张后专权，每进酒置鸱脑于内，云令人久醉健忘。则鸱头亦有微毒矣。

附方：新一。

旋风眩冒：鸱头丸，用鸱头一枚（炒黄），真茵蓣、白术各一两，川椒半两（微炒去汁），为末，蜜和，丸梧桐子大。每服食前以温酒下二十丸。（《圣惠》）

肉：食之，消鸡肉、鹌鹑成积（时珍）。

骨：主鼻衄不止。取老鸱翅关大骨，微炙研末，吹之（时珍。出《圣济总录》）。

## 鸂 鶒[①]

味甘平，无毒。治惊邪，食之主短狐，可养亦辟之。今短狐[②]处多有，鸂鶒五色，尾有毛如船舵，小于鸭。《临海异物志》曰：鸂鶒，水鸟食短狐，在山泽中无复毒气也。又《杜臺卿淮赋》云：鸂鶒寻邪而逐害是也。（新补）

现注：

①鸂：(xī 溪)，鶒：(chì 翅)，又称紫鸳鸯。

②短狐：即蜮，一名射工。

按：鸂鶒鸟，一名紫鸳鸯。可压惊邪，食短狐。

释名：溪鸭(《异物志》)、紫鸳鸯。时珍曰：按：《杜台卿淮赋》云：鸂鶒寻邪而逐害。此鸟专食短狐，乃溪中敕逐害物者。其游于溪也，左雄右雌，群伍不乱，似有式度者，故《说文》又作溪鶒。其形大于鸳鸯，而色多紫，亦好并游，故谓之紫鸳鸯也。

## 斑 鶲

味甘，平，无毒。主明目，多食其肉益气助阴阳，一名斑鸠。《范方》有斑鶲丸。是处有之，春分则化为黄褐侯，秋分则化为斑鶲。又有青鶲，平，无毒。安五脏助气虚损排脓治血，并一切疮疖痈瘘。又名黄褐鸟。（新补）

《衍义》曰：斑鶲，斑鸠也。尝养之数年，并不见春秋分化。有有斑者，有无斑者，有灰色者，有小者，有大者。久病虚损人食之补气，虽有此数色，其用即一也。

按：斑鶲为鸠鸠科鸟类。可补气，补虚损。

释名：斑佳（音锥）、锦鸠(《范汪方》)、鹁鸠(《左传》注)、祝鸠。

时珍曰：鸠也，鹁也，其声也。斑也，锦也，其色也。佳者，尾短之名也。古者庖人以尸祝登尊俎，谓之祝鸠。此皆鸠之大而有斑者。其小而无斑者，曰佳，曰鹌（音葵），曰荆鸠，曰楚鸠也。鸠之子曰鹁鸠，曰役鸠，曰糠鸠，曰郎皋，曰辟皋。扬雄《方言》混列诸鸠，不足据。时珍曰：鸣鸠能化鹰，而斑鸠化黄褐侯之说，不知所出处。今鸠小而灰色，及大而斑如梨花点者，并不善鸣。惟项下斑如珍珠者，声大能鸣，可以作媒引鸠，入药尤良。鸠性悫孝，而拙于为巢，才架数茎，往往堕卵。天将雨即逐其雌，霁则呼而反之。故曰鹌巧而危，鸠拙而安。或云雄呼晴，雌呼雨。

鸠肉：食之，令人不噎（时珍）。时珍曰：《范汪方》治目有斑鸠丸，《总录》治目有锦鸠丸，倪惟德氏谓斑鸠补肾，故能明目。窃谓鸠能益气，则能明目矣，不独补肾已尔。古者仲春罗氏献鸠以养国老，仲秋授年老者以鸠杖，云鸠性不噎，食之且复助气也。

血：热饮，解蛊毒，良（时珍）。

屎：治耳出脓疼痛，及耳中生耵聍，同夜明沙末等分，吹之（时珍）。

# 白　鹤

味咸，平，无毒。血主益气力补劳乏，去风益肺。肫中砂石子摩服治蛊毒邪。今鹤有玄有黄，有白有苍。取其白者为良，佗者次之。《穆天子传》云：天子至，巨、蔑二氏献白鹤之血以饮天子。注云：血益人气力。（新补）

按：白鹤为鹤科禽类。可益气补劳，去风益肺。

释名：仙禽（《纲目》）、胎禽。

时珍曰：鹤字，篆文象翘首短尾之形。一云白色皬皬，故名。八公《相鹤经》云：鹤乃羽族之宗，仙人之骥，千六百年乃胎产。则胎、仙之称以此。

世谓鹤不卵生者，误矣。时珍曰：鹤大于鹄，长三尺，高三尺余，喙长四寸。丹顶赤目，赤颊青脚、修颈凋尾，粗膝纤指。白羽黑翎，亦有灰色、苍色者。尝以夜半鸣，声唳云霄。雄鸣上风，雌鸣下风，声交而孕。亦唼蛇虺，闻降真香烟则降，其粪能化石，皆物类相感也。按：《相鹤经》云：鹤，阳鸟也，而游于阴。年羽翮具又七年飞薄云汉，又七年舞应节，又七年鸣中律，又七年大毛落，毛生，或白如雪，或琰云：龟鹤能运任脉，故多寿。无死气于中也。鹤骨为笛，甚清越。

卵：预解痘毒，多者令少，少者令不出。每用一枚煮，与小儿食之。（时珍。出《活幼全书》）

骨：酥炙，入滋补药（时珍）。

# 乌　鸦

平，无毒。治瘦，咳嗽骨蒸劳，腊月瓦缶泥煨烧为灰，饮下，治小儿痫及鬼魅。目睛注目中，通治目。

《图经》：文具雄鹊条下。

《圣惠方》：治土蜂瘘，以鸦头烧灰细研敷之。

按：乌鸦为鸦科动物大嘴乌鸦等。可去瘦止咳，除蒸补劳。

释名：鸦乌（《小尔雅》）、老雅（雅与鸦同）、鸒（音预）、鹎鶋（音匹居）、楚乌（《诗义问》）、大觜乌（《禽经》）。时珍曰：乌鸦大嘴而性贪鸷，好鸣，善避缯缴，古有鸦经以占吉凶。然北人喜鸦恶鹊，南人喜鹊恶鸦，惟师旷以白项者为不祥，近之。

乌鸦

治暗风痫疾，及五劳七伤，吐血咳嗽，杀虫（时珍）。

时珍曰：《圣济总录》治破伤中风，牙关紧急，四肢强直，有金乌散，过入药，品多不录。

附方：新六。

五劳七伤，吐血咳嗽：乌鸦一枚，栝蒌瓢一枚，白矾少许，入鸦肚中，缝扎煮熟，作四服。（《寿域神方》）

暗风痫疾：用腊月乌鸦一个，盐泥固济，于瓶中过，放冷取出为末，入朱砂末半两。每服一钱，酒下，日三服，不过十日愈。又方：用浑乌鸦一个（瓶固研），胡桃七枚，苍耳心子七枚，为末。每服一钱，空心热酒下。（并《保幼大全》）

疝气偏坠：即前胡桃、苍耳方，加入新生儿胎衣一副，研入之。（同上）

经脉不通：积血不散。用乌鸦散主之。乌鸦（去皮毛，炙）三分，当归（焙）、好墨各三分，延胡索（炒）、蒲黄（炒）、水蛭（以糯米炒过）各半两，芜菁（糯米炒过）一分，为末。每服一钱，酒下。（《总录》）

虚劳瘵疾：乌鸦一只，绞死去毛肠，入人参片、花椒各五钱，缝合。水煮熟食，以汤下。鸦骨、参、椒焙研，枣肉丸服。（吴球《便民食疗》）

## 练 鹊

味甘，温，平无毒。益气治风疾。冬春间取，细判，炒令香，袋盛于酒中浸，每朝取酒温服之。似鸲鹆小黑褐色，食槐子者佳。

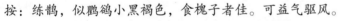
雄鹊

按：练鹊，似鸲鹆小黑褐色，食槐子者佳。可益气驱风。

时珍曰：其尾有长白毛如练带者是也。《禽经》云：冠鸟性勇，缨鸟性乐，带鸟性仁。张华云：带鸟，练鹊之类是也。今俗呼为拖白练。

## 鸲 鹆① 肉

味甘，平，无毒。主五痔，止血。炙食或为散饮服之。

《唐本注》云：鸟似鹳②而有帻者是。

今按：陈藏器《本草》云：鸲鹆主吃③；取炙食之，小儿不过一枚差也。腊月得者主老嗽。《唐本》先附。

臣禹锡等谨按《日华子》云：治嗽及吃噫下气，炙食之。作妖可通灵，眼睛和乳点眼甚明。

陈藏器云：目睛和乳汁研，滴目瞳子，能见云外之物。五月五日取子去舌端能效人言，又可使取火。

《食疗》：寒，主五痔，止血。又食法，腊日采之，五味炙之，治老嗽或作羹食之亦得，或捣为散，白蜜和丸并得治上件病，取腊月腊日得者良，有效。非腊日得者不堪用。

现注：

①鸲鹆：（qú 渠，yù 玉），即八哥。

②鹥：（jú 菊），即伯劳。

③吃：即吃噎（ài 艾），嗳气。

按：鸲鹆肉为椋鸟科八哥之肉。可消痔止血止咳。

释名：唧唧鸟（《广韵》）、八哥（俗名）、寒皋（《万毕术》）。

时珍曰：此鸟好浴水，其睛瞿瞿然，故名。王氏《字说》以为（其行欲也），尾而足勾，故曰鸲鹆，从勾、从欲省，亦通。其声也。天寒欲雪，则群飞如告，故曰寒皋。皋者，告也。时珍曰：鸲鹆巢于鹊巢、树穴，及人家屋脊中。身首俱黑，两翼下各有白点。其舌如人舌，剪剔能作人言。嫩则口黄，老则口白。头上有帻者，亦有无帻者。《周礼》鸲鹆不逾济，地气使然也。

# 雄 鹊 肉

味甘，寒，无毒。主石淋消结热。可烧作灰，以石投中，散解者是雄也。

陶隐居云：五月五日鹊脑入术家用，一名飞驳乌。鸟之雌雄难别，旧云其翼左覆右是雄，右覆左是雌。又烧毛作屑内水中，沉者是雄，浮者是雌。今云投石，恐止是鹊也，余鸟未必尔。今按：陈藏器《本草》云：雄鹊子，下石淋，烧作灰，淋取汁饮之，石即下。

臣禹锡等谨按《日华子》云：雄鹊，凉。主消渴疾。巢多年者疗癫狂鬼魅，及蛊毒等，烧之仍呼祟物名号。亦敷瘘疮良。

《图经》曰：雄鹊，旧不著所出州土，今在处有之。肉主风，大小肠涩，四肢烦热，胸膈痰结。妇人不可食。《经》云：烧作灰，以石投中散解者是雄也。陶隐居云：鸟之雌雄难别，旧云翼左复右是雄，右复左是雌。又烧毛作屑内水沉者是雄，浮者是雌。今云投石恐止是鹊如此，余鸟未必尔。鹊一名飞驳乌。又乌鸦今人多用而《本经》不著，古方有用其翅羽者，葛洪《肘后方》疗从高堕下瘀血枨[1]心，面青短气者；以乌翅羽七枚，得右翅最良，烧末酒服之，当吐血，便愈。近世方家多用乌鸦之全者，以治急风，其法腊月捕取翅羽嘴足全者，泥缶固济，大火烧入药。乌犀丸中用之。

现注：

①枨：（chéng 成），本指木柱，此处意为触动。

按：雄鹊为鸦科喜鹊，可消石散结清热。

释名：喜鹊（《禽经》）、干鹊（《新语》）。

时珍曰：鹊古文作舄，象形。鹊鸣唶唶，故谓之鹊。鹊色驳杂，故谓之驳。灵能报喜，故谓之喜。性最恶湿，故谓之干。《佛经》谓之刍尼，《小说》谓之神女。时珍曰：鹊，乌属也。大如鸦而长尾，尖嘴黑爪，绿背白腹，尾翮黑白驳杂。上下飞鸣，以音感而孕，以视而抱。季冬始巢，开户背太岁向太乙。知来岁风多，巢必卑下。故曰干鹊知来，猩猩知往。段成式云：鹊有隐巢木如梁，令鸷鸟不见。人若见之，主富贵也。鹊至秋则毛毨头秃。《淮南子》云：鹊矢中蝟，蝟即反而受啄，火胜金也。冬至埋鹊于圊前，辟时疾温气（时珍。出《肘后》）。时珍曰：按淮南《万毕术》云：丙寅鹊脑令人相思。高诱注云：取鹊脑雌雄各一，道中烧之，丙寅日入酒中饮，令人相思。又媚药方中亦有用之者。则陶氏所谓术家者，亦此类耳。巢：正旦烧灰撒门内，辟盗。其重巢柴烧研，饮服方寸匕，一日三服，治积年漏下不断困笃者，一月取效（时珍。出《洞天录》及《千金方》。重巢者，连年重产之巢也）。

附方：新一。

小便不禁：重鹊巢中草一个，烧灰。每服二钱匕，以蔷薇根皮二钱，煎汤服之，日二。（《圣惠》）

山鹊：释名：鸒（渥、学二音。《尔雅》）、䮝（音汗。说文）、山鹧（俗名）、赤嘴乌（《酉阳杂俎》）。时珍曰：山鹊，处处山林有之。状如鹊而乌色，有文采，赤嘴赤足，尾长不能远飞，亦能食鸡、雀。谚云：朝叫晴，暮叫雨。《说文》以此为知来事之鸟。《字说》云"能效鹰之声而性恶，其类相值则搏"者，皆指此也。郑樵以为喜鹊，误矣。有文采如戴花胜，人名戴𪆫、戴鸼。

气味甘，温，无毒。食之解诸果毒（汪颖）。

# 鸬 鹚 屎

一名蜀水花，去面黑皯䵟痣。

○头　微寒。主鲠及噎，烧服之。

陶隐居云：溪谷间甚多见之，当自取其屎，择用白处，市卖不可信。骨亦主鱼鲠。此鸟不卵生，口吐其雏，独为一异。

臣禹锡等谨按陈藏器云：鸬鹚，本功外主易产，临时令产妇执之。此鸟胎生，仍从口出，如兔吐儿，二物产同，其疗亦一。又其类有二种；头细身长，顶上白者名鱼蛟[①]。《杜臺卿淮赋》云：鸬鹚吐雏于八九，鸬鹚衔翼而低昂。

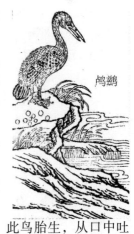

鸬鹚

《药性论》云：蜀水花，亦可单用，鸬鹚鸟粪是，有毒。能去面上皯䵟。

《日华子》云：冷，微毒。疗面瘢疵及汤火疮痕，和脂油调敷疗疮。

《图经》曰：鸬鹚屎，《本经》不载所出州土，今水乡皆有之，此鸟胎生，从口中吐雏，如兔子类，故《杜臺卿淮赋》云：鸬吐雏于八九，鸬鹚衔翼而低昂是也。产妇临蓐令执之则易生，其屎多在山石上，紫色如花，就石上刮取用之，南人用治小儿疳蛔，干碾为末，炙猪肉点与啖有奇功。《本经》名蜀水花，而唐面膏方有使鸬鹚屎，又使蜀水花者，安得一物而两用，未知其的。别有一种似鸬鹚而头细背长，项上有白者名白[②]鲛，不堪药用。

《圣惠方》：治鼻面酒皶皰：用鸬鹚粪一合，研，以腊月猪脂和，每夜敷之。

《外台秘要》：治鱼骨鲠，口称鸬鹚则下。

又方：治断酒；鸬鹚粪灰，水服方寸匕。

孙真人：治噎欲发时，衔鸬鹚嘴遂下。《外台秘要》同。

《衍义》曰：鸬鹚，陶隐居云：此鸟不卵生，口吐其雏。今人谓之水老鸦，巢于大木，群集宿处，有常久则木枯，以其粪毒也。怀妊者不敢食，为其口吐其雏。陈藏器复云：使易产，临时令产妇执之，与陶相戾。尝官于澧州，公宇后有大木一株，其上有三四十巢，日夕观之，既能交合，兼有卵壳布地，其色碧，岂得雏吐口中，是全未考寻，可见当日听人之误言也。

现注：

①鱼蛟：《图经》写成白鲛，虽字不同，但发音一致。本条写为项上有白者，《图经》为项上有白者，二说不同。

②白鲛：藏器条作蛟字，鲛通蛟，本指鲨鱼或鳖鳄类。现鱼蛟或白鲛之名已失，而称鱼鹰。

按：鸬鹚屎为鸬鹚科鱼鹰的粪便，功能除𪾢消疮，清头除𪾢。

释名：鹚（音意。《尔雅》）。时珍曰：案《韵书》，卢与兹并黑也。此鸟色深黑，故名。鹚者，其声自呼也。时珍曰：鸬鹚，处处水乡有之。似鹝而小，色黑。亦如鸦，而长喙微曲，善没水取鱼。日集洲渚，夜巢林木，久则粪毒多令木枯也。南方渔舟往往縻畜数十，令其捕鱼。杜甫诗：家家养乌鬼，顿顿食黄鱼。或谓即此。又一种似鸬鹚，而蛇头长项，冬月羽毛落尽，栖息溪岸，见人不能行，即没入水者，此即《尔雅》所谓鹝头、鱼鹇者，不入药用。（鹇音拗）。时珍曰：一种鹍鸟（或作鹚）似鸬鹚而色白，人误以为白鸬鹚是也。雌雄相视，雄鸣上风，雌鸣下风而孕，口吐其子。庄周所谓白鹍相视，眸子不运而风化者也。昔人误以吐雏为鸬鹚，盖鹍、鹚音相近耳。鹍善高飞，能风能水，故舟首画之。又有似鹝而短项，背上绿色，腹背紫白色者，名青鹝。一名乌𪾢。陶氏谓乌贼鱼乃此鸟所化。或云即鸭，非也。

肉：主大腹鼓胀，利水道（时珍）。

时珍曰：鸬鹚，《别录》不见功用。惟雷氏《炮炙论》序云：体寒腹大，全赖鸬鹚。注云：治腹大如鼓体寒者，以鸬鹚烧存性为末，米饮服之立愈。窃谓诸腹鼓大，皆属于热，卫气并循于血脉则体寒。此乃水鸟，其气寒冷而利水。寒能胜热，利水能去湿故也。又《外台》云：凡鱼骨鲠者，但密念鸬鹚不已即下。此乃厌伏之意耳。

附方：新一。

雀卵面斑：鸬鹚骨烧研，入白芷末，猪脂和，夜涂旦洗。（《摘玄方》）

嗉：主鱼哽，吞之最效（时珍）。

翅羽：烧灰，水服半钱，治鱼哽𪾢即愈（时珍。出《太平御览》）。

时珍曰：当以《别录》为正。唐方盖传写之讹误也。杀虫（时珍）。

附方：新一。

鱼骨鲠咽：鸬屎研，水服方寸匕，并以水和涂喉外。（《范汪方》）

# 鹳 骨

味甘，无毒。主鬼蛊诸疰毒，五尸心腹疾。陶隐居云：鹳亦有两种；似鹄而巢树者为白鹳，黑色曲颈者为乌鹳，今宜用白者。

今按：陈藏器《本草》云：鹳脚骨及嘴主喉痹飞尸，蛇虺咬，及小儿闪癖，大腹痞满，益煮汁服之。亦烧为黑灰饮服。有小毒。杀树木，秃人毛发。沐汤中下少许，发尽脱，亦更不生。人探巢取鹳子，六十里旱。能群飞激云，云散雨歇。其巢中以泥为池，含水满池中养鱼及蛇，以哺其子。

臣禹锡等谨按《药性论》云：鹳骨，大寒。亦可单用，治尸疰鬼疰、腹痛；炙令黄，末，空心暖酒服方寸匕。

《衍义》曰：鹳头无丹项①，无乌带，身如鹤者是，兼不善唳，但以啄相击而鸣。作池养鱼蛇以哺子之事，岂可垂示后世。此禽多在楼殿吻土作窠，日夕人观之，故知其未审耳。礜石条中亦著。

现注：

①项：应为顶，既身如鹤，则鹤头为丹顶。

按：鹳骨为鹳鹳科白鹳的骨头。可祛疫毒，解心腹疾。消大腹痞满。

释名：皂君（《诗疏》）、负釜、黑尻。时珍曰：鹳字，篆文象形。其背、尾色黑，故陆玑《诗疏》有皂君诸名。

时珍曰：鹳似鹤而顶不丹，长颈赤喙，色灰白，翅尾俱黑。多巢于高木。其飞也，奋于层霄，旋绕如阵，仰天号鸣，必主有雨。其抱卵以影，或云以声秪之。《禽经》云：鹳生三子，一为鹤。巽极成震，极阴变阳也。震为鹤，巽为鹳也。时珍曰：寥郭之大，阴阳升降，油然作云，沛然下雨。区区微鸟，岂能以私忿使天壤赤旱耶。况鹳乃水鸟，可以候雨乎。作池、取石之说，俱出自陆玑《诗疏》、张华《博物志》，可谓愚矣。时珍曰：《千金》治尸疰，有鹳骨丸。

卵：预解痘毒，水煮一枚，与小儿啖之，令不出痘，或出亦稀。《活幼全书》。

屎：小儿天钓惊风，发歇不定。炒研半钱，入牛黄、麝香各半钱，炒蝎五枚，为末。每服半钱，新汲水服（时珍）。

## 白　　鸽

味咸，平，无毒。肉主解诸药毒及人马久患疥。屎主马疥。（一云犬疥）鸠类也。鸽鸠类翔集屋间，人患疥食之立愈。马患疥入鬃尾者，取屎炒令黄，捣为末，和草饲之。又云：鹁鸽，暖，无毒，调精益气，治恶疮疥，并风瘙，解一切药毒。病者食之虽益人，缘恐食多减药力。白癜疬疡风，炒，酒服。敷驴马疥疮亦可。（新补）。

《圣惠方》：主头极痒不痛生疮；用白鸽屎五合，以好醋和如稀膏，煮三两沸，日三二上敷之。

又方：治白秃，以粪捣细罗为散，先以醋米泔洗了，敷之立差。

《外台秘要》：救急治蛊；以白鸽毛粪烧灰，以饮和服之。

《食医心镜》：治消渴，饮水不知足；白花鸽一只，切作小脔，以土苏煎含之嚥汁。

《衍义》曰：白鸽，其毛羽色于禽中品第最多。野鸽粪一两，炒微焦，麝香别研，吴白术各一分，赤芍药，青木香各半两，柴胡三分，延胡索一两炒赤色去薄皮，七物同为末，温，无灰酒空心调一钱服；治带下，排脓，候脓尽即止后服，仍以他药补血脏。

按：白鸽为鸠鸽科之鸽。可解毒消恶疮止消渴。

释名：鹁鸽（《食疗》）、飞奴。

时珍曰：鸽性淫而易合，故名。鹁者，其声也。张九龄以鸽传书，目为飞奴。《梵书》名迦布德迦。预解痘毒：每至除夜，以白鸽煮炙饲儿，仍以毛煎汤浴之，则出痘稀少。

血：解诸药、百蛊毒（时珍。出《事林广记》）。

卵：解疮毒、痘毒（时珍）。

附方：新一。

预解痘毒：小儿食之，永不出痘，或出亦稀。用白鸽卵一对，入竹筒封，置厕中，半月取出，以卵白和辰砂三钱，丸绿豆大。每服三十丸，三豆饮下，毒从大小便出也。（《潜江方》）

屎：名左盘龙。时珍曰：野鸽者尤良。其屎皆左盘，故《宣明方》谓之左盘龙也。消瘰疬诸疮，疗破伤风及阴毒垂死者，杀虫。（时珍）

附方：新六。

破伤中风：病传入里。用左蟠龙（即野鸽粪）、江鳔、白僵蚕各（炒）半钱，雄黄一钱，为末，蒸饼丸梧子大。每服十五丸，温酒下，取效。（《保命集》）

阴症腹痛：面青甚者。鸽子粪一大抄研末，极热酒一钟，和匀澄清，顿服，即愈。（刘氏）

冷气心痛：鸽屎烧存性，酒服一钱，即止。项上瘰病：左盘龙，炒研末，陈米饭和，丸梧桐子大。每服三五十丸，陈米饮下。（张子和方）

反花疮毒：初生恶肉如米粒，破之血出，肉随生，反出于外。用鹁鸽屎三两，炒黄为末。先以温浆水洗，后敷之。（《圣惠方》）

鹅掌风：鸽屎白、雄鸡屎，炒研，煎水日洗。

# 百　劳

平，有毒。毛主小儿继病，继病母有娠乳儿，儿有病如疟痢，他日亦相继腹大，或差或发，他人相近，亦能相继。北人未识此病。怀妊者取毛带之。又取其蹋枝鞭小儿令速语。郑《礼》注云：博劳也。（新补）

《楚辞》云：左见兮鸣鹎，言具鸣恶也。

《白泽图》云：屋间斗不祥。

《月令》云：鵙始鸣，郑云博劳也。

按：百劳，即伯劳，可截疟消瘰，消胀止痢。

释名：伯鹩（《夏小正注》）、博劳（《诗疏》）、伯赵（《左传》）、鵙（《豳诗》。音昊）、鴂（《孟子》。音决）。时珍曰：案：曹植《恶鸟论》云：鵙声鵙鵙，故以名之。感阴气而动，残害之鸟也。谓其为恶声者，愚人信之，通士略之。世传尹吉甫信后妻之谗，杀子伯奇，后化为此鸟。故所鸣之家以为凶者，好事傅会之言也。伯劳，象其声也。伯赵，其色皂也，赵乃皂讹。

时珍曰：伯劳即鵙也。夏鸣冬止，乃月令候时之鸟。本草不着形状，而后人无识之者。郭璞注《尔雅》云：鵙似鹖鹖而大。服虔云：鹖鹖（音辖轧），白项鸦也。张华注《禽经》云：伯劳形似鸲鹆。鸲鹆喙黄，伯劳喙黑。许慎《说文》云：鸲鹆似鵙而有帻。颜师古注《汉书》，谓为鴂子规。王逸注《楚辞》，谓鴂为巧妇。扬雄《方言》，谓鵙为鹖鴠。陈正敏《遁斋闲览》，谓鵙为枭。李肇国《史补》，谓鵙为布谷。杨慎《丹铅录》，谓鵙为驾犁。九说各异。窃谓既可以候时，必非稀见之鸟。今通考其得失，王说已谬，不必致辩。据郭说，则似今苦鸟。据张、许二说，则似今之百舌，似鸲鹆而有帻者。然鵙好单栖，鸣则蛇结；而百舌不能制蛇，为不同也。据颜说则子规名鴂鴂（音弟桂），伯劳名鴂（音决）。且月令起于北方，子规非北鸟也。据扬说鹖鴠乃寒号虫，惟晋地有之。据陈说则谓其目击，断然以为枭矣，而不具其形似，与陈藏器鵙即枭之说不合。而《尔雅》

鸱鹎一名鸧鸠，与此不同。据李说则布谷一名鸹鹎，字音相近，又与《月令》鸣鸠拂其羽相犯。据杨说则驾犁乃鹈鸠，小如鸲鹆，三月即鸣，与《礼记》五月鸠始鸣、《豳风》七月鸣鹎之义不合。八说不同如此，要之当以郭说为准。案：《尔雅》谓鹊、鹎之丑，其飞也翪，敛足辣翅也。既以鹊、鹎并称，而今之苦鸟，大如鸠，黑色，以四月鸣，其鸣曰苦苦，又名姑恶，人多恶之。俗以为妇被其姑苦死所化，颇与伯奇之说相近，但不知其能制蛇否。《淮南万》毕术云：伯劳之血涂金人不敢取。

时珍曰：案：《淮南子》云：男子种兰，美而不芳，继子得食，肥而不泽，情不相与往来也。盖情在腹中之子故也。继病亦作魃病，魃乃小鬼之名，谓儿羸瘦如魃鬼也，大抵亦丁奚疳病。

时珍曰：案：罗氏《尔雅翼》云：本草言伯劳所踏树枝鞭小儿令速语者，以其当万物不能鸣时而独能鸣之故，以类求之也。

附录：鹈鸠：时珍曰：鹈鸠，《尔雅》名鹩鹎（音批及）。又曰：鸱鹎（音匹汲），戴胜也。一曰鹎鹎，讹作批鹎鸟。罗愿曰：即祝鸠也。江东谓之乌臼（音菊），又曰鸦鸠。小于乌，能逐乌。三月即鸣，今俗谓之驾犁，农人以为候。五更辄鸣，曰架架格格，至曙乃止。故滇人呼为榨油郎，亦曰铁鹦鹎。能啄鹰鹊乌鹊，乃隼属也。南人呼为凤凰皂隶，汴人呼为夏鸡。古有催明之鸟，名唤起者，盖即此也。其鸟大如燕，黑色，长尾有岐，头上戴胜。所巢之处，其类不得再巢，必相斗不已。杨氏指此为伯劳，乃谓批颊为鹩鸡，俱误矣。《月令》：三月戴胜降于桑。

# 鹑

补五脏，益中续气，实筋骨耐寒温消结热。小豆和生姜煮食之，止泄痢。酥煎，偏令人下焦肥，与猪肉同食之，令人生小黑子，又不可和菌子食之，令人发痔。四月已前未堪食。是虾蟆化为也。（新补）

《杨文公谈苑》：至道二年夏秋间，京师鬻鹑者积于市门，皆以大车载而入，鹑纔直二文，是时雨水绝无蛙声，人有得于水次者，半为鹑，半为蛙。《列子·天瑞篇》曰：蛙变为鹑。张湛注云：事见《墨子》，斯不谬矣。又田鼠亦为鹑，盖物之变，非一揆也。

《月令》云：田鼠化为鴽[1]，《素问》云：鴽，鹑也。

《衍义》曰：鹑有雌雄，从卵生，何言化也，其说甚容易。尝于田野屡得其卵，初生谓之罗鹑，至初秋谓之早秋，中秋以后谓之白唐。然一物四名，当悉书之。小儿患疳及下痢五色，旦旦食之有效。

现注：

①鴽：(rú 如)。

按：鹑，为雉科鹌鹑。可补气，坚筋骨，消结热。

时珍曰：鹑性淳，窜伏浅草，无常居而有常匹，随地而安，庄子所谓"圣人鹑居"是矣。其行遇小草即旋避之，亦可谓淳矣。其子曰鸡。时珍曰：鹑大如鸡雏，头细而无尾，毛有斑点，甚肥。雄者足高，雌者足卑。其性畏寒，其在田野，夜则群飞，昼则草伏。人能以声呼取之，畜令斗抟。《万毕术》云：蛤蟆得瓜化为鹑。《交州记》云：南海有黄鱼，九月变为鹑。以盐炙食甚肥美。盖鹑始化成，终以卵生，故四时常有之。则始由鼠化，终复为鼠，故夏有冬无。

时珍曰：按：董炳《集验方》云：魏秀才妻，病腹大如鼓，四肢骨立，不能贴席，惟衣被悬卧，谷食不下者数日矣。忽思鹑食，如法进之，遂运剧。少顷雨汗，莫能言，但有更衣状。扶而圊，小便突出白液，凝如鹅脂。如此数次，下尽遂起。此盖中焦湿热积久所致也。详《本草》鹑解热结，疗小儿疳，亦理固然也。董氏所说如此。时珍谨按：鹑乃蛙化，气性相同。蛙与蛤蟆皆解热治疳，利水消肿；则鹑之消鼓胀，盖亦同功云。

# 啄 木 鸟

平，无毒。主痔瘘及牙齿疳䘌蛀牙，烧为末，内牙齿孔中不过三数。此鸟有大有小，有褐有斑，褐者是雌，斑者是雄。穿木食蠹。《尔雅》云：鴷①，斫木。《荆楚岁时记》云：野人以五月五日得啄木货之主齿痛。《古今异传》云：本雷公采药吏化为此鸟。《淮南子》云：斫木愈龋，信哉。又有青黑者，黑者头上有红毛，生山中，土人呼为山啄木，大如鹊。（新补）

姚大夫：治瘘有头出脓水不止，以啄木一只，烧灰，酒下二钱匕。

《深师方》治蛀牙有孔，疼处以啄木鸟舌尖，绵裹于痛处咬之。

现注：

①鴷：（liè 列），啄木鸟。

按：啄木鸟为啄木鸟科之啄木鸟。可化痔消疳，坚齿祛蛀。

时珍曰：此鸟斫裂树木取蠹食，故名。《禽经》云：鴷志在木，鹈志在水。时珍曰：啄木小者如雀，大者如鸦，面如桃花，喙、足皆青色，刚爪利嘴。嘴如锥，长数寸。舌长于，其端有针刺，啄得蠹，以舌钩出食之。《博物志》云：此鸟能以嘴画字，令虫自出。鲁至刚云：今闽、广、蜀人、巫家收其符字，以收惊、疗疮毒也。其山啄木头上有赤毛，野人呼为火老鸦，能食火炭。王元之诗云：淮南啄木大如鸦，顶似仙鹤堆丹砂。即此也。亦入药用，其功相同。肉：追劳虫，治风痫（时珍）。时珍曰：追劳、治痫、治，皆取制虫之义也。

附方：新二。

追劳取虫：用啄木禽一只，朱砂四两，精猪肉四两。饿令一昼夜，将二味和匀，喂之至尽。以盐泥固济，一夜。五更取出，勿打破，连泥埋入土中二尺。次日取出破开，入银、石器内研末。以无灰酒入麝香少许，作一服。须谨候安排，待虫出，速钳入油锅煎之。后服《局方》嘉禾散一剂。（胡云翱《劳瘵方》）

多年痫病：取腊月啄木鸟一个，无灰酒三升。先以瓦罐铺荆芥穗一寸浓，安鸟于上，再以穗盖一寸，倾酒入内，盐泥固济，炭火之，酒干为度。放冷取出为末，入石膏二两，铁粉一两，炮附子一两，朱砂、麝香各一分，龙脑一钱，共研匀。每服一钱，先服温水三两口，以温酒一盏调服即卧。发时又一服，间日再服，不过十服即愈。（《保幼大全》）

舌：附方新一。

啄木散：治虫牙。啄木舌一枚，巴豆一枚，研匀。每以猪鬃一茎，点少许于牙根上，立瘥。（《圣惠》）

血：庚日向西热饮，令人面色如朱，光彩射人（时珍。出《岣嵝神书》）

脑：鲁至刚《俊灵机要》云：三月三日取啄木，以丹砂、大青拌肉饵之，一年取脑，和雄黄半钱，作十丸。每日向东水服一丸。久能变形，怒则如神鬼，喜则常人也。

## 慈 鸦

味酸、咸，平，无毒。补劳治瘦，助气，止咳嗽，骨蒸羸弱者，和五味淹炙食之良。慈鸦似乌而小，多群飞作鸦鸦声者是。北土极多，不作膻臭也。今谓之寒鸦。（新补）

《食疗》主瘦病咳嗽骨蒸者，可和五味淹炙食之良。其大鸦不中食，肉涩只能治病，不宜常食也。以目睛汁注眼中则夜见神鬼。又《神通目法》中亦要用此物。又《北帝摄鬼录》中亦用慈鸦卵。

按：慈鸦为鸦科之寒鸦。可祛瘦补劳，止嗽除蒸。

释名：孝乌（《说文》）时珍曰：乌字篆文，象形。鸦亦作鸦，《禽经》鸦鸣哑哑，故谓之鸦。此鸟初生，母哺六十日；长则反哺六十日，可谓慈孝矣。北人谓之寒鸦，冬月尤甚也。时珍曰：乌有四种：小而纯黑，小嘴反哺者，慈乌也；似慈乌而大嘴，腹下白，不反哺者，雅乌也；似鸦乌而大，白项者，燕乌也；似鸦乌而小，赤嘴穴居者，山乌也。山乌一名鹳，出西方。燕乌一名白脰，一名鬼雀，一名鹊鹊（音辖轧）。《禽经》云：慈乌反哺，白脰不祥，大嘴善警，玄乌吟夜。又云：乌鸟背飞而向啼也。又蜀徼有火鸦，能衔火。

## 鹘 嘲

味咸，平，无毒。助气益脾胃，主头风目眩。煮炙食之顿尽一枚至验。今江东俚人呼头风为瘇头，先从两项边筋起，直上入头，目眩头闷者是。大都此疾是下俚所患。其鸟南北总有，似鹊，尾短，黄色，在深林间飞翔不远，北人名鹬鹎[1]。《尔雅》云：鸣鸠似鹊，鹘鸼[2]似鹊，尾短多声。《东京赋》云：鹘嘲春鸣，或呼为骨鹊。（新补）

现注：

①鹎：(sù 肃) 原刻为鹎，同鹎。

②鹘：(gǔ 骨)，鸼：(zhōu 舟)，小鸠。

按：鹘嘲，似鹊，尾短，黄色。可补气益脾，清头止眩。

释名：鹊鸠(《尔雅》)、鹊鸠（渥、学二音）、阿鹊（《杂俎》）、鶹鹦（音蓝吕）。时珍曰：其目似鹘其形似鹊（山鹊也），其声啁嘲，其尾屈促，其羽如缥缕，故有诸名阿鹊乃鹊鸠之讹也。陆佃云：凡鸟朝鸣曰嘲，夜鸣曰唳。此鸟喜朝鸣故也。《禽经》云：林鸟朝鸣，水鸟夜唳，是矣。时珍曰：此鸟春来秋去，好食桑椹，易醉而性淫。或云鹘嘲即戴胜，未审是否。郑樵以为鹘鸽，非矣。

## 鹈 鹕[1]

味咸，平，无毒。主赤白久痢成疳者，烧为黑末，服一方寸匕。鸟大如苍鹅，颐下有皮袋，容二升物展缩，由袋中盛水以养鱼。一名逃河，身是水沫，惟胸前有两块肉如拳，云昔为人窃肉入河化为此鸟，今犹有肉，因名逃河。诗云：维鹈在梁，不濡其味[2]。郑云：鹈鹕[3]味，嗛也，言爱其嘴。（新补）

现注：

①鹈鹕：原刻如此，现写作鹈鹕。本卷目录亦写作鹈鹕。

②味：（zhòu 咒），乌嘴。

③鹈鹕：原刻如此，现写作鹈鹕。

按：鹈鹕为鹈鹕科斑嘴鹈鹕。可止痢消痔。

释名：犁鹕、鸰鹕（乌则）、淘鹅。时珍曰：此偓言也。案：《山海经》云：沙水多犁鹕，其名自呼。后人转为鹈鹕耳。又吴谚云：夏至前来，谓之犁鹕，言主水也。夏至后来，谓之犁涂，言主旱也。陆玑云：遇小泽即以胡盛水，戽涸取鱼食，故曰鸰鹕，曰淘河。俗名淘鹅，因形也。又讹而为驼鹤。时珍曰：鹈鹕处处有之，水鸟也。似鹗而甚大，灰色如苍鹅。喙长尺余，直而且广，口中正赤，颔下胡大如数升囊。好群飞，沉水食鱼，亦能竭小水取鱼。偓人食其肉，取其脂入药。用翅骨、胻骨作筒，吹喉、鼻药甚妙。其盛水养鱼、身是水沫之说，盖妄谈也。又案崔以道云：鹈之属有曰漫画者，以嘴画水求鱼，无一息之停。有曰信天缘者，终日凝立，不易其处，俟鱼过乃取之。所谓信天缘者，即俗名青翰者也，又名青庄。此可喻人之贪廉。

脂油：时珍曰：剥取其脂，熬化掠取，就以其嗉盛之，则不渗漏。他物即透走也。主涂痈肿，治风痹，透经络，通耳聋（时珍）。时珍曰：淘鹅油性走，能引诸药透入病所拔毒，故能治聋、痹、肿毒诸病。附方：新一。耳聋：用淘鹅油半匙，磁石一小豆，麝香少许，和匀，以绵裹成挺子，塞耳中，口含生铁少许。用三五次即有效。《青囊》。

舌：主疔疮（时珍）。

毛皮：主反胃吐食，烧存性，每酒服二钱（时珍。出《普济》）。

# 鸳 鸯

味咸，平，小毒。肉主诸瘘疥癣病，以酒浸炙令热敷疮上，冷更易，食其肉令人患大风。（新补）

《食疗》：其肉主瘘疮，以清酒炙食之，食之则令人美丽。又主夫妇不和，作羹臛，私与食之，即立相怜爱也。

《食医心镜》：主五痔瘘疮：鸳鸯一只，治如食法，煮令极熟，细细切，以五味醋食之，羹亦妙。《荆楚记》云：邓木鸟主齿痛，鸯是也。

按：鸳鸯为鸭科动物。可止瘘消癣，增爱固齿。

释名：黄鸭（《纲目》）、匹鸟。时珍曰：鸳鸯终日并游，有宛在水中央之意也。或曰：雄鸣曰鸳，雌鸣曰鸯。崔豹《古今注》云：鸳鸯雄雌不相离，人获其一，则一相思而死，故谓之匹鸟。《涅经》谓之婆罗迦邻提。时珍曰：鸳鸯，凫类也，南方湖溪中有之。栖于土穴中，大如小鸭。其质杏黄色，有文采，红头翠鬣，黑翅黑尾，红掌，头有白长毛垂之至尾。交颈而卧，其交不再。炙食，治梦寐思慕者。（孙思邈）

附方：新一。

血痔不止：鸳鸯一只，治净切片，以五味、椒、盐腌炙，空心食之。（《奉亲养老》方）

# 二十六种陈藏器余

## 鹬 蜎①

注苏云：如蚌鹬。按：鹬如鹑，嘴长色苍，在泥涂间作鹬鹬声。人取食之如鹑，无别余功。苏恭云：如蚌鹬之相持也。新注云：取用补虚甚暖。村民云田鸡所化，亦鹌鹑同类也。

注：①蜎：原刻为蜎，蜎与猯同，原刻标题为鹬蜎注，但正文只注鹬，并未述及蜎。只有苏注云如蚌鹬之语。猯皮条《图经》云：唯见鹬则反腹受啄，或云恶鹬声，故欲掩取之，犹蚌鹬也。此即蜎鹬同注之因，藏器选文时因猯已有专篇，故只注鹬。

按：鹬为鹬科鸟类。可补虚增暖。

时珍曰：《说文》云：鹬知天将雨则鸣，故知天文者冠鹬。今田野间有小鸟，未雨则啼者是矣。与翡翠同名而物异。

## 鹦 蝉①

注：陶云：雀鹦、蜩②。范按：鹦是小鸟，如鹑之类，一名驾③。郑注《礼记》以鹦为驾。又云：驾，鴼④母也。《庄子》云：斥鹦⑤，人食之，无别功用也。

现注：

①蝉：标题为鹦蝉注，实际注文只注鹦并未注蝉。

②蜩（tiáo 条）即蝉，陶云雀鹦蜩。有陶注说明为《别录》文，鹦蝉同出庄子《逍遥游》，并都笑鹏九万里没有必要，故鹦蝉同注。藏器选文时，因蝉已有专篇，故只选鹦。

③驾（如 rú）

④鴼：（yào 耀）。字典注义未详。

⑤鹦：（yàn 晏）。

按：鹦为三趾鹑科黄脚三趾鹑。可去热，消阴疮。

释名：鹌（一作鴳）。鸋（音宁）、驾（音如）鴜。时珍曰：不木处，可谓安宁自如矣。庄子所谓腾跃不过数仞，下翔蓬蒿之间者也。张华注《禽经》谓之篱鹦，即此。鹌则鹦音之转也。青州谓之鴾母，亦曰鴳雀。又鴜有九种，此其一也。时珍曰：候鸟也。常晨鸣如鸡，趋民收麦，行者以为候。《易通卦验》云立春、雨水鹑鹌鸣是矣。鹌与鹑两物也，形状相似，俱黑色，但无斑者为鹌也。今人总以鹌鹑名之。按：《夏小正》云：三月田鼠化为驾，八月驾化为田鼠。注云：鹌也。《尔雅》云：鹑子鳼，驾子鸋。注云：鹑，鹌属也。驾，鹌也。《礼记》云：鹑羹，驾酿之以蓼。注云：驾小，不可为羹，以酒蓼酿之，蒸煮食也。据数说，则鹑与鹌为两物明矣。因其俱在田野，而形状仿佛，故不知别之。则夫鹑也，始由蛤蟆、海鱼所化，终即自卵生，故有斑而四时常有焉；鹦。始由鼠化，终复为鼠，故无斑，而夏有冬无焉。本原既殊，性疗当别，何可混邪。

肉：主诸疮阴𧏾。煮食去热（时珍）。

## 阳乌鹳

注：陶云：阳乌是鹳。按：二物殊不似，阳乌身黑颈长白，殊小鹳，嘴主恶虫咬作疮者，烧为末，酒下。亦名阳鸦。出建州。

按：阳乌比鹳小。可敷虫咬疮。

## 凤凰台

味辛，平，无毒。主劳损积血，利血脉，安神。《异志》云：惊邪癫痫，鸡痫发热狂走，水磨服之。此凤凰脚下物，如白石也。凤虽灵鸟，时或来仪，候其栖止处掘土二三尺取之，状如圆石，白似卵。然凤鸟非梧桐不栖，非竹实不食，不知栖息那复近地得台入土。正是物有自然之理，不可识者。今有凤处未必有竹，有竹处未必有凤，恐是诸国麟凤洲有之。如汉时所贡续弦胶，即煎凤髓所造，有亦曷足怪乎。今鸡亦有白台如卵硬，中有白无黄，云是牡鸡所生，名为父公台《本经》鸡白蠹①，蠹字似臺，后人写之误耳。《书记》云：诸天国食凤卵，如此土人食鸡卵也。

现注：

①蠹：《本经》原文为蠹，此处原误刻为橐。

按：凤凰台，凤栖止处，掘土二三尺取之，如圆石，白似卵。可补劳通脉，安神定痫。

释名：瑞鹏。时珍曰：《禽经》云：雄凤雌凰，亦曰瑞鹏。鹏者，百鸟偃伏也。羽虫三百六十，凤为之长，故从鸟从凡。凡，总也。古作朋字，象形。凰者，美也，大也。时珍曰：凤，南方朱鸟也。按《韩诗外传》云：凤之象，鸿前麟后，燕颔鸡喙，蛇颈鱼尾，鹳颡鸳腮，龙文龟背。羽备五采，高四五尺。翱翔四海，天下有道则见。其翼若干，其声若箫。不啄生虫，不折生草。不群居，不侣行。非梧桐不栖，非竹实不食，非醴泉不饮。《山海经》云：丹穴之山有鸟，状如鸡，五采而纹，饮食自然，自歌自舞，见则天下安宁。蔡衡云：象凤有五：赤多者凤，青多者鸾，黄多者鹓鶵，紫多者鸑鷟，白多者鹄。又群书立名各异，文繁不录。按罗存斋《尔雅翼》云：南恩州北甘山，壁立千仞，猿狖不能至。凤凰巢其上，惟食虫鱼。遇大风雨飘堕其雏，小者犹如鹤，而足差短。时珍曰：按《吕氏春秋》云：流沙之西，丹山之南，有凤鸟之卵，沃民所食。则所产之地不以为异也。续弦胶，《洞冥记》以为鸾血作成。故《雷公炮炙论》云：断弦折剑，遇鸾血而如初。陈氏以为凤髓所作，要皆诳言，不必深辩。

## 鹬鶋①鸟

主溪毒，砂虱，水弩，射工，蜮②短狐、虾须等病，将鸟来病患边，则能唼③人身，讫，以物承之，当有砂石出也。其砂即是含沙射人砂，是此虫之箭也。亦可烧屎及毛作灰服之，亦可笼以近人，令鸟气相吸。山中水毒处，即生此鸟，当为食毒虫所致。以前数病，大略相似，俱是山水间虫，含沙射影，亦有无水处患者防之发，夜卧常以手摩身体，觉辣痛处熟视，当有赤点如针头，急捻之，以芋叶入肉刮，却视有细沙石，以蒜封疮头上，不尔少即寒热疮渐深也。其虾须疮，桂、岭独多，著者十活一二，唯有早觉者当用芋草及大芋、甘蔗等叶屈角入肉钩之深尽根，蒜封可差。须臾即根入至骨，其根拔出如虾须，疮号虾须疮，有如疔肿最恶者。人幽隐处自余六病，或如疟，及天行初著寒热，亦有疮出者，亦有无疮者，要当出得砂石迟缓易疗，不比虾须。䴔䴖鸟如鸭而大，眼赤嘴斑，好生山溪中。

现注：

①䴔：（zhú 烛或蜀），䴖：（yù 玉），即鸳鸯。

②蝈：通蜮。

③喢：（shà 霎），水鸟争食。

按：䴔䴖鸟，即鸳鸯，红嘴山鸦。可解溪毒砂虱毒，解射工毒。

时珍曰：䴔䴖名义未详。案：许慎《说文》云：鸳鸯，凤属也。又江中有鸳鸯，似凫而大，赤目。据此则䴔䴖，乃鸳鸯声转。盖此鸟有文彩如凤毛，故得同名耳。时珍曰：案：《三辅黄图》及《事类合璧》，并以今人所呼白鹤子者为䴔䴖，谓其鸟洁白如玉也。与陈氏似鸭紫绀之说不同。白鹤子状白如鹭，长喙高脚，但头无丝耳。姿标如鹤，故得鹤名。林栖水食，近水处极多。人捕食之，味不甚佳。时珍曰：水弩、短狐、射工、蜮，一物也。陈氏分为四，非矣。溪毒，有气无形。砂虱，沙中细虫也。

## 巧　妇　鸟

主妇人巧，吞其卵。小于雀，在林薮间为窠，窠如小囊袋，亦取其窠烧，女人多以燻手令巧。《尔雅》云：桃虫，鹪①。注云：桃雀也，俗呼为巧妇鸟也。

现注：

①鹪：（jiāo 焦）即鹪鹩。（liáo 辽）《诗·周颂》，肇允彼桃虫，拚飞维鸟。疏云：今鹪鹩也。

按：巧妇鸟，即桃雀，也称鹪鹩。可令妇人巧。

释名：蒙鸠（《荀子》）、女匠（《方言》）、黄脰雀（俗）。时珍曰：按：《尔雅》云：桃虫，鹪。其雌曰鴱。扬雄《方言》云：桑飞自关而东谓之巧雀，或谓之女匠。自关而西谓之襪雀，或谓之巧女。燕人谓之巧妇。江东谓之桃雀，亦曰布母。鸠性拙，鹪性巧，故得诸名。时珍曰：鹪鹩处处有之。生蒿木之间，居藩篱之上。状似黄雀而小，灰色有斑，声如吹嘘，喙如利锥。取茅苇毛毳而窠，大如鸡卵，而系之以麻发，至为精密。悬于树上，或一房、二房。故曰巢林不过一枝，每食不过数粒。小人畜驯，教其作戏也。又一种鸟鹪，《尔雅》谓之剖苇。似雀而青灰斑色，长尾，好食苇蠹，亦鹪类也。

肉：炙食甚美，令人聪明（汪颖）。

窠：治膈气噎疾。以一枚烧灰酒服，或一服三钱，神验（时珍。出《卫生易简方》）。

## 英　鸡

味甘，温，无毒。主益阳道，补虚损，令人肥健悦泽能食，不患不冷，常有实气而不发也。出泽州有石英处，常食碎石英，体热无毛，飞翔不远，人食之取其英之功也。如雉，尾短，腹下毛赤，肠中常有碎石瑛，凡鸟食之石入肠必致销烂，终不出。今人以末石瑛饲鸡，取其卵而食，则不如英鸡。

按：英鸡，如雉，尾短，腹下毛赤。可益阳道。

## 鱼 狗

味咸，平，无毒。主鲠及鱼骨入肉不可出，痛甚者，烧令黑为末，顿服之煮取汁饮亦佳。今之翠鸟也，有大小，小者是名鱼狗，大者名翠，取其尾为饰。亦有斑白者，俱能水上取鱼，故曰鱼狗。《尔雅》云：䴔天狗。注曰：小鸟，青似翠，食鱼，江东呼为鱼狗，穴土为窠。

按：鱼狗，即翠鸟科之翠鸟。可去鲠骨，止喘。

释名：鸱（《尔雅》）、水狗（同）、鱼虎（《禽经》）、鱼师（同）、翠碧鸟（《尔雅翼》）。时珍曰：狗、虎、师，皆兽之噬物者。此鸟害鱼，故得此类命名。时珍曰：鱼狗，处处水涯有之。大如燕，喙尖而长，足红而短，背毛翠色带碧，翅毛黑色扬青，可饰女人首物，亦翡翠之类。

时珍曰：今人治鱼骨鲠，取得去肠，用阴阳瓦泥固存性，入药用。盖亦取其相制之意。

附录：翡翠：时珍曰：《尔雅》谓之鹬，出交广南越诸地。饮啄水侧，穴居生子，亦巢于木，似鱼狗稍大。或云：前身翡，后身翠，如鹅翠、雁翠之义。或云：雄为翡，其色多赤。雌为翠，其色多青。彼人亦以肉作腊食之。方书不见用，功应与鱼狗相同。

## 驼 鸟 矢

无毒。主人中铁刀入肉，食之立销。鸟如驼，生西夷，好食铁。永徽中，吐火罗献鸟，高七尺如驼，鼓翅行，能食铁也。

按：驼鸟矢，可化铁。

释名：驼蹄鸡（《纲目》）、食火鸡（同上）、骨托禽。时珍曰：驼，象形。托亦驼字之讹。时珍曰：此亦是鸟也，能食物所不能食者。按李延寿《后魏书》云：波斯国有鸟，形如驼，能飞不高，食草与肉，亦啖火，日行七百里。郭义恭《广志》云：安息国贡大雀，雁身驼蹄，苍色，举头高七八尺，张翅丈余，食大麦，其卵如瓮，其名驼鸟。刘郁《西使记》云：富浪有大鸟，驼蹄，高丈余，食火炭，卵大如升。费信《星槎胜览》云：竹步国、阿丹国俱出驼鸡鸡，高者六七尺，其蹄如驼。彭乘《墨客挥犀》云：骨托禽出河州，状如雕，高三尺余，其名自呼，能食铁石。宋祁《唐书》云：开元初，康国贡驼鸟卵。郑晓《吾学编》云：洪武初，三佛齐国贡火鸡，大于鹤，长三四尺，颈、足亦似鹤，锐嘴软红冠，毛色如青羊，足二指，利爪，能伤人腹致死，食火炭。诸书所记稍有不同，实皆一物也。

## 鸀 鳿[①]

水鸟，人家养之厌[②]火灾。似鸭绿衣，驯扰不去，出南方池泽。《尔雅》

云：鹣③，鸡鹣。畜之厌火灾。《博物志》云：鸡鹣，巢于高树，生子穴中，衔其母翅飞下。

现注：

①鸡：(jiāo 交)，鹣：(jīng 京)，即池鹭。

②厌：通压。

③鹣：(jiān 尖)，即池鹭。下原有"鹣音坚也"，四字注音。

按：鸡鹣即池鹭或鱼鸡，可压火灾。

释名：交瞱（《说文》）、茭鸡（俗）、鹣（音坚。出《尔雅》）。时珍曰：按《禽经》云：白鹢相眍而孕，鸡鹣睛交而孕。又曰：旋目其名鹢，方目其名鸠，交目其名鹣。观其眸子，而命名之义备矣。《说文》谓之交瞱，瞱亦目瞳子也。俗呼茭鸡，云多居茭菰中，而脚高似鸡。其说亦通。时珍曰：鸡鹣大如凫、鹜，而高似鸡，长喙好啄，其顶有红毛如冠，翠鬣碧斑，丹嘴青胫。养之可玩。肉：炙食解诸鱼、虾毒。

附录：旋目：水鸟也，生荆郢间。大如鹭而短尾，红白色，深目，目旁毛皆长而旋。《上林赋》云"交睛旋目"，是矣。

方目：一名鸠（音纺），一名泽虞，俗名护田鸟。西人谓之蛤蟆护，水鸟也。常在田泽中，形似鸥、鹭，苍黑色，头有白肉冠，赤足。见人辄鸣唤不去。渔人呼为乌鸡，闽人讹为姑鸡。

## 蒿 雀①

味甘，温，无毒，食之益阳道，取其脑涂冻疮，手足不皲。似雀，青黑，在蒿间，塞外弥多，食之美于诸雀。塞北突厥雀如雀，身赤，从北来当有贼下，边人候之食其肉，极热，益人也。

现注：

①蒿雀：灰头鹀。

按：蒿雀为雀科灰头鹀，(wǔ 午) 可益阳道，合冻疮。

释名：鹬鸠（音夺）、寇雉。时珍曰：案《唐书》云：高宗时，突厥犯塞。始虏未叛，有鸣群飞入塞。边人惊曰：此鸟一名突厥雀，南飞则突厥必入寇。已而果然。案：此即《尔雅》"鹬鸠，寇雉"也。然则夺寇之义，亦由此矣。时珍曰：案郭璞云：鸠生北方沙漠地。大如鸽，形似雌雉，鼠脚无后趾，岐尾。为鸟憨急群飞。张华云：鹬生关西。飞则雌前雄后，随其行止。庄周云：青鹬，爱其子而忘其母。

## 鹖① 鸡

味甘，无毒。食肉令人勇健。出上党。魏武帝赋云：鹖鸡猛气，其斗终无负，期于必死。今人以鹖②为冠，像此也。

现注：

①鹖：(hé 河)，野鸡类。

②鹖冠：汉代始之武官冠。原误刻为歇。并在歇字下注曰：曷，渴二字注音。

按：鹖鸡为野鸡类。可增力健人。

时珍曰：其羽色黑黄而褐，故曰鹖。青黑色者名曰鸧（音介），性耿介也。青凤亦名鹖，取象于此也。时珍曰：状类雉而大，黄黑色，首有毛角如冠。性爱其党，有被侵者，直往赴斗，虽死犹不置。故古者虎贲戴鹖冠。《禽经》云：鹖，毅鸟也，毅不知死，是矣。性复粗暴，每有所攫，应手摧碎。上党即今潞州。肉：炙食，令人肥润（汪颖）。

# 山菌子[①]

味甘平，无毒。主野鸡病，杀虫。煮炙食之，生江东山林间，如小鸡，无尾。

　　现注：

　　①山菌子：竹鸡别名，又名鸡头鹘。

　　按：山菌子即竹鸡，又名鸡头鹘。

　　释名：鸡头鹘（《苏东坡集》）、泥滑滑。颖曰：山菌子即竹鸡也。时珍曰：菌子，言味美如菌也。蜀人呼为鸡头鹘，南人呼为泥滑滑，因其声也。时珍曰：竹鸡今江南、川、广处处有之，多居竹林。形比鹧鸪差小，褐色多斑，赤纹。其性好啼，见其俦必斗。捕者以媒诱其斗，因而网之。谚云：家有竹鸡啼，白蚁化为泥。盖好食蚁也。亦辟壁虱。时珍曰：按：《唐小说》云：崔魏公暴亡。太医梁新诊之，曰：中食毒也。仆曰：好食竹鸡。新曰：竹鸡多食半夏苗，盖其毒也。命捣生姜汁折齿灌之遂苏。则吴廷绍、杨吉老之治鹧毒，盖祖乎此。

　　附录：杉鸡：时珍曰：按：《临海异物志》云：闽越有杉鸡，常居杉树下。头上有长黄毛，冠颊正青色，如垂绥。亦可食，如竹鸡。

# 百舌鸟

主虫咬，炙食之，亦主小儿久不语，又取其窠及粪涂虫咬处。今之莺[①]，一名反舌也。

　　现注：

　　①莺：黄鹂。

　　按：百舌鸟，为今之莺，一名反舌，《中药大辞典》莺条有莺为黄鹂，但无有反舌之名，并将百舌鸟定为鹟科黑鸫。可治语迟。

　　释名：鸹鸹（音辖轧）。时珍曰：按：《易通》卦验云：能反复其舌如百鸟之音，故名。鸹鸹，亦象声。今俗呼为牛屎唧哥，为其形似鸲鹆而气臭也。《梵书》名舍罗。时珍曰：百舌处处有之，居树孔、窟穴中。状如鸲鹆而小，身略长，灰黑色，微有斑点，喙亦尖黑，行则头俯，好食蚯蚓。立春后则鸣啭不已，夏至后则无声，十月后则藏蛰。人或畜之，冬月则死。《月令》"仲夏反舌无声"，即此。蔡邕以为蛤蟆者，非矣。陈氏谓即莺，服虔《通俗文》以鸹鸹为白脰乌者，亦非矣。音虽相似，而毛色不同。

# 黄褐侯

味甘平，无毒。主蚁瘘恶疮。五味淹炙食之极美。如鸠，作绿褐色，声如小儿吹竽。

按：黄褐侯，如鸠，作绿褐色。可治蚁瘘消恶疮。掌禹锡在斑鸠条云：春分则化为黄褐侯，秋分则化为斑鸠。又有青鸠平无毒，安五脏助气虚损，排脓治血，并一切疮疖痈瘘。又名黄褐侯鸟。

时珍曰：鸠有白鸠、绿鸠。今夏月出一种糠鸠，微带红色，小而成群，掌禹锡所谓黄褐侯秋化斑佳，恐即此也。好食桑椹及半夏苗。昔有人食之过多，患喉痹，医用生姜解之愈。

## 鷩① 雉

主火灾。《天竺法真登罗山》疏云：《山海经》曰，鷩雉养之禳②火灾，如雉，五色。

现注：

①鷩：(bì 敝)，即锦鸡。

②禳：通攘；排除。

按：鷩雉即锦鸡。可压火灾。

释名：山鸡（《禽经》）、锦鸡（同上）、金鸡（《纲目》）、采鸡（《周书》）、鶔鸃（音峻仪）。时珍曰：鷩性憿急耿介，故名。鶔鸃，仪容俊秀也。周有鷩冕，汉有鶔鸃冠，皆取其文明俊秀之义。鷩与鹍同名山鸡，鹍大而鷩小；鷩与鵫同名锦鸡，鵫文在绶而鷩文在身，以此为异，大抵皆雉属也。按：《禽经》云：首有采毛曰山鸡，腹有采色曰锦鸡，项有采囊曰避株。是山鸡、锦鸡又稍有分别，而俗通呼为一矣。盖是一类，不甚相远也。时珍曰：山鸡出南越诸山中，湖南、湖北亦有之。状如小鸡，其冠亦小，背有黄赤文，绿项红腹红嘴。利距善斗，以家鸡斗之，即可获。此乃《尔雅》所谓"鷩，山鸡者也"。《逸周书》谓之采鸡。锦鸡则小于鷩，而背文扬赤，膺前五色炫耀如孔雀羽。此乃《尔雅》所谓"鵫，天鸡"者也。《逸周书》谓之文鵫（音汗）。二种大抵同类，而锦鸡文尤灿烂如锦。或云锦鸡乃其雄者，亦通。刘敬叔《异苑》云：山鸡爱其羽毛，照水即舞，目眩多死，照镜亦然。与鹍鸡爱尾饿死，皆以文累其身者也。

肉：食之令人聪慧（汪颖）

附录：吐绶鸡：时珍曰：出巴峡及闽广山中，人多畜玩。大者如家鸡，小者如鸠鸽。头颊似雉，羽色多黑，杂以黄白圆点，如珍珠斑。项有嗉囊，内藏肉绶，常时不见，每春夏晴明，则向日摆之。顶上先出两翠角，二寸许，乃徐舒其额下之绶，长阔近尺，红碧相间，采色焕烂，超时悉敛不见。或剖而视之，一无所睹。此鸟生亦反哺。行则避草木，故《禽经》谓之避株。《食物本草》谓之吐锦鸡，《古今注》谓之锦囊，蔡氏《诗话》谓之珍珠鸡，《倦游录》谓之孝鸟。《诗经》谓之鶙（音厄），"邛有旨鶙"是矣。

## 鸟 目

无毒。生吞之令人见诸魅，或以目睛研注目中，夜见鬼也。肉及卵食之令人昏志，毛把之亦然，未必昏，为其臭膻。

按：鸟目藏器未说何鸟，肉及卵令人昏志，不知何鸟能致此。鸟目睛，可明目。

胆：点风眼红烂（时珍）。

翅羽：治针刺入肉，以三五枚，炙焦研末，醋调敷之，数次即出，甚效。又治小儿痘疮不出复入（时珍）。附方：新一。痘疮复陷：十二月取老鸦左翅，辰日烧灰，用猪血和，丸芡子大。每服一丸，以猪尾血同温水化服，当出也。（闻人规《痘疹论》）

## 䴙䴘① 膏

主耳聋，滴耳中。又主刀剑令不锈，以膏涂之。水鸟也，如鸠鸭脚连尾，不能陆行，常在水中，人至即沉或击之便起。《尔雅》注云：膏主堪莹剑。《续英华诗》云；马衔苜蓿叶，剑莹䴙䴘膏，是也。

现注：

①䴙：(pì 辟)，䴘：(tī 梯)，又名油鸭。䴙下原有扶历反三字注音，䴘下原有天黎反三字注音。

按：䴙䴘膏，为䴙䴘科小䴙䴘之膏。可通窍祛聋。

释名：赢须（《尔雅》）、水札（《正要》）、鹙鸤（《日用》）、刁鸭（《蜀本注》）、时珍曰：䴙䴘、须赢、并未详。扎、刁、零丁，皆状其小也。油，言其肥也。时珍曰：䴙䴘，南方湖溪多有之。似野鸭而小，苍白文，多脂味美。冬月取之，其类甚多。扬雄《方言》所谓"野凫，甚小而好没水中者，南楚之外谓之䴙䴘，大者谓之鹘䴘"，是也。

肉：主补中益气。五味炙食，甚美（时珍。出《正要》）。

## 布谷脚脑骨

令人夫妻相爱。五月五日收带之，各一，男左女右，云置水中自能相随。又江东呼为郭公，北人云拨谷一名获谷，似鹞，长尾。《尔雅》云：鸤①鸠。注云：今之布谷也。牝牡飞鸣，以翼相拂。《礼记》云：鸣鸠拂其羽。郑注云：飞且翼相击。

现注：

①鸤：(shī 尸)。

按：布谷鸟之脚脑骨可增和谐。布谷似是杜鹃。

释名、鹄鵴（音夏菊）时珍曰：布谷名多，皆各因其声似而呼之。如俗呼阿公阿婆、割麦插禾、脱却破裤之类，皆因其鸣时可为农候故耳。或云：鸤鸠即《月令》鸣鸠也，鸤乃鸣字之讹，亦通。《禽经》及《方言》，并谓鸤鸠即戴胜，郭璞云非也。时珍曰：案：《毛诗义疏》云：鸣鸠大如鸠而带黄色，啼鸣相呼、而不相集。不能为巢，多居树穴及空鹊巢中。哺子朝自上下，暮自下上也。二月谷雨后始鸣，夏至后乃止。张华《禽经注》云：仲春鹰化为鸠，仲秋鸠复化为鹰。故鸠之目，犹如鹰之目。《列子》云：鹞之为鹯，鹯之为布谷，布谷久复为鹞，是矣。《禽经》又云：鸠生三子。一为鹗。肉：安神定志，令人少睡（汪颖）。

## 蚊母鸟翅

主作扇，蚊即去矣。鸟大如鸡，黑色，生南方池泽茹蘆中，其声如人呕吐，每口中吐出蚊一二升。《尔雅》云：鹱①，蚊母注云常说：常吐蚊。蚊虽是恶水中虫羽化所生，然亦有蚊母吐之，犹如塞北有蚊母草，岭南有虻母草，江东有蚊母鸟，此三物异类而同功也。

现注：

①瘨，（tián 田），即夜鹰。

按：蚊母鸟，即瘨，夜鹰。可去蚊防蚊。

时珍曰：郭璞云：蚊母似乌臛而大，黄白杂文，鸣如鸽声。《岭南异物志》言：吐蚊鸟，大如青鹢，大嘴食鱼。岂各地之产差异耶。蚊子：时珍曰：蚊处处有之。冬蛰夏出，昼伏夜飞，细身利喙，咂人肤血，大为人害。一名白鸟，一名暑蝱，或作黍民，谬矣。化生于木产子于水中，叶及烂灰中，为孑孓虫，乃变为蚊也。龟、鳖畏之，荧火、蝙蝠食之。故煮鳖入数枚，即易烂也。蚋子：时珍曰：按：元稹《长庆集》云：蜀中小蚊名蚋子，又小而黑者为蟆子。微不可见与尘相浮上下者浮尘子，皆巢于巴蛇鳞中，能透衣入人肌肤，啮成疮毒，人及苦之。唯捣楸也敷之则瘥。又祝穆《方舆胜览》云：云南乌蒙峡中多毒蛇，鳞中有虫名黄蝇，有毒，啮人成疮。但勿搔，但勿搔，以冷水沃之，擦盐少许，即愈。此亦蚋、蟆之类也。

# 杜 鹃

初鸣先闻者主离别，学其声令人吐血，于厕溷①上闻者不祥。厌②之法，当为狗声以应之，俗作此说。按：《荆楚岁时记》亦云有此言，乃复古今相会。鸟小似鹞，鸣呼不已。《蜀王本记》云：杜宇为望帝，淫其臣鳖灵妻，乃亡去，蜀人谓之望帝。《异苑》云：杜鹃先鸣者，则人不敢学其声，有人山行，见一群，聊学之，呕血便殒。《楚辞》云：鹈鴂鸣而草木不芳，人云口出血声始止，故有呕血之事也。

现注：

①溷：（hún 混），厕。

②厌：通压。

按：杜鹃为杜鹃科鸟类小杜鹃。可消痔。

释名：杜宇（《禽经》）、子嶲（音携）、子规（亦作秭归）、鶗鴂（音弟桂。亦作）、催归（亦作思归）、怨鸟、周燕（《说文》）、阳雀。时珍曰：蜀人见鹃而思杜宇，故呼杜鹃。说者遂谓杜宇化鹃，讹矣。鹃与子嶲、子规、鶗鴂、催归诸名，皆因其声似，各随方音呼之而已。其鸣若曰"不如归去"。谚云"阳雀叫，鶗鴂央"是矣。《禽经》云：江左曰子规，蜀右曰杜宇，瓯越曰怨鸟。服虔注《汉书》，以为伯劳，误矣，名同物异也。伯劳一名鵙，音决，不音桂。

时珍曰：杜鹃出蜀中，今南方亦有之。状如雀、鹞而色惨黑，赤口有小冠。春暮即鸣，夜啼达旦，鸣必向北，至夏尤甚，昼夜不止，其声哀切。田家候之，以兴农事。惟食虫蠹，不能为巢，居他巢生子。冬月则藏蛰。

肉：主疮有虫，薄切炙热贴之，虫尽乃已（时珍）。

时珍曰：按：《吕氏春秋》云：肉之美者嶲燕之翠。则昔人亦尝食之矣。

## 鸮　目

无毒。吞之令人夜中见物。又食其肉主鼠瘘。古人重其炙固当肥美。《内则》云：鹊鸮眸，其一名枭，一名傅[1]。吴人呼为魖[2]魂，恶声鸟也。贾谊云：鵩[3]似鸮，其实一物，入室主人当去。此鸟盛午不见物，夜则飞行，常入人家捕鼠。《周礼》哲蔟[4]氏掌覆妖鸟之巢。注云：恶鸣之鸟，若鸮傅[5]也。

现注：

①傅：(fú 服)，原刻为傅，与鵩同。鵩似猫头鹰。

②魖：(xiōng 兄)。

③鵩：(fú 服)。

④蔟：(cù 醋)，鸟巢，哲通折。

⑤傅：原刻傅，与鵩同。

按：鸮目为鸱鸮科斑头鸺鹠之目可明目消瘘疮。

释名：枭鸱（音娇）、土枭(《尔雅》)、山鸮（晋灼）、鸡鸮(《十六国史》)、流离。时珍曰：鸮、枭、训狐，其声也。鵩，其色如服色也。俚人讹训狐为幸胡者，是也。鸱与鸮，二物也。周公合而咏之，后人遂以鸱鸮为一鸟，误矣。魖字《韵书》无考，当作匈拥切。魖魂，流离，言其不祥也。吴球方作逐魂。枭长则食母，故古人夏至磔之，而其字从鸟首在木上。时珍曰：鸮、鵩、鸺鹠、枭，皆恶鸟也，说者往往混注。贾谊谓鵩似鸮，藏器谓鸮与训狐为二物，许慎、张华谓鸮鵩、鸺鹠为一物，王逸谓服即训狐，陈正敏谓枭为伯劳，宗懔谓土枭为鸺鹠，各执一说。今通考据，并咨询野人，则鸮、枭、鵩、训狐，一物也。鸺鹠，一物也。藏器所谓训狐之状者，鸺鹠也。鸮，即今俗所呼幸胡者是也，处处山林时有之。少美好而长丑恶，状如母鸡，有斑文，头如鸺鹠，目如猫目，其名自呼，好食桑椹。古人多食之，故《礼》云，不食鸮胖，谓胁侧薄弱也。《庄子》云：见弹而求鸮炙。《前凉录》云：张天锡言，北方美物，桑椹甘香，鸱鸮革飨。皆指此物也。按《巴蜀异物志》云：鵩如小鸡，体有文色，土俗因名之。不能远飞，行不出域。盛弘之《荆州记》云：巫县有鸟如雌鸡，其名为鸮。楚人谓之鵩。陆玑《诗疏》云：鸮大如鸠，绿色，入人家凶，贾谊所赋鵩是也。其肉甚美，可为羹臛、炙食。刘恂《岭表录异》云：北方枭鸣，人以为怪。南中昼夜飞鸣，与乌、鹊无异。桂林人家家罗取，使捕鼠，以为胜狸也。合诸说观之，则鸮、鵩、训狐之为一物明矣。又按郭义恭《广志》云：鸮，楚鸠所生也，不能滋乳，如骡、駏驉焉。然枭长则食母，是自能孳乳矣，抑所食者即鸠耶。《淮南万毕术》云：甄瓦投之，能止枭鸣。性相胜也。肉：风痫，噎食病。（时珍）

附方：新二。

风痫：考《宝鉴》第九卷名神应丹。悭神散，《医方大成》下册。噎食：取鵩鸟未生毛者一对，用黄泥固济，存性为末。每服一匙，以温酒服。（《寿域神方》）

头：主痘疮黑陷。用腊月者一二枚，烧灰，酒服之，当起（时珍。出云岐子《保命集》。）

## 钩[1]　鸹

入城城空，入宅宅空，怪鸟也。常在一处则无，若闻其声如笑者宜速去之。鸟似鸱，有角，夜飞昼伏。《尔雅》云：鸲鹠②欺③注云：江东人呼谓之钩鹠④，北土有训胡，二物相似，抑亦有其类。训胡声呼其名，两目如猫儿，大于鸺鹠，乃云作笑声当有人死。又有鸺⑤鹠，亦是其类，微小而黄，夜能入人家，拾人手爪，知人吉凶，张司空云：鸺鹠夜鸣，人剪爪弃露地，鸟拾之知吉凶，鸣则有殃。《五行书》云：除手爪，埋之户内，恐此鸟得之也。《尔雅》云：鸲鹠欺⑥，人获之者于嗉中犹有爪甲。庄子云：鸱鸺夜撮蚤，察毫厘，昼则瞑目不见⑦，言殊性也。

现注：

①钩（gōu 勾）鹠：原刻如此，应是猫头鹰类，现名鸲（qú 渠）鹠（gé 格）。本卷目录与此一致亦写成钩鹠，应是古有此名。

②鸲：（jì 忌）。

③欺：原文如此，应为䳜（qí），即猫头鹰。

④鹠：原有音革二字注音。

⑤鸺（xiū 休）鹠（liú 留），猫头鹰类。原刻鸺字由㤭组成发音鹏，也指猫头鹰类，但专属名词应为鸺鹠。

⑥欺：原刻为欺，应为䳜。

⑦见：下原有立山二字反切注音。

按：钩（鸲 qú）鹠（gé），鸱鸺皆为猫头鹰，属鸱鸺科。云可知吉凶。

释名：角鸱（《说文》）、怪鸱（《尔雅》）、雚（音丸）、老兔（《尔雅》）、钩鹠（音格）、鸲䳜（音忌欺）、毂辘鹰（蜀人所呼）、呼哮鹰（楚人所呼）、夜食鹰（吴人所呼）。时珍曰：其状似鸱而有毛角，故曰鸱，曰角。曰雚，字象鸟头目有角形也。老兔，象头目形。鸺、怪，皆不祥也。钩鹠、毂辘、呼哮，皆其声似也。蜀人又讹钩格为鬼各哥。时珍曰：此物有二种：鸱鸺大如鸱鹰，黄黑斑色，头目如猫，有毛角两耳。昼伏夜出，鸣则雌雄相唤，其声如老人，初若呼，后若笑，所至多不祥。《庄子》云：鸱鸺夜拾蚤，察毫末，昼出瞑目而不见丘山。何承天纂文云：鸱鸺白日不见人，夜能拾蚤虱。俗讹蚤为人爪，妄矣。一种鸺鹠，大如鸲鹠，毛色如鸱，头目亦如猫。鸣则后窍应之，其声连转，如云休留休留，故名曰鸺鹠。江东呼为车载板，楚人呼为快扛鸟，蜀人呼为春哥儿，皆言其鸣主有人死也，试之亦验。《说文》谓之　时珍曰：此物有二种：鸱鸺大如鸱鹰，黄黑斑色，头目如猫，有毛角两耳。昼伏夜出，鸣则雌雄相唤，其声如老人，初若呼，后若笑，所至多不祥。《庄子》云：鸱鸺夜拾蚤，察毫末，昼出目而不见丘山。何承天纂文云：鸱鸺白日不见人，夜能拾蚤虱。俗讹蚤为人爪，妄矣。一种鸺，大如鸲鹠，毛色如鸱，头目亦如猫。鸣则后窍应之，其声连转，如云休留休留，故名曰鸺。江东呼为车载板，楚人呼为快扛鸟，蜀人呼为春哥儿，皆言其鸣主有人死也，试之亦验。《说文》谓之雀（音爵），言其小也。藏器所谓训狐者，乃鸮也；所谓鸺鹠者，乃鸱鸺之小者也。并误矣。《周礼》庶氏掌覆夭鸟之巢，以方书十日之号，十二支之号，十二月之号，十二岁之号，二十有八宿之号，悬其巢则去。《续博物志》云：鸺鹠、鹳、鹊，其抱以聒。

肉：主疟疾。用一只，去毛肠，油炸食之（时珍。出《阴宪副方》）。

附方：新一。

风虚眩晕：大头鹰闭杀去毛，煮食；以骨烧存性，酒服。(《便民食疗》)

肝：入法术家用（时珍）。

# 姑　获

能收人魂魄，今人一云乳母鸟，言产妇死变化作之。能取人之子，以为己子，胸前有两乳。《玄中记》云：姑获，一名天帝少女，一名隐飞，一名夜行游女。好取人小儿养之，有小子之家则血点其衣以为志，今时人小儿衣不欲夜露者为此也。时人亦名鬼鸟。《荆楚岁时记》云：姑获，一名钩星，衣毛为鸟，脱毛为女。《左传》云；鸟鸣于亳。杜注云：谲谲①是也。《周礼》庭氏以救日之弓，救月之矢射之，即此鸟也。

现注：

①谲：下原有音希二字注音。与嘻同，意为笑。

按：姑获：《水经注》引《玄中记》名曰女鸟。

时珍曰：昔人言此鸟产妇所化，阴匿为妖，故有诸名。时珍曰：此鸟纯雌无雄，七、八月夜飞，害人尤毒也。

# 鬼　车①

晦暝则飞鸣，能入人室，收人魂气，一名鬼鸟。此鸟昔有十首，一首为犬所噬，今犹余九首，其一常下血，滴人家则凶，夜闻其飞鸣则捩狗耳，犹言其畏狗也。亦名九头鸟。《荆楚岁时记》云：姑获，夜鸣闻则捩耳，乃非姑获也，鬼车鸟耳。二鸟相似，故有此同。《白泽图》云：苍鸆②，昔孔子与子夏所见，故歌之，其图九首。

现注：

①鬼车，传说之鸟，《齐东野语》谓有人捕获此鸟，身圆如箕，十脰环簇，其九有头，其一独无。盖亦附会之语。

②苍鸆，《白泽图》原文为苍鸆（yú 鱼）。苍鸆为黄莺。苍鸆指怪鸟。

按：鬼车鸟，又名九头鸟。

时珍曰：鬼车，妖鸟也，取周易载鬼一车之义。似鹤而异，故曰奇鹤。时珍曰：鬼车状如鸺鹠，而大者翼广丈许，昼盲夜了，见火光辄堕。按：刘恂《岭表录异》云：鬼车出秦中，而岭外尤多。春夏之交，稍遇阴晦，则飞鸣而过，声如刀车鸣。爱入人家，铄人魂气。血滴之家，必有凶咎。《便民图纂》云：冬月鬼车夜飞，鸣声自北而南，谓之出巢，主雨；自南而北，谓之归巢，主晴。周密《齐东野语》云：宋·李寿翁守长沙，曾捕得此鸟。状类野凫，赤色，身圆如箕。十颈环簇，有九头，其一独无而滴鲜血。每颈两翼，飞则霍霍并进。又周汉公主病，此鸟飞至砧石即霓。呜呼！怪气所钟，妖异如此，不可不知。

# 诸鸟有毒

凡鸟自死目不闭者勿食，鸭目白者杀人，鸟三足四距杀人，鸟六指不可食，鸟死足不伸不可食，白鸟玄首，玄鸟白首不可食。卵有八字不可食，妇人妊娠食雀脑令子雀目。凡鸟飞投人，其口中必有物，拔毛放之吉也。

# 禽部纲目新增一十二种

## 鸹鸹（《食物》）

释名：鸹鸹(《尔雅》)、麋鸹、鸹鹿《尔雅翼》、麦鸡时珍曰：按罗愿云：鸹麋，其色苍，如麋也。鸹鹿，其声也。关西呼曰鸹鹿，山东呼曰鸹鸹（讹为错落），南人呼为鸹鸡，江人呼为麦鸡。颖曰：鸹鸡状如鹤大，而顶无丹，两颊红。时珍曰：鸹，水鸟也，食于田泽洲渚之间。大如鹤，青苍色，亦有灰色者。长颈高脚，群飞，可以候霜。或以为即古之鹔鹴，其皮可为裘，与凤同名者也。肉：甘，温，无毒。杀虫，解蛊毒（汪颖）。

时珍曰：鸹，古人多食之。故宋玉《小招》云：鹄酸臇凫煎鸿鸹。景差《大招》云：炙鸹蒸凫鲇鹑陈。今惟俚人捕食，不复充馔品矣。

附录：鹔鹴：时珍曰：按：罗愿《尔雅翼》云：鹔鹴水鸟，雁属也。似雁而长颈，绿色，皮可为裘之凤，霜是乃来就暖。故禽经云：鹔飞则霜，鹴飞则雨，鹴即商羊也。又西方之凤亦名鹔鹴。

## 秃鹙

释名：扶老(《古今注》)、鹙鸹（俗作鹙鸧）。时珍曰：凡鸟至秋毛脱秃。此鸟头秃如秋毡，又如老人头童及扶杖之状，故得诸名。《说文》作秃鹙。时珍曰：秃鹙，水鸟之大者也。出南方有大湖泊处。其状如鹤而大，青苍色，张翼广五六尺，举头高六七尺，长颈赤目，头项皆无毛，其顶皮方二寸，红色如鹤顶。其喙深黄色而扁直，长尺余。其嗉下亦有胡袋，如鹈鹕状。其足爪如鸡，黑色。性极贪恶，能与人斗，好啖鱼、蛇及鸟雏。《诗》云"有鹙在梁"，即此。自元入我朝，常赋犹有鹙鸹之贡献。按：《饮膳正要》云：鹙鸹有三种：有白者，黑者，花者。名为胡鹙鸹，其肉色亦不同也。又案景焕《闲谈》云：海鸟鸡鹕，即今之秃鹙。其说与环氏吴纪所谓"鸟之大者秃鹙小者鸧鹚"，相合。今辽年鹙或飞来近市，人或怪骇，此又同鲁人怪鸡鹕之意，皆由不常见耳。

肉：咸，微寒，无毒。《正要》曰：甘，温。主中虫、鱼毒（汪颖）。补中益气，甚益人，炙食尤美。作脯馔食，强气力，令人走及奔马（时珍。出《饮膳正要》，及《古今注》《禽经》）。

髓：甘，温，无毒。主补精髓（《正要》）。

喙：治鱼骨鲠（汪颖）。

毛：主解水虫毒（时珍。出《埤雅》）。

## 鹲鳅

释名：越王鸟(《纲目》)、鹤顶（同）、象雏（同）。时珍曰：案刘欣期《交州志》云：鹲鹕即越王鸟，水鸟也。出九真、交趾。大如孔雀，喙长尺余，黄白黑色，光莹如漆，南人以为饮器。罗山疏云：越王鸟状如乌鸢，而足长口勾，末如冠，可受二升许，以为酒器，极坚致。不践地，不饮江湖，不唼百草，不食虫鱼，惟啖木叶，粪似薰陆香，山人得之以为香，可入药用。杨慎《丹铅录》云：鹲鹴，即今鹤顶也。

粪：水和，涂杂疮（竺法真登《罗山疏》）。

## 鹄

释名：天鹅。时珍曰：案师旷《禽经》云：鹄鸣哠哠，故谓之鹄。吴僧赞宁云：凡物大者，皆以天名。天者，大也。则天鹅名义，盖亦同此。罗氏谓鹄即鹤，亦不然。时珍曰：鹄大于雁，羽毛白泽，其翔极高而善步，所谓鹄不浴而白，一举千里，是也。亦有黄鹄、丹鹄，湖、海、江、汉之间皆有之，出辽东者尤甚，而畏海青鹘。其皮毛可为服饰，谓之天鹅绒。案《饮膳正要》云：天鹅有四等：大金头鹅，似雁而长项，入食为上，美于雁。小金头鹅，形差小；花鹅，色花；一种不能鸣鹅，飞则翔响，其肉微腥。并不及大金头鹅，各有所产之地。

肉：甘，平，无毒。颖曰：冷。忽氏曰：热。腌炙食之，益人气力，利脏腑（时珍）。

油：（冬月取肪炼收）。涂痈肿，治小儿疳耳（时珍）。

附方：新一。

疳耳出脓：用天鹅油调草乌末，入龙脑少许，和敷立效。无则以雁油代。绒毛：刀杖金疮，贴之立愈（汪颖）。

## 鸨

释名：独豹。时珍曰：案罗愿云：鸨有豹文，故名独豹，而讹为鸨也。陆佃云：鸨性群居，如雁有行列，故字从早（匕上十下音保）早，相次也。《诗》云"鸨行是矣。时珍曰：鸨，水鸟也。似雁而斑文，无后趾。性不木止，其飞也肃肃，其食也齪。肥腯多脂，肉粗味美。闽语曰：鸨无舌，兔无脾。或云：纯雌无雄，与他鸟和。或云：鸨见鸷鸟，激粪射之，其毛自脱也。

肉：甘，平，无毒。时珍曰：《礼记》：不食鸨奥。奥者，脾胫也，深奥之处也。主补益虚人，去风痹气（《正要》）。

肪：长毛发，泽肌肤，涂痈肿（时珍）。

## 鹭

释名：鹭鸶（《禽经》）、丝禽（陆龟蒙）、雪客（李所命）、春锄（《尔雅》）、白鸟。时珍曰：《禽经》云：鹳飞则霜，鹭飞则露。其名以此。步于浅水，好自低昂，如春如锄之状，故曰春锄。陆玑《诗疏》云：青齐之间谓之春锄，辽东、吴扬皆云白鹭。时珍曰：鹭，水鸟也。林栖水食，群飞成序。洁白如雪，颈细而长，脚青善翘，高尺余，解指短尾，喙长三寸。顶有长毛十数茎，纤纤然如丝，欲取鱼则弭之。郭景纯云：其毛可为睫攡。《变化论》云：鹭以目盼而受胎颖曰：似鹭而头无丝、脚黄色者，俗名白鹤子。又有红鹤，相类色红，《禽经》所谓"朱鹭"是也。

肉：咸，平，无毒。主虚瘦，益脾补气，炙熟食之（汪颖）。

头：主破伤风，肢强口紧，连尾烧研，以腊猪脂调敷疮口（《救急方》）。

# 鸥

释名：鹥（音医）、水鸮。时珍曰：鸥者浮水上，轻漾如沤也。鹥者，鸣声也。鸮者，形似也。在海者名海鸥，在江者名江鸥，江夏人讹为江鹅也。海中一种随潮往来，谓之信凫。时珍曰：鸥生南方江海湖溪间。形色如白鸽及小白鸡，长喙长脚，群飞耀日，三月生卵。罗氏谓青黑色，误矣。肉：气味缺。

# 秧鸡

时珍曰：秧鸡大如小鸡，白颊，长嘴短尾，背有白斑。多居田泽畔，夏至后夜鸣达旦，秋后即止。一种鹢（音邓）鸡，亦秧鸡之类也。大如鸡而长脚红冠。雄者大而色褐，雌者稍小而色斑。秋月即无，其声甚大，人并食之。肉：甘，温，无毒。主蚁瘘。（汪颖）。

# 桑扈

释名：窃脂（《尔雅》）、青雀（郭璞）、蜡觜（雀）。时珍曰：扈意同扈，止也。《左传》少皞氏以鸟名官，九扈为九农正，所以止民无淫也。桑扈乃扈之在桑间者，其嘴或淡白如脂，或凝黄如蜡，故古名窃脂，俗名蜡觜。浅色曰窃。陆玑谓其好盗食脂肉，殆不然也。时珍曰：扈鸟处处山林有之。大如鸲鹆，苍褐色，有黄斑点，好食粟稻。《诗》云"交交桑扈，有莺其羽"，是矣。其觜喙微曲，而厚壮光莹，或浅黄浅白，或浅青浅黑，或浅玄浅丹。扈类有九种，皆以喙色及声音别之，非谓毛色也。《尔雅》云春扈鳻鶞，夏扈窃玄，秋扈窃蓝，冬扈窃黄，桑扈窃脂，棘扈窃丹，行扈唶唶，宵扈啧啧，老扈鷃鷃，是矣。今俗多畜其雏，教作戏舞。

肉：甘，温，无毒。主肌肉虚羸，益皮肤（汪颖）。

# 莺

释名：黄鸟（《诗经》）、离黄（《说文》）、鹙黄（《尔雅》）、仓庚（《月令》）。（《尔雅》作商庚）、青鸟（《左传》）、黄伯劳。时珍曰：《禽经》云：鹙鸣嘤嘤，故名。或云鹙项有文，故从赜。赜，项饰也。或作莺，鸟羽有文也。《诗》云"有莺其羽"，是矣。其色黄而带鹙，故有鹙黄诸名。陆玑云：齐人谓之抟黍，周人谓之楚雀，幽州谓之黄莺，秦人谓之黄鹂鶹，淮人谓之黄伯劳，唐玄宗呼为金衣公子，或谓之黄袍。时珍曰：莺处处有之。大于鸲鹆，雌雄双飞，体毛黄色，羽及尾有黑色相间，黑眉尖觜，青脚。立春后即鸣，麦黄椹熟时尤甚，其音圆滑，如织机声，乃应节趋时之鸟也。《月令》云：仲春仓庚鸣。《说文》云：仓庚鸣则蚕生。冬月则藏蛰。入田塘中，以泥自裹如卵，至春始出。

肉：甘，温，无毒。主：补益阳气，助脾（汪颖）。食之不妒（时珍）。

颖曰：此鸟感春阳先鸣，所以补人。时珍曰：按：《山海经》云：黄鸟食之不妒。杨夔《止妒论》云：梁武帝郗后性妒。或言仓庚为膳疗忌。遂令茹之，妒果减半。

# 鹦鹉

释名：鹦哥（俗名）、干皋。时珍曰：按：《字说》云：鹦鹉如婴儿之学母语，故字从婴母。亦作鹦鹉。熊太古云：大者为鹦鹉，小者为鹦哥。则鹉义又取乎此。师旷谓之干皋，李昉呼为陇客，《梵书》谓之臊陀。时珍曰：鹦鹉有数种：绿鹦鹉出陇蜀，而滇南、交广近海诸地尤多，大如乌鹊，数百群飞，南人以为鲊食；红鹦鹉紫赤色，大亦如之；白鹦鹉出西洋、南番，大如母鸡；五色鹦鹉出海外诸国，大于绿而小于白者，性尤慧利。俱丹咮钩吻，长尾赤足，金睛深目，上下目睑皆能眨动，舌如婴儿。其趾前后各二，异于众鸟。其性畏寒，即发颤如瘴而死，饲以余甘子可解。或云：摩其背则瘖。或云：雄者咮变丹，雌者咮黑不变。张思正《倦游录》云"海中有黄鱼能化鹦鹉"，此必又一种也。有秦吉了、鸟凤，皆能人言，并附于下：秦吉了：时珍曰：即了哥也，《唐书》作结辽鸟，番音也。出岭南容、管、廉、邕诸州峒中。大如鸜鹆，绀黑色。夹脑有黄肉冠，如人耳。丹咮黄距，人舌人目，目下连颈有深黄文，顶尾有分缝。能效人言，音颇雄重。用熟鸡子和饭饲之。亦有白色者。鸟凤：按范成大《虞衡志》云：鸟凤出桂海左右两江峒中。大如喜鹊，绀碧色。项毛似雄鸡，头上有冠。尾垂二弱骨，长一尺四五寸，至秒始有毛。其形略似凤。音声清越如笙箫，能度小曲合宫商，又能为百鸟之音。彼处亦自难得。

鹦鹉肉：甘、咸，温，无毒。食之，已虚嗽（汪颖）。

## 治　鸟

时珍曰：按干宝《搜神记》云：越地深山有治鸟，大如鸠，青色。穿树作窠，大如五六升器，口径数寸，饰以土垩，赤白相间，状如射侯。伐木者见此树即避之，犯之则能役虎害人，烧人庐舍。白日见之，鸟形也；夜闻其鸣，鸟声也；时或作人形，长三尺，入涧中取蟹，就人间火炙食，山人谓之越祝之祖。又段成式《酉阳杂俎》云：俗说昔有人遇洪水，食都树皮，饿死化为此物。居树根者为猪都，居树中者为人都，居树尾者为鸟都。鸟都左胁下有镜印，阔二寸一分。南人食其窠，味如木芝也。窃谓兽有山都、山魈、木客，而鸟亦有治鸟、山萧、木客鸟。此皆戾气所赋，同受而异形者欤欤。今附于下：木客鸟：时珍曰：按《异物志》云：木客鸟，大如鹊，千百为群，飞集有度。俗呼黄白色有翼有绶，飞独高者为君长，居前正赤者为五伯，正黑者为铃下，细色杂赤者为功曹，左胁有白带者为主簿，各有章色。庐陵郡东有之。

独足鸟：一名山萧鸟。《广州志》云：独足鸟，闽广有之。大如鹊，其色苍，其声自呼。《临海异物志》云：独足，文身赤口，昼伏夜飞，或时昼出，群鸟噪之。惟食虫豸，不食稻粱。声如人啸，将雨转鸣。即孔子所谓一足之鸟，商羊者也。《山海经》云：瀚次之山，有鸟状如枭，人面而一足，名曰橐蜚，冬则蛰，服之不谓雷。孙恤《唐韵》云：鸴，土精也，似雁，一足黄色，毁之杀人。

窠表：主作履屐，治脚气（时珍。出《酉阳杂俎》）。

# 卷 第 二 十

## 虫鱼部上品总五十种

一十种《神农本经》　原为白字，现用字下不加·表示。
六种《名医别录》　原为墨字，现用字下加·表示。
一种《唐本》先附　注云：唐附。
二种今附
八种食疗余
二十三种陈藏器余

石蜜《本经》　蜂子《本经》大黄蜂、土蜂附　蜜蜡《本经》　白蜡附　牡蛎《本经》龟甲《本经》　秦龟《别录》蟕蠵续注　珍珠今附　瑇瑁今附，鼊今附　桑螵蛸《本经》石决明《别录》　海蛤《本经》　文蛤《本经》　魁蛤《别录》　蠡（音礼）鱼《本经》　鮧（音夷）鱼《别录》　鲫鱼唐附　鳝鱼《别录》　鲍鱼《别录》　鲤鱼胆《本经》肉骨齿附

## 八种《食疗》余

时鱼　黄赖鱼　比目鱼　鲚鱼　鮠鮧鱼　鲸鱼　黄鱼　鲂鱼

## 二十三种陈藏器余

鲟鱼　鳠鮧鱼白　文鳐鱼　牛鱼　海豚鱼　杜父鱼　海鹞鱼　鲩鱼　鲭鱼　鳢鱼　石鲋鱼　鱼鲊　鱼脂　鲙　昌侯鱼　鲩鱼　鳜鱼　鱼虎　鳀鱼　鲵鱼　诸鱼有毒　水龟　疟龟

## 上品

### 石　蜜

　　味甘，平，无毒，微温。主心腹邪气，诸惊痫痉，安五脏诸不足，益气补中，止痛解毒，除众病和百药。养脾气除心烦，食饮不下，止肠澼，肌中疼痛，口疮，明耳目。久服强志轻身，不饥不老。延年神仙。一名石饴。生武都山谷、河源山谷，及诸山石中，色白如膏者良。

　　陶隐居云：石蜜即崖蜜也，高山岩石间作之，色青赤，味小醶①，食之心烦。其蜂黑色，似虻。又木蜜呼为食蜜，悬树枝作之，色青白。树空及人家养作之者亦白而浓厚味美。凡蜂作蜜，皆须人小便以酿诸花乃得和熟，状似作饴，须蘗也。又有土蜜，于土中作之，色青白，味醶，今出晋、安、檀崖者多土蜜，云最胜。出东阳临海诸处多木蜜。出于潜、怀、安诸县多崖蜜。亦有杂木及人家养者，例皆被添，殆②无淳者，必须亲自看取

之，乃无杂尔。且又多被煎煮。其江南向西诸蜜皆是木蜜，添杂最多，不可为药用。道家丸饵莫不须之，仙方亦单炼服之，致长生不老也。

《唐本》注云：上蜜出氐羌中，并胜前说者，陶以未见，故以南土为证尔。今京下白蜜如凝酥，甘美耐久，全不用江南者。说者今自有以水牛乳煎砂糖作者，亦名石蜜。此既蜂作，宜去石字，后条蜡蜜宜单称尔。

今按：陈藏器《本草》云：蜜主牙齿疳䘌，唇口疮，目肤赤障，杀虫。

臣禹锡等谨按陈藏器云：按寻常蜜，亦有木中作者，亦有土中作者。北方地燥，多在土中，南方地湿，多在木中，各随土地所宜而生，其蜜一也。崖蜜别是一蜂，如陶所说，出南方岩岭间，生悬崖上。蜂大如虻，房著岩窟，以长竿刺令蜜出，承取之，多者至三四石。味酸色绿，入药用胜于凡蜜。苏恭是荆襄间人，地无崖险，不知之者，应未博闻。今云石蜜，正是岩蜜也，宜改为岩字。甘蔗石蜜别出《本经》，张司空云：远方山郡幽僻处出蜜所著巉岩石壁，非攀缘所及，惟于山顶篮舆自悬挂下，遂得采取。蜂去余蜡著石，鸟雀群飞来啄之尽，至春蜂归如故，人亦占护其处。宣州有黄连蜜，色黄味苦，主目热。蜂衔黄连花作之。西京有梨花蜜，色白如凝脂，亦梨花作之。各逐所出。

《药性论》云：白蜜，君，治卒心痛，及赤白痢，水作蜜浆顿服一碗止。又生姜汁、蜜各一合，水合顿服之。又常服面如花红。《神仙方》中甚贵，治口疮，浸大青叶含之。

《图经》曰：蜜（《本经》作石蜜，苏恭云当去石字），生武都山谷，河源山谷及诸山中，今川蜀江南岭南皆有之。蜡白蜡生武都山谷，出于蜜房木石间。今处处有之，而宣、歙、唐、邓、伊、洛间尤多。石蜜即崖蜜也，其蜂黑色，似虻，作房于岩崖高峻处，或石窟中，人不可到。但以长竿刺令蜜出，以物承之，多者至三四石，味酸色绿，入药胜于它蜜。张司空云：远方山郡幽僻处出蜜所著绝岩石壁，非攀缘所及，惟于山顶篮舆自垂挂下，遂得采取。蜂去余蜡著石，有鸟如雀群飞来啄之殆尽，至春蜂归如旧。人亦占护其处，谓之蜜塞，其鸟谓之灵雀，其蜜即今之石蜜也。食蜜有两种，一种在山林木上作房，一种人家作窠槛收养之。其蜂甚小而微黄，蜜皆浓厚而味美。又近世宣州有黄连蜜，色黄味小苦。雍、洛间有梨花蜜，如凝脂。亳州太清宫有桧花蜜，色小赤。南京柘城县有何首乌蜜，色更赤，并以蜂采其花作之。各随其花色，而性之温凉亦相近也。蜡，蜜脾③底也，初时香嫩，重煮治乃成。药家应用白蜡，更须煎炼水中烊十数过即白。古人荒岁多食蜡以度饥，欲啖当合大枣咀嚼即易烂也。刘禹锡《传信方》云：甘少府治脚转筋兼暴风，通身水冷如瘫缓者，取蜡半斤，以旧帛絙④绢并得，约阔五六寸，看所患大小加减阔狭，先销蜡涂于帛上，看冷热，但不过烧人，便承热缠脚，仍须当脚心，便著袜裹脚，待冷即便易之。亦治心躁惊悸，如觉是风毒，兼裹两手心。

《食疗》：微温，主心腹邪气，诸惊痫，补五脏不足气，益中止痛，解毒。能除众病，和百药，养脾气，除心烦闷，不能饮食，治心肚痛，血刺腹痛，及赤白痢。则生捣地黄汁，和蜜一大匙服即下。又长服之面如花色，仙方中甚贵此物。若觉热，四肢不和，即服蜜浆一碗甚良。又能止肠澼，除口疮，明耳目，久服不饥，又点目中热膜。家养白蜜为上，木蜜次之，崖蜜更次。又治癞，可取白蜜一斤，生姜二斤，捣取汁，先秤铜铛令知斤两，即下蜜于铛中消之，又秤知斤两，下姜汁于蜜中，微火煎令姜汁尽，秤蜜斤两在，即休，药已成矣。患三十年癫者平旦服枣许大一丸，一日三服，酒饮任下，忌生冷、醋滑⑤臭物。功用甚多，世人众委，不能一一具之。

《雷公》云：凡炼蜜一斤，只得十二两半，或一分是数，若火少火过，并用不得。

《外台秘要》：比岁有病，天行发斑疮，头面及身须臾周匝状如火疮，皆戴白浆，随决随生，不即疗，数日必死，差后疮瘢暗，一岁方灭，此恶毒之气。世人云：建武中，南阳击虏，仍呼为虏疮，诸医参详疗之，方取好蜜通摩疮上，以蜜煎升麻数数拭之。

又方：阴头生疮：以蜜煎甘草涂之差。

《肘后方》：丹者，恶毒之疮，五色无常，蜜和干姜末敷之。

《葛氏方》：目生珠管，以蜜涂目中，仰卧半日，乃可洗之。生蜜佳。

又方：食诸鱼骨鲠、杂物鲠：以好蜜匕抄，稍稍服之令下。

又方：误吞钱：炼服二升即出矣。

又方：汤火灼已成疮：白蜜涂之，以竹中白膜贴上，日三度。

《梅师方》：治年少发白：拔去白发，以白蜜涂毛孔中即生黑者，发不生，取梧桐子捣汁涂上必生黑者。又方：肛门主肺，肺热即肛塞肿缩生疮；白蜜一升，猪胆一枚相和，微火煎令可丸，长三寸作梃，涂油内下部，卧令后重，须臾通泄。又方：治中热油烧外痛；以白蜜涂之。

《孙真人食忌》云：七月勿食生蜜，若食则暴下发霍乱。

又方：治面䵟，取白蜜和茯苓末涂之，七日便差矣。

《食医心镜》：主噎不下食：取崖蜜含，微微咽下。《广利方》同。

《伤寒类要》：阳明病自汗者，若小便自利，此为津液内竭，虽尔不可攻之，当须自欲大便，宜蜜煎导以通之；取蜜七合，于铜器中微火煎可丸，捻作一梃如指许大，得以内谷道中，须臾必通矣。

《产书》：治产后渴：蜜，不计多少，炼过，熟水温调服即止。

《衍义》曰：石蜜，《嘉祐本草》石蜜收虫鱼部中，又见果部。新书取苏恭说，直将石字不用。石蜜既自有本条，煎炼亦自有法，今人谓之乳糖，则虫部石蜜自是差误，不当更言石蜜也。《本经》以谓白如膏者良，由是知石蜜字乃白蜜字无疑。去古既远，亦文本传写之误，故今人尚言白沙蜜，盖经久则陈白而沙，新收者惟稀而黄。次条蜜蜡，故须别立目，盖是蜜之房，攻治亦别。至如白蜡，又附于蜜蜡之下，此又误矣，本是续上文叙蜜蜡之用。及注所出州土不当更分之为二。何者，白蜡本条中盖不言性味，止是言其色白尔。既有黄白二色，今只言白蜡，是取蜡之精英者，其黄蜡直置而不言。黄则蜡陈，白则蜡新，亦是蜜取陈，蜡取新也。唐注云：除蜜字为佳。今详之，蜜字不可除，除之即不显蜡自何处来。山蜜多石中，或古木中有经三二年或一得而取之，气味醇厚。人家窠槛中蓄养者则一岁春秋二取。取之既数，则蜜居房中日少，气味不足，所以不逮陈白者日月足也。虽收之缏过夏亦酸坏，若龛于井中近水处则免。汤火伤涂之痛止，仍捣薤白相和，虽无毒，多食亦生诸风。

现注：

①酸：有（jiǎn碱）及（yàn验）二音，音碱时指卤水，音验时指醋。

②殆：差不多，几乎。

③蜜脾：下文《衍义》中说：蜜蜡……盖是蜜之房。蜂子条《图经》中说：蜜蜂子

也，在蜜脾中，如蛹而白色。陈藏器说：即蜜房中白如蛹者。故此知蛹所藏之地即蜜脾，也称蜜房。

④絁：（shī 施），粗绸。

⑤滑：《周礼》调以滑甘。

按：石蜜即蜜蜂科蜜蜂所酿之蜜糖。功能定痫镇惊，补虚益气，解毒明耳目。临床以蜂蜜制各种蜜丸。蜜可润肠补虚养精强身。

释名：蜂糖（俗名）时珍曰：蜜以密成，故谓之蜜。《本经》原作石蜜，盖以生岩石者为良耳，而诸家反致疑辩。今直题曰蜂蜜，正名也。时珍曰：按《别录》云：石蜜生诸山石中，色白如膏者良。则是蜜取山石者为胜矣。苏恭不考山石字，因乳糖同名而欲去石字；寇氏不知真蜜有白沙而伪蜜稀黄，但以新久立说，并误矣。凡试蜜以烧红火箸插入，提出起气是真，起烟是伪。时珍曰：陈藏器所谓灵雀者，小鸟也。一名蜜母，黑色。正月则至岩石间寻求安处，群蜂随之也。南方有之。时珍曰：凡炼沙蜜，每斤入水四两，银石器内，以桑柴火慢炼，掠去浮沫，至滴水成珠不散乃用，谓之水火炼法。又法：以器盛，置重汤中煮一日，候滴水不散，取用亦佳，且不伤火也。刘完素曰：蜜成于蜂，蜂寒而蜜温，同质异性也。时珍曰：蜂蜜生凉熟温，不冷不燥，得中和之气，故十二脏腑之病，罔不宜之。但多食亦生湿热虫，小儿尤当戒之。王充《论衡》云：蜂虿禀太阳火气而生，故毒在尾。蜜为蜂液，食多则令人毒，不可不知。炼过则无毒矣。朱震亨曰：蜜喜入脾。西北高燥，故人食之有益。东南卑湿，多食则害生于脾也。

思邈曰：七月勿食生蜜，令人暴下霍乱。青赤酸者，食之心烦。不可与生葱、莴苣同食，令人利下。食蜜饱后，不可食鲊，令人暴亡。

和荣卫，润脏腑，通三焦，调脾胃（时珍）。

时珍曰：蜂采无毒之花，酿以小便而成蜜，所谓臭腐生神奇也。其入药之功有五：清热也，补中也，解毒也，润燥也，止痛也。生则性凉，故能清热；熟则性温，故能补中。甘而和平，故能解毒；柔而濡泽，故能润燥。缓可以去急，故能止心腹、肌肉、疮疡之痛；和可以致中，故能调和百药，而与甘草同功。张仲景治阳明结燥，大便不通，蜜煎导法，诚千古神方也。

附方：新五。

难产横生：蜂蜜、真麻油各半碗，煎减半服，立下。（《海上方》）

痘疹作痒：难忍，抓成疮及，欲落不落。百花膏：用上等石蜜，不拘多少，汤和，时时翎刷之。其疮易落，自无瘢痕。（《全幼心鉴》）

瘾疹瘙痒：白蜜不以多少，好酒调下，有效。（《圣惠方》）

口中生疮：蜜浸大青叶含之。（《药性论》）

疔肿恶毒：用生蜜与隔年葱研膏，先刺破涂之。如人行五里许，则疔出，后以热醋汤洗去。（《济急仙方》）

# 蜂　子

味甘，平，微寒，无毒。主风头，除蛊毒。补虚羸伤中，心腹痛，大人小儿腹中五虫，口吐出者，面目黄。久服令人光泽好颜色，不老。轻身益气。大黄蜂子　主心腹胀满痛。干呕，轻身益气。

土蜂子　主痈肿，嗌<sup>①</sup>痛。一名蜚零。生武都山谷。畏黄芩、芍药、牡蛎。

陶隐居云：前直云蜂子，即应是蜜蜂子也。取其未成头足时炒，食之。又酒渍以敷面，令面悦白。黄蜂则人家屋上者，及瓤瓠<sup>②</sup>蜂也。

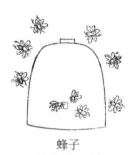

蜂子

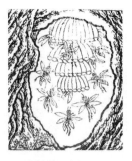

峡州子蜂

今按：陈藏器《本草》云：蜂子主丹毒风疹，腹内留热，大小便涩，去浮血，妇人带下，下乳汁。此即蜜房中白如蛹者，其穴居者名土蜂，最大，螫人至死，其子亦大白，功用同蜜蜂子也。

臣禹锡等谨按陈藏器云：按土蜂，赤黑色，烧末油和敷蜘蛛咬疮，此物能食蜘蛛，亦取其相伏也。

《日华子》云：树蜂、土蜂、蜜蜂，凉有毒。利大小便，治妇人带下病等。又有食之者，须以冬瓜及苦荬、生姜、紫苏，以制其毒也。

《图经》曰：蜂，《本经》有蜂子、黄蜂、土蜂。而土蜂下云：生武都山谷。今处处皆有之。蜂子即蜜蜂子也，在蜜脾中如蛹而白色。大黄蜂子即人家屋上作房及大木间瓤瓠蜂子也。岭南人亦作馔食之。蜂并黄色，比蜜蜂更大。土蜂子即穴土居者，其蜂最大，螫人或至死。凡用蜂子并取头足未成者佳。谨按：《岭表录异》载：宣歙人取蜂子法：大蜂结房于山林间，大如巨钟，其中数百层，土人采时须以草衣蔽体，以捍其毒螫，复以烟火熏散蜂母，乃敢攀缘崖木断其蒂。一房蜂子或五六斗至一石，以盐炒暴干，寄入京洛，以为方物。然房中蜂子三分之一翅足已成，则不堪用。详此木上作房，盖瓤瓠类也。而今宣城蜂子乃掘地取之，似土蜂也。故郭璞注《尔雅》土蜂云：今江东呼大蜂，在地中作房者为土蜂，啖其子，即马蜂，荆、巴间呼为蟺<sup>③</sup>。又注木蜂云：似土蜂而小，在木上作房，江东人亦呼木蜂，人食其子。然则二蜂子皆可食久矣。大抵蜂类皆同科，其性效不相远矣。

《礼记》曰：爵<sup>④</sup>鹦蜩。范注云：蜩，蝉也，范<sup>⑤</sup>，蜂也。

现注：

①嗌：下原有音益，喉也。四字注释。

②瓤：（hóu 侯），下原有音侯二字注音。瓠：（lóu 娄），即黑胡蜂。

③蟺：下原有音惮（二字注音）。惮（dàn 但）。

④爵：通雀。

⑤范：即指蜂。

按：蜂子为蜜蜂、黄蜂等之幼虫。功能清头祛风，除蛊解毒。

释名：蜡蜂（《纲目》）、范。时珍曰：蜂尾垂锋，故谓之蜂。蜂有礼范，故谓之范。《礼记》云：范则冠而蝉有绥。《化书》云：蜂有君臣之礼。是矣。时珍曰：蜂子，即蜜蜂子未成时白蛹也。《礼记》有雀、鹦、蜩、范，皆以供食，则自古食之矣。其蜂有三种：一种在林木或土穴中作房，为野蜂；一种人家以器收养者，为家蜂，并小而微黄，蜜皆浓美；一种在山岩高峻处作房，即石蜜也，其蜂黑色似牛虻。三者皆群居有王。王大于众蜂，而色青苍。皆一日两衙，应潮上下。凡蜂之雄者尾锐，雌者尾岐，相交则黄退。嗅花则以须代鼻，采花则以股抱之。按：王元之《蜂记》云：蜂王无毒。窠之始营，必造一台，大如桃李。王居台上，生子于中。王之子尽复为王，岁分其族而去。其分也，或铺如扇，或圆如罂，拥其王而去。王之所在，蜂不敢螫。若失其王，则众溃而死。其酿蜜如脾，谓之蜜脾。凡取其蜜不可多，多则蜂饥而不蕃。又不可少，少则蜂惰而不作。呜呼！王之无毒，似君德也。营巢如台，似建国也。子复为王，似分定也。拥王而行，似卫主也。王所不螫，似遵法也。王失则溃，守义节也。取惟得中，似什一而税也。山人贪其利，恐其分而刺其子，不仁甚矣。

大风疠疾（时珍）。

时珍曰：蜂子古人以充馔品，故《本经》《别录》著其功效，治大风疾，兼用诸蜂子，盖亦足阳明、太阴之药也。

附方：新一。

大风疠疾：须眉堕落，皮肉已烂成疮者：用蜜蜂子、胡蜂子、黄蜂子（并炒）各一分，白花蛇、乌蛇（并酒浸，去皮、骨，炙干）、全蝎（去土，炒）、白僵蚕（炒）各一两，地龙（去土，炒）半两，蝎虎（全者，炒）、赤足蜈蚣（全者，炒）各十五枚，丹砂一两，雄黄（醋熬）一分，龙脑半钱，上为末。每服一钱匕，温蜜汤调下，日三五服。（《总录》）

土蜂　酒浸敷面，令人悦白（时珍）。

附方：新一。

面黑令白：土蜂子未成头翅者，炒食，并以酒浸敷面。（《圣惠方》）

房：主痈肿不消。为末，醋调涂之，干更易之。不入服食（时珍）。

附方：新一。

疗肿疮毒：已笃者。二服即愈，轻者一服立效。用土蜂房一个，蛇蜕一条，黄存性，为末。每服一钱，空心好酒下。少顷腹中大痛，痛止，其疮已化为黄水矣。（《普济方》）

大黄蜂：时珍曰：凡物黑色者，谓之胡。其壶、瓠、𤬛瓠，皆象形命名也。𤬛瓠苦瓠之名。《楚辞》云："玄蜂若壶"，是矣。大黄蜂二种也。陶说为是。苏颂以为一种，非矣。然蜂蛹、蜂房，功用则一。故不必分条。

蜂子：治雀卵斑，面疱。余功同蜜蜂子。（时珍）

附方：新一。

雀斑面疱：七月七日取露蜂子，于漆碗中水酒浸过，滤汁，调胡粉敷之。（《普济方》）

# 蜜　蜡

味甘，微温，无毒。主下痢脓血，补中续绝伤金疮，益气不饥，耐老。

白蜡，疗久泄澼后重见白脓，补绝伤，利小儿，久服轻身不饥。生武都山谷，生于蜜房、木石间。恶芫花、齐蛤。

陶隐居云：此蜜蜡尔，生于蜜中，故谓蜜蜡，蜂皆先以此为蜜𧌐[①]，煎蜜亦得之。初时极香软，人更煮炼或加少醋、酒便黄赤，以作烛色为好。今药家皆应用白蜡，但取削之，于夏月日曝百日许，自然白，卒用之亦可烊内水中十余过亦白。俗方惟以合疗下丸，而《仙经》断谷最为要用，今人但嚼食方寸者，亦一日不饥也。

《唐本》注云：除蜜字为佳。蜜已见石蜜条中也。臣禹锡等谨按《药性论》云：白蜡，使，味甘平，无毒。主妊孕，妇人胎动，漏下血不绝欲死；以蜡如鸡子大，煎消三五沸，美酒半斤投之，服之差。主白发；镊去消蜡点孔中即生黑者。和松脂、杏仁、枣肉、茯苓等分合成食后服五十丸便不饥，功用甚多。又云主下痢脓血。《图经》文具石蜜条下。

《葛氏方》：治犬咬人重发，疗之火炙蜡灌入疮中。又方：治狐尿刺人肿痛；用热蜡着疮中，又烟熏之，令汁出即便愈。

《千金翼》：疗代指：以蜡松胶相和火炙笼伐指即差。

《经验方》：湖南押衙颜思退，敷头风掣疼：蜡二斤，盐半斤相和于鍖罗中熔令相入，捏作一兜鍪，势可合脑大小，搭头至额，头痛立止。

《集验方》：治雀目如神：黄蜡不以多少，器内熔成汁，取出入蛤粉相和得所成球，每用以刀子切下二钱，以猪肝二两，批②开掺药在内，麻绳扎定，水一碗，同入铫子内煮熟，取出乘热熏眼，至温冷并肝食之日二，以平安为度。

姚和众：治小儿脚冻，如有疮即浓煎蜡涂之。

《衍义》：文具石蜜条下。

现注：

①蹠：下原有音只隻二字注音。蹠本为足底弓，足掌，此处有底部之意。

②批：通削。

按：蜜蜡为蜜蜂分泌之蜡质。功能止痢补中益气合疮。临床以蜜蜡熔化外用治各种慢性溃疡。合活血药内服治各种伤痛，慢性病。

时珍曰：蜡，犹鬣也。蜂造蜜蜡而皆成鬣也。时珍曰：蜡乃蜜脾底也。取蜜后炼过，滤入水中，候凝取之，色黄者俗名黄蜡，煎炼极净色白者为白蜡，非新则白而久则黄也。与今时所用虫造白蜡不同。时珍曰：蜜成于蜡，而万物之至味，莫甘于蜜，莫淡于蜡，得非浓于此必薄于彼耶？蜜之气味俱浓，属乎阴也，故养脾；蜡之气味俱薄，属乎阳也，故养胃。浓者味甘，而性缓质柔，故润脏腑；薄者味淡，而性啬质坚，故止泄痢。张仲景治痢有调气饮，《千金方》治痢有胶蜡汤，其效甚捷，盖有见于此欤？又华佗治老少下痢，食入即吐。用白蜡方寸匕，鸡子黄一个，石蜜、苦酒、发灰、黄连末，各半鸡子先煎蜜、蜡、苦酒、鸡子四味令匀，乃纳连、发，熬至可丸乃止。二日服尽，神效无比此方用之，屡经效验，乃知《本经》主下痢脓血之言，深当膺服也。

附方：新十。

《千金》胶蜡汤：治热痢，及妇人产后下痢。用蜡二棋子大，阿胶二钱，当归二钱半，黄连三钱，黄柏一钱，陈廪米半升，水三升，煮米至一升，去米入药，煎至一钟，温服神效。（《千金方》）

急心疼痛：用黄蜡灯上烧化，丸芡子大，百草霜为衣。井水下三丸。

肺虚咳嗽：立效丸，治肺虚膈热，咳嗽气急烦满，咽干燥渴，欲饮冷水，体倦肌瘦，发热减食，喉音嘶不出。黄蜡（熔滤令净，浆水煮过）八两，再化作一百二十丸，以蛤粉四两为衣养药。每服一丸，胡桃半个，细嚼温水下，即卧，闭口不语，日二。（《普济方》）

破伤风湿：如疟者。以黄蜡一块，热酒化开服，立效。与玉真三对用尤妙。《瑞竹

堂方》

蛇毒螫伤：以竹筒合疮上，熔蜡灌之，效。（《徐王方》）

汤火伤疮：赤疼痛，毒腐成脓。用此拔热毒，止疼痛，敛疮口。用麻油四两，当归一两，煎焦去滓。入黄蜡一两，搅化放冷，摊帛贴之，神效。（《医林集要》）

臁胫烂疮：用桃、柳、槐、椿、楝五枝，同荆芥煎汤，洗拭净。以生黄蜡摊油纸上，随疮大小贴十层，以帛拴定。三日一洗，除去一层不用，一月痊愈。（《医林集要》）

呃逆不止：黄蜡烧烟熏，二三次即止。（《医方摘要》）

霍乱吐利：蜡一弹丸，热酒一升化服，即止。（《肘后方》）

诸般疮毒：疮、金疮、汤火等疮。用黄蜡一两，香油二两，黄丹半两，同化开，顿冷，瓶收。摊贴。《王仲勉经验方》。

# 牡　蛎

味咸，平，微寒，无毒。主伤寒寒热，温疟洒洒，惊恚怒气，除拘缓鼠瘘，女子带下赤白。除留热在关节，营卫虚热去来不定烦满，止汗，心痛气结，止渴，除老血，涩大小肠，止大小便，疗泄精，喉痹咳嗽，心胁下痞热。久服强骨节，杀邪鬼延年。一名蛎蛤。一名牡蛤。生东海池泽，采无时。

贝母为之使，得甘草、牛膝、远志、蛇床良，恶麻黄、吴茱萸、辛夷。

陶隐居云：是百岁雕所化，以十一月采为好，去肉二百日成。今出东海、永嘉、晋安皆好。道家方以左顾，者是雄，故名牡蛎，右顾则牝蛎尔。生著石，皆以口在上，举以腹向南视之，口邪向东则是。或云以尖头为左顾者，未详孰是，例以大者为好。又出广州南海亦如此，但多右顾，不用尔。丹方以泥釜皆除其甲口，止取朏朏[①]如粉处尔。俗用亦如之，彼海人皆以泥煮盐釜，耐水火而不破漏。

泉州牡蛎

今按：陈藏器《本草》云：牡蛎捣为粉，粉身主大人小儿盗汗，和麻黄根、蛇床子、干姜为粉去阴汗。肉煮食主虚损，妇人血气，调中解丹毒。肉于姜、醋中生食之，主丹毒，酒后烦热止渴。天生万物皆有牝牡，惟蛎是咸水结成块然不动，阴阳之道，何从而生。《经》言牡者应是雄者。

臣禹锡等谨按《蜀本》云：又有蝫[②]蛎，形短不入药用。《图经》云：海中蚌属，以牡者良。今莱州昌阳县海中多有，二月、三月采之。

《药性论》云：牡蛎，君。主治女子崩中，止盗汗，除风热止痛，治温疟。又和杜仲服止盗汗，除风热止痛，治温疟。又和杜仲服止盗汗，末蜜丸服三十丸，令人面光白，永不值时气。主鬼交精出，病人虚而多热，加用之并地黄小草。

孟诜云：牡蛎火上炙令沸，去壳食之甚美，令人细肌肤，美颜色。又药家比来取左顾者，若食之即不拣左右也，可长服之，海族之中，惟此物最贵。北人不识，不能表其味尔。

段成式《酉阳杂俎》云：牡蛎言牡，非谓雄也。

《图经》曰：牡蛎，生东海池泽。今海傍皆有之，而南海、闽中及通、泰间尤多。此物附石而生，魂礧相连如房，故名蛎房，一名蠔山，晋安人呼为蠔莆。初生海边才如拳石四面渐长有一二丈者，崭岩如山，每一房内有蠔肉一块，肉之大小随房所生，大房如马蹄，小者如人指面，每潮来则诸房皆开，有小虫入则合之以充腹，海人取之皆凿房以烈火逼开之，挑取其肉。而其壳左顾者雄，右顾者则牝蛎耳。或曰以尖头为左顾，大抵以大者为贵，十一月采左顾者入药。南人以其肉当食品，其味尤美好，更有益兼令人细肌肤，美颜色，海族之最可贵者也。

《海药》云：按：《广州记》云：出南海水中，主男子遗精，虚劳乏损，补肾正气，止盗汗去烦热，治伤热疾，能补养安神，治孩子惊痫，久服身轻，用之炙令微黄色，熟后研令极细，入丸散中用。

《雷公》云：有石牡蛎、石鱼蛎、真海牡蛎。石牡蛎者，头边背大小甲沙石，真似牡蛎，只是圆如龟壳。海牡蛎使得只是丈夫不得服，令人无髭。真牡蛎火煅白，炮，并用醋试之，随手走起可认真。是万年珀，号曰蠪，用之妙。凡修事先用二十个，东流水，盐一两煮一伏时后入火中烧令通赤，然后入钵中研如粉用也。

《肘后方》：大病差后，小劳便鼻衄①；牡蛎十分，石膏五分，捣末，酒服方寸匕，日三四。亦可蜜丸如梧子大服之。

《经验方》：治一切渴：大牡蛎不计多少，于腊日、端午日，黄泥裹，煅通赤，放冷取出，为末用活鲫鱼煎汤调下一钱匕，小儿服半钱匕，只两服差。

又方：治一切丈夫妇人瘰疬②病：《经效》牡蛎用炭一秤，煅通赤，取出于湿地上用纸衬出火毒一宿，取四两，玄参三两，都捣罗为末，以面糊丸如梧桐子，早晚食后临卧各三十丸，酒服，药将服尽，疬子亦除根本。

又方：除盗汗及阴汗：牡蛎为末，有汗处粉之。

《胜金方》：治甲疽弩肉裹甲，脓血疼痛不差；牡蛎头厚处，生研为末，每服二钱，研澱③花酒调下。如痛盛已溃者，以末敷之，仍更服药，并一日三服。

《初虞世》：治瘰发颈项，破未破甚效如神；牡蛎四两，甘草二两为末，每服一大钱，食后蜡茶同点，日二。

又方：治水偏大，上下不定，疼痛；牡蛎不限多少，盐泥固济，炭三斤，煅令火尽，冷取二两，干姜一两，炮，又为细末，用冷水调，稀稠得所，涂病处，小便大利即愈。

《集验方》：治痈，一切肿未成脓拔毒：牡蛎白者为细末，水调涂，干更涂。

《伤寒类要》：疗髓疽，日延深，嗜卧；牡蛎泽泻主之。

《衍义》曰：牡蛎须烧为粉用，兼以麻黄根等分同捣研为极细末，粉盗汗及阴汗《本方》使生者，则自从《本方》。左顾《经》中本不言，止从陶隐居说，其《酉阳杂俎》已言牡蛎，言牡非为雄也。且如牡丹，岂可更有牝丹也。今则合于地，人面向午位，以牡蛎顶向子视之，口口在左者为左顾。此物本无目，如此焉得更有顾盼也。

现注：

①衄：(fěi 匪)，如新月生明。

②蠮：下原有音樗二字注音。未查到此字，按原注音樗音（chū 出）。

③澱：原刻澱字左偏旁不清楚。似亻或氵，但亻殿组合无此字。

按：牡蛎为牡蛎科之牡蛎。功能止寒热，镇惊止汗，散结止渴。《本经》指出治鼠瘘，《别录》指出止汗。故临床以牡蛎治瘰疬结核，甲状腺肿，自汗盗汗，脱钙以及其他结肿硬痛之病。入软坚药中。

释名：古贲 《异物志》时珍曰：蛤蚌之属，皆有胎生、卵生。独此化生，纯雄无雌，故得牡名。曰蛎曰蠔，言其粗大也。时珍曰：南海人以其蛎房砌墙，烧灰粉壁，食其肉谓之蛎黄。时珍曰：按：温隐居云：牡蛎将童尿浸四十九日（五日一换），取出，以硫黄末和米醋涂上，黄泥固济，过用。

去胁下坚满，瘰疬，一切疮肿（好古）。化痰软坚，清热除湿，止心脾气痛，痢下赤白浊，小疝瘕积块，瘿疾结核。（时珍）

好古曰：牡蛎入足少阴，为软坚之剂。以柴胡引之，能去胁下硬。以茶引之，能消项上结核。以大黄引之，能消股间肿。以地黄为使，能益精收涩，止小便，本肾经血分之药也。成无己曰：牡蛎之咸，以消胸膈之满，以泄水气，使痞者消，硬者软也。元素曰：壮水之主，以制阳光，则渴饮不思。故蛤蚌之类，能止渴也。

附方：新十四。

心脾气痛：气实有痰者。牡蛎粉，酒服二钱。（《丹溪心法》）

疟疾寒热：牡蛎粉、杜仲等分为末，蜜丸梧子大。每服五十丸，温水下。（《普济方》）

气虚盗汗：上方为末。每酒服方寸匕。（《千金方》）

虚劳盗汗：牡蛎粉、麻黄根、黄等分。为末。每服二钱，水一盏，煎七分，温服，日一。（《本事方》）

产后盗汗：牡蛎粉、麦肤炒黄，等分。每服一钱，用猪肉汁调下。《经验》

百合变渴：伤寒传成百合病，如寒无寒，如热无热，欲卧不卧，欲行不行，欲食不食，口苦，小便赤色，得药则吐利，变成渴疾，久不瘥者。用牡蛎（熬）二两，栝蒌根二两，为细末。每服方寸匕，用米饮调下，日三服取效。（张仲景《金匮玉函方》）

小便淋闷：服血药不效者。用牡蛎粉、黄柏（炒）等分为末。每服一钱，小茴香汤下，取效。（《医学集成》）

小便数多：牡蛎五两。烧灰，小便三升，煎二升，分三服。神效。（《乾坤生意》）

梦遗便溏：牡蛎粉，醋糊丸梧子大。每服三十丸，米饮下，日二服。（丹溪方）

月水不止：牡蛎研，米醋搜成团，再研末。以米醋调艾叶末熬膏，丸梧子大。每醋艾汤下四五十丸。（《普济方》）

金疮出血：牡蛎粉敷之。（《肘后》）

破伤湿气，口噤强直：用牡蛎粉，酒服二钱，仍外敷之，取效。（《三因方》）

发背初起：古贲粉灰，以鸡子白和，涂四围，频上取效。（《千金方》）

面色黧黑：牡蛎粉研末，蜜丸梧子大。每服三十丸，白汤下，日一服。并炙其肉食之。《普济方》


# 龟　甲

味咸，甘，平，有毒。主漏下赤白，破癥瘕痎①疟，五痔阴蚀，湿痹四肢重弱，小儿囟②不合。头疮，难燥，女子阴疮及惊恚气，心腹痛不可久立，骨中寒热，伤寒劳复，或肌体寒热欲死，以作汤良。久服轻身不饥。益气资智，亦使人能食。一名神屋。生南海池泽及湖水中。采无时，勿令中湿，中湿即有毒。恶沙参、蜚蠊。

陶隐居云：此用水中神龟，长一尺二寸者为善厌③。可以供卜，壳可以充药，亦入仙方。用之当炙，生龟溺，甚疗久嗽，亦断疟。肉作羹臛大补而多神灵，不可轻杀。书家载之甚多，此不具说也。

《唐本》注云：龟取以酿酒。主大风缓急，四肢拘挛，或久瘫缓不收摄，皆差。

臣禹锡等谨按《蜀本》注《图经》云：江河湖水龟也，湖州、江州、交州者，皆骨白而厚，色分明，并堪卜，其入药者，得便堪用。今所在皆有，肉亦堪酿酒也。

萧炳云：壳主风脚弱；炙之末酒服。

《药性论》云：龟甲畏狗胆，无毒。烧灰治小儿头疮不燥，骨带入山令人不迷。血治脱肛，灰亦治脱肛。

《日华子》云：卜龟小者，腹下可卜，钻④遍者名败龟，治血麻痹，入药酥炙用，又名败将。

《图经》：文具秦龟条下。

《食疗》云：温，味酸。主除温瘴气，风痹身肿，蹉折。又骨带入山林中，令人不迷路。其食之法，一如鳖法也。其中黑色者常啖蛇，不中食之，其壳亦不堪用。其甲能主女人漏下赤白，崩中，小儿囟不合，破癥瘕，痎疟，疗五痔阴蚀，湿瘅，女子阴隐疮，及骨节中寒热。煮汁浴渍之良。又已前都用水中龟，不用啖蛇龟，五月五日取头，干末服之，亦令人长远，入山不迷。又方卜师处钻了者涂酥炙，细罗，酒下二钱，疗风疾。

《肘后方》：治卒得咳嗽：生龟三枚，治如食法，去肠，以水五升，煮取三升以渍曲酿米四升如常法，熟饮二升令尽，此则永断。

《经验方》：治产后产前痢：败龟一枚，用米醋炙捣为末，米饮调下。

孙真人云：治小儿龟背：以龟尿摩胸背上差。《孙真人食忌》十二月勿食龟肉，损命。不可辄⑤食，杀人。

《子母秘录》：令子易产，烧龟甲末酒服方寸匕。《抱朴子》云：千岁灵龟，五色具焉，其雄额上两骨起似角。以羊血浴之乃剔取其甲，炙捣服方寸匕，日三尽一具。

《衍义》：文具秦龟条下。

现注：

①痎：下原有音皆二字注音。现音（jiē皆）。

②囟：下原有音信二字注音。

③厌：通餍（yàn燕），美好。

④钻：《辞海》云：钻龟甲使薄，然后燃荆焞（音jūn或tūn）以灼所钻处，使兆坼（chè）见于表面，凭之以定吉凶。《史记·龟策传》云：卜先以造灼钻。

⑤辄：擅自。

按：龟甲为龟科乌龟甲壳，今称龟板。功能止漏破癥，除痹资智养阴。临床以龟板治慢性肝肾病，癥瘕痞块，阴虚眩晕虚热等，入养阴软坚药中。

释名：玄衣督邮。

时珍曰：按：许慎《说文》云：龟头与蛇头同。故字上从它，其下象甲、足、尾之形。

它即古蛇字也。又《尔雅》龟有十种，郭璞随文傅会，殊欠分明。盖山、泽、水乃因常龟所生之地而名也。其大至一尺以上者，在水曰宝龟，亦曰蔡龟。在山曰灵龟，皆国之守宝而未能变化者也。年至百千，则具五色，而或大或小，变化无常。在水，曰神龟。在山，曰筮龟，皆龟之圣者也。火龟则生炎地，如火鼠也。摄龟则呷蛇龟也。文龟则瑁也。后世不分山、泽、水、火之异，通以小者为神龟，年甲止言水中者，而诸注始用神龟。然神龟难得，今人惟取水诸龟可该矣。时珍曰：甲虫三百六十，而神龟为之长。龟形象离，其神在坎。上隆而文以法天，下平而理以法地。背阴向阳，蛇头龙颈。外骨内肉，肠属于首，能运任脉。广肩大腰，卵生思抱，其息以耳。雌雄尾交，亦与蛇匹。或云大腰无雄者，谬也。今人视其底甲，以辨雌雄。龟以春夏出蛰脱甲，秋冬藏穴导引，故灵而多寿。《南越志》云：神龟，大如拳而色如金，上甲两边如锯齿，爪至利，能缘树食蝉。《抱朴子》云：千岁灵龟，五色具焉，如玉如石。变化莫测，或大或小。或游于莲叶之上，或伏于丛蓍之下。张世南《质龟论》云：龟老则神，年至八百，反大如钱。夏则游于香荷，冬则藏于藕节。其息有黑气如煤烟，在荷心，状甚分明。人见此气，勿辄惊动，但潜含油管之，即不能遁形矣。或云：龟闻铁声则伏，被蚊嘬则死。香油抹眼，则入水不沉。老桑煮之则易烂。皆制伏之妙也。

**龟甲：** 时珍曰：并隐名也。时珍曰：古者取龟用秋，攻龟用春。今之采龟者，聚至百十，生锯取甲，而食其肉。彼有龟王、龟相、龟将等名，皆视其腹背左右之纹以别之。龟之直中纹，名曰千里。其首之横纹第一级左右有斜理皆接乎千里者，即龟王也。他龟即无此矣。言占事帝王用王，文用相，武用将，各依等级。其说与《逸礼》所载天子一尺二寸、诸侯八寸、大夫六寸、士庶四寸之说相合，亦甚有理。若天神龟、宝龟，世所难得，则入药亦当依此用之可也。《日华》用卜龟小甲，盖取便耳。又按：《经》云：龟甲勿令中湿。一名则古者上下甲皆用之。至《日华》始用龟版，而后人遂主之矣。吴球曰：先贤用败龟版补阴，借其气也。今人用钻过及煮过者，性气不存矣。惟灵山诸谷，因风坠自败者最佳，田池自败者次之，人打坏者又次之。时珍曰：按：陶氏用生龟炙取，《日华》用灼多者，皆以其有生性神灵也。曰败者，谓钻灼陈久如败也。吴氏不达此理，而反用自死枯败之版，复谓灼者失性，谬矣。纵有风坠自死者，亦山龟耳。浅学立异误世，鄙人据以为谈，故正之。时珍曰：按：《经》云：中湿者有毒，则不中湿者无毒矣。

下甲补阴，主阴血不足，去瘀血，止血痢，续筋骨，治劳倦，四肢无力（震亨）。治腰脚痠痛，补心肾，益大肠，止久痢久泄，主难产，消痈肿。烧灰，敷臁疮（时珍）。

震亨曰：败龟版属金、水，大有补阴之功，而《本草》不言，惜哉。盖龟乃阴中至阴之物，禀北方之气而生，故能补阴、治血、治劳也。时珍曰：龟、鹿皆灵而有寿。龟首常藏向腹，能通任脉。故取其甲以补心、补肾、补血，皆以养阴也。鹿鼻常反向尾，能通督脉，故取其角以补命、补精、补气，皆以养阳也。乃物理之玄微，神工之能事。观龟甲所主诸病，皆属阴虚血弱，自可心解矣。又见鳖甲。

附方：新十二。

补阴丸：丹溪方：用龟下甲（酒炙）、熟地黄（九蒸九晒）各六两，黄柏（盐水浸炒）、知母（酒炒）各四两，石器为末，以猪脊髓和，丸梧子大。每服百丸，空心温酒下。一方：去地黄，加五味子（炒）一两。疟疾不止：龟版烧存性，研末。酒服方寸匕。（《海上名方》）

抑结不散：用龟下甲（酒炙）五两，侧柏叶（炒）一两半，香附（童便浸，炒）三

两，为末，酒糊丸梧子大。每空心温酒服一百丸。

肿毒初起：败龟版一枚，烧研，酒服四钱。（《小山》）

妇人乳毒：同上方。

小儿头疮：龟甲烧灰敷之。（《圣惠方》）

月蚀耳疮：同上。

口吻生疮：同上。

臁疮朽臭：生龟一枚取壳，醋炙黄，更存性，出火气，入轻粉、麝香。葱汤洗净，搽敷之。（《急救方》）

人咬伤疮：龟版骨、鳖肚骨各一片，烧研，油调搽之。（叶氏《摘玄》）

猪咬成疮：龟版烧研，香油调搽之。（叶氏《摘玄》）

肉：思邈曰：六甲日、十二月俱不可食，损人神气。不可合猪肉、菰米、瓜、苋食，害人。

治筋骨疼痛及一十二年寒嗽，止泻血、血痢。（时珍）时珍曰：按：《周处风土记》云：江南五月五日煮肥龟，入盐、豉、蒜、蓼食之，名曰龟。取阴内阳外之义也。

附方：新六。

热气湿痹：腹内激热。用龟肉同五味煮食之。微泄为效。（《普济方》）

筋骨疼痛：用乌龟一个，分作四脚。每用一脚，入天花粉、枸杞子各一钱二分，雄黄五分，麝香五分，槐花三钱，水一碗煎服。（《纂要奇方》）

痢及泻血：乌龟肉，以砂糖水拌。椒和，炙煮食之。多度即劳瘵失血：田龟煮取肉，和葱、椒、酱、油煮食。补阴降火，治虚劳失血咯血，咳嗽寒，累用经验。

年久痔漏：田龟二三个，煮取肉，入茴香、葱、酱，常常食，累验。此疾大忌糟、醋等热物。（《便民食疗》）

血：治打扑伤损，和酒饮之，仍捣生龟肉涂之（时珍）。

胆汁：痘后目肿，经月不开，取点之，良（时珍）。

溺：时珍曰：今人惟以猪鬃或松叶针其鼻，即尿出。似更简捷也。

点舌下，治大人中风舌暗，小儿惊风不语。摩胸、治龟胸、龟背（时珍）。时珍曰：龟尿走窍透骨，故能治暗、聋及龟背，染髭发也。按：《峋嵝神书》言：龟尿磨瓷器。

附方：新二。

中风不语：乌龟尿点少许于舌下，神妙。（《寿域》）

须发早白：以龟尿调水蛭细末，日日捻之，自黑。末忌粗。（谈野翁方）

## 秦　龟

味苦，无毒。主除湿痹气身重，四肢关节不可动摇。生山之阴土中，二月、八月取。陶隐居云：此即山中龟，不入水者，形大小无定，方药不甚用。龟类虽多，入药正有两种尔。又有𪓟①龟，小狭长尾，乃言疗蛇毒，以其食蛇故也。用以卜，则吉凶正反。带秦龟前臑②骨令人入山不迷。广州有蟕蠵③，其血甚疗俚人毒箭伤。《唐本》注云：𪓟④龟腹折，见蛇则呷而食之，荆楚之间谓之呷蛇龟也。秦龟即是蟕蠵，是更无别也。

今按：陈藏器《本草》云：龟溺主耳聋，滴耳中差。

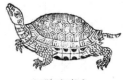

臣禹锡等谨按《蜀本》《图经》云：今江南、岭南并有，冬月藏土中，春夏秋即游溪谷。今据《尔雅》：摄龟即小龟也，腹下曲折，能自开闭，好食蛇，江东呼为陵龟，即夹蛇龟也。又灵龟出涪陵郡，大甲可以卜，似瑇瑁，即蟕蠵龟也。一名灵蠵，能鸣。今苏言秦龟即蟕蠵，非为通论，且陶注：蟕蠵但疗箭毒，则与《本经》主治不同。又陶注秦龟即山中龟，不入水者，而云秦龟应以地名为别故也。

江陵府秦龟

陈藏器云：苏云：秦龟即是蟕蠵。按：蟕蠵生海水中，生山阴者非蟕蠵矣。今秦龟是山中大龟，如碑下者，食草根、竹笋，深山谷有之。卜人取以占山泽，《汉书》十朋有山龟即是此也。揭取甲亦如蟕蠵，堪饰器物。

陈士良云：鸯龟腹下横折，秦人呼蟕蠵，山龟是也。肉寒有毒，主筋脉，凡仆损便取血作酒食肉，生研厚涂立效。

《日华子》云：蟕蠵，平，微毒。治中刀箭闷绝，刺血饮便差。皮甲名鼈[⑤]皮，治血疾，若无生血，煎汁代之亦可。宝装饰物。

又云：夹蛇龟，小黑，中心折者无用，不可食肉，可生捣罯敷蛇毒。

《图经》曰：秦龟，山中龟，不入水者是也。生山之阴土中。或云秦以地称，云生山之阴者，是秦地山阴也，今处处有之。龟甲水中神龟也，生南海池泽及湖水中，今江湖间并皆有之。山中龟，其形大小无定，大者有如碑跌，食草根、竹萌，冬月藏土中，至春而出，游山谷中。今市肆间人或畜养为玩，至冬而埋土穴中，然药中稀用。卜人亦取以占山泽，揭取其甲亦堪饰器物。《尔雅》所谓山龟者，岂是此欤？水中龟其骨白而厚，色至分明，所以供卜人及入药用，以长一尺二寸为善。《尔雅》亦有水龟。又有一种鸯龟，小狭长尾，腹下有横折，见蛇则呷而食之，江东人谓之陵龟，即《尔雅》所谓小龟也。亦入药用，能疗蛇毒。又一种蟕蠵[⑥]，大，甲可以卜，即《尔雅》所谓灵龟也。陶苏以此为秦龟。按《岭表录异》云：蟕蠵俗谓之兹夷，盖山龟之大者，人立背上可负而行，湖循间甚多。乡人取壳以生得全者为贵，初用木楔其肉，龟被楚毒[⑦]，鸣吼如牛，声动山谷。工人以其甲通明黄色者，煮，拍陷玳瑁为器，今所谓龟筒者是也。据此乃别是一种山龟，未必是此秦龟也。其入药亦以生脱者为上。凡龟之类甚多，而时人罕复遍识。盖近世货币所不用，而知卜术者亦稀，惟医方时用龟甲，故尔弗贵矣。方书中又多用败龟，取钻灼之多者，一名漏天机。一说入药须用神神龟龟底壳当心前有一处四方透明如琥珀色者是矣。其头方，壳圆脚短者为阳龟；形长头尖，脚长者阴龟。阴人用阳，阳人用阴，今医家亦不复如此分别也。又药中用龟尿，最难得。孙光宪《北梦琐言》载其说云：道士陈钊言龟之性妒，而与蛇交，或雌蛇至有相趁[⑧]斗噬力小者或至毙。采时取雄龟于瓷碗中或小盘中置之，于后以鉴照龟，既见鉴中影，往往淫发而失尿，急以物收取。又以纸炷火上燖热，以点其尻亦致失尿，然不及鉴照之验也。

陈藏器云：蟕蠵，秦龟注陶云：广州有蟕蠵，其血主俚人毒箭。按：蟕蠵，人被毒箭伤，烦闷欲死者，剖取血，敷伤处，此是焦铜及螯[⑨]汁毒，南人多养用之，似龟，生海边，有甲文堪为物饰。

《海药》云：谨按《正经》云：生在广州山谷，其壳味带苦，治妇人赤白漏下，破积癥，顽风冷痹，关节气壅。或经卜者更妙。凡甲炙令黄，然后入药中。

《抱朴子》：蠼[⑩]龟啖蛇，南人皆带蠼龟之尾以辟蛇。蛇中人，刮此物以敷之，其疮亦使愈。

《衍义》曰：秦龟，即生于秦者，秦地山中多老龟，极大而寿。龟甲即非只秦地有，四方皆有之，但取秦地所出大者为胜。今河北独流钓台甚多。取龟筒治疗亦入众药，只此二种，各逐本条。以其灵于物，方家故用以补心，然甚有验。

现注：

①鸯：原刻如此，应为鸯。

②臑：下原有乃到切三字注音。

③蠵：（zuǐ 嘴），蠵：（xī 希）。蠵下原有子夷切三字注音，蠵下原有以规切三字注音。

④鸯：（yāng 央）。

⑤鼊：（bì 必）。

⑥蠵：下原有子夷切三字注音，蠵：下原有以规切三字注音。蠵蠵即蟗蛦字海云其甲文纹与人掌纹相似。

⑦楚毒：痛苦，本指焚炙，泛指苦刑。

⑧趁：追逐。

⑨螯：（áo 熬），蟹等变形步足如钳，又指蟹。

⑩蝧：（yīng 婴），又名摄龟，食蛇。

按：秦龟，陶氏云：即山中龟，《唐本》云：即蠵蠵，《衍义》曰：即生于秦者。功能利关节，除痹痛，养阴通窍。

时珍曰：山中常龟，鹿喜食之，其大而可卜者曰灵龟，年至百岁能变化者，曰筮龟。或伏于蓍草之下，或游于卷耳、芩叶之上。抱朴子所谓山中巳日称时君者为龟。即此也。其蠵蠵或以为山龟，或云生海水中，其说不定。按《山海经》蠵龟生深泽中。应劭注《汉书》云：灵蠵，大龟也。雌曰蠵蠵，雄曰玳瑁。观此则秦龟是山龟，蠵蠵是泽龟，与《尔雅》山龟、泽龟、水龟相合。盖一种二类，故其占卜、入药、饰器，功用尤同。

附方：新一。

鼠瘘：刘涓子用山龟壳（炙）、狸骨（炙）、甘草（炙）、雄黄、桂心、干姜等分为末，饮服方寸匕，日三。仍以艾灸疮上，用蜜和少许，入疮中，良。

时珍曰：蠵蠵，鸣声如兹夷，故名。蝇鼊者，南人呼龟皮之音也。赑屃者，有力貌，今碑跌象之。或云大者为蠵蠵、赑屃，小者为蝇鼊。甚通。时珍曰：蠵蠵诸说不一。按：《山海经》云：蠵龟生深泽中。注云：大龟也，甲有文采，似玳瑁而薄。应劭注《汉书》云：灵蠵，大龟也。雄曰玳瑁，雌曰蠵蠵。据此二说，皆出古典。质以众论，则蠵蠵即蝇之大者，当以藏器。日华为准也。生于海边，山居水食，玳瑁之属。玳瑁之属。非若山龟不能入水也。故功用专于解毒，于玳瑁相同，自可意会。刘欣期《交州记》云：蚼鼊似玳瑁，大如笠，四足缦胡无指爪，其甲有黑朱文采，斑似锦文。但薄而色浅，不任作器，惟堪贴饰。今人谓之鼊皮。《临海水土记》云：其形如龟鳖身。其甲黄点有光。广七八寸，长二三尺。彼人以乱玳瑁。肉味如鼋可食。卵大如鸭卵，正圆，生食美于鸟卵。《酉阳杂俎》云：系臂状如龟，生南海。捕者必先祭后取之。肉：甘，平，无毒。主去风热，利肠胃（时珍）。龟筒：释名：鼊皮。解药毒、蛊毒（时珍）。

附录：鼊鼊（音迷麻）、鼌（音朝）。时珍曰：按《临海水土记》云：鼊鼊，状似蝇鼍，而甲薄，形大如龟，味极美，一枚有膏三斛。又有鼊，亦如蝇鼍，腹如羊胃可啖。并生海边沙中。

# 真　珠

寒，无毒。主手足皮肤逆胪，镇心。绵裹塞耳主聋，敷面令人润泽好颜色。粉点目中，主肤翳障膜。今附①

臣禹锡等谨按《药性论》云：珍珠，君。治眼中翳障白膜七宝散用磨翳障亦能坠痰。

《日华子》云：珍珠子，安心明目，驻颜色也。

《图经》曰：珍珠，《本经》不载所出州土，今出廉州，北海亦有之。生于珠牡，（俗谓之珠母②）。珠牡，蚌类也。按《岭表录异》，廉州边海中有洲岛，岛上有大池，谓之珠泡。每岁刺史亲监珠户入池采老蚌，割取珠以充贡。池虽在海上，而人疑其底与海通，池水乃淡，此不可测也。土人采小蚌肉作脯食之，往往得细珠如米者，乃知此池之蚌随大小皆有珠矣。

廉州真珠牡

而今取珠牡云得之海傍，不必是珠池中也。其北海珠蚌种类小别，人取其肉或有得珠者，但不常有，其珠亦不甚光莹，药中不堪用。又蚌属中有一种似江珧③者，其腹亦有珠，皆不及南海者，奇而且多。入药须用新完未经钻缀者为佳。

《海药》云：谨按《正经》云：生南海，石决明产出也。主明目除面䵟止泄，合知母疗烦热消渴，以左缠根治儿子麸豆疮入眼。蜀中西路女瓜亦出珍珠，是蚌蛤产，光白甚好，不及舶上彩耀。欲穿须得金刚钻也。为药须久研如粉面，方堪服饵。研之不细，伤人腑腑。

《雷公》云：须取新净者，以绢袋盛之，然后用地榆、五花皮、五方草三味各四两，细剉了。又以牡蛎约重四五斤已来，先置于平底铛中，以物四向揭④令稳，然后著珍珠于上了，方下剉了三件药笼上。以浆水煮三日夜，勿令火歇，日满出之，用甘草汤淘之令净后于臼中捣令细，以绢罗重重筛过，却更研二万下了。用凡使，要不伤破及钻透者方可用也。

《外台秘要》：疗子死腹中方：珍珠二两为末，酒调服尽立出。

《千金方》：治儿胞衣不出：苦酒服珍珠末一两。又方：难产：取珍珠末一两和酒服之立出。

《肘后方》：卒忤停尸不能言：珍珠末，以鸡冠血和丸小豆大，以三四粒内口中。

又方：主镇安魂魄珠蜜方：炼珍珠如大豆，以蜜一蚬壳和，一服与一豆许，日三，大宜小儿矣。《抱朴子》珍珠径寸已上可服，服之可以长久酪浆渍之，皆化如水银，亦可浮石水、蜂窠、鲨、化包彤、蛇黄合之可以引长三四尺，丸服之绝谷得长生。

《衍义》曰：珍珠，小儿惊热药中多用，河北塘泺中亦有围及寸者，色多微红。珠母与廉州珠母不相类，但清水急流处其色光白，水浊及不流处其色暗。余如《经》。

现注：

①本原为墨字，为《开宝》文。

②俗谓之珠母五字为原有小字注释。

③珧：（yáo 姚），贝类。

④搘：同支。

按：珍珠，为珍珠贝科多种蚌珠及珠母。功能镇心聪耳，明目退翳，润颜面。临床珍珠皆用珍珠粉入丸散中以治心悸惊痫，高烧等。珍珠母治肝阳头晕，眼目诸疾，高血压等。近称有抗癌作用。

释名：珍珠（《开宝》）、蚌珠（《南方志》）时珍曰：按：《廉州志》云：合浦县海中有梅、青、婴三池。蜑人每以长绳系腰，携篮入水，拾蚌入篮即振绳，令舟人急取之。若有一线之血浮水，则葬鱼腹矣。又熊太古《冀越集》云：禹贡言"淮夷蠙珠，后世乃出岭南。今南珠色红，西洋珠色白，北海珠色微青，各随方色也。予尝见蜑人入海，取得珠子树数担。其树状如柳枝，蚌生于树，不可上下。树生于石，蜑人凿石得树以求蚌，甚可异也"。又《南越志》云：珠有九品：以五分至一寸八九分者为大品，有光彩。一边小平似覆釜者，名珰珠。次则走珠、滑珠等品也。《格古论》云：南番珠色白圆马价珠为上，色青如翠，其老色、夹石粉青、有油烟者下也。凡蚌闻雷则瘦瘦。其孕珠如怀孕，故谓之珠胎。中秋无月，则蚌无胎。《左思赋》云：蚌蛤珠胎，与月亏全，是矣。陆佃云：蚌蛤无阴阳牝牡，须雀蛤化成，故能生珠，专一于阴精也。龙珠在颔，蛇珠在口，鱼珠在眼，鲛珠在皮，鳖珠在足，蚌珠在腹。皆不及蚌珠也。时珍曰：凡入药，不用首饰及见尸气者。以人乳浸三日，煮过如上捣研。一法，以绢袋盛，入豆腐腹中，煮一炷香，云不伤珠也。安魂魄，止遗精白浊，解痘疗毒，主难产，下死胎胞衣。（时珍）。时珍曰：珍珠入厥阴肝经，故能安魂定魄，明目治聋。

附方：新六。

灰尘迷目：用大珠拭之则明也。（《格古论》）

痣痘不发：珠子七枚为末，新汲水调服。（《儒门事亲》）

肝虚目暗：茫茫不见。珍珠末一两，白蜜二合，鲤鱼胆二枚，和合，铜器煎至一半，新绵滤过瓶盛。频点取瘥。（《圣惠方》）

青盲不见：方同上。小儿中风：手足拘急。珍珠末（水飞）一两，石膏末一钱。每服一钱，水七分，煎四分，温服，日三。（《圣惠方》）

目生顽翳：珍珠一两，地榆二两，水二大碗煮干，取珍珠以醋浸五日，热水淘去醋气，研细末用。每点少许，以愈为度。

# 玳瑁

寒，无毒。主解岭南百药毒，俚人刺其血饮以解诸药毒。大如帽，似龟，甲中有文。生岭南海畔山水间。今附。

臣禹锡等谨按陈士良云：玳瑁，身似龟，首觜如鹦鹉。肉平。主诸风毒行气血，去胸膈中风痰，镇心脾，逐邪热，利大小肠，通妇人经脉。甲壳亦似肉，同疗心风邪，解烦热。

《日华子》云：破癥结消痈毒，止惊痫等疾。

瑇瑁

《图经》曰：玳瑁，生岭南山水间，今亦出广南。盖龟类也，惟腹背甲皆有红点斑文，其大者有如盘。入药须生者乃灵，带之亦可以辟蛊毒。凡遇饮食有毒则必自摇动，死者则不能神矣。昔唐嗣薛王之镇南海，海人有献生玳瑁者，王令揭取上甲二小片，系于左臂，欲以辟毒。玳瑁甚被楚毒，复养于使宅后池，伺其揭处复生，还遣送旧处，并无伤矣。今人多用杂龟筒作器皿，皆杀取之，又经煮拍，生者殊不易得。顷有自岭表罢官得生玳瑁畜养且久，携以北归，北人多有识者。又有一种蝇鼊②，亦玳瑁之类也，其形如笠，四足缦胡③无指，其甲有黑珠文彩亦好，但薄而色浅，不任作器，惟堪贴饰耳。今人谓之鼊皮，不入药用。

陈藏器云：大如扇，似龟有文，余并同。

《杨氏产乳》：疗中蛊毒：生玳瑁，以水磨如浓饮，服一盏即解。

《衍义》曰：玳瑁，治心经风热，生者入药，盖性味全也。既入汤火中即不堪用，为器物者是，与生熟犀其义同。

现注：

①本条原为墨字，为《开宝》文。

②蝇：(qú 渠)，鼊：(bì 必)，龟类。

③缦胡：武士缨带，左思有"缦胡之缨，三属之甲"句。

按：玳瑁为海龟科玳瑁的甲片。功能解毒清热，镇心逐痰，熄风定惊。临床以玳瑁治高烧神昏，惊风搐逆等症。也可用于脑病之颤抖痉挛等，入丸散，亦可入煎剂。

时珍曰：其功解毒，毒物之所媚嫉者，故名。时珍曰：按范成大《虞衡志》云：玳瑁生海洋深处。状如龟鼋，而壳稍长，背有甲十三片，黑白斑文，相错而成。其裙边有花，缺如锯齿。无足而有四鬣，前长后短，皆有鳞，斑文如甲。海人养以盐水，饲以小鱼。又顾岕《海槎余录》云：大者难得，小者时时有之。但老者甲浓而色明，小者甲薄而色暗。世言鞭血成斑，谬矣。取时必倒悬其身，用滚醋泼之，则甲逐片应手落下。《南方异物志》云：大者如蘧篨，背上有鳞大如扇，取下乃见其文。煮柔作器，治以鲛鱼皮，莹以枯木叶，即光辉矣。陆佃云：玳瑁不再交，望卵影抱，谓之护卵。

解痘毒，镇心神，急惊客忤，伤寒热结狂言（时珍）。

时珍曰：玳瑁解毒清热之功，同于犀角。古方不用，至宋时至宝丹始用之也。又见鳖甲。

附方：新三。

预解痘毒：遇行时服此，未发内消，已发稀少。用生玳瑁、生犀角各磨汁一合，和温服半合，日三服，最良。（《灵苑方》）

痘疮黑陷：乃心热血凝也。用生玳瑁、生犀角同磨汁一合，入猪心血少许，紫草汤五匙，和匀，温服。（闻人规《痘疹论》）

迎风目泪：乃心肾虚热也。用生玳瑁、羚羊角各一两，石燕子一双，为末。每服一钱，薄荷汤下，日一服。（《鸿飞集》）

附录：撒八儿时珍曰：按：刘郁《西使记》云：出西海中。乃玳瑁遗精，蛟鱼吞食吐出，年深结成者，其价如金。伪作者，乃犀牛粪也。窃谓此物贵重如此，知果是玳瑁遗精否？亦无所询证。姑附于此，以俟博识。

## 桑 螵 蛸

味咸，甘，平，无毒。主伤中疝瘕，阴痿益精生子，女子血闭腰痛，通五淋，利小便水道。又疗男子虚损，五脏气微，梦寐失精，遗溺。久服益气养神。一名蚀肬①，生桑枝上。螳螂②子也。二月、三月，采蒸之。当火炙，不尔令人泄。得龙骨，疗泄精。畏旋覆花。

陶隐居云：俗呼螳螂为蚝③螂，逢树便产，以桑上者为好，是兼得桑皮之津气。市人恐非真，皆令合枝断取之尔，伪者亦以胶著桑枝之上也。

臣禹锡等谨按《蜀本》《图经》云：此物多在小桑树上，丛荆棘间，并螳螂卵也。三月、四月中一枝出小螳螂数百枚，以热浆水浸之一伏时，焙干于柳木灰中炮令黄色用之。

《药性论》云：桑螵蛸，臣，畏戴椹。主男子肾衰漏精，精自出，患虚冷者能止之，止小便利。火炮令热，空心食之。虚而小便利，加而用之。

蜀州桑螵蛸

《图经》云：桑螵蛸，螳螂④子也。《本经》不载所出州土，今在处有之。螳螂逢木便产，一枚出子百数，多在小木荆棘间。桑上者兼得桑皮之津气，故以为佳。而市之货者多非真，须连枝折之为验。然伪者亦能以胶著桑枝上，入药不宜也。三月、四月采，蒸过收之，亦火炙，不尔则令人泄。一法采得便以热浆水浸一伏时，焙干，更于柳木灰中炮令黄用之。《尔雅》云：莫貈⑤，螳螂蛑。郭璞云：螳螂有斧虫⑥，江东呼为石螂。又云：不过蟷蠰⑦。蟷蠰，螳螂别名也。其子蜱⑧蛸，一名蟖蟭⑨，蟷蠰卵也。《古今方》漏精及主风药中多用之。

《雷公》云：凡使勿用诸杂树上生者，螺螺不入药中用，凡采觅须桑树东畔枝上者，采得去核子，用沸浆水浸淘七遍，令水遍沸，于瓷锅中熬令干用勿乱，别修事却无效也。

《经验方》：治底耳方：用螵蛸一个，慢火炙及八分熟存性，细研入麝香一字为末，掺在耳内，每用半字如神效。如有脓，先用绵包子捻去，次后掺药末入在耳内。

《产书》：治妊娠小便数不尽：桑螵蛸十二枚，捣为散，分作两服，米饮下。《杨氏产乳》同。

又方：疗小便不通及胞转：桑螵蛸捣末，米饮服方寸匕，日三。

《衍义》曰：桑螵蛸，自采者真，市中所售者恐不得尽皆桑上者。《蜀本》《图经》浸炮之法，不若略蒸过为佳。邻家有一男子，小便日数十次如稠米泔色，亦白，心神恍惚，瘦瘁食减，以女劳得之。今服此桑螵蛸散未终一剂而愈。安神魂，定心志，治健忘，小便数，补心气；桑螵蛸、远志、菖蒲、龙骨、人参、茯苓、当归、龟甲醋炙，已上各一两为末，夜卧人参汤调下二钱。如无桑上者，即用余者，仍须以炙桑白皮佐之，量多少可也。盖桑白皮行水，意以接螵蛸就肾经。用桑螵蛸之意如此，然治男女虚损益精，阴痿，梦失精，遗溺，疝瘕，小便白浊，肾衰，不可阙也。

现注：

①胧：下原有音尤二字注音。同疣。

②螂：原刻如此，《字典》注为螂的异体字，现写作螳螂。

③蚝：下原有音石二字注音。(shí 时)。郭璞写作石螂。

④螳螂：原刻如此，现皆写作螳螂，螳为蝉的一种，又可为螳螂的简称。

⑤貈：下原有户各切三字注音。貈同貉。

⑥螳螂有斧虫：斧指螳臂。螳螂二字为原刻如此。

⑦蟷：下原有丁郎切三字注音，现音（dāng 当），蠰：下原有息详切三字注音。现

音蠰：（náng 囊）。

⑧蜱：下原有音裨二字注音，现音（pí 皮）。蛸：下原有音萧二字注音。

⑨螵：下原有普莫切三字注音，现音（bó 伯）。蟭：下原有音焦二字注音。现音（jiao 焦）

按：桑螵蛸为螳螂科螳螂的卵壳。功能除瘕强阴，益精赞育，通经通淋，缩尿。临床以桑螵蛸治遗尿症，乳糜尿，尿崩症，肾炎蛋白尿。贫血伤精等虚症。胃病等。入固涩药中。

释名：致神（吴普）、野狐鼻涕。时珍曰：螳螂，两臂如斧，当辙不避，故得当郎之名。俗呼为刀螂，兖人谓之拒斧，又呼不过也。代人谓之天马，因其首如骧马也。燕赵之间谓之蚀肬，肬即疣子，小肉赘也。今人病疣者，往往捕此食之，其来有自矣。其子房名螵蛸者，其状轻飘如绡也。村人每炙焦饲小儿，云止夜尿，则螵蟭、致神之名，盖取诸此。《酉阳杂俎》谓之野狐鼻涕，象形也。又扬雄《方言》云：螳螂或谓之髦，或谓之蚸蜉。齐兖以东谓之敷常。螵蛸亦名夷冒。

螳螂：主小儿急惊风搐搦，又出箭镞。生者能食疣目（时珍）时珍曰：螳螂，骧首奋臂，修颈大腹，二手四足，善缘而捷，以须代鼻，喜食人发，能翳叶捕蝉。或云术家取翳作法，可以隐形。深秋乳子作房，粘着枝上，即螵蛸也。房长寸许，大如拇指，其内重重有隔房。每房有子如蛆卵，至芒种节后一齐出。故《月令》有云，仲夏螳螂生也。时珍曰：螳螂，古方不见用者，惟《普济方》治惊风，吹鼻定搐法中用之亦蚕、蝎定搐之义。古方风药多用螵蛸，则螳螂治风，同一理也。又《医林集要》出箭镞亦用之。

附方：新二。

惊风定搐：中分散用螳螂一个，蜥蜴一条，赤足蜈蚣一条，各中分之，随左右研末。记定男用左，女用右。每以一字吹鼻内，搐之。吹左即左定，吹右即右定也。（《普济》）

箭镞入肉：不可拔者。用螳螂一个，巴豆半个，同研，敷伤处。微痒且忍，极痒乃撼拔之。以黄连、贯众汤洗拭，石灰敷之。

时珍曰：桑螵蛸，肝、肾、命门药也，古方盛用之。

附方：新七。

遗精白浊：盗汗虚劳。桑螵蛸（炙）、白龙骨等分，为细末，每服二钱，空心用盐汤送下。《外台》

小便不通：桑螵蛸（炙黄）三十枚，黄芩二两，水煎。分二服。（《圣惠》）

妇人遗尿：桑螵蛸酒炒为末，姜汤服二钱。（《千金翼》）

产后遗尿：或尿数。桑螵蛸（炙）半两，龙骨一两，为末。每米饮服二钱。《徐氏胎产方》

咽喉肿塞：桑上螳螂窠一两（烧灰），马屁勃半两，研匀，蜜丸梧子大。煎犀角汤，每服三五丸。（《总病论》）

咽喉骨鲠：桑螵蛸醋煎，呷之。（《经验良方》）

小儿软疖：桑螵蛸烧存性，研末，油调敷之。（《危氏方》）

# 石 决 明

味咸，平，无毒。主目障翳痛青盲，久服益精轻身。生南海。

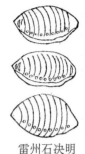

雷州石决明

陶隐居云：俗云是紫贝，定小异，亦难得。又云是鳆①鱼甲，附石生，大者如手，明耀五色，内亦含珠，人今皆水渍紫贝以熨眼，颇能明，此一种本亦附见在决明条，甲既是异类，今为副品也。

《唐本》注云：此物是鳆鱼甲也。附石生，状如蛤，惟一片，无对，七孔者良。今俗用者紫贝全别，非此类也。

今注：石决明，生广州海畔，壳大者如手，小者如三两指。其肉南人皆啖之，亦取其壳以水渍洗眼。七孔、九孔者良。十孔已上者不佳。谓是紫贝及鳆鱼甲并误矣。

臣禹锡等谨按《蜀本》云：石决明，寒。又注云：鳆鱼主咳嗽，啖之明目。又《图经》云：今出莱州即墨县南海内，三月、四月采之。

《日华子》云：石决明，凉。明目。壳磨障翳，亦名九孔螺也。

《图经》曰：石决明，生南海，今岭南州郡及莱州皆有之。旧说或以为紫贝，或以为鳆鱼甲。按：紫贝即今人研②螺，古人用以为货币者，殊非此类。鳆鱼王莽所食者，一边著石，光明可爱，自是一种，与决明相近耳。决明壳，大如手，小者三两指，海人亦啖其肉，亦取其壳渍水洗眼，七孔九孔者良，十孔者不佳。采无时。《海药》云：主青盲内障，肝肺风热，骨蒸劳极并良。凡用，先以面裹熟煨，然后磨去其外黑处并粗皮了，烂捣之，细罗于乳钵中再研如面，方堪用也。

《雷公》云：凡使，即是珍珠母也。先去上粗皮，用盐并东流水于大瓷器中煮一伏时了漉出拭干，捣为末研如粉，却入锅子中再用五花皮、地榆、阿胶三件更用东流水于瓷器中，如此淘之三度，待干再研一万匝，方入药中用。凡修事五两，以盐半分，取则第二度煮，用地榆、五花皮、阿胶各十两，服之十两，永不得食山桃，令人丧目也。

《胜金方》：治小肠五淋：石决明去粗皮甲，捣研细，右件药如有软硬物淋，即添朽木细末，熟水调下二钱匕服。

《衍义》曰：石决明，《经》云：味咸，即是肉也。人采肉以供馔，及干致都下，北人遂为珍味。肉与壳两可用，方家宜审用之，然皆治目。壳研水飞点磨外障翳。登、莱州甚多。

现注：
①鳆：(fù 复)，即鲍鱼。鳆字下原有（步角切）三字注音。
②研：(yá 牙)。原为碾磨压等意。
按：石决明为鲍科九孔鲍等贝壳。功能明目退翳，益精除内障，镇肝。临床以石决明治肝阳头痛头眩，耳鸣聋，眼底出血，白内障，青光眼，高血压，震颤麻痹等。

时珍曰：决明、千里光，以功名也。九孔螺，以形名也。时珍曰：石决明形长如小蚌而扁，外皮甚粗，细孔杂杂，内则光耀，背侧一行有孔如穿成者。生于石崖之上，海人泅水，乘其不意，即易得之。否则紧粘难脱也。陶氏以为紫贝，雷氏以为珍珠母，杨注《荀子》以为龟脚，皆非矣。惟鳆鱼是一种二类，故功用相同。吴越人以糟决明、酒蛤蜊为美品者，即此。

时珍曰：今方家只以盐同东流水煮一伏时，研末水飞用。通五淋。（时珍）

附方：新五。

羞明怕日：用千里光、黄菊花、甘草各一钱，水煎。冷服。（《明目集验方》）

痘后目翳：用石决明（火，研）、谷精草各等分，共为细末。以猪肝蘸食。（《鸿飞集》）

肝虚目翳：凡气虚、血虚、肝虚，眼白俱赤，夜如鸡啄，生浮翳者。用海蚌壳（烧过成灰）、木贼（焙）各等分为末。每服三钱，用姜、枣同水煎，和渣通口服。每日二次《经验方》

青盲雀目：用石决明一两（烧过存性），外用苍术三两（去皮）。为末。每服三钱，以猪肝批开，入药末在内扎定，砂罐煮熟，以气熏目。待冷，食肝饮汁。（《龙木论》）

解白酒酸：用石决明（不拘多少）数个，以火炼过，研为细末。将酒荡热，以决明末搅入酒内，盖住。一时取饮之，其味即不酸。

# 海　蛤

味苦、咸，平，无毒。主咳逆上气，喘息烦满胸痛，寒热。疗阴痿。一名魁蛤。生东海。蜀漆为之使，畏狗胆、甘遂、芫花。

《唐本》注云：此物以细如巨胜，润泽光净者好。有粗如半杏仁者不入药用。亦谓为豚耳蛤，粗恶不堪也。

今按：《别本》注云：雁腹中出者极光润，主十二水满急痛，利膀胱大小肠。粗者如半片郁李仁，不任用，亦名豚耳。

臣禹锡等谨按《蜀本》《图经》云：今莱州即墨县南海沙湍中四月、五月采，淘沙取之。当以半天河煮五十刻，然以枸杞子汁螳螂有斧虫，斧指螳螂。ㄨ竹筒盛蒸一伏时。勿用游波虫骨，似海蛤而面上无光，误食之令人狂眩，用醋蜜解之即愈。

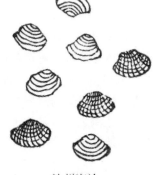

沧州海蛤

吴氏云：海蛤，神农苦，岐伯甘，扁鹊咸。大节头有文，文如磨齿，采无时。

萧炳云：止消渴，润五脏，治服丹石人有疮。《药性论》云：海蚧亦曰海蛤，臣，亦名紫薇，味咸有小毒。能治水气浮肿下小便，治嗽逆上气，主治项下瘤瘿。

《日华子》云：治呕逆阴痿，胸胁胀急，腰痛五痔，妇人崩中带下病。此即鲜蛤子雁食后粪中出，有文彩者为文蛤，无文彩者为海蛤。乡人又多将海岸边烂蛤壳被风涛打磨莹滑者伪作之。

《图经》曰：海蛤、文蛤，并生东海，今登、莱、沧州皆有之。陶隐居以细如巨胜润泽光净者为海蛤，云经雁食之从粪中出过数多，故有光泽也。以大而有紫斑文者为文蛤。陈藏器以为海蛤是海中烂壳久为风波涛洗自然圆净。此有大小，而久远者为佳，不必雁腹中出也。文蛤是未烂时壳犹有文理者，此乃新旧不同，正一物而二名也。然海蛤难得真烂久者，海人多以它蛤壳经风涛摩荡莹滑者伪作之，殊无力。又有一种游波骨，极类海蛤，但少莹泽，误食之令人狂眩。用醋蜜解之则愈。《本经》海蛤一名魁蛤。又别有魁蛤条云：形正圆，两头空，表有文，乃别是一种也。按：《说文》曰：千岁燕化为海蛤，魁蛤即是伏翼所化，故一名伏老。并采无时。张仲景《伤寒论》曰：病在阳，应以汗解，反以冷水潠之若水灌之，其热被却[①]不得去，弥更益烦，皮上粟起，意欲水反不渴者，文蛤散主之；文蛤五两，一味捣筛，以沸汤和一方寸匕，服汤用五合，此方医家多用殊效。

《雷公》云：凡使，勿用游波蕈骨，其虫骨真似海蛤，只是无面上光，其虫骨误饵之令人狂走，拟投水，时人为之犯鬼心狂。并不是，缘曾误饵此虫骨，若服着，只以醋解之立差。凡修事一两，于浆水中煮一伏时后，却以地骨皮、柏叶二味又煮一伏时后出，于东流水中淘三遍拭干，细捣研如粉然后用。凡一两用地骨皮二两并细剉，以东流水淘取用之。

《衍义》曰：海蛤、文蛤，陈藏器所说是。今海中无雁，岂有食蛤粪出者，若蛤壳中有肉时尚可食肉，既无焉得更有粪中过数多者。必为其皆无廉②棱，乃有是说，殊不知风浪日夕淘汰故如是。治伤寒汗不溜③，搐却手脚；海蛤、川乌头各一两，川④山甲二两为末，酒糊和丸大一寸许，担褊⑤置所患足心下，擘葱白盖药，以帛缠定，于暖室中，取热水浸脚至膝上，久则水温，又添热水，候遍身汗出为度。凡一二日一次，浸脚以知为度。

现注：

①却：现《伤寒》条文中为其热被劫。

②廉：侧边。

③溜：(liù 六)，流利。

④川：原刻如此，现写为穿山甲。

⑤褊：通扁。

按：海蛤为帘蛤科青蛤等之贝壳。功能止咳降气，定喘除烦，宽胸强阴。临床以海蛤为粉末称蛤粉治咳嗽喘息。与青黛合用称黛蛤散治咳喘。

时珍曰：海蛤者，海中诸蛤烂壳之总称，不专指一蛤也。旧本云一名魁蛤，则又指是一物矣。系是误书，今削之。时珍曰：沈存中《笔谈》云：海蛤即海边沙泥中得之。大者如棋子，小者如油麻粒，黄白色，或黄赤相杂。盖非一类，乃诸蛤之壳，为海水礧砺，日久光莹，都非旧质。蛤类甚多，不能分别其为何蛤，故通谓之海蛤也。余见下条。时珍曰：此乃魁蛤，非海蛤也，盖误矣，今正之。时珍曰：海蛤是诸蛤烂壳，文蛤自是一种。陈氏言文蛤是未烂时壳，则亦泛指诸蛤未烂者矣，其说未稳。但海中蛤蚌名色虽殊，性味相类，功用亦同，无甚分别也。清热利湿，化痰饮，消积聚，除血痢，妇人血结胸，伤寒反汗搐搦，中风瘫痪（时珍）。

附方：新六。

水肿发热：小便不通者。海蛤汤主之。海蛤、木通、猪苓、泽泻、滑石、黄葵子、桑白皮各一钱，灯心三分，水煎服，日二。（《圣惠方》）

石水肢瘦：其腹独大者。海蛤丸主之。海蛤（粉）、防己各七钱半，葶苈、赤茯苓、桑白皮各一两，陈橘皮、郁李仁各半两，为末，蜜丸如梧子大。每米饮下五十丸，日二次。（《圣济总录》）

气肿湿肿：用海蛤、海带、海藻、海螵蛸、海昆布、凫茨、荔枝壳等分，流水煎服，日二次。（何氏）血痢内热：海蛤末，蜜水调服二钱，日二。（《传信》）

伤寒血结：胸膈痛不可近，仲景无方，宜海蛤散主之，并刺期门穴。用海蛤、滑石、甘草各一两，芒硝半两，为末。每服二钱，服此则小肠通，血流行而胸膈利矣。（朱肱《活人书》）

衄血不止：蛤粉一两（罗七遍），槐花半两（炒焦），研匀。每服一钱，新汲水调下。（《杨氏家藏方》）

# 文　蛤

味咸，平，无毒。主恶疮蚀五痔。咳逆胸痹，腰痛胁急，鼠瘘大孔出血，崩中漏下。生东海表，有文。取无时。

陶隐居云：海蛤至滑泽，云从雁屎中得之，二三十过方为良。今人多取相擜①令磨荡似之尔。文蛤小大而有紫斑，此既异类而同条，若别之则数多，今以为附见而在副品限也。凡有四物如此。

《唐本》注云：文蛤，大者圆三寸，小者圆五六分，若今妇人以置胭脂者殊非海蛤之类也。夫天地间物无非天地间用，岂限其数为正副耶。

今按：陈藏器《本草》云：海蛤主水癊，取二两先研三日，汉防己、枣肉、杏人二两，葶苈子六两熬研成脂为丸，一服十丸，利下水。

臣禹锡等谨按《蜀本》《图经》云：背上有斑文者，今出莱州掖县南海中，三月中旬采。

萧炳云：出蜜州。

陶隐居云：按海蛤是海中烂壳，久在泥沙风波淘漉，自然圆净，有大有小，以小者久远为佳。亦非一一从雁腹中出也。文蛤是未烂时壳，犹有文者。此乃新旧为名二物元同一类。假如雁食蛤壳，岂择文与不文，苏恭此言殊为未达。至如烂蚬蚌壳亦有所主，与生不同。陶云副品，正其宜矣。《说文》曰：千岁燕化为海蛤，一名伏老，伏翼化为，今亦生子滋长也。

《图经》：文具海蛤条下。

《千金翼》治急疳蚀口鼻，数日尽，欲死；灰文蛤灰，腊月脂和涂之。

《衍义》：文具海蛤条下。

现注：

①擜：（忄鹿），摇。

按：文蛤为帘蛤科文蛤的贝壳，今亦作海蛤壳用。功能除恶疮，止咳宽胸，强腰止血。临床以蛤粉治咳嗽痰中带血，支气管扩张，肺结核等。

时珍曰：皆以形名也。时珍曰：按沈存中《笔谈》云：文蛤即今吴人所食花蛤也。其形一头小，一头大，壳有花斑的便是。时珍曰：按成无己云：文蛤之咸走肾，可以胜水气。

# 魁　蛤

味甘，平，无毒。主痿痹泄痢，便脓血。一名魁陆，一名活东。生东海，正圆两头空，表有文，取无时。

陶隐居云：形似纺軒①，小狭长，外有纵横文理，云是老蝙蝠化为，用之至少而《本经》海蛤一名魁蛤，与此为异也。

臣禹锡等谨按《蜀本》《图经》云：形圆长，似大腹槟榔，有头有孔。今出莱州。

《图经》：文具海蛤条下。

《食疗》：寒，润五脏，治消渴，开关节，服丹石人食之使人免有疮肿及热毒所生也。

现注：

①鲑：（kuáng 狂），缲轮。

按：魁蛤，沈括云：魁蛤乃车螯。今知车螯乃文蛤之一种。功能除痿痹，止泄痢。因有肺热叶焦以成痿之论，故可以蛤粉治痿躄不行等症。

时珍曰：魁者羹斗之名，蛤形肖之故也。案《岭表录异》云：南人名空慈子。《尚书》卢钧以其壳似瓦屋之垄，改为瓦屋、瓦垄也。广人重其肉，炙以荐酒，呼为天脔。广人谓之蜜丁。《名医别录》云：一名活东，误矣。活东，蝌蚪也。见《尔雅》。时珍曰：咸走血而软坚，故瓦垄子能消血块，散痰积。

# 蠡① 鱼

味甘，寒，无毒。主湿痹，面目浮肿，下大水。疗五痔，有疮者不可食，令人瘢②白。一名鲖③鱼。生九江池泽，取无时。

陶隐居云：今皆作鳢字，旧言是公蛎蛇所变，然亦有相生者。至难死，犹有蛇性。合小豆白煮以疗肿满甚效。

《唐本》注云：《别录》云，肠及肝主久败疮中虫，诸鱼灰并主哽噎也。

臣禹锡等谨按孟诜云：鳢鱼下大小便，拥塞气。又作鲙与脚气风气人食之效。又以大者洗去泥开肚以胡椒末半两，切大蒜三两颗内鱼腹中缝合，并和小豆一升煮之，临熟下萝卜三五颗如指大，切葱一握，煮熟空腹服之，并豆等强饱尽食之。至夜即泄气，无限三五日更一顿，下一切恶气。又十二月作酱良也。

《日华子》云：鳢鱼肠，以五味炙，贴痿痔及蚛骭④，良久虫出即去之。诸鱼中惟此胆甘可食。

《图经》曰：蠡（通作鳢字）⑤鱼，生九江池泽。今处处有之。陶隐居以为公蛎蛇所变，至难死，犹有蛇性。谨按《尔雅》：鳢，鲩。郭璞注云：鳢，鲖⑥也。释者曰：鳢，鲩也。《诗·小雅》云：鱼丽于罶⑦鲂鳢。毛传云：鳢，鲩也。《正义》云：诸本或作鳢鳟也。似鳢，狭而厚，今京东人犹呼鳟⑧鱼，其实一类也。据上所说，则似今俗间所谓黑鳢鱼者，亦至难死，形近蛇类，浙中人多食之。然《本经》著鳢鱼主湿痹下水，而黑鳢鱼主妇人妊娠。《千金方》有安胎单用黑鳢鱼汤方，而《本经》不言有此功用，恐是漏落耳。肝肠亦入药，诸鱼胆苦，惟此胆味甘可食为异也。又下鲍鱼条，陶苏之说乃似今汉沔间所作淡干鱼，味辛而臭者。苏又引《李当之本草》，亦言胸中湿者良。其以暴鱼不以盐，外虽干而鱼肥，故中湿也，中湿则弥臭矣。一说鲍鱼自是一种，形似小鳊⑨鱼，生海中，气最臭。秦始皇取置车中者是也。此说虽辨亦无的据。《素问》治血枯雀卵丸饮鲍鱼汁以利肠中。

《外台秘要》：疗患肠痔，每大便常有血，鳢鱼脍姜齑食之佳，任性多少。差忌冷毒物。

又方：疗痔：鳢鱼肠三具，炙令香，以绵裹内谷道中，一食顷，虫当出。鱼肠数易之，尽三枚差。

《食医心镜》：治十种水气病不差垂死：鳢鱼一头重一斤已上，右熟取汁，和冬瓜、葱白作羹食之。又方：治野鸡病下血不止，肠疼痛；鳢鱼一头如食法，作鲙，蒜齑食之。

《灵苑方》治急喉闭，逡巡不救者：蠡鱼胆腊月收阴干为末，每服少许，点患处，药至即差，病深则水调灌之。

《衍义》曰：蠡鱼，今人谓之黑鲤⑩鱼，道家以谓头有星为厌世有知之者往往不敢食。又发故疾，亦须忌尔，今用之疗病亦只取其一端耳。

现注：

①蠡：下原有音礼二字注音。

②癥：下原有似"音盘"二字注音，盘左侧似有偏旁不清，但未查到癥发盘音，疑为蟹之误。

③鲖：下原有音铜二字注音。

④蚰骬：（zhòng 仲），虫咬。骬：（gān 干），小腿或肋骨。

⑤通作鳢字四字为原刻注释。

⑥鲖：下原有音同二字注音。

⑦罶：（liǔ 柳），捕鱼竹篓。

⑧鲗：下原有音重二字注音。现音（zhòng）即黑鱼。

⑨鳊：俗作扁鱼，又指鲂鱼。

⑩鲤：原文如此，按：应为鳢字。

按：蠡鱼，陶氏云：今皆作鳢字。为鳢科乌鳢。功能除痹消肿，祛湿利水。乌鳢俗称黑鱼或乌鱼，能利水消肿，治大腹水肿等。南人认为有补性，北方很少用。

时珍曰：鳢首有七星，夜朝北斗，有自然之礼，故谓之鳢。又与蛇通气，色黑，北方之鱼也，故有玄、黑诸名。俗呼火柴头鱼，即此也。其小者名。苏颂《图经》引毛诗诸注，谓鳢即鲩鱼者，误矣。今直削去，不烦辨正。时珍曰：形长体圆，头尾相等，细鳞玄色，有斑点花纹，颇类蝮蛇，有舌有齿有肚，背腹有鬣连尾，尾无岐。形状可憎，气息腥恶，食品所卑。南人有珍之者，北人尤绝之。道家指为水厌，斋箓所忌。源曰：有小毒，无益，不宜食之。一切风疮：顽癣疥癞。年久不愈者，不过二三服必愈。用黑火柴头鱼一个（即乌鳢也），去肠肚，以苍耳叶填满。外以苍耳安锅底，置鱼于上，少少着水，慢火煨熟，去皮骨淡食。勿入盐酱，功效甚大。（《医林集要》）浴儿免痘：除夕黄昏时，用大乌鱼一尾，小者二三尾，煮汤浴儿，遍身七窍俱到。不可嫌腥，以清水洗去也。若不信，但留一手或一足不洗，遇出痘时，则未洗处偏多也。此乃异人所传，不可轻易。（杨拱《医方摘要》）

# 鮧① 鱼

味甘，无毒。主百病。

陶隐居云：此是鳀②也，今人皆呼慈音，即是鲇③鱼，作臛食之云补。又有鳠鱼，相似而大，又有鮠④鱼，亦相似，黄而美，益人。其合鹿肉及赤目赤须无鳃者食之并杀人。又有人鱼似鳀而有四足，声如小儿，食之疗瘕疾。其膏燃之不消耗。始皇骊山冢中用之，谓之人膏也。荆州临沮青谿至多此鱼。

《唐本》注云：鮧鱼，一名鲇鱼，一名鳀鱼，主水浮肿，利小便也。

臣禹锡等谨按《蜀本》《图经》云：有三种，口腹俱大者名鳠⑤，背青而口小者名鲇，口小背黄腹白者名鮠，一名河豚。三鱼并堪为臛，美而且补。陈士良云：鮧鱼暖。

《图经》曰：鮧⑥鱼，旧不著所出州土，今江浙多有之。大首方口，背青黑无鳞多涎，其类有三。陶隐居云：即鳀⑦鱼也。鳀即鲇⑧鱼也。又有鳠⑨鱼相似而大，鮠⑩鱼亦相似，色黄而美。三种形性皆相类，而小不同也。鲇亦名鰋，《诗·小雅》云：鱼丽于罶，鰋鲤⑪。传云：鰋，鲇也。《尔雅·释鱼》：鰋鲇。郭璞注云：今鰋额白鱼，鲇别

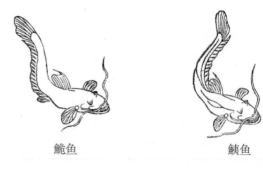

鮠鱼　　　　　　　鮧鱼

名鳀，江东通呼鲇为鮧是也。今江浙多食之，不可与牛肝合食，令人患风多噎。涎主三消，取生鱼涎，溲黄连末作丸，饭后乌梅煎饮下五七丸，渴便顿减。鳠，四季不可食，又不可与野猪肉合食，令人吐泻。鮠，秦人呼为鳎鱼，能动痼疾，不可与野鸡、野猪肉合食，令人患癞。此三鱼大抵寒而有毒，非食品之佳味也。《食疗》鲇鱼，鳠，大约相似。主诸补益。无鳞有毒，勿多食。赤目赤须者并杀人也。

《千金翼》治刺伤中毒水，烧鱼目灰涂之。

《衍义》曰：鮧鱼，形少类獭，有四足，腹重坠如囊，身微紫色。尝剖之中有三小蟹，又有四、五小石块如指面许，小鱼五七枚，然无鳞与鲇鮠相类。今未见用者。

现注：

①鮧：下原有音夷又音题五字注音。现音（yí 夷）。

②鳀：下原有音题二字注音。现音（tí 题）。

③鲇：下原有乃兼切三字注音，现音（nián 年）即鲶鱼。

④鮠：下原有五回切三字注音。（wéi 桅），形似鲶而色深，也称江团。

⑤鳠：下原有音护二字注音，（hù 护），即鮠鱼。

⑥鮧：下原有音夷又音题五字注音。

⑦鳀：下原有音题二字注音。

⑧鲇：下原有乃兼切三字注音。

⑨鳠：下原有音护二字注音。

⑩鮠：下原有五回切三字注音。

⑪鰋：（yǎn 偃），即鲶鱼或白鱼。鲤：（qiú 囚），鲋鱼或鲦鱼。

按：鮧鱼，为鲇科之鲇鱼。可补益消肿，去三消。

鱼时珍曰：鱼额平夷低偃，其涎粘滑。鮧，夷也。鰋，偃也。鲇，粘也。古曰鰋，今曰粘；北人曰鰋，南人曰鲇。时珍曰：二说俱欠详核。鲇乃无鳞之鱼，大首偃额，大口大腹，鮠身鳠尾。有胃有齿有须。生流水者，色青白。生止水者，色青黄。大者亦至三四十斤，俱是大口大腹，并无口小者。鳠即今之鮰鱼，似鲇而口在颔下，尾有岐，南人方音转为鮠也。今厘正之。凡食鲇、鮠，先割翅下悬之，则涎自流尽，不粘滑也。时珍曰：反荆芥。

治口眼㖞斜，活鲇切尾尖，朝吻贴之即正。又五痔下血肛痛，同葱煮食之（时珍）。

附方：身面白驳：鱼（半斤）一头，去肠，以粳饭、盐、椒如常作，以荷叶作三包系之。更以荷叶重包，令臭烂。先以布拭赤，乃炙包，乘热熨，令汗出。以绵衣包之，勿令见风，以瘥为度。（《总录》）

肝：主治：骨鲠（时珍）。

附方：新一。

骨鲠在喉：栗子肉上皮半两（研末），乳香、鱼肝各一分，同捣，丸梧子大。以绵裹一丸，水润，外留绵线吞下，钓出。（《总录》）

时珍曰：旧注见鱼，今分出。

鲢鱼：时珍曰：鲢声如孩儿，故有诸名。作鯷、鮧者并非。

时珍曰：孩儿鱼有二种：生江湖中，形色皆如鲇、鮠，腹下翅形似足，其腮颊轧轧，音如儿啼，即鲢鱼也；一种生溪涧中，形声皆同，但能上树，乃鲵鱼也。《北山经》云：决水多人鱼。状如鲢，四足，音如婴儿。食之无痴疾。又云：休水北注于洛，中多鲢鱼，状如盩蜼而长距，足白而对，食之无蛊疾，可以御兵。按此二说，前与陶合，后与寇合，盖一物也。今渔人网得，以为不利，即惊异而弃之，盖不知其可食如此也。徐铉《稽神录》云：谢仲玉者，曾见妇人出没水中，腰以下皆鱼。乃人鱼也。又《徂异记》云：查奉道使高丽，见海中一妇人，肘后有红鬣。问之。曰：人鱼也。此二者乃同物异，非鲢、鲵也。味甘有毒。食之，无蛊疾（时珍）。

## 鲫　　鱼

主诸疮，烧以酱汁和涂之，或取猪脂煎用，又主肠痈。头灰，臣禹锡等谨按《药对》云：头温。主小儿头疮口疮重舌目翳，一名鲋[①]鱼。合莼作羹主胃弱不下食，作鲙主久赤白痢。《唐本》先附[②]。

臣禹锡等谨按《蜀本》云：鲫鱼，味甘温，止下痢，多食亦不宜人。又注云：形亦似鲤，色黑而体促，肚大而脊隆，所在池泽皆有之。

孟诜云：鲫鱼，平胃气，调中益五脏，和作羹食良。又鲫鱼与鲭[③]其状颇同，味则有殊，鲭是节化，鲫是稷米化之，其鱼腹上尚有米色。宽大者是鲫，背高腹狭小者是鲭，其功不及鲫。鱼子调中益肝气尔。

鲫鱼

《日华子》云：鲫鱼，平，无毒。温中下气，补不足，作鲙疗肠澼，水谷不调，及赤白痢，烧灰以敷恶疮良，又酿白矾烧灰治肠风血痢，头烧灰疗嗽。又云子不宜与猪肉同食。《图经》曰：鲫鱼，《本经》不载所出州土，今所在池泽皆有之。似鲤鱼，色黑而体促，肚大而脊隆，亦有大者，至重二三斤。性温无毒，诸鱼中最可食。或云稷米所化，故其腹尚有米色。又有一种，背高腹狭小者，名鱼，功用亦与鲫鱼同，但力差劣耳。又黔州有一种重唇石鲫鱼，亦其类也。

陈藏器云：头主咳嗽，烧为末服之。肉主虚羸，五味熟煮食之。鲙亦主赤白痢及五野鸡病。《食疗》食之平胃气，调中益五脏，和莼作羹良，作鲙食之断暴下痢，和蒜食之有少热，和姜酱食之有少冷。又夏月热痢可食之多益，冬月中则不治也。骨烧为灰敷䘌上三五度差。谨按：其子调中益肝气。凡鱼生子，皆粘在草上，及土中，寒冬月水过后亦不腐坏，每到五月三伏时雨中便化为鱼。食鲫鱼不得食砂糖，令人成疳虫。丹石热毒发者取荠首和鲫鱼作羹食一两顿即差。

《圣惠方》：治小儿脑疳鼻痒，毛发作穗，面黄羸瘦，益脑；用鲫鱼胆滴于鼻中，连三五日甚效。

《外台秘要》治患肠痔，大便常有血，食鲫鱼羹及随意任作饱食。孙真人同。

《千金方》：小儿头无发，烧鲫鱼末，酱汁和敷之。

《梅师方》：鲫鱼不可合猪肝食。

孙真人：治牙齿疼：取鲫鱼内盐花于肚中，烧作灰末敷之即差。

又方：主恶核肿不散：取鲜鲫鱼杵敷之。

又方：主脚气及上气：取鲫鱼一尺长者，作鲙食一两顿差。

《食医心镜》：治脾胃气冷，不能下食，虚弱无力，鹘突④羹：鲫鱼半斤细切，起作鲙，沸豉汁热投之，著胡椒、干姜、莳萝、橘皮等末，空心食之。

《集验方》：热病差后百日食五辛者必目暗，鲫鱼作臛熏之。

《子母秘录》治小儿面上忽生疮，黄水出；鲫鱼头烧末和酱清汁敷，日易之。

又方：小儿丹。鲫鱼肉细切五合，小豆捣屑二合，和，更杵如泥，和水敷之。

《杨氏产乳》疗妊娠时行伤寒：鲫鱼一头烧作灰，酒服方寸匕，汗出差。《伤寒类要》同。

又方：中风寒热，腹中绞痛：以干鲫鱼一头，烧作末三指撮，以苦酒服之，温复取汗良。

《衍义》曰：鲫鱼，开其腹，内药烧之治齿。

现注：

①鲋：下原有音父二字注音。（fù 付）。

②本条原为墨字，为《唐本》文。

③鲚：（jié 节），即鳑（páng 旁）鲏（pí 皮），似鲫而扁小。

④鹘：（hú 胡），突；糊涂。

按：鲫鱼为鲤科之鲫鱼。功能祛头疮，消肠痛，除目翳。临床以鲫鱼开腹，纳入桑叶共焖成泥状外涂斑秃癣疮有效。

时珍按：陆佃《埤雅》云：鲫鱼旅行，以相即也，故谓之鲫。以相附也，故谓之鲋。时珍曰：鲫喜偎泥，不食杂物，故能补胃。冬月肉厚子多，其味尤美。郦道元《水经注》云：蕲州·广济·青林湖有鲫鱼，大二尺，食之肥美，辟寒暑。东方朔《神异经》云：南方湖中多鲫鱼，长数尺，食之宜暑而辟风寒。《吕氏春秋》云：鱼之洞庭之鲋，则鲫为佳品，自古尚矣。

合小豆煮汁服，消水肿，炙油，涂妇人阴疳诸疮，杀虫止痛。酿白矾烧研饮服，治肠风血痢。酿硫黄煅研，酿五倍煅子研，酒服，并治下血。酿茗叶煨服，治消渴。酿胡蒜煨研饮服，治膈气。酿绿矾研饮服，治反胃。酿盐花烧研，掺齿疼。酿当归烧研，揩牙乌髭止血。酿砒烧研，治急疳疮。酿白盐煨研，搽骨疽。酿附子炙焦，同油头疮白秃。（时珍）

震亨曰：诸鱼属火，独鲫属土，有调胃实肠之功。若多食，亦能动火。

附方：新三十一。

卒病水肿：用鲫鱼三尾，去肠留鳞，以商陆、赤小豆等分，填满扎定，水三升，煮糜去鱼，食豆饮汁。二日一作，不过三次，小便利，愈。（《肘后方》）

消渴饮水：用鲫鱼一枚，去肠留鳞，以茶叶填满，纸包煨熟食之。不过数枚即愈。（吴氏《心统》）

肠风下血：《百一方》用活鲫一大尾，去肠留鳞，入五倍子末填满，泥故煅存性，为

末。酒服一钱（或饭丸），日三服。又用硫黄一两，如上法煅服，亦效。酒积下血：酒煮鲫鱼，常食最效。（《便民食疗方》）

肠风血滞：用活鲫鱼，翅侧穿孔，去肠留鳞，入白矾末二钱，以棕包纸饮下，每日二服。（《直指方》）

血痢噤口：方同上。反胃吐食：用大鲫鱼一尾，去肠留鳞，入绿矾末令满，泥固存性，研末。每米饮服一钱，日二。（《本事》）

膈气吐食：用大鲫鱼去肠留鳞，切大蒜片填满，纸包十重，泥封，晒半干，炭火煨熟，取肉和平胃散末一两杵，丸梧子大，密收。每服三十丸，米饮下。（《经验》）

小肠疝气：每顿用鲫鱼十个，同茴香煮食。久食自愈。（《生生编》）

目生弩肉：鲜鲫鱼，取肉一片，中央开窍，贴于眶上。日三五度。（《圣济总录》）

妇人血崩：鲫鱼一个（长五寸者）去肠，入血竭、乳香在内，绵包烧存性，研末。每服三钱，热酒调下。（叶氏《摘玄方》）

小儿齁喘：活鲫鱼七个，以器盛，令儿自便尿养之。待红，煨熟食，甚效。一女年十岁用此，永不发也。（《集简方》）

小儿舌肿：鲜鲫鱼切片贴之，频换。（《总微论》）

小儿头疮：昼开出脓，夜即复合。用鲫鱼（长四寸）一枚，去肠，大附子一枚，去皮研末填入。炙焦研敷，捣蒜封之，效。（《圣惠方》）

走马牙疳：用鲫鱼一个去肠，入砒一分，生地黄一两，纸包烧存性，入枯白矾、麝香少许，为末掺之。牙疳出血：大鲫鱼一尾，去肠留鳞，入当归末，泥固烧存性，入过盐和匀，日用。（《圣惠方》）

揩牙乌须：方同上。刮骨取牙：用鲫鱼一个去肠，入砒在内。露于阴地，待有霜刮下，瓶收。以针搜开牙根，点少许，咳嗽自落。又方：用砒入鲫鱼肉，煨过瓶收，待有霜刮取，如上法用。

诸疮肿毒：鲫鱼（一斤者）去肠，柏叶填满，纸裹泥包存性，入轻粉二钱，为末。麻油调搽。（《普济方》）

浸淫毒疮：凡卒得毒瓦斯攻身，或肿痛，或赤痒，上下周匝，烦毒欲死，此浸淫毒疮也。生鲫鱼切片，和盐捣贴，频易之。（《圣惠方》）

骻上便毒：鲫鱼一枚，山药五钱，同捣敷之，即消。（《医林集要》）

骨疽脓出：黑色鲫鱼一个去肠，入白盐令满扎定，以水一盏，石器内煮至干焦为末。猪油调搽，少痛勿怪。（危氏方）

手足瘰疬：累累如赤豆，剥之汁出。大鲫鱼长三四寸者，乱发一鸡子大，猪脂一升，同煎膏，涂之。（《千金方》）

臁胫生疮：用中鲫鱼三尾洗净，穿山甲二钱，以长皂荚一挺，劈开两片夹住扎之。煨存性，研末。先以井水洗净脓水，用白竹叶针孔贴之，候水出尽，以麻油、轻粉调药敷之，日一次。（《直指方》）

小儿撮口：出白沫。以艾灸口之上下四壮。鲫鱼烧研，酒调少许灌之。仍掐手足。儿一岁半，则以渔网洗水灌之。（《小儿方》）

鲙：温脾胃，去寒结气（时珍）。

鲊：病疮。批片贴之，或同桃叶捣敷，杀其虫（时珍）。

附方：新一。

赤痢不止：鲫鱼二脔（切），秫米一把，薤白一虎口（切）。合煮粥，食之。（《圣惠方》）

头：烧研饮服，治下痢。酒服，治脱肛及女人阴脱，仍以油调擦之。酱汁和，涂小儿面上黄水疮。（时珍）

子：（忌猪肝）调中，益肝气（张鼎）

骨：蜃疮。烧灰敷，数次即愈（张鼎）。

胆：取汁，涂疳疮、阴蚀疮，杀虫止痛。点喉中，治骨鲠竹刺不出。（时珍）

附方：新二。

消渴饮水：用浮石、蛤蚧、蝉蜕等分，为末。以鲫鱼胆七枚，调服三钱，神效。（《本事》）

滴耳治聋：鲫鱼胆一枚，乌驴脂少许，生麻油半两，和匀。纳入楼葱管中，七日取滴耳中，日二次。（《圣惠方》）

脑：耳聋。以竹筒蒸过，滴之。（《圣惠》）

附录：鲥鱼诜曰：一种鲥鱼，与鲫颇同而味不同，功亦不及。云鲥是柿所化，鲫是稷米所化，故腹尚有米色。时珍曰：孟氏言鲫、鲥皆柿、稷化成者殊为谬说。惟鼢鼠化雪鲥，鲥化鼢鼠，刘绩《霏雪录》中尝书之，时珍亦尝见之，此亦生生化化之理。鲫、鲥多子，不尽然耳。鲥鱼即《尔雅》所谓鳜鲋，郭璞所妾鱼、婢鱼，崔豹所谓青衣鱼，世俗所谓鳑魮鲫也。似鲫而小，且薄黑而扬赤。其行以三为率，一前二后，若婢妾然，故名。

鱼子：时珍曰：凡鱼皆冬月孕子，至春末夏初则于湍水草际生子。有牡鱼随之，洒白盖其子。数日即化出，谓之鱼苗，最易长大。孟氏之说，盖出谬传也。主目中障翳（时珍）。

时珍曰：鱼子古方未见用。惟《圣济总录》治目决明散中用之子。大抵当取青鱼、鲤、鲫之属尔。

附方：新一。

决明散：治一切远年障翳，生肉，赤肿疼痛。用鱼子（活水中生下者）半两（以硫黄水温温洗净），石决明、草决明、青葙子、谷精草、枸杞子、黄连、炙甘草、枳实（麸炒）、牡蛎粉、蛇蜕（烧灰）、白芷、龙骨、黄柏各一两，白附子（炮）、白蒺藜（炒）、蝉蜕、黄芩（炒）、羌活各半两，虎睛一只（切作七片），五更时茶服，午、夜再服。赤白翳膜鱼、酒、面、辛辣、色欲。凡遇恼不必医也。（《总录》）

## 鳝①　鱼

味甘，大温，无毒。主补中益血，疗漘②唇。五月五日取头骨烧之，止痢。

陶隐居云：鳝是荇苓根化作之，又云是人发所化。今其腹中自有子，不必尽是变化也。性热，作臛食之亦补，而时行病起食之多复，又喜令人霍乱。凡此水族鱼鰕③之类甚多，其有名者已注在前条，虽皆可食，而甚损人，故不入药用。又有食之反能致病者，今条注如后说；凡鱼头有白色如连珠至脊上者，腹中无胆、头中无鳃者，并杀人。鱼汁不可合鸬鹚肉食之。鲫鱼不可合猴、雉肉食之。鳅④鳝不可合白犬血食之，鲤鱼子不可合猪肝食之，鲫鱼亦尔。青鱼鲊不可合生胡荽及生葵并麦酱食之，鰕无须及腹下通黑及煮之反白皆不可食。生鰕鲶不可合鸡肉食之，亦损人。又有鯆、魮⑤，亦益人，尾有毒，疗齿痛。又有鉠魜⑥鱼，至能醒酒，鯸鮧⑦鱼有毒，不可食。

《唐本》注云：《别录》云，干鳝头主消渴，食不消，去冷气，除痞癥。其穿鱼绳主竹木屑入目不出，穿鲍鱼绳亦主眯目去刺，煮汁洗之大良也。今按：陈藏器《本草》云：鳝鱼，主湿痹气，补虚损，妇人产后淋沥血气不调羸瘦，止血，除腹中冷气肠鸣也。

臣禹锡等谨按《蜀本》《图经》云：似鳗鲡⑧鱼而细长，亦似蛇而无鳞，有青黄二色，生水岸泥窟中，所在皆有之。

孟诜云：鳝鱼，补五脏，逐十二风邪，患恶气人常作臛空腹饱食便以衣盖卧，少顷当汗出如白胶。汗从腰脚中出，候汗尽，暖五木汤浴，须慎风一日，更三五日一服。并治湿风。

陈藏器云：血主癣及瘘，断取血涂之。夏月于浅水中作窟如蛇，冬蛰夏出，宜臛食之证。俗音鳝⑨鱼，字或作鲜⑩，诸书皆以鳣⑪为鲜。《本经》以鳣为鼍⑫，仍是鱼字，殊为误也。《风土记》云：鳝鱼夏出冬蛰，亦以气养和，实时节也。《颜氏家训》云：《后汉书》鹳雀衔三鳝鱼，多假借作鳣。《魏武四时食制》，鲜鳣鱼大如五斗，躯长一丈。即鳣鱼也。若如此长大，鹳雀不能胜，一况三头乎？是鳝鱼明矣，今宜作鲜字。作臛当重煮之，不可以桑薪煮之。亦蛇类也。

《圣惠方》：治妇人乳结硬疼：用鲜鱼皮烧灰末，空心暖酒调二钱匕。

《衍义》曰：鲜鱼腹下黄，世谓之黄鲜，此尤动风气，多食令人霍乱屡见之。向在京师邻舍一郎官，因食黄鲜，遂致霍乱吐利，几至委顿。又有白鲜，稍粗大，色白，二者皆亡鳞，大者长尺余，其形类蛇，但不能陆行，然皆动风。江陵府西有湖曰西湖，每岁夏秋沮河水涨即湖水满溢，冬即复涸，土人于干土下撅得之，每及二三尺则有，往来鲜行之路，中有泥水，水涸又下，水至复出。

现注：

①鳝：下原有音善二字注音。

②渖：下原有音审二字注音（shěn 审）。渖，汁也。

③鰕：（xiā 虾），指鲂鱼、鰕虎鱼、大鲵、虾，四种。

④鳅：下原有音秋二字注音，（qiū 秋），同鳅，有泥鳅，花鳅等。

⑤鯆：（pū 扑），魮（pí 皮）。鯆：下原有音脯二字注音，即江豚，魮下原有音秕二字注音。即鳡鲅。

⑥鉠：下原有乌郎切三字注音，（yāng 央），魜：下原有乙八切三字注音。魜（yà 亚）即黄颡鱼，俗称嘎（gǎ）鱼。

⑦鯸：（hóu 猴），鮧即河豚。

⑧鳗鲡：即河鳗，白鳝。

⑨鳝：下原有音善二字注音。

⑩鲜：同鳝，又同鼍。

⑪鳣：（zhān 沾），又指鳇鱼。

⑫鼍：（tuó 驼），扬子鳄，俗称猪婆龙。

按：鳝科之黄鳝，补中益血，祛消渴，除痹，牵面斜。有面㖞者，传用鳝鱼血涂于患侧可正，可见鳝鱼血祛风活血之功。鳝鱼头主消渴也应重视。

时珍曰：《异苑》作黄鳝，云黄疸之名，取乎此也。藏器言当作鳣鱼，误矣。鳣字平生声，黄鱼也。时珍曰：黄质黑章，体多涎沫，大者长二三尺，夏出冬蛰。一种蛇变者名蛇鳝，有毒害人。南人鬻鳝肆中，以缸贮水，畜数百头。夜以灯照之，其蛇化者，必项下有白点。通身浮水上，即弃之。或以蒜瓣投于缸中，则群鳝跳掷不已，亦物性相制也。时珍曰：按：《延寿书》云：多食，发诸疮，亦损人寿。大者，有毒杀人。不可合犬肉、犬血食之。

善补气，妇人产后宜食。（震亨）

专贴一旦冷漏、痔瘘、臁疮引虫。附方：新二。臁疮蛀烂：用黄鳝鱼数条打死，香油抹腹，蟠疮上系定，顷则痛不可忍，然后取下看，腹有针眼皆虫也。未尽更作，后以人胫骨灰，油调搽之。（《奇效》）

肉痔出血：鳝鱼煮食，其性凉也。（《便民食疗》）

血：疗口眼斜，同麝香少许。左涂右，右涂左，正即洗去。治耳痛，滴数点入耳。治鼻衄，滴数点入鼻。治疹后生翳，点少许入目。治赤疵，同蒜汁、墨汁频涂之。又涂赤游风（时珍）。

时珍曰：鳝善穿穴，无足而窜，与蛇同性，故能走经脉疗十二风邪，及口、耳目诸窍之病。风中血脉，则口眼斜，用血主之，从其类也。

头：同蛇头烧灰酒服，治小肠痈有效。（《集成》）

百虫入耳，烧研，绵裹塞之，立出。（时珍）

## 鲍　　鱼

味辛、臭，温，无毒。主坚堕胅①廯②跛③折瘀血血痹在四肢不散者，女子崩中，血不止，勿令中咸。

陶隐居云：所谓鲍鱼之肆，言其臭也。俗人呼为鳆④鱼，字似鲍。又言盐鳆擪之以成故也。作药当用少盐臭者，不知正何种鱼尔。乃言穿贯者亦入药，方家自少用之。今此鲍鱼乃是鳙⑤鱼，长尺许合完淡干之，而都无臭气，要自疗漏血，不知何者是真。

《唐本》注云：此说云：味辛，又言勿令中咸。此是鳠鱼，非鲍鱼也，鱼去肠肚绳穿淡暴使干，故辛而不咸。《李当之本草》亦言胸中湿者良，鲍鱼肥者胸中便湿。又云穿贯绳者弥更不惑。鲍鱼破开盐裹不暴，味咸不辛，又完淹令湿非独胸中。且鳠⑥鱼亦臭，臭与鲍别，鲍、鳠二鱼杂鱼并用，鲍似尸臭，以无盐也，鳠臭差，微有盐故也。鳠鱼沔州、复州作之，余处皆不识尔。

今注：今考其实，止血须淡干，勿令中咸，入别方药用则以盐裹之尔。

臣禹锡等谨按《蜀本》《图经》注云：十月后取鱼去肠，绳穿淡干之。凡鱼皆堪食，不的取一色也。据陶注，作药当用少盐，不知正何种鱼尔。又据《本经》云：勿令中咸，是知入药当少以盐成之。有盐则中咸而不臭，盐少则味辛而臭矣。古人云：与不善人居，如入鲍鱼之肆，谓恶人之行知鲍鱼之臭也。考其实则今荆楚淡鱼颇臭而微辛，方家亦少用，旧云沔州、复州作之，余皆不出。审陶注及《图经》与《本经》即所在皆可作之也。又据鲓鱼有口小背黄腹白者为鲍鱼，而疗治与鲓鱼同补益主百病。今《图经》既不的取一色可淡干，此之为是也。

《图经》：文具蠡鱼条下。

《子母秘录》：妊娠中风寒热腹中绞痛，不可针灸：干鱼一枚烧末酒服方寸匕，取汗。

现注：

①骹：原下有吐猥切三字注音。骹即腿字。

②䠜：下原有音厥二字注音。(jué 决)，挫，颠。

③踠：(wǎn 宛)，指筋骨受伤。

④鲩：下原有音裹二字注音。(现音 yè 页)，咸鱼。

⑤鳙：下原有音慵二字注音，(yōng 庸)，指今胖头鱼。

⑥鲣：下原有居傥切三字注音。(jiǎn 减)，即咸鱼干。

按：鲍鱼，陶氏云：所谓鲍鱼之肆，言其臭也。禹锡等云：十月后取鱼去肠，绳穿淡干之，凡鱼皆堪食，不的取一色也。可见鲍鱼为一种淡干鱼，非石决明之鲍鱼。功能合伤，续折伤，化瘀通痹。

时珍曰：鲍，即今之干鱼也。鱼之可包者，故字从包。《礼记》谓之薧，魏武食制谓之萧折，皆以萧蒿承曝而成故也。其淡压为腊者，曰淡鱼，曰鳙鱼。以物穿风干者，曰法鱼，曰鲅鱼。其以盐渍成者，曰腌鱼，曰咸鱼，曰鲩鱼，曰鲣鱼。今俗通呼曰干鱼。旧注混淆不明，令并削正于下。时珍曰：《别录》既云勿令中咸，即是淡鱼无疑矣。诸注反自多事。按：《周礼注》云：鲍鱼，以鱼置煏室中用糗干之而成。煏室，土室也。张耒《明道志》云：汉阳、武昌多鱼，土人剖之，不用盐，暴干作淡鱼，载至江西卖之。饶、信人饮食祭享，无此则非盛礼。虽臭腐可恶，而更以为奇。据此则鲍即淡鱼，益可证矣。但古今治法不同耳。又苏氏所谓海中一种鲍鱼，岂顾野王所载海中鲦鱼似鲍者耶。不然，即今之白鲞也。鲞亦干鱼之总称也。又今淮人以鲫作淡法鱼颇佳。入药亦当以石首鲫鱼者为胜。若汉、沔所造者，鱼性不一，恐非所宜。其咸鱼近时亦有用者，因附之。时珍曰：按鲗鱼注所引，是鲍鱼，非鲍鱼也，盖鲍、鲍字误耳。

肉：时珍曰：李九华云：妊妇食之，令子多疾。煮汁，治女子血枯病伤肝，利肠中。同麻仁、葱、豉煮羹，通乳汁。(时珍)

头：煮汁，治睐目。烧灰，疗疔肿瘟气 (时珍)。

附方：新三。

杂物睐目：鲍鱼头二枚，地肤子半合，水煮烂。取汁注目中，即出。(《圣惠》)

鱼脐疔疮：似新火针疮，四边赤，中央黑。可针刺之，若不大痛，即杀人也。用腊月鱼头灰、发灰等分，以鸡溏屎和，涂之。《千金方》

预辟瘟疫：鲍鱼头烧灰方寸匕，合小豆七枚末，米饮服之，令瘟疫气不相染也。(《肘后方》)

鲩鱼：咸，温，无毒。小儿头疮出脓水。以麻油煎熟，取油频涂 (时珍)。

# 鲤 鱼 胆

味苦，寒，无毒。主目热赤痛青盲，明目，久服强悍益志气。

肉味甘，主咳逆上气，黄疸，止渴。生者主水肿脚满下气。臣禹锡等谨按《大腹水肿通用药》云：鲤鱼寒。《药对》云：平。陈士良云：无毒。

骨　主女子带下赤白。

齿　主石淋。生九江池泽。取无时。

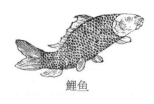

鲤鱼

陶隐居云：鲤鱼最为鱼之主，形既可爱又能神变，乃至飞越山湖，所以琴高①乘之。山上水中有鲤不可食。又鲤鲊不可合小豆藿食之，其子合猪肝食之亦能害人尔。

《唐本》注云：鲤鱼骨，主阴蚀，哽不出。血主小儿丹肿及疮。皮主瘾疹，脑主诸痫，肠主小儿肌疮。

今按：陈藏器《本草》云：鲤鱼肉，主安胎胎动，怀妊身肿，煮为汤食之。破冷气痃癖气块，横关伏梁，作鲙以浓蒜齑食之。胆主耳聋，滴耳中。目为灰，研敷刺疮，中风水疼肿，汁出即愈，诸鱼目并得。

臣禹锡等谨按《药性论》云：鲤鱼胆，亦可单用，味大苦，点眼治赤肿翳痛。小儿热肿涂之。蜀漆为使。鱼烧灰末，治咳嗽，糯米煮粥。

孟诜云：鲤鱼白煮食之疗水肿，脚满，下气。腹有宿瘕不可食。又修理可去脊上两筋及黑，血毒故也。又天行病后，不可食，再发即死。其在沙石中者，毒多在脑中，不得食头。

《日华子》云：鲤鱼，凉，有毒。肉治咳嗽疗脚气，破冷气痃癖，怀妊人胎不安，用绢裹鳞，和鱼煮羹熟后去鳞食之验。脂治小儿痫疾惊忤，胆治障翳等。脑髓治暴聋，煮粥服良。诸溪涧中者头内有毒。不计大小，并三十六鳞也。《图经》曰：鲤鱼，生九江池泽，今处处有之。即赤鲤鱼也，其脊中鳞一道，每鳞上皆有小黑点，从头数至尾无大小皆三十六鳞。古语云：五尺之鲤与一寸之鲤，大小虽殊，而鳞之数等是也。又崔豹古今注释鲤鱼有三种，兖州人谓赤鲤为玄驹，谓白鲤为白骥，黄鲤为黄雉。盖诸鱼中此为最佳，又能神变，故多贵之，今人食品中以为上味。其胆、肉、骨、齿皆入药，古今方书并用之。胡洽治中风脚弱短气腹满，有鲤鱼汤方最胜。脂、血、目睛、脑髓亦单使。治疾惟子不可与肝同食。又齿主石淋，《古今录验》著其方云：鲤鱼齿一升，筛末，以三岁苦酒和分三服，宿不食，旦服一分，日中服一分，暮服一分差。赤鲤鱼鳞亦入药，唐方多用治产妇腹痛，烧灰酒调服之。兼治血气，杂诸药用之。

陈藏器云：鲤鱼从脊当中数至尾，无大小皆有三十六鳞，亦其成数也。

《食疗》：胆主除目中赤及热毒痛，点之良。肉白煮食之，疗水肿脚满下气，腹中有宿瘕不可食，害人。久服天门冬人亦不可食。刺在肉中中风水肿痛者，烧鲤鱼眼睛作灰内疮中，汁出即可。谨按：鱼血主小儿丹毒，涂之即差。鱼鳞烧烟绝，研，酒下方寸，破产妇滞血。脂主诸痫，食之良。肠主小儿腹中疮。鲤鱼鲊不得和豆藿叶食之，成瘦。其鱼子不得合猪肝食之。凡修理可去脊上两筋及黑，血毒故也。炙鲤鱼切忌烟，不得令燻著眼，损人眼光，三两日内必见验也。又天行病后不可食，再发即死。其在砂石中者有毒，多在脑中，不得食头。

《圣惠方》：治水气，利小便除浮肿，用鲤鱼一头，重一斤者，治如食法修事食之。

《外台秘要》《古今录验》：疗鱼鲠骨，横喉中六七日不出：取鲤鱼鳞皮，合烧作屑，以水服之则出，未出更服。

又方：疗水病肿：鲤鱼一头极大者去头尾及骨，唯取肉，以水二斗，赤小豆一大升，和鱼肉煮可取二升已上汁，生布绞去滓，顿服尽，如不能尽，分为二服，后服温令暖，服讫当下利，利尽即差。

又方：疗瘘：鲤鱼肠，切作五段，火上炙之，洗疮拭干，以肠封之，冷则易，自暮至旦干，止觉痒开看虫出差。

又方：凡肿已溃未溃者，烧鲤鱼作灰，鲊和涂之一切肿上，以差为度。

又方：疗卒淋：鲤鱼齿烧灰，酒服方寸匕。

《千金方》：治暴痢：小鲤鱼一枚，烧为末，米饮服之。大人小儿俱服得。

又方：小儿咽肿喉痹：以鲤鱼胆二七枚，和灶底土以涂咽喉立差。

《肘后方》：疗雀目：鲤鱼胆及脑敷之燥痛即明。《食医心镜》主上气咳嗽，胸膈妨满气喘：鲤鱼一头，切作鲙，以姜醋食之，蒜齑亦得。

又方：主肺咳嗽气喘促：鲤鱼一头重四两，去鳞，纸裹火炮去刺，研煮粥空腹吃之。

《子母秘录》：疗妊娠伤寒：鲤鱼一头烧末酒服方寸匕，令汗出，兼治乳无汁。

《产书》：下乳汁：烧鲤鱼一头研为末，酒调下一钱匕。

《礼记》：食鱼去乙，鱼目旁有骨名乙，如象乙字，食之令人鲠。

《衍义》曰：鲤鱼，至阴之物也，其鳞故三十六。阴极则阳复，所以《素问》曰：鱼热中。王叔和曰：热即生风，食之所以多发风热。诸家所解并不言。《日华子》云：鲤鱼凉，今不取，直取《素问》为正。万一风家更使食鱼，则是贻祸无穷矣。

现注：

①琴高：传说中仙人，从涿水乘鲤鱼而出。

按：鲤鱼胆为鲤科鲤鱼之胆。可明目导赤，益智。鲤鱼肉消水肿散满，解渴祛黄疸。鲤鱼骨可固涩止带。

时珍曰：鲤鳞有十字文理，故名鲤。虽困死，鳞不反白。时珍曰：鲤乃阴中之阳，其功长于利小便。故能消肿胀黄疸，脚气喘嗽，湿热之病。作鲙则性温，故能去结冷气之病。烧之则从火化，故能发散风寒，平肺通乳，解肠胃及肿毒之邪。按：刘河间云：鲤之治水，鹜之利水，所谓因其气相感也。

附方旧五，新九。

水肿：《范汪》：用大鲤鱼一头，醋三升，煮干食。一日一作。《外台》：用大小豆一升，水二斗，煮食饮汁，一顿服尽，当下痢尽即瘥。妊娠水肿：方同上。水肿胀满：赤尾鲤鱼一斤破开，不见水及盐，以生矾五钱研末，入腹内，火纸包裹，外以黄土泥包，放灶内煨熟取出，去纸、泥，送粥。食头者上消，食身、尾者下消，一日用尽。屡试经验。（杨拱《医方摘要》）

胎气不长：用鲤鱼肉同盐、枣煮汁饮之。（《集验》）

胎动不安：及妇人数伤胎，下血不止。鲤鱼一斤治净，阿胶（炒）一两，糯米二合，水二升，入葱、姜、橘皮、盐各少许，煮臛食。五七日效。

恶风入腹：久肿恶风入腹，及女人新产，风入产户内，如马鞭，嘘吸短气咳嗽者。用鲤鱼长一尺五寸，以尿浸一宿，平旦以木篦从头贯至尾，文火炙熟，去皮，空心顿食。勿用盐、醋。（《外台》）

反胃吐食：用鲤鱼一头，童便浸一夜，炮焦研末，同米煮粥食之。（《寿域》）

积年骨疽：一捏一汁出者：熬饴糖勃疮上，仍破生鲤鱼搨之。顷时刮视，虫出。更洗敷药，虫尽则愈。（《肘后》）

小儿木舌：长大满口。鲤鱼肉切片贴之，以帛系定。(《圣惠》)

鲊：附方：新一。

聤耳有虫：脓血日夜不止。用鲤鱼鲊三斤，鲤鱼脑一枚，鲤鱼肠一具（洗切），乌麻子（炒研）一升，同捣，入器中，微火炙暖，布裹贴耳。两食顷，有白虫出尽则愈。慎风寒。(《千金》)

胆：附方：新四。

大人阴痿：鲤鱼胆、雄鸡肝各一枚为末，雀卵和，丸小豆大。每吞一丸。(《千金方》)

睛上生晕：不问久新。鲤鱼长一尺二寸者，取胆滴铜镜上，阴干。竹刀刮下，每点少许。(《总录》)

赤眼肿痛：《圣济总录》：用鲤鱼胆十枚，腻粉一钱，和匀瓶收，日点。《十便良方》：用鲤胆五枚，黄连末半两，和匀，入蜂蜜少许，亦治飞血赤脉。

脑髓：和胆等分，频点目眦，治青盲。(时珍)

附方：新二。

耳卒聋：竹筒盛鲤鱼脑，于饭上蒸过，注入耳中。(《千金》)

耳脓有虫：鲤鱼脑和桂末捣匀，绵裹塞之。(《千金方》)

肠：聤耳有虫，同鲊捣烂，帛裹塞之。痔瘘有虫，切断炙熟，帛裹坐之。俱以虫尽为度。(时珍)

齿：时珍曰：古方治石淋多用之，未详其义。鳞：烧灰治吐血，崩中瘘下，带下痔瘘，鱼鲠。(时珍)

时珍曰：古方多以皮、鳞烧灰，入崩漏、痔药中，盖取其行滞血耳。治鱼鲠者，从其类也。

附方：新三。

痔漏疼痛：鲤鱼鳞二三斤，绵裹如枣形，纳入坐之，其痛即止。(《儒门事亲》)

诸鱼骨鲠：鲤脊三十六鳞，焙研，凉水服之，其刺自跳出，神妙。《笔峰杂兴》

鼻衄不止：鲤鱼鳞炒成灰。每冷水服二钱。(《普济方》)

时珍曰：鳞者，鲥也。鱼产于水，故鳞似鲥。鸟产于林，故羽似叶。兽产于山，故毛似草。鱼行上水，鸟飞上风，恐乱鳞、羽也。食鱼中毒，烦乱或成癥积，烧灰水服二钱(时珍)。

# 八种《食疗》余

## 时 鱼

平。补虚劳，稍发疳痼。

按：鲱科鲥鱼，平补虚劳。

宁源曰：初夏时有，余月则无，故名。时珍曰：按孙愐云：鲥出江东。今江中皆有，而江东独盛。故应天府以充御贡。每四月鲚鱼出后即出，云从海中泝上，人甚珍之。惟蜀人呼为瘟鱼，畏而不食。时珍曰：鲥，形秀而扁，微似鲂而长，白色如银，肉中多细刺如毛，其子甚细腻。故何景明称其银鳞细骨，彭渊材恨其美而多刺也。大者不过三尺，腹下有三角硬鳞如甲，其肪亦在鳞甲中，自甚惜之。其性浮游，渔人以丝网沉水数寸取之，一丝挂才出水即死，最易馁败。故袁达《禽虫述》云：鲥鱼挂网以笋、苋、芹、荻之属，连鳞蒸食乃佳。亦可糟藏之。其鳞与他鱼不同，锻石水浸过，晒干层层起之，以作女人花钿甚良。

蒸下油，以瓶盛埋土中，取涂汤火伤，甚效。（宁源）

## 黄 赖 鱼

一名鮏鮱，醒酒。亦无鳞，不益人也。

按：黄赖鱼，现定为鲶科黄颡鱼，原刻为黄赖鱼。不像误刻，应是古称为黄赖鱼，颡或为误。现反通用黄颡鱼之名，以误为正也。可醒酒祛风利水。

释名：黄鮥鱼（古名）、黄颊鱼《诗疏》、鮏鮱、黄鮱。时珍曰：颡、颊以形，鮥以味，鮏鮱以声也。今人析而呼为黄鮏、黄鮱。陆玑作黄扬，讹矣。时珍曰：黄颡，无鳞鱼也。身尾俱似小，腹下黄，背上青黄，腮下有二横骨，两须，有胃。群游作声如轧轧。性最难死。陆玑云：鱼身燕头，颊骨正黄。鱼之有力能飞跃者。陆佃云：其胆春夏近下，秋冬近上。亦一异也。

时珍曰：反荆芥，害人。主：祛风（吴瑞）煮食，消水肿，利小便。烧灰，治瘰疬久溃不收敛，及诸恶疮（时珍）。

附方：新三。

水气浮肿：用黄颡三尾，绿豆一合，大蒜三瓣，水煮烂，去鱼食豆，以汁调商陆末一钱服。其水化为清气而消。诗云：一头黄颡八须鱼，绿豆同煎一合余。白煮作羹水肿自消除。（《集要》）

瘰疬溃坏：用黄鮱鱼破开，入麻子十粒，杂、扎定，安厕坑中，冬三日，春秋一日，夏半日，取出洗净，黄泥固济，煅存性研，香油调敷。臁疮浸淫：方同上。（并《普济》）

涎：（翅下取之）主消渴（吴瑞）。

附方：新一。

生津丸：治消渴饮水无度。以黄颡鱼涎和青蛤粉、滑石末等分，丸梧子大。每陈粟米汤下三十丸。

颊骨：主喉痹肿痛，烧研，茶服三钱。（时珍。并出《普济》）

## 比 目 鱼

平。补虚益气力，多食稍动气。

按：比目鱼为鲆、鲽、鳎、鮃等鱼之统称。可补虚益气力。

释名：鲽（音蝶）、鞋底鱼。时珍曰：比，并也。鱼各一目，相并而行也。《尔雅》所谓"东方有比目鱼，不比不行，其名曰鲽"，是也。段氏《北户录》谓之鰜（音兼），吴都赋谓之魪（音介）上林赋谓之魼（音墟）。鲽，犹屟也；鰜，兼也；魪，相介也；魼，相胠也。俗名鞋底鱼，《临海志》名婢屣鱼，《临海水土记》名奴屩鱼，《南越志》名版鱼，《南方异物志》名箬叶鱼，皆因形也。时珍曰：案：郭璞云：今所在水中有之。状如牛脾及女人鞋底，细鳞紫黑色，两片相合乃得行。其合处半边平而无鳞，口近腹下。刘渊林以为王余鱼，盖不然。

# 鲚 鱼

发疥，不可多食。

按：鲚鱼为鳀科鲚鱼。

释名：鮆鱼（音剂）、烈鱼、鱴刀、鮤鱼、鳢鱼（音音遒，亦作鮂）、时珍曰：鱼形如剂物裂篾之刀，故有诸名。《魏武食制》谓之望鱼。时珍曰：鲚生江湖中，常以三月始出。状狭而长薄，如削木片，亦如长薄尖刀形。细鳞白色。吻上有二硬须，腮下有长鬣如麦芒。腹下有硬角刺，快利若刀。腹后近尾有短鬣，肉中多细刺。煎、炙或作鲊、鲱皆美，烹煮不如。《淮南子》云：鮆鱼饮而不食，鳣鲔食而不饮。又《异物志》云：鳢鱼仲夏从海中溯流而上。长尺余，腹下如刀，肉中细骨如鸟毛。云是鳢鸟所化，故腹内尚有鸟肾二枚。其鸟白色，如鹭群飞。至仲夏，鸟藏鱼出，变化无疑。然今鲚鱼亦自生子，未必尽鸟化也。肉：源曰：助火，动痰，发疾。

鲊：贴痔瘘。（时珍）

附方：新一。

瘘有数孔：用耕垡土烧赤，以苦酒浸之，合壁土令热，以大鮆鲊展转染土贴之。每日一次。（《千金方》）

# 鯸鲐鱼

有毒。不可食之，其肝毒煞人，缘腹中无胆，头中无鳃，故知害人。若中此毒及鲈鱼毒者，便到芦根煮汁饮解之。又此鱼行水之次或自触着物即自怒气胀浮于水上，为鸦雏所食。《孙真人食忌》鯸鲐鱼勿食肝，杀人。

按：鯸鲐鱼即河豚，有毒不可食。

鯮鱼：平。补五脏，益筋骨，和脾胃，多食宜人，作鲊尤佳。曝干甚香美，不毒，亦不发病。

按：鯮鱼，即尖头鳡，又叫鸭嘴鯮。可平补五脏，益筋骨，和脾胃。

时珍曰：鳡性啖鱼，其目睒视，故谓之鳡。《异物志》以为石首鱼，非也。《食疗》作鯮，古无此字。时珍曰：鳡生江湖中。体圆浓而长，似鳢鱼而腹稍起，扁额长喙，口在额下，细鳞腹白，背微黄色。亦能啖鱼，大者二三十斤。

# 黄 鱼

平，有毒。发诸气病不可多食，亦发疮疥动风，不宜和荞麦同食，令人失音也。

按：黄鱼，石首鱼称黄鱼，鲟鳇亦称黄鱼。但这两种鱼都不发诸气病。

# 鲂 鱼

调胃气，利五脏，和芥子酱食之助肺气，去胃家风。消谷不化者，作鲙食助脾气令人能食。患疳痢者不得食，作羹臛食宜人，其功与鲫鱼同。

按：鲂鱼、鲤科之三角鲂。可调胃气，利五脏，助肺气。

释名：鳊鱼（音编）。时珍曰：鲂，方也。鳊，扁也。其状方，其身扁也。时珍：鲂鱼处处有之，汉沔尤多。小头缩项，穹脊阔腹，扁身细鳞，其色青白。腹内有肪，味最腴美。其性宜活水。故《诗》云：岂其食鱼，必河之鲂。俚语云：伊洛鲤鲂，美如牛羊。又有一种火烧鳊，头尾俱似鲂，而脊骨更隆。上有赤鬣连尾，如蝙蝠之翼，黑质赤章，色如烟熏，故名。其大有至二三十斤者。

# 二十三种陈藏器余

## 鲟鱼

味甘平，无毒。主益气补虚，令人肥健。生江中，背如龙，长一二丈。鼻上肉作脯名鹿头，一名鹿肉，补虚下气。子如小豆，食之肥美，杀腹内小虫。

《食疗》有毒。主血淋，可煮汁饮之。其味虽美而发诸药毒。鲊，世人虽重，尤不益人，服丹石人不可食，令人少气，发一切疮疥，动风气。不与干笋同食，发痈缓风。小儿不与食，结癥瘕及嗽。大人久食令人卒心痛，并使人卒患腰痛。

按：鲟鱼，鲟科中华鲟，另有白鲟科白鲟。可益气补虚。

释名：鳣鱼（寻、淫二音）鲔鱼、王鲔（尔雅）、碧鱼。时珍曰：此鱼延长，故从寻从罩，皆延长之义。《月令》云：季春，天子荐鲔于寝庙。故有王鲔之称。郭璞云：大者名王鲔，小者名叔鲔，更小者名鮥子。李奇《汉书注》云：周洛曰鲔，蜀曰鉅鳣。《毛诗义疏》云：辽东、登、莱人名尉鱼，言乐浪尉仲明溺海死，化为此鱼。盖尉亦鲔字之讹耳。《饮膳正要》云：今辽人名乞里麻鱼。时珍曰：出江淮、黄河、辽海深水处，亦鳣鱼属也。岫居，长者丈余。至春始出而浮阳，见日则目眩。其状如鳣，而背上无甲。其色青碧，腹下色白。其鼻长与身等，口在颔下，食而不饮。颊下有青斑纹，如梅花状。尾岐如丙。肉色纯白，味亚于鳣，鬐骨不脆。罗愿云：鲟状如鬵鼎，上大下小，大头哆口，似铁兜鍪，其鳔亦可作胶，如鳠鮧也。亦能化龙。

## 鳢鳀①鱼白

主竹木入肉，经久不出者，取白敷疮上，四边肉烂即出刺。一名鳔②。

《海药》云：谨按《广州记》云：生南海，无毒。主月蚀疮，阴疮，瘘③疮并烧灰用。

《经验方》：治呕血：鳔胶长八寸，阔二寸，炙令黄，刮二钱以来，用甘蔗节三十五个，取自然汁调下。

现注：

①鳢鳀：下原有上逐下题四字注音。

②鳔：下原有毗眇切三字注音。

③瘘疮：原文如此，或指瘘疭而有疮者。或为瘘疮之误。

按：鳀为白鳝豚，鳀为黑背鳀。但此处鳀鳀鱼白自解为"一名鳔"，今之鱼鳔为石首鱼、鲟鱼等鱼之鱼泡加工而成。又有鳀鲢为鱼肠酱，鲢有（yí 夷）（tí 题）二音，故此鱼白亦或为鱼肠酱。功能愈疮补虚，补气血。

释名：鳔（匹少切）。作胶名鳔胶。鳀鲢时珍曰：音逐夷。其音题者，鲇鱼也。按：贾思勰《齐民要术》云：汉武逐夷至海上，见渔人造鱼肠于坑中，取而食之。遂命此名，言因逐夷而得是矣。沈括《笔谈》云：鳀鲢，乌贼鱼肠也。孙愐《唐韵》云：盐藏鱼肠也。《南史》云：齐明帝嗜鳀鲢，以蜜渍之，一食数升。观此则鳔与肠皆得称鳀鲢矣。今人以鳔煮冻作膏，切片以姜、醋食之，呼为鱼膏者是也。故宋齐丘《化书》云：鳀鲢与足垢无殊。鳔即诸鱼之白胪，其中空如泡，故曰鳔。可治为胶，亦名縺胶。诸鳔皆可为胶，而海渔多以石首鳔作之，名江鳔，谓江鱼之鳔也。粘物甚固。此乃工匠日用之物，而记籍多略之。

## 文鳐①鱼

无毒。妇人临月带之令易产，亦可临时烧为黑末，酒下一钱匕。出南海，大者长尺许，有翅与尾齐。一名飞鱼，群飞水上，海人候之当有大风。《吴都赋》云文鳐夜飞而触网是也。

现注：

①鳐：下原有余招切三字注音。

按：文鳐鱼为飞鱼科之燕鳐鱼。可催产。

时珍曰：按：《西山经》云：观水西注于流沙，多文鳐鱼。状如鲤，鸟翼鱼身，苍文白首赤喙。常以夜飞，从西海游于东海。其音如鸾鸡。其味酸甘，食之已狂。见则大穰。《林邑记》云：飞鱼身圆，大者丈余，翅如胡蝉。出入群飞，游翔翳荟，沉则泳于海底。又《一统志》云：陕西鄠县涝水出飞鱼，状如鲋，食之已痔疾也。已狂已痔。（时珍）

## 牛鱼

无毒。主六畜疾疫，作干脯捣为末，以水灌之即鼻中黄涕出，亦可置病牛处令其气相熏。生东海，头如牛也。

按：牛鱼，《博物志》云：东海有牛鱼，其形如牛，引其皮悬之，潮至则毛起，潮退则毛伏。《殊域周咨》云：牛鱼，混同江出，大者长丈三尺，重三百斤，无鳞骨。有说为鲟鳇。可祛疫疾。

时珍曰：按：《一统志》云：牛鱼出女直混同江。大者长丈余，重三百斤。无鳞骨，其肉脂相间，食之味长。又《异物志》云：南海有牛鱼，一名引鱼，重三四百斤，状如鳢，无鳞骨，背有斑文，腹下青色。知海潮，肉味颇长。观二说，则此亦鲟属也。鲟、引声亦相近。

## 海豚鱼

味咸，无毒。肉主飞尸蛊毒瘴疟，作脯食之。一如水牛肉味小腥耳。皮中肪摩恶疮疥癣痔瘘。犬马病疥，杀虫。生大海中，候风潮出，形如豚，鼻中声，脑上有孔，喷水直上，百数为群，人先取得其子系著水中，母自来，就而取之。其子如蠡鱼子，数万为群，常随母而行。亦有江豚，状如豚，鼻中为声，出没水上，海中舟人候之，知大风雨。又中有曲脂堪摩病及樺博。即明照读书及作即暗，俗言懒妇化为此也。

按：海豚鱼为海豚科之海豚。可除蛊除瘅。

释名：海狶(《文选》)，水猪《异物志》、暨鱼（音志）、馋鱼、鯆䱐。时珍曰：海豚、江豚，皆因形命名。《郭璞》赋"海豚江豚"是也。《魏武食制》谓之鯆䱐。《南方异物志》谓之水猪。又名馋鱼，谓其多涎也。时珍曰：其状大如数百斤猪，形色青黑如鮎鱼，有两乳，有雌雄，类人。数枚同行，一浮一没，谓之拜风。其骨硬，其肉肥，不中食。其膏最多，和石灰艌船良。

## 杜父鱼

主小儿差颓，差颓核大小也，取鱼擘开口咬之七下。生溪涧下，背有刺，大头阔口，长二三寸，色黑，斑如吹砂而短也。

按：杜父鱼，即黄鲴鱼，又称渡父鱼。可消肿。

释名：渡父鱼(《纲目》)、黄鲴鱼、船碇鱼、伏念鱼。时珍曰：杜父当作渡父。溪涧小鱼，渡父所食也。见人则以喙插入泥中，如船碇也。

## 海鹞鱼

无毒。主瘴疟，烧令黑，末服二钱匕。鱼似鹞，有肉翅，能飞上石头。一名石蛎，一名邵阳鱼，齿如石版。生东海。

按：海鹞鱼为缸科之赤缸。可除瘴疟，祛浊通淋。

释名：邵阳鱼(《食鉴》作少阳)、荷鱼（广韵作鰝）、鳞鱼（音忿）、鯆魮鱼（音铺毗）、蕃踏鱼、石蛎。时珍曰：海鹞，象形。少阳、荷，并言形色也。余义莫详。时珍曰：海中颇多，江湖亦时有之。状如盘及荷叶，大者围七八尺。无足无鳞，背青腹白。口在腹下，目在额上。尾长有节，螫人甚毒。皮色肉味，俱同鮎鱼。肉内皆骨，节节联比，脆软可食，吴人腊之。《魏武食制》云：蕃踏鱼，大者如箕，尾长数尺是矣。《岭表录异》云：鸡子鱼，嘴形如鹞，肉翘无鳞，色类鮎鱼，尾尖而长，有风涛即乘风飞于海上。此亦海鹞之类也。

## 鲵　鱼

一作鮴①并音五禾反，鲶属，又五回反　味甘，平，无毒，不腥。主膀胱水下，开胃，作鲙如白雪。隋朝吴都鲵鱼干鲙，取快日暴干瓶盛，临食以布裹水浸良久，洒去水，如初鲙无异。鱼生海中，大如石首。

《图经》：文具鮧鱼条下。

现注：

①鮴：并音五禾反，鲶属，又五回反十一个小字为原刻注音及注释。现音（é俄）。

按：鮠（wéi桅）鱼为鮠科长吻鮠。可利水开胃补中。可治鱼肚等。

释名：鮰鱼（音回）、鱯鱼（化、获二音）、鳠鱼、鳞鱼。时珍曰：北人呼鱯，南人呼鮠，并与鮰音相近。迩来通称鮰鱼，而鱯、鮠之名不彰矣。鳠，又鱯之音转也。秦人谓其发癞，呼为鳞鱼。余见鲇鱼。时珍曰：鮠，生江淮间无鳞鱼，亦鲟属也。头尾身鬐俱似鲟状，惟鼻短耳。口亦在颌下，骨不柔脆，腹似鲇鱼，背有肉鬐。郭璞云：鱯鱼似鲇而大，白色者是矣。

时珍曰：藏器所说，出《杜宝拾遗录》。其说云：隋大业六年，吴郡献海鮸干鲙。其法，五五六月取大鮸四五尺者，鳞细而紫，无细骨，不腥。取肉切晒及干，以新瓶盛之，泥封固。用时以布裹水浸，少顷去水，则皎白如新也。珍按：此乃海鮸，即石首之大者，有鳞不腥。若江河鮠鱼，则无鳞极腥矣。陈氏盖因鮸、鮠二字相类，不加考究，遂致谬误耳。今正之。

## 鮹 鱼

味甘，平，无毒。主五野鸡痔，下血，瘀血在腹，似马鞭，尾有两岐如鞭鞘，故名之。出江湖。

按：鮹（shāo稍）鱼，又称马鞭鱼。可消痔化瘀。

## 鳣 鱼 肝

无毒。主恶疮疥癣。勿以盐炙食。郭注《尔雅》云：鳣鱼长二三丈。《颜氏家训》曰：鳣鱼纯灰色，无文。古书云：有多用鳣鱼字为鲟，既长二三丈，则非鲟鱼明矣。《本经》又以鲟为鼍，此误深矣。今明鳝鱼体有三行甲，上龙门化为龙也。

按：鳣（zhān沾）鱼为鲟（xún寻）科之鳇（huáng皇）鱼。可消恶疮补虚。

时珍曰：鳣肥而不善游，有邅如之象。曰黄曰蜡，言其脂色也。玉版，言其肉色也。《异物志》名含光，言其脂肉夜有光也。《饮膳正要》云：辽人名阿八儿忽鱼。时珍曰：鳣出江淮、黄河、辽海深水处，无鳞大鱼也。其状似鲟，其色灰白，其背有骨甲三行，其鼻长有须，其口近颌下，其尾歧。其出也，以三月逆水而生。其居也，在矶石湍流之间。其食也，张口接物听其自入，食而不饮，蟹鱼多误入之。昔人所谓"鳣鲔岫居"，世俗所谓：鲟鳣鱼吃自来食，是矣。其行也，在水底，去地数寸。渔人以小钩近千沉而取之，一钩着身，动而护痛，诸钩皆着。船游数日，待其困惫，方敢掣取。其小者近百斤。其大者长二三丈，至一二千斤。其气甚腥。其脂与肉层层相间，肉色白，脂色黄如蜡。其脊骨及鼻，并鬐与鳃，皆脆软可食。其肚及子盐藏亦佳，其鳔亦可作胶。其肉骨煮炙及作鲊皆美。《翰墨大全》云：江淮人以鲟鳣鱼作鲊名片酱，亦名玉版鲊也。宁源曰：味极肥美，楚人尤重之。多食，生热痰。作鲊奇绝，亦不益人。时珍曰：服荆芥药，不可食。

利五脏，肥美人。多食，难克化（时珍）。

## 石 鮅 鱼

味甘平，有小毒。主疮疥癣。出南海方山涧中，长一寸，背里腹下赤，南人取之作鲊。

按：石鲅鱼为鲤科宽鳍鬣（liè 猎）鱼。可消疮癣。

## 鱼　鲊

味甘平，无毒。主癣，和柳叶捣碎，热炙敷之。又主马病疮，取酸臭者和糁及屋上尘敷之。病似疥而大，凡鲊皆发疮疥，可合杀虫疮药用之。

按：鱼鲊为腌制之鱼类食品。可消疮杀虫。

时珍曰：按：刘熙《释名》云：鲊，葅也。以盐糁酝酿而成也。诸鱼皆可为之。大者曰鲊。小者曰鲐。一云：南人曰鲐，北人曰鲊。瑞曰：鲊不熟者，损人脾胃，反致疾也。时珍曰：诸鲊皆不可合生胡荽、葵菜、豆藿、麦酱、蜂蜜食，令人消渴及霍乱。凡诸无鳞鱼鲊，食之尤不益人。

治聤耳痔瘘，诸疮有虫，疗白驳、代指病，主下痢脓血（时珍）。

附方：新二。

白驳风：以荷叶裹鲊令臭，拭热，频频擦之，取效乃止。《千金方》

代指痛：先刺去脓血，炙皮裹之。《千金方》

## 鱼　脂

主牛疥，狗病疮涂之立愈。脂是和灰泥船者，腥臭为佳。又主癥，取铜器盛二升，作大火炷，脂上燃之令暖，彻于癥上熨之，以纸籍腹上昼夜勿息火良。

按：鱼脂，脂是合灰泥船者，腥臭为佳。可化癥。

释名：鱼油。时珍曰：脂，旨也。其味甘旨也。时珍曰：鱼脂点灯，盲人目。时珍曰：南番用鱼油和石灰艌船。亦用江豚油。

## 鲙

味甘，温。蒜齑食之温补去冷气湿痹，除膀胱水，喉中气结，心下酸水，腹内伏梁，冷痃结癖疝气。补腰脚起阳道。鲫鱼鲙，主肠澼水谷不调下利，小儿大人丹毒风眩。鲤鱼鲙主冷气气块结在心腹，并宜蒜齑进之。鱼鲙以菰菜为羹，吴人谓之金羹玉鲙，开胃口利大小肠。食鲙不欲近夜，食不消，兼饮冷水腹内为虫，时行病起。食鲙令人胃弱，又不可同乳酪食之，令人霍乱。凡羹以蔓菁煮之，蔓菁去鱼腥。又万物脑能消毒，所以食鲙食鱼头羹也。

按：鲙：将鱼细切做菜肴。可温补除痹，散癖助阳。

释名：鱼生。时珍曰：刽切而成，故谓之鲙。凡诸鱼之鲜活者，薄切洗净血腥，沃以蒜齑、姜醋、五味食之。时珍曰：按《食治》云：凡杀物命，即亏仁爱，且肉未停冷，动性犹存，旋烹不熟，食犹害人。况鱼鲙肉生，损人尤甚，为癥瘕，为瘟疾，为奇病，不可不知。昔有食鱼生而生病者，用药下出，已变虫形，鲙缕尚存。有食鳖肉而成积者，用药下出，已成动物而能行，皆可验也。

## 昌候鱼

味甘，平，无毒。腹中子有毒，令人痢下，食其肉肥健益气力。生南海，如鲫鱼，身正圆，无硬骨，作炙食之至美，一名昌鼠也。

按：鲳候鱼为鲳科之银鲳。可肥健益气。

时珍曰：昌，美也，以味名。或云：鱼游于水，群鱼随之，食其涎沫，有类于娼，故名。闽人讹为鲳鱼。广人连骨煮食，呼为狗瞌睡鱼。时珍曰：闽、浙、广南海中，四、五月出之。《岭表录异》云：鲳鱼形似鳊鱼，而腔上突起，连背而圆，身肉甚厚，白如凝脂，只有一脊骨。治之以葱、姜，焦之以粳米，其骨亦软而可食。

## 鲩　鱼

无毒。主喉闭飞尸，取胆和暖水搅服之。鲩（音患），似鲤，生江湖间，内喉中飞尸上。此胆至苦。

按：鲩（huàn 涣）鱼，即鲤科之草鱼。主喉闭飞尸。飞尸似指悬雍垂肿。

释名：鳗鱼（音缓）。草鱼。时珍曰：鲩又音混，郭璞作鲩。其性舒缓，故曰鲩，曰鳗。俗名草鱼。江、闽畜鱼者，以草饲之焉。时珍曰：郭璞云：今鲩子，似鳟而大是矣。其形长身圆，肉厚而松，状类青鱼。有青鲩、白鲩二色。白者味胜，商人多鲝之。珍曰：李鹏飞云：能发诸疮。主：暖胃和中（时珍）胆：一切骨鲠、竹木刺在喉中，以酒化二枚，温呷取吐（时珍）。

## 鯸鱼肝

有大毒，入口烂舌入腹烂肠。肉小毒，人亦食之，煮之不可近铛，当以物悬之。一名鹕夷鱼，以物触之即嗔腹如气毬，亦名嗔鱼，腹白背有赤道如印，鱼目得合与诸鱼不同。江海中并有之，海中者大毒，江中者次之。人欲收其肝子毒人则当反被其噬，为此人皆不录，唯有橄榄木及鱼茗[②]木解之，次用芦根、乌蓲[①]草根汁解之。此物毒疾非药所及。橄榄、鱼茗已出木部。

现注：

①蓲：（qiū 丘），即葭（tǎn 坦），初生之荻，似苇而小。

②并无鱼茗木，疑为无名木之误，繁体字鱼、無二字相近。

按：鯸鱼即河豚，有毒。

## 鱼　虎

有毒。背上刺著人如蛇咬，皮如猬有刺，头如虎也。生南海，亦有变为虎者。

按：鱼虎又名土奴鱼。有毒。

释名：土奴鱼（《临海记》）。时珍曰：按：《倦游录》云：海中泡鱼大如斗，身有刺如，能化为豪猪。此即鱼虎也。《述异记》云：老则变为鲛鱼。

# 鮏　鱼

鮏（音拱，鲲子）、鳅鱼（鳅同音）、鼠尾鱼、地青鱼、鯆魮鱼（鯆魮，普胡反，音毗）、邵阳鱼尾刺人者有大毒，三刺中之者死，二刺者困，一刺者可以救，候人溺处钉之令人阴肿痛，拔去即愈。海人被其毒，煮鱼簄[1]竹及海獭皮解之。已上鱼并生南海，总有肉翅，尾长二尺，刺在尾中，逢物以尾拨之，食其肉而去其刺。其鯆魮鱼已在《本经》鳝鱼注中。

现注：

①簄：（hù 户），捕鱼竹具。

按：鮏鱼即海鳐鱼。鯆即江豚，魮即鳟鲅。鳅鱼与此不同类。

# 鯢　鱼

鳗鲡注：陶云：鳗鲡能上树，苏云：鯢鱼能上树，非鳗鲡也。按：鯢鱼，一名王鲔[1]，在山溪中，似鲇有四脚，长尾，能上树。天旱则含水上山，叶覆身，鸟来饮水，因而取之。伊洛间亦有，声如小儿啼，故曰鯢鱼。一名鳠[2]鱼，一名人鱼。膏燃烛不灭，秦始皇冢中用之。陶注鲇鱼条云：人鱼，即鯢鱼也。

现注：

①鲔：（wěi 伟），俗称白卜。

②鳠：（hù 护），即鯢鱼。或大鳍鳠。

按：鯢鱼，即大鲵等为两栖类。可补虚。

释名：人鱼（《山海经》）、鲋鱼、鳎鱼、大者名鰕。时珍曰：鯢，声如小儿，故名。即鳒鱼之能上树者。俗云鲇鱼上竿，乃此也。与海中鲸，同名异物。蜀人名者曰鲋，秦人名鳎。《尔雅》云：大者名鰕。《异物志》云：有鱼之体，以足行如虾，故名鰕。陈藏器以此为鳠鱼，欠考矣。又云一名王鲔，误矣，王鲔乃鲟鱼也。

**诸鱼有毒**者，鱼目有睫杀人，目得开合杀人，逆鳃杀人，脑中白连珠杀人，无鳃杀人，二目不同杀人，连鳞者杀人，白鬐杀人，腹下丹字杀人，鱼师[1]大者有毒，食之杀人。

现注：

①鱼师：鱼名。

# 水　龟

无毒。主难产，产妇戴之亦可临时烧末酒下。出南海，如龟，长二三尺，两目在侧旁。

按：水龟，可催产。出南海，如龟，长二三尺，两目在侧旁。

附录：旋龟时珍曰：按：《山海经》云：杻阳之山，怪水出焉。中多旋龟，鸟首虺尾，声如破木，佩之已聋。亦此类也。

## 疟 龟

无毒。主老疟发无时者，亦名痎疟，下俚人呼为妖疟。烧作灰，饮服一二钱匕，当微利。取头烧服弥佳，亦候发时煮为沸汤，坐中浸身，亦悬安病人卧处。生高山石下，身偏头大，嘴如鹗鸟，亦呼为鹗龟。

按：疟龟可截疟。生高山石下，身偏头大，嘴如鹗。

# 卷第二十一

## 虫鱼中品总五十六种

一十六种《神农本经》　原为白字现为字下不加标识。

三种《名医别录》　原为墨字现为字下加·标识

二种《唐本先附》　注云：唐附

七种今附　皆医家尝用有效注云：今附

三种新补

一种新定

二种唐慎微续添

二种《海药》余

二十一种陈藏器余

### 二种海药余

### 二十一种陈藏器余

# 中　　品

## 猬　　皮

味苦，平，无毒。主五痔阴蚀下血赤白五色，血汁不止，阴肿痛引腰背。酒煮杀之。又疗腹痛疝积，亦烧为灰，酒服之。生楚山川谷田野，取无时，勿使中湿。得酒良，畏桔梗、麦门冬。陶隐居云：田野中时有此兽，人犯近便藏头足，毛刺人不可得捉。能跳入虎耳中，而见鹊便自仰腹受啄，物有相制，不可思议尔。其脂烊铁注中内少水银则柔如铅锡矣。

《唐本》注云：猬极狞钝，大者如小豚，小者犹瓜大。或恶鹊声，故反腹令啄，欲掩取之，犹蚌鹬①尔。虎耳不受鸡卵，且去地三尺，猬何能跳之而入。野俗鄙说遂为雅记，深可怪也。

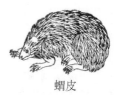

蝟皮

今按：陈藏器《本草》云：猬脂，主耳聋，可注耳中。皮及肉主反胃，炙黄食之。骨食之令人瘦，诸节渐缩小。肉食之主瘘。

臣禹锡等谨按《蜀本》注云：勿用山枳鼠皮，正相似，但山枳毛端有两歧为别。又有虎鼠皮亦相类，但以味酸为别。又有山猡②皮，类兔皮，颇相似，其色褐，其味甚苦，亦不堪用。《图经》云：状如貒豚，脚短，刺尾长寸余，苍白色，取去肉，火干良也。

《药性论》云：猬皮，臣，味甘有小毒。主肠风泻血痔病有头多年不差者；炙末白饮下方寸匕。烧末吹主鼻衄。甚解一切药力。

孟诜云：猬食之肥下焦理胃气。其脂可煮五金八石。皮烧灰酒服治胃逆，又煮汁服止反胃，又可五味淹炙食之。不得食骨，令人瘦小。

《日华子》云：开胃气，止血汗，肚胀痛疝气。脂治肠风泻血。作猪蹄者妙，鼠脚者次。

《图经》曰：猬皮，生楚山川谷田野，今在处山林中皆有之。状类貒豚，脚短多刺，尾长寸余，人触近便藏头足，外皆刺不可向③尔。惟见鹊则反腹受啄，或云恶鹊声故欲掩取之，犹蚌鹬④也。此类亦多，惟白色，脚似猪蹄者佳，鼠脚者次。其毛端有两歧者名山枳鼠，肉味酸者名虎鼠，味苦而皮褐色类兔皮者名山猡。凡此皆不堪用，尤宜细识耳。采无时，勿使中湿，肉与脂皆中用，惟骨不可食，误食之则令人瘦劣。

《食疗》云：猬肉可食，以五味汁淹炙食之良。不得食其骨也，其骨能瘦人，使人缩小也。谨按：主下焦弱，理胃气，令人能食，其皮可烧灰和酒服。及炙令黄，煮汁饮之主胃逆，细剉炒令黑入丸中治肠风。鼠奶痔效，主肠风痔瘘。可煮五金八石，与桔梗、麦门冬反恶。又有一种，村人谓之豪猪，取其肚烧干和肚屎用之，捣末细罗，每朝空心温酒调二钱匕，有患水病鼓胀者服此豪猪肚一个便消差。此猪多食苦参，不理冷胀，只理热风水胀。形状样似猬鼠。

《圣惠方》：治鼻衄塞鼻散：用猬皮一大枚，烧末，研用半钱绵裹塞鼻。

《外台秘要》：治五痔：猬皮方三指大切，熏黄如枣大，熟艾，右三味穿地作坑调和取便熏之，取口中熏黄烟气出为佳，火气稍尽即停，三日将息，更熏之三度永差。勿犯风冷，羹臛将补，慎忌鸡猪鱼生冷，二十日后补之。

《千金翼》：治蛊毒下血：猬皮烧末，水服方寸匕，当吐蛊毒。

《肘后方》：治肠痔大便血：烧猬皮敷之。

《简要济众》：治肠痔，下部如虫啮：猬皮烧黑，生油和敷之佳。

《子母秘录》：小儿卒惊啼，壮如物刺：烧猬皮三寸为末，乳头饮儿，饮服亦得。

《丹房镜源》：云：猬皮脂，伏雄黄。

《衍义》曰：猬皮，取干皮兼刺，用刺作刷治纸帛⑤绝佳。此物兼治胃逆，开胃气有功，从虫从胃，有理焉。胆治鹰食病。世有养者，去而复来，久亦不去，当缩身藏足之时，人溺之即开。合穿山甲等分，烧存性治痔，入肉豆蔻一半末之，空肚热米饮调二钱服。隐居所说跳入虎耳，及仰腹受啄之事，《唐本》注见摈⑥亦当然。

现注：

①鹬：下原有音聿二字注音。现音（yù 玉）。

②狚：未查到此字。

③向：接近。

④鹬：下有音聿二字注音。

⑤纰：（pī 批），指丝帛破散。

⑥摈：（bìn 鬓），排斥。

按：猬皮为刺猬科刺猬之皮。功能消痔消疝，聪耳，陈藏器云骨食之令人瘦，降胃逆。临床可用刺猬皮治顽癣疮，恶疮肿。

释名：彙，古猬字，或作蝟。毛刺《尔雅》、蝟鼠。鼠，故有鼠名。时珍曰：按《说文》彙字篆文象形，头足似鼠，故有鼠名。时珍曰：猬之头尾似鼠，毛刺似豪猪，蜷缩则形如芡房及栗房，攒毛外刺，尿之即开。《炙毂子》云：刺端分两头者为猬，如棘针者为蚧。与蜀说不同。《广韵》云：似而赤尾者，名暨居。时珍曰：按《淮南子》云：猬使虎申，蛇令豹止。又云：鹊屎中猬。《纬书》云：火烁金，故鹊啄猬。观此则陶说非妄也，而苏氏斥之，寇氏和之，非矣。蜈蚣制龙、蛇，蜓蚰、蛞蝓制蜈蚣，岂在大小利钝耶。畏其天耳。《蜀图经》所谓虎鼠即鼩鼠，亦猬中一种也。孙恤：鼩，鼠属，能飞，食虎豹。《谈薮》云：虎不敢入山林，而居草薄者，畏木上有趣鼠也。鼠见虎过，则咆噪拔毛投之，虎必生虫疮溃烂至死。鼩、趣音相近耳。能制虎，观此益可征矣。今正其误。

附方：新八。

肠风下血：白刺皮一枚（铫内焦，去皮留刺），木贼半两（炒黑），为末。每服二钱，热酒调下。（《杨氏家藏方》）

五色痢疾：皮烧灰，酒服二钱。（《寿域方》）

大肠脱肛：皮一斤（烧），磁石五钱，桂心五钱，为末。每服二钱，米饮下。（叶氏《摘玄》）

鼻中息肉：皮炙为末，绵裹塞之三日。（《千金》）

眼睫倒刺：刺、枣针、白芷、青黛等分为末。随左右目搐鼻中，口含冷水。（《瑞竹堂方》）

反胃吐食：皮烧灰，酒服。或煮汁，或五味淹炙食。（《普济》）

猘犬咬伤：皮、头发等分烧灰，水服。（《外台方》）

脂：涂秃疮疥癣，杀虫。

附方：新一。虎爪伤人：刺猬脂，日日敷之。内服香油。

脑：主狼瘘。（时珍）

心、肝：主蚁瘘蜂瘘，瘰疬恶疮，烧灰，酒服一钱（时珍）。

胆：主点目，止泪。化水，涂痔疮（时珍）。

附方：新一。

痘后风眼：发则两睑红烂眵泪。用刺猬胆汁，用簪点入，痒不可当，二三次即愈。尤胜乌鸦胆也。（董炳《集验方》）

## 露 蜂 房

味苦、咸，平，有毒。主惊痫瘈疭，寒热邪气癫疾，鬼精蛊毒，肠痔。火熬之良。又疗蜂毒毒肿。一名蜂肠。一名百穿，一名蜂勒①。生牂柯山谷。七月七日采阴干。

恶干姜、丹参、黄芩、芍药、牡蛎。陶隐居云：此蜂房多在树腹中及地中，今此曰露蜂，当用人家屋间及树枝间苞裹者。乃远牂柯，未解所以。

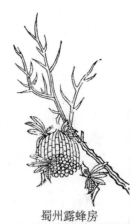

蜀州露蜂房

《唐本》注云：此蜂房用树上悬得风露者。其蜂黄黑色，长寸许，螫②马牛人乃至欲死者，用此皆有效。非人家屋下小小蜂房也。《别录》云：乱发、蛇皮三味合烧灰，酒服方寸匕，日二，主诸恶疽附骨，痛根在脏腑，历节肿出，疔肿恶脉，诸毒皆差。又水煮露蜂房一服五合汁，下乳石热毒壅闷，服之小便中即下石末，大效。灰之酒服主阴痿，水煮洗狐尿刺疮，服之疗上气，赤白痢，遗尿失禁也。

臣禹锡等谨按《蜀本》《图经》云：树上大黄蜂窠也。大者如瓮，小者如桶。今所在有，十一月、十二月采。

《药性论》云：土蜂房，亦可单用，不入服食，能治臃肿不消，用醋水调涂，干即便易。

《日华子》云：露蜂房，微毒。治牙齿疼；痢疾，乳痈，蜂叮恶疮，即煎洗入药并炙用。

《图经》曰：露蜂房，生牂柯山谷，今处处山林中皆有之。此木上大黄蜂窠也，大者如瓮，小者如桶，其蜂黑色，长寸许，螫牛马及人乃至欲死者，用此尤效。人家屋间亦往往有之，但小而力慢，不堪用。不若山林中得风露气者佳，古今方书治牙齿汤多用之，七月七日采。又云：十一月、十二月采者佳。亦解蛊毒，又主乳石发动，头痛烦热口干便旋③赤少者，取十二分炙，以水二升煮取八合，分温再服，当利小便，诸恶毒随便出。又疗热病后，毒气冲目，用半大两，水二升，同煎一升，重滤洗目三四过。又瘰疬成瘘作孔者，取二枚炙末，腊月猪脂和涂孔上差。

《雷公》云：凡使其窠有四件，一名革蜂窠，二名石蜂窠，三名独蜂窠，四名草蜂窠是也。大者一丈二丈④，围在大树膊者，内窠小膈六百二十个，围大者有一千二百四十个，蜂在其窠粘木蒂是七姑木汁，盖是牛粪末，隔是叶蕊。石蜂窠只在人家屋上，大小如拳，色苍黑，内有青色蜂二十一个，不然只有十四个，其盖是石垢，粘处是七姑木汁，隔是竹蚌。次有独蜂窠，大小只如鹅卵大，皮厚苍黄色，是小蜂，肉⑤并蜂翅盛向里，只有一个蜂大如小石燕子许，人马若遭螫着立亡。凡使革蜂窠，先须以鸦豆枕等同拌蒸从巳至未出，去鸦豆枕了，晒干用之。《千金方》蜂螫人用蜂房末，猪膏和敷之。《杨氏产乳》蜂房煎汤洗亦得。

又方：崩中漏下青黄赤白，使人无子；蜂房末三指撮，酒服之，大神效。

又方：卒痫：蜂房大者一枚，水三升，煮令浓赤，以浴小儿，日三四佳。

《外台秘要》：治眼翳：煮蜂房、细辛各等分，含之即差。

《肘后方》：治苦鼻中外查瘤，脓水血出：蜂房火炙焦，末，酒服方寸匕，日三。

又方：治风瘘：蜂房一枚，炙令黄赤色，为末，每用一钱，腊月猪脂匀调敷疮上。

《经验方》：解药毒上攻如圣散：蜂房、甘草等分，用麸炒令黄色，去麸为末，水二碗，煎至八分一碗令温，临卧顿服。明目取下恶物。

《梅师方》：治风瘾疹方：以水煮蜂房，取二升，入芒硝敷上，日五度即差。

《食医心镜》：小儿喉痹肿痛：蜂房烧灰，以乳汁和一钱匕服。

《简要济众》：治妇人乳痛汁不出，内结成脓肿，名妒乳，方：蜂房烧灰研，每服二钱，水一中盏，煎至六分，去滓温服。

又方：小儿重舌：蜂房烧灰细研，酒和为膏，敷儿舌下，日三四次用之。

《胜金方》：治小烧咳嗽：蜂房二两，净洗去蜂粪及泥土，以快火烧为灰，每服一字，饭饮下。《广利方》治头痛烦热，口干小便赤小：蜂房十二分，炙，水二升煎取八合，分为二服，当利小便，诸恶石毒，随小便出。

又方：治热病后毒气冲目痛：蜂房半两，水二升，煮取一升，重滤洗目，日三四度，治赤白翳。

《集验方》：治风气客于皮肤，瘙痒不已：蜂房炙过，蝉蜕等分为末，酒调一钱匕，日三二服。

《子母秘录》：小儿赤白痢：蜂房烧末饮服。

又方：小儿大小便不通：蜂房烧末，酒服三钱，日再服。

又方：小儿脐风湿肿久不差：烧末敷之。

《衍义》曰：露蜂房有两种，一种小而其色淡黄，窠长六七寸至一尺者，阔二三寸如蜜脾下垂一边。是房多在丛木郁翳之中，世谓之牛舌蜂。又一种，或在高木上，或屋之下，外作固如三四斗许，小者亦一二斗，中有窠如瓠之状，由此得名。蜂色赤黄，其形大于诸蜂，世谓之元（本音犯圣祖讳，今改为元。）瓠蜂。《蜀本》《图经》言十一月、十二月采者应避生息之时也。今人用露蜂房，兼用此两种。

现注：

①勒：原刻为勒字下有音窠二字注音。

②虿：（chái 柴），原指蝎类，此指螫。

③旋：旋有小便之意。

④一丈二丈：原文如此，恐为一尺、二尺之误，蜂房不会有一二丈者。

⑤肉：指蜂体。

按：露蜂房为胡蜂科大黄蜂之巢。综合功能镇惊定痫，除恶疽，消历节肿，下石。临床以蜂房治恶疮毒肿，结石等。

释名：紫金沙。时珍曰：草蜂，乃山中大黄蜂也，其房有重重如楼台者。石蜂、草蜂，寻常所见蜂也。独蜂，俗名七里蜂者是矣，其毒最猛。时珍曰：露蜂房，阳明药也。外科、齿科及他病用之者，亦皆取其以毒攻毒，兼杀虫之功耳。

附方：新二十。

手足风痹：黄蜂窠大者一个（小者三四个）烧灰，独头蒜一碗，百草霜一钱半，同捣敷上。一时取下，埋在阴处。忌生冷、荤腥。（《乾坤秘韫》）

风热牙肿：连及头面。露蜂房，烧存性，研末，以酒少许调，噙漱之。（《十便良

方》）

风虫牙痛：露蜂房煎醋，热漱之。《袖珍方》：用草蜂房一枚，盐实孔内烧过盐汤漱去。或取一块咬之。秘方也。《普济方》：用露蜂房一个，乳香三块，煎细辛煎水漱之。又露蜂房、全蝎同研，擦之。《圣惠方》：用蜂房蒂，绵包咬之效。舌上出血：窍如针孔。紫金沙（即露蜂房顶上实处）一两，贝母四钱，芦荟三钱，为末，蜜和丸雷丸大。每用一丸，水一小盏，煎至五分，温服。吐血，温酒调服。（《云台方》）

吐血衄血：方同上。阴痿不兴：蜂窠烧研，新汲井水服二钱，可御十女。（《岣嵝神书》）

阴毒腹痛：露蜂房三钱（烧存性），葱白五寸，同研为丸。男左女右，着手中，握阴卧之，汗出即愈。寸白蛔虫：蜂窠烧存性，酒服一匙。虫即死出。（《生生编》）

头上疮癣：蜂房研末，腊猪脂和，涂之效。（《圣惠》）

软疖频作：露蜂房二枚，烧存性。以巴豆二十一粒，煎清油二三沸，去豆。用油调敷，甚效。（《唐氏得效》）

下部漏痔：大露蜂房烧存性研，掺之。干则以真菜子油调。（唐氏《经验方》）

# 鳖　甲

味咸，平，无毒。主心腹癥瘕，坚积，寒热，去痞，息肉，阴蚀，痔，恶肉。疗温疟，血瘕，腰痛，小儿胁下坚。肉味甘，主伤中益气，补不足。生丹阳池泽，取无时。恶矾石。

陶隐居云：生取甲，剔去肉为好，不用煮脱者，今看有连厌及乾岩便好，若上有甲，两边骨出，已被煮也。用之当炙。夏月到鳖以赤苋包，置湿地则变化生鳖，人有裹鳖甲屑经五月皆能变成鳖子。此其肉亦不足食多作癥瘕，其目陷者及合鸡子食之杀人。不可合苋菜食之，其厌下有如王字形者，亦不可食。

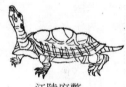

江陵府鳖

《唐本》注云：鳖头，烧为灰，主小儿诸疾，又主产后阴脱下坠，尸疰心腹痛。

今按：陈藏器《本草》云：鳖主热气湿痹，腹中激热；细擘，五味煮食之，当微泄。膏脱人毛发，拔去涂孔中即不生。若欲重生者，以白犬乳汁涂拔处出黑毛也。颔下有软骨如龟形，食之令人患水病。

臣禹锡等谨按《蜀本》云：以绿色仍重七两已上者，置醋五升于中，缓火逼之令尽，然后去裙①捣入。

《药性论》云：鳖甲，使，恶理石。能主宿食癥块痞癖气，冷瘕劳瘦，下气，除骨热骨节间劳热，结实拥塞。治妇人漏下五色羸瘦者，但烧甲令黄色，末，清酒服之方寸匕，日二服。又方诃梨勒皮、干姜末等分为丸，空心下三十丸，再服，治癥癖病，又治痞癖气，可醋炙黄末牛乳一合，散一匙调，可朝朝服之。又和琥珀、大黄作散，酒服二钱匕，少时恶血即下，若妇人小肠中血下尽即休服。又白②头血涂脱肛。

孟诜云：鳖，主妇人漏下羸瘦，中春食之美，夏月有少腥气。其甲岳州昌江者为上，赤足不可食，杀人。

《日华子》云：鳖，益气调中，妇人带下，治血瘕腰痛。鳖甲去血气，破癥结恶血，堕胎，消疮肿并扑损瘀血，疟疾，肠痈。头烧灰疗脱肛。

《图经》曰：鳖，生丹阳池泽，今处处有之，以岳州、沅江其甲有九肋者为胜。取无时，仍生取甲剔去肉为好，不用煮脱者，但看有连厣及乾岩便真，若上两边骨出，是已被煮也。古今治瘕癖虚劳方中用之最多，妇人漏下五色羸瘦者，烧甲令黄色，筛末，酒服方寸匕，日二。又合诃梨勒皮、干姜，三物等分为丸，空腹三十丸，治癖最良。又醋炙令黄，捣末，以牛乳一合，调一匙，朝日服之，主疟气。其肉食之亦益人，补虚去血热。但不可久食，则损人，以其性冷耳。当胸前有软骨，谓之丑食，当去之。不可与苋菜同食，令生鳖瘕，久则难治。又其头、足不能缩及独目者并大毒，不可食，食之杀人。其头烧灰主脱肛，南人养鱼池中多畜鳖，云令鱼不随雾起。鳖之类三足者为能[3]，大寒而有毒，主折伤止痛化血。生捣其肉及血敷之。道家云：可辟诸厌秽死气，画像亦能止之。无裙而头足不缩者名魶[4]，食之令人昏塞。误中其毒，以黄芪、吴蓝煎服之立解。其壳亦主传尸劳及女子经闭。其最大者为鼋，江中或有阔一二丈者，南人亦捕而食之。云其肉有五色而白多，卵大如鸡鸭子，一产一二百枚，人亦掘取以盐淹可食。其甲亦主五脏邪气，妇人血热。又下有鼍甲条云：生南海池泽，今江湖极多，即鼍也，形似守宫、陵鲤辈而长一二丈，背尾俱有鳞甲，善攻碕[5]岸，夜则鸣吼，舟人甚畏之。南人食其肉云色白如鸡，但发冷气痼疾，其皮亦中冒鼓皮，及骨烧灰研末米饮服，主肠风痔疾，甚者入红鸡冠花末，白矾灰末和之，空腹服便差。今医方鲜有用鼋鼍甲者。

《雷公》曰：凡使要绿色九肋多裙重七两者为上，台[6]气破块消癥，定心药中用之。每个鳖甲，以六一泥固济瓶子底了，干，于大火以物揩于中与头醋下火煎之尽三升醋为度，仍去裙并肋骨了，方炙干，然入药中用。又治劳去热药中用依前泥用童子小便煮，昼夜尽小便一斗二升为度。后去裙留骨于石上抛，石臼中捣成粉了，以鸡肶皮裹之，取东流水三两斗，盆盛阁于盆上一宿至明任用。力有万倍也。

《圣惠方》：治久患劳疟瘴等；方用鳖甲三两，涂酥炙令黄，去裙为末，临发时温酒调下二钱匕。

又方：治小儿尸疰劳瘦或时寒热，方用鳖头一枚烧灰，杵末，新汲水下半钱匕。

《千金方》：妊娠勿食鳖肉，令子项短。

又方：治脱肛历年不愈：死鳖头一枚，烧令烟绝，杵末以敷肛上，手按捺之。

《千金翼》：治丈夫阴头痛，师所不能医：鳖甲一枚，烧令末之，以鸡子白和敷之良。

《肘后方》：治笃病新起，早劳食饮多，致复欲死，烧鳖甲服方寸匕。

又方：治老疟，炙鳖甲杵末服方匕，至时令三服尽用火炙，无不断。

又方：猝腰痛不得俯仰：鳖甲一枚，捣末服方寸匕。又方：治人心孔昏塞，多忘喜误，丙午日取鳖甲着衣带上。

又方：石淋者：取鳖甲杵为末，以酒服方寸匕，日二三下石子差。

《梅师方》：鳖目凹陷者煞人不可食。

又方：难产：取鳖甲烧末服寸匕立出。

孙真人：鳖腹下成五字食之作瘕，鳖肉合芥子作恶疾。

《伤寒类要》：治淝唇紧方：鳖甲及头烧灰作末以敷之。

《子母秘录》：治小儿痫：鳖甲炙令黄捣为末，取一钱乳服，亦可蜜丸如小豆大服。

《杨氏产乳》：疗上气急满，坐卧不得，方：鳖甲一大两，炙令黄，细捣为散，取灯心一握，水二升，煎取五合，食前服一钱匕，食后蜜水服一钱匕。

姚和众：小儿因痢脱肛：鳖头甲烧灰末取粉扑之。《左传》云：三足谓之能，不可食也。

《衍义》曰：鳖甲九肋者佳，煮熟者不如生得者，仍以酽醋炙黄色用，《经》中不言治劳，惟《蜀本》《药性论》云治劳瘦除骨热。后人遂用之，然甚有据，亦不可过剂。头血涂脱肛，又烧头灰亦治。

现注：

①裙：指鳖甲边缘的肉质部分。

②白头，恐为鳖头之误。

③能：下原有奴来切三字注音。（nài 耐），通耐。

④魶：（nà 纳），原指魟（hóng 红）鱼。

⑤碕：（qí 奇），弯曲的岸。

⑥台：通怡，喜悦。

按：鳖甲为鳖科中华鳖之背甲。综合功能破癥瘕，消坚积，清虚热。临床以鳖甲治癥坚痞块，腹内硬结，如肝脾大，肝硬化等，也可治各类虚热，五心烦热等。入软坚药中。

释名：团鱼（俗名）、神守。时珍曰：鳖行蹩，故谓之鳖。《淮南子》曰：鳖无耳而守神。神守之名以此。陆佃云：鱼满三千六百，则蛟龙引之而飞，纳鳖守之则免。故鳖名神守。河伯从事（《古今注》）。时珍曰：鳖，甲虫也。水居陆生，穹脊连胁，与龟同类。四缘有肉裙，故曰龟，甲里肉。鳖，肉里甲。无耳，以目为听。纯雌无雄，以蛇及鼋为匹。故《万毕术》云：烧鼋脂可以致鳖也。夏日孚乳，其抱以影。《埤雅》云：卵生思抱。其状随日影而转。在水中，上必有浮沫，名鳖津。人以此取之。今有呼鳖者，作声抚掌，望津而取，百十不失。管子云：涸水之精名蟡，以名呼之，可取鱼鳖。正此类也。类从云：鼍一鸣而鳖伏。性相制也。又畏蚊。生鳖遇蚊叮则死，死鳖得蚊煮则烂，而熏蚊者复用鳖甲。物相报复如此，异哉！《淮南子》曰：膏之杀鳖，类之不可推也。时珍曰：按：《卫生宝鉴》云：凡鳖甲以煅灶灰一斗，酒五升，浸一宿，煮令烂如胶漆用，更佳。桑柴灰尤妙。

补阴补气（震亨）。除老疟疟母，阴毒腹痛，劳复食复，斑痘烦喘，小儿惊痫。妇人经脉不通，难产，产后阴脱，丈夫阴疮石淋，敛溃痈（时珍）。

附方：新七。

奔豚气痛，上冲心腹：鳖甲（醋炙）三两，京三棱（煨）二两，捣二味为末。桃仁（去皮尖）四两，汤浸研汁三升，煎二升，入末不住手搅，煎良久，下醋一升，煎如饧，以瓶收之。每空心温酒服半匙。（《圣济录》）

阴虚梦泄：九肋鳖甲烧研。每用一字，以酒半盏，童尿半盏，葱白七寸同煎。去葱，日晡时服之，出臭汗为度。（《医垒元戎》）

吐血不止：鳖甲、蛤粉各一两（同炒色黄），熟地黄一两半（晒干）。为末。每服二钱，食后茶下。（《圣济录》）

癥痘烦喘，小便不利者：用鳖甲二两，灯心一把，水一升半，煎六合，分二服。凡患此小便有血者，中坏也。黑厌无脓者，十痛疽不敛：不拘发背一切疮。用鳖甲烧存性，研掺甚妙。李楼《怪症奇方》人咬指烂：久欲脱者。鳖甲烧灰敷之。（叶氏《摘玄方》）

思邈曰：不可合猪、兔、鸭肉食，损人。不可合芥子食，生恶疮。妊妇食之，令子短项。时珍曰：案：《三元参赞书》言：鳖性冷，发水病。有冷劳气、癥瘕人不宜食之。《生生编》言：鳖性热。戴原礼言：鳖之阳聚于上甲，久食令人生发背。似与性冷之说相反。盖鳖性本不热，食之者和以椒、姜热物太多，失其本性耳。鳖性畏葱及桑灰。凡食鳖者，宜取沙河小鳖斩头去血，以桑灰汤煮熟，去骨甲换水再煮。入葱、酱作羹膳食乃良。其胆味辣，破入汤中，可代椒而辟腥气。李九华云：鳖肉主聚，鳖甲主散。食鳖，锉甲少许入之，庶几稍平。又言：薄荷煮鳖能害人。此皆人之所不知者也。

补阴（震亨）作臛食，治久痢，长髭须。作丸服，治虚劳痃癖脚气（时珍）。

附方：新三。

痃癖气块：用大鳖一枚，以蚕砂一斗，桑柴灰一斗，淋汁五度，同煮如泥，去骨再煮膏，捣丸梧子大。每服十丸，日三。（《圣惠方》）

寒湿脚气：藤各半斤，煎至七升，去渣。以盆盛熏蒸，待温浸洗，神效。（《乾坤生意》）

骨蒸咳嗽：潮热。团鱼丸：用团鱼一个，柴胡、前胡、贝母、知母、杏仁各五钱，同煮，待熟去骨、甲、裙，再煮。食肉饮汁，将药焙研为末，仍以骨、甲、裙煮汁和，丸梧子大。每空心黄芪汤下三十丸，日二服。服尽，仍治参、芪调之。（《奇效方》）

头：附方：新二。

产后阴脱：《千金》：用鳖头五枚烧研，井华水服方寸匕，日三。《录验》加葛根二两，酒服。

大肠脱肛：积久虚冷。以鳖头炙研，米饮服方寸匕，日二服。仍以末涂肠头上。（《千金》）

头血：主风中血脉，口眼㖞僻小儿疳劳潮热。时珍曰：按：《千金方》云：目睛唇动口㖞，皆风入血脉，急以小续命汤服之。外用鳖血或鸡冠血，调伏龙肝散涂之，干则再上，甚妙。盖鳖血之性，急缩走血，故治口㖞脱肛之病。

附方：新二。

中风口㖞：鳖血调乌头末涂之。待正，则即揭去。《肘后方》

小儿疳劳：治潮热往来，五心烦燥，盗汗咳嗽，用鳖血丸主之。以黄连、胡黄连各称二两，以鳖血一盏，吴茱萸一两，同入内浸过一夜，炒干，去茱、血研末。入柴胡、川芎、芜荑各一两，人参半两，使君子仁二十一个，为末，煮粟米粉糊和为丸如黍米大。每用熟水，量大小，日服三。（《全幼心鉴》）

卵：盐藏煨食，止小儿下痢（《时珍》）。

能（奴来切）鳖：释名：三足鳖。时珍曰：《尔雅》云：鳖三足为能。郭璞云：今吴兴阳羡县君山池中出之。或以鲧化黄熊，即此者，非也。时珍曰：按：姚福《庚己编》云：太仓民家得三足鳖，命妇烹，食毕入卧，少顷形化为血水，只存发耳。邻人疑其妇谋害，讼之官。时知县黄廷宣鞫问不决，乃别取三足鳖，令妇如前烹治，取死囚食之，入狱亦化如前人。遂辨其狱。窃谓能之有毒，不应如此。然理外之事，亦未可以臆断也。而《山海经》云：从水多三足鳖，食之无蛊疫。近亦有人误食而无恙者，何哉？盖有毒害人，亦未必至于骨肉顿化也。

# 蟹

味咸，寒，有毒。主胸中邪气热结痛，喝僻面肿。败漆烧之致鼠。解结散血，愈漆疮，养筋益气。爪主破胞堕胎。生伊洛池泽诸水中，取无时。杀莨菪毒、漆毒。

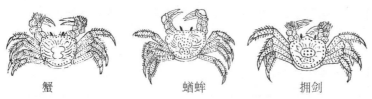

蟹　　　　蝤蛑　　　　拥剑

陶隐居云：蟹类甚多，蟛蜞①、拥剑、彭蜞②皆是，并不入药。惟蟹最多有用《仙方》以化漆为水，服之长生。以黑犬血灌之三日烧之，诸鼠毕至。未被霜甚有毒，云食水莨③所为，人中之不即疗多死。目相向者亦杀人，服冬瓜汁、紫苏汁及大黄丸皆得差。海边又有彭蜞、拥剑似彭蜞而大，似蟹而小，不可食。蔡谟初渡江，不识而啖之几死，叹曰：读《尔雅》不熟，为劝学者所误。

今按：陈藏器《本草》云：蟹脚中髓及脑并壳中黄，并能续断绝筋骨，取碎之，微熬内疮中筋即连也。八月腹内有芒，食之无毒。其芒是稻芒，长寸许，向东输海神，开腹中犹有海水，《本经》云：伊洛水中者。石蟹，形段不同，其黄敷久疽疮无不差者。

臣禹锡等谨按陈藏器《本草》云：蟛蜞④，主小儿闪癖，煮食之。大者长尺余，两螯至强，八月能与虎斗，虎不如也。随大潮退，壳一退一长。拥剑，一名桀步，一螯极小，以大者斗，小者食，别无功。彭蜞有小毒，膏主湿癣疽疮不差者涂之。食其肉能令人吐下至困，蔡谟渡江误食者。彭蜞如小蟹，无毛，海人食之，别无功。孟诜云：蟹，主散诸热，治胃气，理经脉，消食，八月输芒后食好，未输时为长未成。就醋食之利肢节，去五脏中烦闷气。其物虽形状恶，食甚宜人。

《日华子》云：螃蟹，凉，微毒。治产后肚痛，血不下，并酒服。筋骨折伤生捣炒罯良。脚爪破宿血，止产后血闭肚痛，酒及醋汤煎服良。又云：蝤蛑，冷，无毒。解热气，治小儿痞气。

《图经》曰：蟹，生伊洛池泽诸水中，今淮海京东河北陂泽中多有之，伊洛乃反难得也。八足二螯大者箱角两出，足节屈曲，行则旁横。今人以为食品之佳味。独熬独目及两目相向者皆有大毒，不可食。其黄能化漆为水，故涂漆疮用之。黄并肉熬末以内金疮中，筋断亦可续。黄并螯烧烟可以集鼠于庭。爪入药最多，胡治疗孕妇僵仆胎转上抢心困笃，有蟹爪汤之类是也。《经》云：取无时。俗传蟹八月一日取稻芒两枚，长一二寸许，东行输送其长，故今南方捕得蟹差早则有衔稻芒者，此后方可食之。以前时长未成就，其毒尤猛也。蟹之类甚多，六足者名蛫⑤，四足者名北，皆有大毒，不可食。误食之急以豉汁可解。阔壳而多黄者名蝤⑥，生南海中，其螯最锐，断物如芟⑦刈焉，食之行风气。扁而最大，后足阔者为蝤蛑，岭南人谓之拨棹子，以后脚形如棹也。一名蟳⑧，随潮退，壳一退一长。其大者如升，小者如盏碟，两螯无毛，所在异于蟹，其力至强，能与虎斗，往往虎不能胜。主小儿闪癖，煮与食之良。一螯大一螯小者名拥剑，又名桀步，常以大螯斗，小螯食物，一名执火，以其螯赤故也。其最小者名彭螖⑨，吴人语讹为彭越。《尔雅》云：蝪蜞⑩小者蟧⑪。郭璞云：即彭螖也，似蟹而小。其膏可以涂癣，食之令人吐下至困，彭蜞亦其类也。蔡谟渡江误食者是此也。

《食疗》云：蟹，足斑目赤不可食，杀人。又堪治胃气，消食。又八月前每个蟹腹内有稻壳一颗，用输⑫海神，待输芒后过八月方食即好，经霜更美，未经霜时有毒。又盐淹之作蚂⑬，有气味，和酢食之利肢节，去五脏中烦闷气。其物虽恶形容，食之甚益人。爪能安胎。

《百一方》：疥疮：杵蟹敷之亦效。

又方：金疮方续筋多取蟹黄及脑，并足中肉熬末内疮中。

孙真人：十二月勿食蟹，伤神。

《简要济众》：小儿解颅不合：生蟹足骨半两，焙干，白蔹半两为末，用乳汁和贴骨缝上，以差为度。

《杨氏产乳》：妊娠人不得食螃蟹，令儿横生也。

荀卿云：蟹，六跪而二螯，非蛇鳝之穴无所寄托。凡食鳝毒可食蟹解之，鳝畏蟹，蟹，鳝类也，类聚相解，其效速于他耳。

沈存中《笔谈》：关中无螃蟹，土人恶其形状，以为怪物。秦州人家收得一干蟹，有病疟者则借去悬门上，往往遂差。不但人不识，鬼亦不识。《衍义》曰：蟹，伊洛绝少，今多自京师来，京师亦自河北置之。今河北沿边沧瀛州等处所出甚多，徐州亦有，但不及河北者。小儿解颅以螯并白及烂捣，涂囟上，颅合。此物极动风，体有风疾人不可食，屡见其事。河北人取之当八、九月蟹浪之时直于塘泺岸上伺其出水而拾之。又夜则以灯火照捕。始得之时黄与白满壳，凡收藏数日不死亦不食。此物每至夏末秋初则如蝉蜕解，当日名蟹之意，必取此义。

现注：

①蝤蛑：下原有音道二字注音。现音（qiū 秋）。蛑：字典注即梭子蟹。原刻字为蛑，下有音谋二字注音。现注音（mǒu 某）并注为梭子蟹，蛑与蚲二字皆指梭子蟹，故知陶氏所写蛑为蚲之另一写法。

②蝟：下原有音越二字注音，《图经》注音滑，现音（huá 滑），为海边寄居虫，形似蜘蛛，有螯如蟹。

③茛：下原有音建二字注音。现音（gèn 艮）。

④蛑：原刻字蛑，所指皆为蝤蛑。

⑤蛫：下原有音跪二字注音，现音（guǐ 诡），蟹类，六足有毒。

⑥蠘：（jié 截），即梭子蟹。

⑦芟：（shān 山），割。

⑧蟳：（xún 寻），青蟹，梭子蟹。

⑨螖：下原有音滑二字注音。

⑩蜞：下原有音泽二字注音。现音（zé 泽）蝪蜞即海边寄居虫。

⑪蟧：下原有力刀切三字注音，现音（láo 劳）蚏蟧即蝼蛄。

⑫输：献纳，报告。

⑬蚂：（xiè 谢），原指一种虫。

　　按：蟹为方蟹科之蟹。现惟用蟹爪及蟹壳。综合功能宽胸散结，破血消癥，正㖞癖，堕胎。临床以蟹爪或壳治外伤骨折，陈旧骨折，骨坏死。乳腺病，贫血等。漆得蟹成水屡有记载，故以干漆蟹爪治瘀血症，动脉斑块血栓甚好。

　　释名：郭索扬雄《方言》横行介士《蟹谱》无肠公子《抱朴子》，雄曰蜋螘，雌曰博带。《广雅》时珍曰：按：傅肱《蟹谱》云：蟹，水虫也，故字从虫。亦鱼属也，故古文从鱼。以其横行，则曰螃蟹。以其行声，则曰郭索。以其外骨，则曰介士。以其内空，则曰无肠。时珍曰：蟹，横行甲虫也。外刚内柔，于卦象离。骨眼蜩腹，蛫脑鲎足，二螯八跪，利钳尖爪，壳脆而坚，有十二星点。雄者脐长，雌者脐团。腹中之黄，应月盈亏。其性多躁，引声噀沫，至死乃已。生于流水者，色黄而腥；生于止水者，色绀而馨。佛书言：其散子后即自枯死。霜前食物即有毒，霜后将蛰故味美。所谓入海输芒者，亦谬谈也。蝤蛑大于蟛蜞，生于陂池田港中，故有毒，令人吐下。似蝤蛑而生于沙穴中，见人便走者，沙狗也，不可食。似蝤蛑而生海中，潮至出穴而望者，望潮也，可食。两螯极小如石者，蚌江也，不可食。生溪涧石穴中，小而壳坚赤者，石蟹也，野人食之。又海中有红蟹，大而色红。飞蟹能飞。善苑国有百足之蟹。海中蟹大如钱，而腹下又有小蟹如榆荚者，蟹奴也。居蚌腹者，蛎奴也，又名寄居蟹。并不可食。蟹腹中有虫，如小木鳖子而白者，不可食，大能发风也。时珍曰：凡蟹生烹，盐藏糟收，酒浸酱汁浸，皆为佳品。但久留易沙，见灯亦沙，得椒易腶，得皂荚或蒜及韶粉可免沙腶，得白芷则黄不散。得葱及五味子同煮则色不变。藏蟹名蝑蟹。时珍曰：不可同柿及荆芥食，发霍乱动风，木香汁可解。详柿下。

　　杀莨菪毒，解鳝鱼毒、漆毒，治疟及黄疸。捣膏涂疥疮、癣疮。捣汁，滴耳聋。（时珍）

　　时珍曰：诸蟹性皆冷，亦无甚毒，为蝑最良。鲜蟹和以姜、醋，侑以醇酒，咀黄持螯，略赏风味，何毒之有。饕嗜者乃顿食十许枚，兼以荤膻杂进，饮食自倍，肠胃乃伤，腹痛吐利，亦所必致，而归咎于蟹，蟹亦何咎哉。洪迈《夷坚志》云：襄阳一盗，被生漆涂两目，发配不能睹物。有村叟令寻石蟹，捣碎滤汁点之，则漆随汁出而疮愈也。用之果名如出。漆之畏蟹，莫究其义。

　　附方：新三。

　　湿热黄疸：蟹烧存性研末，酒糊丸如梧桐子大。每服五十丸，白汤下，日服二次。（《集简方》）

　　骨节离脱：生蟹捣烂，以热酒倾入，连饮数碗，其渣涂之。半日内，骨内骨骨有声即好。干蟹烧灰，酒服亦好。（唐瑶《经验方》）

　　中鳝鱼毒：食蟹即解。（董炳验方）

　　蟹爪：堕生胎，下死胎，辟邪魅。（时珍）

　　附方：新二。

　　《千金》神造汤：治子死腹中，并双胎一死一生，服之令死者出，生者安，神验方也。用蟹爪一升，甘草二尺，东流水一斗，以苇薪煮至二升，滤去滓，入真阿胶三两令烊，顿服或分二服。若人困不能服者，灌入即活。

　　下胎蟹爪散：治妊妇有病欲去胎。用蟹爪二合，桂心、瞿麦各一两，牛膝二两，为末。空心温酒服一钱。《千金》壳：烧存性，蜜调，涂冻疮及蜂虿伤。酒服，治妇人儿枕

痛及血崩腹痛，消积。（时珍）

附方：新三。

崩中腹痛：毛蟹壳烧存性，米饮服一钱。（《证治要诀》）

蜂虿螫伤：蟹壳烧存性，研末，蜜调涂之。（同上）

熏辟壁虱：蟹壳烧烟熏之。（《摘玄》）

盐蟹汁：喉风肿痛，满含细咽即消（时珍）。

# 蚱① 蝉

味咸、甘，寒，无毒。主小儿惊痫夜啼癫病，寒热。惊悸，妇人乳难，胞衣不出，又堕胎。生杨柳上。五月采，蒸干之，勿令蠹。

蚱蝉

陶隐居云：蚱字音作笮，即是瘂②蝉，瘂，雌蝉也，不能鸣者。蝉类甚多，庄子云：蟪蛄不知春秋则是。今四月、五月小紫青色者。而《离骚》云：蟪蛄鸣兮啾啾，岁暮兮不自聊。此乃寒螀③尔。九月、十月中鸣甚悽急。又二月中便鸣者名蚻④母，似寒螀而小，七月、八月鸣者名蛁蟧⑤，色青。今此云生杨柳树上是《诗》云：鸣蜩嘒嘒者，形大而黑，伛偻丈人止是掇此。昔人啖之，故《礼》有雀、鷃⑥、蜩、范。范有冠，蝉有緌⑦，亦谓此蜩。此蜩复五月便鸣，俗云：五月不鸣，婴儿多灾。今其疗亦专主小儿也。

《唐本》注云：《别录》云，壳名枯蝉，一名伏蜟⑧，主小儿痫，女人生子不出。灰服之主久痢。又云：蚱者鸣蝉也，主小儿痫绝不能言。今云哑蝉，哑蝉则雌蝉也，极乖体用。按：诸虫兽以雄者为良也。

臣禹锡等谨按《蜀本》《图经》云：此鸣蝉也。六月、七月收，蒸干之。陶云是瘂蝉不能鸣者雌蝉也。二说既相矛盾。今据《玉篇》云：蚱者蝉声也。如此则非瘂蝉明矣。且蝉类甚多，有蟪⑨蛄、寒螀之名。又《尔雅》云：蝒⑩，马蜩，蜺⑪，寒蜩皆蝉也。按《礼记》云：仲夏之月，蝉始鸣。《本经》云：五月采即是此也，其余不入药用。

《药性论》云：蚱蝉，使，味酸。主治小儿惊哭不止，杀疳虫，去壮热，治肠中幽幽作声。又云：蝉蜕，使。主治小儿浑身壮热惊痫兼能止渴。

《图经》曰：蚱⑫蝉，《本经》不载所出州土，但云生杨柳上，今在处有之。陶隐居以为哑蝉，苏恭以为鸣蝉，二说不同。按：《字书》解蚱字云：蝉声也。《月令》仲夏之月蝉始鸣，言五月始有此蝉鸣也。而《本经》亦云五月采，正与《月令》所记始鸣者同时，如此苏说得之矣。蝉类甚多，《尔雅》云：蝒，马蜩。郭璞注云：蜩中最大者为马蝉，今夏中所鸣者比众蝉最大。陶又引《诗》鸣蜩嘒⑬嘒云是形大而黑，昔人所啖者。又《礼》冠之饰附蝉者亦黑而大，皆此类也。然则《尔雅》所谓马蜩，诗人所谓鸣蜩《月令》礼家所谓蝉，《本草》所谓蚱蝉。其实一种。蝉类虽众而为时用者独此一种耳。又医方多用蝉壳，亦此蝉所蜕壳也，又名枯蝉，本生于土中，云是蜣螂所转丸久而化成。此虫至复便登木而蜕，采得当蒸熟令勿蠹。今蜀中有一种蝉，其蜕壳头上有一角如花冠状，谓之蝉花，西人有赍至都下者，医工云入药最奇。

陈藏器：蟪蛄、寒螀、蛁蟧、宁母、蜩范并蝉，注：陶云：蟪蛄四月、五月鸣，小小紫色者。而《离骚》云：蟪蛄鸣兮啾啾，此乃寒螀耳。二月鸣者名宁母，似寒螀而小，

七月鸣者名蛁蟟，色青。《诗》曰：鸣蜩嘒嘒，形大而黑，古人食之。古《礼》云：雀、
鷃、蜩、范，范有冠，蝉有緌。按：蜩已上五虫，并蝉属也。《本经》云：蝼蛄，一名蟪
蛄，本功外，其脑煮汁服主产后胞不出，自有正传。然蟪蛄非蝼蛄，二物名字参错耳。
《字林》云：蝉，蟪蛄也。蝘，蝉属也。《草木疏》云：蝉，一名蛁蟟，青、徐间谓之螰
螇⑭，楚人名之蟪蛄，秦、燕谓之蛣蚗⑮。郭璞注云：俗呼之为蝉，宋、卫谓之蜩蟷，楚
谓之蟪蛄，关东谓之蚗蝑。陶又注桑螵蛸云：俗呼螳螂为蛁蟟，螳螂即非蝉类，陶误也。
蛁蟟退皮研一钱匕，并花水服主牙病。寒螀、蜩、范，《月令》谓蚬⑯也。宁母亦小蝉。
《礼》注云蜩，蝉也。范，蜂也。已有《本经》，自蜩已上并无别功也。

　　《圣惠方》：治风头旋：用蝉壳一两，微炒为末，非时温酒下一钱匕。

　　《集验方》：治风气客皮肤瘙痒不已：蝉蜕、薄荷叶等分为末，酒调一钱匕，日三服。

　　《御药院》：治头风目眩：蝉蜕末，熟汤下。

　　《衍义》曰：蚱蝉，夏月身与声皆大者是，始终一般声。仍皆乘昏夜方出土中，升高
处，背壳坼蝉出。所以皆夜出者，一以畏人，二畏日。炙干其壳而不能蜕也。至时寒则坠
地，小儿蓄之，虽数日亦不须食。古人以谓饮风露，信有之。盖不粪而溺，亦可见矣。西
川有蝉花乃是蝉在壳中不出而化为花，自顶中出。又壳治目昏翳，又水煎壳汁治小儿出疮
疹不快甚良。

　　现注：

　　①蚱：下原有音筰，又音侧。五字注音。

　　②痖：下原有乌下切三字注音。痖同哑。

　　③螀：(jiāng 浆)，寒螀即寒蝉。

　　④𧕚：下原有音宁二字注音。(níng 咛)。

　　⑤蛁：下原有音雕二字注音，(diāo 刁)，蟟：下原有音辽二字注音，(liáo 辽)。蛁
蟟即蚗。

　　⑥鷃：下原有音晏二字注音。鷃为鹑的一种。

　　⑦緌：(ruì 锐)，帽带结于颔下的下垂部分，范指蜜蜂。原文见《礼记·檀弓》范则
冠，蝉有緌。

　　⑧蜟：下原有音育二字注音，(yù 育)，蝉的壳或幼虫。

　　⑨蟪：(huì 惠)，蟪蛄即蚗。

　　⑩蝒：(mián 棉)，蚱蝉。

　　⑪蜕：(mì 倪)，秋蝉。

　　⑫蚱：下原有音筰又音侧五字注音。

　　⑬嘒：(huì 惠)，鸣。

　　⑭螰：(lù 录)，螇 (xī 西)。

　　⑮蛣：(jié 杰又音 jué 决)，原刻为蛜，字典注为蛣的讹字。蚗：(shé 舌)

　　⑯蚬：(xiǎn 显)，本指蝶类幼虫。

　　按：蚱蝉为蝉科昆虫黑蚱之全虫，今只用蝉蜕，为黑蚱羽化后之壳。综合功能镇惊
痫，安心止夜啼，清热通乳催产。临床以蝉蜕治外感发热，耳鸣耳聋，目赤肿痛，风疹麻
疹，湿疹，荨麻疹等。亦可用于破伤风及其他抽搐性疾病。有说与苏叶益母草治肾炎蛋白
尿。

释名：齐女。时珍曰：按：王充《论衡》云：蛴螬化腹蜟，腹蜟拆背出而为蝉。则是腹蜟者，育于腹也。蝉者，变化相禅也。蚱音窄，蝉声也。蜩，其音调也。崔豹《古今注》言：齐王后怨王而死，化为蝉，故蝉名齐女。此谬说也。按：诗人美庄姜为齐侯之子，螓首蛾眉。螓亦蝉名，人隐其名，呼为齐女，义盖取此。其品甚多，详辨见下。时珍曰：蝉，诸蜩总名也。皆自蛴螬、腹蜟变而为蝉（亦有转丸化成者），皆三十日而死。俱方首广额，两翼六足，以胁而鸣，吸风饮露，溺而不粪。古人食之，夜一火取，谓之耀蝉。《尔雅》、《淮南子》、扬雄《方言》、陆玑《草木疏》、陈藏器《本草》诸书所载，往往混乱不一。今考定于左，庶不误用也。夏月始鸣，大而色黑者，蚱蝉也，又曰蝒（音绵），曰马蜩，《豳诗》"五月鸣蜩"者是也。头上有花冠，曰螗蜩，曰螗，曰胡蝉，《荡诗》"如蜩如螗"者是也。具五色者，曰蜋蜩，见《夏小正》。并可入药用。小而有文者，曰螓，曰麦蚻；小而色青绿者，曰茅蜩，曰茅蠿；秋月鸣而色青紫者，曰蟪蛄，曰蛁蟧，曰蜓蚞，曰蝭蟧，曰蛥蚗（音舌决）。小而色青赤者，曰寒蝉，曰寒蜩，曰寒螀，曰蜺；未得秋风，则暗不能鸣，谓之哑蝉，亦曰暗蝉；二、三月鸣，而小于寒螀者，曰蛉母，并不入药。

时珍曰：蝉主产难、下胞衣，亦取其能退蜕之义。《圣惠》治小儿发痫，有蚱蝉汤、蚱蝉散、蚱蝉丸等方。今人只知用蜕，而不知用蝉也。

附方：新三。

百日发惊：蚱蝉（去翅、足，炙）三分，赤芍药三分，黄芩二分，水二盏，煎一盏，温服。（《圣惠方》）

破伤风病：无问表里，角弓反张：秋蝉一个，地肤子（炒）八分，麝香少许，为末。酒服二钱。（同上）

头风疼痛：蚱蝉二枚生研，入乳香、朱砂各半分，丸小豆大。每用一丸，随左右纳鼻中，出黄水为效。（《圣济总录》）

蝉蜕：释名：金牛儿。时珍曰：凡用蜕壳，沸汤洗去泥土、翅、足，浆水煮过，晒干用。治头风眩运，皮肤风热，痘疹作痒，破伤风及疔肿毒疮，大人失音，小儿噤风天吊，惊哭夜啼，阴肿。（时珍）

好古曰：蝉蜕去翳膜，取其蜕义也。蝉性蜕而退翳，蛇性窜而祛风，因其性而为用也。时珍曰：蝉乃土木余气所化，饮风吸露，其气清虚。故其主疗，皆一切风热之证。古人用身，后人用蜕。大抵治脏腑经络，当用蝉身。治皮肤疮疡风热，当用蝉蜕，各从其类也。又主哑病、夜啼者，取其昼鸣而夜息也。

附方：新十四。

小儿夜啼：《心鉴》：治小儿一百二十日内夜啼。用蝉蜕四十九个，去末，分四服。钓藤汤调灌之。《普济方》

蝉花散：治小儿夜啼不止，状若鬼祟。用蝉蜕下半截，为末。一字，薄荷汤入酒少许调下。或者不信，将上半截为末，煎汤调下，即复啼也。古人立方，莫知其妙。

小儿惊啼：啼而不哭，烦也；哭而不啼，躁也。用蝉蜕二七枚，去翅、足为末，入朱砂末一字，蜜调与吮之。（《活幼口议》）

小儿天吊：头目仰视，痰塞内热。用金牛儿（即蝉蜕）以浆水煮一日，晒干为末。每服一字，冷水调下。（《卫生易简方》）

小儿噤风：初生口噤不乳。用蝉蜕二七枚，全蝎（去毒）二七枚。为末。入轻粉末少许，乳汁调灌。（《全幼心鉴》）

破伤风病：发热。《医学正传》：用蝉蜕，炒研，酒服一钱，神效。《普济方》：用蝉蜕，为末，葱涎调，涂破处。即时取去恶水，立效。名追风散。痘疮作痒：蝉蜕三七枚，甘草（炙）一钱，水煎服之。（《心鉴》）

痘后目翳：蝉蜕为末。每服一钱，羊肝煎汤下，日二。（钱氏）

聤耳出脓：蝉蜕半两（烧存性），麝香半钱（炒），上为末，绵裹塞之。追出恶物，效。（《海上》）

小儿阴肿：多因坐地风袭，及虫蚁所吹。用蝉蜕半两，煎水洗。仍服五苓散，即肿消痛止。（危氏）

胃热吐食：清膈散：用蝉蜕五十个，去泥，滑石一两，为末。每服二钱，水一盏，入蜜调服。（《卫生家宝方》）

疗疮毒肿：不破则毒入腹。《青囊杂纂》：用蝉蜕，炒为末。蜜水调服一钱，外以津和，涂之。《医方大成》：蝉蜕、僵蚕等分，为末。醋调，涂疮四围。候根出，拔去再涂。

## 蝉　花

味甘，寒，无毒。主小儿天吊，惊痫瘈疭，夜啼心悸。所在皆有。七月采，生苦竹林者良。花出土上。

《图经》：文具蚱蝉条下。

《雷公》云：凡使要白花全者，收得后于屋下东角悬干，去甲土后用浆水煮一日，至夜焙干碾细用之。

《衍义》蝉花，文具蚱蝉条下。

现注：本条虽为墨字但为唐慎微续添。

蝉花

按：蝉花为麦角菌科大蝉草的孢子阶段，及其寄主山蝉幼虫的干燥体。综合功能镇惊定痫，安心止瘈疭。

释名：冠蝉（《礼注》）、胡蝉（《毛诗》）、蜻蜩、螇。时珍曰：花、冠，以象名也。胡，其状如胡也。唐，黑色也。古俗谓之胡蝉，江南谓之螗，蜀人谓之蝉花。时珍曰：蝉花，即冠蝉也，《礼记》所谓"范则冠而蝉有緌"者是矣。緌音蕤，冠缨也。陆云《寒蝉赋》云：蝉有五德：头上有帻，文也；含气饮露，清也；黍稷不享，廉也；处不巢居，俭也；应候守常，信也。陆佃《埤雅》螗首方广有冠，似蝉而小，鸣声清亮。宋祁《方物赞》云：蝉之不蜕者，至秋则花。其头长一二寸，黄碧色。并指此也。功同蝉蜕，又止疟。（时珍）

## 蛴螬

味咸，微温，微寒，有毒。主恶血血瘀痹气，破折血在胁下坚满痛，月闭，目中淫肤，青翳白膜。疗吐血在胸腹不去，及破骨踒折，血结金疮内塞，产后中寒，下乳汁。一名蟥①蛴，一名聖②齐，一名勃③齐。生河内平泽及人家积粪草中。取无时。反行者良。蜚蠊为之使，恶附子。陶隐居云：大者如足大指，以背行乃驶于脚。杂猪蹄作羹与乳母不能别之。《诗》云：领如蝤蛴。今此别之名，以蛴字在下，恐此云蛴螬倒尔。《唐本》注云：此虫有在粪聚或在腐木中，其在腐柳树中者，内外洁白，土粪中者，皮黄内黑暗，形色既异，土木又殊，当以木中者为胜。采虽无时，亦宜取冬月为佳。按《尔雅》一名蝎④，一名蛣蜟⑤，一名蜰蛴⑥。

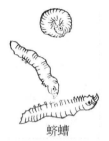

蛴螬

今按：陈藏器《本草》云：蛴螬，主赤白游疹，以物发疹；破碎蛴螬取汁涂之。

臣禹锡等谨按《蜀本》注云：今据《尔雅》蟦蛴螬注云：生积粪草中，则此处恐非也。今诸朽树中蠹虫，俗通谓之蝎，莫知其主疗，惟桑树中者近方用之，治眼得效。又《尔雅》云：蝎，蛣蜟。又蝎，桑蠹注云：即蛣蜟也。又据有名未用，存用未识部虫类中有桑蠹一条云：味甘无毒。主心暴痛，金疮，肉生不足。即此是也。苏云：当以木中者为胜，今独谓其不然者，谓生出既殊，主疗亦别，虽有毒无毒易见而相使相恶难知。又蝎不共号蛴螬，蟦不兼名蛣蜟，凡以处疗，当自审之也。

《药性论》云：蛴螬，臣。汁主滴目中去翳障，主血止痛。

《日华子》云：蛴螬虫，治胸下坚满，障翳瘀膜，治风疹。桑柳树内收者佳，余处即不中。粪土中者，可敷恶疮。

《图经》曰：蛴螬，生河内平泽及人家积粪草中，今处处有之。大者有如足大指，以背行反驶于脚，采无时，反行者良。此《尔雅》所谓蟦，蛴螬。郭璞云：在粪土中者是也。而诸朽木中蠹虫形亦相似，但洁白于粪土中者。即《尔雅》所云蝤蛴，蝎。又云：蝎，蛣蜟，又云：蝎，桑虫。郭云：在木中，虽通名蝎，所在异者是此也。苏恭以谓入药当用木中者，乃与《本经》云：生积粪草中相戾矣。有名未用中自有桑虫条，桑虫即蛣蜟也。与此主疗殊别，今医家与蓐妇下乳药用之，乃是掘粪土中者，其效殊速，乃知苏说未可据也。张仲景治杂病方大䗪虫丸中用蛴螬，以其主胁下坚满也。《续传信方》治喉痹，取虫汁点在喉中，下即喉开也。

陈藏器《本经》云：生粪土中。陶云：能背行者。苏云：在腐木中，柳木中者，皮白。粪中者皮黄，以木中者为胜。按：蛴螬居粪土中，身短足长，背有毛筋。但从水，入秋蜕为蝉，飞空饮露，能鸣高洁。蝎在朽木中食木心，穿如锥尖，一名蠹，身长足短，口黑无毛节，慢至春羽化为天牛，两角状如水牛色黑，背有白点，上下缘木飞腾不遥。二虫出处既殊，形质又别，苏乃混其状，总名蛴螬，异乎蔡谟彭蜞，几为所误。苏敬此注乃千虑一失矣。《尔雅》云：蟦蛴，蛴螬，蝎。郭注云：蛴螬在粪土中，蝎在木中，桑蠹是也。饰通名蝎，所在异也。又云：啮桑注云：似蝎牛，长角，有白点，喜啮桑树作孔也。

《雷公》云：凡使桑树、柏树中者妙。凡收得后阴干，干后与糯米同炒，待米焦黑为度，然后去米，取之去口畔并身上肉毛并黑尘了，作三四截碾成粉用之。

《外台秘要》：删繁丹是皮中浸淫，名火丹，方取蛴螬末敷之。

《千金方》：治稻麦芒入眼，取蛴螬以新布覆目上，持蛴螬从布上摩之，其芒出着布上良也。

《百一方》：诸竹木刺在肉中不出，蛴螬碎之，敷刺上立出。

《子母秘录》：治痈疽痔漏恶疮及小儿丹，末蛴螬敷上。

治口疮：截头筋，翻过拭疮效。

《衍义》曰：蛴螬，此虫诸腐木根下有之。构木津甘，故根下多有此虫，其木身未有完者。亦有生于粪土中者，虽肥大，但腹中黑，不若木中者，虽瘦而稍白，生研水绞汁滤清饮，下奶。

现注：

①蟦：下原有扶文切三字注音。（fèi 肺），即蛴螬。

②堲：下原有音肥二字注音。原刻由上肥下土组成，查字典无此字。齐字为原刻如此。

③勃：原刻字由孛攵组成敉，同勃。齐字为原刻如此。

④蝎：下原有音曷二字注音。此处音（hé 河），木中蠹虫。

⑤蛣：（jié 洁），蝈：（qū 屈）亦指木中蠹虫。

⑥蝤：（qiú 囚），蛴，天牛幼虫，非蛴螬也。

按：蛴螬为金龟子科昆虫，金龟子之幼虫。综合功能化瘀通痹，破积明目，退翳。临床以蛴螬祛水消胀，治中风脑病，眼底病，白内障等。

时珍曰：蛴螬，《方言》作蟦蟧，象其蠹物之声。或谓是齐人曹氏之子所化，盖谬说也。蟦、蝤言其状肥也。乳齐，言其通乳也。《别录》作勃齐，误矣。时珍曰：其状如蚕而大，身短节促，足长有毛。生树根及粪土中者，外黄内黑。生旧茅屋上者，外白内黯。皆湿热之气熏蒸而化，宋齐丘所谓"燥湿相育，不母而生"是矣。久则羽化而去。

主唇紧口疮、丹疹、破伤风疮、竹木入肉、芒物眯目（时珍）。

时珍曰：许学士《本事方》：治筋急养血，地黄丸中用之，取其治血瘀痹也。按：《陈氏经验方》云：《晋书》吴中书郎盛冲母王氏失明。婢取蛴螬蒸熟与食，王以为美。冲还知之，抱目恸哭，母目即开。与《本草》治目中青翳白膜，《药性论》汁滴目中治翳瘴之说相合。予尝以此治人得验，因录以传人。又按鲁伯嗣婴童百问云：张太尹传，治破伤风神效方：用蛴螬、将驼脊背捏住，待口中吐水，就去抹疮上，觉身麻汗出，无有不活者。子弟额上跌破，七日成风，依此治之，时间就愈。此又符疗踒折、敷恶疮、金疮内塞、主血止痛之说也。盖此药能行血分，散结滞，故能治以上诸病。

附方：新四。

小儿脐疮：蛴螬研末敷之，不过数次。（《千金方》）

小儿唇紧：蛴螬研末，猪脂和，敷之。（《千金方》）

虎伤人疮：蛴螬捣烂，涂之，日上。（唐瑶《经验方》）

断酒不饮：蛴螬研末，酒服，永不饮。（《千金方》）

天牛：释名：天水牛（《纲目》）、八角儿（同上），一角者名独角仙。时珍曰：此虫有黑角如八字，似水牛角，故名。亦有一角者。时珍曰：天牛处处有之。大如蝉，黑甲光如漆，甲上有黄白点，甲下有翅能飞。目前有二黑角甚长，前向如水牛角，能动。其喙黑而扁，如钳甚利，亦似蜈蚣喙。六足在腹，乃诸树蠹虫所化也。夏月有之，出则主雨。按：《尔雅》：蠰，啮桑也。郭璞注云：状似天牛长角，体有白点，善啮桑树，作孔藏之，江东呼为啮发。此以天牛、啮桑为二物也。而苏东坡《天水牛诗》云：两角徒自长，空飞不服箱。为牛竟何益，利吻穴枯桑。此则谓天牛即啮桑也。大抵在桑树者，即为啮桑尔。一角者，名独角仙。入药，并去甲、翅、角、足用。

主：疟疾寒热，小儿急惊风，及疗肿箭镞入肉，去痣靥。（时珍）

时珍曰：天牛、独角仙，《本草》不载。宋、金以来，方家时用之。《圣惠》治小儿急惊风吹鼻定命丹，《宣明方》点身面痣黡芙蓉膏中。俱用独角仙，盖亦毒物也。药多不录。蝎化天牛有毒，蛴螬化蝉无毒，又可见蛴螬与蝎之性味良恶也。

附方：新三。

疗肿恶毒：透骨膏：用八角儿（杨柳上者，阴干去壳）四个（如冬月无此，用其窠代之），蟾酥半钱，巴豆仁一个，粉霜、雄黄、麝香少许。先以八角儿研如泥，入熔化黄蜡少许，同众药末和作膏子，密收。每以针刺疮头破出血，用榆条送膏子（麦粒大）入疮中，以雀粪二个放疮口。疮回即止，不必再用也。忌冷水。如针破无血，系是着骨疗。即男左女右中指甲末，刺出血糊药。又无血，即刺足大拇血糊药。如都无血，必难医也。

箭镞入肉：用天水牛（取一角者），小瓶盛之，入砂一钱，同水数滴在内。待自然化水，取滴伤处，即出也。

寒热疟疾：猪膏丸：治疟疾发渴，往来不定。腊猪膏二两，独角仙一枚，独头蒜一个，楼葱一握，五月五日三家粽尖。于五月五日五更时，净处露头赤脚，舌拄上，回面向北，捣一千杵，丸皂子大。每以新绵裹一丸，系臂上，男左女右。（《圣惠》）

金龟子：时珍曰：此亦吉丁之类，媚药也。大如刀豆，头面似鬼，其甲黑硬如龟状，四足二角，身首皆如泥金装成，盖亦蠹虫所化者。段公路《北户录》云：金龟子，甲虫也。出岭南。五、六月生草蔓上，大如榆荚，背如金贴，行则成双，死则金色随灭，故以养粉，令人有媚也。《竺法真登》罗浮山疏云：山有金花虫，大如斑蝥，文采如金，形似龟，可养玩数日。宋祁《益部记》云：利州山中有金虫，其体如蜂，绿色，光若泥金，俚人取作妇女钗环之饰。郑樵《通志》云：《尔雅》：蚾，蟥蛢也。甲虫，大如虎豆，绿色似金。四书所载皆一物也。南土诸山中亦时有之。

# 乌贼鱼骨

味咸，微温，无毒。主女子漏下赤白，经汁血闭，阴蚀肿痛，寒热癥瘕无子，惊气入腹，腹痛环脐，阴中寒肿令[①]人有子。又止疮多脓汁不燥。肉味酸平，主益气强志。生东海池泽。取无时。恶白薇、白及、附子。

陶隐居云：此是䴘[②]乌所化作，今其口脚具存，犹相似尔。用其骨亦炙之，其鱼腹中有墨，今作好墨用之。

《唐本》注云：此鱼骨疗牛马目中障翳，亦疗人目中翳，用之良也。

今按：陈藏器《本草》云：乌贼骨，主小儿痢下，细研为末，饮下之。亦主妇人血瘕，杀小虫并水中虫，投骨于井中虫死。腹中墨主刺心痛，醋摩服之。海人云：昔秦王东游，弃筹算袋于海，化为此鱼，其形一如筹袋，两带极长，墨犹在腹也。

臣禹锡等谨按《蜀本》《图经》云：鸓乌所化也。今目口尚在背上，骨厚三四分，今出越州。苏恭引《音义》云：无䴘[③]字，言是鹎字，乃以《尔雅》中鹎鶋[④]，一名雅乌，小而多群，腹下白者为之。《图经》又云：背上骨厚三四分，则非小鸟也。今据《尔雅》中自有鸰，乌鸓[⑤]是水鸟，似鸥[⑥]，短颈，腹翅紫白，背上绿色，名字既与《图经》相符，则鸓乌所化明矣。

《药性论》云：乌贼鱼骨，使，有小毒。止妇人漏血，主耳聋。

雷州乌贼鱼

孟诜云：乌贼骨，主目中一切浮翳，细研和蜜点之。又骨末治眼中热泪。

《日华子》云：乌贼鱼，通月经，骨疗血崩，杀虫。心痛甚者炒其墨，醋调服也。又名缆鱼，须、脚悉在眼前，风波稍急即以须粘石为缆。

《图经》曰：乌贼鱼，出东海池泽，今近海州郡皆有之。云是䴔乌所化，今其口脚犹存，颇相似，故名乌鲗。能吸波噀墨以溷水所以自卫，使水匿不能为人所害。又云：性嗜乌，每暴水上有飞乌过，谓其已死，便啄其腹，则卷取而食之。以此得名，言为乌之贼害也。形若革囊，口在腹下，八足聚生，口傍只一骨，厚三四分似小舟，轻虚而白。又有两须如带可以自缆，故别名缆鱼。《南越志》云：乌贼有矴⑦，遇风便虬前一须下矴而住，矴亦缆之义也。腹中血及胆正如墨中以书也。世谓乌贼怀墨而知礼，故俗谓是海若⑧白事小吏。其肉食之益人，取无时。其无骨者名柔鱼。又更有章举⑨、石距二物与此相类而差大，味更珍好，食品所贵重，然不入药用，故略焉。

《食疗》云：骨主小儿、大人下痢；炙令黄去皮细研成粉，粥中调服之良。其骨能消目中一切浮翳，细研和蜜点之妙。又点马眼热泪甚良。久食之主绝嗣无子益精。其鱼腹中有墨一片，堪用书字。

《雷公》云：凡使勿用沙鱼骨，缘真相似，只是上纹横不入药中用。凡使要上纹顺，浑用血卤作水浸并煮一伏时了，漉出于屋下掘一地坑可盛得前件，乌贼鱼骨多少先烧坑子去炭灰了，盛药一宿至明取出用之，其效倍多。

《圣惠方》：治伤寒热毒气攻眼，生赤白翳，用乌贼鱼骨一两，不用大皮，杵末，入龙脑少许，令细，日三四度取少许点之。

《外台秘要》：治疬疡风及三年：酢磨乌贼鱼骨，先布磨肉赤即敷之。

《千金方》：治妇人水户嫁痛：乌贼骨烧末酒下方寸匕，日三服。

又方：治丈夫阴头痛，师不能治：乌贼骨末粉敷之良。

《经验方》：治疳眼：乌贼鱼骨、牡蛎并等分为末，糊丸如皂子大，每服用猪子肝具药一丸，清米泔内煮肝熟为度，和肝食用，煮肝泔水下三两服。

《子母秘录》：治小儿重舌：烧乌贼鱼骨和鸡子黄敷之喉及舌上。

《南越记》乌贼鱼，自浮于水上，乌见以为死，往啄之，乃卷取入水故谓乌贼。今鸦乌化为之也。《素问》云：乌贼鱼，主女子血枯。

《丹房镜源》乌贼鱼骨淡盐。

《衍义》曰：乌贼鱼干置，四方人炙食之。又取骨镂为细，研细水飞澄下，比去水日干之，熟蜜和得所，点目中翳，缓取效。

现注：

①寒肿令：此三字用本经字体为原刻如此。

②颗：下原有音剥二字注音。原刻为颗，并注音剥，禹锡引苏恭引《音义》云无颗字。鹁（bō）：乌鹁为鸼鹋。颗应是鹁。

③颗：原刻为颗，今字典无此字。

④鹎：（bēi 卑），鶋：（jū 居）。即寒鸦。

⑤䴔：（bǔ 补）原刻为䴔，与䴔同。䴔在下面出现两次，原亦暴在左边。

⑥鸠：（yì 亿），即鹋。

⑦矴：（dìng 定），同碇，停船用大石，用途似锚。

⑧海若：北海之神，《楚辞·远游》：使湘灵鼓瑟兮，令海若鼓冯夷。

⑨章举：即章鱼。

按：乌贼鱼骨为乌鲗科乌贼内壳，也称海螵蛸。功能止漏止血，破癥，止腹痛，赞育。临床以乌贼骨治崩漏下血，子宫出血，白带。胃病胃酸过多等。入固涩药中。

释名：墨鱼（《纲目》）骨名海螵蛸。时珍曰：案：罗愿《尔雅翼》云：九月寒乌入水，化为此鱼。有文墨可为法则，故名乌鲗。鲗者，则也。骨名海螵蛸，象形也。瑞曰：盐干者名明鲞，淡干者名脯鲞。时珍曰：乌鲗无鳞有须，黑皮白肉，大者如蒲扇。炸熟以姜、醋食之，脆美螵蛸，形似樗蒲子而长，两头尖，色白，脆如通草，重重有纹，以指甲可为钿饰。又《相感志》云：乌过小满则形小也。

主女子血枯病，伤肝唾血下血，治疟消瘿。研末，敷小儿疳疮，痘疮臭烂，丈夫阴疮，汤火伤，跌伤出血。烧存性，酒服，治妇人小户嫁痛。同鸡子黄，涂小儿重舌鹅口。同蒲黄末，敷舌肿，血出如泉。同槐花末吹鼻，止衄血。同银朱吹鼻，治喉痹。同白矾末吹鼻，治蝎螫疼痛。同麝香吹耳，治耳有脓及耳聋（时珍）。

瑞曰：味珍美。动风气。时珍曰：乌鲗骨，厥阴血分药也，其味咸而走血也。故血枯血瘕，经闭崩带，下痢疳疾，厥阴本病也。寒热疟疾，聋、瘿，少腹痛，阴痛，厥阴经病也。目翳流泪，厥阴窍病也。厥阴属肝，肝主血，故诸血病皆治之。按：《素问》云：有病胸胁支满者，妨于食，病至，则先闻腥臊臭，出清液，先吐血，四肢清，目眩，时时前后血。病名曰血枯。得之年少时，有所大脱血。或醉入房，中气竭肝伤，故月事衰少不来。治之以四乌鲗骨，一藘茹为末，丸以雀卵，大如小豆。每服五丸，饮以鲍鱼汁，所以利肠中及伤肝也。观此，则其入厥阴血分无疑矣。鼎曰：久服，绝嗣无子。时珍曰：按：《本经》云：主癥瘕，无子。《别录》云：令人有子。而张鼎此说独相背戾，亦误矣。若云血病无多食咸，乌亦主血闭，故有此说。然经闭有有余、不足二证。有余者血滞，不足者肝伤。乌鲗所主者，肝伤血闭不足之病，正与《素问》相合，岂有令人绝嗣之理。当以《本经》《别录》为正。恐人承误，故辨正之。

附方：新二十一。

女子血枯：见上。赤翳攀睛：照水丹：治眼翳（惟厚者尤效）及赤翳攀睛贯瞳人。用海螵蛸一钱，辰砂半钱，乳细水飞澄取，以黄蜡少许，化和成剂收之。临卧时，火上旋丸黍米大，揉入中。睡至天明，温水洗下。未退，更用一次，即效。（《海上方》）

雀目夜眼：乌贼骨半斤为末，化黄蜡三两和，捏作钱大饼子。每服一饼，以猪肝二两，竹刀批开，掺药扎定，米泔水半碗，煮熟食之，以汁送下。（《杨氏家藏》）

血风赤眼：女人多之。用乌贼鱼骨二钱，铜青一钱，为末。每用一钱，热汤泡洗。（《杨氏家藏》）

底耳出脓：海螵蛸半钱，麝香一字，为末。以绵杖缴净，吹入耳中。（《澹寮方》）

鼻疮疳䘌：乌贼鱼骨、白及各一钱，轻粉二字，为末，搽之。（钱乙）小儿脐疮出血及脓：海螵蛸、胭脂为末，油调搽之。（《圣惠方》）

头上生疮：海螵蛸、白胶香各二钱，轻粉五分，为末。先以油润净乃搽末，二三次即愈。（《卫生易简方》）

疔疮恶肿：先刺出血，以海螵蛸末掺之，其疔即出。（《普济方》）

蝎螫痛楚：乌贼骨一钱，白矾二分，为末鼻。在左壁者嗅右鼻，在右壁者嗅左鼻

（《卫生宝鉴》）

灸疮不瘥：乌贼骨、白矾等分为末。日日涂之。（《千金》）

小儿痰嗽：多年。海螵蛸末，米饮服一钱。（叶氏《摘玄方》）

小便血淋：海螵蛸末一钱，生地黄汁调服。又方：海螵蛸、生地黄、赤每服一钱，柏叶、车前汤下。（《经验方》）

大肠下血：不拘大人小儿，脏毒肠风及内痔，下血日久，多食易饥。先用海螵蛸炙黄，去皮研末。每服一钱，木贼汤下。三日后，服猪脏黄连丸。（《直指方》）

卒然吐血：乌贼骨末，米饮服二钱。（《圣惠》）

骨鲠在喉：象牙屑、乌贼鱼骨、陈橘红（焙）等分为末，寒食面和饧，丸芡子大。每用一丸，含化咽汁。（《圣济总录》）

舌肿出血：如泉。乌贼骨、蒲黄各等分，炒为细末。每用涂之。（《简便单方》）

跌破出血：乌贼鱼骨末，敷之。（《直指方》）

阴囊湿痒：乌贼骨、蒲黄，扑之。（《医宗三法》）

章鱼：时珍曰：章鱼生南海。形如乌贼而大，八足，身上有肉。闽、粤人多采鲜者，姜、醋食之，味如水母。韩退之所谓"章举马甲柱，斗以怪自呈"者也。石距亦其类，身小而足长，入盐烧食极美。时珍曰：按：李九华云：章鱼冷而不泄。

主养血益气（时珍）。

# 原蚕蛾

雄者有小毒。主益精气，强阴道，交接不倦，亦止精。

臣禹锡等谨按《阴瘘通用药》云：原蚕蛾，热。《蜀本》云：原蚕蛾，味咸，温。

屎，温，无毒。主肠鸣热中消渴风痹瘾疹。

陶隐居云：原蚕是重养者，俗呼为魏蚕，道家用其蛾止精，其翁茧入术用，屎名蚕沙，多入诸方用，不但熨风而已也。今按：陈藏器《本草》云：原蚕屎一名蚕沙，净收取晒干炒令黄，袋盛浸酒去风缓，诸节不随，皮肤顽痹，腹内宿冷，冷血瘀血，腰脚疼冷。炒令热，袋盛热熨之，主偏风筋骨瘫缓，手足不随及腰脚软，皮肤顽痹。

臣禹锡等谨按《日华子》云：晚蚕蛾，壮阳事，止泄精尿血，暖水脏。又蚕蛾，平。治暴风金疮冻疮汤火疮，并灭疮瘢，入药炒用。又云：蚕布纸，平。治吐血鼻洪，肠风泻血，崩中带下，赤白痢。敷疔肿疮。入药烧用。又云：蚕沙，治风痹顽疾不仁，肠鸣。

《图经》曰：原蚕蛾，《本经》不载所出州土，今东南州郡多养此蚕处皆有之。此是重养者，俗呼为晚蚕，北人不甚复养，恶其损桑。而《周礼》禁原蚕者。郑康成注云：为其伤马。伤马亦是其一事耳。《淮南子》曰：原蚕一岁再登，非不利也。然王法禁之者为其残桑是也。人既稀养，市中货者亦多早蛾，不可用也。至于用蚕沙、蚕退亦须用晚出者，惟白僵蚕不著早晚，但用白而条直者。凡用蚕并须食桑蚕，不用食柘者。蚕蛾益阳方中多用之。今方治小儿撮口及发噤者，取二枚炙黄研末，蜜和涂口唇内便差。蚕沙、蚕退并入治风及妇人药中用。蚕退医家多用初出蚕壳在纸上者。一说蚕眠时所退皮用之更有效。

《圣惠方》：治风瘙瘾疹，遍身痒成疮：用蚕沙一升，水二斗，煮取一斗二升去滓，温热得所，以洗之，宜避风。

《千金方》：治妇人始觉妊娠转女为男法：取原蚕屎一枚，井花水服之，日三服。

《斗门方》：治渴疾：用晚蚕沙焙干为末，冷水下二钱，不过数报。

《胜金方》：治刀斧伤，止血生肌天蛾散：晚蚕蛾为末，掺匀，绢裹之，随手疮合血止，一切金疮亦治。

《简要济众》：小儿撮口及发噤方：晚蚕蛾二枚，炙令黄为末，蜜和敷儿口唇内。

《子母秘录》云：倒产难生：原蚕子烧末，饮服三钱。

《小儿宫气方》：治小儿口疮及风疳疮等；晚蚕蛾细研贴疮上妙。

《衍义》曰：原蚕蛾，有原复敏速之义，此则第二番蛾也。白僵蚕条中已具。屎饲牛代谷。又以三升醇酒拌蚕屎五斗，用甑蒸热，于暖室中铺于油单上，令患风冷气闭及近感瘫风人就所患一边卧，看温热厚盖覆汗出为度。若虚人须常在左右防大热昏冒，仍令头面在外，不得壅覆，未痊愈，间再作。

按：原蚕蛾为蚕蛾科昆虫，家蚕蛾的雄性全虫。功能益精强阴，涩精，祛风止痉定痫。临床有用白僵蛹者。《图经》所说白僵蚕本为去风药，治口眼喎斜，面抽动等症，亦可用于壮阳。又蚕屎称蚕沙或晚蚕沙。可清热祛风除痹止消渴。

时珍曰：按：郑玄注《周礼》云：原，再也。谓再养者。郭璞注《方言》云：魏，细也。秦晋人所呼。今转为二蚕是矣。《永嘉记》云：郡蚕自三月至十月有八辈。谓蚕种为蚳，再养为珍，珍子为爱。时珍曰：马与龙同气，故有龙马。而蚕又与马同气，故蚕有龙头、马头者。蜀人谓蚕之先为马头娘者以此。好事者因附会其说，以为马皮卷女，入桑化蚕，谬矣。北人重马，故禁之。南方无马，则有一岁至再、至三，及七出、八出者矣。然先王仁爱及物，盖不忍其一岁再致汤镬，且妨农事，亦不独专为害马、残桑而已。

时珍曰：按徐之才《药对》云：热，无毒。入药炒，去翅、足用。

壮阳事，止泄精、尿血，暖水脏，治暴风、金疮、冻疮、汤火疮，灭瘢痕（时珍）。时珍曰：蚕蛾性淫，出茧即媾，至于枯槁乃已，故强阴益精用之。时珍曰：此方出《圣惠》，乃是白僵蚕。苏氏引作蚕蛾，误矣。蚕蛾原无治惊之文，今正之。

附方：新八。

丈夫阴痿：未连蚕蛾二升、去头、翅、足，炒为末，蜜丸梧子大。每夜服一丸，可御十室。以菖蒲酒止之。（《千金方》）

遗精白浊：晚蚕蛾焙干，去翅、足，为末，饭丸绿豆大。每服四十丸，淡盐汤下。此丸常以火烘，否则易糜湿也。（唐氏方）

血淋疼痛：晚蚕蛾为末，热酒服二钱。（《圣惠方》）

止血生肌：蚕蛾散：治刀斧伤创，血出如箭。用晚蚕蛾炒为末，敷之即止，甚效。（《胜金方》）

刀斧金疮：端午午时，取晚蚕蛾、锻石、茅花，捣成团，草盖令发热过，收贮。每用，刮下末掺之。竹刺入肉：五月五日，取晚蚕蛾生投竹筒中，令自干死，为末。取少许，津和涂之。（《便民图纂》）

蛇虺咬伤：生蚕蛾研，敷之。（《必效方》）

玉枕生疮：生枕骨上如痛，破后如箸头。用原蚕蛾（炒）、石苇等分，为末。干贴取瘥。（《圣济总录》）

原蚕砂：时珍曰：蚕砂用晒干，淘净再晒，可久收不坏。时珍曰：伏砂、焰硝、粉霜。

治消渴症结，及妇人血崩，头风、风赤眼，祛风除湿。（时珍）。时珍曰：蚕属火，其性燥，燥能胜风去湿，故蚕砂主疗风湿之病。有人病风痹，用此熨法得效。按《陈氏经验方》：一抹膏：治烂弦风眼。以真麻油浸蚕沙二三宿，研细，以篦子涂此十余年，试用之，二三次顿瘥，其功亦在去风收湿也。又同桑柴灰淋汁，煮鳖肉作丸，治腹中癥结，见鳖条。李九华云：蚕砂煮酒，色味清美，又能疗疾。

附方：新六。

头风白屑：作痒。蚕砂烧灰淋汁，洗之。（《圣惠方》）

眯目不出：蚕砂拣净，空心以新汲水吞下十枚。勿嚼破。（《圣惠》）

妇人血崩：蚕砂为末，酒服三五钱。（《儒门事亲》）

月经久闭：蚕砂四两，砂锅炒半黄色，入无灰酒一壶，煮沸，澄去沙。每温服一盏，即通。

跌扑损伤：扭闪出骨窍等证。蚕砂四两（炒黄），绿豆粉四两（炒黄），枯矾二两四钱，为末。醋调敷之，绢包缚定。换三四次即愈，忌产妇近之。（邵真人《经验良方》）

男妇心痛：不可忍者。晚蚕砂一两，滚汤泡过，滤净，取清水服，即止。（《瑞竹堂方》）

## 蚕 退

主血风病，益妇人。一名马鸣退。近世医家多用蚕退纸，而东方诸医用蚕欲老眠起所蜕皮，虽二者之用各殊，然东人所用者为正。用之当微炒，和诸药可作丸、散服。<small>新定。</small>

《集验方》治缠喉风及喉痹牙宣，牙痛口疮，并小走马疳，蚕退纸不计多少，烧成灰存性，右炼蜜和丸如鸡头大，含化嚥津。牙宣牙痛揩龈上，口疮干敷患处，小儿走马疳入麝香少许贴患处佳。

《百一方》凡狂发欲走，或自高贵称神皆应备诸火灸乃得永差耳。若或悲泣呻吟者，此为邪祟，以蚕纸作灰酒水任下差，疗风癫也。

《衍义》曰：蚕退，治妇人血风，此则眠起时所蜕皮是也。蚕退纸谓之蚕连，亦烧灰用之，治妇人血露。

棣州白僵蚕

按：蚕退为家蚕蛾幼虫的脱皮。功能活血祛风，固齿消疳，利喉。临床用与蚕有关的药有原蚕蛾、白僵蛹，白僵蚕，蚕沙四种。蚕退药房中不常有。

蚕蜕：治目中翳及疳疮。（时珍）。蚕连：牙宣牙痛，牙痛牙疳，头疮喉痹，风癫狂祟。蛊毒药毒，沙证腹痛，小便淋闷，妇人难产及吹乳疼痛（时珍）。时珍曰：马明蜕、蚕连纸，功用相同，亦如蝉蜕、蛇蜕之义。但古方多用蚕纸者，因其易得耳。

附方：新十五。

风虫牙痛：蚕纸烧灰擦之。良久，盐汤漱口。（《直指方》）

一切疳疮：马明蜕（烧灰）三钱，轻粉、乳香少许。先以温浆水洗净，敷之。（《儒门事亲》）

小儿头疮：蚕蜕纸烧存性，入轻粉少许，麻油调敷。（《圣惠》）

熏耳治聋：蚕蜕纸作捻，入麝香二钱，入笔筒烧烟熏之。三次即开。沙证壮热：江南有沙证，状如伤寒，头痛壮热呕恶，手足指末微厥。或腹痛闷乱，须臾杀人。先用蚕蜕纸剪碎，安于瓶中，以碟盖之，滚汤沃之，封固良久。乘热服，暖卧取汗。(《活人书》)

中蛊药毒：虽面青脉绝，腹胀吐血者，服之即活。用蚕蜕纸烧存性，为末。新汲水服一钱。(《岭南卫生方》)

中诸药毒：用蚕纸数张，烧灰，冷水服。(《卫生易简方》)

小便涩痛：不通。用蚕蜕纸，烧存性，入麝香少许，米饮每服二钱。(王氏《博济方》)

热淋如血：蚕种烧灰，入麝香少许，水服二钱，极效方也。(《卫生家宝》)

崩中不止：蚕故纸一张(剪碎炒焦)、槐子(炒黄)各等分，为末。酒服立愈。(《卫生易简方》)

吹奶疼痛：马明蜕(烧灰)一钱五分，轻粉五分，麝香少许。酒服。(《儒门事亲》)

妇人难产：蚕布袋一张，蛇蜕一条。入新瓦中，以盐泥固，为末，以榆白皮(《集成》)

妇人断产：蚕子故纸一尺，烧为末，酒服。终身不产。(《千金》)

痔漏下血：蚕纸半张，碗内烧灰，酒服自除。(《奚囊备急方》)

缫丝汤：止消渴，大验。(时珍)

## 缘　桑　螺

主人患脱肛，烧末和猪膏敷之，脱肛立缩。此螺全似蜗牛，黄小，雨后好缘桑叶。

范汪：脱肛，绿桑树螺烧之，以猪脂和敷之立缩，亦可末敷之。

按：缘桑螺为椎实螺科椎实螺。可提肛。

释名：桑牛、天螺(《纲目》)。时珍曰：此螺诸木上皆有，独取桑上者，正如桑螵蛸之意。治小儿惊风，用七枚焙研，米饮服(时珍。出《宫气方》)。震亨曰：小儿惊风，以蜜丸通圣散服之，间以桑树上牛儿阴干，焙研为末服之，以平其风。时珍曰：桑牛、蜗牛、蛞蝓三物，皆一类而形略殊，故其性味功用皆相仿佛。而桑牛治惊，又与僵蚕、螵蛸同功。皆食桑者，其气能入肝平风也。

## 白　僵　蚕

味咸、辛，平，无毒。主小儿惊痫夜啼，去三虫，灭黑𪕣，令人面色好，男子阴疡①病，女子崩中赤白，产后余痛，灭诸疮瘢痕。生颖川平泽。四月取自死者。勿令中湿，湿有毒，不可用。

陶隐居云：人家养蚕时，有合箔皆僵者，即暴燥都不坏，今见小白色，似有盐度者为好。末以涂马齿即不能食草，以桑叶拭去乃还食，此明蚕即马类也。

《唐本》注云：《别录》云，末之封疔肿，根当自出极效。此白僵死蚕，皆白色。陶云似有盐度，此误矣。

臣禹锡等谨按《蜀本》《图经》云：用僵死白色者，再生一生俱用。今所在有之。《药性论》云：白僵蚕，恶桑螵蛸、桔梗、茯苓、茯神、草薢。有小毒。治口噤发汗，主妇人崩中下血不止。与衣中白鱼、鹰屎白等分，治疮灭瘢。

《日华子》云：僵蚕，治中风失音，并一切风疾，小儿客忤，男子阴痒痛，女子带下。入药除绵丝并子尽，匀炒用。又云：蚕蛹子食治风及劳瘦。又研敷蚕病恶疮等。

《图经》曰：白僵蚕，生颍川平泽，今所在养蚕处皆有之。用自僵死白色而条直者为佳。四月取，勿令中湿，湿则有毒不可用，用时仍去绵丝及子，炒过。今医家用治中风急喉痹欲死者，捣筛细末，生姜自然汁调灌之，下喉立愈。又合衣鱼、鹰屎白等分为末，面膏和涂疮瘢疵便灭。《雷公》云：凡使，先须以糯米泔浸一日，待蚕桑涎出如蜗牛涎浮于水面上，然后漉出微火焙干，以布净拭蚕上黄肉毛并黑口甲了，单捣筛如粉用也。

原蚕蛾

《外台秘要》：治瘰疬：白僵蚕为散，水服五分匕日三，十日差。

《千金方》：治大风，半身不遂：蚕沙两硕②，熟蒸作直袋三只，各受七斗，热盛一袋着患处，如冷即取余袋，一依前法，数数换，一日不禁差。又须羊肚酿粳米、葱白、姜、豉、椒等烂煮热吃，日食一枚，十日即止。

《肘后方》：治背疮弥验：以针挑四畔，白僵蚕为散，水和敷之，即拔出根。

《经验后方》：下奶药：白僵蚕末两钱，酒调下。少顷以脂麻，茶一钱，热投之，梳头数十遍，奶汁如泉。

《斗门方》：治卒头痛：白僵蚕碾为末，去丝，以熟水下二钱匕。立差。

《博济方》：治喉闭如圣散子：白僵蚕、天南星刮皮等分并生为末，每服一字，以生姜汁下，如咽喉大段开不得，即以小竹筒子擘口灌之，涎出后用大姜一块略炙过含之，小可只敷唇上立差。

《胜金方》：治风痰：白僵蚕七个直者，细研。以姜汁一茶脚，温水调灌之。

又方：治风痔忽生，痔头肿痛，又忽自消，发歇不定者是也；白僵蚕二两，洗剉令微黄为末，乌梅肉为丸，如梧桐子大，每服姜蜜汤下五丸，空心服之。

《杨氏产乳》：疗野火丹：从背上两胁起，用僵蚕二七枚，和慎火草捣涂之。

《圣惠方》治风遍身瘾疹疼痛成疮：用白僵蚕焙令黄色细研为末，用酒服之立差。

又方：主偏正头疼并夹脑风，连两太阳穴疼痛：以白僵蚕，细研为末，用葱茶调服方寸匕。《小儿宫气方》：主小儿口疮通白者，及风疳疮蚀透者：以僵蚕炒令黄色，拭去蚕上黄肉毛为末，用蜜和敷之立效。

又方：治小儿撮口及发噤者：以白僵蚕二枚为末，用蜜和敷于小儿唇口内即差。

《斗门方》：主黑皯，令人面色好：用白僵蚕并黑牵牛、细辛等分为末，如澡豆用之。又浴小儿胎秽良。

又方：治刀斧所伤及一切金疮：以白僵蚕不以多少炒令黄色，细研为末，敷之立愈。

又方：治中风急喉痹欲死者：用白僵蚕，以火焙干令黄色，捣筛为末，用生姜自然汁调灌喉中效。

《千金方》：治妇人崩中下血不止：以衣中白鱼、僵蚕等分为末，以井花水服之，日三服差。

又方：主中风失音，并一切风疾，及小儿客忤，男子阴痒痛，女子带下；以白僵蚕七枚为末，用酒调方寸匕，立效。

《衍义》曰：白僵蚕，然蚕有两三番，惟头番僵蚕最佳，大而无蛆。治小儿惊风；白僵蚕、蝎梢等分，天雄尖、附子尖共一钱，微炮过为细末，每服一字或半钱，以生姜温水调蠶之。其蚕蛾则第二番者，以其敏于生育。

现注：

①瘍：下原有音亦二字注音。现音（yì 义）字典注瘍曰疯病及病相染。阴瘍一词不常见，《日华子》及《千金》皆有治男子阴痒痛之论可参。瘍有相染之意，阴瘍或可解为男子阴部病之疾。或疯病。

②碩：通石（dàn 弹）

按：白僵蚕，为蚕蛾科家蚕感染白僵菌之幼虫。功能镇惊定痫，祛风愈瘫，去斑消肿。临床以白僵蚕治破伤风，惊风抽搐，面瘫，偏头痛，目赤肿，中风不遂及癫痫或精神疾病等症。临床入祛风熄风药中。

时珍曰：蠶，从朁，象其头神之形。从蚰，以其繁也。俗作蚕字者，非矣。蚕，音腆，蚯蚓之名也。蚕病风死，其色自白，故曰白僵（死而不朽曰僵）。再养者，曰原蚕。蚕之屎曰砂，皮曰蜕，瓮曰茧，蛹曰蜽（音龟），蛾曰罗，卵曰蚖（音允），蚕初出曰蚵（音苗），蚕纸曰连也。时珍曰：蚕，孕丝虫也。种类甚多，有大、小、白、乌、斑色之异。其虫属阳，喜燥恶湿。食而不饮，三眠三起，二十七日而老。自卵出而为蚵，自蚵脱而为蚕，蚕而茧，茧而蛹，蛹而蛾，蛾而卵，卵而复蚵，亦有胎生者，与母同老，盖神虫也。南粤有三眠、四眠、两生、七出、八出者。其茧有黄、白二色。《尔雅》云：蟓，桑茧也。雔由，樗茧、棘茧、栾茧也。蚖、萧茧也。皆各因所食之叶命名，而蟓即今桑上野蚕也。今之柘蚕与桑蚕与柘蚕并育，即棘茧是也。南海横州风茧，丝作钓缗。凡诸草木，皆有蚖蠋之类，食叶吐丝，不如蚕丝可以衣被天下，故莫得并称。凡蚕类入药，俱用食桑者。

散风痰结核瘰，头风，风虫齿痛，皮肤风疮，丹毒作痒，痰疟癥结，妇人乳汁不通，崩中下血，小儿疳蚀，鳞体，一切金疮，疗肿风痔。（时珍）。元素曰：僵蚕性微温，味微辛，气味俱薄，轻浮而升，阳中之阳，故能去皮肤诸风如虫行。震亨曰：僵蚕属火，兼土与金、木。老得金气，僵而不化。治喉痹者，取其清化之气，从治相火，散浊逆结滞之痰也。王贶曰：凡咽喉肿痛及喉痹，用此下咽立愈，无不效也。大能救人。吴升《内翰》云：屡用得效。时珍曰：僵蚕，蚕之病风者也。治风化痰，散结行经，所谓因其气相感，而以意使之者也。又人指甲软薄者，用此烧烟熏之则后，亦是此义。盖厥阴、阳明之药，故又治诸血病、疟病、疳病也。

附方：新十九。

风痰咳嗽：夜不能卧。白僵蚕（炒研）、好茶末各一两，为末。每用五钱，卧时泡沸汤服。（《瑞竹堂方》）

酒后咳嗽：白僵蚕焙研末，每茶服一钱。（《怪证奇方》）

喉风喉痹：《仁存》：开关散：用白僵蚕（炒）、白矾（半生半烧）等分，为末。每以一钱，用自然姜汁调灌，得吐顽痰，立效。小儿加薄荷、生姜少许，同调。一方用白梅肉和丸，绵裹含之，咽汁也。《朱氏集验》：用白僵蚕（炒）半两，生甘草一钱，为末，姜汁调服，涎出立愈。《圣惠》：用白僵蚕三七枚，乳香一分，为末。每以一钱烧烟，熏入喉中，涎出即愈。

大头风、小儿惊风：并用大蒜七个，先烧红地，以蒜逐个于地上磨成膏。却以僵蚕一两（去头、足）安蒜上，碗覆一夜，勿令泄气，只取蚕研末。每用鼻，口内含水，有效。（《普济》）

牙齿疼痛：白僵蚕（直者）、生姜同炒赤黄色，去姜为末。以皂角水调擦之，即止。（《普济》）

风虫牙痛：白直僵蚕（炒）、蚕蜕纸（烧）等分。为末。擦之。良久，以盐汤漱口。（《直指方》）

疟疾不止：白僵蚕（直者）一个。切作七段，绵裹为丸，朱砂为衣，作一服。日未出时，面向东，用桃、李枝七寸煎汤，吞下。（《院方》）

腹内龟病：《普济方》诗云：人间龟病不堪言，肚里生成硬似砖。自死僵不过时刻软如绵。神效。面上黑黯：白僵蚕末，水和搽之。（《圣惠方》）

小儿鳞体：皮肤如蛇皮鳞甲之状，由气血否涩，亦曰胎垢，又曰蛇体。白僵蚕，去嘴，为末，煎汤浴之。一加蛇蜕。（《保幼大全》）

小儿久疳：体虚不食。诸病后，天柱骨倒，医者不识，谓之五软者。用白僵蚕（直者），炒研。每服半钱，薄荷酒下。名金灵散。（《郑氏方》）

项上瘰疬：白僵蚕为末。水服五分，日三服。十日瘥。（《外台》）

重舌木舌：僵蚕，为末，吹之，吐痰甚妙。一方：僵蚕一钱，黄连（蜜炒）二钱，为末。掺之，涎出为妙。（陆氏《积德方》）

肠风下血：僵蚕（炒，去嘴、足）、乌梅肉（焙）各一两，为末，米糊丸梧子大。每服百丸，食前白汤下，一日三服。《笔兴杂兴方》

# 鳗鲡①鱼

味甘，有毒。主五痔疮瘘，杀诸虫。

陶隐居云：能缘树食藤花，形似鳝，取作臛食之。炙以熏诸木竹，辟蛀虫，膏疗诸瘘疮。又有鯢②，亦相似而短也。

《唐本》注云：此膏又疗耳中有虫痛者。鯢鱼有四脚，能缘树。陶云鳗鲡，便是谬证也。

臣禹锡等谨按孟诜云：杀诸虫毒，干末空腹食之三五度差。又熏下部痔虫尽死。患诸疮瘘及疬疡风，长食之甚验。腰肾间湿风痹常如水洗者，可取五味米煮，空腹食之甚补益，湿脚气人服之良。又诸草石药毒食之，诸毒不能为害。五色者其功最胜，兼女人带下百病一切风。五色者出歙州，头似蝮蛇，背有五色文者是也。

陈士良云：鳗鲡鱼，寒。

陈藏器云：鯢鱼，短小常在泥中。主狗及牛瘦，取一二枚，以竹筒从口及鼻生灌之立肥也。

《日华子》云：海鳗，平，有毒。治皮肤恶疮疥，疳䘌痔瘘。又名慈鳗、猵③狗鱼。又云：鳗鱼，平。微毒。治劳，补不足，杀传尸疰气，杀虫毒恶疮，暖腰膝，起阳，疗妇人产户疮虫痒。

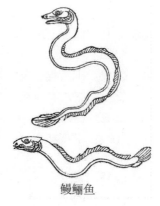

鳗鲡鱼

《图经》曰：鳗鲡④鱼，《本经》不载所出州土，今在处有之。似鳝而腹大，青黄色，云是鲛蜃之类，善攻碕岸，使辄颓阤，近江河居人酷畏之。此鱼虽有毒而能补五脏虚损，久病罢⑤瘵人可和五味以米煮食之。患诸疮痔漏及有风者长食。歙州出一种，背有五色纹，其功最胜。出海中者名海鳗，相类而大，功用亦同。海人又名慈鳗，又名猧狗鱼。

《食疗》云：煞虫毒，干烧炙之令香，食之三五度即差，长服尤良。又压诸草石药毒，不能损伤人。又五色者其功最胜也。又疗妇人带下百病，一切风瘄如虫行。其江海中难得五色者，出歙州溪泽潭中，头似蝮蛇，背有五色文者是也。又烧之熏氈⑥中断蛀虫。置其骨于箱衣中断白鱼诸虫咬衣服。又烧之熏舍屋免竹木生蛀虸。

《圣惠方》：治诸虫心痛多吐，四肢不和，冷气上攻，心腹满闷：用鳗鲡鱼淡炙令熟，令患人三五度食之。

又方：治蚊虫：以鳗鲡鱼干者于室烧之，即蚊子化为水矣。

又方：治骨蒸劳瘦，及肠风下虫：以鱼二斤，治如食法，切作段子，入铛内以酒二盏煮入盐醋中食之。

《外台秘要》《必效》：治痟⑦心痛：取鳗鲡鱼，淡炙令熟，与患人食之一二枚，永差。饱食弥佳。《经验方》：治恶疮：用蛇鱼骨杵末，入诸色膏药中相和合，敷上纸花子贴之。

《食医心镜》：主五痔瘘疮杀虫方：鳗鲡鱼一头，治如食法，切作片，炙着椒盐酱调和食之。

《集验方》：治颈项及面上白驳浸淫，渐长有似癣，但无疮，可治：鳗鲡鱼脂敷之，先拭剥上刮使燥痛，后以鱼脂敷之，一度便愈，甚者不过三度。

《稽神录》：有人多得劳疾，相因染死者数人，取病者于棺中钉之，弃于水，永绝传染之病。流之于江，金山有人异之，引岸开视之，见一女子犹活，因取置渔舍，多得鳗鲡鱼食之，病愈遂为渔人之妻。

《衍义》曰：鳗鲡鱼，生剖煞干，取少许火上微炙，俟油出涂白剥风，以指擦之即时色转，凡如此五七次用即愈。仍先于白处微微擦动。

现注：

①鳗：下原有音谩二字注音，鲡：下原有音黎二字注音。

②鳝：下原有音秋二字注音。

③猧：（wō 窝），小狗。

④鳗：下原有音谩二字注音，鲡：下原有音黎二字注音。

⑤罢：同疲。

⑥氈：原刻为氊，疑为毡（氈）之误。

⑦痟：（yuān 渊），忧郁。原刻为痟，通悁。

按：鳗鲡鱼，为鳗鲡科之鳗鲡。可去瘘杀虫，除湿，增肥。

释名：白鳝（《纲目》）、蛇鱼（《纲目》）　干者名风鳗。

时珍曰：鳗鲡旧注音漫黎。按：许慎《说文》，鲡与鳢同。赵辟公《杂录》亦云：此鱼有雄无雌，以影漫于鳢鱼，则其子皆附于鳢而生，故谓之鳗鲡。与许说合。当以鳢音为正。曰蛇，曰鳝，象形也。时珍曰：鳗鲡，其状如蛇，背有肉鬣连尾，无鳞有舌，腹白，大者长数尺，脂膏最多。背有黄脉者，名金丝鳗鲡。此鱼善穿深穴，非若蛟蜃之攻岸也。

或云鲇亦产鳗，或云，鳗与蛇通。吴瑞曰：腹下有黑斑者，毒甚。与银杏同食，患软风。机曰：小者可食。重四五斤及水行昂头者，不可食。尝见舟人食之，七口皆死。时珍曰：按：《夷坚续志》云：四目者杀人。背有白点无鳃者，不可食。妊娠食之，令胎有疾。治小儿疳劳，及虫心痛（时珍）。时珍曰：鳗鲡所主诸病，其功专在杀虫去风耳。与蛇同类，故主治近之。骨及头：炙研入药，治疳痢肠风崩带。烧灰敷恶疮。烧熏痔瘘，杀诸虫。血：疮疹入眼生翳，以少许点之（时珍）。海鳗鲡：时珍曰：按李九华云：狗鱼暖而不补。即此。

## 鼍① 鱼 甲

味辛，微温，有毒。主心腹癥瘕伏坚，积聚寒热，女子崩中下血五色，小腹阴中相引痛，疮疥死肌，五邪涕泣时惊，腰中重痛，小儿气癃，眦溃。

肉　主少气吸吸，足不立地。生南海池泽。取无时。蜀漆为之使，畏狗胆、芫花、甘遂。

陶隐居云：鼍，即今鼍甲也。用之当炙，皮可以贯鼓，肉至补益。于物难死，沸汤沃口入腹良久乃剥尔。鼍肉亦补，食之如鳖法。此等老者多能变化为邪魅，自非急勿食之。

今按：陈藏器《本草》云：主恶疮，腹内癥瘕，甲更佳，炙浸酒服之，口内涎有毒也。

臣禹锡等谨《蜀本》《图经》经云：生湖畔土窟中，形似守宫而大，长丈余，背尾俱有鳞甲，今江南诸州皆有之。

《药性论》云：鼍甲，臣，味甘平，有小毒。主百邪鬼魅，治妇人带下，除腹内血积聚伏坚相引结痛。

孟诜云：鼍，疗惊恐及小腹气疼。

《日华子》云：鼍治齿疳䘌宣露，甲用同功，入药炙。又云：鼍甲，臣，平，无毒。主五脏邪气，杀百虫毒，消百药毒，续人筋骨。又脂涂铁烧之便明。《淮南王方术》内用之。

陈藏器云：鼍甲，功用同鳖甲，炙烧浸酒主瘰疬，杀虫风瘘疮，风顽疥瘙。肉主湿气邪气，诸蛊。张鼎云：膏摩风及恶疮。

《图经》：文具鳖甲条下。

陈藏器：按，鼍鱼，合作鼍字，《本经》作鲇鱼之别名，已出《本经》。今以鼍为鲇，非也。宜改为鼍字。肉至美，食之主恶疮腹内癥瘕，甲炙浸酒服之，口内涎有毒。长一丈者能吐气成雾致雨，力至猛，能攻陷江岸，性嗜睡，恒目闭。形如龙大长者自啮其尾，极难死，声甚可畏。人于穴中掘之，百人掘亦须百人牵，一人掘亦须一人牵，不然终不可出。梁周兴嗣常食其肉，后为鼍所喷，便为恶疮。此物灵强不可食，既是龙类，宜去其鱼。

《肘后方》治五尸；鼍肝一具，熟煮切，食尽，亦用蒜齑食之。

现注：

①鼍：下原有音驼二字注音。（tuó 驼）。即扬子鳄。

按：鼍鱼甲，即鼍甲。为鼍科扬子鳄的鳞甲。可破癥消疾，续筋消瘰。

释名：土龙。时珍曰：鼍字象其头、腹、足、尾之形，故名。《博物志》谓之土龙。

蛇乃鱼名，非此物也。今依陈氏改正之。时珍曰：鼋穴极深，渔人以篾缆系饵探之，候其吞钩，徐徐引出。性能横飞，不能上腾。其声如鼓，夜鸣应更。谓之鼋鼓，亦曰鼋更，俚人听之以占雨。其枕莹净，胜于鱼枕。生卵甚多至百，亦自食之。南人珍其肉，以为嫁娶之敬。陆佃云：鼋身具十二生肖肉，惟蛇肉在尾最毒也。时珍曰：鼋甲所主诸证，多属厥阴，其功只在平肝木，治血杀虫也。《千金方》治风癫，有鼋甲汤。今药肆多悬之，云能辟蛊，亦杀虫之意。

## 樗① 鸡

味苦，平，有小毒。主心腹邪气阴痿益精强志生子好色，补中轻身。又疗腰痛下气强阴多精，不可近目。生河内川谷樗树上，七月采，曝干。

陶隐居云：形似寒螀而小，今出梁州，方用至稀，惟合大麝香丸用之。樗树似漆而臭，今以此树上为好，亦如芜菁、亭长，必以芜葛上为良矣。

《唐本》注云：此物有二种，以五色具者为雄，良。青黑质白斑者是雌，不入药用。今出岐州，河内无此物也。

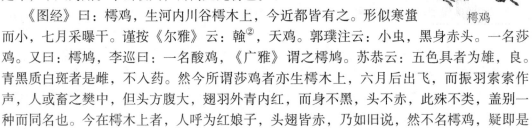

樗鸡

《图经》曰：樗鸡，生河内川谷樗木上，今近都皆有之。形似寒螀而小，七月采曝干。谨按《尔雅》云：翰②，天鸡。郭璞注云：小虫，黑身赤头。一名莎鸡。又曰：樗鸠，李巡曰：一名酸鸡，《广雅》谓之樗鸠。苏恭云：五色具者为雄，良。青黑质白斑者是雌，不入药。然今所谓莎鸡者亦生樗木上，六月后出飞，而振羽索索作声，人或畜之樊中，但头方腹大，翅羽外青内红，而身不黑，头不赤，此殊不类，盖别一种而同名也。今在樗木上者，人呼为红娘子，头翅皆赤，乃如旧说，然不名樗鸡，疑即是此，盖古今称不同耳。《古今》大麝香丸用之，近人少用，故亦鲜别。

《衍义》曰：樗鸡，东西京界尤多，形类蚕蛾，但头足微黑，翅两重，外一重灰色，下一重深红，五色皆具，腹大，此即糯鸡也。今人又用之行瘀血血闭。

现注：

①樗：下原有尹如切三字注音。（chū 出），即臭椿。

②翰：下原有音翰二字注音。（hàn 汉），即莎鸡，又称纺织娘。

按：樗鸡为蝉科之红娘子或樗鸡科之樗鸡。功能强阴益精，化瘀行血。

释名：红娘子（《纲目》）、灰花蛾。时珍曰：其鸣以时，故得鸡名。《广雅》作樗鸠，《广志》作犨鸡，皆讹矣。其羽文彩，故俗呼红娘子、灰花蛾云。时珍曰：樗即臭椿也。此物初生，头方而扁，尖喙向下，六足重翼，黑色。及长则能飞，外翼灰黄有斑点，内翅五色相间。其居树上，布置成行。秋深生子在樗皮上。苏恭、寇宗之说得之。苏颂引郭璞以为莎鸡者，误矣。莎鸡居莎草间，蟋蟀之类，似蝗而斑，有翅数重，下翅正赤，六月飞而振羽有声。详见陆玑《毛诗疏义》。而罗愿《尔雅》翼以莎鸡为络纬，即俗名纺丝者。时珍曰：凡使去翅、足，以糯米或用面炒黄色，去米、面用。主瘰疬，散目中结翳，辟邪气，疗猘犬伤。（时珍）

时珍曰：古方辟瘟杀鬼丸中用之，近世方中多用，盖厥阴经药，能行血活血也。《普济方》治目翳拨云膏中，与芜青、斑蝥同用，亦是活血散结之义也。

附方：新四。

子宫虚寒：《杏林摘要》云：妇人无子，由子宫虚寒，下元虚，月水不调，或闭或漏，或崩中豆一百二十枚，为末。枣肉为丸，如弹子大。以绵裹留系，用竹筒送入阴户。一时许发热渴，用熟汤一二盏解之。后发寒，静睡要安，三日方取出。每日空心，以鸡子三枚，胡椒末二分，炒食，酒下以补之，久则子宫暖矣。瘰疬结核：用红娘子十四枚，乳香、砒霜各一钱，砂一钱半，黄丹五分，为末，糯米粥和作饼，贴之。不过一月，其核自然脱下矣。（《卫生易简方》）

疯狗咬伤：不治即死。用红娘子二个、斑蝥五个（并去翅、足），若四十岁各加一个，五十岁各加续随子一分，乳香、沉香、桔梗各半分，酥油少许，为末。十岁者作四服，十五岁作三服，二十岁作二服，三十岁作一服。（《谈野翁方》）

横痃便毒：鸡子一个开孔，入红娘子六个，纸包煨熟。去红娘子，食鸡子，以酒下。小便淋沥出浓血即愈。（陆氏《积德堂方》）。

# 蛞蝓①

味咸，寒，无毒。主贼风喎②僻轶③筋及脱肛，惊痫挛缩。一名陵蠡。一名土蜗，一名附蜗。生太山池泽，及阴地沙石垣下，八月取。

陶隐居云：蛞蝓无壳，不应有蜗名。其附蜗者复名蜗牛，生池泽沙石则应是今山蜗，或当言其头形类，犹似蜗牛虫者。俗名蜗牛者，作瓜字，则蜗字亦音瓜。庄子所云战于蜗角也。蛞蝓入三十六禽限，又是四种角虫之类，荧室星之精矣。方家殆无复用乎。

《唐本》注云：三十六禽亥上有三豕貐④，豪猪，亦名蒿猪，毛如蝟簪，摇而射人。其肚合屎干烧为灰，主黄疸。猪之类也。陶谓为蝓，误极大矣。又《山海经》云：貐，彘身人面，音如婴儿，食人兽。《尔雅》云：猰⑤貐，类貙⑥，迅走食人，并非蛞蝓也。蛞蝓乃无壳蜗蠡也。

臣禹锡等谨按《蜀本》注云：此即蜗牛也。而新附自有蜗牛一条，虽数字不同而主疗与此无别，是后人误剩出之，亦如《别录》草部已有鸡肠而新附又有繁蒌在菜部。按《尔雅》云：蚹⑦蠃，螔⑧蝓注云：蜗牛也。而《玉篇》蝓字下注亦云螔蝓，蜗牛也。此则一物明矣。形似小螺，白色，生池泽草树间，头有四角，行则出，惊之则缩首尾俱能藏入壳中。而苏注云：无壳蜗牛非也。今据《本经》一名陵蠡，又有土蜗之名，且蜗蠡皆蠃壳之属也。陶云若无壳则不合有蜗名是也。又据今下湿处有一种虫，大于蜗牛无壳而有角，云是蜗牛之老者。

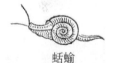

蛞蝓

《图经》曰：蛞蝓⑨，生泰山池泽及阴地、沙石、垣下。蜗牛《本经》不载所出州土，今并处处有之。隐隐居注云：蜗牛形如蛞蝓，但背负壳耳。则庄子所谓战于蜗角是也。又云：俗名蜗牛者，作瓜字形，故蜗字亦音瓜。《本经》蛞蝓一名附蜗，蛞蝓无壳，不应有蜗名，或以其头形类犹似蜗牛，故以名之。或云都是一物有二名，如鸡肠、繁蒌之比。谨按郭璞注《尔雅》：蚹蠃，螔蝓。蜗牛也。《字书》解蝓字亦云螔蝓，蜗牛也。如此是一物明矣。然今下湿处有种大于蜗牛亦有角而无壳，相传云是蜗牛之老者，若然本一物而久蜕壳者为异耳。并八月采。方书蜗牛涎主消渴，崔元亮《海上方》著其法云：取蜗牛十四枚，以水三合，浸之瓷瓯中，以器覆之一宿，其虫自沿器上，取水饮，不过三剂已。凡用蜗牛，以形圆而大者为胜。久雨晴竹林池沼间多有出者。其城墙阴处有一种扁而小者，无力，不堪用。蜗牛入婴孺药为最胜，其壳亦堪用韦丹⑩，主一切疳，取旧死壳七枚，皮薄色黄白者，直净洗，不得小有尘滓，漉干，内酥于壳中，以瓷盏盛之，纸糊盏面，置炊饭上蒸之，下馈时即坐甑中，装饭又蒸，饭熟即已，取出细研如水淀，渐渐与吃，令一日尽为佳。

《衍义》曰：蛞蝓、蜗牛二物矣。蛞蝓其身肉只一段，蜗牛背上别有肉，以负壳行，显然异矣。若为一物，《经》中焉得分为二条也。其治疗亦大同小异，故知别类。又谓蛞蝓是蜗牛之老者，甚无谓，蛞蝓有二角，蜗牛四角，兼背有附壳肉，岂得为一物也。

现注：

①蛞：下原有音阔二字注音，蝓：下原有音俞二字注音。

②喎：原有口乖切三字注音。

③轶：下原有音益二字注音。

④貐：（yǔ 雨）。见㺄。

⑤㺄：（yà 亚），下原有乌八切三字注音。㺄貐为传说兽名。

⑥貙：下原有音枢二字注音。现音（chū 出），古兽名，也称貙虎。

⑦蚹蠃：即蜗牛，原刻蚹字成附字，为误刻。

⑧蚳：（yí 夷）。蚳蝓即蜗牛。

⑨蛞：下原有音阔二字注音，蝓：下原有音俞二字注音。

⑩韦丹：原指射箭时承矢之靶，名韦当，以丹韦之。此似说用其壳装饰韦丹周围。

按：蛞蝓为蛞蝓科之蛞蝓。功能祛风除喎癖，定痫提肛。临床用蛞蝓和贝母治咳喘。

释名：脱胎虫、鼻涕虫、蜒蚰螺（详下文）。时珍曰：按：《尔雅》无蛞蝓，止云：蚹蠃，蚳蝓。郭注云：蜗牛也。《别录》无蚳蝓，止云蛞蝓，一名附蜗。据此，则蚳蝓是蚹蠃，蛞蝓是附蜗。盖一类二种，如蛤蟆与蛙。故其主治功用相似，而皆制蜈、蝎。名谓称呼相通，而俱曰蜗与蜒蚰螺也。或以为一物，或以为二物者，皆失深考。惟许慎《说文》云：蚹蠃背负壳者曰蜗牛，无壳者曰蛞蝓。一言决矣。肿毒掀热，热疮肿痛。（时珍）时珍曰：按：蔡绦铁《围山丛谈》云：峤南地多蜈蚣，大者二三尺，螫人觅死不得惟见托胎虫则局促不行。虫乃登其首，陷其脑而死。故人以此虫生捣涂蜈蚣伤，立时疼痛止。也。又《大全良方》云：痔热肿痛者，用大蛞蝓一个研泥，入龙脑一字，燕脂坯子半钱，同敷之。先以石薜煮水熏洗尤妙。五羊大帅赵尚书夫人病此，止以蛞蝓京墨研涂亦妙。大抵与蜗牛同功。

附方：新一。

脚胫烂疮：臭秽不可近。用蜒蚰十条，瓦焙研末，油调敷之，立效。（《救急方》）

# 蜗　牛

味咸，寒，主贼风喎僻，踠跌，大肠下脱肛，筋急及惊痫。

陶隐居云：蜗牛字是力戈反，而俗呼为瓜牛。生山中及人家，头形如蛞蝓，但背负壳尔。前以注说之。海边又一种，正相似，火炙壳便走出，食之益颜色，名为寄居。方家既不复用，人无取者，未详何者的是也。

今注：蜗牛条《唐本》编在田中螺之后。今详陶隐居云：形似蛞蝓而背负壳。

《唐本》注云：蛞蝓，乃无壳蜗螆，即二种当近似一物，主疗颇同。今移附蛞蝓之下。

臣禹锡等谨按《药性论》云：蜗牛亦可单用，一名螆牛，有小毒。能治大肠脱肛，生研取服止消渴。

《日华子》云：冷，有毒。治惊痫等，入药炒用。此即负壳蜒蚰也。

《图经》：文具蛞蝓条下。

《圣惠方》：治齿䘌并有虫：用蜗牛壳二十枚，烧灰细研，每用揩齿良。

又方：治蜈蚣咬方：用蜗牛挎取汁，滴入咬处。

又方：治大肠久积弱冷，每因大便脱肛收不得：用蜗牛一两，烧灰，猪脂和敷之立缩。

《集验方》：治发背：以蜗牛一百个，活者以一升净瓶入蜗牛，用新汲水一盏浸瓶中，封系自晚至明取出蜗牛放之。其水如涎，将真蛤粉不以多少，旋调敷，以鸡翎扫之疮上，日可十余度，其热痛止，疮便愈。

《小儿宫气方》：治小儿一切疳疾：取蜗牛壳七个，净洗不得有尘土，令干。向酥蜜中瓷合盛，却用纸糊于饭甑内蒸之，下馈即安之至饭熟取出细研，渐渐吃，一日食尽之。

《衍义》：文具蛞蝓条下。

按：蜗牛为软体动物蜗牛科之蜗牛。功能祛风除喎癖，定惊痫，提肛。

时珍曰：其头偏戾如喎，其形盘旋如涡。故有娲、涡二者，不独如瓜字而已。其行延引，故曰蜒蚰。《尔雅》谓之蚹蠃。孙炎注云：以其负蠃壳而行，故名蚹蠃。时珍曰：蜗身有涎，能制蜈、蝎。夏热则自悬叶下，往往升高，涎枯则自死也。

治小儿脐风撮口，利小便，消喉痹，止鼻衄，同耳聋，治诸肿毒痔漏，制蜈蚣、蝎蛋毒，研烂涂之（时珍）时珍曰：蜗牛所主诸病，大抵取其解热消毒之功耳。

附方：新二十。

小便不通：蜗牛，捣贴脐下，以手摩之。加麝香少许更妙。（《简易》）

痔疮肿痛：丹溪：用蜗牛浸油涂之，或烧研敷之。寄生：用蜗牛一枚，入麝香少许在内，碗盛，次日取水涂之。瘰疬未溃：连壳蜗牛七个，丁香七粒，同烧研，纸花贴之。（危氏）

瘰疬已溃：蜗牛烧研，轻粉少许，用猪脊髓调，敷之。（危氏方）

喉痹肿塞：用蜗牛绵裹，水浸含咽，须臾立通。又用蜗牛七枚，白梅肉三枚，研烂。绵裹含咽，立效。（《圣惠方》）

喉风肿痛：端午日午时，取蜒蚰十余条，同盐三四个，小瓶内封固，俟化成水，收水点之。（唐氏）

喉塞口噤：蜒蚰（炙）二七枚，白梅肉（炒）二七枚，白矾（半生半烧）二钱。研为末。每水调半钱服，得吐立通。（《圣济总录》）

耳腮疿肿：及喉下诸肿。用蜗牛同面研，敷之。面上毒疮：初起者。急寻水蜒蚰一二条，用酱少许共捣，涂纸上贴之，即退。纸上留一小孔出气。此乃凌汉章秘传极效方也。（谈野翁《试验方》）

赤白翳膜：生蜗牛一枚，捣丹砂末于内，火上炙沸，以绵染汁敷中，日二。（《圣惠方》）

鼻血不止：蜗牛（爆干）一枚，乌贼骨半钱，研末吹之。（《圣济总录》）

撮口脐风：乃胎热也。用蜗牛五枚去壳，研汁涂口，取效乃止。又方：用蜗牛十枚，（去壳，研烂），入莳萝末半分，研匀，涂之，取效，甚良。滴耳聋闭：蜗牛膏：用蜗牛一两，石胆、钟乳粉各二钱半。为末，瓷盒盛之，火赤，研末，入片脑一字。每以油调一字，滴入耳中。无不愈者。（并《圣惠方》）

蚰蜒入耳：蜗牛椎烂，置于耳边，即出也。（《瑞竹堂方》）

染须方：用蜒蚰四十九条，以京墨水养之三日，埋马屎中一月，取出，以白丝头试之，如即黑到尾，再入马屎中埋七日，再取试之，性缓乃以捻须，庶不致黑皮肤也。（《普济方》）

消渴引饮：不止。蜗壳：主牙蟨，面上赤疮，鼻上酒齄，久利下脱肛。（时珍）

附方：新一。

大肠脱肛：蜗牛壳去土研末，羊脂熔化调涂，送入即愈。（李研寿方）

# 石　龙　子

味咸，寒，有小毒。主五癃，邪结气，破石淋，下血利小便水道。一名蜥蜴[1]。一名山龙子，一名守宫，一名石蜴。生平阳川谷，及荆山石间，五月取，著石上令干。恶硫黄、斑猫、芜荑。陶隐居云：其类有四种，一大形纯黄色，为蛇医母，亦名蛇舅母，不入药。次似蛇医小形长尾，见人不动，名龙子，次有小形而五色尾青碧可爱，名断蜥，并不螫人。一种喜缘篱壁，名蝘蜓[2]，形小而黑，乃言螫人必死，而未常闻中人。按东方朔云：是非守宫则蜥蜴，如此蝘蜓名守宫矣。以朱饲之满三斤杀，干末以涂女子身，有交接事便脱[3]，不尔如赤志，故谓守宫，今此一名守宫犹如野葛、鬼臼之义也。殊难分别。

《唐本》注云：此言四种者；蛇师生山谷，头大尾短小青黄或白斑者是。蝘蜓似蛇师，不生山谷，在人家屋壁间，荆楚及江淮人名蝘蜓，河济之间名守宫，亦名荣蚖[4]，又名蝎虎。以其常在屋壁，故名守宫，亦名壁宫，未必如术饲朱点妇人也，此皆假释尔。其名龙子及五色者，并名蜥蜴，以五色者为雄而良，色不备者为雌，劣尔。形皆细长，尾与身相类，似蛇著四足，去足便直蛇形也。蛇医则不然，按《尔雅》亦互言之，并非真说。又云朱饲满三斤，殊为谬矣。

臣禹锡等谨按《蜀本》《图经》云：长者一尺，今出南山襄州、安州、申州、以三月、四月、八月、九月采，去腹中物，火干之。

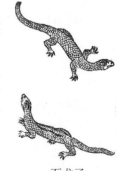

石龙子

《图经》曰：石龙子，生平阳川谷，及荆山山石间，今处处有之。一名蜥蜴[5]。谨按《尔雅》云：蝾螈，蜥蜴；蜥蜴，蝘蜓；蝘蜓，守宫也。疏释曰：《诗·小雅·正月》云：胡为虺蜴，蜴为此也。四者一物，形状相类而四名也。《字林》云：蝾螈，蛇医也。《说文》云：在草曰蜥蜴，在壁曰蝘蜓。《方言》云：秦、晋、西夏谓之守宫，或谓之蠦蟺[6]，或谓之刺易。南阳人呼蝘蜓，其在泽中者谓之易蜥。楚谓之蛇医或谓之蝾螈。又东方朔云：非守宫即蜥蜴。按此诸文即是在草泽中者名蝾螈、蜥蜴；在壁者名蝘蜓、守宫也。然则入药当用草泽者，以五色具者为雄而良，色不具者为雌乃劣耳。五月取著石上令干。

《衍义》曰：石龙子，蜥蜴也。今人但呼为蝎蜥，大者长七八寸，身有金碧色。仁庙朝有一蜥蜴，在右掖门西潜沟庙中，此真是蜥蜴也，郑状元有诗。有樵者于涧下行，见一蜥蜴自石罅⑦中饮水，讫而入。良久凡百十次尚不已，樵者疑不免翻石视之，有冰雹一二升。樵人讶而去，行方三五里，大雨至，良久风雹暴作。今之州县依法用此祈雨。《经》云：治五癃，破石淋，利水道。亦此义乎。

现注：

①蜥：下原有音锡二字注音。蜴：下原有音亦二字注音。

②螲：下原有音偃二字注音，蜓：（tíng 停），下原有音电二字注音，现无此发音。

③脱：恰好，偶尔。

④荣：原文如此，应是蝾字。螈：下原有音元二字注音。

⑤蜥：下原有音锡二字注音，蜴：下原有音亦二字注音。

⑥蠦：下原有音卢二字注音，（lú 炉）。蟙：下原有音蠡二字注音。（chán 蝉），即壁虎。

⑦罅：（xià 下），裂缝。

按：石龙子为石龙子科之石龙子。功能散结破石，通淋散邪。

释名：泉龙（《繁露注》）、石蜴、猪婆蛇。时珍曰：此物生山石间，能吐雹，可祈雨，故得龙子之名。蜥蜴本作析易。许慎云：易字篆文象形。陆佃云：蜴善变易吐雹，有阴阳析易之义。周易之名，盖取乎此。今俗呼为猪婆蛇是矣。时珍曰：诸说不定。大抵是水、旱二种，有山石、草泽、屋壁三者之异。《本经》惟用石龙，后人但称蜥蜴，实一物也。且生山石间，正与石龙、山龙之名相合，自与草泽之蛇师、屋壁之蜓不同。苏恭言蛇师生山谷，以守宫为蝾螈，苏颂以草泽者入药，皆于《本经》相戾。术家祈雨以守宫为蜥蜴，谬误尤甚。今将三者考正于下，其义自明矣。生山石龙，即蜥蜴，俗呼猪婆蛇；似蛇有四足，头扁尾长，形细，长七。八寸，大者一二尺细鳞金碧色。其五色全者为雄，入药尤胜。生草泽间者曰蛇医，又名蛇师、蛇舅母、水蜥、蝾螈，俗亦呼猪婆蛇；蛇有伤，则衔草以敷之，又能入水与鱼合，故得诸名。状同石龙而头大尾短，形粗，其色青黄，亦有白斑者，不入药用。生屋壁间者，曰螲蜓，即守宫也。似蛇医而短小，灰褐色，并不螫人，详本条。又按：《夷坚志》云：刘居中见山中大蜥蜴百枚，长三四尺，光腻如脂。吐雹如弹丸，俄顷风雷作而雨雹也。时珍曰：古方用酥炙或酒炙。惟治传尸劳瘵天灵盖丸，以石蜥蜴连肠肚，以醋炙四十九遍用之，亦一异也。

消水饮阴癀，滑窍破血。娠妇忌用。（时珍）。时珍曰：其功长于利水，故《千金》治癥结水肿，尸疰留饮，有蜥蜴丸，《外台》小儿阴癀用之，皆取其利水也。刘涓子用同斑蝥、地胆治瘰疾，取其利小便，解二物之毒也。

附方：新二。

小儿阴癀：用蜥蜴一枚烧灰，酒服。（《外台秘要》）

诸瘘不愈：用蜥蜴（炙）三枚，地胆（炒）三十枚，斑蝥（炒）四十枚，为末，蜜丸小豆大。每服二丸，白汤下。治诸法不效者。（《刘涓子鬼遗方》）

肝：附方：去生胎：蜥蜴肝、蛇脱皮等分，以苦酒和匀，摩妊妇脐上及左右令温，胎即下也。（《圣惠》）

守宫：释名：壁虎（时珍）。时珍曰：守宫，善捕蝎、蝇，故得虎名。《春秋考异邮》云：守宫食虿，土胜水也。点臂之说，《淮南万毕术》、张华《博物志》、彭乘《墨客挥犀》，皆有其法，大抵不真。恐别有术，今不传矣。杨雄《方言》云：秦、晋、西夏谓之守宫，亦曰蠦蟪，南阳人呼为蝘蜓，在泽中者谓之蜥蜴，楚人谓之蝾螈。时珍曰：守宫，处处人家墙壁有之。状如蛇医，而灰黑色，扁首长颈，细鳞四足，长者六七寸，亦不闻噬人。南人有十二时虫，即守宫之五色者，附见于下。十二时虫：时珍曰：十二时虫，一名避役，出容州、交州诸处，生人家篱壁、树木间，守宫之类也。大小如指，状同守宫，而脑上连背有肉鬣如冠帻，长颈长足，身青色，大者长尺许，尾与身等，啮人不可疗。《岭南异物志》言：其首随十二时变色，见者主有喜庆。《博物志》言：在阴多缃绿，日中变易。或青或绿，或丹或黄，或红或赤。《北户录》言不能变十二色，但黄、褐、青、赤四色而已。窃按陶弘景言：石龙五色者为蜥蜴。陆佃言：蜥蜴能十二时变易，故得易名。若然，则此虫亦蜥蜴矣，而生篱壁间，盖五色守宫尔。陶氏所谓守宫噬人必死，及点臂成志者，恐是此物。若寻常守宫，既不堪点臂，亦未有螫人至死者也。

气味：咸，寒，有小毒。主中风瘫痪，手足不举，或历节风痛，及风惊痫，小儿疳痢，血积癥瘕，疗蝎螫（时珍）。

时珍曰：守宫，旧附见于石龙下，云不入药用。近时方术多用之。杨仁斋言：惊痫皆心血不足，其血与心血相类，故治惊痫。取其血以补心。其说近似蝎虿乃治风要药。故守宫所治风治血病疮疡。守宫祛风，石龙利水，功用自别，不可不知。

附方：新十四。

小儿脐风：用壁虎后半截焙为末，男用女乳，女用男乳，调匀，入稀鸡矢少许，掺舌根及牙关。仍以手蘸摩儿，取汗出，甚妙。（笔峰《杂兴方》）

年久惊痫：守宫膏：用守宫一个（剪去四足，连血研烂），入珍珠、麝香、龙脑香各一字，研匀，以薄荷汤调服。仍先或吐或下去痰涎，而后用此，大有神效。《奇效方》

小儿撮口：用朱砂末安小瓶内，捕活蝎虎一个入瓶中，食砂末月余，待体赤，阴干为末。每薄荷汤服三四分。《方广附余》

心虚惊痫：用褐色壁虎一枚，连血研烂，入朱砂、麝香末末少许，薄荷汤调服。继服二陈汤，神效。（《仁斋直指》）

瘫痪走痛：用蝎虎（即蜓）一枚（炙黄），陈皮五分，罂粟壳（蜜炒）一钱，甘草、乳香、没药各二钱半，为末。每服水煎服。（《医学正传》）

历节风痛：不可忍者。壁虎丸：用壁虎三枚（生研），蛴螬三枚（纸包，煨研），地龙五条（生研），草乌头三枚（生研），木香五钱，乳香末二钱龙脑五分，合研成膏。入酒糊捣，丸如梧桐子大。每日空心乳香酒服三十丸，取效。（《总录》）

破伤中风：身如角弓反张，筋急口噤者，用守宫丸治之。守宫（炙干去足）七枚，天南星（酒浸三日晒干）一两，腻粉半钱，为末，以薄面糊丸绿豆大。每以七丸，酒灌下，少顷汗出得解，更与一服，再汗即瘥。或加白附子一两，以蜜丸。（《圣惠方》）

疠风成癞：祛风散：用东行蝎虎一条（焙干），大蚕砂五升（水淘炒）。各为末，以小麦面四升，拌作络索，曝干研末。每服一二合，煎柏叶汤下，日三服，取效。《卫生宝鉴》

瘰疬初起：用壁虎一枚（焙研）。每日服半分，酒服。（《青囊》）

血积成块：用壁虎一枚，白面和一鸭子大。包裹研烂，作饼烙熟食之，当下血块，不过三五次即愈，甚验。（《青囊》）

小儿疳疾：蝎虎丹：治一切疳瘦、下痢，证候全备，及无辜疳毒，如邪病者。用干雄蝎虎一个（微炙），蜗牛壳、兰香根、靛花、雄黄、麝香各一分，龙脑半分，各研为末，米醋煮糊丸黍米大。每脂麻汤下十丸，日二服，取效。（《奇效良方》）

蚕蝎螫伤：端午日午时收壁虎一枚，以鸡胆开一窍盛之，阴干。每以一星敷上即止，神效。（《青囊》）

反胃膈气：地塘虫（即壁虎也）七个（砂锅炒焦），木香、人参、朱砂各一钱半，乳香一钱。为末，蜜丸梧子大。每服七丸，木香汤下，早晚各一服。（《丹溪摘玄》）

痈疮大痛：壁虎焙干研末，油调敷之，即止。（《医方摘要》）

粪：主烂赤眼（时珍）。

附方：新一。

胎赤烂眼：昏暗。用蝎虎数枚，以罐盛黄土按实，入蝎虎在内，勿令损伤。以纸封口，穿数孔出气。候有粪数粒，去粪上一点黑者，只取一头白者，唾津研成膏，涂眼睫周回，不得揩拭。来早以温浆水洗三次，甚效。（《圣济总录》）

# 木　　虻①

味苦，平，有毒。主目赤痛眦伤泪出，瘀血血闭，寒热酸惭②，无子，一名魂常。生汉中川泽，五月取。

陶隐居云：此虻不噉血，状似虻而小，迫③道草中不见有，市人亦少有卖者，方家所用惟是蜚虻也。

《唐本》注云：虻有数种，并能噉血，商析④已南，江岭间大有木虻，长大绿色，殆如次蝉，咂牛马或至顿仆。蜚虻状如蜜蜂，黄黑色，今俗用多以此也。又一种小虻，名鹿虻，大如蝇噆牛马亦猛，市人采卖之。三种体以疗血为本，余疗虽小有异同，用之不为嫌。何有木虻而不噉血，木虻倍大蜚虻，陶云似虻而小者，未识之矣。

臣禹锡等谨按陈藏器云：木虻，陶云此虻不噉血，似虻而小。苏云江岭已南有木虻长大绿一作皠⑤色者，何有虻而不噉血，陶误耳。

按：木虻，从木叶中出，卷叶如子，形圆，著叶上，破中初出如白蛆，渐大羽化坼破便飞，即能噆物。塞北亦有，岭南极多，如古度花成蚁耳。《本经》既出木虻，又出蜚虻，明知木虻是叶内之虻，飞虻是已飞之虫，飞是羽化，亦犹在蛹，如蚕之与蛾尔。既是一物，不合二出，应功用不同，后人异注尔。

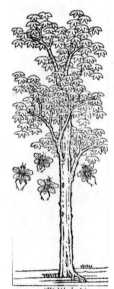

蔡州木虻

《图经》曰：木虻，生汉中川泽，蜚虻，生江夏川谷，今并处处有之，而襄汉近地尤多。虻有数种，皆能噉牛马血，木虻最大而绿色，几若蜩蝉，蜚虻状如蜜蜂，黄色。医方所用虻虫即此也。又有一种小虻，名鹿虻，大如蝇，咂牛马亦猛。三种大抵同体，俱能治血，而方字相承只用蜚虻，它不复用。并五月采，腹有血者良。人伺其噉啮牛马时，腹红者掩取，干之用，入药须去翅足也。《淮南子》曰：虻散积血，斲木愈龋⑥，此以类推之者也。然今《本草》不著斲木之治病，亦漏脱耳。

《肘后方》：葛氏云：蛇螫人九窍皆血出方：取虻虫初食牛马血，腹满者三七枚，烧服之。

《杨氏产乳》：疗母困笃，恐不济去胎方：虻虫十枚，右捣为末，酒服之即下。

《衍义》曰：木虻，大小有三种：蜚虻，今人多用之，大如蜜蜂，腹凹褊⑦，微黄绿色。雄、霸州，顺安军，沿塘泺界河甚多，以其惟食牛马等血，故治瘀血血闭。

现注：

①虻：下原有音萌二字注音。

②惭：下原有音西二字注音，害怕。

③迫：狭窄意。

④忻：下原有音昔二字注音，现音（xī 西）。

⑤一作䖗三字为原有注释，䖗：（qìng 庆），指青黑色。

⑥蝱：下原有丘主切三字注音。

⑦褊：（biǎn 扁），通扁。

按：木虻，《图经》云：虻有数中，皆能啗牛马血，木虻最大而绿色。由此木虻亦虻虫之类。故《图经》在虻虫条不再重注，只说文具木虻条下。功能明目导赤，化瘀行血。

时珍曰：虻以翼鸣，其声虻虻，故名。陆佃云：蟊害民，故曰蟊；虻害畋，故曰虻。亦通。时珍曰：金幼孜《北征录》云：北虏长乐镇草间有虻，大者如蜻蜓，拂人面嘬。元稹《长庆集》云：巴蜀山谷间，春秋常雨，五、六月至八、九月则多虻，道路群飞，咂牛马血流，啮人毒剧，而毒不留肌，故无治术。据此则藏器之说似亦近是。又段成式云：南方溪涧中多水蛆，长寸余，色黑。夏末变为虻，螫人甚毒。观此，则虻之变化，有木有水，非一端也。

# 蜚　虻

味苦，微寒，有毒。主逐瘀血，破下血积坚痞癥瘕寒热，通利血脉及九窍。女子月水不通，积聚，除贼血在胸腹五脏者及喉痹结塞。生江夏川谷，五月取腹有血者良。

陶隐居云：此即今啖牛马血者，伺其腹满掩取干之，方家皆呼为虻虫矣。

《唐本》注云：三虻俱食牛马，非独此也，但得即堪用，何假血充然始掩取，如以义求，应如养鹰，饥则为用，若伺其饱，何能除疾尔。

臣禹锡等谨按《药性论》云：虻虫，使，一名蜚虻，恶麻黄。

《日华子》云：破癥结，消积脓，堕胎，入丸散，除去翅足炒用。《图经》文具木虻条下。

《衍义》：文具木虻条下。

按：蜚虻为虻科昆虫复带虻等之雌性全虫。今名虻虫。功能消瘀破血，破癥，消坚通脉利窍。临床以虻虫治各类瘀血不通，癥坚痞块等。

时珍曰：采用须从陶说。苏恭以饥鹰为喻，比拟殊乖。时珍曰：按：刘河间云：虻食血而治血，因其性而为用也。成无己云：苦走血。血结不行者，以苦攻之。故治蓄血用虻虫，乃肝经血分药也。古方多用，今人稀使。

附方：新一。

扑坠瘀血：虻虫二十枚，牡丹皮一两，为末。酒服方寸匕，血化为水也。若久宿血在骨节中者，二味等分。（《备急方》）

## 蜚　蠊①

味咸，寒，有毒。主血瘀癥坚寒热，破积聚，喉咽闭，内塞无子。通利血脉，生晋阳川泽，及人家屋间，立秋采。

陶隐居云：形亦似䗪虫而轻小，能飞，本在草中，八月、九月知寒，多入人家屋里逃尔。有两、三种，以作廉姜气者为真。南人亦啖之。《唐本》注云：此虫，味辛辣而臭，汉中人食之，言下气，名曰石姜，一名卢蜰②，一名负盘。《别录》云：形似蚕蛾，腹下赤，二月、八采。此即南人谓之滑虫者也。

臣禹锡等谨按《蜀本》《图经》云：金州、房州等山人啖之，谓之石姜，多在林树间，百十为聚。

《尔雅》云：蜚，蠦蜰注云：蜰即负盘臭虫。

《图经》：文具木虻条下。

现注：

①下原有音廉二字注音。

①蜰：下原有音肥二字注音。卢蜰：原刻如此，《尔雅》作蠦蜰。

按：蜚蠊为蜚蠊科昆虫东方蠊等的全虫，即蟑螂。

时珍曰：蜚蠊、行夜、皇蝥三种，西南夷皆食之，混呼为负盘。俗又讹盘为婆，而讳称为香娘子也。时珍曰：今人家壁间、灶下极多，甚者聚至千百。身似蚕蛾，腹背俱赤，两翅能飞，喜灯火光，其气甚臭，其屎尤甚。罗愿云：此物好一清旦食稻花，日出则散也。水中一种酷似之。时珍曰：徐之才《药对》云：立夏之日，蜚蠊先生，为人参、茯苓使，主腹中七节，保神守中。则西南夷食之亦有谓也。又《吴普本草》载神农云：主妇人症坚寒热，尤为有理。此物乃血药，故宜于妇人。

## 䗪①　虫

味咸，寒，有毒。主心腹寒热洗洗，血积癥瘕，破坚下血闭，生子大良。一名地鳖。一名土鳖。生河东川泽及沙中，人家墙壁下，土中湿处。十月暴干。畏皂荚、菖蒲。

陶隐居云：形扁扁如鳖，故名土鳖而有甲不能飞，小有臭气，今人家亦有之。

《唐本》注云：此物好生鼠壤土中，及屋壁下，状似鼠妇，而大者寸余，形小似鳖，无甲，但有鳞也。

臣禹锡等谨按《药性论》云：䗪虫，使，畏屋游，味苦咸，治月水不通，破留血积聚。

《图经》曰：䗪虫，生河东川泽及沙中，人家墙壁下土中湿处，状似鼠妇而大者寸余，形扁如鳖，但有鳞而无甲，故一名土鳖。今小儿多捕以负物为戏，十月取暴干。张仲景治杂病方，主久瘕积结，有大黄䗪虫丸。又大鳖甲丸中并治妇人药，并用䗪虫。以其有破坚积下血之功也。

蟅虫

《衍义》曰：䗪虫，今人谓之簸箕虫，为其象形也。乳脉不行，研一枚，水半合，滤清服，勿使服药人知。

现注：

①蟅：下原有音柘二字注音。

按：蟅虫为鳖蠊科昆虫。又名土元。功能活血破瘕，破坚通乳。临床以土元治外伤瘀血，肿胀疼痛，脉管不通等症。入活血化瘀药中。在试管内，用美兰法曾测得地鳖虫浸膏，有抑制白血病患者的白细胞的作用，但用瓦伯氏呼吸器法为阴性结果。（水煎后加醇沉淀成浸膏）。

释名：蚵蚾虫（《纲目》）、过街。时珍曰：按：陆农师云：蟅逢申日则过街，故名过街。《袖珍方》名蚵蚾虫。鲍氏方名地蜱虫。时珍曰：处处有之，与灯蛾相牝牡。

行产后血积，折伤瘀血，治重舌木舌口疮，小儿腹痛夜啼。（时珍）

附方：新七。

下瘀血汤：治产妇腹痛有干血。用蟅虫二十枚（熬，去足），桃仁二十枚，大黄二两，为末，炼蜜杵和，分为四丸。每以一丸，酒一升，煮取八合，温服，当下血也。（张仲景方）

木舌肿强：塞口，不治杀人。蟅虫（炙）五枚，食盐半两，为末。水二盏，煎十沸，时时热含吐涎。瘥乃止。《圣惠方》

重舌塞痛：地鳖虫和生薄荷研汁，帛包捻舌下肿处。一名地蜱虫也。（鲍氏方）

腹痛夜啼：蟅虫（炙）、芍药、芎各二钱。为末。每用一字，乳汁调下。（《圣惠方》）

折伤接骨：杨拱《摘要方》：用土鳖焙存性，为末。每服二三钱，接骨神效。一方：生者擂汁酒服。《袖珍方》：用蚵蚾（即土鳖）六钱（隔纸砂锅内焙干），自然铜二两（用火煅，醋淬七次），为末。每服二钱，温酒调下。病在上食后，病在下食前，神效。董炳《集验方》：用土鳖（阴干）一个，临时旋研入药。乳香、没药、龙骨、自然铜（火煅醋淬）各等分，麝香少许为末。每服三分，入土鳖末，以酒调下。须先整定骨，乃服药，否则接挫也。此乃家传秘方，慎之。又可代杖。

# 鲛鱼皮

主蛊气，蛊疰方用之。即装刀靶①鲻②鱼皮也。

《唐本》注云：出南海，形似鳖，无脚而有尾。

今按：陈藏器《本草》云：一名沙鱼，一名鳆鱼，皮主食鱼中毒，烧末服之。《唐本》先附

臣禹锡等谨按《蜀本》《图经》云：圆广尺余，尾长尺许，惟无足，背皮粗错。

《日华子》云：鲛鱼，平，微毒。

《图经》曰：鲛鱼皮，旧不著所出州土。苏恭云：出南海，形似鳖，无脚而有尾。《山海经》云：鲛，沙鱼，其皮可以饰剑是也。今南人但谓之沙鱼，然有二种，其最大而长喙如锯者谓之胡沙，性善而肉美，小而皮粗者曰白沙，肉强而有小毒。二种彼人皆盐为修脯，其皮刮治去沙，夫为鲙，皆食品之美者，食之益人。然皆不类鳖，盖其种类之别耳。胡洽治五尸鬼疰，百毒恶气等，鲛鱼皮散主之；鲛鱼皮炙、朱砂、雄黄、金牙椒、天雄、细辛、鬼臼、麝香、干姜、鸡舌香、桂心、莽草各一两，贝母半两，蜈蚣炙、蝎蛎炙

各二枚，凡十六物，治下筛，温清酒服半钱匕，日三，渐增至五分匕，亦可带之。中用蜈蚣、蝎蛎，皆此品类中，故并载方。

陈藏器云：皮主食鱼中毒，烧末服之。鳆鱼皮是装刀靶者正是沙鱼也。石决明，又名鳆鱼甲一边著石，光明可爱。此虫族，非鱼类，乃是同名耳。沙鱼一名鲛鱼，子随母行，惊即从口入母腹也。其鱼状异③非一，皮上有沙，堪揩木，如木④贼也。

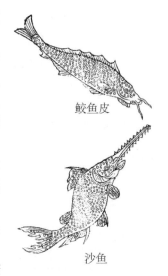

鲛鱼皮

沙鱼

《食疗》云：平，补五脏，作鲙食之亚于鲫鱼，作鲊鯳⑤食之并同。又如有大患喉闭，取胆汁和白矾灰丸之如豆颗，绵裹内喉中，良久吐恶涎沫即喉咙开。腊月取之。

《海药》谨按《名医别录》云：生南海，味甘咸，无毒。主心气鬼疰蛊毒吐血，皮上有珍珠斑。

《衍义》曰：鲛鱼、沙鱼皮一等，形稍异，今人取皮饰鞍剑。余如《经》。

现注：

①靶：下原有音霸二字注音。刀靶；现用刀把二字。

②鯳：下原有音鹊二字注音，现注音（cuò错），即鲨鱼。鲛（jiāo交），鱼亦指鲨鱼。

③异：其鱼状异非一。此句与《衍义》所说鲨鱼皮一等形稍异。类似，皆言鲨鱼形状有不同的几种。

④揩木：揩为擦抹意。揩木即擦木使光滑意。木贼也有此作用。

⑤鲊：（zhǎ眨），鯳（sù肃），鱼干。

按：鲛鱼皮为皱唇鲨科白斑星鲨及其他鲨鱼皮。功能可消蛊除疫。

释名：溜鱼。时珍曰：鲛皮有沙，其纹交错鹊驳，故有诸名。古曰鲛，今曰沙，其实一也。或曰：本名驳，讹为鲛。段成式曰：其力健强，称为河伯健儿。时珍曰：古曰鲛，今曰沙，是一类而有数种也，东南近海诸郡皆有之。形并似鱼，青目赤颊，背上有鬣，腹下有翅，味并肥美，南人珍之。大者尾长数尺，能伤人。皮皆有沙，如珍珠斑。其背有珠纹如鹿而坚强者，曰鹿沙，亦曰白沙，云能变鹿也。背有斑纹如虎而坚强者，曰虎沙，亦曰胡沙，云虎鱼所化也。鼻前有骨如斧斤，能击物坏舟者，曰锯沙，又曰挺额鱼，亦曰鐇鯳，谓鼻骨如鐇斧也。沈怀远《南越志》云：环雷鱼，鯳鱼也。长丈许，腹内有两洞，腹贮水养子，一腹容三子。子朝从口中出，暮还入腹。鳞皮有珠，可饰刀剑，治骨角。

烧研水服，解鳀鱼毒，治食鱼鲙成积不消（时珍）。

附方：新一。时珍曰：《千金》鲛鱼皮散：治鬼疰。用鲛鱼皮（炙）、龙骨、鹿角、犀角、麝香、蜈蚣、雄黄、朱砂、干姜、蜀椒、蘘荷根、丁香等各一分，贝子十枚。为末。酒服方寸匕，加至二匕，日三服。亦可佩。

# 白　鱼

味甘，平，无毒。主胃气开胃下食，去水气，令人肥健。大者六七尺，色白头昂，生江湖中。今附。

臣禹锡等谨按孟诜云：白鱼，主肝家不足气，不堪多食泥人心，虽不发病，终养鼍，鼍所食新者好，久食令人心腹诸病。可煮炙于葱醋中一两沸食，犹少调五脏气，理经脉。

《日华子》云：助血脉，补肝明目。患疮疖人不可食，甚发脓。炙疮不发作，鲙食之良。

《食疗》云：和豉作羹一两顿而已，新鲜者好食，若经宿者不堪食，令人腹冷，生诸疾。或淹或糟藏犹可食。又可炙了，于葱醋中重煮食之调五藏，助脾气，能消食理十二经络，舒展不相及气。时人好作饼炙食之犹少动气，久亦不损人也。

按：白鱼为鲤科翘嘴红鲌。可开胃下食，去水增肥。

释名：鲦时珍曰：白亦作鲌。白者，色也。鲦者，头尾向上也。时珍曰：鲌形窄，腹扁，鳞细，头尾俱向上，肉中有细刺。武王白鱼入舟即此。瑞曰：多食生痰。与枣同食，患腰痛。时珍曰：白鱼比他鱼似可食，亦能热中发疮。所谓补肝明目，调五脏，理十二经络者，恐亦溢美之词，未足多信。当以《开宝》注为正。

# 鳜[①] 鱼

味甘，平，无毒。主腹内恶血，益气力，令人肥健，去腹内小虫。背有黑点味尤重。昔仙人刘凭常食石桂鱼，今此鱼犹有桂名，恐是此也。生江溪间。今附。

臣禹锡等谨按《日华子》云：微毒。益气，治肠风泻血。又名鳜豚、水豚。

《食疗》云：平，补劳益脾胃。稍有毒。

《胜金方》：治小儿大人，一切骨鲠或竹木签刺喉中不下方：于腊月中取鳜鱼胆，悬北檐下令干，每有鱼鲠即取一皂子许，以酒煎化，温温呷，若得逆便吐，骨即随顽涎出。若未吐，更吃温酒，但以吐为妙，酒即随性量力也，若更未出煎一块子，无不出者。此药应是鲠在脏腑中日久，痛黄瘦甚者，服之皆出。若卒求鳜鱼不得，蠡鱼、鲩鱼、鲫鱼俱可，腊月收之甚佳。

现注：

①鳜：下原有居卫切三字注音。现音（guì 桂）。

按：鳜鱼为鮨科之鳜鱼。功能活血补劳。

释名：罽鱼（音蓟）时珍曰：鳜，蹶也，其体不能屈曲如僵蹶也。罽，缋也，其纹斑如织缋也。时珍曰：鳜生江湖中。扁形阔腹，大口细鳞。有黑斑，其斑纹尤鲜明者为雄，稍晦者为雌，皆有鬐鬣刺人。厚皮紧肉，肉中无细刺。有肚能嚼，亦啖小鱼。夏月居石穴，冬月偎泥罧，鱼之沉下者也。小者味佳，至三五斤者不美。李鹏飞《延寿书》云：鳜，鬐刺凡十二，以应十二月。误鲠害人，惟橄榄核磨水可解，盖鱼畏橄榄故也。时珍曰：按：张杲《医说》云：越州邵氏女年十八，病劳瘵累年，偶食鳜鱼羹遂愈。观此，正与补劳、益胃、杀虫之说相符，则仙人刘凭、隐士张志和之嗜此鱼，非无谓也。

尾：小儿软疖，贴之良（时珍）。胆：主骨鲠，不拘久近（时珍）。

附录：螣鱼：时珍曰：按《山海经》云：合水多螣鱼，状如鳜，居于逵，苍文赤尾。食之不痈，可以治瘘。郭注云：螣，音縢。逵乃水中穴交通者。愚按：螣之形状、居止、功用，俱与鳜同，亦鳜之类也。《日华子》谓鳜为水豚者，岂此螣欤。

# 青　鱼

　　味甘，平，无毒。肉主脚气湿痹。作鲊与服石人相反。眼睛主能夜视。头中枕，蒸取干代琥珀用之。摩服主心腹痛。胆主目暗，滴汁目中，并涂恶疮，生于江湖之间。今附。

　　臣禹锡等谨按萧炳云：疗卒气，研服止腹痛。可白煮吃，治脚气脚弱。

　　《日华子》云：作鲭字，平，微毒。治脚软烦懑，益气力。枕用醋摩治水气，血气心痛。不可同葵、蒜食之，服术人亦勿啖也。

青鱼

　　《图经》曰：青鱼，生江湖间，今亦出南方，北地或时有之。似鲤、鲩而背正青色，南人多作鲊，古作鲭字，所谓五候鲭鲊是也。头中枕，蒸令气通，曝干，状如琥珀，云可以代琥珀，非也。荆楚间取此鱼枕煮，拍作器皿甚佳。胆与目睛并入药用，取无时。古今方书多用。其胆滴汁目中，主目昏暗，又可涂恶疮，余亦稀用。

　　《食疗》云：主脚气烦闷，又和韭白煮食之，治脚气脚弱，烦闷，益心力也。又头中有枕，取之蒸令气通，曝干状如琥珀，此物疗卒心痛，平水气，以水研服之良。又胆、眼睛益人眼，取汁注目中主目暗，亦涂热疮良。

　　《海药》云：青鱼，南方人以为酒器梳篦也。

　　孙真人云：治喉闭及骨鲠方：以腊月取青鱼胆阴干，如患此及着骨鲠即以胆少许，口中含噙津即便愈。

　　按：青鱼为鲤科之青鱼。功能祛脚气除湿痹。

　　时珍曰：青亦作鲭，以色名也。大者名鳡鱼。

　　头中枕：作饮器，解蛊毒。胆：消赤目肿痛，吐喉痹痰涎及鱼骨鲠，疗恶疮。（时珍）

　　时珍曰：东方青色，入通肝胆，开窍于目。用青鱼胆以治目疾，盖取此义。其治喉痹骨鲠，则取漏泄系乎酸苦之义也。

　　附方：新八。

　　乳蛾喉痹：青鱼胆含咽。一方：用汁灌鼻中，取吐。万氏：用胆矾盛青鱼胆中，阴干。每用少许，吹喉取吐。一方：用朴硝代胆矾。

　　赤目障翳：青鱼胆频频点之。一方加黄连、海螵蛸末等分。龚氏《易简》：用黄连切片入片脑少许，瓶收密封。每日点之，甚妙。

　　一切翳障：鱼胆丸：用青鱼胆、鲤鱼胆、青羊胆各七个、牛胆半两，熊胆二钱半，麝香少许，石决明一两。为末，糊丸梧子大。每空心茶下十丸。（《龙木论》）时珍曰：诸鱼脑骨曰魫，曰丁。鱼尾曰魡，曰丙。鱼肠曰鮰，曰乙，鱼骨曰鲠，曰刺。鱼脬曰鳔，曰白。鱼翅曰鳍，曰鬣。鱼子曰鮲，曰鱽。

　　作器盛饮食，遇蛊辄辄破裂也。（时珍）《延寿书》。

## 河　豚[①]

味甘，温，无毒。主补虚，去湿气，理腰脚，去痔疾，杀虫。江河淮皆有。（今附）。

臣禹锡等谨按《日华子》云：河豚，有毒。又云：胡夷[②]鱼，凉，有毒。煮和秃菜食良。毒以芦根及橄榄等解之。肝有大毒。又名鲥鱼、规[③]鱼、吹肚鱼也。

陈藏器云：如鲶鱼，口尖，一名鮠鱼也。

《衍义》曰：河豚，《经》言无毒。此鱼实有大毒，味虽珍，然修治不如法，食之杀人，不可不慎也。厚生者不食亦好。苏子美云：河豚于此时，贵不数鱼虾。此即诗家鄙讽之言，未足全信也。然此物多怒，触之则怒气满腹，翻浮水上，渔人就以物撩之，遂为人获，橄榄并芦根汁解其毒。

现注：

①豚：下原有音屯二字注音。

②夷：原刻如此，通常用鲠。

③规：原刻如此，通常用鲥。按：河豚为鲀科之河豚。可补弱祛湿。但有毒。

时珍曰：豚，言其味美也。侯夷，状其形丑也。鲥，谓其体圆也。吹肚、气包，象其嗔胀也。《北山经》名鲋鱼（音沛）。时珍曰：今吴越最多。状如蝌蚪，大者尺余，背色青黑。有黄缕纹，无鳞无腮无胆，腹下白而不光。率以三头相从为一部。彼人春月甚珍贵之，尤重其腹腴，呼为西施乳。严有翼《艺苑雌黄》云：河豚，水族之奇味，世传其杀人。余守丹阳·宣城，见土人户户食之。但用菘菜、蒌蒿、荻芽三物煮之，亦未见死者。南人言鱼之无鳞无腮，无胆有声，目能皆有毒。河豚备此数者，故人畏之。然有二种，其色炎黑有纹点者，名斑鱼，毒最甚。或云三月后则为斑鱼，不可食也。又案：《雷公炮炙论》云：复当荣盛。《御览》云：河豚鱼虽小，而獭及大鱼不敢啖充《论衡》云：万物含太阳火气而生者，皆有毒。在鱼则鲑与鲅鲥。故鲑肝死人，鲅鲥螫人。时珍曰：煮忌煤炱落中。与荆芥、菊花、桔梗、甘草、附子、乌头相反。宜荻笋、蒌蒿、秃菜。畏橄榄、甘蔗、芦根、粪汁。案：陶九成《辍耕录》：凡食河豚，一日内不可服汤药，恐犯荆芥，二物大相反。亦恶乌头、附子之属。余在江阴，亲见一儒者，因此丧命。河豚子必不可食，曾以水浸之，一夜大如茨实也。世传中其毒者，以至宝丹或橄榄及龙脑浸水皆可解。复得一方，惟以槐花微炒，与干胭脂等分同捣粉，水调灌之，大妙。又案：《物类相感志》言：凡煮河豚，用荆芥同煮五七沸，换水则无毒。二说似相反，得非河豚之毒入于荆芥耶。宁从陶说，庶不致悔也。时珍曰：吴人言其血有毒，脂令舌麻，子令腹胀，眼令目花，有“油麻子胀眼睛花”之语。而江阴人盐其子，糟其白，埋过治食，此俚言所谓“舍命吃河豚”者耶。

疥癣虫疮。用子同蜈蚣烧研，香油调，搽之（时珍）。

## 石　首　鱼

味甘，无毒。头中有石如棋子，主下石淋，磨石服之，亦烧为灰末服。和莼菜作羹，开胃益气。候干食之名为鲞[①]，炙食之主消瓜成水，亦主卒腹胀食不消，暴下痢。初出水能鸣，夜视有光。又野鸭头中有石，云是此鱼所化。生东海。今附。

臣禹锡等谨按陈士良云：石首鱼，平。

《日华子》云：取脑中枕，烧为末，饮下治淋也。

《食疗》：作干鲞，消宿食，主中恶，不堪鲜食。

现注：

①鲞：下原有音想二字注音。现音（xiǎng 响）干鱼，蜡鱼。

按：石首鱼为石首科大、小黄鱼。可下石淋，开胃益气。

释名：石头鱼（《岭表录异》）、鮸鱼（音免。《拾遗》录）、江鱼、黄花鱼（《临海志》），干者名鲞鱼，亦作鱶。时珍曰：鲞能养人，人恒想之，故字从养。罗愿云：诸鱼烘干皆为鲞，其美不如石首，故独得专称。以白者为佳，故呼白鲞。若露风则变红色，失味也。时珍曰：生东南海中。其形如白鱼，扁身弱骨，细鳞黄色如金。首有白石二枚，莹洁如玉。至秋化为冠凫，即野鸭有冠者也。腹中白鳔可作胶。《临海异物志》云：小者名踏水，其次名春来。田九成《游览志》云：每岁四月，来自海洋，绵亘数里，其声如雷。海人以竹筒探水底，闻其声乃下网，截流取之。泼以淡水，皆圉圉无力。初水来者甚佳，二水、三水来者，鱼渐小而味渐减矣。时珍曰：陆文量《菽园杂记》云：痢疾最忌油腻、生冷，惟白鲞宜食。此说与本草主下痢相合。盖鲞饮咸水而性不热，且无脂不腻。故无热中之患，而消食理肠胃也。附方：蜈蚣咬伤：白鲞皮贴之。（《集成》）

头中石魫：研末或烧研水服，主淋疬，小便不通。煮汁服，解砒霜毒、野菌毒、蛊毒。（时珍）

附方：新二。

石淋诸淋：石首鱼头石十四个，当归等分，为末。水二升，煮一升，顿服立愈。（《外台秘要》方）聤耳出脓：石首鱼魫研末，或烧存性，掺耳。《集简方》。

附录：墨头鱼：时珍曰：四川嘉州出之。状类鲜子，长者及尺。其头黑如墨，头上有白子二枚。又名北斗鱼，常以二、三月出，渔人以火夜照叉之。

# 嘉　鱼

味甘温，无毒。食之令人肥健悦泽。此乳穴中小鱼，常食乳水，所以益人，能久食之，力强于乳，有似英鸡，功用同乳。今附。

陈藏器《吴都赋》云：嘉鱼出于丙穴。李善注云：丙日出穴。今则不然，丙者向阳穴也。阳穴多生此鱼，鱼复何能择丙日耶！此注误矣。新注云：治肾虚消渴，及劳损赢瘦，皆煮食之。又抱朴子云：鹤知夜半，燕知戊己。岂鱼不知丙日也。

《食疗》云：微温，常于崖石下孔中，吃乳石沫，甚补益。微有毒，其味甚珍美也。

按：嘉鱼《开宝》说为乳穴中小鱼。可祛肾补劳去消渴。

释名：鮇鱼（音味）。拙鱼（《纲目》）。时珍曰：嘉，美也。杜甫诗云：鱼知丙穴由来美，是矣。河阳呼为鮇鱼，言味美也；蜀人呼为拙鱼，言性钝也。丙穴之说不一。按：《文选》注云：丙穴在汉中，沔县北，有二所，常以三（八）月取之。丙，地名也。《水经》云：丙水出丙穴。穴口向丙，故名。嘉鱼常以三月出穴，十月入穴。黄鹤云：蜀中丙穴甚多，不独汉中也。嘉州、雅州、梁山、大邑、顺政诸县，皆有丙穴。嘉鱼常以春末出游，冬月入穴。时珍曰：按：任豫《益州记》云：嘉鱼，蜀郡处处有之。状似鲤，而鳞细如鳟，肉肥而美，大者五六斤，食乳泉，出丙穴。二、三月随水出穴，八、九月逆水入穴。《夔州志》云：嘉鱼，春社前出，秋社后归。首有黑点，长身细鳞，肉白如玉。味颇咸，食盐泉故也。范成大《虞衡志》云：嘉鱼，状如鲫鱼而多脂，味极美，梧州人以为鲊鲴远。刘恂《岭表录异》云：苍梧戎城县江水口出嘉鱼，似鳟而肥美，众鱼莫及。每炙食以芭蕉叶隔火，恐火滴灭也。又可为脡。

## 鲻<sup>①</sup>　　鱼

味甘，平，无毒。主开胃，通利五脏。久食令人肥健。此鱼食泥与百药无忌。似鲤身圆头扁骨软。生江海浅水中。今附。

现注：

①鲻：（zī 资）。一种港养海鱼。

②从白鱼至鲻鱼七种为《开宝》之今附。

按：鲻鱼为鲻科之鲻鱼。可开胃通利五脏。

释名：子鱼。时珍曰：鲻，色缁黑，故名。粤人讹为子鱼。时珍曰：生东海。状如青鱼，长者尺余。其子满腹，有黄脂味美，獭喜食之。吴越人以为佳品，腌为鲞腊。

## 紫　　贝

明目，去热毒。

《唐本》注云：形似贝，圆大二三寸，出东海及南海上，紫斑而骨白。《唐本》先附。

紫贝

臣禹锡等谨按陈士良云：紫贝，平，无毒。

《图经》曰：紫贝，《本经》不载所出州土，苏恭注云：出东海及南海上。今南海多有之，即砑螺也，形似贝而圆大二三寸，儋<sup>①</sup>振夷黎采以为货币。北人惟画家用砑<sup>②</sup>物。谨按，郭璞注《尔雅》云：余貾<sup>③</sup>，黄白文，谓以黄为质，白为文点。余泉，白黄文，谓以白为质，黄为文点。今紫贝则以紫为质，黑为文点也。贝之类极多，古人以为宝货，而此紫贝尤为世所贵重，汉文帝时，南越王献紫贝五百是也。后世以多见贱，而药中亦稀使之。又车螯之紫者，海人亦谓之紫贝。车螯近世治痈疽方中多用其壳，烧煅为灰，敷疮。南海北海皆有之，采无时，人亦食其肉，云味咸平，无毒。似蛤蜊而肉坚硬不及，亦可解酒毒。北中者壳粗，不堪用也。

《衍义》曰：紫贝，大二三寸，背上深紫有点但黑。《本经》以此烧存性，入点眼药。

现注：

①儋：（dān 耽），指儋耳，古族名。

②砑：（yà 亚），砑物，即磨物使光滑。

③貾：（chí 池）。余貾、余泉为二种贝类。

按：紫贝为宝贝科绶贝类。可明目去热消痈镇肝。《图经》曰：近世治痈疽方中多用其壳。现临床用其壳称紫贝齿，治肝阳头痛，头眩头晕，惊风震颤等症。临床入重镇平肝药中。

释名：文贝（《纲目》）、砑螺。时珍曰：《南州异物志》云：文贝甚大，质白纹紫，天姿自然。不假外饰而光彩焕烂。故名。时珍曰：按：陆玑《诗疏》云：紫贝，质白如玉，紫点为纹，皆行列相当。大者径一尺七八寸。交趾、九真以为杯盘。小儿癍疹目翳。

附方：新一。

癍疹入目：紫贝一个（即砑螺也），生研细末，用羊肝切片，掺上扎定，米泔煮熟，瓶盛露一夜，空心嚼食之。（《婴童百问》）

## 鲈　鱼

平补五脏，益筋骨，和肠胃，治水气，多食宜人，作鲊犹良。又暴干甚香美，虽有小毒，不至发病。一云：多食发痃癖及疮肿，不可与乳酪同食。

《食疗》云：平，主安胎补中，作鲙尤佳。

《衍义》曰：鲈鱼，益肝肾，补五脏肠胃食之宜人，不甚发病，宜然张翰①思之也。

现注：

①翰，原刻成干，为误刻。此指晋人张翰，字季鹰，为避祸，托词思故乡莼羹鲈鱼鲙，辞官归家。辛弃疾有水龙吟"休说鲈鱼堪脍，尽西风，季鹰归未"，句。即指此意。

按：鲈鱼为鮨科鲈鱼。可补益消水，壮骨和胃。

释名：四鳃鱼。时珍曰：黑色曰卢。此鱼白质黑章，故名。淞人名四鳃鱼。时珍曰：鲈出吴中，淞江尤盛，四、五月方出。长仅数寸，黑点，巨口细鳞，有四鳃。杨诚斋诗颇尽其状，云：鲈出鲈乡芦叶前，垂虹亭下不论钱。麦来玉尺如何短，铸出银梭直是圆。白质黑章三四点，细鳞巨口一双鲜。春风已有真风味，想得秋风更迥然。《南郡记》云：吴人献淞江鲈于隋炀帝。帝曰：金齑玉鲙，东南佳味也。李鹏飞云：肝不可食，剥人面皮。

## 鲎

平，微毒。治痔，杀虫，多食发嗽并疮癣。壳入香发众香气。尾烧焦治肠风泻血，并崩中带下，及产后痢，脂烧集鼠。已上二种新补见孟诜、《日华子》。

陈藏器：味辛无毒。主五鸡病，杀虫，发嗽。壳发众香，尾灰断产后痢，膏烧集鼠矣。生南海，大小皆牝牡相随，牝无目，得牡始行，牡去牝死。以骨及尾，尾长二尺，烧为黑灰，米饮下，大主产后痢，生服生地黄、蜜等煎讫，然后服尾，无不断也。

按：鲎为鲎科东方鲎，可消痔消虫，止崩止带。

时珍曰：按：罗愿《尔雅翼》云：鲎者，候也。鲎善候风，故谓之鲎。

时珍曰：鲎状如惠文冠及熨斗之形，广尺余。其甲莹滑青黑色。鳌背骨眼，口在腹下，头如蜣螂。十二足，似蟹，在腹两旁，足长五六寸，尾长一二尺，有三棱如棕茎。背上有骨如角，高七八寸，如石珊瑚状。每过海，相负于背，乘风而游，俗呼鲎帆，亦曰鲎簰。其血碧色。腹有子如黍米，可为醯酱。尾有珠如粟。其行也，雌常负雄，失其雌雄即不动。渔人取之，必得其双。雄小雌大，置之水中，雄浮雌沉，故闽人婚礼用之。其藏伏沙上，亦自飞跃。皮壳甚坚，可为冠，亦屈为杓，入香中能发香气。尾可为小如意。脂烧之可集鼠。其性畏蚊，螫之即死。又畏隙光，射之亦死，而日中暴之，往往无恙也。南人以其肉作鲊酱。小者名鬼鲎，食之害人。

胆：主大风癞疾，杀虫（时珍）。

附方：新一。鲨胆散：治大风癞疾。用鲨鱼胆、生白矾、生绿矾、腻粉、水银、麝香各半两，研不见星。每服一钱，井华水下。取下五色涎为妙。（《圣济总录》）

壳：主积年呷嗽（时珍）。

附方：新一。积年咳嗽：呀呷作声。用鲨鱼壳半两，贝母（煨）一两，桔梗一分，牙皂一分（去皮酥炙），为末，炼蜜丸弹子大。每含一丸，咽汁。服三丸，即吐出恶涎而瘥。（《圣惠》）

## 二种海药余

### 郎 君 子

谨按《异志》云：生南海，有雄雌，青碧色，状似杏人，欲验真假，先于口内含令热，然后放醋中，雄雌相趁，逡巡便合，即下其卵如粟粒状真也。主妇人难产，手把便生，极有验也。乃是人间难得之物。

按：郎君子，生南海，青碧色，状似杏仁。可催产。

时珍曰：顾《海槎录》云：相思子状如螺，中实如石，大如豆。藏箧笥积岁不坏。若置醋中，即盘旋不已。按此即郎君子也。

### 海 蚕 沙

谨按《南州记》云：生南海山石间，其蚕形大如拇指，沙甚白，如玉粉状，每有节，味咸，大温，无毒。主虚劳冷气，诸风不遂，久服令人光泽，补虚羸，轻身延年不老。难得真者，多只被人以水搜葛粉、石灰以梳齿隐成，此即非也，纵服无益，反损人，慎服之。

按：海蚕沙，大如拇指，沙甚白，如玉粉状，每有节。可补虚祛风，除诸不遂。

## 二十一种陈藏器余

### 鼋

鳝[①]鱼注陶云：鼋肉补。此老者能变化为魅。按鼋甲功用同鳖甲，炙，浸酒主瘰疬，煞虫，逐风恶疮痿，风顽疥瘙。肉主湿气，诸邪气蛊，消百药毒。张鼎云：膏涂铁摩之便明，膏摩风及恶疮。子如鸡卵正圆，煮之白，不凝。今时人谓藏卵为鼋子，似此非木石机[②]也。至难死，剔其肉尽，头犹咬物，可以张鸢鸟。

《食疗》云：微温，主五脏邪气，煞百虫蛊毒，消百药毒，续人筋，又膏涂铁摩之便明。《淮南》术方中有用处。

现注：

①鼍：同鼍（tuó 驼）。鼍为扬子鳄，常鼋鼍并称。

②机：非简化字，为原刻之字，本指木名或案几。但木石机，不知何意，疑为木石怪之误，木石之怪出《国语·鲁语下》，木石之怪曰：夔（kuì 奎）。夔为传说之奇怪动物，似龙，一足。非木石怪意即鼋不是夔，是真实存在的。

按：鼋为鳖科大鳖。鼋（yuán 元）肉补。鼋甲为鼋的甲壳。可消瘕逐风解毒续筋。

时珍曰：按：《说文》云：鼋，大鳖也。甲虫惟鼋最大，故字从元，元者大也。时珍曰：鼋如鳖而大，背有腽腘，青黄色，大头黄颈，肠属于首。以鳖为雌，卵生思化，故曰鼋鸣鳖应。淮南万毕术云：烧鼋脂以致鳖。皆气类相感也。张鼎或云：其脂摩铁则明。或云：此物在水食鱼，与人共体，具十二生肖肉，裂而悬之，一夜便觉垂长也。

胆：苦，寒，有毒。主喉痹，以生姜、薄荷汁化少许服，取吐（时珍）。

# 海　马

谨按：《异志》云：生西海，大小如守宫，虫形若马形，其色黄褐，性温平，无毒。主妇人难产，带之于身，神验。

《图经》云：生南海，头如马形，虾类也。妇人将产带之，或烧末饮服，亦可手持之，《异鱼图》云：收之暴干，以雌雄为对，主难产及血气。

按：海马为海龙科之海马。可催产助阳，益气行血。

释名：水马。时珍曰：按：《圣济总录》云：海马，雌者黄色，雄者青色。又徐表《南方异物志》云：海中有鱼，状如马头，其喙垂下，或黄或黑。海人捕得，不以啖食，暴干燆之，以备产患。即此也。又《抱朴子》云：水马合赤斑蜘蛛，同冯夷水仙丸服之，可居水中。今水仙丸无所考矣。

暖水脏，壮阳道，消瘕块，治疔疮中毒。（时珍）时珍曰：海马雌雄成对，其性温暖，有交感之义，故难产及阳虚房中多用之，如蛤蚧、郎君子之功也。虾亦壮阳，性应同之。

附方：新二。

海马汤：治远年虚实积聚癥块。用海马雌雄各一枚，木香一两，大黄（炒）、白牵牛（炒）各二两，巴豆四十九粒，青皮二两（童子小便浸软，包巴豆扎定，入小便内再浸七日，取出麸炒黄色，去豆不用），取皮同众药为末。每服二钱，水一盏，煎三五沸，临卧温服。（《圣济录》）

海马拔毒散：治疔疮发背恶疮有奇效。用海马（炙黄）一对，穿山甲（黄土炒）、朱砂、水银各一钱，雄黄三钱，龙脑、麝香各少许为末，入水银研不见星。每以少许点之，一日一点，毒自出也。（《秘传外科》）

# 齐　蛤

远志注：陶云：远志畏齐蛤。苏云：《药录》下卷有蛤而不言功状。注又云：蜡畏齐蛤。按：齐蛤如蛤，两头尖小，生海水中。无别功用，海人食之。

按：齐蛤，如蛤两头尖小。又马刀亦名齐蛤。

# 柘 虫 屎

詹糖①注陶云：詹糖，伪者以柘虫屎为之。按：即今之柘木虫，在木间食木，注为屎，其屎破血，不香。詹糖烧之香也。既不相似，不堪为类。

现注：

①詹糖：香料名，煎枝为香，似糖而黑。

按：柘虫屎，为柘木虫在木间食木注为屎。可破血。

# 蚱 蜢

石蟹注：陶云：石蟹①如蚱蜢，形长小，两股如石蟹，在草头能飞。皇螽之类，无别功。与蚯蚓交，在土中得之，堪为媚药。入《拾遗记》。

现注：①石蟹如蚱蜢，原刻如此。石蟹为古生物化石不能在草头飞。此句应为蚱蜢如石蟹。

按：蚱蜢为蝗科昆虫稻蝗。可止咳镇惊。

# 寄 居 虫

蜗牛注：陶云：海边大有，似蜗牛，火炙壳便走出。食之益颜色。按：寄居在壳间，而非螺也。候螺蛤开当自出食，螺蛤欲合，已还壳中，亦名寄生。无别功用，海族多被其寄。又南海一种，似蜘蛛，入螺壳中，负壳而走。一名辟，亦呼寄居，无别功用也。

按：寄居虫，似蜗牛，寄居在螺壳间。可益颜色。

孙恒云：寄居在龟壳中者名曰蝛。则寄居亦非一种也。

# 蚰 蜒①

蜘蛛注：陶云：悬网状如鱼罾者，亦名蚰蜒。按蚰蜒在孔穴中，及草木稠密处作网如蚕丝，为幕络者，就中开一门出入，形段小，似蜘蛛而斑小。主疗肿出根，作膏涂之。陶云：罾网，此正蜘蛛也，非为蚰蜒。此物族类非一也。

现注：

①蚰：下原有音拙二字注音，现音（zhuō捉），蜒：（móu谋）。

按：蚰蜒，蜘蛛之一种，形段小似蜘蛛而斑小。可消肿解毒。

时珍曰：《尔雅》鼅鼄：蠾蝓也。草鼅鼄，在草上络幕者。据此则陶氏所谓蚰蜒，正与《尔雅》相合。而陈氏所谓蚰蜒，即《尔雅》之草蜘蛛也。今改正之。然草上亦有数种，入药亦取其大者尔。有甚毒者，不可不知。李氏《三元书》云：草上花蜘蛛丝最毒，能缠断牛尾。有人遗尿，丝缠其阴至断烂也。又沈存中《笔谈》言：草上花蜘蛛咬人，为天蛇毒，则误矣。详见鳞部天蛇下。

丝：主去瘤赘疣子，禳疟疾（时珍）。

附方：新二。

瘤疣：用稻上花蜘蛛十余，安桃枝上，待丝垂下，取东边者捻为线系之，七日一换，自消落也。（《总微论》）

截疟：五月五日取花蜘蛛，晒干，绛囊盛之，临期，男左女右系臂上，勿令知之。（《普济方》）

## 负 蟠

葵[①]注：苏云：戎人重薰渠，犹巴人重负蟠。按：飞廉，一名负盘，蜀人食之，辛辣也。已出《本经》。《左传》云：蜚不为灾。杜注云：蜚，负蟠也，如蝗虫。又夜行。一名负盘，即屁盘虫也。名字及虫相似，终非一物也。蟠，音烦，皇蝱也。[②]

现注：

①葵：原文为负蟠葵注，《诗经·豳风》五月斯螽动股，七月享葵及菽。或原于此句。螽为蝗虫。

②蟠音烦，皇蝱也。六字为原有之小字注释。蟠：（fán 矾）

按：负蟠一名负盘又说已出《本经》，如此则是蜚蠊。《尔雅·释虫》草螽，负蟠。疏：草螽，一名负蟠。《辞海》：负盘，皇蝱的别名，又名行夜，蜚蠊。本条又曰：终非一物也。皇蝱为蚱蜢，蜚蠊是蟑螂，如此负蟠所指为二物。蟠即蚱蜢，可止咳镇惊。

## 蠼 螋

鸡肠注：陶云：鸡肠草，主蠼螋溺。按：蠼螋能溺人影令发疮如热沸而大，绕腰匝不可疗，虫如小蜈蚣，色青黑，长足。山蠼螋溺毒更猛。诸方中大有主法。其虫无能，惟扁豆叶敷即差。

按：蠼螋，虫如小蜈蚣，色青黑，长足。

时珍曰：蠼螋喜伏氍毹之下，故得此名。或作蛷螋。按《周礼·赤犮氏》：凡隙屋，除其狸虫蛷螋之属，乃求而搜之也。其虫隐居墙壁及器物下，长不及寸，状如小蜈蚣，青黑色。二须六足，足在腹前，尾有叉岐，能夹人物，俗名搜夹子。其溺射人影，令人生疮，身作寒热。古方用犀角汁、鸡肠草汁、马鞭草汁、梨叶汁、茶叶末、紫草末、羊髭灰、鹿角末、燕窠土，但得一品涂之皆效。孙真人《千金方》云：予曾六月中得此疮，经五六日治不愈。

有人教画地作蠼螋形，以刀细取腹中土，一唾和涂之，再涂即愈。方之万物相感，莫晓其由。

## 蛊 虫

败鼓皮注：陶云：服败鼓皮，即唤蛊主姓名。按：古人愚质，造蛊图富皆取百虫，瓮中盛，经年间开之，必有一虫，尽食诸虫，即此名为蛊，能隐形似鬼神，与人作祸，然终是虫鬼，咬人至死者，或从人诸窍中出信候取之曝干，有患蛊人，烧为黑灰服少许立愈。亦是其类，自相伏耳。新注云：凡蛊虫疗蛊，是知蛊名即可治之，如蛇蛊用蜈蚣蛊虫，蜈蚣蛊用虾蟆蛊虫，蛤蟆蛊病复用蛇蛊虫，是牙①相能伏者，可取治之。

现注：

①牙：咬的意思。

按：蛊虫，除蛊消蛊毒。

时珍曰：造蛊者，以百虫置皿中，俾相啖食，取其存者为蛊。故字从虫，从皿。皿，器也。

时珍曰：按：蛊毒不一，皆是变乱元气，多因饮食行之。与人为患。则蛊主吉利，所以小人因而造之。南方又有蜥蜴蛊、蜣螂蛊、马蝗蛊、金蚕蛊、草蛊、挑生蛊等毒，诸方大有主治之法，不能悉纪。

# 土　虫

蚰蜒并马陆注：陶云：今有一细黄虫，状如蜈蚣，俗呼为土虫。按：土虫无足，如一条衣带，长四五寸，身扁似韭菜，背上有黄黑裥①，头如铲子，行处有白涎，生湿地，有毒。鸡吃即死。陶云；如蜈蚣者，正是蚰蜒，非土虫也。苏云马陆如蚰蜒。按：蚰蜒色正黄，不斑，大者如钗股，其足无数，正是陶呼为土虫者。此虫好脂油香，能入耳及诸窍中，以驴乳灌之化为水。苏云似马陆误也。

现注：

①裥：(jiǎn 简)，间杂。

按：土虫，无足，身扁似韭菜，背上有黄黑裥，头如铲子。

时珍曰：处处有之，墙屋烂草中尤多。状如小蜈蚣，而身圆不扁，尾后秃而无岐，多足，大者长寸余，死亦蜷屈如环，故陶弘景误以为马陆也。其入人耳，用龙脑、地龙、硇砂，单吹之皆效。或以香物引之。《淮南子》云"菖蒲去蚤虱而来蛉蛬"，即此虫也。扬雄《方言》云：一名入耳，一名蚨虶，一名蚰蜓，一名蜻蚞。又一种草鞋虫，形亦相似而身遍，亦能入人耳中。

# 鳙　鱼

鲍鱼注：陶云：鱼是臭者。按：鳙鱼，岭南人作鲍鱼。刘元绍云：其臭如尸。正与陶公相背。海人食之，所谓海上有逐臭之夫也。其鱼以格额目旁有骨名乙①，《礼》云：鱼去乙。郑云：东海鰔鱼也。祇食之，别无功用也。

现注：

①乙：即鱼颊骨也。

按：鳙鱼，为鲤科鳙鱼。可暖胃去头眩，止喘。

释名：鳛鱼（音秋。《山海经》）。时珍曰：此鱼中之下品，盖鱼之庸常以供馐食者，故曰鳙、曰鳛。郑玄作鯄鱼。时珍曰：处处江湖有之，状似鲢而色黑。其头最大，有至四五十斤者。味亚于鲢。鲢之美在腹，鳙之美在头。或以鲢、鳙为一物，误矣。首之大小，色

之黑白，大不相侔。《山海经》云：鲢鱼似鲤，大首，食之已疣是也。食之已疣。多食，动风热，发疮疥。（时珍）

## 予　脂

有毒。主风肿痈毒，瘾疹赤瘙，病疥痔瘘，皮肤顽痹，踠跌折伤，肉损瘀血。以脂涂上，炙手及热摩之即透。生岭南，蛇头鳖身。《广州记》云：予，蛇头鳖身，亦水宿，亦树栖，俗谓之予膏，主蛭刺。以铜及瓦器盛之浸出，惟鸡卵盛之不漏，摩理毒肿大验，其透物甚于醍醐也。

按：予脂，生岭南，蛇头鳖身。可祛风止痒，解毒消肿。予脂从蛇头鳖身看应是鳖类，与十六卷吉吊不是一物。又能透铜器则不之何物何理。

释名：吉吊。时珍曰：吊，旧无正条。惟苏颂《图经》载吉吊脂，云龙所生也。陈藏器《拾遗》有予脂一条，引《广州记》云：予，蛇头鳖身，膏主蛭刺云云。今考《广州记》及《太平御览》止云：吊，蛇头鳖身，膏至清利等语。并无所谓蛇头鳖身，予膏主蛭刺之说。盖吊字似予，鼍字似鳖。至轻利三字似主蛭刺，传写讹误，陈是遂承其误耳。吊即龙种，岂有鳖身。病中亦无蛭刺之证，其误可之。时珍曰：按：裴、姚二说相同，则吊脂即吉吊脂无疑矣。又陈自明《妇人良方》云：紫梢花生湖泽中，乃鱼虾生卵于竹木之上，状如糖，去木用之。此说与孙说不同。近时房中诸术，多用紫梢花，皆得于湖泽，其色灰白而轻松，恐非真者。当以孙说为正。或云紫梢花与龙涎相类，未知是否。

## 砂　挼　子

有毒。杀飞禽走兽，合射罔用之。人亦生取置枕令夫妻相好。生砂石中，作旋孔有虫子如大豆，背有刺，能倒行，一名倒行狗子，性好睡，亦呼为睡虫，是处有之。

按：砂挼子，生砂石中，作旋孔有虫子如大豆，背有刺，能倒行。可增爱相好。

## 蛔　虫　汁

大寒。主目肤赤热痛，取大者净洗断之，令汁滴目中，三十年肤赤亦差。

按：蛔虫汁，云可明目祛翳。

释名蛕（音回。俗作蛔，并与蚘同）人龙。时珍曰：蛔，人腹中长虫也。按：巢元方《病源》云：人腹有九虫：伏虫长四分，群虫之主也，蛔虫长五六寸至一尺，发则心腹作痛，去来上下，口喜吐涎及清水，贯伤心则死；白虫长一寸，色白头小，生育转多，令人精气损弱，腰脚痛，长一尺亦能杀人；肉虫如烂杏，令人烦闷；肺虫状如蚕，令人咳嗽，成劳杀人；胃虫状如蛤蟆，令人呕逆喜哕；弱虫又名膈虫，状如瓜瓣，令人多睡；赤虫状如生肉，令人肠鸣；蛲虫至微，形如菜虫，居胴肠中，令人生痈疽、疥癣，疬、痔、痔瘘、龋齿诸病。诸虫依肠胃之间，若人脏腑气实，则不为害；虚则侵蚀，变生诸疾也。又有尸虫与人俱生，为人大害。其状如犬、马尾或如薄筋，依脾而居，三寸许，有头尾。凡服补药，必须先去此虫，否则不得药力。凡一切癥瘕，久皆成虫。紫庭真人云：九虫之中，六虫传变为劳瘵，而胃、蛔、寸白三虫不传。其虫传变，或如婴儿，如鬼形，如蛤蟆，如守宫，如蜈蚣，如蝼蚁，如蛇如鳖，如猬如鼠，如蝠如虾，如猪肝，如血汁，如乱发、乱丝等状。凡虫在腹，上旬头上，中旬向中，下旬向下。服药须于月初四五日五更时，则易效也。张子和云：巢氏之衍九虫详矣，然虫之变不可胜穷，要之皆以湿热为主。虫得木气乃生，得雨气乃化。岂非风木主热，雨泽主湿耶。故五行之中皆有虫。诸木有蠹，诸果有蟫，诸菽有蚄，五谷有螟、螣、蟊、蟹，麦朽蛾飞，栗破虫出，草腐萤化，皆木之虫也。烈火有鼠，烂灰生蝇，皆火之虫也。穴蚁、墙蝎、田蝼、石蝎，皆土之虫也。蝌蚪、马蛭、鱼、鳖、蛟、龙，皆水之虫也。昔有冶工破一釜，见其断处臼中，有一虫如米虫，色正赤，此则金中亦有虫也。

主一切眼疾，及生肤翳赤白膜，小儿胎赤、风赤眼，烧末敷之。或以小儿吐出者阴干为末，入汞粉少许，唾津调涂之。又治一切冷瘘（时珍）。

附方：新三。

玉箸煎：治小儿胎赤眼、风赤眼。用小儿吐出蛔虫二条，瓷盒盛之，纸封埋湿地，五日取出，化为水，瓷瓶收。每日以铜箸点之。（《普济方》）

远年风眼：赤暗。用蛔虫五条（日干为末），腻粉一钱，石胆半钱，为末点之，日二三度。（《普济方》）

一切冷瘘：人吐蛔虫，烧灰。先以甘草汤洗净，涂之，无不瘥者。慎口味。（《千金方》）

# 蛗螽

蚯蚓二物异类同穴为雄雌，令人相爱，五月五日收取，夫妻带之。蛗螽如蝗虫，东人呼为蚱[1]蜢，有毒，有黑斑者，候交时取之。

> 现注：
> [1]原刻成蚱艋，为误，蚱艋指小船。
> 按：蛗螽，即蚱蜢。可增爱和好。

时珍曰：此有数种，蛗螽总名也。江东呼为蚱蜢，谓其瘦长善跳，窄而猛也。螽亦作蟓。

时珍曰：蛗螽，在草上者曰草螽，在土中者曰土螽，似草螽而大者，曰螽斯；似螽而斯细长者，曰蟿螽。《尔雅》云蛗冬蟹也。草螽，负蟹也，斯螽，蜙蝑也；蟿螽，螇蚸也，土螽，蠰螇也。数种皆类蝗，而大小不一。长角，修股善跳，有青、黑斑数色，亦能害稼。五月动股作声，至冬入土穴中。芒部夷人食之。蔡邕《月令》云：其类乳于土中，深埋其卵，至夏始出。陆佃云：草虫鸣于上风，蚯蚓鸣于下风，因风而化。性不忌而一母百子。故《诗》云：喓喓草虫，趯趯蛗螽。蝗亦螽类，大而方首，首有王字，沴气所生，蔽天而飞，性畏金声。北人炒食之。一生八十一子。冬有大雪，则入土而死。

# 灰药

令人喜好相爱，出岭南陶家，如青灰，彼人以竹筒盛之，云是蛬（蛬音蛔虫也[1]）所作，以灰拭物皆可喜，损小儿鸡犬等，不置家中，未知此事虚实。

现注：

①蛲音，蛔虫也五字原为小字注释，但以蛲注蛲，应为饶之误。

按：灰药，生岭南陶家，如青灰，云是蛲所做。可令人喜好相爱。

## 吉 丁 虫

功用同前，人取带之。甲虫，背正绿，有翅在甲下，出岭南宾、澄州也。

按：吉丁虫，甲虫背正绿，有翅在甲下。

## 腆 颗 虫

一作颥，功用同前，人取带之。似屁盘，褐色身扁，出岭南，人重之也。

按：腆颗虫，似屁盘，褐色身扁。

## 蠼 鼠

有毒。食人及牛马等皮肤成疮至死不觉。此虫极细，不可卒见。《尔雅》云：有虫毒，食人至尽不知。《左传》曰：食郊牛角者也。《博物志》云：食人死肤，令人患恶疮。多是此虫食。主之法，当以狸膏摩之，及食狸肉。凡正月食鼠残，多为鼠瘘，小孔下血者，是此病也。

按：蠼鼠，此虫极细，食人至尽不知。如此则类似今之细菌类。另有一种可咬断琴弓之鬃毛，使琴弓不能演奏，亦不可见，不知是否此蠼鼠虫。

## 诸虫有毒

不可食者，鳖目白，杀人。腹下有卜字及五字不可食，额下有骨如鳖不利人，虾煮白食之腹中生虫。蟹腹下有毛，两目相向，腹中有骨，不利人。鳖肉共鸡肉食成瘕疾也。

# 卷第二十二

## 虫部下品总八十一种

一十八种《神农本经》　　原为白字，现为字下不加标识。

一十二种《名医别录》　　原为墨字，现为字下加·号

二种《唐本》先附　注云：唐附

五种今附　皆医家尝用有效注云：今附

八种新分条

三十六种陈藏器余

蝦（音遐）蟆（音麻）　牡鼠《别录》肉、粪附　马刀《本经》　蛤蜊（音梨）　蚬（音显）蛃蛶　蚌蛤　车螯　蚶　蛏　淡菜（已上八种元附马刀条下，今新分条）　蝦《别录》蚺蛇胆《别录》膏附　蛇蜕《本经》　蜘蛛《别录》　腹蛇胆《别录》膏附　白颈蚯蚓《本经》　蠮螉（音噎）蟓（乌红切）　葛上亭长《别录》　蜈蚣《本经》　蛤蚧今附　水蛭（音质）《本经》　斑猫《本经》　田中螺《别录》　贝子《本经》　石蚕《本经》雀瓮《本经》白花蛇今附　乌蛇《别录》　金蛇今附，银蛇、金星鳝等附　蜣螂《本经》　五灵脂今附　蝎今附　蝼（音娄）蛄（音姑）　马陆《本经》　鼀（音蛙）《别录》　鲮鲤甲《本经》今人呼穿山甲　芫菁《别录》　地胆《本经》　珂唐附　蜻蛉《别录》　鼠妇《本经》湿生虫也　萤火《本经》　甲香唐附　衣鱼《本经》

### 三十六种陈藏器余

海螺　海月　青蚨　豉虫　乌烂死蚕　茧卤汁　壁钱　针线袋　故锦灰　故绯帛　赦日线　苟印　溪鬼虫　赤翅蜂　独脚蜂　蜡（音蛇）　盘蝥虫　蛵蟷　山蛩虫　溪狗　水黾飞生虫　芦中虫　蓼螺　蛇婆　朱鳖　担螺　青腰虫　蝨　苟枸上虫　大红虾鲊　木蠹留师蜜　蓝蛇头　两头蛇　活师

### 虫鱼部《纲目》新增五十五种

蛟龙附蜃盐龙　鳞蛇　蛇水　黄颔蛇　天蛇　蛇角　诸蛇　鲼鱼　鳟鱼　竹鱼鰔鱼勒鱼　鲨鱼　石斑鱼　黄鲴鱼　鲦鱼　鲙鱼　鱶鱼　鳓鱼　金鱼　鳈鱼　鱼师　绿毛龟贲龟　珠鳖　石蚯　海燕　禳香虫　蛱蝶　枣猫　蚁　蛆　蝇　狗蝇附壁虱　牛虱　乳虫柳蠹虫　枣蠹虫　竹蠹虫　苍耳蠹虫　青蒿蠹虫　皂荚蠹虫　茶蠹虫　灶马附促织叩头虫　媚蝶　竹虱　沙虱附沙虫　风驴肚内虫　金蚕　嗼蜡虫　虫白蜡　九香虫　雪蚕

# 下 品

## 蝦蟆①

味辛，寒，有毒。主邪气，破癥坚血，痈肿，阴疮。服之不患热病，疗阴蚀疽疠②，恶疮猘犬伤疮。能合玉石。一名蟾蜍③，一名䠉④，一名去甫，一名苦䗇⑤。生江湖池泽。五月五日取，阴干。东行者良。

蝦蟆

陶隐居云：此是腹大、皮上多痱磊⑥者，其皮汁甚有毒，犬啮之口皆肿。人得温病，斑出困者，生食一两枚，无不差者。五月五日取东行者五枚，反缚着密室中闭之，明旦视，自解者，取为术用，能使人缚亦自解，烧灰敷疮立验。其肪涂玉则刻之如蜡，故云能合玉石。但肪不可多得，取肥者到，煎膏以涂玉亦软滑易截。古玉器有奇特，非雕琢人功者，多是昆吾刀及蝦蟆肪所刻也。

《唐本》注云：《别录》云：脑主明目，疗青盲也。

臣禹锡等谨按《蜀本》《图经》：今所在池泽皆有，取日干，及火干之。一法刳去皮爪，酒浸一宿，又用黄精自然汁浸一宿，涂酥炙干用之。

萧炳云：腹下有丹书八字者，以足画地，真蟾蜍也。

《药性论》云：蝦蟆，亦可单用。主辟百邪鬼魅，涂痈肿及治热结肿。又云：蟾蜍，臣，能杀疳虫，治鼠漏恶疮，端午日取眉脂，以朱砂、麝香为丸如麻子大，小孩子疳瘦者，空心一丸。如脑疳以奶汁调滴鼻中，烧灰敷一切有虫恶痒，滋胤疮。

陈藏器云：蝦蟆、蟾蜍，二物各别，陶将蟾蜍功状注蝦蟆条中，遂使混。然采取无别，今药家所卖，亦以蟾蜍当蝦蟆，且蝦蟆背有黑点，身小能跳接百虫，解⑦作呷呷声，在陂泽间，举动极急，《本经》书功即是此也。蟾蜍身大背黑无点，多痱磊，不能跳，不解作声，行动迟缓，在人家湿处。本功外主温病身斑者，取一枚生捣绞取汁服之，亦烧末服。主狂犬咬发狂欲死，作鲙食之，顿食数顿。矢主恶疮，谓之土槟榔，出下湿地处往往有之。术家以肪软压及五月五日收取，即是此也。又有青蛙、鼍⑧蛤、蝼蝈⑨、长肱⑩、石榜、蠮子之类或在水田中或在沟渠侧，未见别功，故不具载。《周礼》掌蝈氏，去蛙黾⑪，焚牡菊灰洒之则死，牡菊，无花菊也。《本经》云：蝦蟆一名蟾蜍误矣。

《日华子》云：蝦蟆，冷，无毒。治犬咬及热狂，贴恶疮，解烦热，色斑者是。又云：蟾，凉，微毒。破癥结，治疳气，小儿面黄，癖气。烧灰油调敷恶疮。入药并炙用。又名蟾蜍。眉酥治蚛牙，和牛酥摩敷腰眼并阴囊，治腰肾冷，并助阳气，以吴茱萸苗汁调妙。粪敷恶疮疔肿，杂虫咬，油调敷瘰疬痔瘘疮。

《图经》曰：蝦蟆，生江湖，今处处有之，腹大形小，皮上多黑斑点，能跳接百虫食之，时作呷呷声，在陂泽间，举动极急，五月五日取，阴干，东行者良。《本经》云：一名蟾蜍。以为一物，似非的也。谨按：《尔雅》鼀䗇⑫，蟾蜍。郭璞注云：似蝦蟆，居陆地。又科斗注云：蝦蟆子也。是非一物明矣。且蟾蜍形大，背上多痱磊，行极迟缓，不能跳跃，亦不解鸣，多在人家下湿处。其腹下有丹书八字者，真蟾蜍也。陶隐居所谓能解犬毒及温病斑生，生食之，并用蟾蜍也。《本经》云：主邪气，破坚血之类，皆用蝦蟆，二物虽一类，而功用小别，亦当分别而用之。《洽闻记》云：蝦蟆大者名田父，能食蛇。蛇行，田父逐之，蛇不得去，田父衔其尾，久之蛇死，尾后数寸皮不损，肉已尽也。世传蛇唼鼋，今乃云田父食蛇，其说颇怪，当是别有一种如此耳。韦宙《独行方》治蚕咬，取田父脊背上白汁，和蚁子灰涂之，差。蟾蜍矢谓之土槟榔，下湿处往往有之，亦主恶疮。眉酥主蚘牙及小儿疳瘦药所须。又有一种，大而黄色，多在山石中藏蛰，能吞气饮风露，不食杂虫，谓之山蛤，山中人亦淹⑬之。此主小儿劳瘦及疳疾等最良。

《雷公》云：有多般勿误用；有黑虎，有蚼黄，有黄鼅，有蝼蝈，有蟾，其形各别。其蝦蟆皮上腹下有斑点，脚短，即不鸣叫。黑虎身小，黑嘴，脚小斑。蚼黄斑色，前脚大，后腿小，有尾子一条。黄鼅遍身黄色，腹下有脐带，长五七分已来，所住立处带下有自然汁出。蝼蝈即夜鸣，腰细口大，皮苍黑色。蟾即黄斑，头有肉角。凡使蝦蟆，先去皮并肠及爪了，阴干，然后涂酥炙令干，每修事一个用牛酥一分，炙尽为度。若使黑虎即和头尾皮爪并阴干，酒浸三日，漉出焙干用。

《圣惠方》：治风邪：蝦蟆烧灰，朱砂等分，每服一钱，水调下，日三四服，甚有神验。

又方：治蝮蛇螫方：用生蝦蟆一枚，烂杵碎，敷之。

《外台秘要》：治卒狂言鬼语：烧蝦蟆杵末，酒服方寸匕，日三。

又方：治小儿初得月蚀疮：五月蝦蟆烧，杵末，猪膏和敷之。

又方：治小儿患风脐及脐疮久不差者，烧蝦蟆杵末敷之，日三四度差。

又方：虫已食下部肛尽肠穿者，取长股蝦蟆青背者一枚，鸡骨一分，烧为灰，合吹下部令深入。又云数用大验。又方治癣疮方取蟾蜍烧灰末，以猪脂和敷之。孙真人肠头挺出。以皮一片，瓶内烧熏挺处。

又方：治癣疮方：取蟾蜍烧灰末，以猪脂和敷之。

孙真人：肠头挺出，以皮一片，瓶内烧熏挺处。

《梅师方》治疳䘌，无问去处皆治之，以蝦蟆烧灰好醋和敷，日三五度敷之差。

《子母秘录》：小儿洞泄下痢：烧蝦蟆末，饮调方寸匕服。又方：治小儿口疮；五月五日蝦蟆炙，杵末敷疮上即差。兼治小儿褥疮。

《南北史》：张畅弟收，尝为猘犬所伤，医云：宜食蝦蟆脍，收甚难之，畅含笑先尝，收因此乃食。《衍义》曰：蝦蟆⑭多在人家渠堑下，大腹，品类中最大者是遇阴雨或昏夜即出食。取眉间有白汁，谓之蟾酥，以油单裹眉裂之，酥出单上，入药用。有人病齿缝中血出，以纸紝⑯子蘸干蟾酥少许，于血出处按之立止。世有人收三足枯蟾以罔众，但以水沃半日，尽见其伪，盖尽本无三足者。

现注：

①蝦：下原有音退二字注音。蟆：下原有音麻二字注音。指蛙，俗称蛤蟆。

②疬：下原有音赖二字注音。现在注音为（lì 历），已失赖音。

③蟾：下原有十占切三字注音，蜍：下原有常余切三字注音。陈藏器已指出蛤蟆，蟾蜍二物各别。

④鼀：下原有音秋二字注音。（qiū 丘），即蟾蜍。

⑤蠪：下原有音龙又音笼五字注音。现音（lóng 拢）。

⑥鼎：下原有蒲罪切三字注音，鼎（fèi 费）。磊：原刻如此，现应用瘰字。下原有

来罪切三字注音。

⑦解：意为能够，或会。

⑧鼃：同蛙，但因原刻本此处用蛙鼃二字，恐古代专有所指，故保留原用法。

⑨蝼蝈：一般指蝼蛄，但此处指蛙，《礼记》郑云注为蛙。

⑩长肱：郭璞注《山海经·海外南经·贯胸》指长臂人，但此处指蛙。

⑪黾：（měng 猛），亦指蛙类。

⑫蠀：（cù 醋），即蟾。下原有起据切三字注音。

⑬飧：（sūn 孙），此处同餐。

⑭蝦蟆：音义皆同蛤蟆。

⑮紝：（rèn 认），本指织布帛的丝缕等。

按：蝦蟆，《中药大辞典》将蝦蟆定为泽蛙。将蝦蟆条《本经》条文定为蝦蟆条文，将《别录》条文定为蟾蜍条文，此甚是。《别录》已指明蝦蟆一名蟾蜍。《图经》所附图形也是蟾蜍。文中所述亦蝦蟆蟾蜍互出，故本条实含蝦蟆蟾蜍二物。蝦蟆功能破癥坚痈肿，解毒消热。临床有用干蟾皮者，以解毒消肿，治腹水膨胀，顽疮顽癣等。

释名：蜘蟾、蚵蚾、癞蛤蟆。

时珍曰：蟾蜍，《说文》作詹诸。云：其声詹诸，其皮鼃鼃，其行。《诗》云：得此戚施。《韩诗》注云：戚施，蟾蜍也。戚音蹴。后世名苦蠪，其声也。蚵蚾，其皮磈砢也。

时珍曰：蟾蜍锐头皤腹，促眉浊声，土形，有大如盘者。《自然论》云：蟾蜍吐生，掷粪自其口出也。《抱朴子》云：蟾蜍千岁，头上有角，腹下丹书，名曰肉芝，能食山精。人得食之可仙。术家取用以起雾祈雨，辟兵解缚。今有技者，聚蟾为戏，能听指使。物性有灵，于此可推。许氏《说文》谓三足者为蟾，而寇氏非之，固是。但龟、鳖皆有三足，则蟾之三足非怪也。若谓入药必用三足，则谬矣。《峋嵝神书》载蟾宝之法：用大蟾一枚，以长尺铁钉四个钉脚，四下以炭火自早炙至午，去火，放水一盏于前，当吐物如皂荚子大，有金光。人吞之，可越江湖也。愚谓纵有此术，谁敢吞之。方技诳说，未足深信。漫记于此，以备袪疑。

时珍曰：今人皆于端午日捕取，风干，黄泥固济，煅存性用之。《永类钤方》云：蟾目赤，腹无八字者不可用。崔实《四民月令》云：五月五日取蟾蜍，可治恶疮。即此也。亦有酒浸取肉者。钱仲阳治小儿冷热疳泻，如圣丸，用干者，酒煮成膏丸药，亦一法也。

治一切五疳八痢，肿毒，破伤风病，脱肛。（时珍）

时珍曰：蟾蜍，土之精也。上应月魄而性灵异，穴土食虫，又伏山精，制蜈蚣；故能入阳明经，退虚热，行湿气，杀虫，而为疳病痈疽诸疮要药也。《别录》云治猘犬伤，《肘后》亦有方法。按：沈约《宋书》云：张牧为猘犬所伤，人云宜啖蛤蟆脍，食之遂愈。此亦治痈疽疔肿之意，大抵是物能攻毒拔毒耳。古今诸方所用蛤蟆，不甚分别，多是蟾蜍。读者当审用之，不可因名迷实也。

附方：新十七。

腹中冷癖：水谷癥结，心下停痰，两胁痞满，按之鸣转，逆害饮食。大蟾蜍一枚，去皮、肠，支解之。芒硝强人一升，中人七合，弱人五合，水七升，煮四升，顿服，得下为度。（《肘后方》）

小儿疳积：治小儿疳积腹大，黄瘦骨立，头生疮结如麦穗。用立秋后大蛤蟆去首、足、肠，以清油涂之，阴阳瓦炙熟食之，积秽自下。连服五六枚，一月之后，形容改变，妙不可言。五疳八痢：面黄肌瘦，好食泥土，不思乳食。用大干蟾蜍一枚（烧存性），皂角（去皮、弦）一钱（烧存性），蛤粉（水飞）三钱，麝香一钱，为末，糊丸粟米大。每空心米饮下三四十丸，日二服。名五疳保童丸。（《全婴方》）

走马牙疳：侵蚀口鼻。干蚵蚾（黄泥裹固，煅过）、黄连各二钱半，青黛一钱，为末，入麝香少许和研，敷之。（《郑氏小儿方》）

疳蚀腮穿：金鞭散。治疳疮，腮穿牙落。以抱退鸡子软白皮，包活土狗一个，放入大蛤蟆口内，草缚泥固过，取出研末，贴之，以愈为度。（《普济方》）

阴蚀欲尽：蛤蟆灰、兔屎等分为末，敷之。（《肘后》）

月蚀耳疮：五月五日蛤蟆，烧末，猪膏和敷。（《外台方》）

一切湿疮：蟾蜍烧灰，猪脂和敷。（《千金方》）

癞风虫疮：干蛤蟆一两（炙），长肥皂一条（炙，去皮、子，蘸酒再炙）为末，以竹管引入羊肠内，系定，以麸铺甑内，置药麸上蒸熟，入麝酒服二十一丸。（《直指》）

附骨坏疮：久不瘥，脓汁不已，或骨从疮孔中出。用大蛤蟆一个，乱头发一鸡子大，猪油四两，煎枯去滓，待凝如膏。先以桑根皮，乌头煎汤洗，拭干，煅龙骨末掺四边，以前膏贴之。（《锦囊秘览》）

发背肿毒：未成者。用活蟾一个，系放疮上，半日蟾必昏愦，置水中救其命。再易一个，如前法，其蟾必跟跄。再易一个，其蟾如旧，则毒散矣。累验极效。若势重者，以活蟾一个（或二三个）破开，连肚乘热合疮上，不久必臭不可闻，再易二三次也。（《医林集要》）

肿毒初起：大蛤蟆一个剁碎，同炒锻石研如泥，敷之。频易。（余居士方）。破伤风病：用蟾二两半，切少顷通身汗出，神效。

猘犬咬伤：《肘后》：治猘犬伤，每七日一发，生食蛤蟆脍，绝良。亦可烧炙食之。勿令本人知之。自后再不发也。《袖珍》：治疯犬伤。即用蛤蟆后足捣烂，水调服之。先于顶心拔去血发三两根，则小便内见没也。佩禳疟疾：五月五日收大蛤蟆，晒干。纸封，绛囊贮之，男左女右，系臂上，勿令知之。（《杨氏家藏方》）

折伤接骨：大蛤蟆生研如泥，劈竹裹缚其骨，自痊。（《奚囊备急方》）

大肠痔疾：蟾蜍一个，以砖砌四方，安于内，泥住，火煅存性为末。以猪广肠一截，扎定两头，煮熟切碎，蘸蟾末食之。如此三四次，其痔自落。

蟾酥　时珍曰：取蟾酥不一：或以手捏眉棱，取白汁于油纸上及桑叶上，插背阴处，一宿即自干白，安置竹筒内盛之，真者轻浮，入口味甜也。或以蒜及胡椒等辣物纳口中，则蟾身白汁出，以竹篦刮下，面和成块，干之。其汁不可入人目，令人赤、肿、盲。或以紫草汁洗点，即消。

附方：新十一。

拔取疔黄：蟾蜍，以面丸梧子大。每用一丸安舌下，即黄出也。（《青囊杂纂》）

拔取疔毒：蟾酥，以白面、黄丹搜作剂，每丸麦粒大。以指爬动疮上插入。重者挑破纳之。仍以水澄膏贴之。（危氏方）

疔疮恶肿：蟾酥一钱，巴豆四个捣烂，饭丸锭子如绿豆大。每服一丸，姜汤下，良久

以蓄根、黄荆子研酒半碗服，取行四五次，以粥补之。(《乾坤密韫》)

诸疮肿硬：针头散：用蟾酥、麝香各一钱研匀，乳汁调和，入罐中待干。每用少许，津调敷之。外以膏药护住，毒气自出，不能为害也。(《保命集》)

一切疮毒：蟾酥一钱，白面二钱，朱砂少许，井华水调成小锭子如麦大。每用一锭，井华水服。如疮势紧急，五七锭。葱汤亦可，汗出即愈。喉痹乳蛾：等证。用癞蛤蟆眉酥，和草乌尖末、猪牙皂角末等分。丸小豆大。每研一丸，点患处，神效。(《活人心统》)

一切齿痛：疳蚀、龋齿、瘀肿：用蚵蚾一枚，鞭其头背，以竹箆刮眉间，即有汁出，取少许点之，即止也。(《类编》)

风虫牙痛：不可忍。《圣惠》用蟾酥一片，水浸软，如麝香少许，研匀。以粟米大，绵裹咬定，吐涎愈。一方：用胡椒代麝香。一方用蟾酥染丝绵上，剪一分，纴入齿缝根里。忌热物，半日效。干者，以热汤化开。破伤风病：蟾酥二钱，汤化为糊；干蝎(酒炒)、天麻各半两，为末，合捣，丸绿豆大。每服一丸至二丸，豆淋酒下。(《普济方》)

蛤蟆：释名：鳖蟆(鳖音惊，又音加)。时珍曰：按王荆公《字说》云：俗言：蝦蟆怀土，取置远处，一夕复还其所。虽或遐之，常慕而返，故名蛤蟆。或作蛤蟆，蛤言其声，蟆言其斑也，《尔雅》作鳖蟆。时珍曰：蛤蟆亦能化鹑，出《淮南子》。蛤蟆、青蛙畏蛇，而制蜈蚣。三物相值，彼此皆不能动。故关尹子云：蝍蛆食蛇，蛇食蛙，蛙食蝍蛆。或云：《月令》"蝼蝈鸣，反舌无声"，皆谓蛤蟆也。吴瑞曰：长肱，石鸡也，一名锦袄子，六、七月山谷间有之，性味同水鸡。时珍曰：古方多用蛤蟆，近方多用蟾蜍，盖古人通称蟾为蛤蟆耳。今考二物功用亦不甚远，则古人所用多是蟾蜍，且今人亦只用蟾蜍有效，而蛤蟆不复入药矣。按张杲《医说》载《摭青杂说》云：有人患脚疮，冬月顿然无事，夏月臭烂，痛不可言。遇一道人云：尔因行草上，惹蛇交遗沥，疮中有蛇儿，冬伏夏出故也。以生蛤蟆捣敷之，日三四换。凡三日，一小蛇自疮中出，以铁钳取之。其病遂愈。朱震亨曰：蛤蟆属土与水，味甘性寒，南人喜食之。《本草》言服之不患热病，由是病人亦煮食之。《本草》之意，或炙，或干，或烧，入药用之。非若世人煮羹入椒盐而啜其汤也。此物本湿化，大能发湿，久则湿化热。此乃土气厚，自然生火也。

附方：新三。

噎膈吐食：用蛇含蛤蟆，泥包，煅存性，研末。每服一钱，酒下。(《寿域方》)

瘰疬溃烂：用黑色蛤蟆一枚，去肠焙研，油调敷之。忌铁器。头上软疖：蛤蟆，剥皮，贴之，收毒即愈。(《活幼全书》)

肝：主蛇蛩人，牙入肉中，痛不可堪。捣敷之，立出。(时珍)。出《肘后》。

胆：主小儿失音不语，取汁点舌上，立愈。出《孙氏集效方》。

时珍曰：按《文字集略》云：蝓，蛤蟆也，大如屦，能食蛇。此即田父也。窃谓蛇吞鼠，而有食蛇之鼠；蛇制豹，而有唉蛇之貘。则田父伏蛇，亦此类耳，非怪也。

# 牡　鼠

微温，无毒。疗踒折，续筋骨，捣敷之，三日一易。四足及尾主妇人堕胎易出。

臣禹锡等谨按《药诀》云：牡鼠，味甘。

肉热，无毒。主小儿哺露大腹，炙食之。粪微寒，无毒。主小儿痫疾，大腹，时行劳复。

陶隐居云：牡鼠，父鼠也。其屎两头尖，专疗劳复。鼠目主明目，夜见书，术家用之。腊月鼠烧之，辟恶气，膏煎之亦疗诸疮。胆主目暗，但纔死胆便消，故不可得之。

臣禹锡等谨按孟诜云：牡鼠，主小儿痫疾，腹大贪食者可以黄泥裹烧之，细拣去骨取肉，和五味汁作羹与食之，勿令食著骨，甚瘦人。又取腊月新死者一枚，油一大升煎之使烂，绞去滓，重煎成膏，涂冻疮及折破疮。

《日华子》云：鼠，凉，无毒。治小儿惊痫疾，以油煎令消，入蜡敷汤火疮，生捣署折伤筋骨。雄鼠粪，头尖硬者是，治痫疾，明目。葱豉煎服，治劳复。足烧食催生。

《图经》：文已附鼹鼠条下。

陈藏器序：雄鼠脊骨，未长齿，多年不生者效。

《外台秘要》：治劳复方用鼠屎头尖者二十枚，豉五合，水二升，煮取一升顿服。

又方：治鼻中外查①瘤脓血出者。正月取鼠头烧作灰，以腊月猪膏敷疮上。

《千金方》：治鼠瘘：以新鼠屎一百粒已来，收置密器中五六十日，杵碎即敷疮孔。

又方：治痈疮中冷，疮口不合：用鼠皮一枚烧为灰，细研封疮口上。

又方：治室女月水不通：用鼠屎一两烧灰，研，空心温酒调下半钱。

又方：医针人而针折在肉中：以鼠脑涂之。

《肘后方》：耳卒聋：取鼠胆内耳中，不过三愈。有人云：侧卧沥一胆尽，须臾胆汁从下边出，初出益聋，半日须臾乃差。治三十年老聋。

又方：治人目涩喜睡：取鼠目一枚，烧作屑，鱼膏和注目眦，则不眠，兼取两目，缝囊盛带之。

又方：箭镝及针刀刃在咽喉胸膈诸隐处不出方：杵鼠肝及脑敷之。

又方：蛇骨刺人毒痛方：烧死鼠敷之。

又方：治项强身中急者：取活鼠破其腹，去五脏，就热敷之即差。

《经验方》：灵鼠膏：以大雄鼠一枚，浑用清油一斤，慢火煎鼠焦，于水上拭油不散，即以绵滤去滓，澄清，重拭铫子令净，再以慢火煎上件油，次下黄丹五两，炒令色变，用柳木篦子不住手搅令匀，再于水上试滴，候凝即下黄蜡一两，又熬带黑色方成膏，然后贮于瓷合器中，候硬，合地上出火毒，三两日敷贴疮肿，去痛而凉。

《梅师方》：治食马肝有毒杀人者：以雄鼠屎三七枚，和水研，饮服之。

又方：治从高坠下伤损筋骨疼痛，叫唤不得，瘀血著在肉：以鼠屎烧末，以猪脂和敷痛上，急裹，不过半日痛乃止。

又方：腊月鼠向正旦朝所居处埋之，辟温疫。又方：治汤火烧疮痛不可忍，取鼠一头，油中浸煎之，候鼠焦烂尽成膏研之，仍以绵裹绞去滓，待冷敷之。日三度，止痛。

又方：治因疮中风，腰脊反张，牙关口噤，四肢强直：鼠一头，和尾烧作灰，细研，以腊月猪脂敷之。

又方：治狂犬咬人，取鼠屎二升，烧末，研敷疮上。又方：马咬人，踏破作疮肿毒热痛方：鼠屎二七枚，马鞘五寸故者，相和烧为末，以猪脂和敷之。

《食医心镜》：主水鼓，石水腹胀身肿：肥鼠一枚，剥皮细切，煮粥空心吃之，频食三两度差。《斗门方》：治打伤疮：用老鼠一个，自死腊月者和肠肚劈到，油半斤煎令焦黑，用罐收之，使时以鸡翎惹油敷于疮上即干立差。

姚和众：治小儿癥瘕：煮老鼠肉汁，煮粥与食。

《子母秘录》：令子易产：取鼠烧末，以井花水服方寸匕，日三服。又方：治乳无汁；死鼠一头，烧作末，以酒服方寸匕，勿令妇人知。

又方：治妊娠子死腹中：雄鼠屎一七枚，以水三升，煮取一升，去滓取汁，以作粥食之胎即下。

《杨氏产乳》：疗小儿齿不生：取雌鼠粪三七枚，一日一枚，拭齿令生。雌粪用两头圆者。

又方：治眼目晚不见物：取鼠胆点之。

《产书》：下乳汁：以鼠作臛，勿令知与食。

《深师方》：治铁棘，竹木诸刺在肉中刺不出：以鼠脑捣如膏，厚涂即出。

现注：

①查：原版如此，按：应该用黬字。

按：牡鼠为鼠科雄性褐家鼠。功能续筋接骨，堕胎定痫。

释名：雠鼠（音锥）、老鼠《纲目》、首鼠《史记》、家鹿。时珍曰：此即人家常鼠也。以其尖喙善穴，故南阳人谓之雠鼠。其寿最长，故俗称老鼠。其性疑而不果，故曰首鼠。岭南人食而讳之，谓为家鹿。鼠字篆文，象其头、齿、腹、尾之形。时珍曰：鼠形似兔而小，青黑色。有四齿而无牙，长须露眼。前爪四，后爪五。尾文如织而无毛，长与身等。五脏俱全，肝有七叶，胆在肝之短叶间，大如黄豆，正白色，贴而不垂。《卫生家宝方》言其胆红色者何耶？鼠孕一月而生，多者六七子。惠州獠民取初生闭目未有毛者，以蜜养之，用献亲贵。挟而食之，声犹唧唧，谓之蜜唧。《淮南子》云：鱼食巴豆而死，鼠食巴豆而肥。段成式云：鼠食盐而身轻，食砒而即死。《易》云：艮为鼠。《春秋运斗枢》云：玉衡星散而为鼠。《抱朴子》云：鼠寿三百岁。满百岁则色白，善凭人而卜，名曰仲。能知一年中吉凶，及千里外事。鼠类颇繁。《尔雅》《说文》所载，后世未能悉知；后世所知者，二书复未尽载。可见格物无穷也。

附录：鼤鼠（音终）。郭璞云：其大如拳，其文如豹。汉武帝曾获得以问终军者。鼸鼠（音平）许慎云：一名黔鼠（音含）。斑文。䶄鼳（音离艾）孙愐云：小鼠也，相衔而行。李时珍云：按《秦州记》及《草木子》皆载群鼠数万，相衔而行，以为鼠妖者，即此也。鼩鼱（音劬精）似鼠而小。即今地鼠也。又《尔雅》《说文》有䶅、䶏、䶑、䶔、䶐、䶕、䶆、鼶八鼠，皆无考证。音欻、斯、廷、吠、时、文、鹤、博也。水鼠：李时珍云：似鼠而小，食菱、芡、鱼、虾。或云小鱼、小蟹所化也。冰鼠：东方朔云：生北荒积冰下。皮毛甚柔，可为席，卧之却寒。肉可作脯，食之已热。火鼠：李时珍云：出西域及南海火洲。其山有野火，春夏生，秋冬死。鼠产于中，甚大。其毛及草木之皮，皆可织布，污则烧之即洁，名火浣布。鼵鼠：（音突）郭璞云：鸟鼠同穴山，在今陇西首阳县之西南。其鸟为鵌（音涂），状如家雀而黄黑色。其鼠为鼵，状如家鼠而色小黄，尾短。鸟居穴外，鼠居穴内。蟨鼠（音厥）《尔雅》云：西方有比肩兽焉，与邛邛巨虚比，为啮甘草。即有难，邛邛巨虚负而走。其名曰蟨。李时珍曰：今契丹及交河北境有跳兔。头、目、毛色皆似兔，而爪足似鼠。前足仅寸许，后足近尺。尾亦长，其端有毛。一跳数尺，止即仆，此即鼠也。土人掘食之。郭璞以邛邛巨虚为兽名，兔前鼠后。张揖注《汉书》云：邛邛青兽，状如马。巨虚似骡而小。本草称巨虚食庵子而仙，则是物之至骏者也。

牡鼠：五月五日同锻石捣收，敷金疮神效（时珍）。刘完素曰：鼠善穿而用以治疮者，因其性而为用也。

附方：新六。

鼠瘘溃烂：鼠一枚，乱发一鸡子大，以三岁腊月猪脂煎，令消尽，以半涂之，以半酒服。姚云不传之妙法也。（葛氏）

灭诸瘢痕：大鼠一枚，以腊猪脂四升，煎至销尽，滤净，日涂三五次。先以布拭赤，避风。（《普济方》）

妇人狐瘕：因月水来，或悲或惊，或逢疾风豪雨被湿，致成狐瘕，精神恍惚，令人月水不通，胸、胁、腰、背痛，引阴中，小便难，嗜食欲呕，如有孕状。其瘕手足成形者，杀人；未成者，可治。用新鼠一枚，以新絮裹之，黄泥固住，入地坎中，桑薪烧其上，一日夜取出，去絮，入桂心末六铢，为末。每酒服二方寸匕。不过二服，当自下。（《外台·素女经》）

杖疮肿痛：未毛鼠同桑椹子入麻油中浸酿。临时取涂，甚效。（《西湖志》）

汤火伤疮：小老鼠泥包烧研，菜油调涂之。（谈野翁方）

小儿伤乳：腹胀烦闷欲睡。烧鼠二枚为末，日服二钱，汤下。（《保幼大全》）

鼠肉：炙食，治小儿寒热诸疳（时珍）。

附方：新一。

箭镞入肉：大雄鼠一枚取肉，薄批焙研。每服二钱，热酒下。疮痒，则出矣。（《集要》）

肝：箭镞不出，捣涂之。耳出汁，每用枣核大，乘热塞之，能引虫也（时珍）。

胆：点目，治青盲雀目不见物。滴耳，治聋（时珍）。

时珍曰：癸水之位在子，气通于肾，开窍于耳，注精于瞳子，其标为齿。鼠亦属子宫癸水，其目夜明，在卦属艮，其精在胆。故胆能治耳聋、青盲，睛能明目，而骨能生齿，皆肾病也。诸家本草不言鼠胆治聋，而葛洪《肘后方》甚称其妙。后世群方祖此，亦多用之。

附方：新四。

耳卒聋闭：以鼠胆汁（二枚）滴之，如雷鸣时即通。（《本事方》）

多年老聋：《卫生家宝》方：胜金透关散：用活鼠一枚系定，热汤浸死，破喉取胆，真红色者是也；用川乌头（一个炮去皮）、华阴细辛各二钱，胆矾半钱，为末，以胆和匀，再焙干研细，入麝香半字。用鹅翎管吹入耳中，口含茶水，日二次。十日见效，永除根本。《圣惠》：治久聋。腊月取鼠胆二枚，熊胆一分，水和，旋取绿豆大，滴耳中，日二次。青盲不见：雄鼠胆、鲤鱼胆各二枚，和匀，滴之立效。（《圣惠方》）

鼠印（即外肾也）令人媚悦。时珍曰：按南宫从《岣嵝神书》鼠印合欢注云：雄鼠外肾之上，有文似印，两肾相对，有符篆朱文九遍者尤佳。以十一二月，或五月五日、七月七日、正月朔旦子时，面北向子位，刮取阴干，如篆刻下，佩于青囊中，男左女右，系臂上。人见之无不欢悦，所求如心也。

脂：主耳聋（时珍）。

附方：新一。

久聋：鼠脂半合，青盐一钱，蚯蚓一条，同和化，以绵蘸捻滴耳中，塞之。（《圣惠方》）

脑：又涂小儿解颅。以绵裹塞耳，治聋（时珍）。出《肘后》《总录》。

头：主瘰疬鼻齇，汤火伤疮（时珍）。

附方：新二。

汤火伤灼：死鼠头，以腊月猪脂煎令消尽，敷之则不作瘢，神效。（《千金方》）

断酒不饮：腊鼠头烧灰、柳花末等分，每睡时酒服一杯。（《千金》）

脊骨：附方新一。

牙齿疼痛：老鼠一个去皮，以砂擦上，三日肉烂化尽，取骨瓦焙为末，入蟾酥二分，樟脑一钱。每用少许，点牙根上立止。（孙氏《集效方》）

皮：烧灰，封痈疽口冷不合者。生剥，贴附骨疽疮，即追脓出。（时珍）

粪：时珍曰：有小毒。食中误食，令人目黄成疸。时珍曰：鼠屎入足厥阴经，故所治皆厥阴血分之病，上列诸证是矣。

附方：新十五。

伤寒劳复：《外台》用雄鼠屎二十枚，豉五合，水二升，煮一升，顿服。《活人书》：鼠屎豉汤：治劳复发热。用雄鼠屎二七枚，栀子十四枚，枳壳三枚。为粗末。水一盏半，葱白二寸，豉三十粒，煎一盏，分三服。

男子阴易：及劳复。鼠屎汤：用鼠屎（两头尖者）十四枚，韭根一大把，水二盏，煎一盏，温服，得粘汗为效。未汗再服。（《南阳活人方》）

大小便秘：雄鼠屎末，敷脐中，立效。（《普济》）

产后阴脱：以温水洗软，用雄鼠屎烧烟熏之即入。（熊氏）

妇人吹奶：鼠屎七粒，红枣七枚去核包屎，烧存性，入麝香少许，温酒调服。（《集要》方）

乳痈初起：雄鼠屎七枚研末，温酒服，取汗即散。（《寿域方》）

乳痈已成：用新湿鼠屎、黄连、大黄各等分为末。以黍米粥清和，涂四边，即散。（姚僧坦方）

疔疮恶肿：鼠屎、乱发等分烧灰，针疮头纳入，大良。（《普济方》）

鬼击吐血，胸腹刺痛：鼠屎烧末，水服方寸匕。不省者，灌之。（《肘后方》）

猫咬成疮：雄鼠屎烧灰，油和敷之。曾经效验。（《寿域》）

小儿白秃：鼠屎瓦存性，同轻粉、麻油涂之。（《百一选方》）

小儿盐麸：鼠屎烧研，水酒空心服之。一岁一钱。

小儿燕窝：生疮。鼠屎研末，香油调搽。

毒蛇伤螫：野鼠屎，水调涂之。（邵真人《经验方》）

## 马　刀

味辛，微寒，有毒。主漏下赤白，寒热，破石淋，杀禽兽贼鼠。除五脏间热肌中鼠䐆①，止烦满，补中，去阏痹，利机关。用之当炼，得水烂人肠。又云得水良。一名马蛤。生江湖池泽，及东海。取无时。

陶隐居云：李云：生江汉中，长六七寸。江汉间人名为单姥②，亦食其肉。肉似蜯③，

今人多不识之，大都似今婷蚸④而非。方用至少，凡此类，皆不可多食而不正
入药。惟蛤蜊煮之醒酒。蚬壳陈久者止痢，车螯⑤、蚶⑥蛎、蚶蚸⑦之属，亦
可为食，无损益，不见所主。雉入大水变为蜄蜃⑧，云是大蛤，乃是蜯尔。煮
食诸蜊蜗与菜，皆不利人也。臣禹锡等谨按《蜀本》《图经》云：生江湖中，
细长小蚌也，长三四寸，阔五六分。

马刀

《图经》曰：马刀，生江湖池泽及东海，今处处有之。婷蚸（亦谓之蚌，
蚌与蜯同）⑨之类也。长三四寸，阔五六分以来，头小锐，多在沙泥中，江汉
间人名为单姥，亦食其肉，大类蚌。方书稀用。蚌蛤之类最多，蚌肉压丹石
毒。壳为粉，以敷痈肿，又可制石庭脂，烂壳研饮主反胃及胃中痰。蛤蜊主
老癖，能为寒热者。蚬壳陈久者止痢，蚶补中益阳，所谓瓦屋是也。蚶蚸似蛤而长扁，壳
主痔。蛏⑩主胸中邪热，与丹石人相宜。淡菜⑪补五脏益阳，浙江谓之壳菜，此皆有益于
人者。余类实繁，药品所不取，不可悉数也。

《衍义》曰：马刀，京师谓之烟⑫岸，春夏人多食，然发风痰，性微冷。又顺安军界
河中亦出蝛，大抵与马刀相类，肉颇淡，人作鲊以寄邻左，又不能致远，亦发风。此等皆
不可多食。今蛤粉皆此等众蛤灰也。

现注：

①䶂：（bǔ补），指土拔鼠。下原有蒲剥切三字注音。鼠䶂一作鼠仆。《素问·刺禁
论》刺气街中脉，血不出，为肿鼠仆。王冰注曰：今刺之而血不出，则血脉气并聚与中，
故内结为肿，如伏鼠之形也。气街在腹下，脐两旁相去四寸，鼠仆上一寸。肌中鼠䶂，应
是肌中为肿鼠仆，之缩语，即肌中肿如伏鼠之意。

②单：下原有音善二字注音，姥：下原有音母二字注音。

③蜯：同蚌。

④婷：下原有音亭二字注音。婷：（tíng 亭）蚸：下原有蒲辛切三字注音。（bìng
并），即马刀，又称蛘：（bì 必）。

⑤螯：下原有音敖二字注音。

⑥蚶：下原有火甘切三字注音。蚶，现音（hān 酣），其壳即瓦楞子。

⑦蚶：下原有乎咸切三字注音，蚸：下原有音进二字注音。似蛤而扁长。

⑧蜄：下原有音肾二字注音。按：蜄同蜃，一种大蛤，古人误认能致蜃楼。

⑨亦谓之蚌，蚌与蜯同。此八个字是原版有之注释。

⑩蛏：（chēng 撑），介壳狭长，有缢蛏，竹蛏，可养殖之贝类。

⑪淡菜：贝类，壳黑褐色，肉紫，有认为即贻贝，因制干不用盐故名。

⑫烟：（chè 彻），烟岸即马刀。

按：马刀为竹蛏科长竹蛏之贝壳。功能止漏破石淋，消热除烦。

时珍曰：俗称大为马，其形象刀，故名。曰蛤、曰𪉅，皆蚌字之音转也。古今方言不
同也。《说文》云：圆者为蛎，长者为𪉅。江汉人呼为单姥，汴人呼为烟岸。《吴普本草》
言：马刀即齐蛤。时珍曰：马刀似蚌而小，形狭而长。其类甚多，长短大小，浓薄斜正，
虽有不同，而性味功用，大抵则一。

壳：时珍曰：按：吴普云：神农、岐伯、桐君：咸，有毒。扁鹊：小寒，大毒。消水
瘿、气瘿、痰饮。（时珍）

## 蛤 蜊①

冷，无毒。润五脏，止消渴，开胃解酒毒，主老癖能为寒热者，及妇人血块。煮食之。此物性虽冷，乃与丹石相反，服丹石人食之令腹结痛。新见陈藏器、《日华子》

《图经》：文具马刀条下。

《初虞世》：疗汤火伤神妙，蛤蜊壳灰，火烧研为末，油调涂之。《集验》同。

现注：

①蜊：下原有音梨二字注音。

按：蛤蜊为蛤蜊科四角蛤。功能滋阴止渴，开胃解酒，消血块。

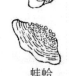

蚌蛤

时珍曰：蛤类之利于人者，故名。机曰：蛤蜊，生东南海中，白壳紫唇，大二三寸者。闽、亦作为酱醢。其壳火作粉，名曰蛤蜊粉也。时珍曰：按高武《痘疹正宗》云：俗言蛤蜊海错能发疹，多致伤损脾胃，生痰作呕作泻，此皆嘻笑作罪也。又言痘毒入目者，以蛤蜊汁点之可代空青。夫空青得铜之精气而生，性寒可治赤目。若痘毒是脏腑毒瓦斯上冲，非空青可治。蛤蜊虽寒，而湿中有火，亦不可不知矣。

蛤蜊粉；释名海蛤粉。时珍曰：海蛤粉者，海中诸蛤之粉，以别江湖之蛤粉、蚌粉也。今人指称，但曰海粉、蛤粉，寇氏所谓"众蛤之灰"是矣。近世独取蛤蜊粉入药，然货者亦多众蛤也。大抵海中蚌、蛤、蚶、蛎、性味咸寒，不甚相远，功能软散，小异大同。非若江湖蚌蛤，无咸水浸渍，但能清热利湿而已。今药肆有一种状如线粉者，谓之海粉，得水则易烂，盖后人因名售物也。然出海中沙石间，故功亦能化痰软坚。震亨曰：蛤粉，用蛤蜊烧成粉，不入煎剂。时珍曰：按吴球云：凡用蛤粉，取紫口蛤蜊壳，炭火成，以熟栝蒌连子同捣，和成团，风干用，最妙。机曰：丹溪有言：蛤粉即是海石，寇氏以海石注蛤粉，则二物可通用矣。海石即海蛤，蛤粉即蛤蜊壳烧成也。时珍曰：海石乃海中浮石也，详见石部。汪氏诬引朱、寇之说为证，陈嘉谟《本草》又引为据。今考二公本书，并无前说，今正其误。

主治：热痰湿痰，老痰顽痰，疝气白浊带下。同香附末、姜汁调服，主心痛（震亨）。

清热利湿，化痰饮，定喘嗽，止呕逆，消浮肿，利小便，止遗精白浊，心脾疼痛，化积块，解结气，消瘿核，散肿毒，治妇人血病。油调，涂汤火伤（时珍）。

震亨曰：蛤粉能降能消，能软能燥。时珍曰：寒制火而咸润下，故能降焉。寒散热而咸走血，故能消焉。坚者软之以咸，取其属水而性润也。湿者燥之以渗，取其经火化而利小便也。好古曰：蛤粉乃肾经血分之药，故主湿嗽肾滑之疾。

附方：新四。

气虚水肿：昔滁州酒库攒司陈通，患水肿垂死，诸医不治。一妪令以大蒜十个捣如泥，入蛤粉，丸梧子大。每食前，白汤下二十丸。服尽，小便下数桶而愈。（《普济方》）

心气疼痛：真蛤粉沙过白，佐以香附末等分，白汤淬服。（《圣惠方》）

白浊遗精：洁古云：阳盛阴虚，故精泄也，珍珠粉丸主之。用蛤粉一斤，黄柏（新瓦炒过）一斤，为细末，白水丸如梧子大。每服一百丸，空心用温酒下，日二次。蛤粉味咸而且能补肾阴，黄柏苦而降心火也。雀目夜盲：真蛤粉炒黄为末，以油蜡化和，丸皂子大，内于猪腰子中，麻扎定，蒸食之。一日一服。（《儒门事亲》）

# 蚬

冷，无毒。治时气开胃压丹石药及疔疮，下湿气，下乳，糟煮服良。生浸取汁洗疔疮，多食发嗽并冷气，消肾。陈壳治阴疮，止痢。蚬肉，寒，去暴热，明目，利小便，下热气，脚气湿毒。解酒毒，目黄。浸取汁服主消渴。烂壳温烧为白灰饮下，主反胃吐食，除心胸痰水。壳陈久疗胃反及失精。新见《唐本》注，陈藏器、《日华子》。

《图经》：文具马刀条下。

陈藏器：小于蛤，黑色，生水泥中，候风雨能以壳为翅飞也。

《圣惠方》：治卒咳嗽不止，用白蚬壳不计多少，捣研极细，每服米饮调下一钱匕，日三四服，妙。

按：蚬为蚬科河蚬。可祛疫解毒，开胃消疮。

释名：扁螺。时珍曰：蚬，睍也。壳内光耀，如初出日采也。《隋书》云：刘臻父显嗜蚬，呼蚬为扁螺。时珍曰：溪湖中多有之。其类亦多，大小浓薄不一。渔家多食之耳。生现浸水，洗痘痈，无瘢痕（时珍）。

烂壳：主：化痰止呕，治吞酸心痛及暴嗽。烧灰，治一切湿疮，与蚌粉同功。（时珍）

附方：新二。

痰喘咳嗽：用白蚬壳（多年陈者）烧过存性，为极细末。以米饮调服一钱，日三服。（《急救方》）

反胃吐食：用黄蚬壳并田螺壳（并取久在泥中者）各炒成白灰。每田螺壳灰二两，黄蚬壳灰一两，入白梅肉四个，同搜拌令匀作团。再入砂盒子内，盖定泥固。存性，研细末。每服二钱，用人参、缩砂汤调下。不然，用陈米饮调服亦可。凡觉心腹胀痛，将发反胃，即以此药治之。（《是斋百一选方》）

# 蚊　　蜓

壳烧作末服之，主痔病。新见陈藏器。

《图经》：文具马刀条下。

陈藏器：蚊（呼咸切）蜓音进，一名生进，有毛，似蛤长扁。壳烧作末服之主野鸡病，人食其肉无功用也。

按：蚊蜓似蛤而长扁。可消痔解毒。

# 蚌

冷，无毒。明目止消渴，除烦解热毒，补妇人虚劳下血并痔瘘，血崩带下，压丹石药毒。以黄连末内之，取汁点赤眼并暗良。烂壳粉饮下治反胃痰饮。此即是宝装大者。又云：蚌粉，冷，无毒。治疳止痢并呕逆痈肿，醋调敷，兼能制石亭脂。新见《日华子》。

《图经》：文具马刀条下。

陈藏器：据陶云：大蛤乃蚌。按：蚌寒，煮之主妇人劳损下血，明目除湿，止消渴。老蚌含珠，壳堪为粉，烂壳为粉，饮下主反胃，心胸间痰饮。生江溪渠渎间。陶云大蛤误耳。

《食疗》云：蚌，大寒，主大热，解酒毒止渴，去眼赤，动冷热气。

《丹房镜源》：蚌粉制硫黄。

按：蚌，为蚌科之蚌类。可明目止消渴，除烦补虚劳。

时珍曰：蚌与蛤同类而异形。长者通曰蚌，圆者通曰蛤。故蚌从丰，蛤从合，皆象形也。后世混称蛤蚌者，非也。时珍曰：蚌类甚繁，今处处江湖中有之，惟洞庭、汉沔独多。大者长七寸，状如牡蛎辈；小者长三四寸，状如石决明辈。其肉可食，其壳可为粉。湖沔人皆印成锭市之，谓之蚌粉，亦曰蛤粉。古人谓之蜃灰，以饰墙壁，圊墓圹，如今用石灰也。震亨曰：马刀、蚌、蛤、蜊、蚬，大同小异。寇氏止言冷，而不言湿。湿生热，热久则气上升而生痰生风，何冷之有。

蚌粉：烂壳粉：解热燥湿，化痰消积，止白浊带下，痢疾，除湿肿水嗽，明目，擦阴疮湿疮，痱痒（时珍）。

时珍曰：蚌粉与海蛤粉同功，皆水产也。治病之要，只在清热行湿而已。《日华》言其治疳。近有一儿病疳，专食此粉，不复他食，亦一异也。

附方：新六。

反胃吐食：用真正蚌粉，每服称过二钱，捣生姜汁一盏，再入米醋同调送下。（《急救良方》）

痰饮咳嗽：用真蚌粉新瓦炒红，入青黛少许，用淡齑水滴麻油数点，调服二钱。《类编》云：徽宗时，李防御为入内医官时，有宠妃病痰嗽，终夕不寐，面浮如盘。徽宗呼李治之，诏令供状，三日不效当诛。李忧惶技穷，与妻泣别。忽闻外叫卖：咳嗽药一文一帖，吃了即得睡。李市十帖视之，其色浅碧。恐药性犷悍，并三服自试之，无他。乃取三帖为一，入内授妃服之。是夕嗽止，比晓面消。内侍走报，天颜大喜，赐金帛值万缗。李恐索方，乃寻访前卖药人，饮以酒，厚价求之，则此方也。云自少时从军，见主帅有此方，剽得以度余生耳。痈疽赤肿：用米醋和蚌蛤灰涂之，待其干，即易之。（《千金》）

雀目夜盲：遇夜不能视物。用建昌军螺儿蚌粉三钱，为末，水飞过，雄猪肝一叶，披开纳粉扎定，以第二米泔煮七分熟，仍别以蚌粉蘸食，以汁送下。一日一作。与夜明砂同功。（《直指方》）

脚指湿烂：用蚌蛤粉干搽之。（《寿域》）

积聚痰涎：结于胸膈之间，心腹疼痛，日夜不止，或干呕哕食者，炒粉丸主之。用蚌粉一两，以巴豆七粒同炒赤，去豆不用，醋和粉丸梧子大。每服二十丸，姜酒下。丈夫脐腹痛，茴香汤下。女人血气痛，童便和酒下。（孙氏《仁存方》）

# 车　螯

冷，无毒。治酒毒，消渴酒渴并壅①肿。壳治疮疖肿毒，烧二度，各以醋锻捣为末，又甘草等分，酒服，以醋调敷肿上妙。车螯是大蛤，一名蜄③，能吐气为楼台，海中春夏间依约岛溆②，常有此气。新见陈藏器、《日华子》。

《食疗》：车螯，蛤蝲类，并不可多食之。

现注：

①壅：原刻如此。

②溆：（xù 叙）水边。

③蜄：同蜃。

现注：车螯为帘蛤科文蛤的一种。可解酒毒，止消渴，消痈肿。

释名：蜄（音肾）。时珍曰：车螯俗讹为昌娥。蜄与蛟蜃之蜃，同名异物。《周礼》：鳖人掌互物，春献鳖蜃，秋献龟鱼。则蜄似为大蛤之通称，亦不专指车螯也。时珍曰：其壳色紫，璀粲如玉，斑点如花。海人以火炙之则壳开，取肉食之。钟云：车螯、蚶、蛎，眉目内缺，扩壳外緘。无香无臭，瓦砾何殊。宜充庖厨，永为口食。罗愿云：雀入淮为蛤，雉入海为蜄。比雀所化为大，故称大蛤也。肉可以食，壳可饰器物，灰可圝塞墙壁，又可为粉饰面，俗呼蛤粉，亦或生珠，其为用多矣。又《临海水土记》云：似车螯而角移不正者曰移角。似车螯而壳薄者曰姑劳。似车螯而小者曰羊蹄，出罗江。昔人皆谓雉化者，乃蛟蜃之蜃，而陈氏、罗氏以为蛤蜄之蜄，似误。详鳞部蛟龙下。

壳：消积块，解酒毒，治痈疽发背痛（时珍）。

时珍曰：车螯味咸，气寒而降，阴中之阴也。入血分，故宋人用治痈疽，取恶物下，云有奇功。亦须审其气血虚实老少如何可也。今外科鲜知用者。

附方：新二。

车螯转毒散：治发背痈疽，不问浅深大小，利去病根，则免传变。用车螯（即昌娥，紫背光浓者，以盐泥固济，赤出火毒）一两，生甘草（末）一钱半，轻粉五分，为末。每服四钱，用栝蒌一个，酒一碗，煎一盏，调服。五更转下恶物为度，未下再服。甚者不过二服。（《外科精要》）

六味车螯散：治症同上。用车螯四个（黄泥固济，赤出毒，研末）。灯心三十茎，栝蒌一个（取仁炒香），甘草节（炒）二钱，通作一服。将三味入酒二碗，煎半碗，去滓，入蜂蜜一匙，调车螯末二钱，腻粉少许，空心温服。下恶涎毒为度。（《本事》）

# 蚶

温，主心腹冷气，膝脊冷风，利五脏，健胃，令人能食。每食了以饭压之，不尔令人口干。又云：温中消食，起阳，时最重，出海中，壳如瓦屋。又云：无毒，益血色，壳烧以米醋三度淬后埋令坏，醋膏丸治一切血气冷气，癥癖。新见陈藏器、萧炳、孟诜、《日华子》。

《图经》：文具马刀条下。

按：蚶为蚶科魁蚶、泥蚶、毛蚶等蚶子。可强腰壮阳，健骨益血消癥。

时珍曰：蚶味甘，故从甘。按：郭璞《尔雅注》云：魁陆即今之蚶也。状如小蛤而圆厚。《临海异物志》云：蚶之大者径四寸，背上沟文似瓦屋之垄，肉味极佳。今浙东以近海田种之，谓之蚶田。时珍曰：按刘恂曰：炙食益人。过多即壅气。消血块，化痰积。（震亨）。连肉烧存性研，敷小儿走马牙疳有效（时珍）。

## 蛏

味甘，温，无毒。补虚，主冷利。煮食之主妇人产后虚损。生海泥中，长二三寸，大如指，两头开。主胸中邪热烦闷气，与服丹石人相宜。天行病后不可食，切忌之。新见陈藏器、萧炳、孟诜。

《图经》：文具马刀条下。

按：蛏为蛏科之缢蛏。可补虚消胃除烦。

时珍曰：蛏乃海中小蚌也。其形长短大小不一，与江湖中马刀、蝛、蚬相似，其类甚多。

闽、粤人以田种之，候潮泥壅沃，谓之蛏田。呼其肉为蛏肠。

## 淡　菜

温补五脏，理腰脚气，益阳事，能消食，除腹中冷气，消痃癖气。亦可烧令汁沸出食之。多食令头闷目暗，可微利即止。北人多不识，虽形状不典，而甚益人。又云：温，无毒。补虚劳损，产后血结，腹内冷痛，治癥瘕腰痛，润毛发，崩中带下，烧一顿令饱大效。又名壳菜，常时频烧食，即苦不宜人。与少米先煮熟后除肉内两边鏃及毛了，再入萝卜或紫苏或冬瓜皮同煮即更妙。新见孟诜、《日华子》。

《图经》：文具马刀条下。

陈藏器：东海夫人，味甘温，无毒。主虚羸劳损，因产瘦瘠，血气结积，腹冷肠鸣下痢，腰疼带下，疝瘕。久服令人发脱，取肉作臛宜人，发石令肠结。生南海，似珠母，一头尖，中衔少毛，海人亦名淡菜。新注云：此名壳菜，大甘美，南人好食，治虚劳伤惫，精血少者及吐血，妇人带下漏下，丈夫久痢，并煮食之任意。出江湖。

按：淡菜为贻贝科厚壳贻贝。功能壮腰益阳，消癥润发。

释名：海蜌（音陛）。时珍曰：淡以味，壳以形，夫人以似名也。时珍曰：按阮氏云：淡菜生海藻上，故治瘿与海藻同功。消瘿气（时珍）。

## 虾

无须及煮色白者不可食。谨按：小者生水田及沟渠中有小毒。小儿患赤白游肿，捣碎敷之。鲊内者甚有毒尔。新见孟诜。

陈藏器：食主五野鸡病，小儿患赤白游疹，捣碎敷之。煮熟色正赤，小儿及鸡狗食之脚屈不行。江湖中者稍大，煮之色白。陶云白者煞人，非也。海中有大者，已出《拾遗》条中，以热饭盛密器中作鲊食之毒人至死。

《食疗》云：平，动风发疮疥。

按：虾为长臂虾科之青虾。可祛风通乳，壮阳增钙质。

时珍曰：鰕，音霞（俗作虾），入汤则红色如霞也。

时珍曰：江湖出者大而色白，溪池出者小而色青。皆磔须钺鼻，背有断节，尾有硬鳞，多足而好跃，其肠属脑，其子在腹外。凡有数种：米虾、糠虾，以精粗名也，青虾、白虾，以色名也。梅虾，以梅雨时有也。泥虾、海虾，以出产名也。岭南有天虾，其虫大如蚁，秋社后，群堕水中化为虾，人以作鲊食。凡虾之大者，蒸曝去壳，谓之虾米，食以姜、醋，馔品所珍。源曰：动风热，有病患勿食。

作羹，试鳖瘕，托痘疮，下乳汁。法制，壮阳道；煮汁，吐风痰；捣膏，敷虫疽（时珍）。

附方：新五。

鳖瘕疼痛：《类编》云：景陈弟长子拱病鳖瘕，隐隐见皮内，痛不可忍。外医洪氏曰：可以鲜虾作羹食之。下腹未久痛即止。喜曰：此真鳖瘕也。吾求其所好，以尝试之尔。乃合一药如疗脾胃者，而明年又作，再如前治而愈，遂绝根本。

补肾兴阳：用虾米一斤，蛤蚧二枚，茴香、蜀椒各四两。并以青盐化酒炙炒，以木香粗末一两和匀，乘热收新瓶中密封。每服一匙，空心盐酒嚼下，甚妙。

宣吐风痰：用连壳虾半斤，入葱、姜、酱煮汁。先吃虾，后吃汁，紧束肚腹，以翎探引取吐。

臁疮生虫：用小虾三十尾，去头、足、壳，同糯米饭研烂，隔纱贴疮上，别以纱罩之。一夜解下，挂看皆是小赤虫。即以葱、椒汤洗净，用旧茶笼内白竹叶，随大小剪贴，一日二换。待汁出尽，逐日煎苦楝根汤洗之，以好膏贴之。将生肉，勿换膏药。忌发物。（《直指方》）

血风臁疮：生虾、黄丹捣和贴之，日一换。（《集简方》）

# 蚺[①] 蛇胆

味甘，苦，寒，有小毒。主心腹䘌痛，下部䘌疮，目肿痛。

膏，平，有小毒。主皮肤风毒，妇人产后腹痛余疾。

陶隐居云：此蛇出晋安，大者三二围，在地行住不举头者是真，举头者非真。形多相似，彼土以此别之。膏、胆又相乱也。真膏縻縻如梨豆子相著，他蛇膏皆大如梅李子。真胆狭长，通黑，皮膜极薄，舐之甜苦，摩以注水，即沉而不散。其伪者并不尔。此物最难得真，真膏多所入药用，亦云能疗伯牛[②]疾。

蚺蛇胆

《唐本》注云：此胆剔取如米粟，著净水中浮游水上，回旋行走者为真。多著亦即沉散，其少著[③]径沉者，诸胆血并尔。陶所说真伪正反。今出桂、广已南，高、贺等州大有。将肉为脍，以为珍味。难死似鼍，稍截食之。其形似鳢鱼，头若鼍头，尾圆无鳞，或言鳢鱼变为之也。

臣禹锡等谨按《蜀本》《图经》云：出交、广二州，岭南诸州，大者径尺，长丈许，若蛇而粗短。

《药性论》云：蚺蛇胆，臣。渡岭南食此脍，瘴毒不侵，世人皆知之。胆主下部虫，杀小儿五疳。

孟诜云：蚺蛇膏，主皮肉间毒气，肉作脍食之除痁疮。小儿脑热，水渍注鼻中，齿根宣露，和麝香末敷之。其胆难识，多将诸胆代之，可细切，于水中走者真也。又猪及大虫胆亦走，迟于此胆。

陈藏器云：蚺蛇，本功外，胆主破血，止血痢，蛊毒下血，小儿热丹，口疮痁痢。肉主飞尸游蛊，喉中有物吞吐不得出者，作脍食之。其脍著醋能卷人箸，以芒④草为箸，不然终不可脱。至难死，开肋边取胆，放之犹能生三五年平复也。

段成式《酉阳杂俎》云：蚺蛇，长十丈，尝吞鹿，鹿消尽乃绕树出骨养疮，时肪腴甚美。或以妇人衣投之则蟠而不起。其胆上旬近头，中旬在心，下旬近尾。

《图经》曰：蚺蛇胆，《本经》不载所出州土，陶隐居云：出晋安。苏恭云：出桂、广以南，高贺等州。今岭南州郡皆有之。此蛇极大，彼土人多食其肉，取其胆及膏为药。《岭表录异》云：雷州有养蛇户，每岁五月五日即担舁⑤蚺蛇入官以取胆，每一蛇皆两人担舁至大篮笼中，藉以软草，屈盘其中。将取之，则出置地上，用权拐十数翻转蛇腹，旋复按之，使不得转侧，约分寸于腹间剖出肝胆。胆状若鸭子大，切取之，复内肝腹中，以线缝合创口，蛇亦复活，舁归放于川泽。其胆曝干，以充土贡。或云蛇被取胆，它日见捕者则远远侧身露腹疮，明已无胆，以此自脱。或云此蛇至难死，剖胆复能活三年，未知的否耳。此物极多伪，欲试之，剔取如粟米许，著净水上，浮游水上回旋行走者为真，其径沉者诸胆血也。试之不可多，多亦沉矣。膏之真者磊磊如梨豆子，他蛇膏皆大如梅李子，此为别也。下条又有蝮蛇胆，其蛇黄黑色，黄颌尖口，毒最烈，取其胆以为药，主䘌疮。肉酿作酒，以治大风，及诸恶风疮疥瘘瘰疬，皮肤顽痹等。然今人不复用此法。此蛇多在人家屋间，吞鼠子及雀雏，见其腹大，破取鼠干之疗鼠瘘。陈藏器说：蛇中此蛇独胎产，形短鼻反，锦文，其毒最猛，著手断手，著足断足，不尔合身糜溃矣。蝮蛇至七、八月毒盛时常自啮木以泄其毒，其木即死。又吐口中沫于草木上，著人身成疮，名曰蛇漠，卒难疗治。所主与众蛇同方。又下蛇蜕条云：生荆州川谷及田野，五月五日、十五日取之良。今南中于木石上及人家屋栱间多有之，古今方书用之最多。或云：蛇蜕无时，但著不净物则脱矣。古今治蛇毒方甚多，葛洪、张文仲并言其形状。文仲云：蝮蛇形乃不长，头扁口尖，头斑身赤文，斑亦有青黑色者，人犯之头足贴著是也。东间诸山甚多，草行不可不慎之。又有一种，状如蝮而短，有四脚，能跳来啮人，东人名为千岁蝮，人或中之必死。然其啮人已即跳上木作声，其声云：斫木，斫木者，不可救也；若云：博叔，博叔者，犹可急疗。其疗之方：细辛、雄黄等分，末，以内疮中，日三四易之，诸蛇及虎复亦主之。又以桂、栝蒌，末，著管中密塞之带行，中毒急敷之，缓乃不救。葛氏云：青蝰⑥蛇，绿色，喜缘木及竹上，大者不过四五尺，色与竹木一种，其尾三四寸，色异者名熇⑦尾蛇，最毒，中之急灸疮中三五壮，毒则不行。又用雄黄、干姜末以射罔和之敷疮。又《辟众蛇方》云：辟蛇之药虽多，惟以武都雄黄为上，带之一块古称五两者于肘间，则莫敢犯。他人中者便磨以疗之。又带五蛄黄丸，以其丸有蜈蚣故也。其方至今传之，亦可单烧蜈蚣末敷著疮上皆验。

《海药》云：徐表《南州记》云：生岭南。《正经》云：出晋安及高贺州，彼人畜养而食之。胆大寒，毒。主小儿八痫，男子下部䘌，欲认辨真假，但割胆看内细如粟米，水中浮走者是真也。沉而散者非也。

《食疗》：胆，主䘌疮瘘，目肿痛，痁䘌。肉主温疫气。可作鲙食之。如无此疾，及四月勿食之。膏主皮肤间毒气，小儿疳痢，以胆灌鼻中及下部。

《圣惠方》：治小儿急疳疮：用蚺蛇胆细研，水调敷之。

《杨氏产乳》：疗温痢久不断，体瘦昏多睡，坐则闭目，食不下；蚺蛇胆大如豆二枚，煮通草汁，研胆以意多少饮之，并涂五心并下部。

又方：疗齿疳：蚺蛇胆末敷之。

顾含：养嫂失明，含尝药视膳，不冠不食，嫂目疾须用蚺蛇胆，含即尽求不得。有一童子，以一合授含，含开乃蚺蛇胆也。童子出门化为青鸟而去，嫂目遂差。

《朝野佥载》泉州卢元钦患大风，唯鼻未倒。五月五日取蚺蛇胆欲进，或云：肉可治风，遂一截蛇肉食之三五日顿觉渐可，百日平复。

现注：

①蚺：下原有音有髯二字注音。蠤，音（匿 nì）。

②伯牛疾：即癞疾。《论语·雍也》，伯牛有疾，子问之，自牖执其手曰：亡之，命矣夫。注曰：先儒以为癞疾。

③径：即，就之意。着：原刻如此。

④芒草：《山海经·中山经》：芒草如棠叶赤，可毒鱼。

⑤舁：（yú 于），意为抬。

⑥蝰：（kuí 奎）。

⑦熇：（xiāo 消），热气，火烈。

按：蚺蛇胆为蟒蛇科之蟒蛇之胆。功能止痛消疮，明目解毒，清热消癞。

南蛇（《纲目》）、埋头蛇。时珍曰：蛇属纡行，此蛇身大而行更纡徐，冉冉然也，故名蚺蛇。或云鳞中有毛如髯也。产于岭南，以不举首者为真，故世称为南蛇、埋头蛇。时珍曰：按：刘恂《岭表录异》云：蚺蛇，大者五六丈，围四五尺；小者不下三四长，围亦称是。身有斑文，如故锦缬。春夏于山林中伺鹿吞之，蛇遂羸瘦，待鹿消乃肥壮也。或言一年食一鹿也。又顾《海槎录》云：蚺蛇吞鹿及山马，从后脚入，毒气呵及，角自解脱。其胆以小者为佳。王济《手记》云：横州山中多蚺蛇，大者十余丈，食麋鹿，骨角随腐。土人采葛藤塞入穴中，蛇嗅之即靡，乃发穴取之，肉极腴美，皮可冒鼓，及饰刀剑乐器。范成大《虞衡志》云：寨兵补蚺蛇，满头插花，蛇即注视不动，乃逼而断其首，待其腾掷力竭乃毙，舁归食之。又按：《山海经》云：巴蛇食象，三年而出其骨。君子服之，无心腹之疾。郭璞注云：今蚺蛇即其类也。《南裔志》蚺蛇赞曰：蚺惟大蛇，即洪且长，采色驳映，其文锦章。食灰吞鹿，腴成养创。宾飨嘉食，是豆是觞。时珍曰：南人嗜蛇，至于发穴搜取，能容蚺之再活露腹乎。

明目去翳膜，疗大风。（时珍）时珍曰：蚺禀己土之气，其胆受甲乙风木，故其味苦中有甘。所主皆厥阴、太阴之病，能明目凉血，除疳杀虫。

附方：新二。

齿蠤宣露：出脓血。用蚺蛇胆三钱，枯白矾一钱，杏仁四十七枚，研匀。以布揩龈，嗍令血尽。日三掺之，愈乃止。（《圣惠》）

痔疮肿痛：蚺蛇胆研，香油调涂，立效。（《医方摘要》）

肉：时珍曰：按柳子厚《捕蛇者说》云：永州之野产异蛇，黑质白章，触草木尽死，以啮人无御之者。然得而腊之以为饵，可以大风挛踠瘘疠。去死肌，杀三虫。又张鷟

《朝野佥载》云：泉州卢元钦患疬风，惟鼻根未倒。五月五日，官取蚺蛇胆进贡。或言肉可治风，遂取食之。三五日顿可，百日平复。

附方：新三。

蚺蛇酒：治诸风瘫缓，筋挛骨痛，痹木瘙痒，杀虫辟瘴，及疬风疥癣恶疮。用蚺蛇肉一斤，羌活一两，绢袋盛之，用糯米二斗蒸熟，安曲于缸底，置蛇于曲上，乃下饭密盖，待熟取酒。以蛇焙研和药。其酒每随量温饮数杯。忌风及欲事。亦可袋盛浸酒饮。（《集简方》）

急疳蚀烂：蚺蛇肉作脍食之。（《圣惠方》）

狂犬啮人：蛇脯为末，水服五分，日三服，无蛇，他蛇亦可。（《外台秘要》）

膏：绵裹塞耳聋。（时珍。出《外台》）

牙：佩之，辟不祥，利远行。（时珍《异物志》）

## 蛇　蜕[①]

味咸，甘，平，无毒。主小儿百二十种惊痫瘛疭[②]癫疾，寒热，肠痔，虫毒蛇痫。弄舌摇头，大人五邪，言语僻越，恶疮，呕咳，明目。火熬之良。一名龙子衣，一名蛇符。一名龙子皮。一名龙子单衣，一名弓皮。生荆州川谷，及田野。五月五日、十五日取之良。畏磁石及酒。

陶隐居云：草中不甚见虺[③]蝮蜕，惟有长者，多是赤蜓[④]、黄颔辈，其皮不可复识，今往往得尔。皆须完全石上者弥佳，烧之甚疗诸恶疮也。

今按：陈藏器《本草》云：蛇蜕主疟，取正发日，以蜕皮塞病人两耳，临发又以手持少许并服一合盐醋汁令吐也。

臣禹锡等谨按《药性论》云：蛇蜕皮，臣，有毒。能主百鬼魅，兼治喉痹。

《日华子》云：治蛊毒，辟恶止呕逆，治小儿惊悸客忤，催生，疬疡，白癜风。煎汁敷，入药并炙用。

《图经》：文具蚺蛇条下。

《雷公》：凡使，勿用青黄苍色者，要用白如银色者。凡欲使，先于屋下以地掘一坑，可深一尺二寸，安蛇皮于中一宿至卯时出，用醋浸一时，于火上炙干用之。

《食疗》：蛇蜕皮，主去邪明目，治小儿一百二十种惊痫寒热，肠痔蛊毒，诸蜃恶疮，安胎。熬用之。

《圣惠方》：治白驳：用烧末，醋调敷上佳。

又方：治小儿重腭重龈肿痛，烧末敷之效。

《外台秘要》治身体白驳：以皮熟摩之，数百遍讫，弃皮于草中。

《千金方》：治诸肿失治有脓：烧蛇蜕皮水和封肿上即虫出。

又方：治紧唇：以烧灰先拭之敷上。

又方：日月未足而欲产：以全蛇蜕一条，欲痛时绢袋盛，绕腰。又方：治恶疮十年不差似癞者，烧全者一条为末，猪脂和敷上。

《肘后方》：小儿初生月蚀疮及恶疮，烧末和猪脂敷上。

《食医心镜》：小儿喉痹肿痛，烧末以乳汁服一钱匕。《十全博救》治横生难产方；蛇皮一条，瓶子内盐泥固济，存性烧为黑灰，每服二钱，用榆白皮汤调服立下。

《必效方》：五痔肛脱，以死蛇一枚指大者湿用，掘地作坑，烧蛇，取有孔板覆坑坐上，虫尽出也。

孙真人：主蛇露疮：用蛇蜕烧末和水调敷上。《杜壬方》治缠喉风，咽中如束气不通；蛇蜕炙黄，以当归等分为末，温酒调一钱匕，得吐愈。姚和众云：小儿重舌，焦炙研末，日三敷舌下，一度着一豆许。

《子母秘录》：治小儿吐血，烧蛇蜕末，以乳汁调服。又方：治小儿头面身上生诸疮，烧末和猪脂敷上。

《产书》：治产不顺，手足先见者：蛇蜕皮烧作灰，研，面东，酒服一钱匕，更以药末敷手足即顺也。

《杨氏产乳》：疗儿著奶疼肿，欲作急疗方：蛇蜕一尺七寸，烧令黑，细研，以好酒一盏，微温顿服，未甚较，更服。

《初虞世》：治陷甲生入肉，常有血疼痛，蛇皮一条，烧存性，雄黄一弹子同研，以温浆水洗疮，针破贴药。

《衍义》曰：蛇蜕，从口翻退出，眼睛亦退，今合眼药多用取此义也。入药洗净。

现注：

①蜕：下原有音税二字注音。

②瘛：下原有尺曳切三字注音，疭：下原有子用切三字注音。

③虺：（huǐ 悔）

④蝀（音 liàn 练）：下原有力建切三字注音。

按：蛇蜕为游蛇科之蛇脱下之皮膜。功能镇惊定痫，清热止痉，解毒。临床以蛇蜕治皮肤癣疮，湿疹痒疹，眼膜翳障，脑血管病等。

释名：蛇壳（俗名）时珍曰：蛇字，古文象其宛转有盘曲之形。蜕音脱，又音退，退脱之义也。龙、弓、符、筋，并后世廋隐之名耳。时珍曰：今人用蛇蜕，先以皂荚水洗净缠竹上，或酒，或醋，或蜜浸，炙黄用。或烧存性，或盐泥固，各随方法。

辟恶去风杀虫。烧末服，治妇人吹奶，大人喉风，退目翳，消木舌。敷小儿重舌重，唇紧解颅，面疮月蚀，天泡疮。大人疔肿，漏疮肿毒。煮汤，洗诸恶虫伤（时珍）。

时珍曰：入药有四义：一能辟恶，取其变化性灵也，故治邪僻、鬼魅、蛊疰诸疾；二能去风，取其属巽性窜也，故治惊痫、癜驳、喉舌诸疾；三能杀虫，故治恶疮、疾，用其毒也；四有蜕义，故治翳膜、胎产、皮肤诸疾，会意从类也。

附方：新二十。

大小口疮：蛇蜕皮水浸软，拭口内，二三遍即愈，仍以药贴足心。（《婴孩宝鉴》）

小儿木蛇：蛇蜕烧灰，乳和服少许。《千金方》

小儿重舌：《千金》。痘后目翳：周密《齐东野语》云：小儿豆后障翳。用蛇蜕一条（洗焙），天花粉五分，为末。以羊肝破开，夹药缚定，米泔水煮食。予女及甥，皆用此得效，真奇方也。卒生翳膜：蛇蜕皮一条，洗晒细剪，以白面和作饼，炙焦黑色，为末。食后温水服一钱，日二次。（《圣惠方》）

小便不通：全蛇蜕一条，烧存性研，温酒服之。妇人产难：蛇蜕泡水浴产门，自易。《宝鉴》

石痈无脓：坚硬如石。用蛇蜕皮贴之，经宿即愈。(《千金》)

疔肿鱼脐：《外台》用蛇蜕鸡子大，水四升，煮三四沸，服汁立瘥。《直指》：治鱼脐疮出水，四畔浮浆。用蛇蜕烧存性研，鸡子清和敷。耳忽大痛：如有虫在内奔走，或血水流出，或干痛不可忍者：蛇退皮烧存性研，鹅翎吹之立愈。经验秘方也。(杨拱《医方摘要》)

## 蜘　蛛

微寒。主大人小儿癀。七月七日取其网，疗喜①忘。

蜘蛛

陶隐居云：蜘蛛类数十种，《尔雅》只载七八种尔。今此用悬网状如鱼罾者，亦名蚰蚖②蜂。及蜈蚣螫人，取置肉上，则能吸毒。又以断疟及干呕霍乱，术家取其网著衣领中辟忘。有赤斑者俗名络新妇，亦入方术用之。其余杂种并不入药。《诗》云：蟏蛸③在户，正谓此也。《唐本》注云：《别录》云，疗小儿大腹，丁奚④，三年不能行者。又主蛇毒温疟霍乱，止呕逆。剑南、山东为此虫啮疮中出丝，屡有死者，其网缠赘⑤疣七日消烂有验矣。

臣禹锡等谨按《日华子》云：斑蜘蛛，冷，无毒。治疟疾疔肿，网七夕朝取食令人巧，去健忘。又云：壁钱虫，平，微毒。治小儿吐逆，止鼻洪并疮，滴汁敷鼻中，及疮上，并敷瘘疮，是壁上作茧蜘蛛也。

《图经》曰：蜘蛛，旧不著生出州郡，今处处有之，其类极多。《尔雅》云：次蟗⑥，鼅鼄⑦。蜘蛛蛛蛾。郭璞云：江东呼蝭⑧蛾者。又云：土蜘蛛在地布网者，草蜘蛛络幕草上者，蟏蛸⑨、长踦⑩，小蜘蛛长脚者，俗呼为喜子。陶隐居云：当用悬网状如鱼罾者，亦名蚰蚖，则《尔雅》所为蛛蛾，郭璞所谓蝭蛾者是也。古方主蛇、蜂、蜈蚣毒，及小儿大腹丁奚、赘疣。今人蛇啮者，涂其汁；小儿腹疳者烧熟啖之；赘疣者取其网丝缠之；蜂及蜈蚣毒者，生置痛处令吸其毒皆有验。然此虫中人尤惨，惟饮羊乳汁可制其毒出。刘禹锡《传信方》云：张仲景治杂病方疗阴狐疝气，偏有大小时时上下者，蜘蛛散主之；蜘蛛十四枚熬焦，桂半两，二物为散，每服八分一匕，日再，蜜丸亦通。

《雷公》：凡使，勿用五色者，兼大身上有刺毛生者，并薄小者，已上并不堪用。凡欲用，要在屋西面有网，身小尻大，腹内有苍黄脓者真也。凡用去头足了，研如膏，投入药中用。

《圣惠方》：治瘰疬无问有头无头，用大蜘蛛五枚日干，细研酥，调如面脂，日两度贴之。

《外台秘要》：崔氏治疣目，以蜘蛛网丝绕缠之自落。

《千金方》：中风口㖞僻：取蜘蛛子，摩其偏急颊车上，候视正即止，亦可向火摩之。

又方：治背疮弥验方：取户边蜘蛛，杵，以醋和，先挑四畔令血出，根稍露，用药敷，干即易，且至夜拔根出，大有神效。

又方：治鼠瘘肿核痛，若已有疮口出脓水者：烧蜘蛛二七枚，敷良。

又方：治人心孔昏塞，多忘喜误，七月七日取蜘蛛网著领中，勿令人知，则永不忘也。

又方：卒脱肛：烧蜘蛛肚敷肛上。

《经验方》：孙真人备急治齿牙有孔，蜘蛛壳一枚，绵裹按其内。

《广利方》：治蝎螫人：研蜘蛛汁敷之差。

《乘闲方》：治泻多时，脱肛疼痛黑圣散，大蜘蛛一个，瓠叶重裹线系定，合子内烧令黑色存性，取出细研，入黄丹少许同研，凡有上件疾，先用白矾、葱、椒煎汤洗浴，拭干后将药末糁在软处帛上，将手掌按托入收之妙。

《谭氏方》：系指并赘瘤方：以花蜘蛛网上大网丝于黄丹中养之，系指与瘤，夜至旦自下。

孙真人：蜈蚣咬：取蜘蛛一枚，咬处安，当自饮毒蜘蛛死，痛未止更著生者。

《产宝方》：治产后咳逆，经三五日不止，欲死方：煎壁镜窠三五个呷差。

《衍义》曰：蜘蛛品亦多，皆有毒。《经》不言用是何种，今人多用人家檐角篱头陋巷之间，空中作圆网，大腹深灰色者。遗尿著人作疮癣。

现注：

①㿉：音（蘈 tuí）。阴部病，常指疝。喜：下原有音戏二字注音。

②蚍：（捉 zhuō）下原有章悦切三字注音，蚳：下原有音谋二字注音。

③蠨：下原有音萧二字注音，蛸：下原有音鞘二字注音。按：鞘通梢。现音：（xiāo 萧），（shào 梢）

④奚：《周礼·天官》注：奚：宦女。指女奴。丁奚指大腹如奚囊。《新唐书·李贺传》说：奚奴背锦囊，有得即投囊中。

⑤赘：下原有之锐切三字注音。

⑥蝵：下原有音秋二字注音，（qiū 秋），即蜘蛛。

⑦鼅鼄：下原有"音与知朱字同"六字注音。按：鼅鼄为蜘蛛的异体字。

⑧蝦：下原有音蝃二字注音，蝃：（zhuō 桌）蝦字《字典》未注（zhuō 桌）音，疑应为蝃字。

⑨萧：下原有音萧二字注音，蛸：下原有音鞘二字注音。

⑩踦：（jǐ 几），脚胫。

按：蜘蛛为圆网蛛科之大腹圆网蛛。可解毒消肿，增智减忘。

释名：蠾蝓(《方言》）时珍曰：按：王安石《字说》云：设一面之网，物触而后诛之。知乎诛义者，故曰蜘蛛。《尔雅》作鼅鼄，从黾，黾者大腹也。扬雄《方言》云：自关而东呼为蠾蝓，侏儒语转也。北燕朝鲜之间，谓之蝳蜍。齐人又呼为社公。时珍曰：蜘蛛布网，其丝右绕。其类甚多，大小颜色不一，《尔雅》但分蜘蛛、草、土及蠨蛸四种而已。蜘蛛啮人甚毒，往往见于典籍。刘郁《西使记》云：赤木儿城有虫如蛛，毒中人则烦渴，饮水立死，惟饮葡萄酒至醉吐则解。此与李绛所言蜘蛛毒人，饮酒至醉则愈之意同，盖亦蜘蛛也。郑晓吾《学编》云：西域赛蓝地方，夏秋间草生小黑蜘蛛，甚毒，啮人痛声彻地。土人诵呪以薄荷枝拂之，又以羊肝遍擦其体，经一日夜痛方止，愈后皮脱如蜕。牛马被伤辄死也。元稹《长庆集》云：巴中蜘蛛大而毒，甚者身边数寸踦长数倍其身，竹木被网皆死。中人，疮痏痛痒倍常，惟以苦酒调雄黄涂之，仍用鼠负虫食其丝尽则愈。不急救之，毒及心能死人也。段成式《酉阳杂俎》云：深山蜘蛛有大如车轮者，能食人物。若此数说，皆不可不知。《淮南万毕术》言：赤斑蜘蛛食猪肪百日，杀以涂布，雨不能濡；杀以涂足，可履水上。《抱朴子》言：蜘蛛、水马，合冯夷水仙丸服，可居水中。皆方士幻诞之谈，不足信也。

时珍曰：蛛入饮食不可食。主口喎、脱肛、疮肿、胡臭、齿䘌（时珍）。

时珍曰：《鹤林玉露》载：蜘蛛能制蜈蚣，以溺射之，节节断烂。则陶氏言蜘蛛治蜈蚣伤，亦相伏尔。沈括《笔谈》载：蛛为蜂螫，能啮芋梗，磨创而愈。今蛛又能治蜂、蝎螫，何哉。又刘义庆《幽明录》云：张甲与司徒蔡谟有亲。谟昼寝梦甲曰：忽暴病，心腹痛，胀满不得吐下。名干霍乱，惟用蜘蛛生断去脚吞之则愈。但人不知，甲某时死矣。谟觉，使人验之，甲果死矣。后用此治干霍乱辄验也。按此说虽怪，正合《唐注》治呕逆霍乱之文，当亦不谬。盖蜘蛛服之能令人利也。

附方：新十五。

小儿口噤：《直指》立圣散：用干蜘蛛一枚（去足，竹沥浸一宿，炙焦），蝎梢七个，腻粉少许。为末。每用一字，乳汁调，时时灌入口中。《圣惠方》：治小儿十日内，口噤不能吮乳。蜘蛛一枚，去足，炙焦研末。入猪乳一合，和匀。分作三服，徐徐灌之，神效无比。

止截疟疾：葛洪方：用蜘蛛一枚，同饭捣丸，吞之。《杨氏家藏》：用蜘蛛一枚，着芦管中，密塞，绾项上。勿令患人知之。《海上》：用蜘蛛三五枚，绵包，系寸口上。《宣明方》大蜘蛛三枚，信砒一钱，雄黑豆四十九粒，为末，滴水为丸豌豆大。先夜以一丸献于次早纸裹插耳内，立见神圣。一丸可医二人。走马牙疳，出血作臭：用蜘蛛一枚，铜绿半钱，麝香少许，杵匀擦之。无蛛用壳。（《直指》）

齿䘌断烂：用大蜘蛛一个，以湿纸重裹，荷叶包之，灰火煨焦为末，入（《永类钤方》）

聤耳出脓：蜘蛛一个，胭脂坯子半钱，麝香一字，为末。用鹅翎吹之。吹奶疼痛：蜘蛛一枚，面裹烧存性，为末。酒服即止，神效。

颏下结核：大蜘蛛不计多少，好酒浸过，同研烂，澄去滓。临卧时服之，最效。（《医林集要》）

便毒初起：大黑蜘蛛一枚，研烂，热酒一碗，搅服，随左右侧卧取利。不退再服，必效。

腋下狐臭：大蜘蛛一枚，以黄泥入少赤石脂末，及盐少许，和匀裹蛛，之为末，入轻粉一字，醋调成膏。临卧敷腋下，明早登厕，必泄下黑汁也。（《三因方》）

蜈蚣咬伤：同上（《孙真人》）

一切恶疮：蜘蛛晒，研末，入轻粉，麻油涂之。（《直指方》）。

蜕壳：主虫牙、牙疳（时珍）。

附方：新一。牙疳出血：蜘蛛壳，为末，入胭脂、麝香少许，敷之。（《直指方》）

网：疗疮毒，止金疮血出。炒黄研末，酒服，治吐血（时珍。出《圣惠方》）。

时珍曰：按：侯延庆《退斋雅闻录》云：凡人卒暴吐血者，用大蜘蛛网，搓成小团，米饮吞之，一服立止。此乃孙绍先所传方也。又《酉阳杂俎》云：裴旻山行，见山蜘蛛垂丝如匹布。引弓射杀，断其丝数尺收之。部下有金疮者，剪方寸贴之，血立止也。观此，则蛛网盖止血之物也。

附方：新四。

积年诸疮：蜘蛛膜贴之，数易。（《千金方》）

反花疮疾：同上肛门鼠痔：蜘蛛丝，缠之，即落。疣瘤初起：柳树上花蜘蛛丝缠之，

久则自消。(《简便方》)

## 蝮 蛇 胆

味苦，微寒，有毒，蠚主疮。

肉酿作酒，疗癞疾诸瘘心腹痛，下结气除蛊毒。其腹中吞鼠有小毒，疗鼠瘘。

陶隐居云：蝮蛇，黄黑色，黄颔尖口，毒最烈。虺[①]形短而扁，毒不异于虺[②]，中人不即疗多死。蛇类甚众，惟此二种及青蛙[③]为猛，疗之并别有方。蛇皆有足，五月五日取烧地令热，以酒沃之置中，足出。术家所用赤连、黄颔多在人家屋间吞鼠子、雀雏，见腹中大者破取干之。《唐本》注云：蛇屎疗痔瘘，器中养取之。皮灰，疗疔肿，恶疮，骨疽。蜕皮主身痒、痛、疥、癣等。蝮蛇作地色，鼻反口又长身短，头尾相似，大毒。一名虺蛇，无二种也。山南汉、沔间足有之。

臣禹锡等谨按《蜀本》《图经》云：形粗短，黄黑如土色，白斑鼻反者。山南金州、房州、均州皆有之。

陈藏器云：蝮蛇，按：蛇既众多，入用非一，《本经》虽载，未能分析。其蝮蛇形短，鼻反锦文，亦有与地同色者。著足断足，著手断手，不尔称身糜溃。其蝮蛇七、八月毒盛时啮树以泄其气，树便死。又吐口中涎沫于草木上，著人身肿成疮，卒难主疗，名曰蛇漠疮。蝮所主略与虺同，众蛇之中，此独胎产。本功外，宣城间山人取一枚，活著器中，以醇酒一斗投之，埋于马溺处，周年已后开取，酒味犹存，蛇已消化。有患大风及诸恶风恶疮瘰疬，皮肤顽痹，半身枯死，皮肤手足脏腑间重疾并主之，不过服一升以来，当觉举身习习，服讫服佗[④]药不复得力。亦有小毒，不可顿服。腹中死鼠主鼠瘘，脂磨著物皆透。又主癞。取一枚及佗蛇亦得，烧坐上当有赤虫如马尾出，仍取蛇肉塞鼻中，亦主赤痢，取骨烧为黑末饮下三钱匕，杂蛇亦得。《药性论》云：蝮蛇胆，君。治下部虫，杀虫良。蛇主治五痔，肠风泻血。

《图经》：文具蚺蛇胆条下。

《食疗》：主诸蠚肉，疗癞，诸瘘，下结气，除蛊毒。如无此疾者，即不假食也。

《肘后方》：治白癞：大腹蛇一条，勿令伤，以酒渍之，大者一斗，小者五升，以糠火温令稍稍热，取蛇一寸许，以腊月猪脂和敷上。

《梅师方》：治臂腕痛，取死蛇一条，以水煮取浓汁，浸肿痛，冷易之。

现注：

①虺：又称土虺蛇，即蝮蛇。

②虺：(yuán 元)，指蝮索或毒蛇。

③青蛙：原文如此，但青蛙非蛇类，盖刻版有误。

④佗：同他。

按：蝮蛇胆为蝮蛇科之蝮蛇胆。可消疮除癞散结止痛。

时珍曰：按：王介甫《字说》云：蝮，触之则复。其害人也，人亦复之，故谓之蝮。

时珍曰：蝮与虺陶氏言是二种，苏恭言是一种。今按：《尔雅》云：蝮虺身博三寸，首大如擘，是以蝮虺为一种也。郭璞云：蝮蛇惟南方有之，一名反鼻。细颈，大头，焦尾，鼻上有针，锦文如绶，文间有毛如猪鬣，大者长七八尺。虺则所在有之，俗呼土虺，与地同色。颜师古云：以俗名证之，郭说为是。又《北史》：高道穆谓（尔朱）荣云：今若还师，令（元）颢重完守具，乃养虺成蛇。是皆以蝮、虺为二种矣。盖蝮长大，虺短小，自不难辨，陶说为是。柳子厚《宥蝮蛇文》云：目兼蜂虿，色混泥涂。其颈蹙恶，其腹次且。褰鼻钩牙，穴出榛居。蓄怒而蟠，衔毒而趋。亦颇尽其状也。《抱朴子》曰：蛇类最多，惟蝮中人甚急。但即时以刀割去疮肉投于地，其肉沸如火炙，须臾焦尽，人乃得活。王充《论衡》云：蝮蛇含太阳火气而生，故利牙有毒。

胆：疗诸漏，研敷之。若作痛，杵杏仁摩之（时珍。出《外台》）。时珍曰：癞疾感天地肃杀之气而成，恶疾也。蝮蛇禀天地阴阳毒烈之气而生，恶物也。以毒物而攻毒病，盖从其类也。

脂：绵裹，塞耳聋。亦敷肿毒（时珍）。

附录：千岁蝮：按：《字林》云：聢听，形如蜥蜴，出魏兴。居树上，见人则跳来啮之。啮已还树，垂头听，闻哭声乃去。即此也。其状头尾一般，大如捣衣杵，俗名合木蛇，长一二尺。谈野翁方，名斫木蛇，又名望板归。救之，用嫩黄荆叶捣烂敷之。

## 白颈蚯蚓

味咸，寒，大寒，无毒。主蛇瘕去三虫伏尸鬼疰蛊毒，杀长虫仍自化作水。疗伤寒伏热，狂谬，大腹黄疸。一名土龙。生平土三月取阴干。

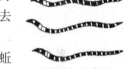

蜀州白颈蚯蚓

陶隐居云：白颈是其老者尔。取破去土盐之，日暴须臾成水，道术多用之。温病大热狂言，饮其汁皆差。与黄龙汤疗同也。其屎呼为蚓蝼①，食细土，无沙石，入合丹泥釜用。若服此干蚓，应熬作屑，去蛔虫甚有验也。

《唐本》注云：《别录》云，盐沾为汁，疗耳聋，盐消蛔功同蚯蚓。其屎封狂犬伤毒，出犬毛神效。

臣禹锡等谨按《蜀本》注：又云：解射罔毒。

《药性论》云：蚯蚓亦可单用，有小毒。干者熬末用之，主蛇伤毒。一名地龙子。

《日华子》云：蚯蚓治中风并痫疾，去三虫，治传尸，天行热疾，喉痹，蛇虫伤。又名千人踏，即是路行人踏杀者，入药烧用。其屎治蛇犬咬并热疮，并盐研敷。小儿阴囊忽虚热肿痛，以生甘草汁调轻轻涂之。

《图经》曰：白颈蚯蚓，生平土，今处处平泽皋壤地中皆有之。白颈是老者耳，三月采阴干。一云须破去土，盐之，日干，方家谓之地龙。治脚风药必须此物为使，然亦有毒。曾有人因脚病药中用此，果得奇效。病既愈服之不辍至二十余日而觉躁愦乱，但欲饮水不已，遂至委顿。凡攻病用毒药已愈，当便罢服也。其矢呼为蚓蝼，并盐敷疮，可去热毒。

陈藏器：蚯蚓粪土，疗赤白久热痢，取无沙者末一升，炒令烟尽，水沃取半大升，滤去粗滓，空肚服之。

《雷公》：凡使，收得后用糯米水浸一宿，至明漉出，以无灰酒浸一日至夜漉出，焙令干后细切，取蜀椒并糯米及切了蚯蚓三件同熬之，待糯米熟，去米椒了，拣净用之。凡修事二两，使米一分、椒一分为准。

《圣惠方》：治风赤眼：以地龙十条，炙干为末，夜卧以冷茶调下二钱匕。

又方：治蚰蜒入耳：地龙一条，入葱叶中化水，滴耳中，其蚰蜒亦化为水。

又方：治一切丹毒流肿：用地龙屎水和敷之。又方：治代指：用蚯蚓杵为泥，敷之。

又方：治小儿吐乳：用田中地龙粪一两，研末空心以粥饮调下半钱匕，不过二三服效。

《外台秘要》：治火丹：取曲蟮粪水和泥敷之。

《千金方》：治齿龈宣露：蚯蚓屎水和为泥，火烧令极赤，研之如粉，腊月猪脂和敷上，日三，永差。

《千金翼》：治裂齿痛：取死曲蟮末敷之止。

《斗门方》：治小便不通：用蚯蚓杵，以冷水滤过，浓服半碗立通，兼大解热疾，不知人事欲死者，服之立效。

《胜金方》：治耳聋立效：以干地龙入盐贮在葱尾内为水点之。

《子母秘录》：小儿耳后月蚀疮：烧蚯蚓屎合猪脂敷之。

《谭氏小儿》：治蜘蛛咬，遍身疮子：以葱一枝，去尖头作孔，将蚯蚓入葱叶中，紧捏两头勿泄气频摇动即化为水，点咬处差。

《孙真人》：小儿患聩②耳出脓水成疮沔③：方以蚯蚓粪碾末敷之，兼吹耳中立效。

《百一方》：治交接劳复，阴卵肿或缩入腹，腹绞痛，或便绝：蚯蚓数条绞取汁服之良。

又方：治中蛊毒，或吐下血若烂肝：取蚯蚓十四枚，以苦酒三升渍之，蚓死但服其汁，已死者皆可活。

《衍义》曰：白颈蚯蚓自死者良，然亦应候而鸣。此物有毒，昔有病腹大，夜闻蚯蚓鸣，④于身有人教用盐水浸之而愈。崇宁末年，陇州兵士暑月中，在倅⑤厅前跣立厅下，为蚯蚓所中，遂不救。后数日，又有人被其毒，博识者教以先饮盐汤一杯，次以盐汤浸足乃愈。今入药当去土了微炙，若治肾脏风下疰病不可阙也。仍须盐汤送，王荆公所谓藁⑥壤太牢俱有味，可能蚯蚓独清廉者也。

现注：

①蝼：下原有音娄二字注音。

②聩：本为聋或糊涂，此处有溃烂之意。

③沔：为污的异体字。

④古人认为蚯蚓能鸣，如《古今注》云：一名曲蟮，善长吟于地中。今不知此事确否。

⑤倅：（cuì 翠），副的。

⑥藁壤：即槁壤。《孟子·藤文公下》夫蚓上食槁土，下饮黄泉。

按：白颈蚯蚓为巨蚓或正蚓科蚯蚓。今临床称为地龙。综合功能消瘕除蛊，清热镇狂，平肝退黄。临床用以治高血压，中风不遂，痹痛等。

释名：螼蚓（音顷引）、朐腮（音蠢闰）、坚蚕（音遣乔）、蜿蟺（音阮善）、土蟺。时珍曰：蚓之行也，引而后申，其塿如丘，故名蚯蚓。《尔雅》谓之螼蚓，巴人谓之朐腮，皆方音之转也。蜿蟺、曲蟺，象其状也。《东方虬赋》云：乇逶迤而鳝曲，或宛转而蛇行。任性行止，物击便曲，是矣。术家言蚓可兴云，知阴晴，故有土龙、龙子之名。其鸣长吟，故曰歌女。时珍曰：今处处平泽膏壤地中有之。孟夏始出，仲冬蛰结。雨则先出，晴则夜鸣。或云结时能化为百合也。与皀螽同穴为雌雄。故郭璞赞云：蚯蚓土精，无心之虫。交不以分，淫于皀螽。是矣。今小儿阴肿，多以为此物所吹。《经验方》云：蚯蚓咬人，形如大风，眉须皆落，惟以石水灰浸之良。昔浙江将军张韶病此，每夕蚯蚓鸣于体中。有僧教以盐汤浸之，数遍遂瘥。时珍曰：入药有为末，或化水，或烧灰者，各随方法。

主伤寒疟疾，大热狂烦，及大人、小儿小便不通，急慢惊风，历节风痛，肾藏风注，头风齿痛，风热赤眼，木舌喉痹，鼻瘜聤耳，秃疮瘰疬，卵肿脱肛，解蜘蛛毒，疗蚰蜒入耳。（时珍）。震亨曰：蚯蚓属土，有水与木，性寒，大解热毒，行湿病。时珍曰：蚓在物应土德，在星禽为轸水。上食槁壤，下饮黄泉，故其性寒而下行。性寒故能解诸热疾，下行故能利小便、治足疾而通经络也。术家云："蚓血能柔弓弩"，恐亦诳言尔。诸家言服之多毒，而郭义恭《广志》云：附方闽越山蛮，啖蚯蚓为馐，岂地与人有不同欤。

附方：新三十四。

伤寒热结：六七日狂乱，见鬼欲走。以大蚓半斤去泥，用人溺煮汁饮。或生绞汁亦可。（《肘后方》）

阳毒结胸：按之极痛，或通而复结，喘促，大躁狂乱。取生地龙四条，洗净，研如泥，入生姜汁少许，蜜一匙，薄荷汁少许，新汲水调服。若热炽者，加片脑少许。即与揉心下，片时自然汗出而解。不应，再服一次，神效。（《伤寒蕴要》）

诸疟烦热太躁：用上方服之，甚效。亦治瘴疟。（《直指》）

老人尿闭：白颈蚯蚓、茴香等分，杵汁，饮之即愈。（《朱氏集验方》）

小儿尿闭：乃热结也。用大地龙数条去泥，入蜜少许，研敷茎卵。仍烧蚕蜕纸、朱砂、龙脑、麝香同研少许，以麦门冬、灯心煎汤调服。（《全幼》）

小儿急惊：五福丸：用生蚯蚓一条，研烂，入五福化毒丹一丸，同研，以薄荷汤少许化下。《普济方》云：梁国材言：扬州进士李彦直家，专货此药，一服千金，以糊十口。梁传其方，亲试屡验，不可不笔于册，以救婴儿。

惊风闷乱：乳香丸：治小儿慢惊风，心神闷乱，烦懊不安，筋脉拘急，胃虚虫动，反折啼叫。用乳香半钱，胡粉一钱，研匀，以白颈蚯蚓（生，捏去土），捣烂和，丸麻子大。每服七丸至十五丸，葱白煎汤下。（《普济方》）

慢惊虚风：用平正附子去皮脐，生研为末，以白颈蚯蚓于末内滚之，候定，刮蚓上附末，丸黄米大。每服十丸，米饮下。（《百一方》）

急慢惊风：五月五日取蚯蚓，竹刀截作两段，急跳者作一处，慢跳者作一处，各研烂，入朱砂末和作丸，记明急惊用急跳者，慢惊用慢跳者。每服五七丸，薄荷汤下。（《应验方》）

小儿卵肿：用地龙，连土为末，津调敷之。（钱氏方）

手足肿痛：欲断。取蚓三升，以水五升，绞汁二升半，服之。（《肘后》）

风热头痛：地龙（炒研）、姜汁、半夏饼、赤茯苓等分。为末。每服一字至半钱，生姜、荆芥汤下。（《普济》）

头风疼痛：龙珠丸：用五月五日取蚯蚓，和脑、麝杵，丸麻子大。每以一丸纳鼻中，随左右。先涂姜汁在鼻，立愈。（《总录》）

偏正头痛：不可忍者。《普济》龙香散：用地龙（去土，焙）、乳香等分。为末。每以一字作纸捻，灯上烧烟，以鼻嗅之。《澹寮方》：加人指甲等分，云徐介翁方也。每用一捻，香炉内慢火烧之，以纸筒引烟入鼻熏之。口噙冷水，有涎吐去。仍以好茶一盏点呷即愈。风虫牙痛：盐化地龙水，和面纳齿上，又以皂荚，去皮，研末涂上，虫即出。又同玄胡索、荜茇末塞耳。（《普济》）

齿缝出血：不止。用地龙末、枯矾各一钱，麝香少许，研匀擦之。（《圣惠方》）

牙齿动摇：及外物伤动欲落，诸药不效者：干地龙（炒）、五倍子（炒）等分为末。先以生姜揩牙，后敷擦之。（《御药院方》）

木舌肿满：不治杀人。蚯蚓一条，以盐化水涂之，良久渐消。（《普济方》）

咽喉卒肿：不下食。地龙十四条，捣涂喉外。又以一条，着盐化水，入蜜少许，服之。（《圣惠方》）

喉痹塞口：《普济》：用韭地红小蚯蚓数条，醋擂取汁食之，并噙在喉内，即吐出痰血二三碗，饮食即进，神效。《圣惠》用地龙一条研烂，以鸡子白搅和，灌入即通。鼻中息肉：地龙（炒）一分，牙皂一挺，为末。蜜调涂之，清水滴尽即除。（《圣惠》）

聤耳出脓：生地龙、釜上墨、生猪脂等分。研匀，葱汁和，捻作挺子，绵裹塞之。《圣惠方》

用地龙为末，吹之耳中耵聍：干结不出。用白蚯蚓，入葱叶中化为水，滴耳令满。不过数度，即易挑出。白秃头疮：干地龙为末，入轻粉，麻油调搽。（《普济方》）

瘰疬溃烂：流串者。用荆芥根下段，煎汤温洗，良久，着疮破紫黑处，以针刺去血，再洗三四次。用韭菜地上蚯蚓一把，五更时收取，炭火上烧红，为末。每一匙，入乳香、没轻粉各半钱，穿山甲九片，炙为末，油调敷之，如神。此武进朱守仁所传有验方。（《保命集》）

龙缠疮毒：水缸底蚯蚓一条，连泥捣敷，即愈。阳证脱肛：以荆芥、生姜煎汤洗之；用地龙（蟠如钱样者，去土）一两，朴硝二钱，为末，油调敷之。（《全幼心鉴》）

疠风痛痒：白颈蚯蚓，去土，以枣肉同捣，丸梧子大。每美酒下六十丸。忌姜、蒜。（《活人心统》）

对口毒疮：已溃出脓。取韭地蚯蚓，捣细，凉水调敷，日换三四次。（《扶寿精方》）

耳聋气闭：蚯蚓、川芎各两半，为末。每服二钱，麦门冬汤下。服后低头伏睡。一夜一服，三夜立效。（《圣济总录》）

口舌糜疮：地龙、吴茱萸，研末，醋调生面和，涂足心，立效。（《摘玄方》）

# 蠮螉①

味辛，平，无毒。主久聋咳逆，毒气出刺出汗。疗鼻窒②，其土房主痈肿风头，一名土蜂，生熊耳川谷及牂牁或人屋间。

陶隐居云：此类甚多，虽名土蜂，不就土中为窟，捷③土作房尔。今一种黑色腰甚细，衔泥于人室及器物边作房，如并竹管者是也。其生子如粟米大，置中乃捕取草上青蜘蛛十余枚，满中仍塞口以拟④其子大为粮也。其一种入芦竹管中者，亦取草上青虫，一名蜾蠃⑤。诗人云：螟蛉有子，蜾蠃负之。言细腰物无雌，皆取青虫教祝⑥，便变成己子。斯为谬矣，造《诗》者乃可不详，未审夫子何为。因其僻邪，圣人有阙，多皆类此。

《唐本》注云：土蜂，土中为窠。大如乌蜂，不伤人。非蠮螉，蠮螉不入土中为窠，虽一名土蜂，非蠮螉也。

今按：李含光《音义》云：咒变成子，近亦数有见者，非虚言也。

臣禹锡等谨按《蜀本》注云：按：《尔雅》果⑦蠃，蒲卢注云：即细腰蜂也。俗呼为蠮螉诗云：螟蛉之子蜾蠃负之，注曰：螟蛉桑虫也，蜾蠃蒲卢也。言蒲卢负持桑虫以成其子，乃知蠮螉即蒲卢也，蒲卢即细腰蜂也。据此不独负持桑虫，入佗虫入穴揵泥封之数日则成蜂飞去。陶云是先生子如粟在穴，然捕它虫以为之食。今人有候其封穴了，坏而看之，果见有卵如粟在死虫之上，则如陶说矣。而诗人以为喻者，盖如其大，而不知其细。陶又说此蜂黑色，腰甚细，能揵泥在屋壁间作房如并竹管者是也。亦有入竹管中器物间作穴者，但以泥封其穴口而已。《图经》云：揵泥作窠或双或只得处便作，不拘土石竹木间，今所在皆有之。

《日华子》云：蠮螉有毒，治呕逆，生研署竹木刺入药炒用。

蠮螉

《图经》曰，蠮螉，生熊耳川谷及牂牁或人家屋间。今处处有之。黑色而细腰，虽一名土蜂而不在土中作穴，但揵土于人家壁间或器物旁作房如比竹管者是也。谨按郭璞注《尔雅》果蠃，蒲卢云：即细腰蜂也，俗呼为蠮螉。又《诗·小雅》云：螟蛉有子，蜾蠃负之。注：螟蛉，桑虫也；蜾蠃，蒲卢也。言蒲卢取桑虫之子负持而去妪养之，以成其子。又杨雄《法言》云：螟蛉之子，殪而逢果蠃祝之曰：类我，类我。注云：蜾蠃遇螟蛉而受化，久乃变成蜂尔。据诸经传皆言此蜂取他虫而化为己子。陶隐居乃谓生子如粟米大，在其房中乃捕取草虫，以拟其子大为粮耳。又有人坏其房而看之，果见有卵如粟在死虫之上，皆如陶之说。又段成式云：书斋中多蠮螉好作窠于书卷或在笔管中，祝声可听，有时开卷视之，悉是小蜘蛛，大如蝇⑧虎，旋以泥隔之，乃知不独负桑虫也。数说不同，人或疑之。然物类变化，固不可度。蚱蝉生于转丸，衣鱼生于瓜子，龟生于蛇，蛤生于雀。白鹢之相视，负螽之相应，其类非一，若桑虫蜘蛛之变为蜂，不为异矣。如陶所说，卵如粟者，未必非祝虫而成之也。宋齐丘所谓蠮螉之虫，孕螟蛉之子，传其情，交其精，混其气，和其神，随物大小，俱得其真。蠢动无定情，万物无定形。斯言得之矣。

陈藏器云：土蜂，蠮螉注：苏云：土蜂，土中为窠，大如乌蜂。按土蜂，赤黑色；烧末油和敷蜘蛛咬疮。此物能食蜘蛛，亦取其相伏也。《圣惠方》治小儿霍乱吐泻方：用蠮螉窠微炙为末，以乳汁调下一字止。

《衍义》曰，蠮螉诸家所论备矣，然终不敢舍《诗》之意。尝析窠而视之，果有子如半粟米大，其色白而微黄，所负虫亦在其中，乃青菜虫，却在子下，不与虫相着，又非叶虫及草上青虫，应是诸虫皆可也。陶隐居所说近之矣。人取此房研细醋调涂蜂虿。

现注：

①蠮：下原有音噎二字注音。螉：下原有乌红切三字注音。按：蠮螉即土蜂。

②窠：下原有陟栗切三字注音。

③揵：下原有力展切三字注音。(liǎn 脸)。

④拟：打算。

⑤蠃：(luǒ 裸)，蜾蠃即土蜂。

⑥祝：下原有音咒二字注音。按：祝通咒。

⑦果：原文如此，按：应为蜾字。

⑧蝇虎：蜘蛛类，不结网，捕食蝇。原刻将蝇误刻为绳，今改正之。

按：蠮螉为螺蠃科之螺蠃，即土蜂。可通窍祛聋，降逆止咳，通鼻。

时珍曰：象其声也。时珍曰：蠮螉之说各异。今通考诸说，并视验其卵，及蜂之双双往来，必是雌雄。当以陶氏、寇氏之说为正，李氏、苏氏之说为误。按：《解颐新语》云：果蠃自有卵如粟，寄在虫身。其虫不死不生，久则渐枯，子大食之而出。正如蝇卵寄附于蚕身，久则卵化，穴茧而出也。《列子》言纯雄无雌，其名稚蜂，庄子言细腰者化，则自古已失之矣。罗愿《尔雅翼》云：陶说实当物理。但以此疑圣人，则不之诗之本旨矣。诗云：螟蛉有子，果蠃负之。教诲尔子，式谷似之。盖言国君之民，为他人所取耳。说者不知似字，乃续似之似，误以为如似之似，遂附会其说耳。犹云鸤鸠鸤鸠，既取吾子，亦可谓鸤取众鸟为子乎。今屡破其房，见子与他虫同处，或子已去而虫存空壳，或虫成蛹而子尚小。盖虫终不坏，至其成蛹，子乃食之而出也。近时王浚川著《雅述》，亦云：年年验之，皆如陶氏之说焉。

# 葛上亭长

味辛，微温，有毒。主蛊毒鬼疰，破淋结积聚，堕胎。七月取，暴干。

陶隐居云：葛花时取之，身黑而头赤，喻如人著玄衣赤帻，故名亭长。此一虫五变，为疗皆相似。二月、三月在芫花上即呼芫青；四月、五月在王不留行上即呼王不留行虫；六月、七月在葛花上即呼为葛上亭长；八月在豆花上即呼斑猫；九月、十月欲还地蛰，即呼为地胆。此是伪地胆尔，为疗犹同其类。亭长腹中有卵白如米粒，主疗诸淋结也。

《唐本》注云：今检《本草》及古今诸方，未见用王不留行虫者，若尔则四虫专在一处，今地胆出幽①州，芫青出宁州，亭长出雍州，斑猫所在皆有，四虫出四处，其虫可一处周游四州乎。且芫青、斑猫形段相似，亭长、地胆貌状大殊幽州地胆三月至十月草莱上采，非地中取，陶之所言恐浪证之尔。

臣禹锡等谨按《蜀本》《图经》云：五月、六月葛叶上采取之，形似芫青而苍黑色。凡用斑猫、芫青、亭长之类，当以糯米同炒，看米色黄黑即出，去头足及翅脚，以乱发裹悬屋栋上一宿，然后入药用。

《图经》：文附芫青条下。

现注：

①幽：下原有音邲二字注音。

按：葛上亭长为芫菁科昆虫豆芫菁。可消蛊避疫，通淋散结，消积。

时珍曰：陶言黑身赤头，故名亭长。而雷氏别出赤头，不言出处，似谬。

通血闭癥块鬼胎。余功同斑蝥（时珍）。

附方：新二。

经脉不通：妇人经脉不通，癥块胀满，腹有鬼胎。用葛上亭长五枚，以糙米和炒，去翅、足，研末。分三服，空心甘草汤下。须臾觉脐腹急痛，以黑豆煎汤服之，当通。《圣惠方》

肺风白癞：葛上亭长四七枚（去翅、足，与糯米同炒，米熟为度，不用米），干蝮蛇一枚（头尾全者，炙黄，去鳞及腹中物），共捣罗，生绢袋贮。以酒五升，瓷瓶中慢火煮。酒及一升以下，将绵囊蘸药汁，摩涂癞上，日二夜一。如不急痛，日夜可五七次涂

之。(《圣济总录》)

## 蜈　蚣

味辛，温，有毒。主鬼疰蛊毒，啖诸蛇虫鱼毒，杀鬼物老精温疟，去三虫。疗心腹寒热结聚，堕胎，去恶血。生大吴川谷、江南。赤头足者良。

陶隐居云：今赤足者多出京口长山高丽山、茅山亦甚有，于腐烂积草处得之，勿令伤暴干之。黄足者甚多而不堪用，人多火炙令赤，以当之，非真也。一名蝍蛆。庄周云：蝍蛆甘①带。《淮南子》云：腾蛇游雾而殆于蝍蛆。其性能制蛇，忽见大蛇，便缘而啖其脑。蜈蚣亦啮人，以桑汁白盐涂之即愈。

《唐本》注云：山东人呼蜘蛛一名蝍蛆，亦能制蛇，而蜘蛛条无制蛇语。庄周云：蝍蛆甘带。《淮南》云：腾蛇殆于蝍蛆并言蜈蚣矣。

臣禹锡等谨按《蜀本》《图经》云：生山南谷土石间，人家屋壁中亦有，形似马陆，扁身长黑头足赤者良，今出安、襄、邓、随、唐等州。七月、八月采。

《日华子》云：蜈蚣，治癥癖邪魅蛇毒。入药炙用。《图经》曰：蜈蚣，生吴中川谷及江南。今江浙山南唐邓间皆有之，多在土石及人家屋壁间，以头足赤者为胜，七、八月取之。黄足者最多，人以火炙令赤以当之，不堪用也。其性能制蛇，忽见大蛇便缘而啖其脑。陶隐居及苏恭皆以为庄子称蝍蛆甘带。《淮南子》云：腾蛇殆于蝍蛆，并言蝍蛆是此蜈蚣也。而郭璞注《尔雅》蒺藜，蝍蛆云：似蝗而大腹，长角。乃又似别种。下有马陆条，亦与蜈蚣相类，长三四寸斑色，其死侧卧状如刀环，故一名刀环虫。《书传》云：百足之虫，至死不僵，此虫足多，寸寸断之，亦便寸行是也。胡洽治治尸疰恶气诸方，皆用蜈蚣。今医治初生儿口噤不开不收乳者，用赤足蜈蚣去足，炙，末，以猪乳二合调半钱分三四服，温灌之。

《雷公》云：凡使勿用千足虫，真似，只是头上有白肉，面并嘴尖，若误用并把著腥臭气入顶致死。夫使蜈蚣，先以蜈蚣木末，不然用柳蚛末于土器中炒，令木末焦黑后去水末了，用竹刀刮去足甲了用。

《千金方》：大治射工水弩毒：以蜈蚣大者一枚，炙为末，和苦酒敷之，亦治口噤。

《子母秘录》：治小儿撮口病，但看舌上有疮如粟米大是也：以蜈蚣汁，刮破指甲，研敷两头肉，差。如无生者，干者亦得。

《抱朴子》云：末蜈蚣以治蛇疮。

《衍义》曰：蜈蚣背光，黑绿色，足赤，腹下黄，有中其毒者，以乌鸡屎水稠调涂咬处效。大蒜涂之亦效。复能治丹毒瘤：蜈蚣一条，干者，白矾皂子大，雷丸一个，百步②二钱，秤，同为末，醋调涂之。又畏蛞蝓，不敢过所行之路，触其身则蜈蚣死。人故取以治蜈蚣毒。桑汁白盐亦效。

现注：

①蝍：(jí及)，蝍蛆甘带，见《庄子·齐物论》。带：《辞海》释为小蛇。

②百步：原文如此。按：应为百部。

按：蜈蚣为大蜈蚣科少棘巨蜈蚣。功能解毒除疫，散疬消肿破痈。临床以蜈蚣治疮痈肿毒，疥疮反复发作不愈。中风偏瘫，面斜麻痹，高热抽搐，顽痹恶疮等。入解毒或熄风药中。

时珍曰：按：张揖《广雅》及《淮南子注》，皆谓蝍蛆为蜈蚣，与郭说异。许慎以蝍蛆为蟋蟀，能制蛇。又以蝍蛆为马蚿，因马蚿有蛆螾之名，并误矣。时珍曰：蜈蚣西南处处有之。春出冬蛰，节节有足，双须岐尾。性畏蜘蛛，以溺射之，即断烂也。南方有极大者，而本草失载。按：段成式《酉阳杂俎》云：绥定县蜈蚣，大者能以气吸蛇，及蜴蜥，相去三四尺，骨肉自消。沈怀远《南越志》云：南方晋安有山出蜈蚣。者长丈余，能啖牛。俚人燃炬遂得，以皮鞭骨，肉曝为脯，美于牛肉。葛洪《遐观赋》云：南方蜈蚣大者长百步，头如车箱，肉白如瓠，越人争买为羹炙。张耒《明道杂志》：黄州岐亭有拘罗山，出大蜈蚣，袤长尺。土人捕得熏干，商人贩入北方货之，有致富者。蔡绦《丛谈》云：峤南蜈蚣大者二三尺，螫人至死。惟见托胎虫，则局缩不敢行。虫乃登首陷其脑而食之。故被蜈蚣伤者，捣虫涂之，痛立止也。珍按：托胎虫即蛞蝓也。蜈蚣能制龙、蛇、蜴蜥，而畏蛤蟆、蛞蝓、蜘蛛，亦庄子所谓物畏其天，《阴符经》所谓禽之制在气也。时珍曰：蜈蚣木不知是何木也。今人惟以火炙去头、足用，或去尾、足，以薄荷叶火煨用之。

小儿惊痫风搐，脐风口噤，丹毒秃疮瘰疬。便毒痔漏，蛇瘕、蛇瘴、蛇伤（时珍）。时珍曰：盖行而疾者，惟风与蛇。蜈蚣能制蛇，故亦能截风，盖厥阴经药也。故所主诸证，多属厥阴。按：杨士瀛《直指方》云：蜈蚣有毒，惟风气暴烈者可以当之。风气暴烈，非蜈蚣能截能擒亦不易止，但贵药病相当耳。设或过剂，以蚯蚓、桑皮解之。又云：瘰疮一名蛇瘴，蛮烟瘴雨之乡，多毒蛇气。人有不服水土风气而感触之者，数月以还，必发蛇瘴。惟赤足蜈蚣最能伏蛇为上药，白芷次之。又《圣济总录》云：岭南朴蛇瘴，一名锁喉瘴。项大肿痛连喉。用赤足蜈蚣一二节研细，水下即愈。据此则蜈蚣之治蛇虫、蛇毒、蛇瘕、蛇伤诸病，皆此意也。然蜈蚣又治痔漏、便毒、丹毒等病，并陆羽《茶经》载枕中方治瘰疬一法，则蜈蚣自能除风攻毒，不毒治蛇毒而已也。

附方：旧四，新十六。

小儿急惊：万金散：蜈蚣一条（全者，去足），炙为末汁和，丸绿豆大。每岁一丸，乳汁下。（《圣惠》）

天吊惊风：目久不下，眼见白睛，及角弓反张，声不出者，双金散主之。用大蜈蚣一条去头足，酥炙，用竹刀批开，记定左右。又以麝香一钱，亦分左右各记明，研末包定。每用左边者吹左鼻，右边者吹右鼻，各少许，不可过多。若眼未下，再吹些须，眼下乃止。（《直指》）

破伤中风：欲死。《圣惠》：用蜈蚣，研末，擦牙，追去涎沫，立瘥。《儒门事亲》用蜈蚣头、乌头尖、附子底、蝎梢等分为末。每用一字或半字，热酒灌之，仍贴疮上，取汗愈。

口眼㖞斜：口内麻木者。用蜈蚣三条（一蜜炙，一酒浸，一纸裹煨，并去头足）；天南星一个（切作四片，一蜜炙，一酒浸，一纸裹煨，一生用）。半夏、白芷各五钱，通为末，入麝香少许。每服一钱，热酒调下，日一服。（《通变要法》）

腹内蛇瘕：误食菜中蛇精，成蛇瘕，或食蛇肉成瘕，腹内常饥，食物即吐。以赤足蜈蚣一条炙，研末，酒服。（《卫生易简方》）

天蛇头疮：生手指头上。用蜈蚣一条，烧烟熏一二次即愈。或为末，猪胆汁调涂之。

（《奇效》）

瘰疬溃疮：茶、蜈蚣二味，炙至香，等分捣筛为末。先以甘草汤洗净，敷之。（《枕中方》）

聤耳出脓：蜈蚣末，吹之。（鲍氏）小儿秃疮：大蜈蚣一条，盐一分，入油内浸七日。取油搽之，极效。（《海上方》）

便毒初起：黄脚蜈蚣一条，瓦焙存性，为末。酒调服，取汗即散。（《济生秘览》）

痔疮疼痛：《直指》：用赤足蜈蚣，焙为末，入片脑少许，唾调敷之。孙氏《集效》：用蜈蚣三四条，香油煮一二沸，浸之，再用五倍子末二三钱，瓶收蜜封。如遇痛不可忍，点上油，即时痛止，大效。

腹大如箕：用蜈蚣三五条，酒炙研末。每服一钱，以鸡子二个，打开入末在内，搅匀纸糊，沸汤煮，熟食之。日一服，连进三服，瘳。（《活人心统》）

脚肚转筋：蜈蚣，烧，猪脂和敷。（《肘后》）

女人趾疮：甲内恶肉突出不愈。蜈蚣一条，焙研敷之。外以南星末，醋和敷四围。（《医方摘要》）

## 蛤蚧

味咸，平，有小毒。主久肺痨传尸，杀鬼物邪气，疗咳嗽下淋沥，通水道。生岭南山谷及城墙或大树间。身长四五寸，尾与身等，形如大守宫，一雄一雌，常自呼其名曰蛤蚧。最护惜其尾，或见人欲取之，多自啮断其尾，人即不取之。凡采之者，须存其尾则用之力全故也。《方言》曰：桂林之中，守宫能鸣者，谓蛤蚧。盖相似也。今附。臣禹锡等谨按《岭表录异》云：蛤蚧，首如蛤蟆，背有细鳞如蚕子，土黄色，身短尾长，多巢于榕树中。端州子墙内有巢于厅署城楼间者，旦暮则鸣，自呼蛤蚧，或云鸣一声是一年者。俚人采之鬻于市为药，能治肺疾。医人云药力在尾，尾不具者无功。

《日华子》云：无毒。治肺气，止嗽并通月经下石淋及治血。又名蛤蟹。合药去头足，洗去鳞鬣①内不净，以酥炙用良。

《图经》曰：蛤蚧，生岭南山谷及城墙或大木间，今岭外亦有之。首若蛤蟆，背有细鳞如蚕子，色黄如土，长四五寸，尾与身等，盖守宫、蝘蜓之类也。故扬雄《方言》云：桂林之中，守宫能鸣者，俗谓之蛤蚧，言其鸣自呼其名也。药力全在尾，人捕之则自啮断其尾，因得释去。巢穴多依榕木，亦有在古屋城楼间者。人欲得其首尾完者，乃以长柄两股铁叉如粘黐②竿状，伺于榕木间，以叉刺之，皆一股中脑，一股著尾，故不能啮也。行常一雄一雌相随，入药亦须两用之。或云阳人用雌，阴人用雄。

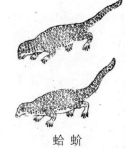

蛤蚧

《海药》云：谨按：《广州记》云：生广南水中，有雌雄，状若小鼠，夜即居于榕树上，投一获二。《岭外录》云：首如蛤蟆，背有细鳞，身短尾长，旦暮自鸣蛤蚧，俚人采之，割腹以竹开张曝干鬻于市。力在尾，尾不全者无效。彼人用疗折伤。近日西路亦出，其状虽小，滋力一般，无毒。主肺痿，上气咯血，咳嗽。并宜丸散中使。凡用炙令黄熟，熟捣口舍少许奔走，令人不喘者是其真也。

《雷公》云：凡使，须认雄雌，若雄为蛤，皮粗口大，身小尾粗；雌为蚧，口尖身大，尾小。男服雌，女服雄。凡修事服之，去甲上尾上并腹上肉毛。毒在眼，如斯修事了，用酒浸，才干，用纸两重，于火上缓隔焙纸炙，待两重纸干焦透后去纸，取蛤蚧于瓷器中盛，于东舍角畔悬一宿，取用力可十倍。勿伤尾，效在尾也。

《衍义》曰：蛤蚧，补肺虚痨嗽有功，治久嗽不愈，肺间积虚热，久则成疮，故嗽出脓血，晓夕不止，喉中气塞，胸膈噎痛；蛤蚧、阿胶、生犀角、鹿角胶、羚羊角一两，除胶外皆为屑，次入胶，分四服，每服用河水三升于银石器中慢火煮至半升，滤去滓，临卧微温细细呷，其滓候服尽再�，都作一服，以水三升，煎至半升，如前服。若病人久虚，不喜水，当递减水。张刑部子皋，病极，田枢密况送此方遂愈。

现注：

① 鬣：(liè 猎)，鱼颌旁鬐。

② 黐：(chī 痴) 或 (lí 离)，木胶。

按：蛤蚧，为壁虎科之蛤蚧。综合功能养肺保肺，止血抗痨，止咳定喘通淋。临床以蛤蚧治肺痨咳血，慢性咳喘等。

时珍曰：蛤蚧，因声而名，仙蟾，因形而名；岭南人呼蛙为蛤，又因其首如蛙、蟾也。雷敩以雄为蛤，以雌为蚧，亦通。时珍曰：按：段公路《北户录》云：其首如蟾蜍，背浅绿色，上有土黄斑点，如古锦纹，长尺许，尾短，其声最大，多居古木窍简，亦守宫、蜥蜴之类也。又顾玠《海槎录》云：广西横州甚多蛤蚧，牝牡上下相呼累日，情洽乃交，两相抱负，自堕于地，人往捕之，亦不知觉，以手分劈，虽死不开。乃用熟稿草细缠，蒸过暴干售之，炼为房中之药甚效。寻常捕者，不论牝牡，但可为杂药及兽医方中之用耳。

补肺气，益精血，定喘止嗽，疗肺痈消渴，助阳道。（时珍）

时珍曰：昔人言补可去弱，人参羊肉之属。蛤蚧补肺气，定喘止渴，功同人参。益阴血，助精扶羸，功同羊肉。近世治劳损痿弱，许叔微治消渴，皆用之，俱取其滋补也。刘纯云：气液衰、阴血竭者，宜用之。何大英云：定喘止嗽，莫佳于此。

附方：喘嗽面浮：并四肢浮者。蛤蚧一雌一雄，头尾全者，法酒和蜜涂之，炙熟，紫团人参似人形者，半两为末，化蜡四两，和作六饼。每煮糯米薄粥一盏，投入一饼搅化，细细热呷之。（《普济》）

# 水　蛭①

味咸、苦，平，微寒，有毒。主逐恶血瘀血，月闭，破血瘕积聚，无子，利水道。又堕胎，一名蚑，一名至掌。生雷泽池泽。五月、六月采，暴干。

陶隐居云：蚑②，今复有数种，此用马蜞，得啮人腹中有血者，仍干为佳。山蚑及诸小者皆不用。楚王食寒菹所得而吞之，果能去结积。虽曰阴祐，亦是物性兼然。

《唐本》注云：此物有草蛭、水蛭，大者长尺，名马蛭，一名马蜞。并能唼牛马、人血。今俗多取水中小者用之，大效。不必须食人血满腹者。其草蛭在深山草上，人行即敷著胫股不觉遂于肉中产育，亦大为害，山人自有疗法也。

臣禹锡等谨按《蜀本》云：采得之，当用竹筒盛，待干又米泔浸一宿后暴干，以冬猪脂煎令焦黄，然后用之。勿误采石蛭、泥蛭用，石泥二蛭，头尖腰粗色赤，不入药，误食之则令人眼中如生烟，渐致枯损。今用水中小者耳。

陈藏器云：水蛭本功外，人患赤白游疹及痈肿毒肿，取十余枚，令唼（一作啗）病处，取皮皱肉白无不差也。冬月无蛭虫，地中掘取，暖水中养之令动，先洗去人皮咸，以竹筒盛蛭缀之，须臾便咬血满自脱，更用饥者。崔知悌令两京无处预养之，以防缓急。收干蛭当展其身令长，腹中有子者去之。此物难死，虽加火炙，亦如鱼子，烟熏三年，得水犹活，以为楚王之病也。

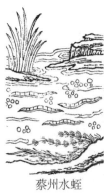

蔡州水蛭

《药性论》云：水蛭，使。主破女子月候不通，欲成血痨癥块，能治血积聚。

《日华子》云：畏石灰，破癥结，然极难修制，须细剉后用微火炒令色黄乃熟，不尔入腹生子为害。

《图经》曰：水蛭，生雷泽池泽，今近处河池中多有之，一名蚑。此有数种，生水中者名水蛭，亦名马蟥。生山中者名石蛭，生草中者名草蛭，生泥中者名泥蛭，并皆著人及牛马股胫间啑咂其血，甚者入肉中产育为害亦大。水蛭有长尺者，用之当以小者为佳，六月采，暴干。一云采得当以竹筒盛之，待干又用米泔浸经宿，然后出之暴已。又用冬月猪脂煎令黄，乃堪用。干蛭当展令长，腹中有子者去之。古法有用水蛭唼疮者，缓急所须，亦不可得，崔知悌令预收养之以备用。此物极难死，加火炙经年得水犹可活也。石蛭等并头尖腹粗不堪入药，误用之则令人目中生烟不已，渐致枯损，不可不辨也。

《经验方》：治折伤：用水蛭，新瓦上焙干为细末，热酒调下一钱。食顷痛，可更一服，痛止便将折骨药封，以物夹定，直候至较。

初虞世：治从高坠下，及打击内伤神效：麝香、水蛭各一两，剉碎炒令烟出，二件研为末，酒调一钱，当下畜血，未止再服，其效如神。《衍义》曰：水蛭，陈藏器、《日华子》所说备矣。大者京师又谓之马蟥，腹黄者谓之马黄，畏盐，然治伤折有功。《经》与注皆不言，修制宜仔细，不可忽也。今人用者皆炒。

现注：

①蛭：下原有音质二字注音。(zhì 质)。

②蚑：下原有音蚑二字注音。

按：水蛭为水蛭科多种水蛭。功能皮療活血，消瘀散积。临床以水蛭治疗中风脑血管病，半身不遂，脉管炎，无脉症，静脉血栓等。入活血破瘀药中。

时珍曰：方音讹蛭为痴，故俗有水痴、草痴之称。时珍曰：李石《续博物志》云：南方水痴似鼻涕，闻人气闪闪而动，就人体成疮，惟以麝香、朱砂涂之即愈。此即草蛭也。时珍曰：昔有途行饮水，及食水菜，误吞水蛭入腹，生子为害，唼咂脏血，肠痛黄瘦者，惟以田泥或摅黄土水饮数升，则必尽下出也。盖蛭在人腹，忽得土气而下尔。或以牛、羊热血一二升，同猪脂饮之，亦下也。时珍曰：按：贾谊《新书》云：楚惠王食寒菹得蛭，恐监食当死，遂吞之，腹有疾而不能食。令尹曰：天道无亲，惟德是辅。王有仁德，病不为伤。王果病愈。此楚王吞蛭之事也。王充《论衡》亦云：蛭乃食血之虫，楚王殆有积血之病，故食蛭而病愈也。与陶说相符。

附方：新八。

漏血不止：水蛭，炒为末，酒服一钱，日二服，恶血消即愈。（《千金》）

产后血晕：血结聚于胸中，或偏于少腹，或连于胁肋。用水蛭（炒）、虻虫（去翅、足，炒）、没药、麝香各一钱，为末，以四物汤调下。血下痛止，乃服四物汤。《保命集》

跌扑损伤，瘀血凝滞，心腹胀痛，大小便不通，气绝欲死：用红蛭（锻石炒黄）半两，大黄、牵牛头末各二两，为末。每服二钱，热酒调下。当下恶血，以尽为度。名夺命散。（《济生》）

杖疮肿痛：水蛭，炒研，同朴硝等分。研末，水调敷之。（周密《志雅堂杂抄》）

纫染白须：谈野翁方：用水蛭为极细末，以龟尿调，捻须梢，自行入根也。一用白乌骨鸡一只，杀血入瓶中，纳活水蛭数十于内，待化成水，以猪胆皮包指，蘸捻须梢，自黑入根也。《普济》：用大水蛭七枚为末，汞一两，以银三两作小合盛之。用蚯蚓泥固济半治厚，深埋马粪中。四十九日取出，化为黑油。以鱼脬笼指，每蘸少许捻须上，其油自然倒行至根，变为黑色也。又黑须倒卷帘方：用大马蜞二三十条，竹筒装之，夜置露处受气。饿过七日，以鸡冠血磨京墨与食，过四五次，复阴干。将猪胫骨打断，放蜞入内，仍合定，铁线缠住，盐泥涂之。干时放地上，火煅五寸香；二次，退开三寸火，又五寸香；三次，再退远火，又五寸香，取出为末。将猪胆皮包指，承末搽须梢，即倒上也。

# 斑　猫

味辛，寒，有毒。主寒热鬼疰蛊毒鼠瘘。疥癣。恶疮疽蚀死肌，破石癃。血积，伤人肌，堕胎。一名龙尾。生河东川谷，八月取，阴干。马刀为之使，畏巴豆、丹参、空青，恶肤青。

陶隐居云：豆花时取之，甲上黄黑斑色如巴豆大者是也。

臣禹锡等谨按《蜀本》《图经》云：七月、八月大豆叶上甲虫，长五六分，黄斑文，乌腹者，今所在有之。

吴氏云：斑猫，一名斑蚝[1]，一名龙蚝，一名斑菌，一名腃[2]发，一名盘蛰[3]，一名晏青。神农，辛；岐伯，咸；桐君，有毒；扁鹊，甘，有大毒。能治瘰疬通利水道。

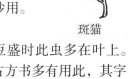

斑猫

《日华子》云：恶豆花，疗淋疾敷恶疮瘘烂，入药除翅足，熟炒用。生即吐泻人。

《图经》曰：斑猫，生河东川谷，今处处有之，七月、八月大豆盛时此虫多在叶上。长五六分，甲上黄黑斑文，乌腹尖喙如巴豆大，就叶上采之阴干。古方书多有用此，其字或作斑蝥[4]，亦作斑蚝。入药不可令生，生即吐泻人。

《外台秘要》：救急治疗肿方：斑猫一枚，捻破以针划疮上作米字封之，即根乃出。

又方：治干癣积年生痂，搔之黄水出，每逢阴雨即痒，用斑猫半两，微炒为末，蜜调敷之。

《经验方》：大治大人小儿瘰疬内消方：斑猫一两，去翅足，用粟米一升，同斑猫炒令米焦黄，去米不用，细研入干薄荷末四两同研令匀，以乌鸡子清丸如绿豆大，空心腊茶下一丸，加至五丸，却每日减一也。减至一丸后，每日服五丸。

《肘后方》：治沙虱毒：斑猫二枚，一枚末服之，一枚烧令烟绝，研末，以敷疮中立差。

《广利方》：治瘰疬经久不差：斑猫一枚，去翅足微炙，以浆水一盏，空腹吞之，用蜜水下重者不过七枚，差。

又方：妊娠或已不活，欲下胎：烧斑猫末服一枚，即下。

《衍义》曰：斑猫，须糯米中炒米黄为度。妊身人不可服，为能溃人肉。治淋药多用，极苦人，尤宜斟酌。下条芫青其用与此不相远，故附于此。

现注：

①蚝：（cì 次）。

②螣：（quán）。

③蛩：（qióng 穷）。

④斑螯：原刻为斑蝥。按：无斑蝥之名，应为斑蝥之误，故改之。

按：斑猫为芫青科昆虫南方大斑蝥或黄黑小斑蝥之干燥全虫。可消疮消瘰，通淋化积。临床小量应用于恶性肿，破伤风，狂犬病等。

时珍曰：斑言其色，螯刺言其毒，如矛刺也。亦作斑螯，俗讹为斑猫，又讹斑蚝为斑尾也。《吴普本草》又名斑菌，曰螣发，曰晏青。时珍曰：按：《本经》《别录》，四虫采取时月，正与陶说相合。《深师方》用亭长，注亦同。自是一类，随其所居、所出之时而命名尔。苏恭强辟，陶说亦自欠明。按：《太平御览》引《神农本草经》云：春食芫花为芫青，夏食葛花为亭长，秋食豆花为斑螯，冬入地中为地胆（黑头赤尾）。其说甚明，而唐、宋校正者反失收取，更致纷纭，何哉？陶氏之王不留行虫，雷氏之赤头，方药未有用者。要皆此类，固可理推。余见地胆。时珍曰：一法用麸炒过，醋煮用之也。时珍曰：斑螯、芫青、亭长、地胆之毒，靛汁、黄连、黑豆、葱、茶，皆能解之。

治疝瘕，解疔毒、猘犬毒、沙虱毒、蛊毒、轻粉毒。（时珍）时珍曰：斑螯，人获得之，尾后恶气射出，臭不可闻。故其入药亦专主走下窍，直至精溺之处，蚀下败物，痛不可当。葛氏云：凡用斑螯，取其利小便，引药行气，以毒攻毒是矣。杨登甫云：瘰疬之毒，莫不有根，大抵以斑螯、地胆为主。制度如法，能使其根从小便中出，或如粉片，或如血块，或如烂肉，皆其验也。但毒之行，小便必涩痛不可当，以木通、滑石、灯心辈导之。又葛洪《肘后方》云：《席辩刺史传》云：凡中蛊毒，用斑螯虫四枚，去翅、足炙熟，桃皮五月初五日采取。去黑皮阴干，大戟去骨，各为末。如斑螯一分，二味各用二分，合和枣核大，以米清饮服之，必吐出蛊。一服不瘥，十日更服。此蛊洪州最多，有老妪解疗之，一人获缣二十四，秘方不传。后有子孙犯法，黄华公若于则时为都督，因而得之也。

附方：新九。

瘰疮有虫：八月中多取斑螯，以苦酒浸半日，晒干。每用五个，（铜器炒熟为末），巴豆一粒，黄犬背上毛二七根（炒研），朱砂五分，同和苦酒顿服，其虫当尽出也。

痈疽拔脓：痈疽不破，或破而肿硬无脓。斑螯为末，以蒜捣膏，和水一豆许，贴之。少顷脓出，即去药。（《直指》）

血疝便毒：不拘已成、未成，随即消散。斑螯三个（去翅、足，炒），滑石三钱，同研，分作三服。空心白汤下，日一服，毒从小便出。如痛，以车前、木通、泽泻、猪苓煎饮，名破毒饮，甚效。（东垣方）

面上痞瘤：大风，面上有紫痞瘤未消：用干斑蝥末，以生油调敷，约半日，痞瘤胀起。以软帛拭去药，以棘针挑破，近下令水出干。不得剥其疮皮，及不可以药近口、眼。若是尖痞瘤子，即勿用此，别用胆矾末合药以治之。（《圣济总录》）

疣痣黑子：斑蝥三个，人言少许。以糯米五钱，炒黄，去米，入蒜一个，捣烂点之。

疯狗咬伤：《卫生易简方》云：此乃九死一生之病。急用斑蝥七枚，以糯米炒黄，去米为末。酒无狗形，永不再发也，累试累验。《医方大成》：用大斑蝥三七枚，去头、翅、足，用糯米一勺，略炒过，去斑蝥。别以七枚如前炒，色变，复去之。别以七枚如前，至青烟为度，去蝥，只以米为粉。用冷水入清油少许，空心调服。须臾再进一服，以小便利下毒物为度。如不利，再进。利后肚疼，急用冷水调青靛服之，以解其毒，否则伤。黄连水亦可解之。但不宜服一切热物也。

塞耳治聋：斑蝥（炒）二枚，生巴豆（去皮心）二枚，杵丸枣核大，绵裹塞之。（《惠方》）

## 田中螺汁

大寒。主目热赤痛，止渴。

陶隐居云：生水田中，及湖渎岸侧，形圆大如梨橘者，人亦煮食之。煮汁亦疗热醒酒，止渴。患眼痛，取珍珠并黄连内其中，良久汁出，取以注目中多差。

《唐本》注云：《别录》云，壳疗尸疰，心腹痛。又主失精。水渍饮汁止泻。

今按：陈藏器《本草》云：田中螺煮食之，利大小便，去腹中结热，目下黄，脚气冲上，小腹急硬，小便赤涩，脚手浮肿。生浸取汁饮之止消渴。碎其肉敷热疮烂，壳烧为灰，末服，主反胃。

臣禹锡等谨按《蜀本》《图经》云：生水田中，大如桃李，状类蜗牛而尖长，青黄色。夏秋采之。

《药性论》云：田螺汁亦可单用，主治肝热目赤肿痛；取大者七枚，洗净，新汲水养，去秽泥，重换水一升浸洗，仍旋取于干净器中，著少盐花，于口上承取自出者用点目。逐个如此用了，却放之。

《日华子》云：田螺，冷，无毒。治手足肿及热疮，生研汁敷之。

陈藏器云：在水田中圆大者是，小小泥有棱，名ㄥ螺，亦止渴，不能下水。食之当先米泔浸去泥，此物至难死，有误泥在壁中三十年犹活。能伏气饮露，唯生穿散而出即死烂。壳烧为灰末服主反胃胃冷，去卒心痛。

《食疗》云：大寒，汁饮疗热、醒酒、压丹石，不可常食。

《圣惠方》：治连月饮酒，咽喉烂，舌上生疮：水中螺蚌肉、葱、豉、椒、姜煮饮汁三两盏，差。

《食医心镜》：主消渴，饮水日夜不止，口干小便数：田中螺五升，水一斗，浸经宿，渴即饮之，每日一度易水，换生螺为妙。

又方：云：以水三升，煮取汁，渴即饮之，螺即任吃。

按：田中螺为田螺科之中国田螺。田中螺汁可明目清热，导赤止渴。

时珍曰：螺，蚌属也。其壳旋文。其肉视月盈亏，故王充云：月毁于天，螺消于渊。《说卦》云：离为螺，为蚌，为龟，为鳖，为蟹。皆以其外刚而内柔也。利湿热，治黄疸。捣烂贴脐，引热下行，止噤口痢，下水气淋闭，取水，擦痔疮胡臭。烧研，治瘰癣疮（时珍）。

附方：新二十。

酒醉不醒：用水中螺、蚌，葱、豉煮食饮汁，即解。（《肘后》）

小便不通：腹胀如鼓。用田螺一枚，盐半匕，生捣，敷脐下一寸三分，即通。熊彦诚曾得此疾，异人授此方果愈。（《类编》）

噤口痢疾：用大田螺二枚捣烂，入麝香三分作饼，烘热贴脐间。半日，热气下行，即思食矣。甚效。（丹溪）

肠风下血：因酒毒者。大田螺五个，烧至壳白肉干，研末，作一服，热酒下。是摘（《百一选方》）

大肠脱肛：脱下三五寸者。用大田螺二三枚，将井水养三四日，去泥。用鸡爪黄连研细末，入厣内，待化成水。以浓茶洗净肛门，将鸡翎蘸扫之。以软帛托上，自然不再复发也。（《德生堂经验方》）

反胃呕噎：田螺洗净水养，待吐出泥，澄取晒半干，丸梧子大。每服三十丸，藿香汤下。烂壳研服亦可。（《经验方》）

水气浮肿：用大田螺、大蒜、车前子等分，捣膏摊贴脐上，水从便旋而下。象山县民病此，得是方而愈。（仇远《稗史》）

酒疸诸疸：用田螺将水养数日，去泥，取出生捣烂，入好酒内，用布帛滤过，将汁饮之，日三服，自效。（《寿域》）

脚气攻注：用生大田螺捣烂，敷两股上，便觉冷趋至足而安。又可敷丹田，利小便。董守约曾用有效。（《稗史》）

痔漏疼痛：《乾坤生意》：用田螺一个，入片脑一分在内，取水搽之。仍先以冬瓜汤洗净。孙氏：用田螺一枚，用针刺破，入白矾末同埋一夜，取螺内水扫疮上，又善能止痛也，甚妙。《袖珍》：用马齿苋汤洗净，捣活螺蛳敷上，其病即愈。腋气狐臭：《乾坤生意》：用田螺一个，水养，俟厣开，挑巴豆仁一个在内，取置杯内，夏一夜，冬七夜，自然成水。常取搽之，久久绝根。又方：大田螺一个，入麝香三分在内，埋露地七七日，取出。看患洗拭，以墨涂上，再洗。看有墨处是患窍，以螺汁点之，三五次即瘥。瘰疬溃破：用田螺连肉烧存性，香油调搽。（《集要方》）

疔疮恶肿：用田螺入冰片，化水点疮上。（《普济》）

风虫癣疮：用螺蛳十个，槿树皮末一两，同入碗内蒸熟，捣烂，入矾红三钱，以盐水调搽。（孙氏）

绕指毒疮：生手足指上。以活田螺一枚，生用捣碎缚之，即瘥。（《多能鄙事》）

妒精阴疮：大田螺二个，和壳烧存性，入轻粉同研，敷之，效。（《医林集要》）

壳：烂壳研细末服之，止下血。小儿惊风有痰，疮疡脓水（时珍）。

附方：新三。

心脾痛不止者：水甲散主之。用田螺壳（溪间者亦可），以松柴片层层叠上，烧过火，吹去松灰，取壳研末。以乌沉汤、宽中散之类，调服二钱，不传之妙。（《集要》）

小儿头疮：田螺壳烧存性，清油调，掺之。（《圣惠》）

小儿急惊：远年白田螺壳烧灰，入麝香少许，水调灌之。（《普济》）

# 贝 子

味咸，平，有毒。主目翳鬼疰蛊毒，腹痛下血，五癃，利水道。除寒热温疰，解肌散结热。烧用之良。一名贝齿，生东海池泽。

陶隐居云：此是今小小贝子，人以饰军容服物者，乃出南海。烧作细屑末，以吹眼中疗翳良。又真马珂，捣末亦疗盲翳。

臣禹锡等谨按《蜀本》《图经》云：蜗类也，形若鱼齿洁者良。

《药性论》云：贝子，使。能破五淋，利小便，治伤寒狂热。

《日华子》云：贝齿，凉。治翳障。并鬼毒鬼气下血。又名白贝。

《图经》曰：贝子，生东海池泽，今南海亦有之。贝类之最小者，又若蜗状。而《交州记》曰：大贝出日南，如酒杯，小贝贝齿也。善治毒，俱有紫
贝子
色是也。洁白如鱼齿，故一名贝齿，古人用以饰军容服物，今稀用。但穿之与小儿戏，髲①头家以饰鉴带，画家亦或使研②物。采无时。珂亦似此而大，黄黑色，其骨白，可以饰马。

《海药》云：云南极多，用为钱货易。主水气浮肿及孩子疳蚀，吐乳。并烧过入药中用。

《雷公》云：凡使勿用花虫壳，其二味相似，只是用之无效。凡使先用苦酒与蜜相对秤二味相和了，将贝齿于酒蜜中蒸，取出却于清酒中淘令净，研用。

《圣惠方》：治射罔在诸肉中有毒，及漏脯毒：用贝子末，水调半钱服效。或食面䑋毒亦同用。

《千金方》：点小儿黑花眼翳涩痛：用贝齿一两烧作灰，细研如面，入少龙脑点之妙。又方：去目翳：贝子十枚烧灰，细筛取一胡豆大著翳上，卧如炊一石米久乃灭。瘜肉者加珍珠与贝子等分。

孙真人：治食物中毒：取贝子一枚，含自吐。《衍义》曰：贝子，今谓之贝齿。亦如紫贝，但长寸余，故曰贝子。色微白，有深紫黑者。治目中翳烧用。北人用之毡帽上为饰及缀衣或作蹀躞下垂。

现注：

①髲：(tì 剃)，同剃，或 (dí 狄)，指假发。

②研：(yà 亚)，磨纸布等使光滑。

按：贝子为宝贝科货贝、环纹货贝。可明目退翳解热散结平肝。

时珍曰：贝字象形。其中二点，象其齿刻。其下二点，象其垂尾。古者货贝而宝龟，用为交易，以二为朋。今独云南用之，呼为海𧐢。以一为庄，四庄为手，四手为苗，五苗为索。

时珍曰：贝子，小白贝也。大如拇指顶，长寸许，背腹皆白。诸背皆背隆如龟背。腹下两开相向，有齿刻如鱼齿，其中肉如蝌蚪，而有首尾。故魏子才《六书精蕴》云：贝，介虫也。背穹而浑，以象天之阳。腹平而拆，以象地之阴。贝类不一。按《尔雅》云：贝在陆曰猋（音标），在水曰蜬（音函），大曰魧（音杭），小曰䗂（音脊），黑曰玄，赤曰贻，黄质白文曰贩（音池），白质黄文曰余泉，博而頳曰蚆（音巴），大而险曰蜠（音困），小而椭曰蟪（音责）又古有《相贝经》甚详。其文云：朱仲受之于琴高，以遗会稽太守严助

曰：径尺之贝，三代之贞瑞，灵奇之秘宝。其次则盈尺，状如赤电黑云者，谓之紫贝。素质红章，谓之珠贝，青地绿文，谓之绶贝。黑文黄画，谓之霞贝，紫贝愈疾，珠贝明目，寿贝消气障，霞贝伏蛆虫。虽不能延龄增寿，其御害一也。复有下此者，鹰喙蝉脊，但逐湿去水，无奇功也。贝之大者如轮，可以明目。南海贝如珠砾白驳，性寒味甘，可止水毒。浮贝使人寡，勿近妇人，黑白各半是也。濯贝使人善惊，勿近童子，黄唇点齿，有赤驳是也。虽贝使人病疟，黑鼻无皮是也。嚼贝使人胎消，勿示孕妇，赤带通脊是也。慧贝使人善忘，赤炽内壳有内络是也。蜚贝使童子愚，女人淫，有青唇赤鼻是也。碧贝使人盗，脊上有缕勾唇，雨则重，霁则轻是也。委贝使人志强，夜行能伏鬼魅百兽，赤而中圆，雨则轻，霁则重，是也。

治鼻渊出脓血，下痢，男子阴疮，解漏脯、面臛诸毒，射罔毒，药箭毒（时珍）。

附方：新六。

鼻渊脓血：贝子烧研。每生酒服二钱，日三服。

二便关格：不通闷胀，二三日则杀人。以贝齿三枚，甘遂二铢，为末，浆水和服，须臾即通也。（《肘后方》）

小便不通：白海一对，生一个，烧一个，下疳阴疮：白海三个，红研末，搽之。（《简便单方》）

药箭镞毒：贝齿烧研，水服三钱，日三服。（《千金方》）

# 石　蚕

味咸，寒，有毒。主五癃破石淋，堕胎。肉解结气利水道除热。一名沙虱。生江汉池泽。

陶隐居云：李云：江左无识此者，谓为草根，其实类虫，形如老蚕，生附石。伧[①]人得而食之，味咸而微辛。李之所言有理，但江汉非伧地尔。大都应是生气物，犹如海中蛎蛤辈，附石生不动，亦皆活物也。今俗用草根黑色多角节亦似蚕，恐未是实，方家不用。沙虱自是东间水中细虫，人入水浴著人，略不可见，痛如针刺，挑亦得之，今此名或同尔。非其所称也。

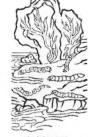

常州石蚕

《唐本》注云：石蚕，形似蚕，细小有角节，青黑色，生江汉侧石穴中，岐陇间亦有，北人不多用，采者遂绝尔。今陇州采送之。

臣禹锡等谨按《蜀本》注：李云：江左无识此者，谓是草根，生附石间，其实如老蚕。如此则合在草部矣。今既在虫部，又一名沙虱，则是沙石间所生者一种虫也。陶云犹如蛎蛤辈，附石而生。近之矣。苏亦未识，而云似蚕有节青黑，生江汉石穴中。此则半似说虫，半似草。更云不采遂绝，妄亦甚也。按：此虫所在水石间有之，取以为钩饵者是也。今马湖、石门出此最多，彼人好啖之，云咸微辛。李、苏二说殆不足凭也。

《图经》曰：石蚕，生江汉池泽。旧注或以为草根，生石上似蚕者，或以为生气物，犹如海中蛎蛤辈。又《本经》云：一名沙虱。沙虱自是水中细虫，都无定论。《蜀本草》注云：此虫所在水石间有之，人取以为钩饵，马湖、石门出此最多，彼人亦好啖之，云味咸小辛。今此类川广中多有之。草根之似蚕者，亦名石蚕，出福州及信州山石上，四时常有，其苗青，亦有节，三月采根焙干。主走注风，散血止痛。其节亦堪单用，捣筛取末，酒温服之。

《衍义》曰：石蚕，谓之为草则缪③矣。《经》言肉解结气，注中更辩不定，此物在处有，附生水中石上，作丝茧如钗股，长寸许，以蔽其身，色如泥，蚕在其中，此所以谓之石蚕也。今方家用者绝稀，此亦水中虫耳。山河中多。

现注：

①伧：下原有助庚切三字注音。（cāng仓），粗俗之意。

②缪：通谬。

按：石蚕为石蚕科昆虫，石蛾等。可通淋下石，散结利水。

时珍曰：按《吴普本草》沙虱作沙蜯。时珍曰：《本经》石蚕，《别录》石蠹，今观陈、寇二说及主治功用，盖是一物无疑矣。又石类亦有石蚕，与此不同。时珍曰：石蚕连皮壳用也，肉则去皮壳也。

附录：云师、雨虎。时珍曰：按《遁甲开山图》云：霍山有云师、雨虎。荣氏注云：云师如蚕，长六寸，有毛似兔。雨虎如蚕，长七八寸，似蛭。云雨则出在石上。肉甘，可炙食之。此亦石蚕之类也。

## 雀　瓮

味甘，平，无毒。主小儿惊痫寒热结气，蛊毒鬼疰。一名躁舍。生汉中，采蒸之。生树枝间，蛄①蝼②房也。八月取。陶隐居云：蛄蝼，蚝③虫也，此虫多在石榴树上，俗为蚝虫，其背毛亦螫人。生卵形，如鸡子大，如巴豆。今方家亦不用此。蚝一作载④尔。

《唐本》注云：此物紫白间斑，状似砗磲文可爱，大者如雀卵在树间似螵蛸虫也。

臣禹锡等谨按《蜀本》注云：雀好食之，俗谓之雀儿饭瓮。

陈藏器云：雀痈，本功外主小儿撮口病，先劈⑤小儿口傍令见血，以痈碎取汁涂之，亦生捣鼠妇并雀痈汁涂。小儿多患此病，渐渐以撮不得饮乳者是。凡产育时开诸物口不令闭，相厌之也。打破绞取汁，与平常小儿饮之令无疾。《本经》云：蛄蝼房，苏云蚝虫卵也。且蚝虫身扁，背上有刺，大小如蚕，安有卵如雀卵哉，苏为深误耳。雀痈，一名雀瓮，为其形似瓮而名之。痈瓮声近耳。其虫好在果树上，背有五色裥⑥毛，刺人有毒。欲老者，口中吐白汁，凝聚渐硬，正如雀卵子在其中作蛹，以瓮为茧，羽化而出，作蛾放子如蚕子于叶间，岂有蚝虫卵如雀卵大也。《日华子》云：载毛虫窠有毒。

雀瓮

《图经》曰：雀瓮，蛄蝼房也。生汉中木枝上，今处处有之。蛄蝼，蚝⑦虫也，亦曰载⑧毛虫，好在石榴木上，似蚕而短，背上有五色斑刺螫人有毒。欲老者口吐白汁，凝聚渐坚硬正如雀卵，故名之。一名雀痈，痈瓮声近耳，其子在瓮中作蛹如蚕之在茧也，久而作蛾，出枝间叶上。放子如蚕子，复为虫。旧注以瓮为虫卵，非也。一曰雀好食其瓮中子，故俗间呼为雀儿饭瓮，又名棘刚子，又名天浆子。八月采蒸之。今医家治小儿慢惊方以天浆子有虫者、白僵蚕、干蝎三物微炒，各三枚，捣筛为末，煎麻黄汤调服一字，日三，随儿大小加减之，大有效。

《衍义》曰：雀瓮，多在棘枝上，故又名棘刚子。研其间虫出，灌小儿治惊痫。

现注：

①蛅：下原有音髯二字注音，现音（zhān 沾）。

②蟖：下原有音斯二字注音。现音（sī）斯。

③蚝：下原有七吏切三字注音，现音（cì 次），毛虫。

④蛓：下原有七吏切三字注音，现音（cì 次），亦指毛虫。

⑤劙：（lí 厘），划破。

⑥裥：（jiǎn 简），间杂，亦指裙褶。

⑦蚝：下原有七吏切三字注音。

⑧蛓：下原有七吏切三字注音。

按：雀瓮为刺蛾科昆虫黄刺蛾的虫茧。可镇惊定痫，清热散结。

时珍曰：俗呼毛虫，又名杨瘌子，因有螫毒也。此虫多生石榴树上，故名天浆。天浆乃甜榴之名也。时珍曰：蛅蟖处处树上有之，牡丹上尤多。入药惟取榴棘上房内有蛹者，正如螵蛸取桑上者。

附方：新六。

撮口噤风：用棘科上雀儿饭瓮子未开口者，取内物和乳汁研，灌之。又方：棘刚子五枚，赤足蜈蚣一条，烧存性，研匀，饭丸麻子大。每服三五丸，乳汁下。亦可末服一字。（并《圣惠》）

小儿脐风：白龙散：用天浆子（有虫者）一枚，真僵蚕（炒）一枚，腻粉少许，研匀。以薄荷自然汁调，灌之。取下毒物神效。（《普济方》）

急慢惊风：口眼斜，搐搦痰盛。用天浆子房（去皮，生用）三枚，干蝎（生用）七枚，朱砂一钱，研匀，饭丸粟大。每服二丸，荆芥汤送下。（《圣惠方》）

乳蛾喉痹：用天浆子（即红姑娘），徐徐嚼咽。小儿痫疾：棘枝上雀瓮，研，其间虫出，取汁灌之。（《圣惠方》）

# 白花蛇

味甘、咸，温，有毒。主中风湿痹不仁，筋脉拘急，口面㖞斜，半身不遂，骨节疼痛，大风疥癞及暴风瘙痒，脚弱不能久立。一名褰①鼻蛇，白花者良。生南地及蜀郡诸山中。九月、十月采捕之，火干。今附。

臣禹锡等谨按《药性论》云：白花蛇，君。主治肺风鼻塞，身生白癜风病疬疡斑点及浮风瘾疹。

《图经》曰：白花蛇，生南地及蜀郡诸山中，今黔中及蕲州、邓州皆有之，其文作方胜②白花，喜螫人足，黔人有被螫者立断之，补养既愈，或作木脚续之，亦不妨行。九月、十月采捕之，火干。治风速于诸蛇，然有大毒，头尾各一尺尤甚不可用，只用中断干者，以酒浸去皮骨，炙过收之，不复蛀坏。其骨须远弃之，不然刺伤人与生者殆同。

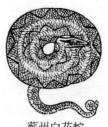

蕲州白花蛇

此蛇入人室屋中，忽作烂瓜气者，便不可响，须速辟除之。黔人有治疥癞遍体，诸药不能及者，生取此蛇中剂③，火烧一大砖令通红，沃醋令热气蒸便置蛇于上，以盆覆，宿昔如此三过，去骨取肉，芼④以五味，令过熟与病者顿啖之，瞑眩一昼夕乃醒，疮庀⑤随皮便退，其人便愈。用干蛇亦以眼不陷为真。

《雷公》云：凡使，即云治风。元⑥何治风，缘蛇性窜，即令引药至于有风疾处，因定号之为使。凡一切蛇，须认取雄雌及州土，有蕲州乌蛇，只重三分至一两者妙也。头尾全，眼不合、如活者，头上有逆毛二寸，一路可长半分已来，头尾相对使之入药。彼处若得此样蛇，多留供进，重二两三分者，不居别处也。

《乾宁记》云：此蛇不食生命，只吸芦花气，并南风，并居芦枝上，最难采，又不伤害人也。又有重十两至一镒者，其蛇身乌光，头圆尾尖，逻眼目赤光，用之中也。蛇腹下有白肠带子一条，可长一寸已来，即是雄也。采得去之头兼皮鳞带子了，二寸许判之。以苦酒浸之一宿至明漉出，向柳木炭火焙之令干，却以酥炙之，酥尽为度，炙干后于屋下已地掘一坑，可深一尺已来，安蛇于中一宿至明，再炙令干任用。凡修事一切蛇，并去胆，并上皮了，干湿须酒煮过用之。

孙真人云：四月勿食蛇肉，害人。

《太平广记》赵延禧云：遭恶蛇所螫处，贴蛇皮便于其上炙之，引去毒气即止。

《衍义》曰：白花蛇，诸蛇鼻向下，独此蛇鼻向上，背有方胜花纹，以此得名。用之去头尾换酒浸三日，弃酒不用，火炙仍尽去皮骨。此物毒甚，不可不防也。

现注：

①搴：（qiān 千），揭起。

②胜：方胜，指两个菱形压角相叠组成的图案。

③剂：割破，剪断。

④芼：（mào 冒），拌和，择取。

⑤疕：（bǐ 比），头疮。

⑥元：原文如此。按文意应为缘。

按：白花蛇为蝰蛇科五步蛇及眼镜蛇科眼镜环蛇之幼蛇。功能祛风通痹牵正治瘫通络。白花蛇为治中风偏瘫之药，临床用于脑血栓、脑梗死、脉管炎等。

释名：蕲蛇（《纲目》）时珍曰：花蛇，湖、蜀皆有，今惟以蕲蛇擅名。然蕲地亦不多得，市肆所货、官司所取者，皆自江南兴国州诸山中来。其蛇龙头虎口，黑质白花，胁有二十四个方胜文，腹有念珠斑，口有四长牙，尾上有一佛指甲，长一二分，肠形如连珠。多在石南藤上食其花叶，人以此寻获。先撒沙土一把，则蟠而不动。以叉取之，用绳悬起，劙刀破腹去常肠物，则反尾洗涤其腹，盖护创尔。乃以竹支定，屈曲盘起，扎缚炕干。出蕲地者，虽干枯而眼光不陷，他处者则否矣。故罗愿《尔雅翼》云：蛇死目皆闭，惟蕲州花蛇目开。如生舒、蕲两地间，者，一开一闭。故人以此验之。又按：元稹《长庆集》云：巴蛇凡百类，惟搴鼻白花蛇，人常不见之。毒人则毛发竖立，饮于溪涧则泥沙尽沸。鹳鸟能食其小者。巴人亦用禁术制之，熏以雄黄烟则脑裂也。此说与苏颂所说黔蛇相合。然今蕲蛇亦不甚毒，则黔、蜀之蛇虽同有白花，而类性不同。故入药独取蕲产者也。时珍曰：黔蛇长大，故头尾可去一尺。蕲蛇止可头尾各去三寸。亦有单用头尾者。大蛇一条，只得净肉四两而已。久留易蛀，惟取肉密封藏之，十年亦不坏也。按：《圣济总录》云：凡用花蛇，春秋酒浸三宿，夏一宿，冬五宿，取出炭火焙干，如此三次，以沙瓶盛，埋地中一宿，出火气。去皮、骨，取肉用。

时珍曰：得酒良。通治诸风，破伤风，小儿风热，急慢惊风搐，瘰疬漏疾，杨梅疮，痘疮倒陷搐（时珍）。时珍曰：风善行数变，蛇亦善行数蜕，而花蛇又食石南，所以能透骨搜风，截惊定搐，为风痹惊搐、癫癣恶疮要药。取其内走脏腑，外彻皮肤，无处不到也。凡服蛇酒、药，切忌见风。

附方：新十三。

驱风膏：治风瘫疠风，遍身疥癣。用白花蛇肉四两（酒炙），天麻七钱半，薄荷、荆芥各二钱半，为末。好酒二升，蜜四两，石器熬成膏。每服一盏，温汤服，日三服。急于暖处出汗，十日效。（《医垒元戎》）

世传白花蛇酒：治诸风无新久，手足缓弱，口眼㖞斜，语言謇涩，或筋脉挛急，肌肉顽痹，皮肤燥痒，骨节疼痛，或生恶疮、疥癞等疾。用白花蛇一条，温水洗净，头尾各去三五寸，酒浸，去骨刺，取净肉一两。入全蝎（炒）、当归、防风、羌活各一钱，独活、白芷、天麻、赤芍药、甘草、升麻各五钱，锉碎，以绢袋盛贮。用糯米二斗蒸熟。如常造酒，以袋置缸中，待成，取酒同袋密封，煮熟，置阴地七日出毒。每温饮数杯，常令相续。此方乃蕲人板印，以侑蛇馈送者，不知所始也。（《濒湖集简方》）

瑞竹白花酒：治诸风疬癣。用白花蛇一条，酒润，去皮骨，取肉绢袋盛之。蒸糯米一斗，安曲于缸底，置蛇于曲上，以饭安蛇上，用物密盖。三七日取酒，以蛇晒干为末。每服三五分，温酒下，乃以浊酒并糟作饼食之，尤佳。（《瑞竹堂经验方》）

濒湖白花蛇酒：治中风伤湿，半身不遂，口目㖞斜，肤肉瘨痹，骨节疼痛，及年久疥癣、恶疮、风癞诸症，用白花蛇一条，取龙头虎口，黑质白花，尾有佛指甲，目光不陷者为真。以酒洗润透，去骨刺，取肉四两，真羌活二两，当归身二两，真天麻二两，真秦艽二两，五加皮二两，防风一两，各剉匀，以生绢带盛之，入金华酒坛内，悬胎安置。入糯米生酒醅五壶浸袋，箬叶密封。安坛于大锅内，水煮一日，取起，埋阴地七日取出。每饮一二杯。仍以滓日干碾末，酒糊丸梧子大。每服五十丸，用煮酒吞下。切忌见风犯欲，及鱼、羊、鹅、面发风之物。鸡峰白花蛇膏：治营卫不和，阳少阴多，手足举动不快。用白花蛇酒煮，去皮骨，瓦焙，取肉一两，天麻、狗脊各二两，为细末。以银盂盛无灰酒一升浸之，重汤煮稠如膏，银匙搅之，入生姜汁半杯，同熬匀，瓶收。每服半匙头，用好酒或白汤化服，日二次神效极佳。（《备急方》）

治癞白花蛇膏：白花蛇五寸（酒浸，去皮、骨，炙干），雄黄一两（水飞研匀），以白沙蜜一斤，杏仁一斤，去皮研烂，同炼为膏。每服一钱，温酒化下，日三。须先服通天再造散，下去虫物，乃服此，除根。（《三因》）

总录白花蛇散：治脑风头痛，时作时止，及偏头风。用白花蛇（酒浸炙去皮骨）、天南每（浆水煮软，切、炒）各一两，石膏、荆芥各二两，地骨皮二钱半，为末，每服一钱，茶下，日三服。（《圣济总录》）

洁古白花蛇散：治大风病。白花蛇、乌梢蛇各取净肉二钱（酒炙），雄黄二钱，大黄五钱，为末。每服二钱，白汤下，三日一服。（《家珍》）

三蛇愈风丹：治疠风，手足麻木，眉毛脱落，皮肤瘙痒，及一切风疮。白花蛇、乌梢蛇、土蝮蛇各一条（并酒浸，取肉晒干），苦参头末四两，为末，以皂角一斤切，酒浸，去酒，以水一碗，揉取浓汁，石器熬膏和，丸梧子大。每服七十丸，煎通圣散下，以粥饭压之，日三服。三日一浴，取汗避风。《治例》无蝮蛇，有大风子肉三两。三因白花蛇散：治九漏瘰疬，发项腋之间，痒痛，憎寒发热。白花蛇（酒浸，取肉）二两（焙），生犀角一两二钱五分（镑研），黑牵牛五钱（半生半炒），青皮五钱。为末。每服二钱，入腻粉五分，五更时，糯米饮调下，利下恶毒为度。十日一服，可绝病根，忌发物。

　　俗传白花蛇丸：治杨梅疮。先服发散药，后服此。用花蛇肉（酒炙）、龟板（酥炙）、穿山甲（炙）、蜂房（炙）汞粉、朱砂各一钱，为末，红枣肉捣，丸梧子大。每服七丸，冷茶下，日三。忌鱼肉，服尽即愈，后服土茯苓药调之。

　　方广《心法附余》：治杨梅疮。用花蛇肉一钱，银朱二钱，铅二钱，汞二钱，为末，作纸捻九条。每用一条，于灯盏内香油浸，点灯安烘炉里，放被中，盖卧熏之，勿透风。一日三次。

　　托痘花蛇散：治痘疮黑陷。白花蛇（连骨炙，勿令焦）三钱，大丁香七枚，为末。每服五分，以水和淡酒下，神效。移时身上发热，其疮顿出红活也。（王氏《手集》）

　　头：治癞风毒癞：（时珍）。

　　附方：新一。

　　紫癜风：除风散：以白花蛇头二枚（酒浸，炙），蝎梢一两（炒），防风一两，上为末。每服一钱，温酒下，日一服。目睛：主小儿夜啼。以一只为末，竹沥调少许灌之。（《普济》）

# 乌　　蛇

　　无毒。主诸风瘙瘾疹疥癣，皮肤不仁，顽痹诸风。用之炙，入丸散，浸酒合膏。背有三棱，色黑如漆，性善不噬物。江东有黑梢蛇，能缠物至死，亦如其类。生商洛山。今附。臣禹锡等谨按《药性论》云：乌蛇，君。味甘平，有小毒。能治热毒风，皮肌生疮，眉髭脱落，病痒疥等。

　　《图经》曰：乌蛇，生商洛山，今蕲州、黄州山中有之。背有三棱，色黑如漆，性至善，不噬物，多在芦丛中，嗅其花气，亦乘南风而吸。最难采捕，多于芦枝上得之，至枯死而眼不陷。称之重三分至一两者为上，粗大者转重力弥减也。又头有逆毛二寸一路可长半分以来，头尾相对，用之入神。此极难得也，作伪者用他蛇生熏之至黑，亦能乱真，但眼不光，为异耳。

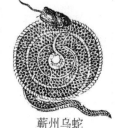

蕲州乌蛇

　　《圣惠方》：治面上疮及奸易容方用：乌蛇二两烧灰末，以腊月猪脂调敷之。

　　《千金方》：治耳聋：以绵裹蛇膏塞耳中神效。

　　《朝野佥载》：商州有人患大风，家人恶之，山中为起茅屋，有乌蛇坠酒罂中，病人不知，饮酒渐差。罂底尚有蛇骨，方知其由也。

　　《衍义》曰：乌蛇，尾细长，能穿小铜钱一百文者佳。有身长一丈余者。蛇类中此蛇入药最多，尝于顺安军塘泺堤上见一乌蛇，长一丈余，有鼠狼啮蛇头曳之而去，是亦相畏伏尔。市者多伪，以他蛇熏黑色货之，不可不察也。乌蛇脊高，世谓之剑脊乌稍。

　　按：乌蛇为游蛇科之乌梢蛇。功能祛风消癣，通络除痹，治瘫。临床亦治中风偏瘫、脑血栓、痹病等，较白花蛇力稍弱。

　　释名：乌梢蛇(《纲目》)、黑花蛇(《纲目》) 时珍曰：乌蛇有二种：一种剑脊细尾者为上。一种长大无剑脊而尾稍粗者，名风梢蛇，亦可治风，而力不及。

　　肉：功与白花蛇同，而性善无毒。（时珍）

附方：新五。紫白癜风：乌蛇肉（酒炙）六两，枳壳（麸炒）、羌活、牛膝、天麻各三两，熟地黄四两，白蒺藜（炒）、五加皮、防风、桂心各二两，锉片。以绢袋盛，于无灰酒二斗中浸之，密封七日。每日三度，温服一小盏。忌鸡、鹅、鱼肉、发物。（《圣惠》）

婴儿撮口：不能乳者。乌蛇（酒浸，去皮骨，炙）半两，麝香一分，为末，每用半分，荆芥煎汤调灌之。《圣惠》。破伤中风：项强身直，定命散主之。用白花蛇、乌蛇（并取项后二寸，酒洗润取肉）、蜈蚣一条（全者，并酒炙）。上为末。每服三钱，温酒调服。（《普济方》）

膏：主耳聋。绵裹豆许塞之，神效（时珍。出《普济方》）

胆：主大风疬疾，木舌胀塞（时珍）。

附方：新二。

大风龙胆膏：治大风疾神效。用冬瓜一个，截去五寸长，去瓤，掘地坑深三尺，令净，安瓜于内。以乌蛇胆一个，消梨一个，置于瓜上，以土隔盖之。至三七日，看一度，瓜未甚坏。候七七日，三物俱化为水，在瓜皮内，取出。每用一茶角，以酒和服之，三两次立愈。小可风疾，每服一匙头。（王氏《博济方》）

木舌塞胀：不之杀人。用舌胆一枚，焙干为末，敷舌上，有涎吐去。（《圣济总录》）

皮：主风毒气，眼生翳，唇紧唇疮（时珍）

附方：新一。小儿紧唇，脾热唇疮。并用乌蛇皮烧灰，酥和敷之。（《圣惠》）

卵：主大风癞疾：时珍曰：《圣济总录》治癞风，用乌蛇卵和诸药为丸服，云与蛇肉同功。

## 金　　蛇

无毒。解生金毒。人中金药毒者，取蛇四寸，炙令黄，煮汁饮，频服之，以差为度。大如中指，长尺许，常登木饮露。身作金色，照日有光。亦有银蛇，解银药毒。人中金毒，候之法，合瞑取银口中含至晓银变为金色者是也。令人肉作鸡脚裂。生宾、澄州。今附。

臣禹锡等谨按陈藏器云：金蛇味咸平。

《图经》曰：金蛇，出宾、澄州。大如中指，长尺许，常登木饮露，体作金色，照日有光，及能解金毒。亦有银蛇，解银毒，今不见有捕得者，而信州上饶县灵山乡出一种蛇，酷似此，彼人呼为金星地鳝，冬月收捕之。亦能解众毒，止泻泄及邪热。

《衍义》曰：金蛇，今方书往往不见用。

按：金蛇为蛇蜥科之脆蛇。可解生金毒。

时珍曰：金、银、锡，以色与功命名也。金星地鳝，以形命名也。

金蛇

时珍曰：按：刘恂《岭表录异》云：金蛇一名地鳝，白者名锡蛇，出黔州。出桂州者次之。大如拇指，长尺许，鳞甲上分金银，解毒之功，不下吉利也。据此，则地鳝即金蛇，非二种矣。

疗久痢（时珍）。时珍曰：《圣济总录》治久痢不止，有金星地鳝散：用金星地鳝

（醋炙）、铅丹、白矾各五钱，为末。每服二钱，米饮下，日二。

# 蜣　螂

味咸，寒，有毒。主小儿惊痫瘈疭，腹胀寒热，大人癫疾狂易[①]。手足端寒肢满贲豚。一名蛣蜣[②]。火熬之良。生长沙池泽，五月五日取，蒸藏之。临用当炙，勿置水中，令人吐。畏羊角，石膏。

陶隐居云：庄子云，蛣蜣之智，在于转丸。其喜入人粪中取屎丸而却推之，俗名为推丸。当取大者，其类有三四种，以鼻头扁者为真。

《唐本》注云：《别录》云，捣为丸，塞下部，引痔虫出尽，永差。

臣禹锡等谨按《蜀本》《图经》云：此类多种，取鼻高目深者名胡蜣螂，今所在皆有之。

《药性论》云：蜣螂，使。主治小儿疳虫蚀。

《日华子》云：能堕胎，治痊忤。和干姜敷恶疮出箭头，其粪窒痔瘘，出虫。入药去足炒用。

蜣螂

《图经》曰：蜣螂，生长沙池泽，今处处有之，其类极多，取其大者。又鼻高目深者名胡蜣螂，用之最佳。五月五日取，蒸而藏之，临用当炙，勿置水中，令人吐。小儿疳虫方多用之。蜣螂心主疔疮而《本经》不著。唐刘禹锡纂《柳州救三死方》云：元和十一年，得疔疮凡十四日，日益笃，善药敷之，皆莫能知，长乐贾方伯教用蜣螂心，一夕而百苦皆已。明年正月，食羊肉又大作，再用亦如神验。其法一味，贴疮半日许，可再易，血尽根出遂愈。蜣螂心，腹下度取之，其肉稍白是也。所以云食羊肉又大作者，盖蜣螂畏羊肉，故耳用时须禁食羊肉。其法盖出葛洪《肘后方》。又主箭镞入骨不可拔者，微熬巴豆与蜣螂并研匀，涂所伤处，斯须痛定，必微痒，且忍之，待极痒不可忍，便撼动箭镞，拔之立出。此方传于夏侯郓，郓初为阆州录事参军，有人额上有箭痕，问之云：随马侍中征田悦，中射，马侍中与此药，立可投[③]镞出，后以生肌膏药敷之，遂无苦。因并方获之，云诸疮亦可疗。郓得方后至洪州，逆旅[④]主人妻患疮呻吟，方极以此药试之立愈。又主沙尘入眼不可出者，取生蜣螂一枚，手持其背，遂于眼上影之，沙尘自出。

陈藏器：治蜂瘘；烧死蜣螂末，和醋敷之。

《圣惠方》：治一切恶疮及沙虱水弩恶疽并皆治之：用蜣螂十枚，端午日收干者佳，杵末油调敷之。

《外台秘要》：治疬疡风：取涂中死蜣螂杵烂之，当揩令热，封之一宿差。

《肘后方》：若大赫疮已炙之，以蜣螂干者末之，和盐水敷疮四畔周回，如韭菜阔狭。

《子母秘录》：治小儿重舌：烧蜣螂末，和唾敷舌上。

又方：小儿大人忽得恶疮，未辨别者：取蜣螂杵绞取汁敷其上。

刘涓子：治鼠瘘：死蜣螂烧作末；苦酒和敷之数过即愈。先以盐汤洗。

又方：治附骨疽：蜣螂七枚，和大麦烂捣封之。《衍义》曰：蜣螂，大小二种，一种大者为胡蜣螂，身黑光，腹翼下有小黄子，附母而飞行，昼不出，夜方飞出至人家庭户中，见灯光则来。一种小者，身黑暗，昼方飞出，夜不飞。今当用胡蜣螂。其小者研三十枚，以水嚯牛马治胀结绝佳。狐遇而必尽食之。

现注：

①易：下原有音羊二字注音。按：易同阳。

②蛣：下原有音诘二字注音。蜣：下原有音羌二字注音。

③投：原刻为投，前有拔之立出之句，故疑应为拔。

④逆旅：客舍。

按：蜣螂为金龟子科昆虫。可镇惊定痫，止疼回阳。

时珍曰：崔豹《古今注》谓之转丸、弄丸，俗呼推车客，皆取此义也。其虫深目高鼻，状如羌胡，背负黑甲，状如武士，故有蜣螂、将军之称。时珍曰：蜣螂以土包粪，转而成丸，雄曳雌推，置于坎中，覆之而去。数日有小蜣螂出，盖孚乳于中也。治大小便不通，下痢赤白，脱肛，一切痔瘘疔肿，附骨疽疮，疬疡风，灸疮出血不止，鼻中瘜肉，小儿虫舌。（时珍）。时珍曰：蜣螂乃手足阳明、足厥阴之药，故所主皆三经之病。《总微论》言：古方治小儿惊痫，蜣螂为第一。而后医未见用之，盖不知此义耳。《翰苑丛纪》云：李定言：石藏用，近世良医也。有人承檐溜浣手，觉物入爪甲内，初若丝发，数日如线，伸缩不能，始悟其为龙伏藏也。乃叩藏用求治。藏用曰：方书无此，以意治之耳。末蜣螂涂指，庶不深入胸膜，冀它日，免震厄。其人如言，后因雷火缠身，急针挑之，果见一物越出，亦不为灾。《医说》亦载此事。

附方：新十七。

小儿疳疾：土裹蜣螂，煨熟，与食之。（《韩氏医通》）

膈气吐食：用地牛儿二个，推屎虫一公一母，同入罐中，待虫食尽牛儿，以泥裹煨存性；用去白陈皮二钱，以巴豆同炒过，去豆，将陈皮及虫为末。每用一二分，吹入咽中。吐痰三四次，即愈。（《孙氏集效方》）

赤白下痢：黑牛散：治赤白痢、噤口痢及泄泻。用黑牛儿（即蜣螂，一名铁甲将军），烧研。每服半大肠脱肛：蜣螂，烧存性，为末，入冰片研匀。掺肛上，托之即入。（《医学集成》）

大小便闭：经月欲死者。《本事》推车散：用推车客七个（男用头，女用身），土狗七个（男用身，女用头），新瓦焙，研末。用虎目树南向皮，煎汁调服。只一服即通。《杨氏经验方》：治大砖上，四取井华水服之（二便不通，全用），即解。大肠秘塞：蜣螂（炒，去翅、足）为末，热酒服一钱。（《圣惠》）

小便转胞：不通。用死蜣螂二枚，烧末，井华水一盏调服。（《千金》）

小便血淋：蜣螂研水服。（鲍氏）。痔漏出水：唐氏方：用蜣螂一枚阴干，入冰片少许，为细末，纸捻蘸末入孔内。渐渐生肉，药自退出，即愈。《袖珍方》：用蜣螂焙干研末。先以矾汤洗过，贴之。附骨疽漏：蜣螂七枚，同大麦捣敷。（《刘涓子方》）

疔肿恶疮：杨柳上大乌壳硬虫（或地上新粪内及泥堆中者），生取，以蜜汤浸死，新瓦焙焦，为末。先以烧过针拨开，好醋调，敷之。（《普济方》）

灸疮血出：不止。用死蜣螂，烧研，猪脂和涂。（《千金方》）

鼻中息肉：蜣螂十枚，纳青竹筒中，油纸密封，少许，为末涂之。当化为水也。（《圣惠》）

下部䘌虫：痛痒脓血，旁生孔窍。蜣螂七枚（五月五日收者），新牛粪半两，肥羊肉一两（炒黄），同捣成膏，丸莲子大，炙热，绵裹纳肛中。半日即大便中虫出，三度永

瘥。（董炳《集验方》）

附录：蜉蝣：时珍曰：蜉蝣一名渠略，似蛣蜣而小，大如指头，身狭而长，有角，黄黑色，甲下有翅，能飞。夏月雨后丛生粪土中，朝生暮死。猪好啖之。人取炙食，云美愈蝉也。盖蜣螂、蜉蝣、腹蜟、天牛，皆蛴螬、蠹、蝎所化。此亦蜣螂之一种，不可不知也。或曰：蜉蝣，水虫也。状似蚕蛾，朝生暮死。

# 五灵脂

味甘，温，无毒。主疗心腹冷气，小儿五疳，辟疫，治肠风，通利气脉，女子月闭。出北地，此是寒号虫粪也。今附。

臣禹锡等今据寒号虫四足有肉翅不能远飞，所以不入禽部。

《图经》曰：五灵脂，出北地，今惟河东州郡有之，云是寒号虫粪。色黑如铁，采无时。然多夹沙石，绝难修治，若用之，先以酒研飞炼令去沙石乃佳。治伤冷积聚，及小儿女子方中多用之。今医治产妇血晕昏迷上冲闷绝不知人事者：五灵脂二两，一半炒熟，一半生用，捣罗为散，每服一钱，温熟水调下，如口噤者以物斡开口灌之，入喉即愈。谓之独胜散。又治血崩不止：五灵脂十两，捣罗为末，以水五大盏，煎至三盏，去滓澄清再煎为膏，入神曲末二两，合和丸如梧子大，每服二十丸，温酒下，空心服，便止，诸方用之极多。

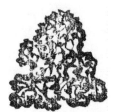

潞州五灵脂

《经验方》：治丈夫妇人吐逆，连日不止，粥食汤药不能下者可以应用此得效摩丸：五灵脂不夹土石，拣精好者不计多少，捣罗为末，研狗胆汁和为丸如鸡头大，每服一丸，煎热，生姜酒摩令极细，更以少生姜酒化以汤，汤药令极热。须是先做下粥，温热得所，左手与患人药吃，不得漱口，右手急将粥与患人吃，不令太多。

《经效方》：治妇人心痛血气刺不可忍失笑散：五灵脂净好者，蒲黄等分为末，每服二钱，用好醋一勺，熬成膏，再入水一盏同煎至七分，热服立效。又方：治妇人经血不止：五灵脂末炒令过熟，出尽烟气，每服大两钱，用当归两片，酒一中盏，与药末同煎至六分，去滓热服，连三五服效。

《衍义》曰：五灵脂，行经血有功，不能生血。尝有人病眼中翳，往来不定，如此乃是血所病也。盖心生血，肝藏血，肝受血则能视，目病不治血为悖理，此物入肝最速。一法，五灵脂二两，没药一两，乳香半两，川乌头一两半，炮去皮同为末，滴水丸如弹子大，每用一丸，生姜温酒磨服。治风冷气血闭，手足身体疼痛冷麻。又有人被毒蛇所伤，良久之间已昏困，有老僧以酒调药二钱嚼之遂苏，及以药滓涂咬处，良久复嚼二钱，其苦皆去。问之乃五灵脂一两，雄黄半两同为末，止此耳。后有中毒者用之无不验。此药虽不甚贵，然亦多有伪者。

按：五灵脂为鼯鼠科橙足鼯鼠及飞鼠之粪。综合功能通心腹气，活血通脉，辟疫止痛。临床以五灵脂治瘀血疼痛，心胃痛，痛经经闭或外伤疼痛。入化瘀药中。

时珍曰：杨氏《丹铅录》谓寒号虫即鹖鴡，今从之。鹖鴡，《诗》作盍旦，《礼》作曷旦，《说文》作鴹鴡，《广志》作侃旦，《唐诗》作渴旦，皆随义借名耳。扬雄《方言》云：鴹鴡，自关而西谓之鹖鴡。自关而东谓之城旦，亦曰倒悬。周、魏、宋、楚谓之独春。郭璞云：鹖鴡，夜鸣求旦之鸟。夏月毛盛，冬月裸体，昼夜鸣叫，故曰寒号，曰鹖旦。古刑有城旦舂，谓昼夜舂米也。故又有城旦、独舂之名。《月令》云：仲冬，曷旦不鸣。盖冬至阳生渐暖故也。其屎名五灵脂者，谓状如凝脂而受五行之灵气也。时珍曰：曷旦乃候时之鸟也，五台诸山甚多。其状如小鸡，四足有肉翅。夏月毛采五色，自鸣若曰：凤凰不如我。至冬毛落如鸟雏，忍寒而号曰：得过且过。其屎恒集一处，气甚臊恶，粒大如豆。采之有如糊者，有粘块如糖者。人亦以沙石杂而货之。凡用以糖心润泽者为真。

凡血崩过多者，半炒半生为末，酒服，能行血止血。治血气刺痛甚效。（震亨）止妇人经血过多，赤带不绝，胎前产后血气诸痛，男女一切心腹、胁肋、少腹诸痛，疝痛，血痢肠风腹痛，身体血痹刺痛，肝疟发寒热，反胃消渴，及痰涎挟血成窠，血贯瞳子，血凝齿痛，重舌，小儿惊风，五痫癫疾，杀虫，解药毒，及蛇、蝎、蜈蚣伤（时珍）。

时珍曰：五灵脂，足厥阴肝经药也。气味俱厚，阴中之阴，故入血分。肝主血，诸痛皆属于木，诸虫皆生于风；故此药能治血病，散血和血而止诸痛。治惊痫，除疟痢，消积化痰，疗疳杀虫，治血痹、血眼诸症，皆属肝经也。失笑散，不独治妇人心痛血痛；凡男女老幼，一切心腹、胁肋、少腹痛，疝气，并胎前产后，血气作痛，及血崩经溢，百药不效者，俱能奏功。屡用屡验，真近世神方也。又案：李仲南云：五灵脂治崩中，非只治血之药，乃去风之剂。风，动物也，冲任经虚，被风伤袭营血，以致崩中暴下，与荆芥、防风治崩义同。方悟古人识见，深奥如此。此亦一说，但未及肝血虚滞，亦自生风之意。

附方：新三十一。

失笑散：治男女老少，心痛腹痛，少腹痛，小肠疝气，诸药不效者，能行能止；妇人妊娠熬成膏，入水一盏，煎至七分，连药热服。未止再服。一方以酒代醋。一方以醋糊和丸，童尿、酒服。（《和剂局方》）

紫金丸：治产后恶露不快，腰痛，小腹如刺，时作寒热，头痛不思饮食；又治久有瘀血，月水不调，黄瘦不食；亦疗心痛，功与失笑散同。以五灵脂水淘净炒末一两，以好米醋调稀，慢火熬膏，入真蒲黄末和，丸龙眼大。每服一丸，以水与童子小便各半盏，煎至七分，温服，少顷再服，恶露即下。血块经闭者，酒磨服之。（《杨氏产乳》）

五灵脂散：治丈夫脾积气痛，妇人血崩诸痛。飞过五灵脂炒烟尽，研末。每服一钱，温酒调下。此药气恶难吃，烧存性乃妙也。或以酒、水、童尿煎服，名抽刀散，治产后心腹、胁肋、腰胯痛。能散恶血。如心烦口渴者，加炒蒲黄减半，霹雳酒下。肠风下血者，煎乌梅、柏叶汤下，中风麻痹痛者，加草乌半钱，同童尿、水、酒煎服。（《永类钤方》）

产后腹痛：五灵脂、香附、桃仁等分研末，醋糊丸，服一百丸。或用五灵脂末，神曲糊丸，白术、陈皮汤下。（丹溪方）。儿枕作痛：五灵脂慢火炒，研末。酒服二钱。（《危氏》）

血气刺痛：五灵脂（生研）三钱，酒一盏煎沸，热服。（《灵苑方》）

卒暴心痛：五灵脂（炒）一钱半，干姜（炮）三分，为末。热酒服，立愈。（《事林广记》）

心脾虫痛：不拘男女。用五灵脂、槟榔等分为末，水煎石菖蒲调服三钱。先嚼猪肉一二片。《海上仙方》

小儿蛔痛：五灵脂（末）二钱，白矾（火飞）半钱。每服一钱，水一盏，煎五分，温服。当吐虫出，愈。（阎孝忠《集效方》）

经血不止：五灵脂炒烟尽，研。每服二钱，当归两片，酒一盏，煎六分，热服，三五

度取效。（《经效方》）

胎衣不下：恶血冲心。用五灵脂（半生半炒）研末。每服二钱，温酒下。（《产宝》）

子肠脱出：五灵脂烧烟熏之。先以盐汤洗净。（危氏）。吐血呕血：《总录》：五灵脂一两，芦荟二钱，研末，滴水丸芡子大，捏作饼子。每龙脑浆水化服二饼。又治血妄行入胃，吐血不止。五灵脂一两，黄半两。为末。新汲水服二钱。吐逆不止：不拘男女，连日粥饮汤药不能下者，即效。五灵脂治净为末，狗胆汁和丸芡子大。每服一丸，煎生姜酒磨化，猛口热吞，不得漱口，急将温粥少许压之。（《经验》）

化食消气：五灵脂一两，木香半两，巴豆四十枚（煨熟去油），为末，糊丸绿豆大。每白汤下五丸。（《普济方》）

久疟不止：或一日一发，或一日二三发，或二三日一发：用五灵脂、头垢各一钱，古城锻石二钱。研末，饭丸皂子大。每服一丸，五更无根水下即止，神效方也。（《海上》）

消渴饮水：竹笼散：用五灵脂、黑豆（去皮、脐）等分为末。每服三钱，冬瓜皮汤下（无皮用叶亦可），日二服。不可更服热药，宜八味丸去附子，加五味子。若小渴者，二三服即止。（《保命集》）

中风瘫痪：追魂散：用五灵脂三两杵碎，以水飞去上面黑浊、下面沙石，挹干研末。每服二钱，热酒调下，日一服。继服小续命汤。（《奇效方》）

骨折肿痛：五灵脂、白及各一两，乳香、没药各三钱。为末，熟水同香油调，涂患处。（《乾坤秘韫》）

损伤接骨：五灵脂一两，茴香一钱。为末。先以乳香末于极痛处敷上，以小黄米粥涂之，乃掺二末于粥上，帛裹，木片子夹定，三五日效。（《儒门事亲》）

五疳潮热：肚胀发焦。不可用大黄、黄芩，损伤胃气，恐生别症。五灵脂（水飞）一两，胡黄连五钱，为末，雄猪胆汁丸黍米大。每服一二十丸，米饮下。《全幼心鉴》

咳嗽肺胀：皱肺丸：用五灵脂二两，胡桃仁八个，柏子仁半两，研匀，滴水和丸小豆大。每服二十丸，甘草汤下。（《普济》）

痰血凝结：紫芝丸：用五灵脂（水飞）、半夏（汤泡）等分为末，姜汁浸蒸饼丸，梧子大，每饮下二十丸。（《百一选方》）

酒积黄肿：五灵脂末一两，入麝香少许。饭丸小豆大。每米饮下一丸。（《普济方》）

目生浮翳：五灵脂、海螵蛸各等分，为细末。熟猪肝日蘸食。（《明目经验方》）

重舌胀痛：五灵脂一两，淘净为末，煎米醋漱。（《经验良方》）

恶血齿痛：五灵脂末，米醋煎汁含咽。（《直指方》）

血痣溃血：一人旧有一痣，偶抓破，血出一线，七日不止，欲死。或用五灵脂末掺上，即止也。（杨拱《医方摘要》）

血溃怪病：凡人目中白珠浑黑，视物如常，毛发坚直如铁条，能饮食而不语如醉，名曰血溃。以五灵脂为末，汤服二钱，即愈。（夏子益《奇疾方》）

大风疮癞：油调五灵脂末，涂之。（《摘玄方》）

虫虺螫蠚：凡蜈蚣、蛇、蝎毒虫伤，以五灵脂末涂之，立愈。（《金匮钩玄》）

# 蝎

　　味甘，辛，有毒。疗诸风瘾疹及中风半身不遂，口眼㖞斜，语涩，手足抽掣。形紧小者良。出青州者良。今附。

　　臣禹锡等谨按《蜀本》云：蝎紧小者名蚰蜒。段成式《酉阳杂俎》云：鼠负虫巨者多化为蝎，蝎子多负于背，尝见一蝎负十余子，子色犹白，才如稻粒。陈州古仓有蝎形如钱，螫人必死。江南旧无蝎，开元初尝有主簿竹筒盛过江，至今江南往往有之，俗呼为主簿虫。蝎常为蜗所食，先以迹规之不复去。蝎前谓之螫，后谓之虿。

　　《日华子》云：蝎，平。

　　《图经》曰：蝎，旧不著所出州土。注云出青州者良，今京东西及河陕州郡皆有之，采无时，用之欲紧小者。今人捕得皆火逼干死收之。方书谓之蚰蜒。陶隐居《集验方》云：蝎有雌雄，雄者螫人痛止在一处，雌者痛牵诸处。若是雄者，用井泥敷之，温则易，雌者当用瓦屋沟下泥敷之，或不值天雨泥，可汲新水从屋上淋下取泥用。又可画地作十字取上土，水服五分匕。又云曾经螫毒，痛苦不可忍，诸法疗不效，有人令以冷水渍指亦渍手即不痛，水微暖复痛，即易冷水，余处不可用冷水浸，则以故布搨之，小暖则易之皆验。又有咒禁法，今人亦能用之，有应古今治中风抽掣手足及小儿惊搐方多用蝎。《箧中方》治小儿风痫，取蝎五枚，以一大石榴割头去子作瓮子样内蝎其中，以头盖之，纸筋和黄泥封裹，以微火炙干，渐加火烧令通赤，良久去火，待冷去泥，取中焦黑者细研。乳汁调半钱匕，灌之便定。儿稍大则以防风汤调末服之。

　　《经验方》：治小儿惊风：用蝎一个，不去头尾，薄荷四叶裹合火上炙令薄荷焦，同碾为末，作四服，汤下。大人风涎只一服。

　　杜壬方：治耳聋因肾虚所致，十年内一服愈。蝎至小者四十九枚，生姜如蝎大四十九片，二物铜器内，炒至生姜干为度，为末。都作一服，初夜温酒下，至二更尽，尽量饮酒至醉不妨，次日耳中如笙簧即效。

　　《衍义》曰：蝎，大人小儿通用治小儿惊风，不可阙也。有用全者，有只用稍者，稍力尤功，今青州山中石下捕得慢火逼或烈日中煞，蝎渴热时乃与青泥食之，既满腹以火逼杀之，故其色多赤，欲其体重而售之故也。医家用之皆悉去土，如虿人还能禁止之。自尝被其毒，兄长禁而止，及令故蜇终不痛。翰林禁科具矣。

　　按：蝎为钳蝎科之蝎，临床称作全蝎。综合功能可通络祛风，愈瘫止痉解毒。临床以全蝎治疗中风偏瘫，面瘫口眼㖞斜，高烧惊厥，恶疮肿毒，心绞痛等。亦治耳聋。入息风药中。

　　时珍曰：按《唐史》云：剑南本无蝎，有主簿将至，遂呼为主簿虫。又张揖《广雅》云：杜伯，蝎也。陆玑《诗疏》云：虿一名杜伯，幽州人谓之蝎。观此，则主簿乃杜伯之讹，而后人遂傅会其说。许慎云：歇，虿尾虫也。长尾为虿，短尾为歇。葛洪云：歇前为螫，后为虿。古语云：蜂、虿垂芒，其毒在尾。今入药有全用者，谓之全蝎；有用尾者，谓之蝎梢，其力尤紧。时珍曰：蝎形如水黾，八足而长尾，有节色青。今捕者多以盐泥食之，入药去足焙用。《古今录验》云：被蝎螫者，但以木碗合之，神验不传之方也。时珍曰：蝎产于东方，色青属木，足厥阴经药也，故治厥阴诸病。诸风掉眩搐掣，疟疾寒热，耳聋无闻，皆属厥阴风木。故东垣李杲云：凡疝气、带下，皆属于风。蝎乃治风要药，俱宜加而用之。

附方：新十九。

小儿脐风：宣风散：治初生断脐后伤风湿，唇青口撮，出白沫，不乳。用全蝎二十一个，无灰酒涂炙为末，入麝香少许。每用金、阴煎汤，调半字服之。（《全幼心鉴》）

慢脾惊风：小儿久病后，或吐泻后生惊，转成慢脾。用蝎梢一两为末，以石榴一枚剜空，用无灰酒调末，填入盖定。坐文武火上，时时搅动，熬膏，取出放冷。每服一字，金、银、薄荷汤调下。《本事方》：治吐利后虚困昏睡，欲生风痫，慢脾风症。全蝎、白术、麻黄（去节）等分为末。二岁以下一字，三岁以上半钱。薄荷汤下。天钓惊风：翻眼向上。用干蝎（全者）一个（瓦炒好），朱砂三绿豆大，为末，饭丸绿豆大。外以朱砂少许，同酒化下一丸，顿愈。（《圣惠》）

小儿胎惊：蝎一枚，薄荷叶包，炙为末，入朱砂、麝香少许。麦门冬煎汤，调下一字，效。（《汤氏宝书》）

风淫湿痹：手足不举，筋节挛疼。先与通关，次以全蝎七个瓦炒，入麝香一字研匀，酒三盏，空心调服。如觉已透则止，未透再服。如病未尽除，自后专以婆蒿根洗二服。（《直指方》）

破伤中风：《普济方》：用干蝎、麝香各一分，为末。敷患处，令风速愈。《圣惠》：用干蝎（酒炒）、天麻各半两为末，以蟾酥二钱，汤化为糊和捣，丸绿豆大。每服一丸至二丸，豆淋酒下（甚者加至三丸），取汗。肾气冷痛：《圣惠》定痛丸：治肾脏虚，冷气攻脐腹，疼痛不可忍，及两胁疼痛。用干蝎七钱半，焙为末。以酒及童便各三升，煎如稠膏，丸梧子大。每温酒下二十丸。又蚰蜒散：用蚰蜒三十六枚，头足全者，掘一地坑，深阔各五寸，用炭火五斤烧赤，去火，淋醋一升入内。待渗干，匀排蚰蜒于坑底，瓷碗盖一夜，去出。木香、罗卜子（炒）各一分，胡椒三十粒，槟榔、肉豆蔻各一个，为末。每服一钱，热酒下。小肠疝气：用紧小全蝎焙为末。每发时服一钱，入麝香半字，温酒调效。少顷再进，神效。耳暴聋闭：全蝎，去毒，为末，酒服一钱，以耳中闻水声即效。（周密《志雅堂杂钞》）

脓耳疼痛：蝎梢七枚，去毒焙，入麝香半钱为末。挑少许入耳中，日夜三四次，以愈为度。（《杨氏家藏》）

偏正头风：气上攻不可忍。用全蝎二十一个，地龙六条，土狗三个，五倍子五钱。为末。酒调，摊贴太阳穴上。（《德生堂经验方》）

风牙疼痛：全蝎三个，蜂房二钱，炒研，擦之。（《直指方》）

肠风下血：干蝎（炒）、白矾（烧）各二两，为末。每服半钱，米饮下。《圣惠方》

子肠不收：全蝎，炒，研末。口噙水，鼻中之，立效。（《卫生宝鉴》）

诸痔发痒：用全蝎不以多少，烧烟熏之，即效，秘法也。（《袖珍方》）

诸疮毒肿：全蝎七枚，栀子七个，麻油煎黑，去滓，入黄蜡，化成膏，敷之。（《澹寮方》）

# 蝼蛄

味咸，寒，无毒。主产难，出肉中刺，溃痈肿下哽噎，解毒除恶疮，一名蟪蛄，一名天蝼，一名螜①。生东城平泽。夜出者良。夏至取，暴干。陶隐居云：以自出者，其自腰以前甚涩。主止大小便，从腰以后甚利，主下大小便。若出拔刺多用其脑。此物颇协神鬼，昔人狱中得其蟪力者，今人夜忽见出，多打杀之，言为鬼所使也。

臣禹锡等谨按《蜀本》注云：《尔雅》曰：螜，天蝼是也。《图经》云：夏至取，今所在有之。

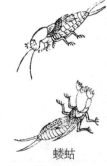

蝼蛄

《尔雅》疏云：一名硕鼠。《夏小正》三月云：螜则鸣是也。

《日华子》云：冷，有毒。治恶疮水肿，头面肿，入药炒用。

《图经》曰：蝼蛄，生东城平泽，今处处有之，穴地粪壤中而生，夜则出求食，人夜行忽见出多打杀之，言其为鬼所使也。夏至后取暴干，以夜出者良。其自腰以前甚涩，主止大小便，或云止小便，自腰以后甚利，主下大小便。若出拔刺多用其脑。此一名螜。《尔雅》云：螜，天蝼。《夏小正》②篇云：三月螜则鸣是也。《广雅》云：一名硕鼠，《易》③晋如硕鼠。孔颖达《正义》云：有五能而不能成技之虫也。又引蔡邕《劝学篇》云：硕鼠五能不成一技术。注云：能飞不能过屋，能缘不能穷木，能游不能度谷，能穴不能掩身，能走不能免④人。荀子云：梧鼠五技而穷，并为此蝼蛄也。而《魏诗》硕鼠刺重敛⑤，传注皆谓大鼠，则《尔雅》所谓硕鼠，关西呼为鼩⑥鼠者。陆机云：今河东有大鼠，能人立，交见两脚，于颈上跳舞，善鸣，食人禾苗，人逐则走木空中。亦有五技，或谓之雀鼠，其形大，然则蝼蛄与此鼠二物而同名硕鼠者也。蝼蛄有技而穷，此鼠技不穷，故不同耳。蝼蛄又名梧鼠，《本经》未见也。今方家治石淋导水用蝼蛄七枚，盐二两同于新瓦上铺盖焙干研末温酒调一钱匕，服之即愈。

《圣惠方》：治十种水病肿满喘促不得卧，以蝼蛄五枚，干为末，食前汤调半钱匕至一钱，小便通效。

《外台秘要》：治鲠，蝼蛄脑一物吞，亦治刺不出，敷之刺即出。

孙真人：治箭镞在咽喉胸膈，及针刺不出，以蝼蛄捣取汁，滴上三五度，箭头自出。

《衍义》曰：蝼蛄，此虫当立夏后至夜则鸣，《月令》谓之蝼蝈鸣者是矣。其声如蚯蚓，此乃是五枝而无一长者。

现注：

①螜：下原有音斛二字注音。(hú 胡)。

②《夏小正》：大戴《礼》篇名，记载动植物之性。

③易：《易》晋卦原文为：九四，晋如鼫鼠，贞厉。鼫鼠本指五技鼠等，此处指蝼蛄。

④免：通勉。尽力。

⑤刺重敛：《毛诗序》云：硕鼠，刺重敛也。国人刺其君重敛，蚕食于民，不修其政，贪而畏人，若大鼠也。

⑥鼩：下原有音瞿二字注音。(qú 渠)，指鼩鼱 (jīng 精)。

按：蝼蛄为蝼蛄科之蝼蛄。可催产消痈，通噎解毒，除恶疮。

释名：仙姑（《古今注》）、石鼠（《古今注》）、时珍曰：《周礼注》云：蝼，臭也。此虫气臭，故得蝼名。曰姑，曰婆，曰娘子，皆称虫之名。螲蛄同蝉名，蝼蝈同蛙名，石鼠同硕鼠名，梧鼠同飞生名，皆名同物异也。时珍曰：蝼蛄穴土而居，有短翅四足。雄者善鸣而飞，雌者腹大羽小，不善飞翔。吸风食土，喜就灯光。入药用雄。或云用火烧地赤，置蝼于上，任其跳死，覆者雄，仰者雌也。类从云：磨铁致蛄，汗鞋引兔。物相感也。

利大小便，通石淋，治瘰疬骨鲠（时珍）。治口疮甚效。（震亨）朱震亨曰：蝼蛄治水甚效，但其性急，虚人戒之。

附方：新二十。

大腹水病：《肘后》：用蝼蛄，炙熟，日食十个。《普济》半边散，治水病。用大戟、芫花、甘遂、大黄各三钱，为末。以土狗七枚（五月能飞者），捣葱铺新瓦上焙之，待干去翅、足。每个剪作两半边，分左右记收。欲退左即以左边七片焙研，门冬煎汤，五更调服。候左退三日后，服右边如前法。

嗅鼻消水：面浮甚者。用土狗一个，轻粉二钱半，为末，每嗅少许，入鼻内，黄水出尽为妙。（《杨氏家藏方》）

小便不通：葛洪方：用大蝼蛄二枚，取下体，以水一升渍饮，须臾即通。《寿域方》：用土狗下截焙研，调生研亦可。谈野翁方：加车前草，同捣汁服。《唐氏经验方》：用土狗后截，和麝捣，纳脐中，缚定，即通。《医方摘要》：用土狗一个炙研，入冰片、麝香少许，翎管吹入茎内。大小便闭：经月欲死。《普济方》：用土狗、推车客各七枚，并男用头，女用身以向南樗皮煎汁饮，一服神效。

胞衣不下：困及腹胀则杀人。蝼蛄一枚，水一升，煮三沸，灌入，下喉即出也。（《延年方》）

脐风出汁：蝼蛄、甘草等分，并炙为末。敷之。（《总录》）

牙齿疼痛：土狗一个，旧糟裹定，湿纸包，煨焦，去糟研末，敷之立止。（《本事》）

紧唇裂痛：蝼蛄烧灰，敷之。（《千金方》）

塞耳治聋：蝼蛄五钱，穿山甲（炮）五钱，麝香少许，为末，葱汁和丸，塞之。外用鼻药，即通。（《普济》）

颈项瘰疬：用带壳蝼蛄七枚，生取肉，入丁香七粒于壳内，烧过，与肉同研，用纸花贴之。（《救急方》）

误吞钩线：蝼蛄，去身，吞其头数枚。勿令本人知。（《圣惠方》）

# 马　陆

味辛，温，有毒。主腹中大坚癥，破积聚息肉恶疮白秃。疗寒热痞结，胁下满。一名百足。一名马轴，生玄菟川谷。

陶隐居云：李云此虫形长五六寸，状如大蛩，夏月登树鸣，冬则蛰。今人呼为飞蚿[①]虫也，恐不必是马陆尔。今有一细黄虫，状如蜈蚣而甚长，俗名土虫，鸡食之醉闷，亦至死。《书》云：百足之虫，至死不僵[②]，此虫足甚多，寸寸断便寸行，或欲相似。方家既不复用，市人亦无取者，未详何者的是。

《唐本》注云：此虫大如细笔管，长三四寸，斑色，一如蚰蜒，襄阳人名为马蚿，亦呼马轴，亦名刀环虫，以其死侧卧，状如刀环也。有人自毒，服一枚便死也。

《雷公》云：凡使，收得后，糠头炒，令糠头焦黑，取马陆出，用竹刮足，去头了，研成末用之。《衍义》曰：马陆，即今百节虫也，身如槎，节节有细蹙纹，起紫黑色光润，百足，死则侧卧如环。长二三寸，尤者粗如小指，西京上阳宫及内城砖墙中甚多。入药至鲜。

现注：

①蚿：下原有音蚿二字注音。（xián 弦），即马陆，又名蚈（qiān 牵）或蠲。

②僵：下原有居良切三字注音。

按：马陆为圆马陆科之马陆，俗呼百足虫。可破癥攻坚，消积化痞。

时珍曰：马蚿处处有之。形大如蚯蚓，紫黑色，其足比比至百，而皮极硬，节节有横纹如金线，首尾一般大。触之即侧卧局缩如环，不必死也。能毒鸡犬。陶氏所谓土虫，乃蚰蜒也，死亦侧蜷如环，鸡喜食之。当以李当之之说为准。时珍曰：按：段成式《酉阳杂俎》云：度古俗呼土蛊，身形似衣带，色类蚯蚓，长一尺余，首如铲，背上有黄黑裍，稍触即断。常趁蚓掩之，则蚓化为水。有毒，鸡食之辄死。据此，则陈藏器所谓土虫者，盖土蛊也。陶氏误以蚰蜒为马陆，陈氏亦误以土蛊为土虫矣。辟邪疟（时珍）。时珍曰：马陆系神农药，雷氏备载炮炙之法，而古方鲜见用者，惟《圣惠》逐邪丸用之。其方：治久疟发歇无时。用百节虫四十九枚，湿生虫四十九枚，砒霜三钱，粽子角七枚。五月五日日未出时，于东南上寻取两般虫，至午时向南研匀，丸小豆大。每发日早，男左女右，手把一丸，嗅之七遍，立效。修时忌孝子、妇人、师、尼、鸡、犬见之。亦合《别录》疗寒热之说。大抵毒物止可外用，不敢轻入丸、散中。

## 黾

黾味甘，寒，无毒。主小儿赤气，肌疮脐伤，止痛气不足。一名长股。生水中，取无时。

陶隐居云：凡蜂蚁黾蝉，其类最多，大而青脊者，俗名土鸭，其鸣甚状。又一种黑色，南人名为蛤子，食之至美。又一种小形善鸣唤，名黾子，此则是也。

臣禹锡等谨按《蜀本》注云：蝦蟆属也，居陆地，青背善鸣，声作黾者是。

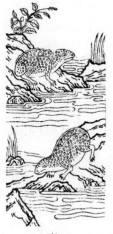

黾

《日华子》云：青黾，性冷，治小儿热疮，背有黄路者名金线，杀尸疰病虫，去劳劣解热毒。身青绿者是。

《图经》曰：黾，《本经》不载所出州土，云生水中，今处处有之。似蝦蟆而背青绿色，俗谓之青蛙。亦有背作黄文者，人谓之金线黾。陶隐居云：蜂、蚁、黾、蝉，其类最多，大腹而脊青者，俗名土鸭，其鸣甚壮，即《尔雅》所谓在水曰黾者是也。黑色者南人呼为蛤子，食之至美，即今所谓之蛤，亦名水鸡是也。闽、蜀、浙东人以为珍馔，彼人云：食之补虚损，尤宜产妇，即此也。小形善鸣唤者名黾子，即药中所用黾是也。其余蝼蝈、长肱、蠼子之类非药中所须，不复悉载也。

《衍义》曰：黾，其色青，腹细，嘴尖后脚长，故善跃，大其声则曰蛙，小其声则曰蛤。《月令》所谓雀入大水，化为蛤者也。唐韩退之诗，一夜青蛙啼到晓者是此。食之性平，解劳热。

现注：

①鼃：下原有音蛙二字注音。字典注鼃，同蛙。但因原文中有以蛙注鼃，及鼃、蛙两种用法，故保留了原文用法。文中所用鼃、蛙处皆是照原文录出。

按：蛙为蛙科金线蛙或黑斑蛙等。可清热消疮补虚。此条中主要性味功能《中药大辞典》将之编入青蛙条故知鼃指青蛙。再修《中药大辞典》时青蛙与蝦蟆是否可合为一条。

释名：长股：田鸡（《纲目》）、蛤鱼。时珍曰：蛙好鸣，其声自呼。南人食之，呼为田鸡，云肉味如鸡也。又曰坐鱼，其性好坐也。按《尔雅》蟾、蛙俱列鱼类，而《东方朔传》云：长安水多蛙鱼，得以家给人足。则古昔关中已常食之如鱼，不独南人也。蛙亦作鼃字。时珍曰：田鸡、水鸡、土鸭，形称虽异，功用则一也。四月食之最美，五月渐老，可采入药。《考工记》云：以脰鸣者，蛙黾之属。农人占其声之早晚大小，以卜丰欠。故唐人章效标孝标诗云：田家无五行，水旱卜蛙声。蛙亦能化为鴽，见《列子》。时珍曰：按：《延寿书》云：蛙骨热，食之小便苦淋。妊娠食蛙，令子寿夭。小蛙食多，令人尿闭。脐下酸痛，有至死者。擂车前水饮可解。吴瑞曰：正月出者名黄蛤，不可食。

利水消肿，烧灰，涂月蚀疮（时珍）。馔食，调疳瘦，补虚损，尤宜产妇。捣汁服，治蛤蟆瘟病。（嘉谟）。时珍曰：蛙产于水，与螺、蚌同性，故能解热毒，利水气。但系湿化之物，其骨性复热，而今人食者，每同辛辣及脂油煎炸，是抱薪救火矣，安能求其益哉？按：戴原礼《证治要诀》嘉谟曰：时行面赤项肿，名蛤蟆瘟。以金线蛙捣汁，水调，空腹顿饮，极效，曾活数人。

附方：新六。

蛤馔：治水肿。用活蛙三个，每个口内安铜钱一个，上着胡黄连末少许。以雄猪肚一个，茶油洗净，包蛙扎定，煮一宿，取出，去皮、肠，食肉并猪肚，以酒送下。忌酸、咸、鱼、面、鸡、鹅、羊肉，宜食猪、鸭。（《寿域神方》）

水蛊腹大：动摇有水声，皮肤黑色。用干青蛙二枚（以酥炒），干蝼蛄七枚（炒），苦壶芦半两（炒）。上为末。每空心温酒服二钱，不过三服。（《圣惠方》）

毒痢噤口：水蛙一个，并肠肚捣碎，瓦烘热，入麝香五分，作饼，贴脐上，气通即能进食也。诸痔疼痛：青蛙丸：用青色蛙长脚者一个，烧存性，为末，雪糕和，丸如梧子大。每空心先吃饭二匙，次以枳壳汤下十五丸。（《直指方》）

虫蚀肛门，虫蚀肾腑，肛尽肠穿：用青蛙一枚，鸡骨一分，烧灰吹入，数用大效。（《外台》）

癌疮如眼：上高下深，颗颗累垂，裂如瞽眼，其中带青，头上各露一舌，毒孔透里者，是也。用生井蛙皮，烧存性为末掺，或蜜水调敷之。（《直指方》）

# 鲮鲤甲

微寒。主五邪惊啼悲伤，烧之作灰，以酒或水和方寸匕，疗蚁瘘。

陶隐居云：其形似鼍而短小，又似鲤鱼有四足，能陆能水。出岸开鳞甲伏如死，令蚁入中，忽闭而入水开甲，蚁皆浮出，于是食之。故主蚁瘘，方用亦稀，惟疗疮癞及诸疰疾尔。

　　臣禹锡等谨按《蜀本》《图经》云：生深大山谷中，金、房、均等州皆有之。《药性论》云：鲮鲤甲，使，有大毒。治山瘴疟，恶疮，烧敷之。

　　《日华子》云：凉，有毒。治小儿惊邪，妇人鬼魅悲泣，及痔漏恶疮疥癣。

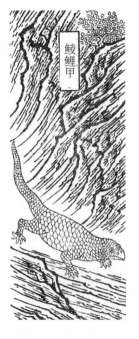

鲮鲤甲

　　《图经》曰：鳞①鲤甲，旧不著所出州郡，今湖、岭及金、商、均、房间深山大谷中皆有之。似鼍而短小色黑，又似鲤鱼而有四足，能陆能水。日中出岸开鳞甲如死，令蚁入中，蚁满便闭而入水，蚁皆浮出，因接而食之。故主蚁瘘为最，亦主恶疮疥癫，烧其甲末敷之。杨炎《南行方》主山瘴疟，有鳞鲤甲汤。今人谓之穿山甲。近医亦用烧灰与少肉豆蔻末米饮调服疗肠痔疾。又治吹奶疼痛不可忍，用穿山甲炙黄，木通各一两，自然铜半两，生用三味捣罗为散，每服二钱，温酒调下，不计时候。

　　<u>《外台秘要》</u>《肘后》：治蚁入耳，烧鳞鲤甲末以水调灌之即出。

　　《千金翼》：治蚁漏，取鲮鲤甲二七枚，末，猪膏和敷之。

　　《简要济众》：治产后血气上冲心成血晕：穿山甲一两，童子小便浸一宿，取出，慢火炙令黄为散，每服一钱。狗胆少许，热酒调下，非时服之。

　　《衍义》曰：鲮鲤甲，穴山而居，亦能水，烧一两存性，肉豆蔻仁三个同为末，米饮调二钱服，治气痔脓血，甚者加猬皮一两烧入，中病即已，不必尽剂。

　　现注：

　　①鳞鲤：下面引《南行方》及《外台秘要》亦作鳞鲤。皆为原刻如此。

　　按：鲮鲤甲为鲮鲤科之鲮鲤之甲。即穿山甲。功能镇惊辟瘴，消癫消痔通乳。临床以穿山甲治疮痈肿毒，硬结结块，乳内硬结，乳腺增生，白细胞减少等。临床入软坚药中。

　　时珍曰：其形肖鲤，穴陵而居，故曰鲮鲤，而俗称为穿山甲，郭璞赋谓之龙鲤。《临海水土记》云：尾刺如三角菱。故谓石鲮。时珍曰：鲮鲤状如鼍而小，背如鲤而阔，首如鼠而无牙，腹无鳞而有毛，长舌尖喙，尾与身等。尾鳞尖厚，有三角，腹五内腑俱全。而胃独大，常吐舌诱蚁食之。曾剖其胃，约蚁升许也。时珍曰：方用或炮或烧，或酥炙、醋炙、童便炙，或油煎、土炒、蛤粉炒，当各随本方，未有生用者。仍以尾甲乃力胜。

　　除痰疟寒热，风痹强直疼痛，通经脉，下乳汁，消痈肿，排脓血，通窍杀虫（时珍）。时珍曰：穿山甲入厥阴、阳明经。古方鲜用，近世风疟、疮科、通经、下乳，用为要药。盖此物穴山而居，寓水而食。出阴入阳，能窜经络，达于病所故也。按：刘伯温《多能鄙事》云：凡油笼渗漏，剥穿山甲里面肉靥投入，自至漏处堵住。又《永州记》云：此物不可于隄岸上杀之，恐血入土，则隄岸渗漏。观此二说，是山可使穿，隄可使漏，而又能至渗处，其性之走窜可知矣。谚曰：穿山甲，王不留，妇人食了乳长流。亦言其迅速也。李仲南言：其性专行散，中病即止，不可过服。又按《德生堂经验方》云：凡风湿冷痹之症，因水湿所致，浑身上下强直不能屈伸，痛不可忍者，于五积散加穿山甲七片，看病在左右手足，或臂胁疼痛处，即于鲮鲤身上取甲炮熟，同全蝎（炒）十一个，葱、姜同水煎，入无灰酒一匙，热服，取汗（避风）甚良。

附方：新十九。

中风瘫痪：手足不举。用穿山甲（左瘫用右甲，右痪用左甲，炮熟）、大川乌头（炮熟）、红海蛤（如棋子大者）各二两，为末。每用半两，捣葱白汁和成浓饼，径寸半，随左右贴脚心，缚定。密室安坐，以贴药脚浸热汤盆中，待身麻汗出，急去药。宜谨避风，自然手足可举。半月再行一次，除根。忌口，远色，调养。亦治诸风疾。（《卫生宝鉴》）

热疟不寒：穿山甲一两，干枣十个，同烧存性，为末。每服二钱，发日，五更井花水服。（《杨氏家藏》）

下痢里急：穿山甲、蛤粉等分，同炒研末。每服一钱，空心温酒下。（《普济方》）

鼠痔成疮：脓肿。用穿山甲尾尖处一两（炙存性）鳖甲（酒炙酥）一两，麝香半钱，为末。每服一钱半，真茶汤猪脂调敷。（《千金方》）

妇人阴癫；硬如卵状。随病之左右，取穿山甲之左右边五钱，以沙炒焦黄，为末。每服二钱，酒下。（《摘玄方》）

乳汁不通：涌泉散：用穿山甲炮研末，酒服方匕，日二服。外以油梳梳乳，即通。（《单骧方》）

乳癌乳痈：方同上。

痘疮变黑：穿山甲、蛤粉炒为末，每服五分，入麝香少许，温酒服。即发红色，如神。（《直指方》）

肿毒初起：穿山甲（插入谷芒热灰中，炮焦为末）二两，入麝香少许。每服二钱半温酒下。（《仁斋直指方》）

马疔肿毒：穿山甲（烧存性）、贝母等分为末。酒调服，三四次。乃用下药，利去恶物即愈。（鲍氏方）

便毒便痈：穿山甲半两，猪苓三钱并以醋炙研末，酒服二钱。外穿山甲末和麻油、轻粉涂之。或只以末涂之。（《直指》）

瘰疬溃坏：《集验方》用鲮鲤甲二十一片烧研，敷之。《寿域方》：用穿山甲（土炒）、斑蝥、熟艾等分，为末，敷之。外以乌白叶贴上，灸四壮，效。

眉炼癣疮：生眉中者。穿山甲前膊鳞，炙焦为末，清油和轻粉调敷。（《直指方》）

聤耳出脓：穿山甲烧存性，入麝香少许，吹之。三日水干即愈。（《鲍氏小儿方》）

耳内疼痛：穿山甲两个，夹土狗两个，同炒焦黄，为末。每吹一字入耳内。亦治耳聋。（《普济方》）

耳鸣耳聋：卒聋及肾虚，耳内如风、水、钟、鼓声。用穿山甲一大片（以蛤粉炒赤），去粉，蝎梢七个，麝香少许，为末，以麻油一滴化蜡，和作梃子，绵裹塞之。（《摄生众妙方》）

火眼赤痛：穿山甲一片为末，铺白纸上，卷作绳，烧烟熏之。（《寿域方》）

倒睫拳毛：穿山甲，竹刀刮去肉，将羊肾脂抹甲上，炙黄，如此七次，为末。随左右眼，用一字嗅鼻内，口中噙水，日用三次，二月取效。《儒门事亲》

时珍曰：按：张杲《医说》云：鲮鲤肉最动风。风疾人才食数脔，其疾一发，四肢顿废。时珍窃谓此物性窜而行血，风人多血虚故也。然其气味俱恶，亦不中用。

# 芫　青

味辛，微温，有毒。主蛊毒风疰鬼疰，堕胎，三月取暴干。

陶隐居云：芫花时取之，青黑色，亦疗鼠瘘。臣禹锡等谨按《蜀本》《图经》云：形大小如斑猫，纯青绿色。今出宁州也。《图经》曰：芫青，《本经》不载所出州土，今处处有之。其形颇与斑猫相类，但纯青绿色，背上一道黄文，尖喙。三、四月芫花发时乃生，多就花上采之，暴干。凡用斑猫、芫青、亭长之类，当以糯米同炒，看米色黄黑即为熟，便出之，去头足及翅翼，更以乱发裹之挂屋东荣①一宿，然后用之，则去毒矣。旧说斑猫、芫青、葛上亭长、地胆皆一类而随时变。古方皆用之，《深师》疗淋用亭长说之最详。云取葛上亭长，折断腹，腹中有白子如小米二三分，取著白板子上阴干燥二三日药成。若有人患十年淋，服三枚，八九年以还服二枚，服时以水著小杯中，水如枣许，内药盏中，爪甲研，当扁扁见于水中仰头乃令人写②著咽喉中。勿令近牙齿间，药虽微小，下喉自觉当至下焦淋所。有顷药大作，烦急不可堪者，饮干麦饭汁则药势止也。若无干麦饭，但水亦可耳。老小服三分之一，当下淋疾如脓血连连尔。石去者或如指头，或青或黄，男女服之皆愈。此虫四月、五月、六月为葛上亭长，七月为斑猫，九月、十月为地胆，随时变耳。亭长时，头当赤身黑。若药不快，淋不下，以意节度，更增服之。今医家多只用斑猫、芫青，而亭长、地胆稀有使者。人亦少采捕，既不得其详，故不备载。

《雷公》云：芫蜻③、斑猫、亭长、赤头等四性其样各不同，所居所食所效各不同。其芫蜻嘴尖，背上有一画黄，斑猫背上一画黄一画黑，嘴尖处一小点赤，在豆叶上居，食豆叶汁。亭长形黑黄，在蔓叶上居，食蔓胶汁。赤头额上有大红一点，身黑。用各有处。凡修事芫蜻、斑猫、亭长、赤头并用糯米、小麻子相拌同炒，待米黄黑，出去麻子等，去两翅足并头，用血余裹，悬于东墙角上一夜至明取用。

现注：

①荣：屋的飞檐。

②写：通泻。

③芫蜻：原刻如此，《雷公》如此用法。

按：芫青为芫青科昆虫绿芫青。可解毒祛疫，逐瘀。

释名：青娘子。时珍曰：居芫花上而色青，故名芫青。世俗讳之，呼为青娘子，以配红娘子也。时珍曰：但连芫花茎叶采置地上，一夕尽自出也。余见斑蝥。时珍曰：芫青之功同斑蝥，而毒尤猛，盖芫花有毒故也。畏、恶同斑蝥。

主疝气，利小水，消瘰疬，下痰结，治耳聋目翳，猘犬伤毒。余功同斑蝥。（时珍）

附方：新三。

偏坠疼痛：青娘子、红娘子各十枚，白面拌炒黄色，去前二物，熟汤调服，立效也。（《谈野翁方》）

目中顽翳：发背膏：用青娘子、红娘子、斑蝥各二个（去头、足，面炒黄色），硼砂一钱，蕤仁（去油）五个，为末。每点少许，日五六次，仍同春雪膏点之（膏见黄连下）。（《普济方》）

塞耳治聋：芫青、巴豆仁、蓖麻仁各一枚研，丸枣核大。绵包塞之。（《圣惠方》）

## 地　胆

味辛，寒，有毒。主鬼疰寒热鼠瘘，恶疮死肌，破癥瘕堕胎。蚀疮中恶肉，鼻中息肉，散结气石淋，去子服一刀圭即下。一名蚖青，一名青蛙[①]。生汶山川谷，八月取。恶甘草。

陶隐居云：真者出梁州，状如大蚂蚁，有翼，伪者即斑猫所化，状如大豆，大都疗体略同，必不能得真尔。此亦可用，故有蚖青之名。蚖字乃异，恐是相承误矣。

《唐本》注云：形如大蚂蚁者，今见出邠州者是也。状如大豆者未见也。

臣禹锡等谨按《蜀本》《图经》云：二月、三月、八月、九月，草莱上取之，形倍黑色，芫青所化也。《药性论》云：地胆，能宣出瘰疬根，从小便出。上亦吐之。治鼻衄。《图经》文具芫青条下。

现注：

①蛙：下原有乌娲切三字注音。此非蛤蟆之青蛙，不知怎有此名。

按：地胆为芫青科昆虫地胆。功能消疮破癥散结化石通淋。

释名：青蠵。珍曰：地胆者，居地中，其色如胆也。按：《太平御览》引《尔雅》云：地胆、地要，青蠵也。又引《吴普本草》云：地胆一名杜龙，一名青虹。陶弘景以蠵字为蛙字，音乌娲切者，误矣。宋本因之，今俱厘政也。时珍曰：今处处有之，在地中或墙石内，盖芫青、亭长之类，冬月入蛰者，状如斑蝥。苏恭未见，反非陶说，非也。《本经》别名芫青，尤为可证。既曰地胆，不应复在草莱上矣。盖芫青，青绿色；斑蝥，黄斑色；亭长，黑身赤头；地胆，黑头赤尾。

治疝积疼痛。余功同斑蝥。（时珍）。时珍曰：按杨氏《直指方》云：有癌疮颗颗累垂，裂如瞽眼，其中带青，由是簇头各露一舌，毒深穿孔，男则多发于腹，女则多发于乳，或项或肩，令人昏迷。急宜用地胆为君，佐以白牵牛、滑石、木通，利小便以宣其毒。更服童尿灌涤余邪，乃可得安也。

附方：新三。

小肠气痛：地胆（去翅、足、头，微炒）、朱砂各半两，滑石一两，为末。每苦杖酒食前调服二钱，即愈。（《宣明》）

鼻中息肉：地胆，生研汁，灌之。干者，酒煮取汁。又方：细辛、白芷等分。为末，以生地胆汁和成膏。每用少许点之，取消为度。（并《圣惠方》）

## 珂

味咸，平，无毒。主目中翳，断血生肌。贝类也，大如鳆，皮黄黑而骨白，以为马饰。生南海，采无时。《唐本》先附。

《海药》谨按《名医别录》云：生南海，白如蚌，主消翳膜，及筋弩肉，并刮之，此外无诸要用也。《雷公》云：要冬采得，色白腻者并有白旋水文，勿令见火，立无用处。夫用以铜刀刮作末子细研，用重绢罗筛过后研千余下用。此物不入妇人药中用。

按：珂，为蛤蜊科凹线蛤蜊。可明目退翳止血生肌。

释名：马轲螺（《纲目》）、玳。时珍曰：珂，马勒饰也。此贝似之，故名。徐表作马轲。《通典》云：老雕入海为珧。即珂也。时珍曰：按：徐表《异物志》云：马轲螺，大者围九寸，细者围七八寸，长三四寸。去面黑。（时珍）

附方：新二。

目生浮翳：马珂三分，白龙脑半钱，枯过白矾一分，研匀点之。（《圣惠方》）

面黑令白：马珂、白附子、珊瑚、鹰矢白等分，为末。每夜人乳调敷，旦以温浆水洗之。（同上）

# 蜻　蛉

微寒，强阴止精。

陶隐居云：此有五六种，今用青色大眼者。一名诸乘，俗呼胡蜊，道家用以止精。眼可化为青珠，共余黄细及黑者不入药用，一名蜻蜓。臣禹锡等谨按《蜀本》注云：蜻蜓六足四翼，好飞溪渠侧。

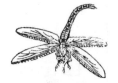

《日华子》云：蜻蜓，凉，无毒。壮阳暖水脏。入药去翼足，炒用良。

《图经》曰：蜻蛉，旧不载所出州郡，今所在水际多有之。此有数种，当用青色大眼者为良，其余黄赤及黑色者不入用，俗间正名蜻蜓而不甚须也。道家则多用之。

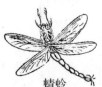

蜻蛉

《衍义》曰：蜻蛉，其中一种最大，京师名为马大头者是，身绿色。雌者腰间一遭碧色，用则当用雄者。陶隐居以谓青色大眼一类之中元无青者，眼一类皆大。此物生化于水中，故多飞水上。唐杜甫云：点水蜻蜓款款飞。

按：蜻蛉为蜓科昆虫蜻蜓。可强阴止精。

时珍曰：蜻、蚣，言其色青葱也。蛉、虰，言其状伶仃也，或云其尾如丁也。或云其尾好亭而挺，故曰蜓，曰蜓。俗名纱羊，言其翅如纱也。按崔豹《古今注》云：大而色青者曰蜻蜓；小而黄者，江东名胡黎，淮南名蠊蛑，鄱阳名江鸡，小而赤者，名曰赤卒，曰绛驺，曰赤衣使者，曰赤弁丈人；大而玄绀者，辽海名绀蟠，亦曰天鸡。陶氏谓胡黎为蜻蛉，未考此耳。时珍曰：蜻蛉大头露目，短颈长腰觯尾，翼薄如纱。食蚁虻，饮露水。《造化权舆》云：水虿化蚣。罗愿云：水虿化蜻蛉，蜻蛉仍交于水上，附物散卵，复为水虿也。张华《博物志》亦言：五月五日，埋蜻蛉头于户内，可化青珠，未知然否。古方惟用大而青者，近时房中术，亦有用红色者。崔豹云：辽海间有绀蟠虫，如蜻蛉而玄绀色，六、七月群飞暗天。夷人食之，云海中青虾所化也。《云南志》云：澜沧蒲蛮诸地，凡土蜂、蜻蛉、蚱蜢之类，无不食之也。

# 鼠　妇

味酸，温，微寒，无毒。主气癃不得小便，妇人月闭血瘕，痫痉，寒热，利水道。一名负蟠①，一名蚜蝛②。一名蜲蟒。生魏郡平谷，及人家地上，五月五日取。

陶隐居云：一名鼠负，言鼠多在坎中，背则负之，今作妇字，如似乖理。又一名鼠姑。

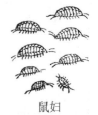

鼠妇

臣禹锡等谨按《蜀本》注云：《尔雅》云，蟠①，鼠负是也。多在瓮器底及土坎中，常惹著鼠背，故名之也。俗亦谓之鼠粘，犹如菓耳名羊负来也。《日华子》云：鼠妇虫有毒。通小便，能堕胎。

《图经》曰：鼠妇，生魏郡平谷及人家地上，今处处有之，多在下湿处瓮器底及土坎中，常惹著鼠背故名鼠负。今作妇字，谬耳。《尔雅》云：蟠，鼠负。郭璞云：瓮器底虫。又云蚅②威、委黍③。《诗·东山》云：蚅威④在室。郑笺云：此物家无人则生。然《本经》亦有此名，是今人所谓湿生虫者也。五月五日取。古方有用者，张仲景主久疟大鳖甲丸中使之，以其主寒热也。

《千金方》：治产后小便不利：鼠妇七枚一味熬为屑作一服，酒调下。

《衍义》曰：鼠妇，此湿生虫也，多是其色如蚓，背有横纹蹙起，大者长三四分，在处有之。砖甃⑤及下湿处多，用处绝少。

现注：

①蟠：下原有音烦二字注音。

②蚅：下原有音伊二字注音，蝛：下原有音威二字注音。

③威，委黍。原刻如此，可见虫字边为后来所加。

④蚅威：《诗·东山》原文为伊威，二字均无虫字旁。

⑤甃：（zhōu 绉），墙壁、井壁。

按：鼠妇为鼠妇科平甲虫。功能利水通淋，通经破癥。

时珍曰：按：陆佃《埤雅》云：鼠负，食之令人善淫，故有妇名。又名鼠姑，犹鼠妇也。鼠粘，犹鼠负也。然则妇、负二义俱通矣。因湿化生，故俗名湿生虫。曰地鸡、地虱者，象形。时珍曰：形似衣鱼稍大，灰色。

治久疟寒热，风虫牙齿疼痛，小儿撮口惊风，鹅口疮，痘疮倒靥，解射工毒、蜘蛛毒，蚰蜒入耳（时珍）。时珍曰：古方治惊、疟、血病多用之，盖厥阴经药也。《太平御览》载葛洪治疟方：用鼠负虫十四枚，各以糟酿之，丸十四丸，临发时水吞下七丸，便愈。而葛洪《肘后方》治疟疾寒热，用鼠妇四枚，糖裹为丸，水下便断。又用鼠负、豆豉各十四枚，捣丸芡子大，日发前日，汤服二丸，将发时再服二丸便止。又蜘蛛毒人成疮，取此虫食其丝即愈。详蜘蛛下。

附方：新八。

撮口脐风：《圣惠》：用鼠妇虫杵，绞汁少许，灌之。《陈氏》：生杵鼠妇及雀瓮汁服之。

鹅口白疮：地鸡研水涂之，即愈。（《寿域方》）

风虫牙痛：湿生虫一枚，绵裹咬之。勿令人知。（《圣惠》）

风牙疼痛：湿生虫、巴豆仁、胡椒各一枚，研匀，饭丸绿豆大。绵裹一丸咬之，良久涎出吐去，效不可言。（《经效济世方》）

痘疮倒靥：湿生虫为末，酒服一字，即起。（《痘疹论》）

蚰蜒入耳：湿生虫，研烂，涂耳边自出。或摊纸上作捻，安入耳中亦出。（《卫生宝鉴》）

射工溪毒：鼠妇、豆豉各七合、巴豆（去心）三枚，脂和，涂之。（《肘后》）

# 萤　火

味辛，微温，无毒。主明目，小儿火疮伤，热气蛊毒鬼疰，通神精，一名夜光。一名放光，一名熠耀①，一名即炤②。生阶地池泽。七月七日取，阴干。

陶隐居云：此是腐草及烂竹根所化，初犹未如虫，腹下已有光，数日便变而能飞，方术家捕取内酒中令死，乃干之。俗药用之亦稀。

臣禹锡等谨按《蜀本》注云：《尔雅》云：萤火即炤。《注》曰，夜飞腹下有火。按：此虫是朽草所化也。《吕氏春秋》云：腐草化为萤是也。

《药性论》云：萤火，亦可单用，治青盲。

《衍义》曰：萤，常在大暑前后飞出，是得大火之气而化，故如此明照也。今人用者少，《月令》虽曰腐草所化，然非阴湿处终无。

现注：

①熠：下原有以入切三字注音。耀：下原有以灼切三字注音。

②炤：下原有音炤二字注音。

按：萤火为萤科昆虫萤火虫。功能明目消疮治青盲。

时珍曰：萤从荧省，荧，小火也，会意。《豳风》：熠耀宵行。宵行乃虫名，熠耀其光也。《诗》注及本草，皆误以熠耀为萤名矣。时珍曰：萤有三种：一种小而宵飞，腹下光明，乃茅根所化也，吕氏《月令》所谓腐草化为萤者是也。一种长如蛆蠋，尾后有光，无翼不飞，乃竹根所化也，一名蠲，萤蛆，《明堂月令》所谓腐草化为蠲者是也，其名宵行，茅竹之根夜视有光，复感湿热之气，遂变化成形尔。一种水萤，居水中，唐·李子卿《水萤赋》所谓彼何为而化草，此何为而居泉是也。入药用飞萤。时珍曰：萤火能辟邪明目，盖取其照幽夜明之义耳。《神仙感应篇》载务成萤火丸事迹甚详；而庞安常《总病论》，亦极言其效验。云：曾试用之，一家五十余口俱染疫病，惟四人带此者不病也。许叔微《伤寒歌》亦称之。予亦恒欲试之，因循未暇耳。庞翁为苏、黄器重友，想不虚言。《神仙感应篇》云：务成子萤火丸，主辟疾病，恶气百鬼，虎狼蛇虺，蜂虿诸毒，五兵白刃，盗贼凶害。昔汉冠军将军武威太守刘子南，从道士尹公受得此方。永平十二年，于北界与虏战败绩，士卒略尽。子南被围，矢下如雨，未至子南马数尺，矢辄坠地。虏以为神，乃解去。子南以方教子弟，为将皆未尝被伤也。汉末青牛道士得之，以传安定皇甫隆，隆以传魏武帝，乃稍有人得之。故一名冠军丸，又名武威丸。用萤火、鬼箭（削去皮羽）、蒺藜各一两，雄黄、雌黄各二两，羖羊角、煅灶灰各一两半，矾石（火烧）丹雄鸡冠一具和捣千下，丸如杏。作三角绛囊盛五丸，带于左臂上，从军系腰中，居家挂户上，甚辟盗贼也。

附方：新二。

黑发：七月七日夜，取萤火虫二七枚，捻发自黑也。（《便民图纂》方）

明目：劳伤肝气目暗方：用萤火二七枚，纳大里鱼胆中，阴干百日为末。每点少许，极妙。一方用白犬胆。（《圣惠方》）

## 甲　香

味咸，平，无毒。主心腹满痛气急，止痢，下淋。生南海。

《唐本》注云：蠃，大如小拳，青黄色，长四五寸，取厣，烧灰用之。南人亦煮其肉啖，亦无损益也。《唐本》先附。

《图经》曰：甲香，生南海，今岭外闽中近海州郡及明州皆有之。海蠃①之掩也。《南州异物志》曰：甲香，大者如瓯，面前一边直擐，长数寸，围壳岨峿②有刺。其掩杂众香烧之，使益芳，独烧则臭。一名流螺。诸螺之中，流最厚味是也。其蠃大如小拳，青黄色，长四五寸，人亦啖其肉，今医方稀用，

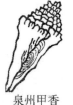

泉州甲香

但合香家所须，用时先以酒煮去腥及涎，云可聚香，使不散也。《传信方》载其法云：每甲香一斤，以泔一斗半于铛中以微煻火煮，经一复时即换新泔，经三换即漉出，众手刮去香上恶物讫，用白蜜三合，水一斗，又煻火煮一复时，水干又以蜜三合，水一斗，再煮都三复时，以香烂止，炭火热烧地，洒清酒令润，铺香于其上，以新瓷瓶盖合，密墁③一复时，待香冷硬，即臼中用木杵捣令烂，以沉香三两，麝香一分，和合略捣令相乱入即香成，以瓷瓶贮之，更能埋之经久方烧尤佳。凡烧此香须用大火炉多著热灰及刚炭至合，翻时又须换火猛烧令尽讫去之，炉旁著火，暖水即香不散。甲香须用台州小者佳，此法出于刘兖奉礼也。凡蠃之类，亦多绝有大者，珠蠃莹洁如珠，鹦鹉蠃形似鹦鹉，头并堪酒杯者，梭尾蠃如梭状。释辈所吹者，皆不入药，故不悉录。

《海药》云：和气清神，主肠风瘘痔。陈氏云：主甲疽瘘疮，蛇蝎蜂螫，疥癣，头疮嚵④疮。甲煎口脂用也。《广州记》云：南人常食，若龟鳖之类。又有小甲香，若螺子状，取其蒂而修成也。

《雷公》云：凡使，须用生茅香、皂角二味，煮半日，却漉出，于石臼中捣，用马尾筛筛过用之。《经验方》甲香修制法不限多少，先用黄土泥水煮一日，以温水浴过，次用米泔或灰汁煮一日，依前浴过后用蜜酒煮一日，又浴过，烠⑤干任用。

《衍义》曰：甲香，善能管香烟，与沉、檀、龙、麝用之，甚佳。

现注：

①蠃：下原有音螺二字注音。按：蠃发螺音时通嬴。

②岨：（jǔ 举），峿（yǔ 宇），山形。

③墁：同泥。

④嚵：（chán 缠），同尝或馋。

⑤烠：（bó）伯。

按：甲香为蝾螺科之蝾螺。可利心腹，散满痛，通淋。

## 衣　鱼

味咸，温，无毒。主妇人疝瘕，小便不利，小儿中风项强①背起摩之。又疗淋堕胎，涂疮灭瘢。一名白鱼，一名蟫②。生咸阳平泽。

陶隐居云：衣中乃有而不可常得，多在书中，亦可用小儿淋闭，以摩脐及小腹即溺通也。

臣禹锡等谨按《药性论》云：衣中白鱼，使，有毒，利小便。

《图经》曰：衣鱼，生咸阳平泽，今处处有之，衣中乃少，而多在书卷中。《尔雅》所谓蟫③，白鱼。郭璞云：衣书中虫，一名蛃④鱼是也。段成式云：补阙张周见壁上瓜子化为白鱼，因知《列子》朽瓜为鱼之言不虚也。古方主小儿淋闭，取以摩脐及小腹溺即通。又合鹰屎、僵蚕同敷疮瘢即灭。今人谓之壁鱼，俗传壁鱼入《道经》函中因蠹食神仙字则身有五色，人能得而吞之，可致神仙。唐张易之少子惑其说乃多书神仙字碎剪置瓶中，取壁鱼投之，冀其蠹食而不能得，遂致心疾。

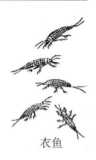
衣鱼

《千金方》：治沙石草落目中眯不出，白鱼以乳汁和注目中。

《外台秘要》：主眼翳：白鱼末注少许于翳上。

孙真人：卒患偏风，口喎语涩，取白鱼摩耳下，喎向左摩右，喎向右摩左，正即止。

《子母秘录》：治妇人无故遗血溺：衣中白鱼三十个内阴中。

《食医心镜》：小儿中客忤：书中白鱼十枚，敷乳头饮之差。

《衍义》曰：衣鱼，多在故书中，久不动帛中或有之，不若故纸中多也。身有厚粉，手搐之则落，亦啮毳衣。用处亦少，其形稍似鱼其尾又分二岐，世用以灭瘢痕。

现注：

①强：下原有巨两切三字注音。

②蟫：下原有音谈二字注音。

③蟫：下原有潭、寻二音四字注音。

④蛃：下原有音丙二字注音。

按：衣鱼为衣鱼科昆虫衣鱼。可化疝瘕，通小便，灭瘢痕。

时珍曰：白，其色也；壁，其居也；蟫，其状态也；丙，其尾形也。时珍曰：衣鱼，其蠹衣帛书画，始则黄色，老则有白粉，碎之如银，可打纸笺。按段成式言：何讽于书中得一发长四寸，卷之无端，用力绝之，两端滴水。一方士云：此名脉望，乃衣鱼三食神仙字，则化为此。夜持向天，可以坠星，求丹。又异于吞鱼致仙之说。大抵谬妄，宜辩正之。

主小儿脐风撮口，客忤天吊，风痫口喎，重舌，目翳目眯，尿血转胞，小便不通。（时珍）。时珍曰：衣鱼乃太阳经药，故所主中风项强，惊痫天吊，目翳口喎，淋闭，皆手、足太阳经病也。"范汪方"治小便不利，取二七枚捣，分作数丸，顿服即通。《齐书》云：明帝病笃，敕台省求白鱼为药。此乃神农药，古方盛用，而今人罕知也。

附方：新七。

小儿胎寒：腹痛汗出。用衣中白鱼二七枚，绢包，于儿腹上回转摩之，以愈为度。（《圣惠》）

小儿撮口：壁鱼儿研末。每以少许涂乳，令儿吮之。（《圣惠》）

小儿天吊：目睛上视。并口手掣动用壁鱼儿干者十个，湿者五个，用乳汁和研，灌之。（《圣惠方》）

小儿痫疾：白鱼酒：用衣中白鱼七枚，竹茹一握，酒一升，煎二合，温服之。（《外台》）

小儿重舌：衣鱼烧灰，敷舌上。（《千金翼》）

小便不通：滑石白鱼散：用白鱼、滑石、乱发（烧）等分，为散。饮服半钱匕，日三。(《金匮要略》)

小便转胞：不出。纳衣鱼一枚于茎中。(《千金方》)

# 三十六种陈藏器余

## 海 螺

《百一方》：治目痛累年或三四十年方：取生螺一枚洗之，内燥抹螺口开，以黄连一枚内螺口中令其螺饮黄连汁，以绵注取汁著眦中。

孙真人：合菜食治心痛。

按：海螺为海螺科之红螺。可明目止目痛，止心痛。

时珍曰：蠃与螺同，亦作蠡。蠃从虫，蠃省文，盖虫之蠃形者也。厣音掩，闭藏之貌。时珍曰：螺，蚌属也。大者如斗，出日南涨海中。香螺厣可杂甲香，老钿螺光彩可饰镜背者，红螺色微红，青螺色如翡翠，蓼螺味辛如蓼，紫贝螺即紫贝也。鹦鹉螺质白而紫，头如鸟形，其肉常离壳出食，出则寄居虫入居，螺还则虫出也。肉为鱼所食，则壳浮出，人因取之作杯。

## 海 月

味辛，平，无毒。主消渴下气，令人能食利五脏调中。生姜、酱食之销腹中宿物令易饥，止小便。南海水沫所化，煮时犹变为水。似半月，故以名之。海蛤类也。

《食疗》云：平，主消痰，辟邪鬼毒，以生椒酱调和食之良。能消诸食，使人易饥。又其物是水沫化之，煮时犹是水，入腹中之后便令人不小便，故知益人也。又有食之人亦不见所损，此看之将是有益耳。亦名以下鱼。

按：海月为不等蛤科之海月。可止消渴，下气消食。

时珍曰：马甲、玉珧皆以形色名。万震赞云"厥甲美如珧玉"，是矣。

时珍曰：刘恂《岭表录异》云：海月大如镜，白色正圆，常死海旁。其柱如搔头尖，其甲美如玉。段成式《杂俎》云：玉珧形似蚌，长二三寸，广五寸，上大下小。壳中柱炙食，味如牛头胘项。王氏《宛委录》云：奉化县，四月南风起，江珧一上，可得数百。如蚌稍大，肉腥韧不堪。惟四肉柱长寸许，白如珂雪，以鸡汁瀹食肥美。过火则味尽也。

附录：海镜：时珍曰：一名镜鱼，一名琐蛣，一名膏药盘，生南海。两片相合成形，壳圆如镜，中甚莹滑，映日光如云母。内有少肉如蚌胎。腹有寄居虫，大如豆，状如蟹。海镜饥则出食，入则镜亦饱矣。郭璞赋云"琐蛣腹蟹，水母目虾"，即此。

## 青 蚨

味辛，温，无毒。主补中益阳道，去冷气，令人悦泽。生南海，状如蝉，其子著木，取以涂钱，皆归本处。一名蚨蝌。《广雅》云：青蚨也。《搜神记》

曰：南方有虫名蟗①蠋，如蝉，大辛美可食。其子如蚕种，取其子归，则母飞来，虽潜取必知处，杀其母涂钱，子涂贯，用钱则自还。《淮南子》万毕云：青蚨，一名鱼伯，以母血涂八十一钱，以子血涂八十一钱，置子用母，置母用子，皆自还也。

《海药》谨按《异志》云：生南海诸山，雄雌常处不相舍。主秘精缩小便，青金色相似，人采得以法末之用涂钱以货易，昼用夜归，亦是人间难得之物也。

现注：

①蟗：(zéi 贼)，原刻为虫则组成，字典注与蟗同，典脑无此字。

按：青蚨，生南海，状如蝉。可补中益阳道，去冷气。

时珍曰：按《异物志》云：青蚨形如蝉而长。其子如虾子，着草叶上。得其子则母飞来。煎食甚辛而美。《岣嵝神书》云：青蚨一名蒲蛀，似小蝉，大如虻，青色有光。生于池泽，多集蒲叶上。春生子于蒲上，八八为行，或九九为行，如大蚕子而圆。取其母血及火炙子血涂钱，市物仍自还归，用之无穷，诚仙术也。其说俱仿佛。但藏器云子着木上，稍有不同。

而许氏《说文》亦曰：青蚨，水虫也。盖水虫而产子于草木尔。

附录：庞降 时珍曰：按刘恂《岭表录异》云：庞降生于岭南，多在橄榄树上。行如蝴蝉，腹青而薄。其名自呼，但闻其声而鲜能得之。人以善价求为媚药。按此形状似蝉，可为媚药，与李《海药》青蚨雌雄不舍，秘精之说相符。恐亦青蚨之类，在木上者也。

## 豉 虫

有毒。杀禽兽，蚀息肉，敷恶疮。

《百一方》：豉虫，主射工，取一枚致口中便愈，已死者亦起。虫有毒，应不可吞，云以白梅皮裹含之。

按：豉虫为豉虫科昆虫豉虫。可制射工毒，蚀息肉。

时珍曰：陈藏器《拾遗》有豉虫，而不言出处形状。按：葛洪《肘后方》云：江南有射工虫，在溪涧中，射人影成病，或如伤寒，或似中恶，或口不能语，或恶寒热，四肢拘急，身体有疮。取水上浮走豉母虫一枚，口中含之便瘥，已死亦活。此虫正黑，如大豆，浮游水上也。今有水虫，大如豆而光黑，即此矣。名豉母者，亦象豆形也。

## 乌烂死蚕

有小毒。蚀疮有根者，亦主外野鸡病，并敷疮上，在簇上乌臭者。白死蚕，主白游，赤死蚕主赤游，并涂之。游，一名疹也。

按：乌烂死蚕为蚕蛾科昆虫家蚕蛾。可蚀疮消痔消疹。

蚕蛹 瑞曰：缫丝后蛹子。今人食之，呼小蜂儿。思邈曰：犬啮者，终身禁食，发则难免。为末饮服，治小儿疳瘦，长肌退热，除蛔虫。煎汁饮，止消渴。（时珍）

附方：新一。

消渴烦乱：蚕蛹二两，以无灰酒一中盏，水一大盏，同煮取一中盏，澄清，去蚕蛹，

温服。(《圣惠方》)

# 茧卤汁

　　主百虫入肉,蜃蚀瘙疥及牛马虫疮,山蝚山蛭入肉,蚊子诸虫咬毒。盐茧瓮下收之,以竹筒盛卤浸疮。山行亦可预带一筒,取一蛭置中,兼持一片干海苔,则辟诸蛭。苏恭注《本经》蛭条云:山人自有疗法,岂非此乎。亦可为汤浴小儿,去疮疥。此汁是茧中蛹汁,故能杀虫,非为卤鹹也。

　　按:茧卤汁,蚕蛾科蚕茧中之蛹汁。可祛蜃蚀疮疥。

　　时珍曰:山蛭见蛭条。山蝚(音余),蜘蛛也。啮人甚毒。

　　蚕茧;气味:甘,温,无毒。主治:烧灰酒服,治痈肿无头,次日即破。又疗诸疳疮,及下血、血淋、血崩,煮汁饮,止消渴反胃,除蛔虫(时珍)。

　　时珍曰:蚕茧方书多用,而诸家本草并不言及,诚缺文也。近世用治痈疽代针,用一枚即出一头,二枚即出二头,神效无比。煮汤治消渴,古方甚称之。丹溪朱氏言此物属火,有阴之用,能泻膀胱中相火,引清气上朝于口,故能止渴也。缲丝汤及丝绵煮汁,功并相同。又黄丝绢能补脬,锦灰止血,并见服器部。

　　附方:新五。

　　痘疮疳蚀:脓水不绝。用出了蚕蛾茧,以生白矾末填满。枯为末,擦之甚效。(陈文中《小儿方》)

　　口舌生疮:蚕茧五个,包硼砂,瓦上焙焦为末,抹之。

　　大小便血:茧黄散:治肠风,大小便血,淋沥疼痛。用茧黄、蚕蜕纸(并烧存性)、晚蚕砂、白僵蚕(并炒)等分为末,入麝香少许。每服二钱,用米饮送,日三服,甚效。(《圣惠方》)

　　妇人血崩:方法同上。反胃吐食:蚕茧十个煮汁,烹鸡子三枚食之,以无灰酒下,日二服,神效。或以缲丝汤煮粟米粥食之。(《普济方》)

# 壁钱

　　无毒。主鼻衄及金疮下血不止,捺取虫汁点疮上及鼻中,亦疗外野鸡病下血。其虫上钱幕,主小儿呕吐逆,取二七煮汁饮之。虫似蜘蛛作白幕如钱在暗壁间,此土人呼为壁茧。

　　按:壁钱为壁钱科动物壁钱。可止衄合疮,止血止呕。

　　时珍曰:皆以窠形命名也。时珍曰:大如蜘蛛,而形扁斑色,八足而长。亦时蜕壳,其膜色光白如茧。或云:其虫有毒,咬人至死。惟以桑柴灰煎取汁,调白矾末敷之。妙。治大人、小儿急疳,牙蚀腐臭,以壁虫同人中白等分烧研贴之。又主喉痹。(时珍出《圣惠》等方)。

　　附方:新一。

　　喉痹乳蛾:已死者复活。用墙上壁钱七个,内要活蛛二枚,捻作一处,以白矾七分一块,化开,以壁钱惹矾,烧存性,出火毒为末。竹管吹入,立时就好。忌热肉、硬物。

　　虫上钱幕:(窠幕)产后咳逆,三五日不止欲死者,取三五个煎汁,呷之,良。又止金疮、诸疮出血不止，及治疮口不敛，取茧频贴之。止虫牙痛（时珍）。

附方：虫牙疼痛：《普济方》：以壁上白蟢窠四五个（剥去黑者）以铁刀烧出汗，将客惹汗丸之，纳入牙中甚效。又以乳香入窠内烧存性，纳之亦效。一方：用墙上白蛛窠包胡椒末塞耳，左痛塞右，右痛塞左，手掩住，侧卧，待额上有微汗，即愈。

## 针　线　袋

主妇人产后肠中痒，不可忍，以袋安所卧褥下，无令知之。

按：针钱袋，即缝衣之针钱袋。可止痒。

## 故　锦　灰

主小儿口中热疮，研灰为末，敷口疮上，煮汁服疗蛊毒。岭南有食锦虫，屈如指环，食故绯帛锦，如蚕之食叶。

按：故锦灰即旧故之锦烧灰，可治口疮蛊毒。

时珍曰：锦以五色丝织成文章，故字从帛，从金，谐声，且贵之也。禹贡·兖州厥筐织文是也。

烧灰，主失血、下血、血崩，金疮出血，小儿脐疮湿肿。

附方：新二。

吐血不止：红锦三寸烧灰，水服。（《圣惠方》）

上气喘急：故锦一寸烧灰，茶服神效。（《普济方》）

## 故　绯　帛

主恶疮疔肿毒肿诸疮有根者，作膏用帛如手大，取露蜂房，弯头棘刺，烂草节，二七乱发烧为末，空腹服饮下方寸匕，大主毒肿。绯帛亦入诸膏，主疔肿用为上。又主儿初生脐未落时，肿痛水出，烧为末，细研敷之。又五色帛，主盗汗，拭讫弃五道头。

按：故绯帛，治肿毒盗汗。

时珍曰：素丝所织，长狭如巾，故字从白巾。浓者曰缯，双丝者曰缣。后人以染丝造之，有五色帛。主坠马及一切筋骨损（好古）。烧研，疗血崩，金疮出血，白驳风（时珍）。

附方：新一。

肥脉癗疹：曹姓帛拭之愈。（《千金方》）

## 赦　日　线

主人在牢狱日，经赦得出，候赦日于所被囚枷上合取将为囚缝衣，令犯罪经恩也。

按：赦日线，以慰心理。

## 苟　印

一名苟斗，取膏滴耳中令左右耳彻。出潮州，似蛇，有四足。大主聋也。

按：荀印似蛇，有四足。可通窍愈聋。

## 溪鬼虫

取其角带之，主溪毒射工。出有溪毒处山林间。大如鸡子，似蜣蜋，头有一角，长寸余，角上有四歧，黑甲下有翅能飞，六月、七月取之。

《百一方》：射工虫，口边有角，人得带之辟溪毒。《周礼》壶涿氏掌除水虫，以炮土之鼓欧之，以禁石投之。注云：投使惊去也。今人过诸山溪，先以石投水，虫当先去，石著人也。

张司空云：江南有射工虫，甲虫类也。口边有弩，以气射人。

《玄中记》云：水狐虫也。长四寸，其色黑，背上有甲，其口有角，向前如弩，以气射人。江淮间谓之短狐。射工通为溪病，此既其虫，故能相压伏也。

按：溪鬼虫，大如鸡子，似蜣蜋，头有一角。可去溪毒，射工毒。

时珍曰：此虫足角如弩，以气为矢，因水势含沙以射人影成病，故有射弩诸名。《酉阳杂俎》谓之抱枪。云：形如蜣蜋，稍大，腹下有刺似枪，螫人有毒也。《玄中记》云者，水狐者，视其形，虫也。见其气，鬼也。其头、喙，如狐也。《五行传》云：南方淫惑之气所生，故谓之蜮。《诗》云：为鬼为蜮，则不可得。即此物也。时珍曰：射工长二三寸，广寸许，形扁，前阔后狭，颇似蝉状，故《抱朴子》言其状如鸣蜩也。腹软背硬，如鳖负甲，黑色，故陆玑言其形如鳖也。六、七月甲下有翅能飞，作铋铋声。阔头尖喙，有二骨眼。其头目丑黑如狐如鬼，喙头有尖角如爪，长一二分，有六足如蟹足：二足在喙下，大而一爪；四足在腹下，小而岐爪。或时屈前足，抱拱其喙，正如横弩上矢之状。冬则蛰于谷间，所居之处，大雪不积，气起如蒸。掘下一尺可得，阴干留用。蟾蜍、鸳鸯能食之，鹅、鸭能辟之。故《禽经》云：鹅飞则蜮沉。又有水虎，亦水狐之类；有鬼弹，乃溪毒之类。葛洪所谓溪毒似射工而无物者，皆此属也。并附之。

附录：水虎：时珍曰：《襄沔记》云：中庐县有涑水，注沔。中有物，如三四岁小儿，甲如鲮鲤，射不能入。秋曝沙上，膝头似虎，掌爪常没水，出膝示人。小儿弄之，释使咬人。人生得者，摘其鼻，可小小使之。名曰水虎。鬼弹：有按《南中志》云：永昌郡有禁水，惟十一、二月可渡，余月则杀人。其气有恶物作声，不见其形，中人则青烂，名曰鬼弹。时珍曰：按：葛洪《肘后方》云：溪毒中人，一名中水，一名中溪，一名水病，似射工而无物。春月多病之，头痛恶寒，状如伤寒。二三日则腹中生虫，食人下部。渐是无脏，注下不禁，虽良医不能疗也。初得则下部若有疮，正赤如截肉，为阳毒，最急，若疮如虫啮，为阴毒，小缓。皆杀人，不过二十日。方家用药，与伤寒、温病相似。或以小蒜煮汤浴之，及诸药方。又云：江南射工毒虫，在山间水中。人行或浴，则此虫含沙射人形影则病。有四种，初得皆如伤寒，或如中恶。一种遍身有黑黡子，四边悉赤，犯之如刺，一中作疮，久则穿陷。一种突起如石，一种如火灼瘭疮也。疗之并有方法。王充《论衡》云：短狐含太阳毒气而生，故有弓矢射人，中人如火灼也。

## 赤翅蜂

有小毒，主蜘蛛咬及疔肿疽病疮，烧令黑，和油涂之，亦取蜂窠土，酢和为泥，敷蜘蛛咬处，当得丝。出岭南，如土蜂，翅赤头黑，穿土为窠，食蜘蛛，大如螃蟹，遥知蜂来皆狼狈藏隐，蜂已预知其处相食，如此者无遗也。

按：赤翅蜂为胡蜂科昆虫赤羽蜂。可解疗疽毒。

时珍曰：此毒蜂穿土作窠者。一种独蜂作窠于木，亦此类也。其窠大如鹅卵，皮厚苍黄色。只有一个蜂，大如小石燕子，人马被螫立忘也。又一种蛒蜂，出巴中，在塞鼻蛇穴内，其毒倍常，中人手足辄断，中心胸即圮裂，非方药可疗，惟禁术可制。故元稹诗云：巴蛇蟠窟穴，穴下有巢蜂。近树禽垂翅，依原兽绝踪。微遭断手足，厚毒破心胸。昔甚招魂句，那知眼自逢。此蜂之毒如此，附见于此。养生远害者，不可不知。

## 独 脚 蜂

所用同前，似小蜂，黑色，一足连树根不得去，不能动摇。五月采取，出岭南。又有独脚蚁，功用同蜂。亦连树根下①能动摇，出岭南。

现注：

①下：原刻为下，疑应为不。

按：独脚蜂，似小蜂，黑色，一足连树根不得去。可解疗疽毒。

时珍曰：岭南有树小儿、树蛱蝶。及此蜂、蚁，皆生于树，是亦气化，乃无情而生有情也。《酉阳杂俎》云：岭南毒菌，夜有光，经雨则羽化为巨蜂，黑色，其喙若锯，长三分余，啮人甚毒。物类之变化不一有如此。

## 蛇①

味咸无毒。主生气及妇人劳损，积血带下，小儿风疾，丹毒汤火煠出，以姜酢进之，海人亦为常味。一名水母，一名樗蒲鱼，生东海如血䶃②，大者如床，小者如斗。无腹胃眼目，以虾为目，虾动蛇、蛇沉，故曰水母目虾，如驱䲔之与鸳鸯相假矣。蛇，除驾切。

现注：

①蛇：下原有音蚱二字注音。蛇（音蚱 zhà）指海蛰，此蛇字为原版之字，并非今之简化字蜡（là 辣）字。说明古代可将蛇写成蛇。

②䶃：（kàn 看），凝结的动物血块，称血羹。

③䲔：（qióng 穷），水鸟名。

按：蛇、蛇即海蛰，系海蛰科腔肠动物，又名水母。可祛劳损止带下。

## 盘蝥虫（蝥牟二音）

有小毒。主传尸鬼疰，如夜行虫而小，亦未可轻用也。

按：盘蝥虫，如夜行虫而小。可祛疫防痨。蝥牟二音四字为原有注释。

## 蛭 蟷

有毒。主一切疗肿附骨疽蚀等疮，宿肉赘瘤，烧为末，和腊月猪脂敷之，亦可诸药为膏，主疗肿出根。似蜘蛛，穴土为窠。《尔雅》云：蚨（音迭）蝎

（音荡）。郭注云：螲蟷也。穴上有盖复穴口，今呼为颠蟷虫，河北人呼为蚨蝎（音姪蟷），是处有之。崔知悌方云：主疔肿为上。

按：螲蟷为螲蟷科昆虫螲蟷。可消疔消疽消瘤。

时珍曰：蚨蝎，即《尔雅》土蜘蛛也，土中布网。按段成式《酉阳杂俎》云：斋前雨后多颠当窠，深如蚓穴，网丝其中，土盖与地平，大如榆荚。常仰捍其盖，伺蝇、蠖过，辄翻盖捕之。才入复闭，与地一色，无隙可寻，而蜂复食之。秦中儿谣云：颠当颠当牢守门，蠼螋寇汝无处奔。

## 山蛩虫

有大毒。主人嗜酒不已，取一节烧成灰，水下服之讫，便不喜闻酒气。过一节则毒人至死，此用疗嗜酒人也。亦主蚕白僵死，取虫烧作灰粉之，以烧令黑，敷恶疮。乌斑色，长二三寸，生林间如百足而大，更有大者如指，名马陆，能登木群吟。已见《本经》。

按：山蛩虫，长二三寸，如百足而大。如此是似蚰蜒类。可戒酒，解白僵毒。

时珍曰：按：《本经》，马陆一名百足，状如大蛩，而此云状如百足而大，更大者为马陆，则似又指百足为一物矣。盖此即马陆之在山而大者耳，故曰山蛩。鸡、犬皆不敢食之。

## 溪狗

有小毒。主溪毒及游蛊，烧末服一二钱匕。似蝦蟆，生南方溪石间，尾三四寸。

按：溪狗，似蝦蟆，生南方溪石间，尾三四寸。如此似是人称虾狗子者。可解溪毒。

## 水黾

有毒。令人不渴，杀鸡犬，长寸许，四脚，群游水上，水涸即飞。亦名水马，非海中主产难之水马也。

按：水黾，现将水黾定为水黾科之水黾，此水黾长一厘米。但陈氏原文说长寸许，四足，群游水上，水涸即飞。如此刚似是俗称水蝎子者。可止渴。

时珍曰：水虫甚多，此类亦有数种。今有一种水爬虫，扁身大腹而背硬者，即此也。水爬，水马之讹耳。一种水蛩，长身如蝎，能变蜻蜓。

## 飞生虫

无毒。令人易产，取角临时执之亦得，可烧末服少许，虫如啮发头上有角。

按：飞生虫，虫如啮发，头上有角。可催产。

时珍曰：此亦天牛别类也。与鼺鼠同功，故亦名飞生。

## 芦中虫

无毒。主小儿饮乳后吐逆不入腹，亦出破芦节中，取虫二枚煮汁饮之。

虫如小蚕，小儿呕逆与哯①乳不同，宜细详之。哯乳乳饱后哯出者是。

现注：

①哯：（xiàn 现），不呕而吐，也指呕吐。

按：破芦节中取虫。可止吐。

## 蓼 螺

无毒。主飞尸游蛊。生食以姜醋进之弥佳。生永嘉海中，味辛辣如蓼，故名蓼螺。

按：蓼螺，生永嘉海中，味辛辣如蓼。可去劳消蛊毒。

时珍曰：按《韵会》云：蓼螺，紫色有斑纹。今宁波出泥螺，状如蚕豆，可代充海错。

## 蛇 婆

味咸，平，无毒。主赤白毒痢蛊毒下血，五野鸡病，恶疮。生东海，一如蛇，常在水中浮游。炙食，亦烧末服一二钱匕。

按：蛇婆，为海蛇科，半环扁尾蛇。可止痢止血，消蛊毒。

时珍曰：按此所言形状功用，似是水蛇；然无考证，姑各列条。

## 朱 鳖

带之主刀刃不伤，亦云令人有媚。生南海山水中，大如钱，腹下赤如血。云在水中著水马脚皆令仆倒耳。

按：朱鳖，生南海山水中，大如钱，腹下赤如血。可防刀伤。

时珍曰：按《淮南子》云：朱鳖浮波，必有大雨。

## 担 罗

味甘，平，无毒。主热气消食，杂昆布为羹主结气。生新罗，蛤之类，罗人食之。

按：担罗，生新罗，蛤之类。可解热消食消瘰。

## 青 腰 虫

有大毒。著皮肉肿起，杀癣虫，食恶疮瘜肉，剥人面皮，除印字，印骨者亦尽。虫如中蚁大，赤色，腰中青黑似狗猲①，一尾尖，有短翅，能飞，春夏时有。

现注：

①猲：（xié 协）短嘴猎狗。

按：青腰虫，虫如中蚁大，赤色，腰中青黑。可杀癣虫，蚀恶疮。

# 虱

主脑裂人大热发头热者，令脑缝裂开，取黑虱三五百，捣碎敷之。又主疔肿，以十枚置疮上，以荻箔绳作炷灸虱上即根出。反脚指间有肉刺疮，以黑虱敷根出也。

《太平广记》出《酉阳杂俎》。人将死，虱离身。或云取病虱于床前可以卜病之将死，虱行向病者皆死。

按：虱，可主脑裂恶疮。

时珍曰：蝨从卂，从蚰。卂音迅蚰，音昆，行迅疾而昆繁故也。俗作虱。时珍曰：人物皆有虫，但形各不同。始由气化，而后乃遗卵出虮也。《草木子》言其六足，行必向北。《抱朴子》云：头虱黑，着身变白。身虱白，着头变黑，所渐然也。又有虱瘕、虱瘤诸方法，可见虱之为害非小。《千金方》云：有人啮虱在腹中，生长为瘕，能毙人。用败篦败梳，各以一半烧末，一半煮汤调服，即从下部出也。徐铉《稽神录》云：浮梁李生背起如盂，惟痒不可忍。人皆不识。医士秦德立云：此虱瘤也。以药敷之，一夕瘤破，出虱斗余，即日体轻。但小窍不合，时时虱出无数，竟死。《予记唐小说》载滑台一人病此。贾魏公言：惟千年木梳烧灰，及赤龙浴水，乃能治之也。洪迈《夷坚志》云：临川有人颊生瘤，痒不可忍，惟以火炙。一医剖之，出虱无数，最后出二大虱，一白一黑，顿愈，亦无斑痕。此虱瘤也。又今人阴毛中多生阴虱，痒不可当，肉中挑出，皆八足而扁，或白或红。古方不载。医以银杏擦之，或银朱熏之皆愈也。味咸平微毒，畏水银、银朱、百部、菖蒲、虱建草、水中竹叶、赤龙水、大空。眼毛倒睫者拔去毛，以虱血点上，数次即愈。（时珍）

附方：新一。

脚指鸡眼：先挑破。取黑、白虱各一枚置于上缚之，数用自愈也。（《便民图纂》）

# 苟①杞上虫

味咸，温，无毒。主益阳道，令人悦泽有子，作茧子为蛹，时取之曝干，炙令黄，和干地黄为丸服之，大起阳益精。其虫如蚕，食苟杞叶。

注：①苟：现通用写为枸杞。此苟字为原刻如此。

按：苟杞上虫，如蚕，食苟杞叶。可益阳生精，悦颜色，赞育。

时珍曰：此《尔雅》所谓，蚅，乌蠋子。其状如蚕，亦有五色者。老则作茧，化蛾孚子，诸草木上皆有之，亦各随所食草木之性。故广志云：藿蠋香，槐蠋臭。治肾家风虚（时珍。《普济方》）。

# 大红虾鲊

味甘平，小毒。主飞尸蛔虫，口中甘蜃，风瘙身痒。头疮牙齿，去疥癣，涂山蜍蚊子入人肉初食疮，发后而愈。生临海会稽，大者长一尺，须可为簪。虞啸父答晋帝云：时尚温未及以贡，即会稽所出也。盛密器及热饭作鲊，毒人至死。崔豹云：辽海间有蜚虫如蜻蛉，名绀蟠，七月群飞暗天，夷人食之云是虾化为之。又杜台卿《淮赋》云：蝗化为䲙，入水为蝘。

按：大红虾，生临海会稽，大者长一尺，须可为簪。可杀虫消痈。

时珍曰：按段公路《北户录》云：海中大红虾长二尺余，头可作杯，须可作簪、杖。其肉可为鲙，甚美。又刘恂《岭表录异》云：海虾皮壳嫩红色，就中脑壳与前双足有钳者，其色如朱，最大者长七八尺至一丈也。闽中有五色虾，亦长尺余。彼人两两干之，谓之对虾，以充上馔。

# 木蠹

味辛，平，小毒。主血瘀劳积，月闭不调，腰脊痛，有损血及心腹间痰。桃木中有者杀鬼去邪气，桂中者辛美可啖，去冷气。一如蛴螬，节长足短，生腐木中，穿木如锥刀，至春羽化，一名蝎。《尔雅》云：蝎，桀蟔。注云：木蠹也。苏恭证云蛴螬深误也。

按：木蠹，即蛣蜣，一名蝎但不是钳蝎科之全蝎，系木中蛀虫。可化瘀消积。

时珍曰：蠹，古又作蠹，食木虫也，会意。《尔雅》云：蝤蛴，蝎也。蝎，蛣蜣也。郭璞云：凡木中虫蠹，通名为蝎。但所居各异耳。时珍曰：似蚕而在木中食木者，为蝎；似蚕而在树上食叶者，为蠋；似蠋而小，行则首尾相就，屈而后伸者，为尺蠖；似尺蠖而青小者，为螟蛉。三虫皆不能穴木，至夏俱羽化为蛾。惟穴木之蠹，宜入药用。时珍曰：各木性味，良毒不同。而蠹亦随所居、所食而异，未可一概用也。古方用蠹，多取桑、柳、构木者，亦各有义焉。时珍曰：按《汉书·南奥王传》：南越尉佗献桂蠹一器。又《大业拾遗录》云：隋时始安献桂蠹四瓶，以蜜渍之，紫色，辛香有味，啖之去痰饮之疾。则此物自汉、隋以来，用充珍味矣。除寒痰澼饮冷痛。粪：主兽骨鲠，煎醋漱咽（时珍）。

# 留师蜜

味甘，寒，主牙齿䘌痛，口中疮含之。蜂如小指大，正黑色，啮竹为窠，蜜如稠糖，酸甜好食。《方言》云：留师，竹蜂也。

按：留师蜜为蜜蜂科之竹蜂巢中花粉蜜汁。可固齿止痛消口疮。　　时珍曰：《六帖》云：竹蜜蜂出蜀中。于野竹上结窠，绀色大如鸡子，长寸许，有蒂，窠有蜜，甘倍常蜜。即此也。按今人家一种黑蜂，大如指头，能穴竹木而居，腹中有蜜，儿扑杀取食，亦此类也。又《杜阳编》言：外国鸾蜂大十余斤，其蜜碧色，服之成仙。此亦不经之言，未足深信。又有刺蜜、木蜜，生草木上，俱见果部本条。木蜜即枳椇。

# 蓝蛇头

大毒。尾良，当中有约，从约断之，用头合毒药，药人至死。岭南人名为蓝药，解之法，以尾作脯与食之即愈。蓝蛇如蝮有约，出苍梧诸县，头毒尾良也。

按：蓝蛇如蝮蛇，有约，出苍梧。有大毒。

## 两 头 蛇

见之令人不吉，大如指，一头无目无口，二头俱能行。出会稽，人云是越王弩弦，昔孙叔敖埋之，恐后人见之将必死也。人见蛇足，亦云不佳。蛇以桑薪烧之则足出见无可怪也。

按：两头蛇，出会稽，状似两头。此非枳首蛇。

释名：枳首蛇（《尔雅》）、越王蛇。时珍曰：枳，两也。郭璞云：会稽人言是越王弩弦所化，故名越王蛇。江东人名越王约发。《续博物志》云：马鳖食牛血所化。然亦有种类，非尽化生也。时珍曰：按：《尔雅》中央有枳首蛇，中国之异气也。刘恂《岭表录异》云：岭外极多。长尺余，大如小指，背有锦纹，腹下鳞红。人视为常，不以为异。罗愿《尔雅翼》云：宁国甚多，数十同穴，黑鳞白章。又一种夏月雨后出，如蚯蚓大，有鳞，其尾如首，亦名两头蛇。又张耒《杂志》云：黄州两头蛇，一名山引。云是老蚓所化，行不类蛇，宛转甚钝。此即罗氏所云者也。肉：时珍曰：按：《南越志》云：无毒。夷人饵之。主：疟疾。山人收取干之，佩于项上（时珍）。

## 活 师

主火飙热疮及疥疮，并捣碎敷之，取青胡桃子上皮和为泥，染髭发，一染不变，胡桃条中有法。即蝦蟆儿，生水中，有尾，和鲦（音余）鱼渐大，脚生尾脱。卵主明目。《山海经》云：活师，科斗虫也。

按：活师，即蝌蚪，蛙科蛙之幼体。

时珍曰：蝌斗，一作蛞斗（音阔）。按：罗愿《尔雅翼》云：其状如鱼，其尾如针，又并其头、尾观之，有似斗形。故有诸名，玄鱼言其色，悬针状其尾也。时珍曰：蝌斗生水中，蛤蟆、青蛙之子也。二、三月蛙、蟆曳肠于水际草上，缠缴如索，日见黑点渐深，至春水时，鸣以聒之，则蝌斗皆出，谓之聒子，所谓"蛤蟆声抱"是矣。蝌斗状如河豚，头圆，身上青黑色，始出有尾无足，稍大则足生尾脱，崔豹云：闻雷尾脱，亦未必然。陆农师云：月大尽则先生前两足，小尽则先生后两足。

# 虫鱼部《纲目》新增五十五种

## 蛟 龙

释名：时珍曰：按：任昉《述异记》云：蛟乃龙属，其眉交生，故谓之蛟。有鳞为蛟龙；有翼曰应龙，有角曰虬龙；无角曰螭龙也。梵书名宫毗罗。

时珍曰：按：裴渊《广州记》云：蛟长丈余，似蛇而四足，形广如楯。小头细颈，颈有白婴。胸前赭色，背上青斑，胁边若锦，尾有肉环。大者数围，其卵亦大。能率鱼飞，得鳖可免。王子年《拾遗录》云：汉昭帝钓于渭水，得白蛟若蛇，无鳞甲，头有软角，牙出唇外。命大官作鲊食甚美，骨青而肉紫。据此，则蛟亦可食也。

精：味缺。有毒。时珍曰：按：张仲景《金匮要略》云：春夏二时，蛟龙带精入芹菜中。人食之，则龙癥，痛不可忍。治以硬糖，日服二三升，当吐出如蜥蜴状也。唐医周顾治此，用雄黄、朴硝煮服下之。

髓：主敷面，令人好颜色。又主易产（时珍。出《东方朔别传》）。

附录：蜃（之刃切）。时珍曰：蛟之属有蜃，其状亦似蛇而大，有角如龙状。红鬣，腰以下鳞尽逆。食燕子。

能呀气成楼台城郭之状，将雨即见，名蜃楼，亦曰海市。其脂和蜡作烛，香凡百步，烟中亦有楼阁之形。《月令》云：雉入大水为蜃。陆佃云：蛇交龟则生龟，交雉则生蜃，物异而感同也。《类书》云：蛇与雉交生子曰蟒，似蛇四足，能害人。陆禋云：蟒（音枭）即蛟也。或曰蜃也。又鲁至刚云：正月蛇与雉交生卵，遇雷即入土数丈为蛇形，经二三百年，乃能升腾。卵不入土，但为雉耳。观此数说，则蛟、蜃皆是一类，有生有化也。一种海蛤与此同名，罗愿以为雉化之蜃，未知然否。详介部车螯下。

## 盐　龙

时珍曰：按：何薳《春渚纪闻》云：宋徽宗时，将军萧注破南蛮，得其所养盐龙，长尺余，藉以银盘，中置玉盂，以玉箸摅海盐饲之。每鳞中出海盐则收取，云能兴阳事，每以温酒服一钱匕。后龙为蔡京所得，及死，以盐封，数日取用亦有力。愚按：此物生于殊方，古所不载，而有此功亦希物也。因附于此以俟。

## 鳞　蛇

时珍曰：按：《方舆胜览》云：鳞蛇出安南、云南·镇康州、临安、沅江、孟养诸处，巨蟒也。长丈余，有四足，有黄鳞、黑鳞二色，能食麋鹿。春冬居山，夏秋居水，能伤人。

土人杀而食之，取胆治疾，以黄鳞者为上，甚贵重之。珍按：此亦蚺蛇之类，但多足耳。陶氏注蚺蛇分真假，其亦此类欤。

胆：味苦，寒，有小毒。主解药毒，治恶疮及牙疼（时珍。出《胜览》及《一统志》）。

## 水　蛇

释名：公蛎蛇。时珍曰：水蛇所在有之，生水中。大如鳝，黄黑色，有缬纹，啮人不甚毒。陶弘景言公蛎蛇能化鳢者，即此也。水中又有一种泥蛇，黑色，穴居成群。啮人有毒，与水蛇不同。张文仲《备急方》言山中一种蛇，与公蛎相似，亦不啮人也。肉：味：甘、咸，寒，无毒。主：消渴，烦热，毒痢（时珍）。

附方：新一。

《圣惠》水蛇丸：治消渴，四肢烦热，口干心燥。水蛇一条活者，剥皮炙黄为末，蜗牛五十个（水浸五日取涎），入天花粉末煎稠，香入麝一分，粟饭和丸绿豆大，每服十丸，姜汤下。

皮：烧灰油调，敷小儿骨疽脓血不止。又治手指天蛇毒疮（时珍）。

附方：新二。

小儿骨疮：《海上方》诗云：小儿骨痛不堪言，出血流脓实可怜。寻取水蛇皮一个，烧灰油抹敷疼边。天蛇毒：刘松篁《经验方》云：会水湾陈玉田妻，病天蛇毒疮。一老翁用水蛇一条，去头尾，取中截如手指长，剖去骨肉。勿令病者见，以蛇皮包手指，自然束紧，以纸外裹之。顿觉遍身皆凉，其病即愈。数日后解视，手指有一沟如小绳，蛇皮内宛然有一蛇，头目俱全也。

# 黄颔蛇

释名：黄喉蛇（俗名）、赤楝蛇（一名桑根蛇）时珍曰：颔，喉下也。以色名赤楝，桑根象形，陶氏作赤蜒。时珍曰：按：《肘后》《千金》《外台》诸方，多用自死蛇，及蛇吞蛙、鼠，并不云是某蛇。惟《本草》有蝮蛇腹中鼠。陶氏注云：术家所用赤鼠子、雀雏。见腹中大者，破取干之。又蛇蜕注云：草间不甚见虺、蝮蜕，多是赤蜒、黄颔辈。据此，则古方所用自死蛇，及蛇吞蛙、鼠，当是二蛇，虽蛇蜕亦多用之。赤楝红黑，节节相间，俨如赤楝、桑根之状。黄颔黄黑相间，喉下色黄，大者近丈。皆不甚毒、丐儿多养为戏弄，死即食之。又有竹根蛇，《肘后》谓之青蜂蛇，不入药用，最毒。喜缘竹木，与竹同色。大者长四五尺，其尾三四有异点者，名熇尾蛇，毒尤猛烈。中之者，急灸三五壮。毒即不行，仍以药敷之。又有菜花蛇，亦长大，黄绿色，方家亦有用之者。

肉：味甘，温，有小毒。酿酒，或入丸散，主风癞顽癣恶疮。自死蛇渍汁，涂大疥。煮汁，浸臂腕作痛。烧灰，同猪脂，涂风癣漏疮，妇人妒乳，猘犬咬伤（时珍。出《肘后、梅师、千金》诸方）。

附方：新三。

猘犬啮伤自死蛇一枚，烧焦为末，纳入疮孔中。（《千金方》）

猫鬼野道：歌哭不自由。五月五日自死赤蛇，烧灰。井华水服方寸匕，日一服。（《千金方》）

恶疮似癞：及马疥大如钱者。自死蛇一条，水渍至烂。去骨取汁涂之，随手瘥。（《千金》）

蛇头：烧灰，主久疟及小肠痛，入丸散用（时珍）。

附方：新二。

发背肿毒：蛇头烧灰，醋和敷之，日三易。（《千金》）

蛤蟆瘘疮：五月五日蛇头，及野猪脂同水衣封之，佳。（《千金方》）

骨：久疟劳疟，炙，入丸散用（时珍）。

附方：新一。

一切冷漏：自死蛇，取骨为末封之。大痛，以杏仁膏摩之，即止。（《千金方》）

涎：有大毒。思邈曰：江南山间人有一种蛊毒，以蛇涎合药着饮食中，使人病瘕，积年乃死。但以雄黄、蜈蚣之药治之乃佳。蛇吞鼠：主鼠瘘、蚁瘘有细孔如针者。以腊月猪脂煎焦，去滓涂之。（时珍出《千金》）

蛇吞蛙：主噎膈，劳嗽，蛇瘘（时珍）。

附方：新三。

噎膈：用蛇含蛤蟆，泥包烧存性，研末。米饮服。久劳咳嗽；吐臭痰者：寻水边蛇吞青蛙未咽者，连蛇打死，黄泥固济，研。空心酒服一二钱，至效。忌生冷五七日，永不发也。（《秘韫》方）

蛙瘘不愈：蛇腹蛙，烧灰封之。(《千金》)

# 天　蛇

时珍曰：按：沈存中《笔谈》云：天蛇生幽阴之地，遇雨后则出，越人深畏之。其大如箸而扁，长三四尺，色黄赤。浇之以醋则消，或以石灰糁之亦死。又云：天蛇不知何物。人遭其螫，仍为露水所濡，则遍身溃烂。或云草间黄花蜘蛛者，非矣。广西一吏为虫所毒，举身溃烂。一医视云：天蛇所螫，不可为矣。仍以药敷其一有肿处，以钳拔出如蛇十余。而疾终不起。又钱塘一田夫忽病癞，通身溃烂，号呼欲绝。西溪寺僧视之，曰：此天蛇毒，非癞也。以秦皮煮汁一斗，令其恣饮。初日减半，三日顿愈。又水蛇治天蛇毒，见前。

# 蛇　角

释名：骨咄犀（亦作骨笃）、碧犀。时珍曰：按：陶九成《辍耕录》云：骨咄犀，大蛇之角也。当作蛊毒，谓其解蛊毒如犀角也。《唐书》有古都国亦产此，则骨咄有似古都之讹也。时珍曰：按：《大明会典》云：蛇角出哈密卫。刘郁《西使记》云：骨笃犀即大蛇角，出西番。曹昭《格古论》云：骨笃犀，碧犀也。色如淡碧玉，稍有黄色，其文理似角。扣之声清越如玉，磨刮嗅之有香，烧之不臭。最贵重，能消肿解毒。洪迈《松漠纪闻》云：骨咄犀，犀不甚大。纹如象牙，带黄色。作刀靶者，以为无价之宝也。

有毒。主：消肿毒，解诸毒蛊毒，以毒攻毒也（时珍）。

# 诸　蛇

释名：时珍曰：蛇字古作它，俗作虵，有佘、移、佗三音。篆文象其宛转屈曲之形。其行委佗，故名。岭南人食之，或呼为讹，或呼为茅鳝。按：《山海经》云：海外西南人以虫为蛇，号蛇为鱼。则自古已然矣。时珍曰：蛇类琐语，不可类从者，萃族于左，以便考阅。蛇在禽为翼火，天文象形，居南方。在卦为巽风，巳为蛇。在神为玄武，北方之神，玄龟、纁蛇相合也。在物为毒虫（出《说文》）。有水、火、草、木、土五种。出《北户录》。青、黄、赤、白、黑、金、翠、斑、花诸色（见各条）。毒虫也，而有无毒者，金蛇、水蛇无毒。鳞虫也，而有生毛者（蝮蛇纹间有毛）。《山海经》云：长蛇毛如彘毫也。卵生也。而有胎产者，（蝮蛇胎生）。腹行也，而有四足者。（鳞蛇、千岁蝮、苟印、蜥蜴皆有足）。又有冠者（鸡冠蛇，头上有冠。最毒）、角者（三角蛇，有角）、翼者，《西山经》云：太华山有蛇，六足四翼，名曰肥蟥、飞者，《山海经》云：柴桑多飞蛇。《荀子》云：螣蛇无足而飞。兽首者，《大荒经》云：肃慎国有琴蛇，兽首蛇身。人面者，《江湖纪闻》云：岭表有人面蛇，能呼人姓名，害人。惟畏蜈蚣。两首者，枳首蛇。两身者，《北山经》云：浑夕之山，有蛇曰肥遗，一首两身，见则大旱。《管子》曰：涸水之精，名曰蝎，状如蛇，一首两身，长八尺，呼其名可取鱼鳖。歧歧尾者，《广志》云：出云南。钩尾者，张文仲云：钩蛇尾如钩，能钩人兽入水后而食之。熇尾者：葛洪云：熇尾蛇，似青蝰，其尾三四寸有异色，最毒。舵形者，张文仲云：舵蛇，形似舵，长七八尺，中人必死。削船舵，煮汁浸之。杵形者：即合木蛇。又有青蝰（即竹根蛇）、白蝰、苍虺、文蝮、白颈、黑甲、赤目、黄口之类。张文仲云：恶蛇甚多，四、五月青蝰、苍虺、白颈、大蜴，六、七月竹狩、白蜂、文蝮、黑甲、赤目、黄口、反钩、三角之类，皆毒之猛烈者。又南方有响蛇，人若伤之不死，终身伺其主。虽百众人中，亦来取之。惟百里外乃免耳。蛇出以春，出则食物（蛇以春夏为昼，秋冬为夜）。其蛰以冬，蛰则含土。（至春吐出，即蛇黄石）。其舌双，《物理论》云：舌者心苗，火旺于巳，巳为蛇，故蛇双舌。其耳聋，《埤雅》云：蛇聋虎龜。其听以目。《埤雅》。其蟠向壬。《淮南子》。其毒在涎，弄蛇洗净涎则无毒也。蛇涎着人，生蛇漠疮。吐涎成丝，能害人目。

段成式云：蛇怒时，毒在头尾。其珠在口，陆佃云：龙珠在颔，蛇珠在口。怀珠之蛇，多喜投暗。见人张口，吐气如烬。其行也纡，《淮南子》云：蛇属纡行。其食也吞。有牙无齿。皮数解蜕，《变化论》云：龙易骨，蛇易皮。性晓方药，出《稽圣赋》。又《异苑》云：田父见蛇被伤，一蛇衔草敷之，遂去。其人采草治疮，名曰蛇衔。蛇交蛇，则雄入雌腹，交已即退出也。段成式云：人见蛇交，三年死。李鹏飞云：人见蛇交，主有喜。蛇交雉，则生蜃及蝮。详见蛟龙。鲁志刚云：蛇交雉生卵，遇雷入土，久则成蛟。不入土，但为雉耳。《述异记》云：江淮中有兽名能，乃蛇精所化也。冬则为雉，春复为蛇。蛇以龟、鳖为雌。《埤雅》云：大腰纯雌，以蛇为雄。蛇求于龟、鳖，则生龟鳖，蛇求于雉，则生蜃蛟。物异则感同也。又与鳢、鳝通气。见本条。入水，交石斑鱼。见本条。入山，与孔雀匹。《禽经》云：鹊见蛇则噪而奔，孔见蛇则喜而跃。竹化蛇，蛇化雉。《异苑》云：大元中，汝南人伐木，见一竹，中央已成蛇形，而枝叶如故。又桐庐民伐竹，见蛇化雉，头项已就，身犹蛇也。乃知竹化蛇，蛇化雉。夔怜蛇，蛇怜风。（出《庄子》）。水蛇化鳝，名蛇鳝，有毒。螣蛇化龙。（神蛇能乘云雾，而飞游千里）。螣蛇听孕，出《变化论》。又《抱朴子》云：螣蛇不变。蟒蛇目圆，出《述异记》。大蛇曰蟒。巴蛇吞象，《山海经》云：巴蛇食象，三年而出其骨。蚺蛇吞鹿（详本条），玄蛇吞麈（大鹿也。出《山海经》）。活褥蛇，能捕鼠。《唐书》云：贞观中，波斯国献之。状同鼠，色正青，能捕鼠。食蛇鼠，能捕蛇。《唐书》云：罽宾国，有食蛇鼠，尖喙赤尾，能食蛇。被蛇螫者，以鼠嗅而尿之，立愈。蛇吞鼠，而有啮蛇之鼠狼。寇曰：尝见一乌蛇，长丈余。有鼠狼啮蛇头，曳之而去，亦相畏伏耳。蛇吞蛙，而有制蛇之田父。《洽闻记》云：蛤蟆大者名田父，见蛇则衔其尾。良久蛇死，尾后数寸，皮不损而肉已尽矣。蛇令豹止，而有食蛇之獏。《淮南子》云：蛇令豹止，物相制也。獏乃白豹，食蛇及铁。龟蛇同气，而有呷蛇之龟。（见摄龟）玄龟食蟒，王起云：以小制大，禽之制在气也。蝍蛆甘带，出《庄子》。蝍蛆，蜈蚣也，带，蛇也。陆佃云：蜈蚣见大蛇，能以气禁之，啖其脑、眼。蟾蜍食蝍蛆，蝍蛆食蛇，蛇食蟾蜍，物畏其天也。《墨客挥犀》云：蜈蚣逐蛇，蛇即张口，乃入其腹食之。鸠步则蛇出，鸡鸣则蛇结。（出《禽经》）。鸠鸟能禹步禁咒，使大石自转，取蛇食之，蛇入口即糜也。鹳亦然。鸡，伯劳也。鹳、鹤、鹰、鹘、鹜皆鸟食蛇者也（蛇鹰、蛇鹘。余见本条）。虎、猴、麂、麝、牛，皆兽之食蛇者也（玃猴食蛇。牛食蛇，则独肝有毒）。蛇所食之虫，则蛙、鼠、燕、雀、蝙蝠、鸟雏。所食之草，则芹、茄、石南、茱萸、蛇粟（噬子也）。所憎之物，则蘘荷、菴茴、蛇网草、鹅粪。所畏之药，则雄黄、雌黄、羖羊角、蜈蚣，《千金》云：入山佩武都雄黄、雌黄，或烧羖羊角烟，或筒盛蜈蚣，则蛇不敢近。误触莴菜，则目不见物（出《续墨客挥犀》）。炙以桑薪，则足可立出（藏器曰：蛇有足，见之不佳，以桑薪火炙之则见，不足怪也。陶弘景曰：五月五日烧地令热，以酒沃之，置蛇于上则足见）。蛇蟠人足，淋以热尿，或沃以热汤，则自解；蛇入人窍，灸以艾炷，或辣以椒末，则自出（以艾炷灸蛇尾，或割破蛇尾，塞以椒末，即出）。内解蛇毒之药，则雄黄、贝母、大蒜、薤白、苍耳；外治蛇蛊之药，则大青、鹤虱、苦苣、堇菜、射罔、姜黄、干姜、白矾、黑豆叶、黄荆叶、蛇含草、犬粪、鹅粪、蔡苴机粪。

## 鲔鱼

释名：鲢鱼。时珍曰：酒之美者曰酋，鱼之美者曰鲔。陆佃云：好群行相与也，故曰鲔，相连也，故曰鲢。《传》云：鱼属连行是矣。时珍曰：鲔鱼，处处有之。状如鳊，而头小形扁，细鳞肥腹。其色最白，故《西征赋》云：华鲂跃鳞，素鲔扬鬐，失水易死，盖弱鱼也。

肉：味甘，温，无毒。主：温中益气。多食，令人热中发渴，又发疮疥（时珍）。

## 鳟鱼

释名：鮏鱼（必）、赤眼鱼。时珍曰：《说文》云：鳟（必），赤目鱼也。孙炎云：鳟好独行。尊而必者，故字从尊，从必。时珍曰：处处有之。状似鲩而小，赤脉贯瞳，身圆而长，鳞细于鲩，青质赤章。好食螺、蚌，善于遁网。肉：味甘，温，无毒。主：暖胃和中。多食，动风热，发疥癣（时珍）。

## 竹鱼

时珍曰：出桂林湘、漓诸江中。状如青鱼，大而少骨刺。色如竹色，青翠可爱，鳞下间以朱点。味如鳜鱼肉，为广南珍品。

肉：味甘，平，无毒。主：和中益气，除湿气（时珍）。

## 鳡鱼

释名：鲌鱼（音绀）。鳏鱼、黄颊鱼。时珍曰：鳡，敢也。鲌，胆也。（音陷），食而无厌也。健而难取，吞啗同类，方敢胆物者也。其性独行，故曰鳏。《诗》云"其鱼鲂、鳏"是矣。时珍曰：鳡生江湖中。体似鳗而腹平，头似鲩而口大，颊似鲇而色黄，鳞似鳟而稍细。大者三四十斤，啖鱼最毒，池中有此，不能畜鱼。《东山经》云：姑儿之水多鳡鱼，是也。《异苑》云：诸鱼欲产，辄以头冲其腹，世谓之众鱼生母。然诸鱼生子，必雄鱼冲其腹。仍尿白以盖其子，不必尽是鲌鱼也。

肉：味甘，平，无毒。主：食之已呕，暖中益胃（时珍）。

## 勒鱼

时珍曰：鱼腹有硬刺勒人，故名。时珍曰：勒鱼出东南海中，以四月至。渔人设网候之，听水有声，则鱼至矣。有一次、二次、三次乃止。状如鲥鱼，小首细鳞。腹下有硬刺，如鲥腹之刺，头上有骨，合之如鹤喙形。干者谓之勒鲞，吴人嗜之。甜瓜生者，用勒鲞骨插蒂上，一夜便熟。石首鲞骨亦然。

肉：味甘，平，无毒。主：开胃暖中。作鲞尤良（时珍）。鳃：主疟疾。以一寸入七宝饮，酒、水各半煎，露一夜服。（时珍《摘玄方》）

## 鲨　鱼

释名：鮀鱼(《尔雅》) 吹沙（郭璞）沙沟鱼沙鳅。时珍曰：此非海中沙鱼，乃南方溪涧中小鱼也。居沙沟中，吹沙而游，唑沙而食。鮀者，肉多形圆，陀陀然也。时珍曰：鲨鱼，大者长四五寸，其头尾一般大。头状似鳟，体圆似鳝，厚肉重唇。细鳞，黄白色，有黑斑点文。背有刺甚硬。其尾不岐。小时即有子。味颇美，俗呼为呵浪鱼。

肉：味甘，平，无毒。主暖中益气（时珍）。

## 石　斑　鱼

释名：石矾鱼(《延寿书》)、高鱼。时珍曰：石斑生南方溪涧水石处。长数寸，白鳞黑斑。浮游水面，闻人声则划然深入。《临海水土记》云：长者尺余，其斑如虎文，而性淫，春月与蛇医交牝，故其子有毒。《南方异物志》云：高鱼似鳟，有雌无雄，二、三月与蜥蜴合于水上，其胎毒人。《酉阳杂俎》云：石斑与蛇交。南方有土蜂，土人杀此鱼标树上，引鸟食之，蜂窠皆尽也。

子及肠：有毒，令人吐泻。《医说》云：用鱼尾草研汁，服少许解之。

## 黄　鲴　鱼

释名：黄骨鱼。时珍曰：鱼肠肥曰鲴。此鱼肠腹多脂，渔人炼取黄油燃灯，甚腥也。南人讹为黄姑，北人讹为黄骨鱼。时珍曰：生江湖中小鱼也。状似白鱼，而头尾不昂，扁身细鳞，白色。阔不逾寸，长不近尺。可作鲊菹，煎炙甚美。

肉：味甘，温，无毒。主：白煮汁饮，止胃寒泄泻。

油：主疮癣有虫，燃灯，昏人目（时珍）。

## 鲦　鱼

释名：白鲦（音条）、鱤鱼（音餐）、鮂鱼。时珍曰：鲦，条也。餐，粲也。鮂，囚也。条，其状也。粲，其色也。鮂，其性也。时珍曰：鲦，生江湖中小鱼也。长仅数寸，形狭而扁，状如柳叶，鳞细而整。洁白可爱，性好群游。《荀子》曰：鲦，浮阳之鱼也。最宜鲊菹。

味甘，温，无毒。主：煮食，已忧暖胃，止冷泻（时珍）。

## 鲙　残　鱼

释名：王余鱼、银鱼。时珍曰：按《博物志》云：吴王阖闾江行，食鱼鲙，弃其残余于水，化为此鱼，故名。或又作越王及僧宝志者，益出傅会，不足致辩。时珍曰：鲙残出苏、淞、浙江。大者长四五寸，身圆如筯，洁白如银，无鳞。若已鲙之鱼，但目有两黑点尔。彼人尤重小者，曝干以货四方。清明前有子，食之甚美。清明后子出而瘦，但可作鲊腊耳。

味甘，平，无毒。主；作羹食，宽中健胃（宁源）。

## 鱵　鱼

释名：姜公鱼（俗名）、铜吪鱼。《临海志》。时珍曰：此鱼喙有一鱵，故有诸名。俗云姜太公钓针，亦傅会也。时珍曰：生江湖中。大小形状，并同鲛残，但喙尖有一细黑骨如针为异耳。《东山经》云：㳠水北注于湖，中多箴鱼，状如鲦，其喙如针，即此。味甘，平，无毒。主：食之无疫（时珍）。

## 鳟鱼

春鱼（俗名）。俗作腊，名鹅毛脡。时珍曰：《尔雅》云：鳟鲋，小鱼也。名义未详。春，以时名也。脡，以干腊名也。时珍曰：按：段公路《北户录》云：广之恩州出鹅毛脡，用盐藏之，其细如毛，其味绝美。郭义恭所谓武阳小鱼大如针，一斤千头，蜀人以为酱者也。又《一统志》云：广东阳江县出之，即鳟鱼儿也。然今星国州诸处亦有之，彼人呼为春鱼。云春月自岩穴中流出，状似初化鱼苗。土人取收，曝干为脡，以充苞苴。食以姜、醋，味同虾米。或云即鳢鱼苗也。味甘，平，无毒。主：和中益气，令人喜悦（时珍）。

## 金鱼

时珍曰：金鱼有鲤、鲫、鳅、鲦（食位应为鱼字）数种，鳅、鲦（食位应为鱼字）尤难得，独金鲫耐久，前古罕知。惟《北户录》云：出邛婆塞江，脑中有金，盖亦讹传。《述异记》载：晋桓冲游庐山，见湖中有赤鳞鱼。即此也。自宋始有畜者，今则处处人家养玩矣。春末生子于草上，好自吞唼，亦易化生。初出黑色，久乃变红。又或变白者，名银鱼。亦有红、白、黑、斑相间无常者。其肉味短而韧。《物类相感志》云：金鱼食橄榄渣、肥皂水即死。得白杨皮不生虱。又有丹鱼，不审即此类否。今附于下。

肉：味甘、咸，平，无毒。主：久痢（时珍）。

附方：新一。

久痢噤口，病势欲死：用金丝鲤鱼一尾，重一二斤者，如常治净，用盐、酱、葱，必入胡椒末三四钱，煮熟，置病患前嗅之，欲吃随意。连汤食一饱，病即除根，屡治有效。（杨拱《医方摘要》）

附录：丹鱼：按《抱朴子》云：丹水出京兆上洛县西北冢岭山，入于均水中出丹鱼。先夏至十日，夜伺之。鱼浮水侧，必有赤光上照，赫然若火。割血涂足，可以履水。

## 鳅鱼

释名：泥鳅（俗名）、鳛鱼（《尔雅》）。时珍曰：按：陆佃云：鳅性酋健，好动善扰，故名。小者名鰍鱼。孙炎云：鳛者，寻习其泥也。时珍曰：海鳅生海中，极大。江鳅生江中，长七八寸。泥鳅生湖池，最小，长三四寸，沉于泥中。状微似鳝而小，锐首圆身，青黑色，无鳞。以涎自染，滑疾难握。与他鱼牝牡，故《庄子》云"鳅与鱼游"。生沙中者微有文采。闽、广人蠹去脊骨，作臛食甚美。《相感志》云：灯心煮鳅甚妙。味甘，平，无毒。

弘景曰：不可合白犬血食。一云凉。主暖中益气，醒酒，解消渴（时珍）。同米粉煮羹食，调中生痔。（吴球）。

附方：新五。

消渴饮水：用泥鳅鱼（十头阴干，去头尾，烧灰）、干荷叶等分。为末。每服二钱，

新汲水调下，日三。名沃焦散。（《普济方》）

　　喉中物哽：用生鳅鱼，线牢缚其头，以尾先入喉中，牵拽出之。（《普济方》）

　　揩牙乌髭：泥鳅一枚，槐蕊、狼把草各一两，雄燕子一个，酸石榴皮半两，捣成团，入瓦罐内，盐泥固，先文后武，烧灰十斤，取研，日用，一月以来，白者皆黑。《普济》。

　　阳事不起：泥鳅煮食之。（《集简方》）

　　牛狗羸瘦：取鳅鱼一二枚，从口鼻送入，立肥也。（陈藏器）

## 鱼　师

　　时珍曰：陈藏器诸鱼注云：鱼师大者有毒杀人。今无识者。但《唐韵》云：鲥，老鱼也。《山海经》云：历虢之水，有师鱼，食之杀人。其即此欤。

## 绿毛龟

　　释名：绿衣使者。时珍曰：绿毛龟出南阳之内乡及唐县，今惟蕲州以充方物，养鬻者取自溪涧，蓄水缸中，饲以鱼虾，冬则除水。久久生毛，长四五寸。毛中有金线，脊骨有三棱，底甲如象牙色，其大如五铢钱者，为真。他龟久养亦生毛，但大而无金线，底色黄黑为异尔。《南齐书》载：永明中有献青毛神龟者，即此也。又《录异记》云：唐玄宗时，方士献径寸小龟，金色可爱。云置碗中，能辟蛇虺之毒。此亦龟之异也。时珍曰：此龟古方无用者。近世滋补方往往用之，大抵与龟甲同功。刘氏先天丸用之，其法用龟九枚，以活鲤二尾安釜中，入水，覆以米筛，安龟在筛上蒸熟，取肉晒干。其甲仍以酥炙黄，入药用。又有连甲、肉、头、颈俱用者。味甘，酸，平，无毒。主通任脉，助阳道，补阴血，益精气，治痿弱（时珍）。缚置额端，能禁邪疟。收藏书笥，可辟蠹虫（嘉谟）。

## 贲　龟

　　释名：三足龟（《尔雅》）。时珍曰：按：《山海经》云：狂水西南注伊水，中多三足龟。

　　食之无大疾，可以已肿。《唐书》云：江州献六眼龟。《大明会典》云：暹逻国献六足龟。《宋史》云：赵霆献两头龟。此又前人所未之者也。肉：食之，辟时疾，消肿（《山海经》）。

## 石　蜐

　　释名：石蚨（音刦与蜐同）、紫䖡（音枵）、龟脚。

　　时珍曰：石蜐生东南海中石上，蚌蛤之属。形如龟脚，亦有爪状，壳如蟹螯，其色紫，可食。《真腊记》云：有长八九寸者。江淹石蜐赋云：亦有足翼，得春雨则生花。故郭璞赋云：石蜐应节而扬葩。荀子云：东海有紫蚨、鱼、盐是矣。或指为紫贝、石决明者，皆非矣。味甘、咸，平，无毒。主利小便（时珍）。

## 海　燕

　　时珍曰：海燕出东海。大一寸，状扁面圆，背上青黑，腹下白脆，似海螵蛸，有纹如蕈茵。口在腹下，食细沙。口旁有五路正勾，即其足也。《临海水土记》云：阳遂足，生海中。背青黑，腹白，有五足，长短大小皆等，不知头尾所在。生时体软，死即干脆。即此物也。《临海异物志》载：燕鱼长五寸，阴雨则飞起丈余，此或同名者也。味咸，温，无毒。主；阴雨发损痛，煮汁服，取汗即解。亦入滋阴药。（时珍）

## 蘹香虫

时珍曰：生香枝叶中。状如尺蠖，青色。主：小肠疝气（时珍）。

## 蛱　蝶

释名：蛺蝶（蛺，音叶）、蝴蝶。时珍曰：蛱蝶轻薄，夹翅而飞，枼枼然也。蝶美于须，蛾美于眉，故又名蝴蝶，俗谓须为胡也。时珍曰：蝶，蛾类也。大曰蝶，小曰蛾。其种甚繁，皆四翅有粉，好嗅花香，以须代鼻，其交以鼻，交则粉退。《古今注》谓橘蠹化蝶，《尔雅翼》谓菜虫化蝶，《列子》谓乌足之叶化蝶，《埤雅》谓菜蔬化蝶，《酉阳杂俎》谓百合花化蝶，《北户录》谓树叶化蝶如丹青，《野史》谓彩裙化蝶，皆各据其所见者而言尔。盖不知蠹蠋诸虫，至老俱各蜕而为蝶、为蛾，如蚕之必羽化也。朽衣物亦必生虫而化。草木花叶之化者，乃气化、风化也。其色亦各随其虫所食花叶，及所化之物色而然。杨慎《丹铅录》云：有草蝶、水蝶在水中。《岭南异物志》载：有人浮南海，见蛱蝶大如蒲帆，称肉得八十斤，啖之极肥美。主小儿脱肛。阴干为末，唾调半钱涂手心，以瘥为度（时珍）时珍曰：蝴蝶古方无用者，惟《普济方》载此方治脱肛，亦不之用何等蝶。

## 枣　猫

时珍曰：枣猫，古方无考，近世方广《丹溪心法》附余，生枣树上飞虫也。大如枣子，青灰色，两角。采得，阴干用之。主治小儿脐风。时珍曰：按方广云：小儿初生，以绵裹脐带，离脐五六寸扎定，咬断。以鹅翎筒送药一二分，入脐大孔，轻轻揉散。以艾炷灸脐头三壮。结住勿打动，候其自落，永无脐风之患，万不失一。脐硬者用之，软者无病，不必用也。其法用阴干枣猫儿（研末）三个，珍珠（槌研）四十九粒，炒黄丹、白枯矾、蛤粉、血竭各五分，研匀，如上法用。脐有三孔，一大二小也。

## 蚁

释名玄驹（亦作蚼）、蚍蜉。时珍曰：蚁有君臣之义，故字从义。亦作螘。大者为蚍蜉，亦曰蚂蚁。赤者名蠪，飞者为螱。扬雄《方言》云：齐鲁之间谓之蚼蟓，梁益之间玄蚼，幽燕谓蛾蛘。《夏小正》云：十二月，玄蚼奔。谓蚁入蛰也。大蚁喜酣战，故有马驹之称；而崔豹《古今注》遂以蚁妖附会其说，谬矣。今不取。时珍曰：蚁处处有之。有大、小、黑、白、黄、赤数种，穴居卵生。其居有等，其行有队。能知雨候，春出冬蛰。壅土成封，曰蚁封，以及蚁垤、蚁塿、蚁冢，状其如封、垤、塿、冢也。其卵名蚳，山人掘之，有至斗、石者。古人食之，故《内则》《周官》馈食之豆有蚳醢也。今惟南夷食之。刘恂《岭表录异》云：交广溪峒间酋长，多取蚁卵，淘净为酱，云味似肉酱，非尊贵不可得也。又云：岭南多蚁，其窠如薄如囊。连带枝叶，彼人以布袋贮之，卖与养柑子者，以辟蠹虫。古今《五行记》云：后魏时，兖州有赤蚁与黑蚁斗，长六七步，广四寸，赤蚁断头死。则《楚辞．招魂》所谓西方赤蚁若象，玄蜂若壶者，非寓言也。又按陈藏器言：岭南有独脚蚁，一足连树根下，止能动摇，不能脱去。亦一异也。

附录：白蚁：时珍曰：白蚁，即蚁之白者，一名蝎，一名飞蚁。穴地而居，蠹木而食，因湿营土，大为物害。初生为蚁蝼，至夏遗卵，生翼而飞，则变黑色，寻亦陨死。性畏烰炭、桐油、竹鸡云。蝼，音铅。

## 蛆

时珍曰：蛆行趦趄，故谓之蛆。或云沮洳则生，亦通。时珍曰：蛆，蝇之子也。凡物败臭则生之。古法治酱生蛆，以草乌切片投之。张子和治痈疽疮疡生蛆，以木香槟榔散末敷之。李楼治烂痘生蛆，以嫩柳叶铺卧引出之。高武用猪肉片引出，以藜芦、贯众、白蔹为末，用真香油调敷之也。寒，无毒。粪中蛆：治小儿诸疳积疳疮，热病谵妄，毒痢作吐。泥中蛆：治目赤，洗净晒研贴之。马肉蛆：治针、箭入肉中，及取虫牙。蛤蟆肉蛆：治小儿诸疳（并时珍）。

附方：新十。

一切疳疾：《圣济总录》：六月取粪坑中蛆淘净，入竹筒中封之，待干研末。每服一二钱，入麝香，米饮服之。又方：用蛆分，以猪胆汁和丸黍米大。每服三四十丸，米饮下，神效。

小儿热疳：尿如米泔，大便不调。粪蛆，烧灰，杂物与食之。

小儿疳积：用粪中蛆，洗浸，晒干为末，入甘草末少许，米糊丸梧子大。每服五七丸，米饮下，甚妙。（《总微论》）

小儿诸疳：疳积及无辜疳。一服退热，二服烦渴止，三服泻痢住。用端午午时取蛤蟆（金眼大腹，不跳不鸣者），槌死，置尿桶新瓦焙干，入麝香少许，为末。每空心，三十丸。（《直指》）

齿鼻疳疮：粪蛆（有尾者）烧灰一钱，褐衣灰五分。和匀，频吹，神效无比。热痢吐食：眼目赤瞎。青泥中蛆，淘净，日干为末。令患人仰卧合目，每次用一钱，散目上奥药行，待少时去药，赤瞎亦无。（《保命集》）

利骨取牙：《普济》如神散：取牙，用肥赤马肉一斤，入砂二两，拌和，候生蛆，取日干为末。每一两入粉霜利骨散：用白马脑上肉一二斤，待生蛆，与乌骨白鸡一只食之，取粪阴干。每一钱，入砂一钱研匀，用少许擦疼处，片时取之即落。

## 蝇

时珍曰：蝇飞营营，其声自呼，故名。时珍曰：蝇处处有之。夏出冬蛰，喜暖恶寒。苍者声雄壮，负金者声清括，青者粪能败物，巨者首如火，麻者茅根所化。蝇声在鼻，而足喜交。其蛆胎生。蛆入灰中蜕化为蝇，如蚕、蝎之化蛾也。蝇溺水死，得灰复活。故《淮南子》云：烂灰生蝇。古人憎之，多有辟法。一种小蟢蛛，专捕食，谓之蝇虎者是也。主：拳毛倒睫，以腊月蛰蝇干研为末，以鼻频嗅之，即愈（时珍）。时珍曰：蝇古方未见用者，近时《普济方》载此法，云出《海上名方》也。

## 狗　蝇

时珍曰：狗蝇生狗身上，状如蝇，黄色能飞，坚皮利喙，啑啜狗血，冬月则藏耳中。主：痰疟不止，活取一枚，去翅、足，面裹为丸，衣以黄丹。发日早，米饮吞之，得吐即止。或以蜡丸酒服亦可。又撤酒服，治痘疮倒靥。（时珍）。时珍曰：狗蝇古方未见用者，近世《医方大成》载治疟方，《齐东野语》载托痘方，盖亦鼠负、牛虱之类耳。周密云：同僚括苍陈坡，老儒也，言其孙三岁时痘出而倒。色黑，唇口冰冷，危证也。遍试诸药不效，因求卜，遇一士，告以故。士曰：恰有药可起此疾，甚奇。因为经营少许，持归服之，移时即红润也。常恳求其方，乃用狗蝇七枚撤细，和醅酒少许调服尔。夫痘疮固是危事，然不可扰。大要在固脏气之外，任其自然尔。然或有变证，则不得不资于药也。

附录：壁虱：时珍曰：即臭虫也。状如酸枣仁，咂人血食，与蚤皆为床榻之害。古人多于席下置麝香、雄黄，或菖蒲末，或蒴藋末，或楝花末，或蓼末；或烧木瓜烟、黄柏烟、牛角烟、马蹄烟，以辟之也。

## 牛 虱

释名：牛螕（音卑）。时珍曰：亦作蜱。按吕忱《字林》云：螕，啮牛虱也。时珍曰：牛虱生牛身上，状如萆麻子，有白、黑二色。啮血满腹时，自坠落也。入药用白色者。主：预解小儿痘疹毒，焙研服之（时珍）。时珍曰：牛虱古方未见用者，近世预解痘毒方时或用之。按高仲武《痘诊管见》云：世俗用牛虱治痘，考之本草不载。窃恐牛虱啖血，例比虻虫。终非痘家所宜，而毒亦未必能解也。

附方：新二。

预解痘毒：谈野翁方：用白水牛虱一岁一枚，和米粉作饼，与儿空腹食之，取下恶粪，终身可免痘疮之患。

一方：用白牛虱四十九枚（焙），绿豆四十九粒，朱砂四分九厘，研末，炼蜜丸小豆大，以绿豆汤下。

## 乳 虫

释名：土蛹。时珍曰：按：《白獭髓》云：广中韶阳属邑乡中，有乳田。其法：掘地成窖，以粳米粉铺入窖中，盖之以草，壅之以粪。候雨过气蒸则发开，而米粉皆化成蛹，如蛴螬状。取蛹作汁，和粳粉蒸成乳食，味甚甘美也。此亦蛴螬之类，出自人为者。

淮南万毕术所谓：置黍沟中，即生蛴螬，《广雅》所谓：土蛹，蚃虫者。皆此物也。服食用此代蛴螬，更觉有功无毒。味甘，温，无毒。主：补虚羸，益胃气，温中明目（时珍）。

## 柳蠹虫

时珍曰：柳蠹生柳木中甚多，内外洁白，至春夏化为天牛。诸家注蛴螬多取之，亦误矣。味甘、辛，平，有小毒。主：瘀血，腰脊沥血痛，心腹血痛，风疹风毒，目中肤翳，功同桑蠹。粪：主：肠风下血，产后下痢，口疮耳肿，齿龈风毒。

附方：新三。

口疮风疳：小儿病此，用柳木蛀虫矢，烧存性为末，入麝香少许，搽之。杂木亦可。（《幼幼新书》）

齿龈风肿：用柳蠹末半合，赤小豆（炒）、黑豆（炒）各一合，柳枝一握，地骨皮一两。每用三钱，煎水热漱。（《御药院方》）

耳肿风毒：肿起出血。取柳虫粪化水，取清汁，调白矾末少许，滴之。（《肘后》）

# 枣蠹虫

时珍曰：此即蝤蛴之在枣树中者。屎：主耳出脓水。研末，同麝香少许吹之。（时珍出《普济》）。

# 竹蠹虫

时珍曰：竹蠹生诸竹中，状如小蚕。老则羽化为硬翅之蛾。主：小儿蜡梨头疮。取慈竹内者，捣和牛溺涂之（时珍）。时珍曰：竹蠹虫，古方未见用者，惟《袖珍方》治小儿蜡梨用之。按《淮南万毕术》云：竹虫饮人，自言其诚。高诱注云：以竹虫三枚，竹黄十枚，和匀，每用一大豆许，烧入酒中，令人饮之，勿至大醉。叩问其事，必得其诚也。此法传自古典，未试其果验否，姑载之。

蛀末：主：耳出脓水，汤火伤疮（时珍）。

附方：新六。

聤耳出水：苦竹蛀屑、狼牙、白蔹等分，为末和匀，频掺之。（《圣惠》）

耳出臭脓：用竹蛀虫末、胭脂坯子等分，麝香少许，为末吹之。（《朱氏集验》）

耳脓作痛：因水入耳内者如圣散。用箭杆内蛀末一钱，腻粉一钱，麝香半钱，为末。以绵杖缴尽，送药入耳，以绵塞定，有恶物放令流出，甚者三度必愈。（《普济》）

汤火伤疮：竹蠹蛀末，敷之。（《外台秘要》）

臁湿毒疮：枯竹蛀屑、黄柏末等分。先以葱、椒、茶汤洗净，搽之，日一上。牙齿疼痛：蛀竹屑、陈皮各一两，为末，乌梅肉同研如泥，敷之。（《救急方》）

# 苍耳蠹虫

释名：麻虫。时珍曰：苍耳蠹虫，生苍耳梗中，状如小蚕。取之但看梗有大蛀眼者，以刀截去两头不蛀梗，多收。线缚挂檐下，其虫在内经年不死。用时取出，细者以三条当一用之。主：疔肿恶毒，烧存性研末，油调涂之，即效。或以麻油浸死收贮，每用一二枚捣敷，即时毒散，大有神效（时珍）。时珍曰：苍耳治疗肿肿毒，故虫亦与之同功。古方不见用，近时方法每用之。

附方：新三。

一切疔肿：及无名肿毒恶疮：刘松石《经验方》：用苍耳草梗中虫一条，白梅肉三四分，同捣如泥，贴之立愈。《圣济总录》

用麻虫（即苍耳草内虫，炒黄色）、白僵蚕、江茶，各等分为末，蜜调涂之。又用苍耳节内虫四十九条捶碎，入人言少许，捶成块。刺疮令破，敷之。少顷以手撮出根，即愈。

# 青蒿蠹虫

时珍曰：此青蒿节间虫也。状如小蚕，久亦成蛾。主：急慢惊风。用虫捣，和朱砂、汞粉各五分，丸粟粒大。一岁一丸，乳汁服（时珍）。时珍曰：古方不见用者。《保婴集》用治惊风，云十不失一。其诗云：一半朱砂一半雪，其功只在青蒿节。任教死去也还魂，服时须用生人血。

## 皂荚蠹虫

味：辛。主：蝇入人耳害人。研烂，同鳝鱼血点之（危氏）。

## 茶蛀虫

时珍曰：此装茶笼内蛀虫也。取其屎用。

蛀屑：主：聤耳出汁。研末，日日缴净掺之。（时珍。出《圣惠》）。

## 灶马

释名：灶鸡（俗）。时珍曰：灶马处处有之，穴灶而居。按：《酉阳杂俎》云：灶马状如促织，稍大脚长，好穴灶旁。俗言灶有马，足食之兆。主：竹刺入肉，取一枚捣敷（时珍）。

附录：促织。时珍曰：促织，蟋蟀也。一名蜇，一名蜻蛚。陆玑《诗义疏》云：似蝗而小，正黑有光泽如漆，有翅及角，善跳好斗，立秋后则夜鸣。《豳风》云：七月在野，八月在宇，九月在户，十月蟋蟀入我床下是矣。古方未用，服此以俟。

叩头虫：时珍曰：虫大如斑螯而黑色，按其后则叩头有声。能入人耳，灌以生油则出。刘敬叔《异苑》云：叩头虫，形色如大豆，呪令叩头，又令吐血，皆从所教。杀之不祥，佩之令人媚爱。晋傅咸有赋。

媚蝶：时珍曰：《北户录》云：岭表有鹤子草，蔓花也。当夏开，形如飞鹤，翅、羽、觜、距皆全。云是媚草，采曝以代面靥。蔓上春生双虫，食叶。收入粉奁，以叶饲之，老则蜕而为蝶，赤黄色。女子收而佩之，如细鸟皮，令人媚悦，号为媚蝶。《洞冥记》云：汉武时勒毕国献细鸟，大如蝇，状如鹦鹉，可候日暮，后皆自死。宫人佩其皮者，辄蒙爱幸也。

## 竹虱

释名：竹佛子、天厌子。时珍曰：竹虱生诸竹，及草木上皆有之。初生如粉点，久便能动，百十成簇。形大如虱，苍灰色。或云湿热气化，或云虫卵所化。古方未有用者。惟南宫从《岣嵝神书》云：江南、巴邛、吴越、荆楚之间，春秋竹内有虫似虱而苍，取之阴干，可治中风。即此也。有毒。主：中风，半身不遂，能透经络，追涎（时珍）。

附方：新一。

中风偏痹：半身不遂者。用麻黄以汤熬成糊，摊纸上，贴不病一边，上下令遍，但除七孔，其病处不糊。以竹虱（焙为末）三钱，（老人加麝香一钱研匀）热酒调服，就卧。须臾药行如风声，口吐出恶水，身出臭汗如胶。乃急去糊纸，别温麻黄汤浴之。暖卧将息，淡食十日，手足如故也。（《岣嵝神书》）。

## 沙虱

释名：蜫蟖（音梗旋，《广雅》）、蓬活（《万毕术》）、地脾。同上。时珍曰：按郭义恭《广志》云：沙虱在水中，色赤，大不过虮，入人皮中杀人。葛洪《抱朴子》云：沙虱水路皆有之。雨后及晨暮践沙，必着人，如毛发刺人，便如皮里，可以针挑取之，正赤如丹。不挑，入肉能杀人。凡遇有此虫处，行还，以火炙身，则虫随火去也。又《肘后方》云：山水间多沙虱，甚细，略不可见。人入水中，及阴雨日行草中，此虫多着人，钻入皮里，令人皮上如芒针刺，赤如黍豆。刺三日之后，寒热发疮。虫渐入骨，则杀人。岭南人初有此，以茅叶或竹叶挑刮去之，仍涂苦苣汁。已深者，针挑取虫子，正如疥虫也。愚按：溪毒、射工毒、沙虱毒，三者相近，俱似伤寒，故有挑沙、刮沙之法。今俗病风寒者，皆以麻及桃柳枝刮其遍身，亦曰刮沙，盖始于刮沙病也。沙病亦曰水沙、水伤寒，初起如伤寒，头痛、壮热、呕恶，手足指末微厥。或腹痛闷乱，须臾杀人者，谓之搅肠沙也。

附录：沙虫：时珍曰：按：《录异记》云：潭、袁、处、吉等州有沙虫，即毒蛇鳞甲中虫。蛇被苦，每入急水中碾出。人中其毒，三日即死。此亦沙虱之类也。

## 风驴肚内虫

时珍曰：凡人、畜有风病、疮病，肠肚内必有虫。《圣惠方》治目翳用此物，云以乌驴者为良也。主：目中肤翳。取三七枚曝干，入石胆半钱同研，瓷盒收盛，勿令见风。每日点三五次，其翳自消（《圣惠》）。

## 金　蚕

释名：食锦虫。时珍曰：按：陈藏器云：故锦灰疗食锦虫蛊毒。注云：虫屈如指环，食故绯帛锦，如蚕之食叶也。今考之，此虫即金蚕也。蔡绦《丛谈》云：金蚕始于蜀中，近及湖、广、闽、粤浸多。

状如蚕，金色，日食蜀锦四寸。南人畜之，取其粪置饮食中以毒人，人即死也。蚕得所欲，日置他财，使人暴富。然遣之极难，水火兵刃所不能害。必倍其所致金银锦物，置蚕于中，投之路旁。人偶收之，蚕随以往，谓之嫁金蚕。不然能入人腹。残啮肠胃，完然而出，如尸虫也。有人守福清，民讼金蚕毒，治求不得。或令取两刺猬，入其家捕之必获，猬果于榻下墙隙擒出。夫金蚕甚毒，若有鬼神，而猬能制之，何耶。又《幕府燕闲录》云：池州进士邹阆家贫，一日启户，获一小笼，内有银器，持归。觉股上有物，蠕蠕如蚕，金色烂然，遂拨去之，仍复在旧处。践之斫之，投之水火，皆即如故。阆以问友人。友人曰：此金蚕也。

备告其故。阆归告妻云：吾事之不可，送之家贫，何以生为。遂吞之。家人谓其必死。寂无所苦，竟以寿终。岂至诚之盛，妖不胜正耶。时珍窃谓金蚕之蛊，为害甚大。故备书二事，一见此蛊畏猬，一见至诚胜邪也。《夷坚志》云：中此蛊者，吮白矾味甘，嚼黑豆不腥，以石榴根皮煎汁吐之。《医学正传》用樟木屑煎汁吐之亦一法也。愚意不若以猬皮治之，为胜其天。

## 喫腊虫

时珍曰：按：裴渊《广州记》云：林任县有甲虫，嗜臭肉。人死，食之都尽，纷纷满屋，不可驱杀。张华《博物志》云：广州西南数郡，人将死，便有飞虫，状如麦，集入舍中，人死便食，不可断遣，惟残骨在奈去。惟以梓板作器，则不来。《林邑国记》

云：广西南界有嗳蜡虫，食死人。惟豹皮覆尸，则不来。此三说皆一物也。其虫虽不入药，而为人害，不可不知。

## 虫白蜡

机曰：虫白蜡与蜜蜡之白者不同，乃小虫所作也。其虫白脂，粘敷树枝。人谓虫屎着树而然，非也。至秋刮取，以水煮熔，滤置冷水中，则凝聚成块矣。碎之，纹理如白石膏而莹彻。人以和油浇烛，大胜蜜蜡也。时珍曰：唐宋以前，浇烛、入药所用白蜡，皆蜜蜡也。此虫白蜡，则自元以来，人始知之，今则为日用物矣。四川、湖广、滇南、闽岭、吴越东南诸郡皆有之。以川、滇、衡、永产者为胜。蜡树枝叶状类冬青，四时不凋。五月开白花成丛，结实累累，大如蔓荆子，生青熟紫。冬青树子，则红色也。其虫大如虮虱，芒种后则延缘树枝，食汁吐涎，粘于嫩茎，化为白脂，乃结成蜡，状如凝霜。处暑后则剥取，谓之蜡渣。若过白露，即粘住难刮矣。其渣炼化滤净，或甑中蒸化，沥下器中，待凝成块，即为蜡也。其虫嫩时白色作蜡，及老则赤黑色，乃结苞于树枝。初若黍米大，入春渐长，大如鸡头子，紫赤色，累累抱枝，宛若树之结实也。盖虫将遗卵作房，正如雀瓮、螵蛸之类尔。俗呼为蜡种，亦曰蜡子。子内皆白卵，如细虮，一包数百。次年立夏日摘下，以箬叶包之，分系各树。芒种后苞拆卵化，虫乃延出叶底，复上树作蜡也。树下要洁净，防蚁食其虫。又有水蜡树，叶微似榆，亦可放虫生蜡。甜槠树亦可产蜡。

味甘，温，无毒。主：生肌止血定痛，补虚续筋接骨（震亨）。入丸散杀瘵虫。（时珍）。震亨曰：白蜡属金，禀受收敛坚强之气，为外科要药。与合欢皮同入长肌肉膏中，用之神效，但未试其可服否也。时珍曰：蜡树叶亦治疮肿，故白蜡为外科要药，正如桑螵蛸与桑木之气相通也。

附方：新一。头上秃疮：蜡烛频涂，勿令日晒，久则自然生发。（《集玄方》）

## 九 香 虫

释名：黑兜虫。时珍曰：九香虫，产于贵州永宁卫赤水河中。大如小指头，状如水黾，身青黑色。至冬伏于石下，土人多取之，以充人事。至惊蛰后即飞出，不可用矣。

味咸，温，无毒。主：膈脘滞气，脾肾亏损，壮元阳（时珍）。时珍曰：《摄生方》：乌龙丸：治上证，久服益人，四川何方：用九香虫一两（半生、焙），车前子（微炒）、陈橘皮各四钱，白术（焙）五钱，杜仲（酥炙）八钱。上为末，炼蜜丸梧桐子大。每服一钱五分，以盐白汤或盐酒服，早晚各一服，此方妙在此虫。

## 雪 蚕

释名：雪蛆。时珍曰：按叶子奇《草木子》云：雪蚕生阴山以北，及峨眉山北，人谓之雪蛆。二山积雪，历世不消。其中生此，大如瓠，味极甘美。又王子年《拾遗记》云：员峤之山有冰蚕，长六七寸，黑色有鳞角。以霜雪覆之，则作茧长一尺，抽无色丝，织为文锦，入水不濡，投火不燎。尧时海人献之，其质轻暖柔滑。按：此亦雪蚕之类也。

味甘，寒，无毒。主：解内热渴疾（时珍）。

# 卷第二十三

## 果部三品总五十三种

**九种《神农本经》**原为白字，现以字下不加标识表示
**一十五种《名医别录》**原为墨字，现以字下加·表示
**二种《唐本》先附**注云：唐附
**一十四种今附**皆医家尝用有效，注云：今附
**一十三种陈藏器余**

**上品**

豆蔻《别录》豆蔻花、山姜花、枸橼续注　藕实茎《本经》石莲子附，荷鼻、花、叶续注　橘柚《本经》核、筋摸续注　大枣《本经》生枣及叶附　仲思枣今附，苦枣续注　葡萄《本经》　栗《别录》　蓬藥力轨切《本经》　覆盆子《别录》莓子续注　芰音枝实《别录》菱角也　橙子今附　樱桃《别录》　鸡头实《本经》

**中品**

梅实《本经》叶、根、核人续注　木瓜《别录》榠樝续注　柿《别录》蒂续注　芋《别录》叶续注　乌芋《别录》茨菰、凫茨续注　枇杷叶《别录》子续注　荔枝子今附　乳柑子今附　石蜜唐附，乳糖也甘蔗音柘《别录》　砂糖唐附　椑音卑柿今附

**下品**

桃核人《本经》花、枭、毛蠹、皮、叶、胶、实附　杏核人《本经》花、实附　安石榴《别录》根、壳附　梨《别录》鹿梨附　林檎今附　李核人《别录》根实附　杨梅今附　胡桃今附　猕猴桃今附　海松子今附　柰《别录》　菴罗果今附　橄榄音览　核中人附今附　榅桲今附　榛子今附

**一十三种陈藏器余**

灵床上果子　无漏子　都角子　文林郎子　木威子　摩厨子　悬钩　石都念子君迁子　韶子　棎子　诸果有毒

**果部《纲目》新增四十一种**

巴旦杏　榔梅　天师栗　棠梨　海红　金橘　银杏　龙荔　五敛子　五子实　波罗蜜　无花果　文光果　天仙果　古度子　罗望子　沙棠果　齐敦果　德庆果　马槟榔　津符子　必思答　甘剑子　杨摇子　海梧子　木竹子　橹罟子　罗晃子　栌子　夫编子　白缘子　系弥子　人面子　黄皮果　四味果　千岁子　侯骚子　酒杯藤子　蔄子　山枣　限支

# 上　品

## 豆　蔻

味辛，温，无毒。主温中心腹痛呕吐，去口臭气。生南海。

陶隐居云：味辛烈者为好，甚香，可常含之，其五和糁①中物皆宜人。廉姜温中下气，益智热；枸橼②温；甘蔗、麂③目并小冷尔。

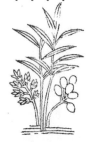

宜州豆蔻

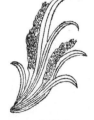

山姜花

《唐本》注云：豆蔻苗似山姜，花黄白，苗根及子赤似杜若、枸橼，性冷。陶云温，误尔。

今注：此草豆蔻也。下气，止霍乱。臣等禹锡谨按《蜀本》《图经》云：苗似杜若，春花在穗端如芙蓉，四房，生于茎下，白色花开即黄，根似高良姜，实若龙眼而无鳞甲，中如石榴子，茎、叶、子皆味辛而香，十月收。今苑中亦种之。《药性论》云：草豆蔻，可单用，能主一切冷气。陈藏器云：山姜，味辛温，去恶气温中，中恶霍乱，心腹冷痛，功用如姜，南人食之。根及苗并如姜而大，作樟木臭。又有獳④子姜，黄色紧辛辣，破血气殊强此姜。又云：枸橼，生岭南，大叶甘橘属也。子大如盏，味辛酸性温。皮去气除心头痰水，无别功。

《日华子》云：豆蔻花，热，无毒。下气止呕逆，除霍乱，调中补胃气，消酒毒。

又云：山姜花，暖，无毒。调中下气，消食，杀酒毒。

《图经》曰：豆蔻即草豆蔻也，生南海，今岭南皆有之。苗似芦，叶似山姜、杜若辈，根似高良姜，花作穗，嫩叶卷之而生初如芙蓉，穗头深红色，叶渐展花渐出而色渐淡，亦有黄白色者。南人多采以当果实，尤贵其嫩者，并穗入盐同淹治，叠叠作朵不散落，又以朱槿花同浸欲其色红耳。

其作实者若龙眼子而锐，皮无鳞甲，中子若石榴瓣，候熟采之曝干，根苗微作樟木气。其山姜花茎叶皆姜也。但根不堪食，足与豆蔻花相乱而微小耳。花生叶间作穗如麦粒，嫩红色，南人取其未大开者谓之含胎花，以盐水淹藏入甜糟中，经冬如琥珀色，香辛可爱，用其鲙醋最相宜也。又以盐杀治曝干者煎汤服之，极能除冷气，止霍乱，消酒食毒甚佳。

《雷公》云：凡使，须去蒂并向里子后取皮用茱萸同于鏊⑤上缓炒，待茱萸微黄黑，即去茱萸，取草豆蔻皮及子杵用之。

《千金方》：治心腹胀满短气，以草豆蔻一两，去皮为末，以木瓜生姜汤下半钱。

《海药》云：豆蔻，生交趾，其根似益智，皮壳小厚，核如石榴，辛且香，蒳草树也。叶如芄兰而小，三月采其叶，细破，阴干之。味近苦而有甘。

《衍义》曰：豆蔻，草豆蔻也，气味极辛，微香。此是对肉豆蔻而名之，若作果则味不和。不知前人之意，编入果部有何意义。性温而调散冷气，力甚速，花性热。淹置京师，然味不甚美，微苦。必为能消酒毒，故为果，花干则色淡紫。

现注：

①糁：下原有素感切三字注音。

②枸：下原有音矩二字注音，橼：下原有音沿二字注音。

③麂：下原有音几二字注音。

④獟：（sāo 骚），传说之动物，可能为魈之类。

⑤鏊：（ào 傲），烙饼的三足平底锅。

按：豆蔻，诸家皆云是草豆蔻，草豆蔻为姜科，但从《开宝》及《图经》所述草豆蔻形态及所附图形并非今草豆蔻。从"根似高良姜、实若龙眼而无鳞甲中如石榴子"看及所绘图形，可知为今之红豆蔻，即大高良姜，其图形与大高良姜图形一致。可温中止痛，止呕去糁。临床以草豆蔻治胃病胃痛，肝病腹胀，湿热不退，发热黄疸等。入理气药中。

时珍曰：按扬雄《方言》云：凡物盛多曰蔻。豆蔻之名，或取此义。豆象形也。《南方异物志》作漏蔻，盖南人字无正音也。今虽不专为果，犹入茶食料用，尚有草果之称焉。《金光明经》三十二品香药，谓之苏乞迷罗（细）。时珍曰：草豆蔻、草果虽是一物，然微有不同。今建宁所产豆蔻，大如龙眼而形微长，其皮黄白薄而棱峭，其仁大如缩砂仁而辛香气和。滇广所产草果，长大如诃子，其皮黑厚而棱密，其子粗而辛臭，正如斑蝥之气。彼人皆用茶及作食料，恒用之物。广人取生草蔻入梅汁，盐渍令红，曝干荐酒，名红盐草果。其初结小者，名鹦哥舌。元朝《饮膳》，皆以草果为上供。南人复用一种火杨梅伪充草豆蔻，其形圆而粗，气味辛猛而不和，人亦多用之，或云即山姜实也，不可不辨。时珍曰：今人惟以面裹煻火煨熟，去皮用之。

调中补胃，健脾消食，去客寒，心与胃痛（李杲）。治瘴疠寒疟，伤暑吐下泄痢，噎膈反胃，痞满吐酸，痰饮积聚，妇人恶阻带下，除寒燥湿，开郁破气，杀鱼肉毒。制丹砂（时珍）。

杲曰：风寒客邪在胃口之上，当心作疼者，宜煨熟用之。震亨曰：草豆蔻性温，能散滞气，消膈上痰。若明知身受寒邪，口食寒物，胃脘作疼，方可温散，用之如鼓应桴。或湿痰郁结成病者，亦效。若热郁者不可用，恐积温成热也。必用栀子之剂。时珍曰：豆蔻治病，取其辛热浮散，能入太阴阳明，除寒燥湿，开郁化食之力而已。南地卑下，山岚烟瘴，饮啖酸咸，脾胃常多寒湿郁滞之病。故食料必用，与之相宜。然过多亦能助脾热伤肺损目。或云：与知母同用，治瘴疟寒热，取其一阴一阳无偏胜之害。盖草果治太阴独胜之寒，知母治阳明独胜之火也。

附方：新九。

胃弱呕逆：不食。用草豆蔻仁二枚，高良姜半两，水一盏，煮取汁，入生姜汁半合，和白面作拨刀，以羊肉汁煮熟，空心食之。（《普济》）

霍乱烦渴：草豆蔻、黄连各一钱半，乌豆五十粒，生姜三片。水煎服之。（《圣济总录》）

虚疟自汗：不止。用草果一枚（面裹煨熟，连面研），入平胃散二钱。水煎服。（《经效济世方》）

气虚瘴疟：热少寒多，或单寒不热，或虚热不寒。用草果仁、熟附子等分，水一盏，姜七片，枣一枚，煎半盏服。名果附汤。（《济生方》）

脾寒疟疾：寒多热少，或单寒不热，或大便泄而小便多，不能食。用草果仁、熟附子

各二钱半，生姜七片，枣肉二枚。水三盏，煎一盏，温服。(《医方大成》)

脾肾不足：草果仁一两(以舶茴香一两炒香，去茴不用)，吴茱萸(汤泡七次，以破故纸一两炒香，去故纸不用)，葫芦巴一两(以山茱萸一两炒香，去茱萸不用)。上三味为散，酒糊丸梧子大。每服六十丸，盐汤下。(《百一选方》)

赤白带下：连皮草果一枚，乳香一小块。面裹煨焦黄，同面研细。每米饮服二钱，日二服。(《卫生易简方》)

香口辟臭：豆蔻、细辛为末，含之。(《肘后方》)

脾痛胀满：草果仁二个。酒煎服之。(《直指方》)

花：味辛，热，无毒。主：下气，止呕逆，除霍乱，调中补胃气，消酒毒。

山姜：时珍曰：与杜若之山姜，名同物异也。时珍曰：山姜生南方，叶似姜，花赤色甚辛，子似草豆蔻，根如杜若及高良姜。今人以其子伪充草豆蔻，然其气甚猛烈。

# 藕 实 茎

味甘，平，寒，无毒。主补中养神益气力，除百疾，久服轻身耐老不饥，延年。一名水芝丹。一名莲，生汝南池泽。八月采。

陶隐居云：此即今莲子，八月、九月取坚黑者干捣破之，花及根并入神仙用。今云茎，恐即是根，不尔不应言甘也。宋帝时太官作血䶃①，庖人削藕皮误落血中，遂皆散不凝。医乃用藕疗血，多效也。

《唐本》注云：《别录》云，藕主热渴，散血生肌，久服令人心欢。

臣禹锡等谨按《蜀本》《图经》云：此生水中，叶名荷圆径尺余。《尔雅》云：荷，芙蕖。其茎茄②，其叶蕸③，其本蔤④，其华菡萏⑤，其实莲，其根藕，其中的，的中薏是也。《尔雅》释曰：芙蕖，其总名也。别名芙蓉，江东人呼荷，菡萏，莲，叶也，的，莲实也，薏，中心也。郭云蔤，茎下白蒻在泥中者。今江东人呼荷华为芙蓉，北方人便以藕为荷，亦以莲为荷。蜀人以藕为茄，或用其母为华名，或用根子为母叶号，此皆名相错，习俗传误，失其正体也。陆机疏云：莲青皮裹白子为的，的中有青为薏。味甚苦，故俚语云：苦如薏是也。

《药性论》云：藕汁亦单用，味甘能消瘀血不散，节捣汁主吐血不止，口鼻并皆治之。

孟诜云：藕，生食之主霍乱后虚渴烦闷不能食。其产后忌生冷物，惟藕不同生冷，为能破血故也。又蒸食甚补五脏实下焦，与蜜同食令人腹脏肥，不生诸虫，亦可休粮。仙家有贮石莲子及干藕经千年者食之至妙矣。

又云：莲子性寒，主五脏不足，伤中气绝，利益十二经脉血气。生食微动气，蒸食之良。又熟去心为末，蜡蜜和丸，日服三十丸，令人不饥。此方仙家用尔。又雁腹中者，空腹食十枚，身轻能登高涉远。雁食粪于田野中经年尚生，又或于山岩之中止息不逢阴雨经久不坏。又诸鸟猿猴不食，藏之石室内，有得三百余年者，逢此食永不老矣。其房、荷叶皆破血。

陈藏器云：藕实，莲也。本功外食之宜蒸生则胀人腹。中薏令人吐食，当去之。经秋

藕实

正黑者名石莲，入水必沉，惟煎盐卤能浮之。石莲，山海间经百年不坏，取得食之，令发黑不老。藕本功外消食止泄，除烦解酒毒，压食及病后热渴。

又云：荷鼻，味苦平，无毒。主安胎去恶血留好血，血痢，煮服之。即荷叶蒂也。又叶及房主血胀腹痛，产后胎衣不下，酒煮服之。又主食野菌毒，水煮服之。郑玄云：芙蕖之茎曰荷，的中薏食之令人霍乱。

陈士良云：莲子心，生取为末，以米饮调下三钱，疗血渴疾，产后渴疾，服之立愈。

《日华子》云：藕，温。止霍乱，开胃消食，除烦止闷，口干渴疾。止怒，令人喜，破产后血闷。生研服亦不妨。捣罯金疮并伤折，止暴痛，蒸煮食大开胃。节，冷，解热毒，消瘀血。产后血闷。合地黄生研汁，热酒并小便服并得。

又云：莲子，温，并石莲益气止渴，助心止痢，治腰痛，治泄精安心。多食令人喜。又名莲的。莲子心止霍乱。

又云：莲花，暖，无毒。镇心，轻身，益色，驻颜。入香甚妙。忌地黄、蒜。又云荷叶，止渴落胞杀蕈毒并产后口干，心肺燥烦闷，入药炙用之。

《图经》曰：藕实茎，生汝南池泽，今处处有之。生水中，其叶名荷。谨按《尔雅》及陆机疏谓：荷为芙蕖，江东呼荷，其茎茄，其叶遐[6]；其本蔤[7]，茎下白蒻[8]在泥中者，其华未发为菡萏，已发为芙蓉。其实莲，莲谓房也。其根藕，幽州人谓之光旁，至深益，大如人臂，其中的莲中子谓青皮白子也，中有青，长二分为薏，中心苦者是也。凡此数物，今人皆以中药。藕生食其茎主霍乱后虚渴烦闷不能食及解酒食毒。花镇心益颜色，入香尤佳。荷叶止渴，杀蕈毒。今妇人药多有用荷叶者。叶中蒂谓之荷鼻，主安胎去恶血，留好血。实主益气，其的至秋表皮黑而沉水者谓之石莲。陆机云：可磨为豉，如米饭，轻身益气，令人强健。医人炒末以止痢，治腰痛，又治哕逆，以实人六枚，炒赤黄色研末，冷熟水半盏和服便止。惟苦薏不可食，能令霍乱。大抵功用主血多效，乃因宋太官作血鲊，庖人削藕皮误落血中，遂散不凝，自此医家方用主血也。

《圣惠方》：治时气烦渴，用生藕汁一中盏，入生蜜一合，令匀，分为二服。

又方：治食蟹中毒：以生藕汁，或煮干蒜汁，或冬瓜汁并佳。

又方：治扑打坠损，恶血攻心，闷乱疼痛，以火干荷叶五斤，烧令烟尽，细研食前以童子热小便一小盏，调三钱匕，日三服。

又方：益耳目，补中聪明强志：莲实半两，去皮心，细研，先煮令熟，次以粳米三合作粥候熟入莲实搅匀，食之。

《千金方》：治坠马积血心腹，唾血无数：干藕根末，酒服方寸匕，日三。

《肘后方》：令易产：莲花一叶，书人字吞之立产。

《经验后方》：主吐血咯血：以荷叶焙干为末，米汤下二钱匕。

《梅师方》：治产后余血不尽，奔上冲心，烦闷腹痛，以生藕汁二升饮之。

孙真人：莲子不去心食成霍乱。

《食医心镜》：藕实，味甘平，无毒。主补中养神益气力，除百病，久服令人欢心，止渴去热轻身耐老，不饥延年。其根止热渴破留血，生肌，久服令人悦泽矣。

《救急方》：治产后血不尽，疼闷心痛：荷叶熬令香为末，煎水下方寸匕。

《集验方》：治漆疮：取莲叶干者一斤，水一斗，煮取五升，洗疮上，日再，差。

《诗疏》的，五月中生莲脆，至秋表皮黑，的成可食，可摩以为饭如粟饭，轻身养气，令人强健，又可为粥。

《唐书》：姜抚言服常春藤使白发还须，则长生可致，藤生太湖最良。终南往往有之，不及也。帝遣使者至太湖多取以赐中朝老臣，又言终南山有旱藕，饵之延年。状类葛粉，帝作汤饼赐大臣，右骁卫将军甘守诚能订药石，曰：常春者千岁虆也，旱藕，牡蒙也。方家久不用，抚易名以神之。

《太清诸草木方》：七月七日采莲花七分，八月八日采根八分，九月九日采实九分。阴干捣筛服方寸匕，令人不老。

《华山记》：华山顶有池，生千叶莲花，服之羽化。

《衍义》曰：藕实，就蓬中干者为石莲子，取其肉于砂盆中干，擦去浮上赤色，留青心为末，少入龙脑，为汤点，宁心志清神。然亦有粉红千叶、白千叶者，皆不实，如此是有四等也。其根惟白莲为佳，今禁中又生碧莲，亦一瑞也。

现注：

①衉：下原有音勘二字注音。（现音 kàn 看），凝结的动物血块。

②茄：荷梗。

③蕸：（xiá 遐），指荷叶。

④蔤：（mì 密），指藕梗。

⑤菡：（hàn 汉）萏（dàn 旦），指荷花。

⑥薞：下原有加遐二音或作葭七字注音。

⑦蔤：下原有土笔切三字注音。

⑧蒻：下原有音若二字注音。

按：藕实茎，睡莲科之莲。实为莲子，茎为根茎。陶氏云：即今莲子。今云茎，恐即是根。今临床莲子或称莲子肉，为补脾固涩养肾药。无用茎者，只用茎之间节称藕节为凉血活血止血药，又分炭与生藕节，炭偏止血。综合藕实茎功能补中益气，养神，止渴散血生肌。

时珍曰：《尔雅》以荷为根名，韩氏以荷为叶名，陆机以荷为茎名。按：茎乃负叶者也，有负荷之义，当从陆说。蔤乃嫩蒻，如竹之行鞭者。节生二茎，一为叶，一为花，尽处乃生藕，为花、叶、根、实之本。显仁藏用，功成不居，可谓退藏于密矣，故谓之蔤。花叶常偶生，不偶不生，故根曰藕。或云藕善耕泥，故字从耦，耦者耕也。茄音加，加于蔤上也。薞

音遐，远于密也。菡萏，函合未发之意。芙蓉，敷布容艳之意。莲者连也，花实相连而出也。菂者的也，子在房中点点如的也。的乃凡物点注之名。薏，犹意也，含苦在内也。古诗云：食子心无弃，苦心生意存是矣。时珍曰：莲藕，荆、扬、豫、益诸处湖泽陂池皆有之。以莲子种者生迟，藕芽种者最易发。其芽穿泥成白蒻，即蔤也。长者至丈余，五、六月嫩时，没水取之，可作蔬茹，俗呼藕丝菜。节生二茎：一为藕荷，其叶贴水，其下旁行生藕也；一为芰荷，其叶出水，其旁茎生花也。其叶清明后生。六、七月开花，花有红、白、粉红三色。花心有黄须，蕊长寸余，须内即莲也。花褪连房成菂，菂在房如蜂子在窠之状。六、七月采嫩者，生食脆美。至秋房枯子黑，其坚如石，谓之石莲子。八、九月收之，斫去黑壳，货之四方，谓之莲肉。冬月至春掘藕食之，藕白有孔有丝，大者如肱臂，长六、七尺，凡五六节。大抵野生及红花者，莲多藕劣；种植及白花者，莲少藕佳

也。其花白者香，红者艳，千叶者不结实。别有合欢（并头者），有夜舒荷（夜布昼卷）、睡莲（花夜入水）、金莲（花黄）、碧莲（花碧）、绣莲（花如绣），皆是异种，故不述。《相感志》云：荷梗塞穴鼠去，煎汤洗镴垢自新。物性然也。时珍曰：石莲剁去黑壳，谓之莲肉。以水浸去赤皮、青心，生食甚佳。入药须蒸熟去心，或晒或焙干用。亦有每一斤，用猪肚一个盛贮，煮熟捣焙用者。今药肆一种石莲子，状如土石而味苦，不知何物也。

莲实：交心肾，浓肠胃，固精气，强筋骨，补虚损，利耳目，除寒湿，止脾泄久痢，赤白浊，女人带下崩中诸血病（时珍）。安靖上下火邪。（嘉谟）。时珍曰：莲产于淤泥而不为泥染；居于水中而不为水没。根茎花实，凡品难同；清净济用，群美兼得。自菡萏而节节生茎，生叶，生花，生藕；由菡萏而生蕊，生莲，生荷，生薏。其莲荷则始而黄，黄而青，青而绿，绿而黑，中含白肉，内隐青心。石莲坚刚，可历永久。薏藏生意，藕复萌芽，展转生生，造化不息。故释氏用为引譬，妙理具存；医家取为服食，百病可却。盖莲之味甘气温而性啬，禀清芳之气，得稼穑之味，乃脾之果也。脾者黄宫，所以交媾水火，会合木金者也。土为元气之母，母气既和，津液相成，神乃自生，久视耐老，此其权舆也。昔人治心肾不交，劳伤白浊，有清心莲子饮；补心肾，益精血，有瑞莲丸，皆得此理。

附方：新十。

补虚益损：水芝丹：用莲实半升。酒浸二宿，以牙猪肚一个洗净，入莲在内，缝定煮熟，取出晒干为末，酒煮米糊丸梧桐子大。每服五十小便频数，下焦真气虚弱者：用上方，醋糊丸，服。

白浊遗精：石莲肉、龙骨、益智仁等分。为末。每服二钱，空心米饮下。《普济》：用莲肉、白茯苓等分，为末。白汤调服。

心虚赤浊：莲子六一汤：用石莲肉六两，炙甘草一两，为末。每服一钱，灯心汤下。（《直指方》）

久痢禁口：石莲肉炒为末。每服二钱，陈仓米汤调下，便觉思食，甚妙。加入香连丸，尤妙。（《丹溪心法》）

脾泄肠滑：方同上。产后咳逆：呕吐，心忡目晕。用石莲子两半，白茯苓一两，丁香五钱。为末。每米饮服二钱。（《良方补遗》）

眼赤作痛：莲实（去皮研末）一盏，粳米半升，以水煮粥，常食。（《普济方》）

小儿热渴：莲实二十枚（炒），浮萍二钱半，生姜少许，水煎，分三服。（《圣济总录》）

反胃吐食：石莲肉为末，入少肉豆蔻末，米汤调服之。（《直指方》）

藕：时珍曰：《相感志》云：藕以盐水共食，则不损口；同油炸面米果食，则无渣。煮忌铁器。汁：解射罔毒、蟹毒（徐之才）。捣浸澄粉服食，轻神益年。（臞仙）

时珍曰：白花藕大而孔扁者，生食味甘，煮食不美；红花及野藕，生食味涩，煮蒸则佳。夫藕生于卑污，而洁白自若。质柔而穿坚，居下而有节。孔窍玲珑，丝纶内隐。生于嫩菡，而发为茎、叶、花、实，又复生芽，以续生生之脉。四时可食，令人心欢，可谓灵根矣。故其所主者，皆心脾血分之疾，与莲之功稍不同云。

附方：新八。

伤寒口干：生藕汁、生地黄汁、童子小便各半盏霍乱烦渴：藕汁一钟，姜汁半钟。和匀饮。（《圣济总录》）

霍乱吐利：生藕，捣汁服。（《圣惠》）

上焦痰热：藕汁、梨汁各半盏。和服。（《简便》）

小便热淋：生藕汁、生地黄汁、葡萄汁各等分。每服盏，入蜜温服。

冻脚裂坼：蒸熟藕，捣烂涂之。尘芒入目：大藕洗捣，绵裹，滴汁入目中，即出也。（《普济方》）

藕蓫：释名藕丝菜，五、六月嫩时，采为蔬茹，老则为藕梢，味不堪矣。

功与藕同（时珍）。解烦毒，下瘀血（汪颖）。

藕节：止咳血唾血，血淋溺血，下血血崩。（时珍）时珍曰：一男子病血淋，痛胀祈死。予以藕汁调发灰，每服二钱，服三日而血止痛除。按：赵溍《养疴漫笔》云：宋孝宗患痢，众医不效。高宗偶见一小药肆，召而问之。其人问得病之由，乃食湖蟹所致。遂诊脉，曰：此冷痢也。乃用新采藕节捣烂，热酒调下，数服即愈。高宗大喜，就以捣药金杵臼赐之，人遂称为金杵臼严防御家，可谓不世之遇也。大抵藕能消瘀血，解热开胃，而又解蟹毒故也。

附方：新五。

鼻衄不止：藕节捣汁饮，并滴鼻中。卒暴吐血：双荷散：用藕节、荷蒂各七个，以蜜少许擂烂，用水二钟，煎八分，去滓，温服。或为末丸服亦可。（《圣惠》）

大便下血：藕节晒干研末，人参、白蜜煎汤，调服二钱，日二服。（《全幼心鉴》）

遗精白浊：心虚不宁。金锁玉关丸：用藕节、莲花须、莲子肉、芡实肉、山药、白茯苓、白茯神各二两，为末。用金樱子二斤捶碎，以水一斗，熬八分，去滓，再熬成膏，入少面和药，丸梧桐子大。每服七十丸，米饮下。鼻渊脑泻：藕节、芎藭，焙研为末。每服二钱，米饮下。（《普济》）

莲薏（即莲子中青心也）　释名：苦薏。清心去热（时珍。出《统旨》）。

附方：新二。

劳心吐血：莲子心七个，糯米二十一粒，为末，酒服。此临安张上舍方也。（《是斋百一方》）

小便遗精：莲子心一撮。为末，入辰砂一分。每服一钱，白汤下，日二。（《医林集要》）

莲蕊须：释名：佛座须（花开时采取，阴干，亦可充果食）。清心通肾，固精气，乌须发，悦颜色，益血，止血崩、吐血（时珍）。时珍曰：莲须本草不收，而《三因》诸方、固真丸、巨胜子丸各补益方中，往往用之。其功大抵与莲子同也。

附方：新一。

久近痔漏：三十年者，三服除根。用莲花蕊、黑牵牛头末各一两半，当归五钱，为末。每空心酒服二钱。忌热物。五日见效。（孙氏《集效方》）

莲花：附方：新二。

天泡湿疮：荷花贴之。（《简便方》）

坠损呕血：坠跌积血心胃，呕血不止。用干荷花为末，每酒服方寸匕，其效如神。（杨拱《医方摘要》）

莲房：止血崩，下血，溺血。（时珍）。时珍曰：莲房入厥阴血分，消瘀散血，与荷叶同功，亦急则治标之意也。

附方：新六。

经血不止：瑞莲散：用陈莲蓬壳烧存性，研末。每服二钱，热酒下。（《妇人经验方》）

血崩不止：不拘冷热。用莲蓬壳、荆芥穗各（烧存性）等分为末。每服二钱，米饮下。（《圣惠方》）

产后血崩：莲蓬壳五个，香附二两，各烧存性，为末。每服二钱，米饮下，日二。（《妇人良方》）

漏胎下血：莲房烧研，面糊丸梧桐子大。每服百丸，汤、酒任下，日二。（《朱氏集验方》）

小便血淋：莲房烧存性，为末，入麝香少许。每服二钱半，米饮调下，日二。（《经验方》）

天湿疮：莲蓬壳烧存性，研末，井泥调涂，神效。（《海上方》）

荷叶：时珍曰：畏桐油。伏白银，伏硫黄。生发元气，裨助脾胃，涩精滑，散瘀血，消水肿痈肿，发痘疮，治吐血咯血衄血，下血溺血血淋，崩中产后恶血，损伤败血（时珍）。

杲曰：洁古张先生口授枳术丸方，用荷叶烧饭为丸。当时未悟其理，老年味之始得。夫震者动也，人感之生足少阳甲胆，是属风木，为生化万物之根蒂。人之饮食入胃，营气上行，即少阳甲胆之气，与手少阳三焦元气，同为生发之气。《素问》云：履端于始，序则不愆。荷叶生于水土之下，污秽之中，挺然独立。其色青，其形仰，其中空，象震卦之体。食药感此气之化，胃气何由不升乎。用此为引，可谓远识合道矣。更以烧饭和药，与白术协力滋养，补令胃厚，不致内伤，其利广矣大矣。世之用巴豆、牵牛者，岂足语此。时珍曰：烧饭见谷部饭下。按：《东垣试效方》云：雷头风症，头面疙瘩肿痛，憎寒发热，状如伤寒，病在三阳，不可过用寒药重剂，诛伐无过。一人病此，诸药不效，余处清震汤治之而愈。用荷叶一枚，升麻五钱，苍术五钱，水煎温服。盖震为雷，而荷叶之形象震体，其色又青，乃涉类象形之义也。又案：闻人规《痘疹八十一论》云：痘疮已出，复为风寒外袭，则窍闭血凝，其点不长，或变黑色，此为倒黡，必身痛，四肢微厥。但温肌散邪，则热气复行，而斑自出也。宜紫背荷叶散治之。盖荷叶能升发阳气，散瘀血，留好血，僵蚕能解结滞之气故也。此药易得，而活人甚多，胜于人牙、龙脑也。又戴原礼《证治要诀》云：荷叶服之，令人瘦劣，故单服可以消阳水浮肿之气。

附方：新二十三。

阳水浮肿：败荷叶，烧存性，研末。每服二钱，米饮调下，日三服。（《证治要诀》）脚膝浮肿：荷叶心、本等分，煎汤，淋洗之。（《永类方》）

痘疮倒黡：紫背荷叶散，又名南金散：治风寒外袭倒势危者，万无一失。用霜后荷叶（贴水紫背者，炙干）、白僵蚕直者炒去丝等分为末。每服半钱，用胡荽汤或温酒调下。（闻人规《痘疹论》）

诸般痈肿：拔毒止痛。荷叶中心蒂如钱者，不拘多少，煎汤淋洗，拭干，以飞过寒水石，同腊猪脂涂之。又治痈肿，栝木饮方中亦用之。（《本事方》）

胎衣不下：方同上。伤寒产后：血晕欲死。用荷叶、红花、姜黄等分，炒研末。童子小便调服二钱。（庞安常《伤寒论》）

孕妇伤寒：大热烦渴，恐伤胎气。用嫩卷荷叶（焙）半两，蚌粉二钱半。为末。每服三钱，新汲水入蜜调服，并涂腹上。名罩胎散。（郑氏方）

妊娠胎动：已见黄水者。干荷蒂一枚炙，研为末。糯米淘汁一钟，调服即安。（唐氏《经验方》）

吐血不止：嫩荷叶七个，擂水服之，甚佳。又方：干荷叶、生蒲黄等分，为末。每服三钱，桑白皮煎汤调下。（《肘后方》）

用经霜败荷烧存性，研末，新水服二钱。吐血衄血：阳乘于阴，血热妄行，宜服四生丸。陈日华云：屡用得效。用生荷叶、生艾叶、生柏叶、生地黄等分，捣烂，丸鸡子大。每服一丸，水三盏，煎一盏，去滓服。（《济生方》）

崩中下血：荷叶（烧研）半两，蒲黄、黄芩各一两，为末。每空心酒服三钱。血痢不止：荷叶蒂，水煮汁，服之。（《普济方》）

下痢赤白：荷叶烧研。每服二钱，红痢蜜；白痢砂糖汤下。脱肛不收：贴水荷叶焙研，酒服二钱，仍以荷叶盛末坐之。（《经验良方》）

牙齿疼痛：青荷叶剪取钱蒂七个，以浓米醋一盏，煎半盏，去滓，熬成膏，时时抹之妙。（唐氏《经验方》）

赤游火丹：新生荷叶，捣烂，入盐涂之。（《摘玄方》）

漆疮作痒：干荷叶，煎汤，洗之，良。（《集验方》）

遍身风疠：荷叶三十枚，锻石一斗。淋汁合煮，渍之，半日乃出。数日一作，良。（《圣惠方》）

偏头风痛：升麻、苍术各一两，荷叶一个，水二钟，煎一钟，食后温服。或烧荷叶一个，为末，以煎汁调服。（《简便方》）

刀斧伤疮：荷叶烧研，搽之。（《集简方》）

阴肿痛痒：荷叶、浮萍、蛇床等分。煎水，日洗之。（《医垒元戎》）

## 橘　柚

味辛，温，无毒。主胸中瘕热逆气，利水谷。下气，止呕咳，除膀胱留热，停水五淋，利小便，主脾不能消谷气冲胸中吐逆霍乱，止泄，去寸白。久服去臭下气通神，轻身长年。一名橘皮。生南山川谷，生江南，十月采。

陶隐居云：此是说其皮功尔。以东橘为好。西江亦有而不如，其皮小冷，疗气乃言胜橘。北人亦用之，并以陈者为良。其肉味甘酸，食之多痰，恐非益也。今此虽用皮，既是果类，所以犹宜相从。柚子皮乃可服，而不复入药用，此应亦下气。《唐本》注云：柚皮，厚，味甘不如橘皮，味辛

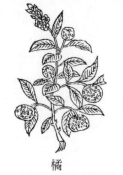

橘

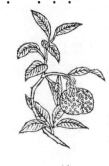

柚

而苦。其肉亦如橘，有甘有酸，酸者名胡甘。今俗人或谓橙为柚，非也。按《吕氏春秋》云：果之美者，有云梦之柚。郭璞云：柚似橙而大于橘。孔安国云：小曰橘，大曰柚，皆为甘也。

今注：自木部今移。

臣禹锡等谨按《药性论》云：橘皮，臣，味苦辛。能治胸膈间气，开胃，主气痢，消痰涎，治上气咳嗽。

陈藏器云：橘柚，本功外，中实冷酸者聚痰，甜者润肺。皮堪入药，子非宜人。其类有朱柑、乳柑、黄柑、石柑、沙柑。橘类有朱橘、乳橘、塌橘、山橘、黄淡子。此辈皮皆去气调中，实总堪食，就中以乳柑为上。《本经》合入果部，宜加实字。入木部非也。岭南有柚，大如冬瓜。

孟诜云：橘止泄痢，食之下食开胸膈痰实结气。下气不如皮，穰不可多食止气，性虽温止渴。又干皮一斤，捣为末，蜜为丸，每食前酒下三十丸，治下焦冷气。又取陈皮一斤，和杏人五两，去皮尖，熬，加少蜜为丸，每日食前饮下三十丸，下腹脏间虚冷气，脚气冲心，心下结硬，悉主之。

《日华子》云：橘，味甘酸，止消渴，开胃，除胸中隔气。又云：皮，暖。消痰止嗽，破癥瘕疟癖。又云：核，治腰痛，膀胱气，肾冷，炒去壳，酒服良。橘囊上筋膜治渴及吐酒，炒煎汤饮甚验也。又云：柚子，无毒。治妊孕人吃食少，并口淡。去胃中恶气，消食，去肠胃气，解酒毒，治饮酒人口气。

《图经》曰：橘柚，生南山川谷及江南，今江浙、荆襄、湖岭皆有之。木高一二丈，叶与枳无辨，刺出于茎间，夏初生白花，六月、七月而成实，至冬而黄熟乃可啖。旧说小者为橘，大者为柚。又云柚似橙而实酢大于橘。孔安国注《尚书》厥包，橘柚。郭璞注《尔雅》柚条皆如此说。又闽中、岭外、江南皆有柚，比橘黄白色而大。襄、唐间柚色青黄而实小，皆味酢皮厚，不堪入药。今医方乃用黄橘、青橘两物，不言柚，岂青橘是柚之类乎。然黄橘味辛，青橘味苦，《本经》二物通云味辛。又云一名橘皮，又云十月采，都是今黄橘也。而今之青橘，似黄橘而小，与旧说大小苦辛不类，则别是一种耳。收之并去肉暴干，黄橘以陈久者入药良，古今方书用之最多，亦有单服者。取陈皮捣末，蜜和丸食前酒吞三十丸，梧子大，主下焦积冷。亦可并杏子人合丸，治肠间虚冷，脚气冲心，心下结硬者悉主之。而青橘主气滞下食破积结及膈气方用之，与黄橘全别。凡橘核皆治腰及膀胱肾气，炒去皮，酒服之良。肉不宜多食，令人痰滞。又乳柑、橙子性皆冷，并其类也，多食亦不宜人。今人但取其核作涂面药，余亦稀用，故不悉载。又有一种枸橼①如小瓜状，皮若橙而光泽可爱，肉甚厚，切如萝卜，虽味短而香氛大胜，柑橘之类，置衣笥中则数日香不歇，古作五和糁②所用。陶隐居云：性温宜人。今闽、广、江西皆有，彼人但谓之香橼子，或将至都下亦贵之。

《雷公》曰：凡使，勿用柚皮、皱子皮，其二件用不得。凡修事须去白膜一重，细剉，用鲤鱼皮裹一宿到明出用。其橘皮年深者最妙。

《肘后方》：治卒失声，声咽不出：橘皮五两，水三升，煮取一升，去滓顿服。

又方：治食鱼中毒，浓煮橘皮饮汁。

《经验后方》：治膈下冷气，及酒食饱满：常服青橘皮四两，盐一两，分作四分，一分无用，汤浸青橘皮一宿漉出去穰，又用盐三分，一处拌和匀，候良久，铫子内炒微焦为末，每服一钱半，茶末半钱，水一盏，煎至七分，放温常服。不用入茶煎沸汤点亦妙。

又方：治妇人产后气逆，以青橘皮为末，葱白、童子小便煎服之。

《食医心镜》云：主胸中大热，下气消痰化食，橘皮半两微熬，作末如茶法煎呷之。

又方：治卒食噎：以陈皮一两，汤浸去穰焙为末，以水一大盏，煎取半盏热服。

又方：治吹奶，不痒不痛，肿硬如石：以青橘皮二两，汤浸去穰，焙为末，非时温酒下，神验。

《孙尚药方》：治诸吃噫：橘皮二两，汤浸去瓤，剉，以水一升煎之五合，通的顿服，更加枳壳一两，去瓤炒同煎之服效。

《集验方》：治腰痛不可忍，橘子人炒研为末，每服一我，酒一盏，煎至七分，和滓空心服。

《列子》：吴楚有大木，名柚碧树而冬生实，丹而味酸，食皮汁止愤厥之疾。

《尚书》注：小曰橘，大曰柚，扬州者为善，故锡贡也。

《衍义》曰：橘柚，自是两种，故曰一名橘皮，是元无柚字也。岂有两等之物而治疗无一字别者，即知柚一字为误。后人不深求其意，谓柚字所惑，妄生分别，亦以过矣。且青橘与黄橘治疗尚别，矧柚为别种也。郭璞云：柚似橙而大于橘。此即是识橘柚者也。今若不如此言之，恐后世亦以柚皮为橘皮，是贻无穷之患矣。去古既远，后之贤者亦可以意递之耳。橘惟用皮与核，皮天下甚所须也，仍汤浸去穰，余如《经》与《注》。核、皮二者须自收为佳，有人患气嗽将期，或教以橘皮生姜焙干，神曲等分为末，丸桐子大，食后夜卧米饮服三五十丸，兼旧患膀胱缘服此皆愈。然亦取其陈皮入药，此六陈中一陈也。肾痓腰痛膀胱气痛微炒核去壳为末，酒调服愈。

现注：

①枸：下原有音矩亦音钩五字注音，橼：下原有音沿二字注音。

②穰：下原有素感切三字注音。

按：橘柚，本为二物。为芸香科橘与柚，今用橘皮称陈皮，柚皮之幼皮称化橘红。综合功能降气利水，止呕健脾化痰。临床以陈皮治胃胀胃痛，恶心呕吐，咳喘有痰，胸痛胁痛，低血压头晕等。橘红偏化痰。化橘红稍可降糖。日华子云：核，治腰痛，膀胱气，肾冷，炒去壳，酒服良。橘囊上筋膜治渴及吐酒。故以橘核治疝气阴肿。以橘络治消渴及四肢麻木等。《经验后方》治吹奶，不痒不痛，肿硬如石；以青橘皮治之。《图经》以青皮主气滞下食破积结及膈气。故青皮用于破结散气，治乳腺结节，肿块肿物等。《图经》所说枸橼、香橼子，现分香圆与佛手两种入药，以疏肝理气为主。《图经》曰：叶与枳无辨，现亦有用者，作疏肝散肿药。

时珍曰：橘，从矞（音鹬），谐声也。又云五色为庆，二色为矞。矞云外赤内黄、非烟非雾、郁郁纷纷之象。橘实外赤内黄，剖之香雾纷郁，有似乎矞云。橘之从矞，又取此意也。

时珍曰：橘、柚，苏恭所说甚是。苏颂不知青橘即橘之未黄者，乃以为柚，误矣。夫橘、柚、柑三者相类而不同。橘实小，其瓣味微酢，其皮薄而红，味辛而苦。柑大于橘，其瓣味甘，其皮稍厚而黄，味辛而甘。柚大小皆如橙，其瓣味酢，其皮最厚而黄，味甘而不甚辛。如此分之，即不误矣。按：《事类合璧》云：橘树高丈许，枝多生刺。其叶两头尖，绿色光面，大寸余，长二寸许。四月着小白花，甚香。结实至冬黄熟，大者如杯，包中有瓣，瓣中有核也。宋韩彦直着《橘谱》三卷甚详，其略云：柑橘出苏州、台州，西出荆州，南出闽、广、抚州，皆不如温州者为上也。柑品有八，橘品十有四，多是接成。惟种成者，气味尤胜。黄橘，扁小而多香雾，乃橘之上品也；朱橘，小而色赤如火；绿橘，绀碧可爱，不待霜后，色味已佳，隆冬采之，生意如新；乳橘，状似乳柑，皮坚瓤多，味绝酸芳；塌橘，状大而扁，外绿心红，瓣巨多液，经春乃甘美；包橘，外薄内盈，其脉瓣隔皮可数；绵橘，微小，极软美可受，而不多结；沙橘，细小甘美；油橘，皮似油饰，中坚外黑，乃橘之下品也；早黄橘，秋半已丹；冻橘，八月开花，冬结春采；穿心橘，实大皮光，而心虚可穿；荔枝橘，出衡阳，肤理皱密如荔子也。俗传橘下埋鼠，则结实加倍。故《物类相感志》曰：橘见尸而实繁。《涅经》云：如橘见鼠，其果实多。《周礼》言：橘逾淮而北：变为枳，地气然也。余见柑下。

橘实：原曰：多食粘膈生痰，滞肺气。瑞曰：同螃蟹食，令人患软痈。时珍曰：橘皮，下气消痰，其肉生痰聚饮，表里之异如此，凡物皆然。今人以蜜煎橘充果食甚佳，亦可酱菹也。

黄橘皮：好古曰：橘皮以色红日久者为佳，故曰红皮、陈皮。去白者曰橘红也。时珍曰：橘皮，纹细色红而薄，内多筋脉，其味苦辛；柑皮，纹粗色黄而厚，内多白膜，其味辛甘；柚皮，最厚而虚，纹更粗，色黄，内多膜无筋，其味甘多辛少。但以此别之，即不差矣。橘皮性温，柑、柚皮性冷，不可不知。今天下多以广中来者为胜，江西者次之。然亦多以柑皮杂之。柑皮犹可用，柚皮则悬绝矣。凡橘皮，入和中理胃药则留白，入下气消痰药则去白，其说出于《圣济经》。去白者，以白汤入盐洗润透，刮去筋膜，晒干用。亦有煮焙者，各随本方。

杲曰：橘皮，气薄味厚，阳中之阴也。可升可降，为脾、肺二经气分药。留白则补脾胃，去白则理肺气；同白术则补脾胃，同甘草则补肺，独用则泻肺损脾。其体轻浮，一能导胸中寒邪，二破滞气，三益脾胃。加青皮减半用之，去滞气，推陈致新。但多用久服，能损元气也。原曰：橘皮，能散、能泻、能温、能补、能和，化痰治嗽，顺气理中，调脾快膈，通五淋，疗酒病，其功当在诸药之上。时珍曰：橘皮，苦能泄、能燥，辛能散，温能和。其治百病，总是取其理气燥湿之功。同补药则补，同泻药则泻，同升药则升，同降药则降。脾乃元气之母，肺乃摄气之，故橘皮为二经气分之药，但随所配而补泻升降也。洁古张氏云：陈皮、枳壳利其气而痰自下，盖此义也。同杏仁治大肠气秘，同桃仁治大肠血秘，皆取其通滞也。详见杏仁下。按方勺《泊宅编》云：橘皮宽膈降气，消痰饮，极有殊功。他药贵新，惟此贵陈。外舅莫强中令丰城时得疾，凡食已辄胸满不下，百方不效。偶家人合橘红汤，因取尝之，似相宜，连日饮之。一日忽觉胸中有物坠下，大惊目瞪，自汗如雨。须臾腹痛，下数块如铁弹子，臭不可闻。自此胸次廓然，其疾顿愈，盖脾之冷积也。其方：用橘皮（去穰）一斤，甘草、盐花各四两。水五碗，慢火煮干，焙研为末，白汤点服。名二贤散，治一切痰气特验。世医徒知半夏、南星之属，何足以语此哉。珍按：二贤散，丹溪变之为润下丸，用治痰气有效。惟气实人服之相宜，气不足者不宜用之也。

附方：新二十。

润下丸：治湿痰，因火泛上，停滞胸膈，咳唾稠粘。陈橘皮半斤（入砂锅内，下盐五钱，化水淹过，煮干），粉甘草二两（去皮，蜜炙）。各取净末，蒸饼和丸梧桐子大。

每服百丸，白汤下。（丹溪方）

宽中丸：治脾气不和，冷气客于中，壅遏不通，是为胀满。用橘皮四两，白术二两。为末橘皮汤：治男女伤寒并一切杂病呕哕，手足逆冷者。用橘皮四两，生姜一两。水二升，煎嘈杂吐水：真橘皮去白为末，五更安五分于掌心舐之，即睡，三日必效。皮不真则不验。（《怪证奇方》）

霍乱吐泻：不拘男女，但有一点胃气存者，服之再生。广陈皮（去白）五钱，真藿香五钱。水二盏，煎一盏，时时温服。出《百一选方》。《圣惠》：用陈橘皮末二钱，汤点服。不省者灌之。乃烧砖沃醋，布裹砖，安心下熨之，便活。

反胃吐食：真橘皮，以日照西壁土炒香，为末。每服二钱，生姜三片，枣肉一枚，水二钟，煎一钟，温服。《直指方》

大肠闷塞：陈皮连白，酒煮，焙，研末。每温酒服二钱，一方米饮下。（《普济》）

途中心痛：橘皮去白，煎汤饮之，甚良。（谈野翁方）

食鱼蟹毒：方同上。（《肘后》）

风痰麻木：凡手及十指麻木，大风麻木，皆是湿痰死血：用橘红一斤，逆流水五碗，煮烂脾寒诸疟不拘老少孕妇，只两服便止：真橘皮（去白，切），生姜自然汁浸过一指，银器内重汤煮，焙干，研末。每服三钱，用隔年青州枣十个，水一盏，煎半盏，发前服，以枣下之。（《适用方》）

小儿疳瘦：久服消食和气，长肌肉：用陈橘皮一两，黄连（以米泔水浸一日）一两半。研末，入麝三分，用猪胆盛药，以浆水煮熟取出，用粟米饭和丸绿豆大。每服一二十丸，米饮下。（钱氏《小儿方》）

产后尿闷：不通者。陈皮一两，去白为末。每空心温酒服二钱，一服即通。此张不愚方也。（《妇人良方》）

产后吹奶：陈皮一两，甘草一钱。水煎服，即散。妇人乳痈：未成者即散，已成者即溃，痛不可忍者即不疼，神验不可云喻也：用真陈橘皮，汤浸去白晒，面炒微黄，为末。每服二钱，麝香调酒下。初发者一服见效。名橘香散。《张氏方》聤耳出汁：陈皮（烧研）一钱，麝香少许。为末。日掺。名立效散。鱼骨鲠咽：橘皮，常含，咽汁即下。（《圣惠方》）

嵌甲作痛：不能行履者。浓煎陈皮，汤浸良久，甲肉自离，轻手剪去，以虎骨末敷之即安。（《医林集要》）

青橘皮：时珍曰：青橘皮乃橘之未黄而青色者，薄而光，其气芳烈。今人多以小柑、小柚、小橙伪为之，不可不慎辨之。入药以汤浸去瓤，切片醋拌，瓦炒过用。

主：破坚癖，散滞气，去下焦诸湿，治左胁肝经积气（元素）。治胸膈气逆，胁痛，小腹疝痛，消乳肿，疏肝胆，泻肺气（时珍）。

元素曰：青橘皮气味俱浓，沉而降，阴也。入厥阴、少阳经，治肝胆之病。杲曰：青皮，乃足厥阴引经之药，能引食入太阴之仓，破滞削坚，皆治在下之病。有滞气则破滞气，无滞气则损真气。好古曰：陈皮治高，青皮治低，与枳壳治胸膈、枳实治心下同意。震亨曰：青皮，乃肝胆二经气分药。故人多怒有滞气，胁下有郁积，或小腹疝疼，用之以疏通二经，行其气也。若二经实者，当先补而后用之。又云：疏肝气加青皮，炒黑则入血分也。时珍曰：青橘皮，古无用者，至宋时医家始用之。其色青气烈，味苦而辛，治之以醋，所谓肝欲散，急食辛以散之，以酸泄之，以苦降之也。陈皮浮而升，入脾、肺气分。青皮沉而降，入肝、胆气分。一体二用，物理自然也。小儿消积多用青皮，最能发汗，有汗者不可用。说出杨仁斋《直指方》，人罕知之。嘉谟曰：久疟热甚，必结癖块，宜多服清脾汤。内有青皮疏利肝邪，则癖自不结也。

附方：新七。

理脾快气：青橘皮一斤（晒干焙研末），甘草末一两，檀香末半两。和匀收之。每用一二钱，入盐少许，白汤点服。法制青皮：常服安神调气，消食解酒益胃，不拘老人小儿。宋仁宗每食后咀数片，乃邢和璞真人所献，名万年草，刘改名延年草，仁宗以赐吕丞相。用青皮一斤（浸去苦味，去瓤，炼净），白盐花五两，炙甘草六两，舶茴香四两。甜水一斗，煮之，不住搅，勿令着底，候水尽，慢火焙干，勿令焦，去甘草、茴香，只取青皮，密收用。（王氏《易简方》）

疟疾寒热：青皮一两。烧存性，研末。发前，温酒服一钱，临时再服。（《圣惠方》）

伤寒呃逆：声闻四邻。四花青皮全者，研末。每服二钱，白汤下。（《医林集要》）

产后气逆：青橘皮为末。葱白、童子小便煎二钱，服。（《经验后方》）

妇人乳癌：因久积忧郁，乳房内有核如指头，不痛不痒，五七年成痈，名乳癌，不可治也。用青皮四钱，水一盏半，煎一盏，徐徐服之，日一服。或用酒服。（丹溪方）

聤耳出汁：青皮烧研末，绵包塞之。唇燥生疮：青皮，烧研，猪脂调涂。

橘核：时珍曰：凡用，须以新瓦焙香，去壳取仁，研碎入药。小肠疝气及阴核肿，炒研五钱，老酒煎服，或酒糊丸服，甚效。时珍曰：橘核入足厥阴，与青皮同功，故治腰痛疝在下之病，不独取象于核也。《和剂局方》治诸疝痛及内，卵肿偏坠，或硬如石，或肿至溃，有橘核丸，用之有效。品味颇多，详见本方。

附方：新一。

腰痛：橘核、杜仲各二两（炒）。研末。每服二钱，盐酒下。（《简便方》）。

叶：主：导胸膈逆气，入厥阴，行肝气，消肿散毒，乳痈胁痛，用之行经（震亨）。

附方：新一。

肺痈：绿橘叶，洗，捣绞汁一盏，服之。吐出脓血即愈。（《经验良方》）。

柚：释名：櫾（与柚同）、条（《尔雅》）、壶柑（《唐本》）、臭橙（《食性》）、朱栾。

时珍曰：柚，色油然，其状如卣，故名。壶亦象形。今人呼其黄而小者为蜜筒，正此意也。其大者谓之朱栾，亦取团栾之象。最大者谓之香栾。《尔雅》谓之櫠（音废），又曰椵（音贾）。《广雅》谓之镭柚，镭亦壶也。《桂海志》谓之臭柚，皆一物。但以大小、古今方言称呼不同耳。时珍曰：柚，树、叶皆似橙。其实有大、小二种：小者如柑、如橙；大者如瓜、如升，有围及尺余者，亦橙之类也。今人呼为朱栾，形色圆正，都类柑、橙。但皮厚而粗，其味甘，其气臭，其瓣坚而酸恶不可食，其花甚香。南人种其核，长成以接柑、橘，云甚良也。盖橙乃橘属，故其皮皱厚而香，味苦而辛；柚乃柑属，故其皮粗厚而臭，味甘而辛。如此分，柚与橙、橘自明矣。郭璞云：櫠，大柚也。实大如盏，皮厚二三寸，子似枳，食之少味。范成大云：广南臭柚大如瓜，可食，其皮甚厚，染墨打碑，可代毡刷，且不损纸也。《列子》云：吴越之间有木焉，其名为櫾。碧树而冬青，实丹而味酸。食其皮汁，已愤厥之疾。渡淮而北，化而为枳。此言地气之不同如此。

皮：时珍曰：案：沈括《笔谈》云：《本草》言橘皮苦，柚皮甘，误矣。柚皮极苦，不可入口，甘者乃橙也。此说似与今柚不同，乃沈氏自误也，不可为据。主：消食快膈，散愤懑之气，化痰（时珍）。

附方：新一。

痰气咳嗽：用香栾，去核，切，砂瓶内浸酒，封固一夜，煮烂，蜜拌匀，时时含咽。

叶：主：头风痛，同葱白捣，贴太阳穴（时珍）。

花：主：蒸麻油作香泽面脂，长发润燥（时珍）。

枸橼：释名：香橼（俗作圆）、佛手柑。时珍曰：义未详。佛手，取象也。时珍曰：枸橼产闽广间。木似朱栾而叶尖长，枝间有刺。植之近水乃生。其实状如人手，有指，俗呼为佛手柑。有长一尺四五寸者。皮如橙柚而厚，皱而光泽。其色如瓜，生绿熟黄。其核细。其味不甚佳而清香袭人。南人雕镂花鸟，作蜜煎果食。置之几案，可供玩赏。若安芋片于蒂而以湿纸围护，经久不瘪。或捣蒜罨其蒂上，则香更充溢。《异物志》云：浸汁浣葛纻，胜似酸浆也！

皮瓤：煮酒饮，治痰气咳嗽。煎汤，治心下气痛（时珍）。

根、叶：主治同皮（《橘谱》）。

# 大　枣

味甘，平，无毒。主心腹邪气，安中养脾，助十二经，平胃气，通九窍，补少气少津液，身中不足，大惊，四肢重，和百药。补中益气强力除烦闷，疗心下悬，肠澼。久服轻身长年。不饥神仙。一名乾枣，一名美枣，一名良枣。八月采，暴干。三岁陈核中仁。燔①之味苦，主腹痛邪气。生枣味甘辛，多食令人多寒热羸瘦者不可食。叶覆麻黄能令出汗。生河东平泽。杀乌头毒。

陶隐居云：旧云河东猗氏县枣特异。今青州出者形大核细，多膏甚甜，郁州互市亦得之。而郁州者亦好，小不及尔。江东临沂金城枣形大而虚少脂，好者亦可用。南枣大恶，殆不堪啖。道家方药以枣为佳饵，其皮利肉补虚，所以合汤皆擘之也。

《唐本》注云：《别录》云，枣叶散服使人瘦，久即呕吐，揩热痱疮良。

臣禹锡等谨按孟诜云：干枣温。主补津液，强志。三年陈者核中人主恶气卒疰忤，又疗耳聋鼻塞，不闻音声香臭者，取大枣十五枚，去皮核，萆麻子三百颗去皮，二味和捣，绵裹塞耳鼻，日一度易，三十余日闻声及香臭。先治耳，后治鼻，不可并塞之。又方：巴豆十粒去壳，生用松脂同捣，绵裹塞耳。又云洗心腹邪气，和百药毒，通九窍，补不足气。生者食之过多令人腹胀，蒸煮食补肠胃，肥中益气。第一青州，次蒲州者好，诸处不堪入药。小儿患秋痢与虫枣食良。

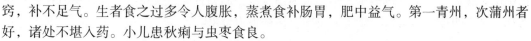

大枣

《日华子》云：乾枣润心肺，止嗽补五脏治虚劳损，除肠胃癖气和光粉烧治痔痢，牙齿有病人切忌啖之。凡枣亦不宜合生葱食。

又云：枣叶，温，无毒。治小儿壮热，煎汤浴和葛粉痱襄子佳，及治热瘤也。

《图经》曰：大枣，乾枣也。生枣并生河东，今近北州郡皆有而青，晋绛州者特佳，江南出者坚燥少脂。谨按枣之类最多，郭璞注《尔雅》枣，壶枣云：今江东呼枣大而锐上者为壶，壶犹瓠也。边腰枣云：子细腰，今谓之鹿卢枣。櫅[2]白枣云：即今枣子，白乃熟。樲[3]酸枣云：木小实酢者。遵羊枣云：实小而圆，紫黑色，今俗呼之为羊矢枣。洗大枣云：今河东猗氏县出大枣子如鸡卵。蹶泄苦枣云：子味苦者。晳无实枣云：不著子者。还味棯[4]枣云：还味，短味也。而酸枣自见别条，其余种类非一，今园圃皆种莳之，亦不能尽别其名。又其极美者，则有水菱枣、御枣之类皆不堪入药，盖肌实轻虚，暴服之则枯败。惟青州之种特佳，虽晋绛大实亦不及青州者之肉厚也。并八月采暴干，南都人煮而后暴，及干，皮薄而皱，味更甘于它枣，谓之天蒸枣，然不堪入药。又有仲思枣，大而长，有一二寸者，正紫色，细文小核，味甘重。北齐时有仙人仲思得之，因以为名。隋大业中，信都郡尝献数颗，近世稀复有之。又广州有一种波斯枣，木无傍枝，直耸三四丈至巅四向共生十余枝叶如棕榈，彼土亦呼为海棕木，三五年一著子，都类北枣，但差小耳。舶商亦有携本国生者至南海，与此地人食之云：味极甘，似此中天蒸枣之类，然其核全别，两头不尖，双卷而圆，如小块紫矿，种之不生，疑亦蒸熟者，近亦少有将来者。

《食疗》云：枣和桂心、白瓜人、松树皮为丸，久服香身，并衣亦香软。枣温，多食动风，发冷风，并咳嗽。

《圣惠方》：令发易长：东行枣根三尺，横安甑上蒸之，两头汗出，收之敷发即长。

又方：治伤中筋脉急上气咳嗽，用枣二十枚，去核，以酥四两，微火煎，入枣肉中，泣尽酥，常含一枚，微微嚥之。

《外台秘要》：痔发疼痛；肥大枣一枚，剥去皮，取水银掌中以唾研令极熟，敷枣瓢上内下部差。《肘后方》主下部虫痒，蒸大枣取膏以水银和捻长三寸，以绵裹宿内下部中，明日虫皆出。

《梅师》：治妊娠四、五月，忽腹绞痛：以枣十四枚，烧令焦为末，以小便服。

孙真人云：脾病宜食。

又方[5]：生枣食之令人气满胀作寒热。

《服气精义》云：常含枣核，受气令口行津液佳。令人受气生津液。

何晏《九州论》曰：安平好枣，中山好栗，魏郡好杏，河内好稻，真定好梨。

《吴氏本草》枣主调中益脾气，令人好颜色美志气。《神异经》曰：北方荒中有枣林焉，其高五丈，敷张枝条一里余，子长六七寸围过其长，熟赤如朱，干之不缩，气味甘润，殊于常枣，食之可以安躯益气力。

《衍义》曰：大枣，今先青州次晋州，此二等可晒曝入药益脾胃为佳，余止可充食用。又有御枣，甘美轻脆，后众枣熟，以其甘故多生虫，今人所谓扑落酥者是。又有牙枣，先众枣熟，亦甘美，但微酸尖长，只二等止堪啖，不堪收曝。今人将干枣去核，于铛锅中微火缓逼干为末，量多少入生姜末为汤点服，调和胃气，又将煮枣肉，和治脾胃丸药尤佳。又青州枣，去皮核，焙干为枣圈，达都下为奇果。

现注：

①燔：下原有音烦二字注音。

②櫅：下原有子兮切三字注音，(jī基)，白枣。

③樲：(èr二)，酸枣。

④棯：下原有而审切三字注音。

⑤又方：原文如此，按文意应是又云。

按：大枣为鼠李科之大枣。功能安中养脾，通窍生津。临床以大枣与生姜调和营卫，治汗出恶风。大枣可治脏躁哭笑。大枣与芫花等组成十枣汤可制其毒。贫血等可用大枣。

时珍曰：按陆佃《埤雅》云：大曰枣，小曰棘。棘，酸枣也。枣性高，故重束；棘性低，故并束。束音次。枣、棘皆有刺针，会意也。时珍曰：枣木赤心有刺。四月生小叶，尖觥光泽。五月开小花，白色微青。南北皆有，惟青、晋所出者肥大甘美，入药为良。其类甚繁，《尔雅》所载之外，郭义恭《广志》有狗牙、鸡心、牛头、羊矢、猕猴、细腰、赤心、三星、骈白之名，又有木枣、氏枣、桂枣、夕枣、灌枣、墟枣、蒸枣、白枣、丹枣、棠枣，及安邑、信都诸枣。谷城紫枣长二寸，羊角枣长三寸。密云所出小枣，脆润核细，味亦甘美，皆可充果食，不堪入药。入药须用青州及晋地晒干大枣为良。按：贾思勰《齐民要术》云：凡枣全赤时，日日撼而收曝，则红皱。若半赤收者，肉未充满，干即色黄而皮皱，将赤收者，味亦不佳。《食经》作干枣法：须治净地，铺菰箔之类承枣，日晒夜露，择去胖烂，曝干收之。切而晒干者为枣脯。煮熟榨出者为枣膏，亦曰枣瓤。蒸熟者为胶枣，加以糖、蜜拌蒸则更甜；以麻油叶同蒸，则色更润泽。捣胶枣晒干者为枣油，其法取红软干枣入釜，以水仅淹平，煮沸漉出，砂盆研细，生布绞取汁，涂盘上晒干，其形如油，以手摩刮为末收之。每以一匙，投汤碗中，酸甜味足，即成美浆，用和米，最止饥渴、益脾胃也。卢谌《祭法》云：春祀用枣油。即此。瑞曰：此即晒干大枣也。味最良美，故宜入药。今人亦有用胶枣之肥大者。时珍曰：今人蒸枣多用糖、蜜拌过，久食最损脾、助湿热也。啖枣多，令人齿黄生蚕。故嵇康《养生论》云：齿处晋而黄，虱处头而黑。杲曰：大枣气味俱厚，阳也。温以补不足，甘以缓阴血。成无己曰：邪在营卫者，辛甘以解之。故用姜、枣以和营卫，生发脾胃升腾之气。张仲景治奔豚，用大枣滋脾土以平肾气也。治水饮胁痛有十枣汤，益土而胜水也。震亨曰：枣属土而有火，味甘性缓。甘先入脾，补脾者未尝用甘。故今人食甘多者，脾必受病也。时珍曰：《素问》言：枣为脾之果，脾病宜食之。谓治病和药，枣为脾经血分药也。若无故频食，则生虫损齿，贻害多矣。按：王好古云：中满者勿食甘，甘令人满。故张仲景建中汤心下痞者，减饧、枣，与甘草同例，此得用枣之方矣。又按：许叔微《本事方》云：一妇病脏燥悲泣不止，祈祷备至。予忆古方治此证用大枣汤，遂治，与服尽剂而愈。古人识病治方，妙绝如此。又陈自明《妇人良方》云：程虎卿内人妊娠四五个月，遇昼则惨戚悲伤，泪下数欠，如有所凭，医巫兼治皆无益。管伯周说：先人曾语此，治须大枣汤乃愈。虎卿借方治药，一投而愈。方见下条。又《摘玄方》治此证，用红枣烧存性，酒服三钱，亦大枣汤变法也。

附方：新十二。

反胃吐食：大枣一枚去核，用斑蝥一枚去头翅，入在内，煨熟去蝥，空心食之，白汤下良。小肠气痛：大枣一枚去核，用斑蝥一枚去头、足、翅，入枣内，纸包煨熟，去蝥食枣，以桂心、荜澄茄汤下。（《直指》）

伤寒热病：后，口干咽痛，喜唾：大枣二十枚，乌梅十枚，捣入蜜丸。含如杏核大，咽汁甚效。（《千金方》）

妇人脏燥：悲伤欲哭，象若神灵，数欠者，大枣汤主之：大枣十枚，小麦一升，甘草二两，每服一两，水煎服之。亦补脾气。（《金匮》）

大便燥塞：大枣一枚去核，入轻粉半钱缚定，煨熟食之，仍以枣汤送下。（《直指》）

咒枣治疟：执枣一枚，咒曰：吾有枣一枚，一心归大道。优他或优降，或劈火烧之。念七遍，吹枣上，与病患食之，即愈。（《峋嵝神书》）

烦闷不眠：大枣十四枚，葱白七茎，水三升，煮一升，顿服。（《千金》）

肺疽吐血：因嗽辛辣，热物致伤者：用红枣（连核烧存性）、百药煎（过）等分为末。每服二钱，米饮下。（《三因》）

走马牙疳：新枣肉一枚，同黄柏烧焦为末。油和敷之。若加砒少许更妙。（王氏《博济》）

诸疮久坏：不愈者。枣膏三升，煎水频洗，取愈。（《千金》）

卒急心疼：《海上方》诀云：一个乌梅二个枣，七枚杏仁一处捣。男酒女醋送下之，不害心疼直到老。食椒闭气：京枣食之即解也。（《百一选方》）

三岁陈枣核中仁：核烧研，掺胫疮良（时珍）。

时珍曰：按：《刘根别传》云：道士陈孜如痴人，江夏袁仲阳敬事之。孜曰：今春当有疾，可服枣核中仁二十七枚。后果大病，服之而愈。又云：常服枣仁，百邪不复干也。仲阳服之有效，则枣果有治邪之说矣。又《道书》云：常含枣核治气，令口行津液，咽之佳。谢承《后汉书》亦云：孟节能含枣核，不食可至十年也。此皆藉枣以生津受气，而咽之又能达黄宫，以交离坎之义耳。

叶：

附方：新二。

小儿伤寒：五日以后热不退。用枣叶半握，麻黄半两，葱白、豆豉各一合，童子小便二钟，煎一钟，分二服，取汗。（《总录》）

反胃呕哕：干枣叶一两，藿香半两，丁香二钱半，每服二钱，姜三片，水一盏煎服。（《圣惠方》）

木心：甘，涩，温，有小毒。主：中蛊腹痛，面目青黄，淋露骨立。锉取一斛，水淹三寸，煮至二斗澄清，煎五升。旦服五合，取吐即愈。又煎红水服之，能通经脉。（时珍，出《小品方》）。

根：主小儿赤丹从脚趺起，煎汤频浴之。（时珍，出《千金》）

皮：主：同老桑树皮，并取北向者，等分，烧研。每用一合，井水煎，澄取清，洗目。

一月三洗，昏者复明。忌荤、酒、房事（时珍）。

# 仲 思 枣

味甘，温，无毒。主补虚益气，润五脏，去痰嗽冷气，久服令人肥健好颜色，神仙不饥。形如大枣，长一二寸，正紫色，细文小核味甘重。北齐时有仙人仲思得此枣，因以为名。隋大业中，信都郡献数颗。又有千年枣，生波斯国，亦稍温补，非此之侪也。今附

臣禹锡等谨按《尔雅》云：枣，壶枣。边要枣；檟，白枣；樲，酸枣；杨彻，齐枣；遵，羊枣；洗，大枣；煮填枣；蹶泄，苦枣；皙，无实枣；还味，棯枣。释曰：壶枣者，

枣形似壶也。郭云：今江东呼枣大而锐上者为壶，壶犹瓠也。边大而腰细者名边要枣。郭云：子细腰，今谓之鹿卢枣。枣子白熟者名樲实。小而味酢者，名樲枣。遵，一名羊枣。郭云：实小而圆紫黑色，今俗呼之为羊矢枣。洗，最大之枣名也。郭云：今河东猗氏县出大枣子如鸡卵。蹶泄者，味苦之枣名也。晳者，无实之枣名也。还味者，短味也。彻煮并未详。

陈士良云：苦枣，大寒，无毒。枣中苦者是也，人家多不食。主伤寒热伏在脏腑，狂荡烦满，大小便秘涩，取肉煮研为蜜丸药佳。今处处有。

按：仲思枣，枣之一种，北齐仲思得之。可补虚益气，止咳去痰。文中所述千年枣，生波斯国。恐系今称之伊拉克枣。

时珍曰：按：杜宝《大业拾遗记》云：隋时信都郡献仲思枣，长四寸，围五寸，肉肥核小有味，胜于青州枣，亦名仙枣。观此，则《广志》之西王母枣、谷城紫枣，皆此类也。

# 葡　萄

味甘，平，无毒。主筋骨湿痹益气，倍力强志，令人肥健，耐饥忍风寒，久食轻身不老延年。可作酒。逐水利小便。生陇西五原敦煌山谷。

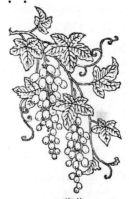

陶隐居云：魏国使人多赍来状如五味子而甘美，可作酒，云用其藤汁殊美好。北国人多肥健耐寒，盖食斯乎。不植淮南，亦如橘皮变于河北[1]矣。人说即此间蘡薁，恐如彼之枳类橘耶。

《唐本》注云：蘡薁[2]与葡萄相似，然蘡薁是千岁藥。葡萄作酒法：总收取子汁酿之，自成酒。蘡薁、山葡萄并堪为酒，陶云用藤汁为酒，谬矣。

臣禹锡等谨按《蜀本》《图经》云：蔓生，苗、叶似蘡薁而大，子有紫白二色，又有似马乳者，又有圆者，皆以其形为名。又有无核者，七月八月熟。子酿为酒及浆别有法。谨按蘡薁是山葡萄，亦堪为酒。

葡萄

孟诜云：葡萄不问土地，但收之酿酒皆得美好。或云：子不堪多食，令人猝烦闷眼暗；根浓煮汁，细细饮之，止呕哕及霍乱后恶心。妊孕人子上冲心，饮之即下，其胎安。

《药性论》云：葡萄，君，味甘酸，除肠间水气，调中，治淋通小便。

段成式《酉阳杂俎》云：葡萄有黄白黑三种，成熟之时，子实逼侧也。

《图经》曰：葡萄，生陇西五原，敦煌山谷，今河东及近京州郡皆有之。苗作藤蔓而极长大，盛者一二本绵被山谷间，花极细而黄白色，其实有紫白二色，而形之圆锐，亦二种。又有无核者，皆七月八月熟，取其汁可以酿酒。谨按：《史记》云：大宛以葡萄为酒，富人藏酒万余石，久者十数岁不败。张骞使西域得其种而还种之，中国始有，盖北果之最珍者。魏文帝诏群臣说葡萄云：醉酒宿醒，掩露而食，甘而不饴，酸而不酢，冷而不寒，味长汁多，除烦悁，他方之果宁有匹之者。今太原尚作此酒，或寄至都下，犹作葡萄香。根苗中空相通，圃人将慎之，欲得厚利，暮溉其根而晨朝水浸子中矣。故俗呼其苗为木通，逐水利小肠尤佳。今医家多暴收其实，以治时气发疮疹不出者，研酒饮之甚效。江东出一种，实细而味酸，谓之蘡薁子。

《衍义》曰：葡萄，先朝西夏持师子来献，使人兼赍葡萄遗州郡，比中国者皆相似。最难干，不干不可收，仍酸澌[3]，不可食。李白所谓胡人岁献葡萄酒者是此。疮疱不出，食之尽出，多食皆昏人眼。波斯国所出大者如鸡卵。

现注：

①河北：按文意应为淮北，即指橘生淮北则为枳而言，河北为误刻。

②蘡（yīng 婴）薁（yù 郁），即野葡萄。下原有于庚切，薁下原有于六切三字注音。

③澌：（sī 斯），原意为水尽。

按：葡萄为葡萄科葡萄之果实。可除痹益气，强志增力。

释名：蒲桃（古字）、草龙珠。时珍曰：葡萄，《汉书》作蒲桃，可以造酒，人饮之，则然而醉，故有是名。其圆者名草龙珠，长者名马乳葡萄，白者名水晶葡萄，黑者名紫葡萄。《汉书》言：张骞使西域还，始得此种，而《神农本草》已有葡萄，则汉前陇西旧有，但未入关耳。时珍曰：葡萄，折藤压之最易生。春月萌苞生叶，颇似栝蒌叶而有五尖。生须延蔓，引数十丈。三月开小花成穗，黄白色。仍连着实，星编珠聚，七、八月熟，有紫、白二色。西人及太原、平阳皆作葡萄干，货之四方。蜀中有绿葡萄，熟时色绿。云南所出者，大如枣，味尤长。西边有琐琐葡萄，大如五味子而无核。按：《物类相感志》云：甘草作钉，针葡萄，立死。以麝香入葡萄皮内，则葡萄尽作香气。其爱憎异于他草如此。又言：其藤穿过枣树，则实味更美也。《三元延寿书》言：葡萄架下不可饮酒，恐虫屎伤人。震亨曰：葡萄属土，有水与木火。东南人食之多病热，西北人食之无恙。盖能下走渗道，西北人禀气厚故耳。

附方：新三。

除烦止渴：生葡萄捣滤取汁，以瓦器熬稠，入熟蜜少许同收。点汤饮甚良。（《居家必用》）

热淋涩痛：葡萄（捣取自然汁）、生藕（捣取自然汁）、生地黄（捣取自然汁）、白沙蜜各五合胎上冲心：葡萄，煎汤饮之，即下。（《圣惠方》）

根及藤、叶：治腰脚肢腿痛，煎汤淋洗之良。又饮其汁，利小便，通小肠，消肿满（时珍）。

附方：新一。

水肿：葡萄嫩心十四个，蝼蛄七个（去头尾），同研，露七日，曝干为末。每服半钱，淡酒调下。暑月尤佳。（洁古《保命集》）

蘡薁：（音婴郁）。时珍曰：名义未详。时珍曰：蘡薁野生林墅间，亦可插植。蔓、叶、花、实，与葡萄无异。其实小而圆，色不甚紫也。《诗》云"六月食薁"即此。其茎吹之，气出有汁，如通草也。时珍曰：苏恭所说，形状甚是，但以为千岁则非矣。

止渴，利小便（时珍）。

附方：新二。

呕哕厥逆：藤煎汁，呷之。（《肘后方》）

五淋血淋：木龙汤：用木龙（即野葡萄藤也）、竹园荽、淡竹叶、麦门冬（连根苗）、红枣肉、灯心草、乌梅、当归各等分，煎汤代茶饮。（《百一选方》）

根：主：下焦热痛淋秘，消肿毒（时珍）。

附方：新四。

男妇热淋：野葡萄根七钱，葛根三钱，水一钟，煎七分，入童子小便三分，空心温服。（《乾坤秘韫》）

女人腹痛：方同上。一切肿毒：赤龙散：用野葡萄根，晒研为末，水调涂之，即消也。（《儒门事亲》方）

赤游风肿：忽然肿痒，不治则杀人。用野葡萄根捣如泥，涂之即消。（《通变要法》）

# 栗

味咸，温，无毒。主益气，厚肠胃，补肾气，令人耐饥。生山阴，九月采。

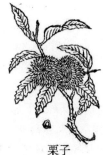

栗子

陶隐居云：今会稽最丰，诸暨①栗形大皮厚不美。剡②及始丰皮薄而甜。相传有人患脚弱，往栗树下食数升便能起行，此是补肾之义。然应生啖之，若饵服故宜蒸暴之。

《唐本》注云：栗作粉胜于菱芡③。嚼生者涂疮上，疗筋骨断④碎疼痛肿瘀血有效。其皮名扶，捣为散，蜜和涂肉令急缩毛壳疗火丹，疗毒肿，实饲孩儿令齿不生，树白皮水煮汁主溪毒。

臣禹锡等谨按《蜀本》《图经》云：树高二三丈，叶似栎，花青黄色，似胡桃花，实大者如拳，小如桃李。又有板栗、佳栗二树皆大。又有茅栗，似板栗而细，其树虽小，然叶与诸栗不殊，惟春生夏花秋实冬枯。今所在有之。

孟诜云：栗子生食治腰脚，蒸炒食之令气拥，患风水气不宜食。又树皮主瘅疮毒。谨按：宜日中暴干，食即下气补益，不尔犹有木气，不补益。就中吴栗大无味，不如北栗也。其上薄皮研和蜜涂面展皱。又壳煮汁饮之，止反胃消渴，今所食生栗可于热灰火中煨令汗出，食之良。不得通热，热则拥气，生即发气，故火煨杀其木气耳。

陈士良云：栗有数种，其性一类，三颗一球，其中者，栗楔⑤也，理筋骨风痛。

《日华子》云：栗楔生食，破冷痃癖，日生吃七个。又生嚼署可出箭头，亦署恶刺并敷瘰疬肿毒痛。树皮煎汁治沙虱溪毒。壳煮治泻血。

《图经》曰：栗，旧不著所出州土，但云生山阴，今处处有之而兖州、宣州者最胜。木极类栎，花青黄色，似胡桃花，实有房彚⑥若拳，中子三五，小者若桃李，中子惟一二，将熟则罅⑦拆子出。凡栗之种类亦多。《诗》云：树之莘⑧栗。陆机疏云：栗，五方皆有之，周秦吴扬特饶，吴越被城表里皆栗，惟濮阳及范阳栗甜美味长，他方者悉不及也。倭韩国诸岛上栗大如鸡子，亦短味不美。桂阳有莘而丛生，实大如杏子，中人皮子形色与栗无异也，但差小耳。又有奥栗，皆与栗同，子圆而细，或云即莘也。今此色惟江湖有之。又有茅栗、佳栗，其实更小，而木与栗不殊，但春生夏花秋实冬枯为异耳。栗房当心一子谓之栗楔，治血尤效，今衡山合活血丹用之。果中栗最有益，治腰脚宜生食之，仍略暴干，去其木气，惟患风水气不宜食，以其味咸故也。壳煮汁饮止反胃及消渴。木皮主疮毒，医家多用。

《外台秘要》：治小儿痄疮：栗子嚼敷之。

《肘后方》：丹者恶毒之疮，五色无常，治之煮栗皮有刺者洗之佳。

又方：治熊虎爪甲所伤，栗敷之。

《经验后方》：治肾虚腰脚无力：生栗袋盛悬干，每日平明吃十余颗，次吃猪肾粥。

孙真人云：栗，味咸，肾病宜食。

《胜金方》：治马汗入肉血疮：用栗肉嚼敷之。

《衍义》曰：栗欲干，莫如曝，欲生收莫如润沙中，藏至春末夏初，尚如初收摘。小儿不可多食，生者难化，熟即滞气隔食，生虫往往致小儿病，人亦不知，所谓补肾气者，以其味咸又滞其气尔。湖北路有一种栗，顶圆末尖，谓之旋栗。《图经》引《诗》言莘<sup>⑨</sup>栗者，谓其象形也。

现注：

①暨：下原有音既二字注音。

②剡：下原有时苒切三字注音。（shàn 扇），剡溪指曹蛾江上游。

③芡：下原有音俭二字注音。

④断：下原有音段二字注音。

⑤楔：（xiè 屑），木楔。

⑥彚：（huì 会）通猬（wèi 胃）即刺猬。

⑦𧏡：（xià 下），裂。

⑧莘：下原有音榛（zhēn 真）二字注音。《诗·鄘风·定之方中》，原文为"树之榛栗"，未查到莘（身 shēn）可通榛。"树之莘栗"之下以"音榛"注音，说明知道原文为"榛栗"，写成"莘栗"或有所本。

⑨莘：下原有"音榛"二字注音。宗奭引《图经》之文，未用《诗·鄘风》原文。

按：栗为壳斗科植物栗之种仁。可益气补肾耐饥。

时珍曰：栗，《说文》作䬃，从卤（音条），象花实下垂之状也。梵书名笃迦。时珍曰：栗但可种成，不可移栽。按：《事类合璧》云：栗木高二三丈，苞生多刺如毛，每枝不下四五个苞，有青、黄、赤三色。中子或单或双，或三或四。其壳生黄熟紫，壳内有膜裹仁，九月霜降乃熟。其苞自裂而子坠者，乃可久藏，苞未裂者易腐也。其花作条，大如箸头，长四五寸，可以点灯。栗之大者为板栗，中心扁子为栗楔。稍小者为山栗。山栗之圆而末尖者为锥栗。圆小如橡子者为莘栗。小如指顶者为茅栗，即《尔雅》所谓栭栗也，一名枂栗，可炒食之。刘恂《岭表录》异云：广中无栗。惟勤州山中有石栗，一年方熟，圆如弹子，皮厚而味如胡桃。得非栗乃水果，不宜于炎方耶。

栗楔（音屑）时珍曰：一球三颗，其中扁者栗楔也。时珍曰：栗于五果属水。水潦之年则栗不熟，类相应也。有人内寒，暴泄如注，令食煨栗二三十枚，顿愈。肾主大便，栗能通肾，于此可验。《经验后方》治肾虚腰脚无力，以袋盛生栗悬干，每旦吃十余颗，次吃猪肾粥助之，久必强健。盖风干之栗，胜于日曝，而火煨油炒，胜于煮蒸。仍须细嚼，连液吞咽，则有益。若顿食至饱，反致伤脾矣。按：苏子由诗云：老去自添腰脚病，山翁服栗旧传方。客来为说晨兴晚，三咽徐收白玉浆。此得食栗之诀也。王祯《农书》云：《史记》载：秦饥，应侯请发五苑枣、栗。则本草栗厚肠胃、补肾气、令人耐饥之说，殆非虚语矣。

附方：新四。

马咬成疮：独颗栗子烧研敷之。（《医说》）

小儿口疮：大栗煮熟，日日与食之，甚效。（《普济》）

衄血不止：宣州大栗七枚刺破，连皮烧存性，出火毒，入麝香少许研匀。每服二钱，温水下。(《圣济总录》)

金刃斧伤：用独壳大栗研傅，或仓卒嚼敷亦可。(《集简方》)

栗莍（音孚）附方：新二。

骨鲠在咽：栗子内薄皮烧存性，研末，吹入咽中即下。《圣济总录》：用栗子肉上皮半两（为末），鱼肝一个，乳香二钱半，同捣，丸梧子大。看鲠远近，以线系绵裹一丸，水润吞之，提线钓出也。

栗壳：附方：新一。

鼻衄不止，累医不效。栗壳烧存性，研末，粥饮服二钱。(《圣惠方》)

花：主瘰疬（吴瑞）。根：主治偏肾气，酒煎服之（汪颖）。

# 蓬蘽[①]

味酸、咸，平，无毒。主安五脏益精气，长阴令坚，强志倍力有子。又疗暴中风，身热大惊。久服轻身不老。一名覆盆。一名陵蘽，一名阴蘽。生荆山平泽及冤句。

陶隐居云：李云：即是人所食莓[②]尔。今注：是覆盆苗茎也。陶言蓬蘽是根名，乃昌容所服以易颜者。盖根苗相近尔。按《切韵》，莓是覆盆草也。又蘽者藤也，今据蓬蘽之名，明其藤蔓也。《唐本》注云：蓬蘽、覆盆一物异名，本谓实而非根。此亦误矣，亦如蜀漆与常山异条，芎䓖与蘼芜各用。今此附入果部者，盖其子是覆盆也。

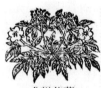

成州蓬蘽

臣禹锡等谨按陈士良云：诸家本草，皆说是覆盆子根。今观采取之家按《草木类》所说，自有蓬蘽，似蚕莓子，红色，其叶似野蔷薇，有刺，食之酸甘。恐诸家不识，误说是覆盆也。

《图经》曰：蓬蘽，覆盆苗茎也，生荆山平泽，及冤句。覆盆子，旧不著所出州土，今并处处有之，而秦吴地尤多，苗短不过尺，茎叶皆有刺，花白子赤黄，如半弹丸大，而下有茎承如柿蒂状。小儿多食其实，五月采，其苗叶，采无时。江南人谓之莓，然其地所生差晚，三月始有苗，八、九月花开，十月而实成。功用则同，古方多用，亦笮其子取汁，合膏涂发不白。按叶绞汁滴目中，去肤赤，有虫出如丝线便效。昌容服之以易颜，其法四、五月候甘实成采之暴干，捣筛，水服三钱匕，安五脏，益精强志，倍力轻体不老，久久益佳。崔元亮《海上方》著此三名，一名西国草，一名毕愣伽，一名覆盆子。治眼暗不见物，冷泪浸淫不止，及青盲天行目暗等，取西国草日暴干，捣令极烂，薄绵裹之，以饮男乳汁中浸如人行八、九里久，用点目中，即仰卧，不过三四日，视物如少年。禁酒、油、面。

陈藏器云：变白，不老。《佛说》云：苏蜜那花点灯，正言此花也。笮[③]取汁合成膏涂发不白，食其子令人好颜色，叶捼绞取汁，汁滴目中，去肤赤，有虫如丝线，其类有三种，四月熟，甘美如覆盆子者是也。余不堪入药。今人取茅莓当覆盆误矣。

《唐本》余，耐寒湿，好颜色。

《衍义》曰：蓬蘽，非覆盆也。自别是一种，虽枯败而枝梗不散，今人不见用。此即贾山策中所言者是此也。

现注：

①蕽：下原有力轧切三字注音。

②莓：下原有茂二字注音。

③笮：通榨。

按：蓬蕽，为蔷薇科之灰白毛梅。可安五脏，益精气，强阴除热。

释名：寒莓（《会编》）、割田薦。时珍曰：蓬蕽与复盆同类，故《本经》谓一名复盆。此种生于丘陵之间，藤叶繁衍，蓬蓬累累，异于复盆，故曰蓬蕽、陵蕽，即藤也。其实八月始熟，俚人名割田薦。机曰：蓬蕽，徽人谓之寒莓。沿堑作丛蔓生，茎小叶密多刺。其实四五十颗作一朵，一朵大如盏面，霜后始红。苏颂《图经》以此注复盆，误矣。江南复盆，亦四、五月熟，何尝差晚耶？复盆茎粗叶疏，结实大而疏散，不似寒莓，茎细叶密，结实小而成朵。一则夏熟，一则秋熟，岂得同哉？时珍曰：此类凡五种。予尝亲采，以《尔雅》所列者校之，始得其的。诸家所说，皆未可信也。一种藤蔓繁衍，茎有倒刺，逐节生叶，叶大如掌，状类小葵叶，面青背白，厚而有毛，六、七月开小白花，就蒂结实，三四十颗成簇，生则青黄，熟则紫黯，微有黑毛，状如熟椹而扁，冬月苗叶不凋者，俗名割田薦，即《本草》所谓蓬蕽也。一种蔓小于蓬，亦有钩刺，一枝五叶，叶小而面背皆青，光薄而无毛，开白花，四、五月实成，子亦小于蓬而稀疏，生则青黄，熟则乌赤，冬月苗凋者，俗名插田，即《本草》所谓复盆子，《尔雅》所谓茥，缺盆也。此二者俱可入药。一种蔓小于蓬，一枝三叶，叶面青，背淡白而微有毛，开小白花，四月实熟，其色红如樱桃者，俗名薅田薦，即《尔雅》所谓薦者也。故郭璞注云：薦即莓也。子似复盆而大，赤色，酢甜可食。此种不入药用。一种树生者，树高四五尺，叶似樱桃叶而狭长，四月开小白花，结实与复盆子一样，但色红为异，俗亦名薦，即《尔雅》所谓山莓，陈藏器《本草》所谓悬钩子者也。详见本条。一种就地生蔓，长数寸，开黄花，结实如覆盆而鲜红，不可食者，《本草》所谓蛇莓也。见本条。如此辨析，则蓬蕽、复盆自定矣。李当之、陈士良、陈藏器、寇宗奭、汪机五说近是，而欠明悉。陶弘景以蓬蕽为根，复盆为子；马志、苏颂以蓬蕽为苗，复盆为子；苏恭以为一物；大明以树生者为复盆。皆臆说，不可据。

附方：新一。长发不落：蓬蕽子榨油，日涂之。（《圣惠方》）

# 覆 盆 子

味甘，平，无毒。主益气轻身，令发不白。五月采。

陶隐居云：蓬蕽是根名，方家不用，乃昌容所服，以易颜者也。覆盆是实名，李云是莓子，乃似覆盆之形，而以津汁为味，其核微细。药中用覆盆子小异此，未详孰是。

《唐本》注云：覆盆，蓬蕽，一物异名。本谓实，非根也。李云莓子，近之矣。其根不入药用。然生处不同，沃地则子大而甘，瘠地则子细而酸，此乃子有甘酸，根无酸味。陶景①以根酸子甘，将根入果，重出子条，殊为孟浪。

今注：蓬蕽乃覆盆之苗也，覆盆乃蓬蕽之子也。陶注唐注皆非。今用覆盆子补虚续绝，强阴健阳，悦泽肌肤，安和脏腑，温中益力，疗劳损风虚，补肝明目。

臣禹锡等谨按《蜀本》注：李云：是蓬蕽子也。陶云蓬蕽子津味与覆盆子小异，而云未审，乃慎之至也。苏云：覆盆、蓬蕽一物也。而云剩出此条者亦非也。今据蓬蕽即莓也。按《切韵》莓音茂，其子覆盆也。又按：蒉者藤也。今此云覆盆子，则不言其蔓藤也。前云蓬蒉则不言其子实也，犹如芎䓖与蘼芜异条，附子与乌头殊用。《药性论》云：覆盆子，臣，微热，味甘辛。能主男子肾精虚竭，女子食之有子。主阴痿，能令坚长。

孟诜云：覆盆子，味酸，五月于麦田中得之良。采得及烈日晒干，免烂不堪。江东亦有名悬钩子，大小形异，气味功力同。北土即无悬钩，南地无覆盆，是土地有前后生，非两种物耳。

陈藏器云：笮取汁，合成膏，涂发不白，食其子令人好颜色。叶挼绞取汁滴目中，去肤赤有虫出如丝线。

陈士良云：蓬蒉似蚕莓，大，覆盆小，其苗各别。《日华子》云：莓子安五脏益颜色，养精气，长发强志，疗中风身热及惊。又有树莓，即是覆盆子。《图经》文具蓬蒉条下。

《雷公》云：凡使，用东流水淘去黄叶并皮蒂尽了，用酒蒸一宿，以东流水淘两遍，又晒干方用为妙也。

《衍义》曰：覆盆子，长条，四、五月红熟，秦州甚多，永兴、华州亦有。及时山中人采来卖，其味酸甘，外如荔枝、樱桃许大，软红可爱，失采则就枝生蛆。益肾脏缩小便，服之当覆其溺器，如此取名。食之多热，收时五六分热[2]便可采，烈日曝仍须薄绵蒙之。今人取汁作煎为果，仍少加蜜或熬为稀汤点服，治肺虚寒。采时着水则不堪煎。

现注：

①陶景：原文如此，指陶弘景。

②热：原文为热，盖为熟之误刻。

按：覆盆子，为蔷薇科覆盆子之果实。功能益气乌发，养阴涩精，养肝肾。临床以覆盆子治肝肾虚损，慢性肝病，肾病，遗精白带，肾虚耳聋，腰膝酸软，遗尿，及过敏性疾病。入固涩药中。

释名：茥、蒛葐《尔雅》、大麦莓、插天藨、乌藨子。时珍曰：五月子熟，其色乌赤，故俗名乌藨、大麦莓、插田藨，亦曰栽秧藨。甄权《本草》一名马瘘，一名陆荆，殊无意义。时珍曰：蓬子以八、九月熟，故谓之割田藨。复盆以四、五月熟，故谓之插田藨，正与《别录》五月采相合。二熟时色皆乌赤，故能补肾。其四、五月熟而色红者，乃薅田藨也，不入药用。陈氏所谓以茅莓当覆盆者，盖指此也。时珍曰：南土覆盆极多。悬钩是树生，覆盆是藤生，子状虽同，而覆盆色乌赤，悬钩色红赤，功亦不同，今正之。时珍曰：采得捣作薄饼，晒干密贮，临时以酒拌蒸尤妙。时珍曰：复盆、蓬蒉，功用大抵相近，虽是二物，其实一类而二种也。一早熟，一晚熟，兼用无妨，其补益与桑椹同功。若树莓则不可混采者也。

附方：新一。

阳事不起：覆盆子，酒浸焙研为末，每旦酒服三钱。（《集简方》）

叶：主明目止泪，收湿气（时珍）。

时珍曰：按：洪迈《夷坚志》云：潭州赵太尉母病烂弦疳眼二十年。有老妪云：此中有虫，吾当除之。入山取草蔓叶，咀嚼，留汁入筒中。还以皂纱蒙眼，滴汁渍下弦。转盼间虫从纱上出，数日下弦干。复如法滴上弦，又得虫数十而愈。后以治人多验，乃复盆子叶也，盖治眼妙品。

附方：新二。

牙疼点眼：用复盆子嫩叶捣汁，点目三四次，有虫随眵泪出成块也。

无新叶，干者煎浓汁亦可。即大麦莓也。（《摘玄方》）

臁疮溃烂：复盆叶为末。用酸浆水洗后掺之，日一次，以愈为度。（《直指方》）

根：主痘后目翳，取根洗捣，澄粉日干，蜜和少许，点于翳疗上，日二三次自散。

百日内治之，久即难疗（时珍。《活幼口议》）。

# 芰<sup>①</sup>　实

味甘，平，无毒。主安中补五脏，不饥轻身，一名菱<sup>②</sup>。

陶隐居云：庐江间最多，皆取火燔以为米充粮。今多蒸暴，蜜和饵之，断谷长生。水族中又有菰<sup>③</sup>首，性冷，恐非上品。被霜后食之令阴不强。又不可杂白蜜食，令生虫也。

《唐本》注云：芰作粉极白润宜人。

芰实

臣禹锡等谨按《蜀本》《图经》云：生水中，叶浮水上，其花黄白色，实有二种，一四角，一两角。

孟诜云：菱实，仙家蒸作粉，蜜和食之可休粮。水族之中，此物最不能治病。又云：令人脏冷损阳气痿茎。可少食。多食令人腹胀满者，可暖酒和姜饮一两盏即消矣。

《图经》曰：芰，菱实也。旧不著所出州土，今处处有之。叶浮水上，花黄白色，花落而实生，渐向水中乃熟，实有二种，一种四角，一种两角，两角中又有嫩皮而紫色者谓之浮菱，食之尤美。江淮及山东人曝其实人以为米，可以当粮，道家蒸作粉，蜜渍食之以断谷。水果<sup>④</sup>中此物最治病，解丹石毒。然性冷不可多食。

《食疗》：神仙家用发冷气，人含吴茱萸嚼其津液消其腹胀矣。

《周礼疏》：屈到嗜芰<sup>⑤</sup>，即菱角也。

《衍义》曰：芰，今世俗谓之菱角，所在有，煮熟取仁食之代粮，不益脾。又有水菱，亦芰也，但大而脆，可生食。和合治疗，未闻其用。有人食生芰多则利及难化，是亦性冷。

现注：

①芰：下原有音伎二字注音。

②菱：下原有音陵二字注音。

③菰：下原有音孤二字注音。

④水果：意为水生之果。

⑤屈到嗜芰。语出《国语·楚上》，屈到，人名。嗜食芰者。

按：芰实，为菱科之菱之果实。俗称菱角，可安中补五脏。

释名：水栗（风俗通）、沙角。时珍曰：其叶支散，故字从支。其角棱峭，故谓之菱，而俗呼为菱角也。昔人多不分别，惟伍安贫《武陵记》以三角、四角者为芰，两角者为菱。《左传》屈到嗜芰，即此物也。《尔雅》谓之厥摅（音眉）。又许慎《说文》云：菱，楚谓之芰，秦谓之薢茩。杨氏《丹铅录》以芰为鸡头，引《离骚》缉芰荷以为衣，言菱叶不可缉衣，皆误矣。案：《尔雅》薢茩乃决明之名，非厥摅也。又《埤雅》芰荷乃藕上出水生花之茎，非鸡头也。与菱同名异物。许、杨二氏失于详考，故正之。时珍曰：

芰菱有湖泺处则有之。菱落泥中，最易生发。有野菱、家菱，皆三月生蔓延引。叶浮水上，扁而有尖，光面如镜。叶下之茎有股如虾股，一茎一叶，两两相差，如蝶翅状。五、六月开小白花，背日而生，昼合宵炕，随月转移。其实有数种：或三角、四角，或两角、无角。野菱自生湖中，叶、实俱小。其角硬直刺人，其色嫩青老黑。嫩时剥食甘美，老则蒸煮食之。野人曝干，剁米为饭为粥，为糕为果，皆可代粮。其茎亦可曝收，和米作饭，以度荒歉，盖泽农有利之物也。家菱种于陂塘，叶、实俱大，角软而脆，亦有两角弯卷如弓形者，其色有青、有红、有紫，嫩时剥食，皮脆肉美，盖佳果也。老则壳黑而硬，坠入江中，谓之乌菱。冬月取之，风干为果，生、熟皆佳。夏月以粪水浇其叶，则实更肥美。按段成式《酉阳杂俎》云：苏州折腰菱，多两角。荆州郢城菱，三角无刺，可以按莎。汉武帝昆明池有浮根菱，亦曰青水菱，叶没水下，根出水上。或云：玄都有鸡翔菱，碧色，状如鸡飞，仙人凫伯子常食之。时珍曰：《仇池笔记》言：菱花开背日，芡花开向日，故菱寒而芡暖。《别录》言芰实性平，岂生者性冷，而干者性平欤。鲜者，捣烂澄粉食，补中延年（瞿仙）。

芰花：味涩，入染须发方（时珍）。

乌菱壳：入染须发方，亦止泄痢（时珍）。

## 橙 子 皮

味苦、辛，温。作酱醋香美，散肠胃恶气，消食去胃中浮风气。其瓤味酸，去恶心，不可多食，伤肝气，又以瓤洗去酸汁，细切和盐蜜煎成煎食之，去胃中浮风。其树亦似橘树而叶大，其形圆大于橘而香，皮厚而皱，八月熟。今附。臣禹锡等谨按陈士良云：橙子，暖，无毒。行风气，发虚热，疗瘿气，发瘰疬，杀鱼虫毒，不与獱①肉同食，发头旋恶心。

《图经》：文具橘柚条下。

《食疗》：温，去恶心胃风，取其皮和盐贮之。又瓤去恶气，和盐蜜细细食之。

《衍义》曰：橙子皮，今人止为果，或取皮合汤待宾，未见入药。宿酒未醒，食之速醒。

现注：

①獱：（biān 鞭），即小獭。

按：橙子皮，为芸香科橙子果皮。可下气消食止咳化痰。

释名：金球、鹄壳。时珍曰：案：陆佃《埤雅》云：橙，柚属也。可登而成之，故字从登。又谐声也。时珍曰：橙产南土，其实似柚而香，叶有两刻，缺如两段，亦有一种气臭者。柚乃柑属之大者，早黄难留；橙乃橘属之大者，晚熟耐久，皆有大小二种。案：《事类合璧》云：橙树高枝，叶不甚类橘，亦有刺。其实大者如碗，颇似朱栾，经霜早熟，色黄皮厚，蹙衄如沸，香气馥郁。其皮可以熏衣，可以芼鲜，可以和菹醢，可以为酱齑，可以蜜煎，可以糖制为橙丁，可以蜜制为橙膏。嗅之则香，食之则美，诚佳果也。

时珍曰：獱乃水獭之属也。诸家本草皆作槟榔，误矣。皮：糖作橙丁，甘美，消痰下气，利膈宽中，解酒（时珍）。

附方：新二。

香橙汤：宽中快气，消酒。用橙皮二斤（切片），生姜五两（切，焙，擂烂），入炙甘草末一两，檀香末半两，和作小饼。每嚼一饼，沸汤入盐送下。《奇效良方》。

痔疮肿痛：隔年风干橙子，桶内烧烟熏之，神效。（《医方摘要》）

核：主：面皯粉刺，湿研，夜夜涂之（时珍）。

附方新一。闪挫腰痛：橙子核，炒研，酒服三钱，即愈。（《摄生方》）

# 樱　桃

味甘，主调中益脾气，令人好颜色美志。陶隐居云：此即今朱樱，味甘酸可食，而所主又与前樱桃相似，恐医家滥载之未必是今者尔。又胡颓子凌冬不凋，子亦应益人，或云寒热病不可食。

《唐本》注云：叶捣敷蛇毒，绞叶汁服，防蛇毒内攻。

臣禹锡等谨按孟诜云：樱桃热，益气，多食无损。又云：此名樱，非桃也。不可多食，令人发暗风。东行根疗寸白、蛔虫。

陈士良云：樱桃，平，无毒。

《日华子》云：樱桃微毒，多食令人吐。

《图经》曰：樱桃，旧不著所出州土，今处处有之，而洛中南都者取胜。其实熟时深红色者谓之朱樱，正黄明者谓之蜡樱，极大者有若弹丸，核细而肉厚，尤难得也。食之调中益气，美颜色。虽多无损，但发虚热耳。惟有暗风人不可啖，啖之立发。其叶可捣敷蛇毒，亦绞汁服，东行根亦杀白寸①、蛔虫。其木多阴，最先百果而熟，故古多贵之。谨按《书传》引《吴普本草》曰：樱桃，一名朱茱，一名麦甘酣，今《本草》无此名，乃知有脱漏多矣。又《尔雅》云：楔②，荆桃。郭璞云：今之樱桃。而孟诜以为樱非桃类，未知何据。《食疗》云：温，多食有所损，令人好颜色美志。此名樱桃，俗名李桃，亦名奈桃者是也。甚补中益气，主水谷痢，止泄精，东引根治蛔虫。《司马相如赋》山朱樱即樱桃也。

《礼记》谓之含桃。

《尔雅》谓之荆桃。

《衍义》曰：樱桃，孟诜以为樱，非桃类。然非桃类盖以其形肖桃，故曰樱桃，又何疑焉。谓如木猴梨，胡桃之类，亦取其形相似尔，古谓之含桃，可荐宗庙。《礼》云：先荐寝庙者是此。唐王维诗云：纔是寝园春荐后，非干御苑鸟衔残。小儿食之纔过多无不作热。此果在三月末四月初间熟，得正阳之气，先诸果熟，性故热。今西洛一种紫樱，至熟时正紫色，皮里间有细碎黄点，此最珍也。今亦上供③朝廷，药中不甚须。

现注：

①白寸：原文如此，应为寸白，即寸白虫。

②楔：下原有吉黠切三字注音。现音（xiē 歇）。

③供：原文如此，应为贡。

按：樱桃，蔷薇科樱桃之果实。可调中益脾，美颜色。

释名：莺桃（《礼注》）。时珍曰：其颗如璎珠，故谓之樱。而许慎作莺桃，云莺所含食，故又曰含桃，亦通。案：《尔雅》云：楔（音戛），荆桃也。孙炎注云：即今樱桃。最大而甘者，谓之崖蜜。时珍曰：樱桃树不甚高。春初开白花，繁英如雪。叶团，有尖及细齿。结子一枝数十颗，三月熟时须守护，否则鸟食无遗也。盐藏、蜜煎皆可，或同蜜捣作糕食，唐人以酪荐食之。林洪《山家清供》云：樱桃经雨则虫自内生，人莫之见。用水浸良久，则虫皆出，乃可食也。试之果然。李鹏飞曰：伤筋骨，败血气。有寒热病患不可食。震亨曰：樱桃属火而有土，性大热而发湿。旧有热病及喘嗽者，得之立病，且有死者也。时珍曰：案：张子和《儒门事亲》云：舞水一富家有二子，好食紫樱，每日啖一二升。半月后，长者发肺痿，幼者发肺痈，相继而死。呜呼！百果之生，所以养人，非欲害人。富贵之家，纵其嗜欲取死，是何，天耶，命耶。邵尧夫诗云：爽口物多终作疾。真格言哉。观此，则寇、朱二氏之言，益可证矣。王维诗云：饱食不须愁内热，大官还有蔗浆寒。盖谓寒物同食，犹可解其热也。枝：主雀卵斑，同紫萍、牙皂、白梅肉研和，日用洗面（时珍）。

# 鸡头实

味甘，平，无毒。主湿痹腰脊膝痛，补中除暴疾，益精气强志，令耳目聪明，久服轻身不饥耐老神仙。一名雁喙实，一名芡①。生雷泽池泽，八月采。

陶隐居云：此即今芡②，子形上花似鸡冠，故名鸡头，《仙方》取此并莲实合饵能令小儿不长，正尔食之亦当益人。

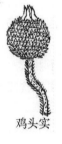

鸡头实

《唐本》注云：此实去皮作粉与菱③粉相似，益人胜菱。

臣禹锡等谨按《蜀本》《图经》云：此生水中，叶大如荷，皱而有刺，花子若拳大，形似鸡头，实若石榴，皮青黑，肉白如菱米也。

孟诜云：鸡头作粉食之甚妙，是长生之药，与小儿食不能长大，故驻年耳。生食动风冷气，蒸之于烈日晒之，其皮即开，亦可舂作粉。

陈士良云：此种虽生于水而有软根，名䓈④菜，主小腹结气痛宜食。

《日华子》云：鸡头开胃助气，根可作蔬菜食。

《图经》曰：鸡头实，雷泽，今处处有之。生水泽中，叶大如荷，皱而有刺，俗谓之鸡头，盘花下结实，其形类鸡头，故以名之。其茎菣⑤之嫩者名蔿菣⑥，人采以为菜茹，八月采实服饵家取其实并中子捣烂暴干，再捣下筛，熬金樱子煎和丸服之，云补下益人，谓之水陆丹。经传谓其子为芡。

《经验后方》：治益精气，强志意，聪利耳目：以鸡头实三合，煮令熟，去壳，研如膏，入粳米一合煮粥，空心食之。

《淮南子》云：鸡头已瘘颈疾，幽人谓之雁头。

《庄子·徐无鬼》篇有鸡雍。疏云：鸡雍，鸡头草也。服之延年。

《周礼》加笾⑦之实，菱芡栗脯。

《衍义》曰：鸡头实，今天下皆有之，河北沿溏泺，居人采得春去皮，捣仁为粉，蒸渫作饼，可以代粮，食多不益脾胃气，兼难消化。

现注：

①芡：下原有俭二字注音，现音（qiàn 欠）

②芡：下原有音苐二字注音，（wěi 伟）。

③菱：下原有音陵二字注音。

④䓈（yì 役），即芡。

⑤蕻：（gěng 耿），本指芋头茎，也泛指嫩茎。

⑥䔾：指芡的茎。原文误刻为蕅字，此为花的异体字，今正之。

⑦加笾：见《周礼·天官》笾人。笾为竹器。

按：鸡头实，为睡莲科芡之果实，临床称芡实。功能除痹强腰，益精聪明耳目。临床以芡实补脾益肾，治慢性腹泻，遗精白带，遗尿，肾炎蛋白尿，脾虚浮肿，风疹等。入固涩补脾药中。

释名：鸿头（韩退之）、卯菱（《管子》）、水流黄。时珍曰：芡可济俭歉，故谓之芡。鸡雍见《庄子·徐无鬼篇》。卯菱见《管子·五行篇》。扬雄《方言》云：南楚谓之鸡头，幽燕谓之雁头，徐、青、淮、泗谓之芡子。其茎谓之䔾，亦曰葰。郑樵《通志》以钩为芡，误矣。钩芡，陆生草也，其茎可食。水流黄见下。时珍曰：芡茎三月生叶贴水，大于荷叶，皱纹如縠，蹙衄如沸，面青背紫，茎、叶皆有刺。其茎长至丈余，中亦有孔有丝，嫩者剥皮可食。五、六月生紫花，花开向日结苞，外有青刺，如猬刺及栗球之形。花在苞顶，亦如鸡喙及猬喙。剥开内有斑驳软肉裹子，累累如珠玑。壳内白米，状如鱼目。深秋老时，泽农广收，烂取芡子，藏至困石，以备歉荒。其根状如三棱，煮食如芋。时珍曰：新者煮食良。入涩精药，连壳用亦可。案：刘跂《暇日记》云：芡实一斗，以防风四两煎汤浸过用，且经久不坏。

止渴益肾，治小便不禁，遗精白浊带下（时珍）。时珍曰：案孙升《谈圃》云：芡本不益人，而俗谓之水流黄何也。盖人之食芡，必咀嚼之，终日嗫嗫。而芡味甘平，腻而不腻。食之者能使华液流通，转相灌溉，其功胜于乳石也。《淮南子》云：狸头愈瘯，鸡头已瘘。注者云：即芡实也。

附方：新二。

四精丸：治思虑色欲过度，损伤心气，小便数，遗精。用秋石、白茯苓、芡实、莲肉各二两，为末，蒸枣和丸梧桐子大。每服三十丸，空心盐汤送下。（《永类方》）

分清丸：治浊病。用芡实粉、白茯苓粉，黄蜡化蜜和，丸梧桐子大。每服百丸，盐汤下。（《摘玄方》）

鸡头菜：即葰菜（芡茎也）主：止烦渴，除虚热，生熟皆宜（时珍）。

根：附方：新一。

偏坠气块：鸡头根切片煮熟，盐、醋食之。（《法天生意》）


# 中　品


## 梅　实

味酸，平，无毒。主下气除热烦满，安心，肢体痛，偏枯不仁，死肌，去青黑痣，恶疾。止下痢，好唾口干。生汉中川谷，五月采火干。

陶隐居云：此亦是今乌梅也。用当去核，微熬之。伤寒烦热水渍饮汁。生梅子及白梅亦应相似，今人多用白梅和药以点痣，蚀恶肉也。服黄精人云禁食梅实。

《唐本》注云：《别录》云，梅根疗风痹，出土者杀人。梅实利筋脉去痹。

臣禹锡等谨按《药性论》云：梅核人。亦可单用，味酸无毒，能除烦热。

萧炳云：今人多用烟熏为乌梅。

孟诜云：乌梅多食损齿，又刺在肉中，嚼白梅封之刺即出。又大便不通，气奔欲死，以乌梅十颗，置汤中，须臾挼去核，杵为丸如枣大，内下部，少时即通。谨按：擘破水渍，以少蜜相和止渴。霍乱心腹不安，及痢赤，治疟方多用之。

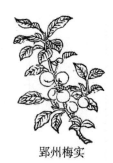

郢州梅实

陈藏器云：梅实，本功外止渴，令人膈上热。乌梅去痰，主疟瘴，止渴调中，除冷热痢，止吐逆。梅叶捣碎汤洗衣易脱也。嵩阳子云：清水揉梅叶，洗蕉葛衣，经夏不脆。余试之验。

《日华子》云：梅子，暖。止渴。多啖伤骨蚀脾胃，令人发热。根叶煎浓汤治休息痢，并霍乱。又云：白梅，暖，无毒。治刀箭止血，研敷之。又云：乌梅，暖，无毒。除劳治骨蒸，去烦闷，涩肠止痢，消酒毒，治偏枯、皮肤麻痹，去黑点，令人得睡。又入建茶、干姜为丸，止休息痢大验也。

《图经》曰：梅实，生汉中川谷，今襄、汉、川、蜀、江、湖、淮、岭皆有之。其生实酢而损齿伤骨，发虚热，不宜多食之。服黄精人尤不相宜。其叶煮浓汁服之，已休息痢。服黄精人尤不相宜。其叶煮浓汁服之，已休息痢。根主风痹。出土者不可用。五月采其黄实，火熏干作乌梅，主伤寒烦热及霍乱躁渴。虚劳瘦羸，产妇气痢等方中多用之。南方疗劳疟劣弱者用乌梅十四枚，豆豉二合，桃柳枝各一虎口握，甘草三寸长，生姜一块，以童子小便二升，煎七合温服，其余药使用之尤多。又以盐杀为白梅，亦入除痰药中用。又下有杨梅条，亦生江南、岭南，其木若荔枝而叶细阴厚，其实生青熟红，肉在核上无皮壳。南人淹藏以为果，寄至北方甚多。今医方鲜用，故附于此。

《圣惠方》：主伤寒下部生䘌疮：用乌梅肉三两，炒令燥，杵为末，炼蜜丸如梧桐子大，以石榴根皮煎汤，食前下十丸。

又方：治痰厥头痛：以十个取肉，盐二钱，酒一中盏，合煎至七分，去滓，非时温服，吐即佳。又方：治痢下积久不差，肠垢已出；以二十个，水一盏，煎取六分，去滓食前分为二服。《肘后方》同。

又方：治疮中努肉出：杵肉以蜜和捻作饼子如钱许大厚以贴疮差为度。

《外台秘要》：治下部虫啮，杵梅桃叶一斛蒸之令极热，内小器中大布上坐，虫死。

《肘后方》：治心腹俱胀痛短气欲死或已绝：乌梅二七枚，水五升，煮一沸，内大钱二七枚，煮取二升半，强人可顿服，羸人可分之再服。

又方：治伤寒：以三十枚去核，以豉一升，苦酒三升，煮取一升半，去滓服。

又方：治手指忽肿痛，名为伐指：以乌梅人杵苦酒和，以指渍之，须臾差。

葛氏：治赤白痢，下部疼重：以二十枚打碎，水二升，煮取一升顿服。

又方：治折伤：以五斤去核，饴五斤合煮稍稍食之，渐渐自消。

《经验方》：治马汗入肉：用乌梅和核烂杵为末，以头醋和为膏，先将疮口以针刺破，但出紫血，有红血出用帛拭干，以膏敷上，以帛系定。《梅师》治伤寒四五日，头痛壮热，胸中烦痛：乌梅十四个，盐五合，水一升，煎取一半服吐之。

《简要济众》：治消渴，止烦闷：以乌梅肉二两，微妙为末，每服二钱，水二盏，煎取一盏，去滓入豉二百粒，煎至半盏去滓临卧时服。

《鬼遗方》：治一切疮肉出：以乌梅烧为灰，杵末敷上恶肉立尽，极妙。

《吴氏本草》：梅核明目益气不饥。

《毛诗疏》云：梅暴干为腊羹臛齑中，又含可以香口。

《魏文帝》上军士失道，大渴而无水，遂下令曰：前有梅林结子，甘酸可以止渴。

《衍义》曰：梅实，食梅则津液泄，水生木也。津液泄故伤齿，肾属水，外为齿故也。王叔和曰：膀胱肾合为津。庆①此语虽鄙，然理存焉。熏之为乌梅，曝干藏密器中为白梅。

现注：

①庆：发羌音，在此为发语词。

按：梅实为蔷薇科梅之果实。功能下气除热，除烦安心，润偏枯。临床称乌梅，用以驱虫软坚固涩，治胆道蛔虫，皮下硬结，癥瘕痞块，慢性腹泻等。入驱虫或固涩药中。

时珍曰：梅古文作呆，象子在木上之形。梅乃杏类，故反杏为呆。书家讹为甘木。后作梅，从每，谐声也。或云：梅者媒也，媒合众味。故书云：若作和羹，尔惟盐梅。而梅字亦从某也。陆佃《埤雅》言梅入北方变为杏，郭璞注《尔雅》以柟为梅，皆误矣。柟即柟木，荆人呼为梅，见陆玑《草木疏》。时珍曰：按：陆玑《诗疏》云：梅，杏类也。树、叶皆略似杏，叶有长尖，先众木而花。其实酢，曝干为脯，入羹齑中，又含之可以香口。子赤者材坚，子白者材脆。范成大《梅谱》云：江梅，野生者，不经栽接，花小而香，子小而硬。消梅，实圆松脆，多液无滓，惟可生啖，不入煎造。绿萼梅，枝跗皆绿。重叶梅，花叶重叠，结实多双。红梅，花色如杏。杏梅，色淡红，实扁而斑，味全似杏。鸳鸯梅，即多叶红梅也，一蒂双实。一云：苦楝接梅，则花带黑色。谭子化书云：李接桃而本强者其实毛，梅接杏而本强者其实甘。梅实采半黄者，以烟熏之为乌梅；青者盐腌曝干为白梅。亦可蜜煎、糖藏，以充果饤。熟者笮汁晒收为梅酱。惟乌梅、白梅可入药。梅酱，夏月可调渴水饮之。时珍曰：梅，花开于冬而实熟于夏，得木之全气，故其味最酸，所谓曲直作酸也。肝为乙木，胆为甲木。人之舌下有四窍，两窍通胆液，故食梅则津生者，类相感应也。故《素问》云：味过于酸，肝气以津。又云：酸走筋，筋病无多食酸。不然，物之味酸者多矣，何独梅能生津耶。

乌梅：时珍曰：造法：取青梅篮盛，于突上熏黑。若以稻灰淋汁润湿蒸过，则肥泽不蠹。

杲曰：寒。忌猪肉。敛肺涩肠，止久嗽泻痢，反胃噎膈，蛔厥吐利，消肿涌痰，杀虫，解鱼毒、马汗毒、硫黄毒（时珍）。

白梅：释名：盐梅、霜梅。乳痈肿毒，杵烂贴之，佳（汪颖）。治中风惊痫，喉痹痰厥僵仆，牙关紧闭者，取梅肉揩擦牙龈，涎出即开。又治泻痢烦渴，霍乱吐下，下血血崩，功同乌梅（时珍）。好古曰：乌梅，脾、肺二经血分药也。能收肺气，治燥嗽。肺欲收，急食酸以收之。时珍曰：乌梅、白梅所主诸病，皆取其酸收之义。惟张仲景治蛔厥乌梅丸及虫䘌方中用者，取虫得酸即止之义，稍有不同耳。《医说》载：曾鲁公痢血百余日，国医不能疗。陈应之用盐水梅肉一枚研烂，合腊茶，入醋服之，一啜而安。大丞梁庄肃公亦痢血，应之用乌梅、胡黄连、灶下土等分为末，茶调服，亦效。盖血得酸则敛，得寒则止，得苦则涩故也。其蚀恶疮肉，虽是酸收，却有物理之妙。说出《本经》。其法载于《刘涓子鬼遗方》：用乌梅肉烧存性研，敷恶肉上，一夜立尽。《圣惠》用乌梅和蜜作饼贴者，其力缓。按：杨起《简便方》云：起臂生一疽，脓溃百日方愈，中有恶肉突起，如蚕豆大，月余不消，医治不效。因阅本草得此方，试之，一日夜去其大半，再上一日而平。乃知世有奇方如此，遂留心搜刻诸方，始基于此方也。

附方：新二十二。

痈疽疮肿：已溃未溃皆可用。盐白梅烧存性为末，入轻粉少许，香油调，涂四围。（王氏《易简方》）

喉痹乳蛾：冰梅丸：用青梅二十枚（盐十二两，腌五日，取梅汁），入明矾三两，桔梗、白芷、防风各二两，猪牙皂角三十条，俱为细末，拌汁和梅入瓶收之。每用一枚，噙咽津液。凡中风痰厥，牙关不开，用此擦之尤佳。《总录》：用白梅包生矾末作丸含咽，或纳吞之。泄痢口渴：乌梅煎汤，日饮代茶。（《扶寿精方》）

产后痢渴：乌梅肉二十个，麦门冬十二分，以水一升，煮七合，细呷之。（《必效方》）

赤痢腹痛《直指》：用陈白梅同真茶、蜜水各半，煎饮之。《圣惠》：用乌梅肉（炒）、黄连各四两，为末，炼蜜丸梧子大。每米饮服二十丸，日三服。便痢脓血：乌梅一两去核，烧过为末。每服二钱，米饮下，立止。（《圣济总录》）

大便下血：及酒痢、久痢不止：用乌梅三两，烧存性为末，醋煮米糊和，丸梧子大。每空心米饮服二十丸，日三。（《济生方》）

小便尿血：乌梅，烧存性研末，醋糊丸梧子大。每服四十丸，酒下。血崩不止：乌梅肉七枚，烧存性研末。米饮服之，日二。霍乱吐利：盐梅煎汤，细细饮之。（《如宜方》）

蛔虫上行：出于口鼻。乌梅煎汤频饮，并含之，即安。（《食鉴本草》）

水气满急：乌梅、大枣各三枚。水四升，煮二升，纳蜜和匀，含咽之。（《圣济总录》）

梅核膈气：取半青半黄梅子，每个用盐一两腌一日夜，晒干，又浸又晒至水尽乃止。用青钱三个，夹二梅，麻线缚定，通装瓷罐内封埋地下，百日取出。每用一枚，含之咽汁，入喉即消。收一年者治一人，二年者治二人，其妙绝伦。（《龚氏经验方》）

久咳不已：乌梅肉（微炒）、罂粟壳去筋膜蜜炒，等分为末。每服二钱，睡时蜜汤调下。折伤金疮：干梅烧存性，敷之，一宿瘥。（《千金方》）

猘犬伤毒：乌梅末，酒服二钱。（《千金》）

指头肿毒：痛甚者。乌梅肉，和鱼捣封之妙。（李楼《奇方》）

伤寒䘌疮：生下部者。乌梅肉三两炒为末，炼蜜丸梧子大。以石榴根皮煎汤，食前下三十丸。（《圣惠方》）

小儿头疮：乌梅烧末，生油调涂。（《圣济录》）

硫黄毒发：令人背膊疼闷，目暗漠漠。乌梅肉（焙）一两，砂糖半两，浆水一大盏，煎七分，呷之。（《总录》）

核仁：治代指忽然肿痛，捣烂，和醋浸之（时珍。《肘后方》）。

花：味微酸，涩，无毒。时珍曰：白梅花古方未见用者。近时有梅花汤：用半开花，溶蜡封花口，投蜜罐中，过时以一两朵同蜜一匙点沸汤服。又有蜜渍梅花法：用白梅肉少许，浸雪水，润花，露一宿，蜜浸荐酒。又梅花粥法：用落英入熟米粥再煮食之。故杨诚斋有"蜜点梅花带露餐"及"脱蕊收将熬粥吃"之句，皆取其助雅致、清神思而已。

叶：味酸，平，无毒。时珍曰：夏衣生霉点，梅叶煎汤洗之即去，其妙。

附方：新二。

中水毒病：初起头痛恶寒，心烦拘急，旦醒暮剧：梅叶捣汁三升饮之良。（《肘后》）

月水不止：梅叶（焙）、棕榈皮灰各等分为末。每服二钱，酒调下。（《圣济总录》）

根：初生小儿，取根同桃、李根煮汤浴之，无疮热之患（崔氏《纂要》）。

# 木 瓜 实

味酸，温，无毒。主湿痹邪气，霍乱大吐下转筋不止。其枝亦可煮用。

陶隐居云：山阴兰亭尤多，彼人以为良果，最疗转筋。如转筋时但呼其名及书上作木瓜字皆愈，亦不可解。俗人柱木瓜杖，云利筋胫。又有榠樝[①]，大而黄，可进酒去痰，又樝子，涩，断痢。《礼》云：樝梨曰欑[②]之，郑公不识樝，乃云是梨之不臧[③]者。然古亦以樝为果，今则不入例尔。臣禹锡等谨按《蜀本》注：其树枝状如奈，花作房，生子形似栝楼，火干甚香。《尔雅》云：楙[④]，木瓜注云：实如小瓜，酢可食，然多食亦不益人。又《尔雅》注樝似梨而酢涩。

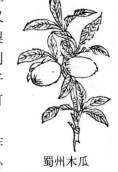

蜀州木瓜

陈藏器云：木瓜，本功外下冷气强筋骨，消食止水痢后渴不止，作饮服之。又脚气冲心，取一颗去子，煎服之，嫩者更佳。又止呕逆，心膈痰唾。

又云：按：榠樝，一名蛮樝。本功外食之去恶心。其气辛香，致衣箱中杀虫鱼，食之止心中酸水水痢。樝子本功外食之去恶心酸咽，止酒痰黄水。小于榅桲而相似，北土无之，中都有。郑注《礼》云：樝，梨之不臧者，为无功也。

孟诜云：木瓜，谨按：枝叶煮之饮，亦治霍乱，不可多食，损齿及骨。又脐下绞痛；木瓜一两片，桑叶七片，大枣三枚碎之，以水二升，煮取半升顿服之差。

又云：樝子，平。损齿及筋，不可食，亦主霍乱转筋，煮汁食之与木瓜功稍等，余无有益人处。江外常为果食。

《日华子》云：木瓜，止吐泻贲豚及脚气水肿，冷热痢，心腹痛，疗渴呕逆痰唾等。根治脚气。

又云：榠樝，平，无毒。消痰解酒毒及治因酸煨食止痢，浸油梳头治发赤并白。

《图经》曰：木瓜，旧不著所出州土。陶隐居云：山阴兰亭尤多，今处处有之，而宣城者为佳。其木状若奈，花生于春末，而深红色。其实大者如瓜，小者如拳。《尔雅》谓之楙。郭璞云：实如小瓜，酢可食，不可多，亦不益人。宣州人种莳尤谨，遍满山谷，始实成则镞纸花薄其上，夜露日暴，渐而变红，花文如生。本州以充上贡焉。又有一种榠樝，木、叶、花、实，酷类木瓜。陶云：大而黄，可进酒去痰者是也。欲辨之看蒂间别有重蒂如乳者为木瓜，无此者为榠樝也。木瓜大，枝可作杖，策之云利筋脉，根叶者汤淋足胫可以已蹙。又截其木干之作桶以濯足尤益，道家以榠樝生压汁，合和甘松、玄参末作湿香，云甚爽神。

《雷公》云：凡使勿误用和圆子、蔓子、土伏子，其色样外形真似木瓜，只气味效并向里子，各不同。若木瓜皮薄微赤黄，香甘酸不涩，调营卫，助谷气。向里子头尖，一面方是真木瓜。若和圆子色微黄，蒂核粗，子小圆，味涩微咸，伤人气。蔓子，颗小，亦似木瓜，味绝涩，不堪用。土伏子，似木瓜，味绝涩，子如大样油麻，又苦涩不堪用，若饵之令人目涩目赤，多赤筋痛。凡使木瓜，勿令犯铁，用铜刀削去硬皮，并子，薄切，于日中晒。却用黄牛乳汁拌蒸，从巳至未，其木瓜如膏煎，却于日中薄摊晒干用也。《食疗》云：主呕哕风气，又吐后转筋，煮汁饮之甚良。脚膝筋急痛，煮木瓜令烂，研作浆粥样，用裹痛处，冷即易，一宿三五度热裹便差。煮木瓜时入一半酒同煮之。

《毛诗》投我以木瓜，报之以琼琚。注云：木瓜，楙木也。可食之木。

《衍义》曰：木瓜得木之正，故入筋，以铅霜涂之则失醋味，受金之制故如是。今人多取西京大木瓜为佳，其味和美，至熟止青白色，入药绝有功，胜宣州者，味淡。此物入肝故益筋与血病。腰肾脚膝无力，此物不可阙也。

现注：

① 樝：下原有音冥二字注音，樝：下原有音櫨（zhā 渣）二字注音。

② 欑：（cuàn 窜），丛聚，积聚。

③ 臧：好，善。

④ 楙：（mào 茂），即木瓜。

按：木瓜为蔷薇科贴梗海棠之果实。功能化湿除痹，除霍乱吐下。临床以木瓜治风湿痹症，下肢疼痛，腿瘘转筋，脚气肿痛，霉菌感染，灰指甲等。也可用于中暑吐泻发热，腹泻等。入祛风湿或祛暑药中。文中所说樝樝为蔷薇科之樝樝，有的地方当木瓜用

时珍曰：按：《尔雅》云：楙，木瓜。郭璞注云：木实如小瓜，酢而可食。则木瓜之名取此义也。或云：木瓜味酸，得木之正气故名。亦通。从林、矛，谐声也。时珍曰：木瓜可种可接，可以枝压。其叶光而厚，其实如小瓜而有鼻，津润味不木者，为木瓜；圆小于木瓜，味木而酢涩者，为木桃；似木瓜而无鼻，大于木桃，味涩者，为木李，亦曰木梨，即樝楂及和圆子也。鼻乃花脱处，非脐蒂也。木瓜性脆，可蜜渍之为果。去子蒸烂，捣泥入蜜与姜作煎，冬月饮尤佳。木桃、木李性坚，可蜜煎及作糕食之。木瓜烧灰散池中，可以毒鱼，说出《淮南万毕术》。又《广志》云：木瓜枝，一尺有百二十节，可为杖。

实：时珍曰：今人但切片晒干入药尔。按：《大明会典》：宣州岁贡乌烂虫蛀木瓜入御药局。亦取其陈久无木气，如栗子去木气之义尔。

去湿和胃，滋脾益肺，治腹胀善噫，心下烦痞（好古）。杲曰：木瓜，入手、足太阴血分，气脱能收，气滞能和。时珍曰：木瓜所主霍乱、吐利、转筋、脚气，皆脾胃病，非肝病也。肝虽主筋，而转筋则由湿热、寒湿之邪袭伤脾胃所致，故筋转必起于足腓。腓及宗筋皆属阳明。木瓜治转筋，非益筋也，理脾而伐肝也。土病则金衰而木盛，故用酸温以收脾肺之耗散，而借其走筋以平肤邪，乃土中泻木以助金也。木平则土得令而金受荫矣。《素问》云：酸走筋。筋病无多食酸。孟诜云：多食木瓜，损齿及骨。皆伐肝之明验，而木瓜入手、足太阴，为脾、肺药，非肝药，益可征矣。又《针经》云：多食酸，令人癃。酸入于胃，其气涩以收，上之两焦出入，流入胃中，下去膀胱，胞薄以软，得酸则缩卷，约而不通，故水道不利而癃涩也。罗天益《宝鉴》云：太保刘仲海日食蜜煎木瓜三五枚，同伴数人皆病淋疾，以问天益。天益曰：此食酸所致也，但夺食则已。阴之所生，本在五味；阴之所营，伤在五味。五味太过，皆能伤人，不独酸。又陆佃《埤雅》云：俗言梨百损一益，楙百益一损。故《诗》云：投我以木瓜。取其有益也。

附方：新十。

项强筋急：不可转侧，肝、肾二脏受风也。用宣州木瓜二个（取盖去瓤），没药二两，乳香二钱半。二味入木瓜内缚定，饭上蒸三四次，烂研成膏。每用三钱，入生地黄汁半盏，无灰酒二盏，暖化温服。许叔微云：有人患此，自午后发，黄昏时定。予谓此必先从足起。足少阴之筋自足至项。筋者肝之合。今日中至黄昏，阳中之阴，肺也。自离至兑，阴旺阳弱之时。故《灵宝毕法》云：离至乾，肾气绝而肝气弱。肝、肾二脏受邪，故发于此时。予授此及都梁丸，服之而愈。（《本事方》）

脚气肿急：用木瓜切片，囊盛踏之。广德顾安中，患脚气筋急腿肿。因附舟以足阁一袋上，渐觉不痛，乃问舟子，袋中何物，曰：宣州木瓜也。及归，制木瓜袋用之，顿愈。（《名医录》）

小儿洞痢：木瓜捣汁，服之。（《千金方》）

霍乱转筋：木瓜一两，酒一升，煎服。不饮酒者，煎汤服。仍煎汤，浸青布裹其足。（《圣惠》）

霍乱腹痛：木瓜五钱，桑叶三片，枣肉一枚。水煎服。（《圣惠方》）

四蒸木瓜圆：治肝、肾、脾三经气虚，为风寒暑湿相搏，流注经络。凡遇六气更变，七情不和，必至发动，或肿满，或顽痹，憎寒壮热，呕吐自汗，霍乱吐利。用宣州大木瓜四个，切盖剜空听用：一个入黄芪、续断末各半两于内；一个入苍术、橘皮末各半两于内；一个入乌药、黄松节末各半两于内（黄松节即茯神中心木也）；一个入威灵仙、苦葶苈末各半两于内。以原盖簪定，用酒浸透，入甑内蒸熟、晒，三浸、三蒸、三晒，捣末，以榆皮末、水和糊丸如梧桐子大。每服五十丸，温酒、盐汤任下。（《御药院方》）

肾脏虚冷：气攻腹胁，胀满疼痛。用大木瓜三十枚，去皮、核，剜空，以甘菊花末、青盐末各一斤填满，置笼内蒸熟，捣成膏，入新艾茸二斤搜和，丸如梧桐子大。每米饮下三十丸，日二。（《圣济总录》）

发槁不泽：木瓜浸油，梳头。（《圣惠方》）

反花痔疮：木瓜为末，以鳝鱼身上涎调，贴之，以纸护住。（《医林集要》）

辟除壁虱：以木瓜切片，铺于席下。（仙《神隐》）

木瓜核：主霍乱烦躁气急，每嚼七粒，温水咽之（时珍。出《圣惠》）

枝、叶、皮、根：味并酸、涩，温，无毒。枝、叶煮汁饮，治热痢（时珍。出《千金》）

花：主面黑粉滓（方见李花）。

楂子：释名：木桃《埤雅》。时珍曰：木瓜酸香而性脆。木桃酢涩而多渣，故谓之楂，《雷公炮炙论》和圆子即此也。时珍曰：楂子乃木瓜之酢涩者，小于木瓜，色微黄，蒂、核皆粗，核中之子小圆也。按：王祯《农书》云：楂似小梨，西川、唐、邓间多种之。味劣于梨与木瓜，而入蜜煮汤，则香美过之。《庄子》云：楂、梨、橘、柚皆可于口。《淮南子》云：树楂、梨、橘，食之则美，嗅之则香。皆指此也。味酸，涩，平，无毒。

榠楂：释名：木李（《诗经》）、木梨（《埤雅》）。时珍曰：木李生于吴越，故郑樵《通志》谓之蛮楂。云俗呼为木梨，则榠楂盖蛮楂之讹也。时珍曰：榠楂，乃木瓜之大而黄色无重蒂者也；楂子，乃木瓜之短小而味酢涩者也；榅桲，则楂类之生于北土者也。三物与木瓜皆是一类各种，故其形状功用不甚相远，但木瓜得木之正气，为可贵耳。味酸，平，无毒。煮汁服，治霍乱转筋（吴瑞）。

# 柿

味甘，寒，无毒。主通鼻耳气，肠澼，不足。陶隐居云：柿有数种，云今乌柿火熏者性热断下，又疗狗啮疮。火煏①者亦好，日干者性冷粗心。柿尤不可多食，令人腹痛，生柿弥冷。又有椑②，色青，惟堪生啖，性冷复甚于柿，散石热家啖之亦无嫌。不入药用。

《唐本》注云：《别录》云，火柿，主杀毒，疗金疮火疮，生肉止痛。软熟柿解酒热毒，止口干，压胃间热。

臣禹锡等谨按孟诜云：柿，寒主补虚劳不足。谨按：干柿厚肠胃，涩中健脾胃气，消宿血。又红柿补气，续经脉气。又醂③柿涩下焦，健脾胃气，消宿血，作饼及糕与小儿食治秋痢。又研柿先煮粥欲熟即下柿更三两沸，与小儿饱食，并奶母吃亦良。又干柿二斤，酥一斤，蜜半升，先和酥蜜铛中消之，下柿煎十数沸，不津器贮之，每日空腹服三五枚，疗男子女人脾虚腹肚薄，食不消化，面上黑点，久服甚良。

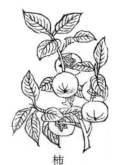

柿

陈藏器云：柿本功外日干者温补，多食去面鼾，除腹中宿血。剡县火干者名乌柿，人服药口苦及欲吐逆食少许立止。蒂煮服之止哕气。黄柿和米粉作糗蒸，与小儿食之止下痢。饮酒食红柿令人心痛直至死，亦令易醉。陶云解酒毒失矣。

《日华子》云：柿冷，润心肺，止渴涩肠，疗肺痿心热嗽。消痰开胃，亦治吐血。

又云：干柿，平，润声喉杀虫。火柿性暖，功用同前。

《图经》曰：柿，旧不著所出州土，今南北皆有之。柿之种亦多，黄柿生近京州郡；红柿南北通有；朱柿出华山，似红柿而皮薄，更甘珍；椑④柿出宣、歙、荆、襄、闽、广诸州，但可生啖，不堪干。诸柿食之皆美而益人，椑柿更压丹石毒耳。其干柿火干者谓之乌柿，出宣州、越州，性甚温，人服药口苦欲逆，食少许当止，兼可断下。日干者为白柿，入药微冷。又黄柿可和米粉作糗，小儿食之止痢。又以酥蜜煎干柿食之主脾虚薄食。柿蒂煮饮亦止哕。木皮主下血不止；曝干更焙筛末，米饮和二钱匕服之，不以上冲下脱，两服可止。又有一种小柿，谓之软枣，俚俗曝干货之，谓之牛奶柿。至冷，不可多食。凡食柿，不可与蟹同，令人腹痛大泻。其枯叶至滑泽，古人取以临书。俗传柿有七绝：一寿、二多阴、三无鸟巢、四无虫蠹、五霜叶可玩、六嘉实、七落叶肥火。

《圣惠方》：治耳聋鼻塞。以干柿三枚细切，粳米三合，豉少许，煮粥空心食之。

《产宝》：治产后或患咳逆，气乱心烦：干柿一个碎之，以水十分煮热呷。

《衍义》曰：柿有着盖柿，于蒂下别生一重，又牛心柿如牛之心，蒸饼柿如今之市买蒸饼。华州有一等朱柿，比诸品中最小，深红色。又一种塔柿亦大于诸柿，性皆凉，不至大寒，食之引痰。极甘，故如是。去皮挂大木株上使风日中自干，食之多动风，火干者味不佳，生则涩以温水养之需涩去可食，逮至自然红烂，涩亦自去，干则性平。

现注：

①煏：下原有皮逼切三字注音。(bì 必)，用火焙干。

②椑：下原有音卑二字注音，(bēi 碑)。

③醂：(lǎn 览)，用水或盐浸藏柿之法。

④桙：下原有音卑二字注音。

按：柿为柿科柿的果实。可通鼻聪耳，健脾止痢。今临床只用柿蒂降逆止呃，治食道噎塞等。有用柿叶作防老茶者，可祛老年斑，防止动脉硬化等，有一定效果。柿蒂入降逆药中。

时珍曰：桙从秭，（去禾旁）音泽，谐声也。俗作柿，非矣。柿（音肺），削木片也。胡名镇头迦。时珍曰：柿高树大叶，圆而光泽。四月开小花，黄白色。结实青绿色，八、九月乃熟。

生柿置器中自红者谓之烘柿，晒干者谓之白柿，火干者谓之乌柿，水浸藏者谓之醂柿。其核形扁，状如木鳖子仁而硬坚。其根甚固，谓之柿盘。案《事类合璧》云：柿，朱果也。大者如碟，八棱稍扁；其次如拳；小或如鸡子、鸭子、牛心、鹿心之状。一种小而如拆二钱者，谓之猴枣。皆以核少者为佳。烘柿：时珍曰：烘柿，非谓火烘也。即青绿之柿，收置器中，自然红熟如烘成，涩味尽去，其甘如蜜。欧阳修《归田录》言：襄、邓人以楔楂或榅桲或橘叶于中则熟，亦不必。时珍曰：按：王璆《百一选方》云：一人食蟹，多食红柿，至夜大吐，继之以血，昏不省人。一道者云：惟木香可解。乃磨汁灌之，即渐苏醒而愈也。白柿、柿霜：时珍曰：白柿即干柿生霜者。其法用大柿去皮捻扁，日晒夜露至干，内瓮中，待生白霜乃取出。今人谓之柿饼，亦曰柿花。其霜谓之柿霜。治反胃咯血，血淋肠澼，痔漏下血。（时珍）霜：清上焦心肺热，生津止渴，化痰宁嗽，治咽喉口舌疮痛。（时珍）震亨曰：干柿属金而有土，属阴而有收意。故止血治咳，亦可为助也。时珍曰：柿乃脾、肺血分之果也。其味甘而气平，性涩而能收，故有健脾涩肠、治嗽止血之功。盖大肠者，肺之合而胃之子也。真正柿霜，乃其精液，入肺病上焦药尤佳。按：方勺《泊宅编》云：外兄刘掾云：病脏毒下血，凡半月，自分必死。得一方，只以干柿烧灰，饮服二钱，遂愈。又王璆《百一方》云：曾通判子病下血十年，亦用此方一服而愈。为散、为丸皆可，与《本草》治肠、消宿血、解热毒之义相合。则柿为太阴血分之药，益可证矣。又《经验方》云：有人三世死于反胃病，至孙得一方：用干柿饼同干饭日日食之，绝不用水饮，如法食之，其病遂愈。此又一证也。

附方：新十二。

肠风脏毒：方说见上。小便血淋：叶氏：用干柿三枚（烧存性），研末。陈米饮服。《经验方》：用白柿、乌豆、盐花煎汤，入墨汁服之。热淋涩痛：干柿、灯心等分。水煎日饮（《朱氏方》）

反胃吐食：干柿三枚，连蒂捣烂，酒服甚效。切勿以他药杂之。痰嗽带血：青州大柿饼，饭上蒸熟批开。每用一枚，掺真青黛一钱，卧时食之，薄荷汤下。（《丹溪纂要》）

妇人蒜发：干柿五枚，以茅香（煮熟）、枸杞子（酒浸，焙研）各等分。捣丸梧桐子大。每服五十丸，茅香汤下，日三。（《普济》）

面生䵟黯：干柿，日日食之。（《普济方》）

鼻窒不通：干柿同粳米煮粥，日食。（《圣济》）

痘疮入目：白柿，日日食之，良。臁胫烂疮：用柿霜、柿蒂等分烧研，敷之甚效。（笔峰《杂兴》）

解桐油毒：干柿饼食之。（《普济》）

醂柿：（音览）瑞曰：水藏者性冷，盐藏者有毒。时珍曰：醂，藏柿也。水收、盐浸之外，又有以熟柿用灰汁澡三四度，令汁尽着器中，经十余日即可食，治病非宜。

柿糕：时珍曰：案：李氏《食经》云：用糯米（洗净）一斗，大干柿五十个，同捣粉蒸食，如干，入煮枣泥和拌之。

柿蒂：震亨曰：人之阴气，依胃为养。土伤则木挟相火，直冲清道而上作咳逆。古人以为胃寒，即用丁香、柿蒂，不知其孰为补虚，孰为降火。不能清气利痰，惟有助火而已。时珍曰：咳逆者，气自脐下冲脉直上至咽膈，作呃忒蹇逆之声也。朱肱《南阳书》以哕为咳逆，王履《溯洄集》以咳嗽为咳逆，皆误矣。哕者，干呕有声也。咳逆有伤寒吐下后，及久病产后，老人虚人，阴气大亏，阳气暴逆，自下焦逆至上焦而不能出者；有伤寒失下，及平人痰气抑遏而然者。当视其虚实阴阳，或温或补，或泄热，或降气，或吐或下可也。古方单用柿蒂煮汁饮之，取其苦温能降逆气也。《济生》柿蒂散，加以丁香、生姜之辛热，以开痰散郁，盖从治之法，而昔人亦常用之收效矣。至易水张氏又益以人参，治病后虚人咳逆，亦有功绩。丹溪朱氏但执以寒治热之理，而不及从治之法，矫枉之过矣。若陈氏《三因》又加以良姜之类，是真以为胃寒而助其邪火者也。

附方：新一。

咳逆不止：《济生》柿蒂散：治咳逆胸满。用柿蒂、丁香各二钱，生姜五片。水煎服或为末白汤点服。洁古加人参一钱，治虚人咳逆。《三因》加良姜、甘草等分。《卫生保鉴》加青皮、陈皮。王氏《易简》加半夏、生姜。

木皮：汤火疮，烧灰，油调敷（时珍）。

根：主血崩，血痢，下血（时珍）。

# 芋

味辛，平，有毒。主宽肠胃，充肌肤，滑中。一名土芝。

陶隐居云：钱塘最多。生则有毒蔹①，不可食。性滑下，石服饵家所忌。种芋三年，不采成枯②芋。又别有野芋，名老芋，形叶相似如一，根并杀人，人不识而食之垂死者，佗人以土浆及粪汁与饮之得活矣。

《唐本》注云：芋，有六种，有青芋、紫芋、真芋、白芋、连禅芋、野芋。其青芋细长毒多，初煮要须灰汁易水煮熟乃堪食尔。白芋、真芋、连禅芋、紫芋毒少，并正尔蒸煮啖之，又宜冷啖疗热止渴。其真、白、连禅三芋兼肉作羹大佳。蹲鸱之饶，盖谓此也。野芋，大毒，不堪啖也。

臣禹锡等谨按孟诜云：芋，白色者无味，紫色者破气，煮汁饮之止渴。十月后晒干收之，冬月食不发病，他时月不可食。又和鲫鱼、鲤鱼作臛良，久食令人虚劳无力。又煮汁洗腻衣白如玉，亦可浴去身上浮风，慎风半日。

陈藏器云：芋本功外食之令人肥白，小者极滑，吞之开胃及肠闭，产后煮食之破血，饮其汁止血、渴。芋有八九种，功用相似。野芋生溪涧，非人所种者，根叶相类尔。取根醋摩敷虫疮疥癣，入口毒人。又有天荷亦相似而大也。《日华子》云：芋冷，破宿血，去死肌。其中有数种，有芽芋、紫芋。园圃中种者可食，余者有大毒，不可容易食。姜芋辛辣，以生姜煮，又换水煮方可食，和鱼煮甚下气调中补虚。叶裹开了痈疮毒，止痛。

又云：芋叶，冷，无毒。除烦止泻，疗妊孕心烦迷闷、胎动不安。又盐研敷蛇虫咬并痈肿毒及署敷毒箭。

《图经》曰：芋，《本经》不著所出州土，陶隐居注云：钱塘最多，今处处有之，闽、蜀、淮、甸尤殖此。种类亦多，大抵性效相近。蜀川出者形圆而大，状若蹲鸱，谓之芋魁[3]。彼人莳之最盛，可以当粮食而度饥年。左思《三都赋》所谓御蹲鸱之沃，则以为济世阳九[4]是也。江西闽中出者形长而大，叶皆相类，其细者如卵，生于大魁[5]旁，食之尤美，不可过多，乃有损也。凡食芋，并须圆圃莳者，其野芋有大毒，不可辄食，食则杀人。惟土浆及粪汁解之。《说文解字》云：齐人谓芋为枂。陶云：种芋三年，不采成莒。二音相近，盖南北之呼不同耳。古人亦单用作药，唐韦宙《独行方》疗癖气，取生芋子一斤压破，酒五升渍二七日，空腹一杯神良。

《唐本》云：多食动宿冷。其叶如荷叶而长，根类于薯蓣而圆。《图经》云：其类虽多，叶盖相似，叶大如扇，广尺余。白芋毒微，青芋多子，真芋、连禅芋、紫芋并毒少而根俱不堪生啖，蒸煮冷啖大治烦热止渴。今畿县遍有诸，山南、江左唯有青、白、紫三芋而已。

《食疗》：煮汁浴之，去身上浮气，浴了慎风半日许。

《史记》：蜀卓氏云：汶山之下沃野有蹲鸱，至死不饥。注：蹲鸱，大芋也。

《沈存中笔谈》：处士刘汤，隐居王屋山，尝于斋中见一大蜂胃[6]于蛛网，蛛缚之为蜂所螫坠地，俄顷蛛鼓腹欲裂[7]，徐徐行入草，啮芋梗微破，以疮就啮处，磨之良久，腹渐消，轻躁如故。自后人有为蜂螫者，按芋梗敷之则愈。

《衍义》曰：芋，所在有之，江、浙、二川者，最大而长，京、洛者差圆小，而惟东西京者佳，他处味不及也。当心出苗者为芋头，四边附芋头而生者为芋子。八、九月以后可食，至时掘出，置十数日，却以好土匀埋，至春犹好。生则辛而涩，多食滞气困脾。唐杜甫诗曰：园收芋栗不全贫者是此。以梗擦蜂螫处愈。

现注：

①荄：下原有音枚（xiān 掀）二字注音。现注音（xiān 先）。

②枂：下原有音吕二字注音。（lǔ 吕），即芋。

③魁：首。

④阳九：天厄谓阳九，指灾年。

⑤魁：通块。

⑥胃：（juān 绢），缠绕。

⑦烈：祸害。

按：芋，为天南星科芋的块茎。可宽肠胃，充肌肤，滑中消瘰。

时珍曰：按：徐铉注《说文》云：芋犹吁也。大叶实根，骇吁人也。吁音芋，疑怪貌。又《史记》：卓氏云：岷山之下，沃野，下有蹲鸱，至死不饥。注云：芋也。盖芋魁之状，若鸱之蹲坐故也。芋魁，《东汉书》作芋渠。渠、魁义同。时珍曰：芋属虽多，有水、旱二种：旱芋山地可种，水芋水田莳之。叶皆相似，但水芋味胜。茎亦可食。芋不开花，时或七、八月间有开者，抽茎生花黄色，旁有一长萼护之，如半边莲花之状也。按：郭义恭《广志》云：芋凡十四种：君子芋，魁大如斗；赤芋，即连禅芋，魁大子少；白果芋，魁大子繁，亩收百斛；青边芋、旁巨芋、车毂芋三种，并魁大子少，叶长丈余；长味芋，味美，茎亦可食；鸡子芋，色黄；九面芋，大而不美；青芋、曹芋、象芋，皆不可食，惟茎可作菹；旱芋，九月熟；蔓芋，缘枝生，大者如二三升也。

附方：新二。

疮冒风邪：肿痛。用白芋烧灰敷之。干即易。(《千金方》)

头上软疖：用大芋捣敷之，即干。(《简便方》)

汁：涂蜘蛛伤（时珍）。

附方：新一。

黄水疮：芋苗晒干，烧存性研搽。(邵真人《经验方》)。

野芋：时珍曰：小者为野芋，大者为天荷，俗名海芋。详见草部毒草类。野芋根辛冷，有大毒。醋摩敷虫疮恶癣。其叶捣涂毒肿。初起无名者即消，亦治蜂、虿螫，涂之良。

# 乌 芋

味苦，甘，微寒，无毒。主消渴痹热，温中益气。一名藉姑，一名水萍。二月生叶如芋，三月三日采根，暴干。

陶隐居云：今藉姑生水田中，叶有桠①，状如泽泻，不正似芋，其根黄似芋子而小，煮之亦可啖。疑其有乌者，根极相似，细而美，叶乖异，状如茺草，呼为茺②茨，恐此也。

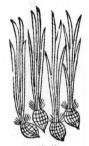

乌芋

《唐本》注云：此草一名搓牙，一名茨菰③。主百毒，产后血闷，攻心欲死，产难衣不出，捣汁服一升。生水中，叶似錍④箭镞，泽泻之类也。《千金方》云：下石淋。

臣禹锡等谨按孟诜云：茨菰不可多食，吴人常食之，令人患脚，又发脚气瘫缓风，损齿，令人失颜色，皮肉干燥，卒食之令人呕水。

又云：茺茨，冷，下丹石消风毒，除胸中实热气，可作粉食，明耳目。止渴消疸黄。若先有冷气不可食，令人腹胀气满，小儿秋食，脐下当痛。

《日华子》云：茺茨无毒。消风毒，除胸胃热，治黄疸，开胃下食。服金石药人食之良。又云：茨菰冷，有毒。叶研敷蛇虫咬。多食发虚热，及肠风痔瘘，崩中带下，疮疖者，以生姜御之佳。怀孕人不可食。又名燕尾草及乌芋矣。

《图经》曰：乌芋，今凫⑤茨也。旧不著所出州土，苗似龙须而细，正青色，根黑如指大，皮厚有毛。又有一种皮薄无毛者亦同，田中人并食之，亦以作粉食之，厚人肠胃不饥，服丹石人尤宜，盖其能解毒耳。《尔雅》谓之芍⑥。

《衍义》曰：乌芋，今人谓之荸⑦脐，皮厚色黑肉硬白者，谓之猪荸脐，皮薄泽色淡紫肉软者谓之羊荸脐。正、二月人采食之，此二等药罕用。荒岁人多采以充粮。

现注：

①桠：下原有乌牙切三字注音，(yā 压)。

②茺：(fú 浮)，原刻凫上加艹字头。《尔雅》原文为凫字。

③菰：下原有音孤二字注音。

④錍：下原有普今切三字注音。(pī 批) 指宽而薄的箭头。

⑤凫：《图经》原刻为凫。《尔雅》释草曰：芍，凫茈。也作凫茨。可见凫加艹头为后世所加。

⑥芍：此处不发 (sháo 韶) 音。而发 (xiào 效) 音，指荸荠。

⑦荸：(bó 博)，此处表示荸荠。按：陶氏所说叶有桠，状如泽泻者为今之茨菇，叶乖异，状如苋草者为今之荸荠。《唐本》所说叶似鐰箭镞者为茨菇。《日华子》所说茨菇又名燕尾草为今之茨菰。但一般不称茨菰为乌芋，疑本为凫茨又名乌芋，传抄笔误所致。茨菰为泽泻科植物。茨菰有泽泻之性可行血通淋，利水祛脂减肥。《图经》所论苗似龙须而细，及《衍义》所论则是荸荠。《图经》所绘附图为荸荠。荸荠是莎草科荸荠的球茎。可祛消渴，除痹热，温中益气。故本条所述为茨菇及荸荠两种植物，功能主治亦分别叙述各自功能并不混淆。

释名：黑三棱(《博济方》)、地栗（郑樵《通志》)。时珍曰：乌芋，其根如芋而色乌也。凫喜食之，故《尔雅》名凫茈，后遂讹为凫茨，又讹为荸荠。盖切韵凫、荸同一字母，音相近也。三棱、地栗，皆形似也。瑞曰：小者名凫茈，大者名地栗。时珍曰：凫茈生浅水田中。其苗三、四月出土，一茎直上，无枝叶，状如龙须。肥田栽者，粗近葱、蒲，高二三尺。其根白，秋后结颗，大如山楂、栗子，而脐有聚毛，累累下生入泥底。野生者，黑而小，食之多滓。种出者，紫而大，食之多毛。吴人以沃田种之，三月下种，霜后苗枯，冬春掘收为果，生食、煮食皆良。时珍曰：乌芋、慈菇原是二物。慈菇有叶，其根散生。乌芋有茎无叶，其根下生。气味不同，主治亦异。而《别录》误以借菇为乌芋，谓其叶如芋。陶、苏二氏因凫茨、慈菇字音相近，遂致混注，而诸家说者，因之不明，今正其误。疗五种膈气，消宿食，饭后宜食之。治误吞铜物（汪机）。主血痢下血血崩，辟蛊毒（时珍）。机曰：乌芋善毁铜，合铜钱嚼之，则钱化，可见其为消坚削积之物。故能化五种膈疾，而消宿食，治误吞铜也，时珍曰：按：王氏《博济方》：治五积、冷气攻心、变为五膈诸病，金锁丸中用黑三棱。注云：即凫茈干者。则汪氏所谓消坚之说，盖本于此。又董炳《集验方》云：地栗晒干为末，白汤每服二钱，能辟蛊毒。传闻下蛊之家，知有此物，便不敢下。此亦前人所未知者。

附方：新五。

大便下血：荸荠捣汁大半钟，好酒半钟，空心温服。三日见效。(《神秘方》)下痢赤白：午日午时取完好荸荠，洗净拭干，勿令损破，于瓶内入好烧酒浸之，黄泥密封收贮。遇有患者，取二枚细嚼，空心用原酒送下。(唐瑶《经验方》)

妇人血崩：凫茈一岁一个，烧存性，研末，酒服之。(李氏方)

小儿口疮：用荸荠烧存性，研末，掺之。(杨起《简便方》)

误吞铜钱：生凫茈，研汁，细细呷之，自然消化成水。(王璆《百一选方》)

慈菇：一根岁生十二子，如慈姑之乳诸子，故以名之。作茨菰者非矣。河凫茈、白地栗，所以别乌芋之凫茈、地栗也。剪刀、箭搭、槎丫、燕尾，并象叶形也。时珍曰：慈姑生浅水中，人亦种之。三月生苗，青茎中空，其外有棱。叶如燕尾，前尖后岐。霜后叶枯，根乃练结，冬及春初，掘以为果，须灰汤煮熟，去皮食，乃不麻涩戟人咽也。嫩茎亦可炸食。又取汁，可制粉霜、雌黄。又有山慈菇，名同实异，见草部。

叶：调蚌粉，涂瘑疿。(时珍)。

# 枇 杷 叶

味苦，平，无毒。主卒哕不止，下气。陶隐居云：其叶不暇煮，但嚼食亦差。人以作饮则小冷。

《唐本》注云：用叶须火炙，布拭去毛，不尔射人肺，令咳不已。又主咳逆不下食。今注：实味甘寒，无毒。多食发痰热。臣禹锡等谨按《蜀本》《图经》云：树高丈余，叶大如驴耳，背有黄毛，子梂①生如小李，黄色味甘酸，核大如小栗，皮肉薄。冬花春实，四月、五月熟，凌冬不凋。生江南山南，今处处有。

孟诜云：枇杷，温，利五脏，久食亦发热，黄子食之润肺热上焦，若和热炙肉及热面食之令人患热毒黄病。

《药性论》云：枇杷叶，使，味甘。能主胃气冷，呕哕不止。

《日华子》云：枇杷子，平，无毒。治肺气，润五脏，下气止吐逆并渴疾。又云：叶疗妇人产后口干。

《图经》曰：枇杷叶，旧不著所出州郡，今襄、汉、吴、蜀、闽、岭皆有之。木高丈余，叶作驴耳形，皆有毛。其木阴密，婆娑可爱，四时不凋，盛冬开白花至三、四月而成实。故谢瞻《枇杷赋》云：禀金秋之青条，抱东阳之和气，肇寒葩之结霜，成炎果乎纤露是也。其实作梂如黄梅，皮肉甚薄，味甘。中核如小栗，四月采叶曝干。治肺气，主渴疾。用时须火炙，布拭去上黄毛，去之难尽，当用粟杆作刷刷之乃尽。人以作饮则小冷。其木白皮，止吐逆不下食。

《雷公》云：凡使，采得后秤湿者，一叶重一两，干者三叶重一两者是气足堪用。使粗布拭上毛令尽，用甘草汤洗一遍，却用绵再拭令干，每一两以酥一分炙之，酥尽为度。

《食疗》卒腕呕不止，不欲食。又煮汁饮之止渴，偏理肺及肺风疮、胸面上疮。

孙真人：咳嗽，以叶去毛，煎汤服之。

《衍义》曰：枇杷叶，江东、西、湖南北、二川皆有之，以其形如枇杷，故名之。治肺热嗽有功。花白，最先春也。子大如弹丸，四、五月熟，色若黄杏，微有毛，肉薄性亦平，与叶不同。有妇人患肺热久嗽，身如炙，饥瘦，将成肺痨；以枇杷叶、木通、款冬花、紫菀、杏仁、桑白皮各等分，大黄减半，各如常制，治讫同为末，蜜丸如樱桃大，食后、夜卧各含化一丸，未终一剂而愈。

现注：

①梂：（qiú 球）

按：枇杷叶为蔷薇科枇杷之叶。临床用枇杷叶治呕哕恶吐，胃弱不食，咳嗽痰多，肺热消渴，下肢萎弱，糖尿病等。临床入润肺药中。

时珍曰：案：郭义恭《广志》云：枇杷易种，叶微似栗，冬花春实。其子簇结有毛，四月熟，大者如鸡子，小者如龙眼，白者为上，黄者次之。无核者名焦子，出广州。又杨万里诗云：大叶耸长耳，一枝堪满盘。荔枝分与核，金橘却无酸。颇尽其状。注《文选》者以枇杷为卢橘，误矣。详金橘。时珍曰：治胃病，以姜汁涂炙；治肺病，以蜜水涂炙，乃良。和胃降气，清热解暑毒，疗脚气。（时珍）

时珍曰：枇杷叶，气薄味厚，阳中之阴。治肺胃之病，大都取其下气之功耳。气下则火降痰顺，而逆者不逆，呕者不呕，渴者不渴，咳者不咳矣。

附方：新七。

温病发哕：因饮水多者。枇杷叶（去毛，炙香）、茅根各半斤。水四升，煎二升，稍稍饮之。（《庞安长方》）

反胃呕哕：枇杷叶（去毛，炙）、丁香各一两，人参二两。为末，每服三钱，水一盏，姜三片，煎服。（《圣惠》）

衄血不止：枇杷叶（去毛），焙研末。茶服一二钱，日二。（同上）

酒齇赤鼻：枇杷叶、栀子仁等分。为末。每服二钱，温酒调下。日三服。（《本事》）

面上风疮：方同上。痔疮肿痛：枇杷叶（蜜炙）、乌梅肉（焙）。为末。先以乌梅汤洗，贴之。（《集要》）

痘疮溃烂：枇杷叶，煎汤洗之。（《摘玄》）

花：主头风，鼻流清涕。辛夷等分，研末，酒服二钱，日二服（时珍）。

木白皮：主生嚼咽汁，止吐逆不下食，煮汁冷服，尤佳（思邈）。

# 荔 枝 子

味甘，平，无毒。止渴，益人颜色。生岭南及巴中，其树高一二丈，叶青阴，凌冬不凋，形如松子大壳，朱若红罗，纹肉青白若水精，甘美如蜜。四、五月熟，百鸟食之皆肥矣。今附

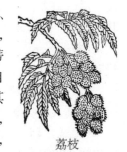

荔枝

《图经》曰：荔枝子，生岭南及巴中，今泉、福、漳、嘉、蜀、渝、涪州、兴化军，及二广州郡皆有之。其品闽中第一，蜀川次之，岭南为下。《扶南记》云：此木以荔枝为名者，以其结实时枝弱而蒂牢，不可摘取，以刀斧劙①取其枝，故以为名耳。其木高二三丈，自径尺至于合抱，颇类桂木、冬青之属。叶蓬蓬然，四时荣茂不凋。其木性至坚劲，工人取其根作阮咸槽，及弹棋局。木之大者，子至百斛，其花青白，状若冠之蕤缨，实如松花之初生者，壳若罗文，初青渐红，肉淡白如肪玉，味甘而多汁。五、六月盛熟时彼方皆燕会其下以赏之，宾主极量取啖，虽多亦不伤人，小过度则饮蜜浆一杯便解。荔枝始传于汉世，初惟出岭南，后出蜀中。《蜀都赋》所云：旁挺龙目，侧生荔枝是也。蜀中之品在唐尤盛，白居易《图序》论之详矣。今闽中四郡所出特奇，而种类仅至三十余品，肌肉甚厚，甘香莹白，非广蜀之比也。福唐岁贡白曝荔枝，并蜜煎荔枝肉，俱为上方之珍果。白曝须佳实乃堪，其市货者多用杂色荔枝入盐梅曝之成，而皮深红，味亦少酸，殊失本真。凡经曝皆可经岁，好者寄至都下及关、峡，河外诸处，味犹不歇，百果流布之盛，皆不及此。又有焦核荔枝，味更甜美，或云是木生背阳，结实不完就者。白曝之尤佳。又有绿色、蜡色，皆其品之奇者，本土亦自难得。其蜀岭荔枝初生খ小酢，肉薄不堪曝。花及根亦入药。崔元亮《海上方》治喉痹肿痛，以荔枝花并根共十二分，以水三升煮去滓，含细细嚼之，差止。

陈藏器：味酸，子如卵。《广州记》云：荔枝精者子如鸡卵大，壳朱肉白，核如鸡舌香。《广志》曰：荔枝冬青，实如鸡子，核黄黑似熟莲子，实白如肪脂，甘而多汁，美极益人也。

《海药》云：谨按《广州记》云：生岭南及波斯国，树似青木香，味甘酸。主烦渴，头重心燥，背膊劳闷，并宜食之。嘉州已下，渝州并有，其实热甘美。荔枝熟，人未采，则百虫不敢近，人才采之，乌鸟蝙蝠之类无不残伤，故采荔枝者，日中而众采之。荔枝子一日色变，二日味变，三日色味俱变，古诗云：色味不逾三日变。贠安宇荔枝诗云：香味三日变。今泸、渝人食之，多则发热疮。

《食疗》微温，食之通神益智，健气及颜色，多食则发热。

《衍义》曰：荔枝，药品中今未见用，惟崔元亮方中收之，果实中为上品，多食亦令人发虚热。此物喜双，实尤可爱。本朝有蔡君谟《荔枝谱》其说甚详。唐杜牧诗云：二骑红尘妃子笑，无人知是荔枝来。此是川蜀荔枝，亦可生置之长安也。以核煨火中烧存性为末，新酒调一枚，末服治心痛及小肠气。

现注：

①劙：下原有音利二字注音，现音（lí 离），意为割。

按：荔枝子为无患子科之荔枝之果实。可止渴益颜色。今临床只用荔枝核，理气消结，治睾丸肿痛，偏疝疼痛，乳内积块等。荔枝核入理气药中。

释名离枝（《纲目》）、丹荔。时珍曰：司马相如《上林赋》作离支。按：白居易云：若离本枝，一日色变，三日味变。则离支之名，又或取此义也。时珍曰：荔枝炎方之果，性最畏寒，易种而根浮。其木甚耐久，有经数百年犹结实者。其实生时肉白，干时肉红。日晒火烘，卤浸蜜煎，皆可致远。成朵晒干者谓之荔锦。按：白居易《荔枝图序》云：荔枝生巴、峡间。树形团团如帷盖，叶如冬青。花如橘而春荣，实如丹而夏熟。朵如蒲桃，核如枇杷。壳如红缯，膜如紫绡。瓤肉洁白如冰雪，浆液甘酸如醴酪。大略如彼，其实过之。若离本枝，一日而色变，二日而香变，三日而味变，四五日外，色香味尽去矣。又蔡襄《荔枝谱》云：广、蜀所出，早熟而肉薄，味甘酸，不及闽中下等者。闽中惟四郡有之，福州最多，兴化最奇，泉、漳次之。福州延亘原野，一家甚至万株。兴化上品，大径寸余，香气清远，色紫壳薄，瓤厚膜红，核如丁香母。剥之如水精，食之如绛雪。荔枝以甘为味，虽百千树莫有同者，过甘与淡，皆失于中。若夫浓皮尖刺，肌理黄色，附核而赤，食之有渣，食已而涩，虽无酢味，亦自下等矣。最忌麝香触之，花、实尽落也。又洪迈《夷坚志》云：莆田荔枝，名品皆出天成，虽以其核种之，亦失本体，形状百出，不可以理求也。沈括《笔谈》谓焦核荔枝，乃土人去其大根，燔焦种成者，大不然也。李鹏飞曰：生荔枝多食，发热烦渴，口干衄血。时珍曰：荔枝气味纯阳，其性畏热。鲜者食多，即龈肿口痛，或衄血也。病齿及火病人尤忌之。《开宝本草》言其性平，苏氏谓多食无伤，皆谬说也。按：《物类相感志》云：食荔枝多则醉，以壳浸水饮之即解。此即食物不消，还以本物消之之意。治瘰疬瘤赘，赤肿疔肿，发小儿痘疮（时珍）。震亨曰：荔枝属阳，主散无形质之滞气，故消瘤赘赤肿者用之。苟不明此，虽用之无应。

附方：新六。

痘疮不发：荔枝肉，浸酒饮，并食之。忌生冷。（闻人规《痘疹论》）

疔疮恶肿：《普济方》：用荔枝五个或三个，不用双数，以狗粪中米淘净为末，与糯米粥同研成膏，摊纸上贴之。留一孔出毒气。《济生秘览》：用荔枝肉、白梅各三个。捣作饼子。贴于疮上，根即出也。风牙疼痛：《普济》：用荔枝连壳（烧存性），研末，擦牙即止。乃治诸药不效仙方也。《孙氏集验方》用大荔枝一个，剔开填盐满壳，煅研，搽之即愈。呃逆不止：荔枝七个，连皮核烧存性，为末。白汤调下，立止。（杨拱《医方摘要》）

核：治癞疝气痛，妇人血气刺痛。（时珍）。时珍曰：荔枝核入厥阴，行散滞气，其实双结而核肖睾丸，故其治癞疝卵肿，有述类象形之义。

附方：新六。脾痛不止：荔枝核为末，醋服二钱。数服即愈。（《卫生易简方》）

妇人血气：刺痛。用荔枝核（烧存性）半两，香附子（炒）一两，为末。每服二钱，盐汤、米饮任下。名蠲痛散。（《妇人良方》）癫疝气肿：孙氏：用荔枝核（炒黑色）、大茴香（炒）等分，为末。每服一钱，温酒下。

阴囊肿痛：荔枝核，烧研，酒服二钱。

肾肿如斗：荔枝核、青橘皮、茴香等分，各炒研。酒服二钱，日三。

壳：主痘疮出不爽快，煎汤饮之。又解荔枝热，浸水饮（时珍）。

附方：新一。赤白痢：荔枝壳、橡斗壳（炒）、石榴皮（炒）、甘草（炙）各等分。每以半两，水一盏半，煎七分，温服，日二服。（《普济方》）

# 乳 柑 子

味甘，大寒。主利肠胃中热毒，解丹石，止暴渴，利小便。多食令人脾冷发痼癖，大肠泄。又有沙柑、青柑、山柑，体性相类，惟山柑皮疗咽喉痛效，余者皮不堪用。其树若橘树，其形似橘而圆大，皮色生青熟黄赤，未经霜时尤酸，霜后甚甜，故名柑子。生岭南及江南。今附

臣禹锡等谨按肖萧炳云：出西戎者佳。

《日华子》云：冷，无毒。皮炙作汤可解酒毒及酒渴，多食发阴汗。

《图经》：文具橘柚条下。

陈藏器：产后肌浮，柑皮为末酒下。

《圣惠方》：治酒毒或醉昏闷烦渴要易醒方：取柑皮二两，焙干为末，以三钱匕，水一中盏，煎三五沸，入盐如茶法服妙。

《食疗》：寒堪食之，其皮不任药用。食多令人肺燥冷中、发疬癖。

《经验后方》：独醒汤：柑子皮，去瓤，不计多少，焙干为末，入盐点半钱。

《衍义》曰：乳柑子，今人多作橘皮售于人，不可不择也。柑皮不甚苦，橘皮极苦，至熟亦苦，若以皮紧慢分别橘与柑，又缘方宜各不同，亦互有紧慢者。脾肾冷人食其肉多致脏寒或泄利。

按：乳柑子，为芸香科柑之果实。可利肠胃解热毒，止渴利尿。

时珍曰：汉李衡种柑于武陵洲上，号为木奴焉。时珍曰：柑，南方果也，而闽、广、温、台、苏、抚、荆州为盛，川蜀虽有不及之。其树无异于橘，但刺少耳。柑皮比橘色黄而稍厚，理稍粗而味不苦。橘可久留，柑易腐败。柑树畏冰雪，橘树略可。此柑、橘之异也。柑、橘皮，今人多混用，不可不辨，详见橘下。案：韩彦直《橘谱》云：乳柑，出温州诸邑，惟泥山者为最，以其味似乳酪故名。彼人呼为真柑，似以它柑为假矣。其木婆娑，其叶纤长，其花香韵，其实圆正，肤理如泽蜡，其大六七寸，其皮薄而味珍，脉不粘瓣，食不留滓，一颗仅二三核，亦有全无者，擘之香雾噀人，为柑中绝品也。生枝柑，形不圆，色青肤粗，味带微酸，留之枝间，可耐久也，俟味变甘，乃带叶折，故名。海红柑，树小而颗极大，有围及尺者，皮厚色红，可久藏，今狮头柑亦是其类也。洞庭柑，种出洞庭山，皮细味美，其熟最早也。甜柑，类洞庭而大，每颗必八瓣，不待霜而黄也。木柑，类洞庭，肤粗顽，瓣大而少液，故谓之木也。朱柑，类洞庭而大，色绝嫣红，其味酸，人不重之。馒头柑，近蒂起如馒头尖，味香美也。

附方：新一。

难产：柑橘瓤，阴干，烧存性，研末。温酒服二钱。（《集效》）

皮：时珍曰：橘皮苦辛温，柑皮辛甘寒。外形虽似，而气味不同。伤寒饮食劳复者，浓煎汁服（时珍）

叶：耳流水或脓血。取嫩头七个，入水数滴，杵取汁滴之，即愈（蔺氏）。

# 石　蜜

乳糖也。味甘，寒，无毒。主心腹热胀，口干渴，性冷利。出益州及西戎，煎炼砂糖为之。可作饼块，黄白色。

《唐本》注云：用水牛乳、米粉和煎乃得成块，西戎来者佳，江左亦有，殆胜蜀者。云用牛乳汁和砂糖煎之并作饼坚重。

今注：此石蜜其实乳糖也。前卷已有石蜜之名，故注此条为乳糖。《唐本》先附。

臣禹锡等谨按孟诜云：石蜜治目中热膜，明目。蜀中、波斯者良。东吴亦有，并不如两处者，此皆煎甘蔗汁及牛乳汁则易细白耳。和枣肉及巨胜末丸，每食后含一两丸，润肺气，助五脏津。《图经》文具甘蔗条下。

《衍义》曰：石蜜，川、浙最佳，其味厚，其他次之。煎炼成以铜[1]象物达京都。至夏月及久阴雨多自消化。土人先以竹叶及纸裹，外用石夹埋之，仍不得见风，遂免。今人谓乳糖。其作饼黄白色者，今人又谓之捻糖。易消化，入药至少。

现注：

①铜：本为鼎，此处通型。

按：石蜜，此石蜜与虫鱼部石蜜同名，但不是一物，亦不是砂糖。乃砂糖、牛乳煎炼而成又名乳糖。可清热消胀止渴。

时珍曰：按：万震《凉州异物志》云：石蜜非石类，假石之名也。实乃甘蔗汁煎而曝之，则凝如石而体甚轻，故谓之石蜜也。时珍曰：石蜜，即白砂糖也。凝结作饼块如石者为石蜜，轻白如霜者为糖霜，坚白如冰者为冰糖，皆一物有精粗之异也。以白糖煎化，模印成人物狮象之形者为飨糖，《后汉书注》所谓猊糖是也。以石蜜和诸果仁，及橙橘皮、缩砂、薄荷之类，作成饼块者，为糖缠。以石蜜和牛乳、酥酪作成饼块者，为乳糖。皆一物数变也。《唐本草》明言石蜜煎砂糖为之，而诸注皆以乳糖即为石蜜，殊欠分明。按：王灼《糖霜谱》云：古者惟饮蔗浆，其后煎为蔗饧，又曝为石蜜，唐初以蔗为酒。而糖霜则自大历间有邹和尚者，来住蜀之遂宁伞山，始传造法。故甘蔗所在植之，独有福建、四明、番禺、广汉、遂宁有冰糖，他处皆颗碎、色浅、味薄。惟竹蔗绿嫩味厚，作霜最佳，西蔗次之。凡霜一瓮，其中品色亦自不同。惟叠如假山者为上，团枝次之，瓮鉴次之，小颗块又次之，沙脚为下；紫色及如水晶色者为上，深琥珀色次之，浅黄又次之，浅白为下。

润心肺燥热，治嗽消痰，解酒和中，助脾气，缓肝气。（时珍）

震亨曰：石蜜甘喜入脾，食多则害必生于脾。西北地高多燥，得之有益；东北地下多湿，得之未有不病者，亦兼气之厚薄不同耳。时珍曰：石蜜、糖霜、冰糖，比之紫砂糖性稍平，功用相同，入药胜之。然不冷利，若久食则助热、损齿、生虫之害同也。

# 甘　蔗①

味甘，平，无毒。主下气和中，助脾气，利大肠。陶隐居云：今出江东为胜，庐陵亦有好者，广州一种数年生。皆如大竹，长丈余。取汁以为砂糖甚益人。又有荻蔗，节疏而细，亦可啖也。

今按：《别本》注云：蔗有两种；赤色名昆仑蔗，白色名荻蔗。出蜀及岭南为胜，并煎为砂糖。今江东甚多而劣于蜀者，亦甚甘美，时用煎为稀砂糖也。今会稽作乳糖，殆胜于蜀。去烦止渴解酒毒。臣禹锡等谨按《蜀本》《图经》云：叶似荻，高丈许，有竹、荻二蔗。竹蔗茎粗出江南，荻蔗茎细，出江北。霜下后收茎，笮其汁为砂糖，炼砂糖和牛乳为石蜜并好。

《日华子》云：冷，利大小肠，下气痢，补脾，消痰止渴，除心烦热。作砂糖润心肺杀虫，解酒毒。腊月窖粪坑中，患天行热狂人绞汁服甚良也。

甘蔗

《图经》曰：甘蔗，旧不著所出州土，陶隐居云：今江东者为胜，庐陵亦有好者，广州一种数年生，皆如大竹，长丈余。今江、浙、闽、广、蜀川所生大者亦高丈许。叶有二种，一种似荻，节疏而细短，谓之荻蔗；一种似竹粗长。笮其汁以为砂糖，皆用竹蔗，泉、福、吉、广州多作之。炼砂糖和牛乳为石蜜，（即乳糖也）②惟蜀川作之。荻蔗但堪啖，或云亦可煎稀糖，商人贩货至都下者，荻蔗多而竹蔗少也。

《食疗》：主补气兼下气，不可共酒食，发痰。

《外台秘要》：主发热口干小便涩，取甘蔗去皮尽，令吃之，咽汁若口痛，捣取汁服之。

《肘后方》：主卒干呕不息：甘蔗汁，温，令热服半升，日三。又以生姜汁一升服并差。

《梅师方》：主胃反，朝食暮吐，暮食朝吐，旋旋吐者，以甘蔗汁七升，生姜汁一升，二味相和，分为三服。

《食医心镜》：理正气，止烦渴，和中补脾，利大肠，解酒毒：削甘蔗去皮，食后吃之。

《张协都蔗赋》云：挫斯蔗而疗渴，若漱醴而含蜜。

《衍义》曰：甘蔗，今川、广、湖南、北、二浙、江东、西皆有，自八、九月已堪食，收至三、四月方酸坏。石蜜、砂糖、糖霜皆自此出，惟川、浙者为胜。

现注：

①蔗：下原有音柘二字注音。现音（zhè 这）。

②即乳糖也四字为原有注释。

按：甘蔗，为禾本科甘蔗的茎秆。可下气和中，健脾利大肠。

释名：竿蔗（《草木状》）、薯（音遮）。时珍曰：按《野史》云：吕惠卿言：凡草皆正生嫡出，惟蔗侧种，根上庶出，故字从庶也。嵇含作竿蔗，谓其茎如竹竿也。《离骚》《汉书》皆作柘字，通用也。薯字出许慎《说文》，盖蔗音之转也。时珍曰：蔗皆畦种，丛生，最困地力。茎似竹而内实，大者围数寸，长六七尺，根下节密，以渐而疏。抽叶如芦叶而大，长三四尺，扶疏四垂。八、九月收茎，可留过春充果食。按王灼《糖霜谱》云：蔗有四色：曰杜蔗，即竹蔗也，绿嫩薄皮，味极醇浓，专用作霜；曰西蔗，作霜色浅；曰芳蔗，亦名蜡蔗，即荻蔗也，亦可作砂糖；曰红蔗，亦名紫蔗，即昆仑蔗也，止可生啖，不堪作糖。凡蔗榨浆饮故佳，又不若咀嚼之，味隽永也。瑞曰：多食，发虚热，动衄血。《相感志》云：同榧子食，则渣软。止呕哕反胃，宽胸膈。（时珍）时珍曰：蔗，脾之果也。其浆甘寒，能泻火热，《素问》所谓甘温除大热之意。煎炼成糖，则甘温而助湿热，所谓积温成热也。蔗浆消渴解酒，自古称之。故《汉书·郊祀歌》云：百末旨酒布兰生，泰尊柘浆析朝醒。唐王维《樱桃诗》云：饱食不须愁内热，大官还有蔗浆寒。是矣。而孟诜乃谓共酒食发痰者，岂不知其有解酒除热之功耶。日华子大明又谓砂糖能解酒毒，则不知既经煎炼，便能助酒为热，与生浆之性异矣。按：晁氏《客话》云：甘草遇火则热，麻油遇火则冷，甘蔗煎饴则热，水成汤则冷。此物性之异，医者可不知乎。又《野史》云：卢绛中病痁疟疲瘵，忽梦白衣妇人云：食蔗可愈。及旦买蔗数挺食之，翌日疾愈。此亦助脾和中之验欤。

附方：新四。

痁疟疲瘵：见前。眼暴赤肿：磣涩疼痛。甘蔗汁二合，黄连半两，入铜器内慢火养浓，去滓，点之。（《普济》）

虚热咳嗽，口干涕唾：用甘蔗汁一升半，青粱米四合，煮粥，日食二次，极润心肺。（董氏方）

小儿口疳：蔗皮烧研，掺之。（《简便方》）

滓：烧存性，研末，乌油调，涂小儿头疮白秃，频涂取瘥。烧烟勿令入人目，能使暗明（时珍）。

## 沙　糖

味甘，寒，无毒。功体与石蜜同而冷利过之。笮[①]甘蔗汁煎作。蜀地、西戎、江东并有之。《唐本》先附。

臣禹锡等谨按孟诜云：砂糖，多食令人心痛。不与鲫鱼同食，成疳虫。又不与葵同食，生流澼。又不与笋同食，使笋不消成癥，身重不能行履耳。

《图经》：文具甘蔗条下。

《食疗》云：主心热口干，多食生长虫，消肌肉，损齿，发疳䘌不可长食之。

《子母秘录》：治腹紧；白糖以酒二升煮服，不过再，差。

《衍义》曰：砂糖，又次石蜜。蔗汁清，故费煎炼，致紫黑色，治心肺大肠热，兼啖驼马。今医家治暴热多以此物为先导，小儿多食则损齿，土制水也。及生蛲虫，裸虫属土，故因甘遂生。

现注：

①笮：下原有音诈二字注音。

按：砂糖，即蔗糖。禾本科甘蔗汁制成。可清心热，止口干。

瑞曰：稀者为蔗糖，干者为砂糖，球者为球糖，饼者为糖饼。砂糖中凝结如石，破之如沙，透明白者，为糖霜。时珍曰：此紫砂糖也。法出西域，唐太宗始遣人传其法入中国。以蔗汁过樟木槽，取而煎成。清者为蔗糖，凝结有沙者为砂糖。漆瓮造成，如石、如霜、如冰者，为石蜜、为糖霜、为冰糖也。紫糖亦可煎化，印成鸟兽果物之状，以充席献。今之货者，又多杂以米饧诸物，不可不知。和中助脾，缓肝气。（时珍）

震亨曰：糖生胃火，乃湿土生热，故能损齿生虫，与食枣病龋同意，非土制水也。

时珍曰：砂糖性温，殊于蔗浆，故不宜多食。与鱼、笋之类同食，皆不益人。今人每用为调和，徒取其适口，而不知阴受其害也。但其性能和脾缓肝，故治脾胃及泻肝药用为先导。

《本草》言其性寒，苏恭谓其冷利，皆昧此理。

附方：新五。

下痢禁口：砂糖半斤，乌梅一个，水二碗，煎一碗，时时饮之。（《摘玄方》）

痘不落痂：砂糖，调新汲水一杯服之（白汤调亦可），日二服。（刘提点方）

虎伤人疮：水化砂糖一碗服，并涂之。（《摘玄方》）

上气喘嗽：烦热，食即吐逆。用砂糖、姜汁等分，相和，慢煎二十沸，每咽半匙，取效。

食韭口臭：砂糖解之。（《摘要方》）

## 椑① 柿

味甘，寒，无毒。主压石药，发热利水，解酒热。久食令人寒中，去胃中热。生江、淮南，似柿而青黑。《闲居赋》云：梁侯椑之柿是也。今附。臣禹锡等谨按《日华子》云：椑柿止渴润心肺，除腹脏冷热。作漆甚妙，不宜与蟹同食，令人腹疼并大泻矣。

《图经》：文具柿条下。

现注：

①椑：下原有音卑二字注音。现音（bēi 碑）。

按：椑柿，又名漆柿、油柿，可做漆。可清热利水，解酒热。

释名：漆柿（《日华》）、绿柿（《日用》）、青椑（《广志》）、乌椑（《开宝》）、花椑（《日用》）、赤棠椑。时珍曰：椑乃柿之小而卑者，故谓之。他柿至熟则黄赤，惟此虽熟亦青黑色。捣碎浸汁谓之柿漆，可以染罾、扇诸物，故有漆柿之名。

# 下 品

## 桃 核 人

味苦、甘，平，无毒。主瘀血闭瘕邪气，杀小虫。止咳逆上气，消心下坚，除卒暴击血，破癥瘕，通月水，止痛。七月采取仁阴干。

桃花杀疰恶鬼，令人好颜色。味苦平，无毒。主除水气，破石淋，利大小便，下三虫，悦泽人面。三月三日采，阴干。

桃枭，味苦，微温，主杀百鬼精物。疗中恶腹痛，杀精魅五毒不祥。一名桃奴，一名枭景，是实著树不落实中者。正月采之。

桃毛，主下血瘕寒热积聚无子。带下诸疾，破坚闭。刮取毛用之。

臣禹锡等谨按《本经》月闭通用药云：桃毛平。

桃蠹，杀鬼邪恶不祥。食桃树虫也。

茎白皮，味苦辛无毒。除邪鬼，中恶腹痛，去胃中热。
叶，味苦辛平，无毒。主除尸虫，出疮中虫。

胶，炼之主保中不饥，忍风寒。

实，味酸。多食令人有热。生太山川谷。

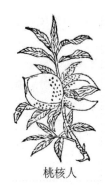

桃核人

陶隐居云：今处处有，京口者亦好，当取解核种之为佳。又有山
桃，其人不堪用。桃人作酪乃言冷，桃胶入仙家用，三月三日采花，亦
供丹方所须。《方言》：服三树桃花尽则面色如桃花，人亦无试之者。服
术人云禁食桃也。

《唐本》注云：桃胶，味苦，平，无毒。主下石淋，破血，中恶疰忤。花主下恶气消
肿满，利大小肠。臣禹锡等谨按《药性论》云：桃人，使。桃符主中恶。

孟诜云：桃人，温。杀三虫，止心痛。又女人阴中生疮如虫咬疼痛者，可生捣叶，绵
裹内阴中，日三四易差。又三月三日收花晒干，杵末，以水服二钱匕。小儿半钱，治心腹
痛。又秃疮，收未开花阴干，与桑椹赤者等分作末，以猪脂和，先用灰汁洗去疮痂，即涂
药。又云：桃能发丹石，不可食之，生者尤损人。又白毛主恶鬼邪气。胶亦然。又桃符及
奴主精魅邪气，符煮汁饮之。奴者丸散服之。桃人每夜嚼一颗，和蜜涂手面良。

《日华子》云：桃，热，微毒。益色，多食令人生热。树上自干者治肺气，腰痛，除
鬼精邪气，破血，治心痛，酒摩暖服之。又云：桃叶暖，治恶气，小儿寒热客忤。桃毛疗
崩中破癖气。桃蠹食之肥悦人颜色也。

《图经》曰：桃核仁，并花、实等生泰山。今处处皆有之，京东、陕西出者尤大而
美。大都佳果多是圃人以他木接根上栽之，遂至肥美，殊失本性，此等药中不可用之，当
以一生者为佳。七月采核破之取人阴干。今都下市贾多取炒货之，云食之亦益人。然亦多
杂接实之核为不堪也。《千金方》桃人煎，疗妇人产后百病诸气；取桃人一千二百枚，去
双人、尖、皮，熬，捣令极细，以清酒十斗半，研如麦粥，法以极细为佳。内小项瓷瓶
中，密以面封之，内汤中煮一复时，药成温酒和服一匙，日再。其花三月三日采，阴干。
《太清卉木方》云：酒渍桃花饮之，除百疾，益颜色。崔元亮《海上方》治面上疮黄水
出，并眼疮；一百五日收取桃花不计多少，细末之，食后以水半盏调服方寸匕，日三甚
良。其实已干著木上，经冬不落者名桃枭，正月采之，以中实者良。胡洽治中恶毒气，蛊
疰，有桃奴汤是此也。其实上毛刮取之，以治女子崩中。食桃木虫名桃蠹，食之悦人颜
色。茎白皮，中恶方用之。叶多用作汤导药，标[1]嫩者名桃心，尤胜。张文仲治天行，有
支太医桃叶汤熏身法，水一石，煮桃叶取七斗以为铺席，自围衣被盖上，安桃汤于床簟
下，乘热自熏。停少时当雨汗，汗遍去汤，待歇速粉之，并灸大椎则愈。《陈廪丘蒸法
经》云：连发汗，汗不出者死，可蒸之，如中风法，以问张苗，苗曾有疲极汗出，卧单
簟中冷，但苦寒倦。四日凡八过发汗，汗不出。烧地，桃叶蒸之则得大汗，被中敷粉极燥
便差。后用此发汗得出蒸发者，烧地良久，扫除去火，可以水小洒，取蚕砂，若桃叶、柏
叶、糠及麦麸皆可趣[2]用。易得者牛马粪亦可用，但臭耳。取桃叶欲落时，可益收干之，
以此等物著火处，令厚二三寸，布席坐上，温复，用此汗出。若过热，当审细消息。大热
者，重席汗出周身便止，温粉粉之，勿令过。此法旧云出阮河南也。桃皮，亦主病。《集

验》肺热闷不止，胸中喘急、悸，客热往来欲死，不堪服药，泄胸中喘气，用桃皮、芫花各一升，二物以水四升，煮取一升五合，去滓，以故布手巾内汁中，薄胸，温四肢，不盈数刻即歇。又《必效方》主蛊毒；用大戟、桃白皮东引者以大火烘之，斑猫去足翅，熬三物等分，捣筛为散以冷水服方寸匕，其毒即出，不出更一服，蛊并出。此李饶州法，云奇效。若以酒中得，则以酒服，以食中得，以饮服之。桃胶入服食药，《仙方》著其法：取胶二十斤，绢袋盛，栎木灰汁一石中煮三五沸并袋出，挂高处，候干再煮，如此三度止，暴干，筛末，蜜和空腹酒下梧桐子大二十丸，久服当仙去。又主石淋，《古今录验》著其方云：取桃木胶如枣大，夏以冷水三合，冬以汤三合和为一服，日三，当下石，石尽即止。其实亦不可多食，喜令人热发。

　　《雷公》云：凡使，须择去皮，浑用白术、乌豆二味和桃人同于埚③埚子中煮一伏时后漉出，用手擘作两片，其心黄如金色任用之。花勿使千叶者，能使人鼻衄不止，目黄。丸用拣令净，以绢袋盛，于檐下悬令干，去尘了。用鬼髑髅勿使干桃子，其鬼髑髅只是千叶桃花结子在树上不落者，干。然于十一月内采得可为神妙。凡修事以酒拌蒸，从巳至未，焙干，以铜刀切焙取肉用。

　　《圣惠方》：补心虚治健忘，令耳目聪明：用戊子日取东引桃枝二寸枕之。《千金翼》同。

　　又方：治伏梁气在心下结聚不散：用桃奴三两为末，空心温酒调二钱匕。

　　又方：治小儿中蛊毒令腹内坚痛，面目青黄，淋露骨立，病变无常，方以桃树寄生二两，末如茶点服，日四五服。

　　《外台秘要》：治霍乱腹痛吐痢：取桃叶三升切，以水五升，煮取一升三合，分温二服。

　　又方：治虚热渴：桃胶如弹丸含之佳。

　　又方：治骨蒸：桃人一百二十枚，去皮，双人，留尖，杵和为丸，平旦井花水顿服令尽，服讫量性饮酒令醉，仍须吃水，能多最精，隔日又服一剂，百日不得食肉。

　　又方：治偏风半身不遂，及癖疰方：桃人一千七百枚，去双人、尖、皮，以好酒一斗三升浸，经二十一日出，日干，杵令细，作丸，每服二十丸，还将桃酒服之。

　　又方：治三虫：绞叶取汁一升饮。

　　又方：酒渍桃花饮之，除百病，好容色。又桃人服之长生。

　　《千金方》：治风项强，不得顾视：穿地作坑，烧令通赤，以水洒之令冷，内生桃叶铺其席下卧之，令项在药上，以衣著项边，令气上蒸，病患汗出良久差。

　　又方：治喉闭：煮桃皮汁三升服之。

　　又方：治产后遍身如粟粒，热如火者：以桃人研腊月猪脂调敷上，日易。

　　又方：治少小聤耳：桃人熟末，以縠裹塞耳。

　　又方：人有食桃病，时已晚，无复校④就，桃树间得枭桃，烧服之，暂吐病即愈。

　　《千金翼》：延年去风，令光润：桃人五合，去皮，用粳米饭浆，研之令细，以浆水杵取汁，令桃人尽即休，微温用洗面极妙。

　　又方：以五月五日取东向桃枝，日未出时作三寸木人，着衣带中，令人不忘

　　《肘后方》：尸注鬼注病者，葛云即是五尸之一。注又挟诸鬼邪为祟，其病变动，及有三十六种至九十九种，大略使人寒，淋漓，沉沉默默，不知其所苦，而无处不恶，累年

积月，渐就顿滞，以至于死，死后复传傍人，乃至灭门。觉如此候者，便宜急治；桃人五十枚，碎研，以水煮取四升，一服尽，当吐，吐病不尽，三两日不吐，再服也。

又方：卒心痛；东引桃枝一把，切，以酒一升，煎取半升顿服，大效。

又方：治卒心痛；桃人七枚，去皮尖，熟研，水一合顿服良，亦可治三十年患。

又方：治卒得咳嗽，桃人三升，去皮，杵，着器中密封之，蒸一次日干，绢袋盛，以内二斗酒中，六七日可饮四五合，稍增至一升。

葛氏：卒中病疮，病疮常对在两脚；杵桃叶，以苦酒和敷。皮亦得。

又方：治小儿卵癞；杵桃人敷之，亦治妇人阴肿瘙痒。又方：治肠痔，大肠常血；杵桃叶一斛蒸之，内小口器中，以下部榻上坐，虫自出。又方：治胎下血不出：取桃树上干不落桃子，烧作灰，和水服差。又产后阴肿痛：烧桃人敷之。又方：下部疮已决洞者：桃皮、叶杵，水渍令浓去滓，着盆中渍之，有虫出。

《梅师方》：治诸虫入耳：取桃叶熟挼塞两耳出。又方：治热病后下部生疮；浓煮桃白皮如稀饧，内少许熊胆，研，以绵蘸药内下部疮上。

又方：治狂狗咬人，取桃白皮一握，水三升煎取一升服。

孙真人：桃，味辛，肺病宜食。又桃，味酸，无毒。多食令有人热。又方：主大小肠并不通：桃叶取汁和服半升。冬用桃树皮。

又方：主卒患瘰疬子不痛方：取树皮贴上，灸二七壮。又方：主卒得恶疮不识者，取桃皮作屑内疮中。又方：凡人好魇：桃人熬，去皮尖三七枚，以小便下之。又方：《备急》鬼疰心痛：桃人一合，烂研煎汤吃。

《食医心镜》：主上气咳嗽，胸膈痞满，气喘：桃人三两去皮尖，以水一升研取汁，和粳米二合煮粥食之。又方：主传尸鬼气，咳嗽疰癖，注气，气血不通，日渐消瘦，桃人一两去皮尖，杵碎，以水一升半煮汁，着米煮粥，空心食之。

又方：凡风劳毒肿挛痛或牵引小腹及腰痛：桃仁一升，去尖皮者，熬令黑烟出，热研，捣如脂膏，以酒三升，搅令相和，一服取汗，不过三差。

《伤寒类要》：治黄疸身眼皆如金色，不可使妇人、鸡犬见，取东引桃根切细，如箸若钗股以下者一握，以水一大升，煎取一小升，适温空腹顿服，后三五日，其黄离离如薄云散，唯服最后差，百日方平复。身黄散后，可时时饮一盏清酒则眼中易散，不饮则散迟。忌食热面、猪、鱼等肉。此是徐之才家秘方。

又方：治天行䘌下部生疮：浓煎桃枝如糖，以通下部中。若口中生疮含之。

又方：治温病，令不相染方：桃树虫矢，末，水服方寸匕。

又方：凡天时疫疠者，常以东行桃枝细剉，煮浴佳。

又方：小儿伤寒，若得时气：桃叶三两，杵，和水五升，煮十沸取汁，日五六遍淋之后，烧雄鼠粪二枚服妙。

《子母秘录》：治阴肿：桃人捣敷之。

又方：小儿疮初起膘浆似火疮，一名烂疮：杵桃人面脂敷上。

又方：小儿湿癣：桃树青皮为末，和醋敷上。崔氏：主鬼疰，心腹痛不可忍；取东引桃枝削去苍皮，取白皮一握，水二升，煮取半升，服令尽差。如未定再服。

《修真秘旨》：食桃讫，入水浴令人成淋病。

《抱朴子》：桃胶，以桑灰渍之服，百病愈。又服之身轻有光明在晦夜之地，数月断谷。

《荆楚岁时记》：谢道通登罗浮山，见数童子以朱书桃板贴户上。道通还，以纸写之贴户上，鬼见畏之。

《宋王微》：桃饴，越地通天，液首化玉，体貌定仙，人知暍日，胡不荫年。

《宋齐丘化书》：李接桃，而本强者，其实毛。

《周礼》：戎右，掌戎车之兵革，使诏赞王鼓，传王命于陈中，会同充革车，盟则以玉敦辟，盟遂役之赞牛耳。桃茢。注：鬼所畏也。茢[5]，苕帚所以扫不祥。

《毛诗》：园有桃其实之殽，今深山大谷之民熟以为饭。

《典术》：曰：桃者，五木之精也。今之作桃符着门上，厌邪气，此仙木也。

《家语》：孔子侍坐于哀公，赐之桃与黍焉。哀公曰：请用。孔子先黍而后食桃，左右皆掩口而笑。公曰：黍者，所以雪[6]桃，非为食之也。

《东京赋》云：度朔作梗守，以曹郁垒神荼副焉，对操索苇。注：上古有神荼与郁垒兄弟二人，桃树下阅百鬼无道理者，缚以苇索而饲虎。今人作桃符板云：左神荼右郁垒者以此。

治疟：用桃人一百个去皮尖，于乳钵中细研成膏，不得犯生水，候成膏入黄丹三钱，丸如梧桐子大，每服三丸。当发日面北用温酒吞下，如不饮酒，井花水亦得。五月五日午时合，忌鸡犬妇人见。

《衍义》曰：桃核人，桃品亦多，京畿有油桃，光小于众桃，不益脾。有小点斑而光如涂油。山中一种，正是《月令》中桃始华者，但花多子少，不堪啖，惟堪取人。唐《文选》谓山桃发红萼者是矣。又太原有金桃，色深黄，西京有昆仑桃，肉深紫红色，此二种尤甘。又饼子桃，如今之香饼子。如此数种，入药惟以山中自生者为正，盖取走泄为用，不取肥好者，如伤寒八、九日间发热如狂不解，小腹满痛有瘀血；用桃人三十个，汤去皮尖，麸炒赤色，别研蛀虫三十枚去翅，水蛭二十枚，各炒，川大黄一两同为末，再与桃人同捣令匀，炼蜜丸如小豆大，每服二十丸，桃人汤下，利下瘀血恶物便愈。未利再服。

现注：

①标：顶端，美好。

②趣：通取。

③埍：（jì 记），陶器。

④校：（jiào 较），病愈。

⑤茢：（liè 列），扫帚。桃茢即桃枝所编之扫帚。

⑥雪：擦拭。

按：桃核人，为蔷薇科桃之种子。临床称为桃仁。综合功能消瘀破瘕，活血止咳，消坚。临床用桃仁治疗瘀血疼痛，结节紫癜，痛经经闭，子宫出血，痹痛，脑症偏瘫等。

时珍曰：桃性早花，易植而子繁，故字从木、兆。十亿曰兆，言其多也。或云从兆谐声也。

时珍曰：桃品甚多，易于栽种，且早结实。五年宜以刀其皮，出其脂液，则多延数年。其花有红、紫、白、千叶、二色之殊，其实有红桃、绯桃、碧桃、缃桃、白桃、乌桃、金桃、银桃、胭脂桃，皆以色名者也。有绵桃、油桃、御桃、方桃、匾桃、偏核桃，皆以形名者也。有五月早桃、十月冬桃、秋桃、霜桃，皆以时名者也。并可供食。惟山中毛桃，即《尔雅》所谓桃者，小而多毛，核粘味恶。其仁充满多脂，可入药用，盖外不足者内有余也。冬桃一名西王母桃，一名仙人桃，即昆仑桃，形如栝蒌，表里微赤，得霜始熟。方桃形微方。匾桃出南番，形匾肉涩，核状如盒，其仁甘美。番人珍之，名波淡树，树甚高硕。偏核桃出波斯，形薄而尖，头偏，状如半月，其仁酷似新罗松子，可食，性热。又杨维桢、宋濂集中并载元朝御库蟠桃，核大如碗，以为神异。按：王子年《拾遗记》载：汉明帝时，常山献巨核桃，霜下始花，隆暑方熟。《玄中记》载：积石之桃，大如斗斛器。《酉阳杂俎》载：九疑有桃核，半扇可容米一升；及蜀后主有桃核杯，半扇容水五升，良久如酒味可饮。此皆桃之极大者。昔人谓桃为仙果，殆此类欤。生桃切片瀹过，曝干为脯，可充果食。又桃酢法：取烂熟桃纳瓮中，盖口七日，漉去皮核，密封二七日酢成，香美可食。《种树书》云：柿接桃则为金桃，李接桃则为李桃，梅接桃则脆。桃树生虫，煮猪头汁浇之即止。皆物性之微妙也。时珍曰：生桃多食，令人膨胀及生痈疖，有损无益。五果列桃为下以此。瑞曰：桃与鳖同食，患心痛。服术人忌食之。冬桃，食之解劳热（时珍。出《尔雅注》）。时珍曰：桃仁行血，宜连皮、尖生用。润燥活血，宜汤浸去皮、尖炒黄用。或麦麸同炒，或烧存性，各随本方。双仁者有毒，不可食，说见杏仁下。主血滞风痹骨蒸，肝疟寒热，鬼注疼痛，产后血病（时珍）。杲曰：桃仁苦重于甘，气薄味厚，沉而降，阴中之阳，手、足厥阴经血分药也。苦以泄滞血，甘以生新血，故破凝血者用之。其功有四：治热入血室，一也；泄腹中滞血，二也；除皮肤血热燥痒，三也；行皮肤凝聚之血，四也。成无己曰：肝者血之源，血聚则肝气燥。肝苦急，急食甘以缓之。桃仁之甘以缓肝散血，故张仲景抵当汤用之，以治伤寒八、九日，内有畜血，发热如狂，小腹满痛，小便自利者。又有当汗失汗，热毒深入，吐血及血结胸，烦躁谵语者，亦以此汤主之。与虻虫、水蛭、大黄同用。

附方：新十一。

下部虫䘌，病患齿龈无色，舌上白，喜睡愦愦不知痛痒处，或下痢，乃下部生虫食肛也：桃仁十五枚，苦酒二升，盐一合，煮六合服之。（《肘后方》）

崩中漏下：不止者。桃核烧存性研细，酒服方寸匕，日三。（《千金》）

妇人难产：数日不出。桃仁一个劈开，一片书可字，一片书出字，还合吞之即生。（《删繁方》）

产后血闭：桃仁二十枚（去皮尖），藕一块，水煎服之良。（唐瑶《经验方》）

妇人阴痒：桃仁杵烂，绵裹塞之。（《肘后方》）

男子阴肿：作痒。用桃仁炒香为末，酒服方寸匕，日二。仍捣敷之。（《外台》）

风虫牙痛：针刺桃仁，灯上烧烟出吹灭，安痛齿上咬之。不过五六次愈。（《卫生家宝方》）

唇干裂痛：桃仁捣和猪脂敷。（《海上》）

大便不快：里急后重。用桃仁三两（去皮），吴茱萸二两，食盐一两，同炒熟，去盐、茱，每嚼桃仁五七粒。（《总录》）

急劳咳嗽：烦热。用桃仁三两（去皮尖），猪肝一枚，童子小便五升。同煮干，于木臼内捣烂，入蒸饼和，丸梧子大。每温水下三十丸。（《圣惠方》）

冷劳减食：渐至黑瘦。用桃仁五百颗，吴茱萸三两，同入铁铛中，微火炒一炊久，将桃仁一颗去皮，看似微黄色即渐加火，待微烟出，即乘热收入新瓶内，厚纸封住，勿令泄气。每日空心取桃仁二十粒去皮嚼之，以温酒下。至重者服五百粒愈。（《圣惠方》）

预辟瘴疠：桃仁一斤，吴茱萸、青盐各四两，同炒熟，以新瓶密封一七，取出拣去茱、盐，将桃仁去皮尖，每嚼一二十枚。山居尤宜之。（余居士《选奇方》）

桃枭：时珍曰：桃子干悬如枭首木之状，故名。奴者，言其不能成实也。《家宝方》谓之神桃，言其辟恶也。千叶桃花结子在树不落者，名鬼髑髅。雷敩《炮炙论》有修治之法，而方书未见用者。

主吐血诸药不效，烧存性，研末，米汤调服，有验（汪颖）。治小儿虚汗，妇人妊娠下血，破伏梁结气，止邪疟。烧烟熏痔疮。烧黑油调，敷小儿头上肥疮软疖（时珍）。

附方：新五。

鬼疟寒热：树上自干桃子二七枚为末，滴水丸梧子大，朱砂为衣。每服一丸，侵晨面东井华水下，良。（《圣济总录》）

五种疟疾：《家宝》通神丸：用神桃（即桃奴）十四枚，巴豆七粒，黑豆一两。研匀，以冷水和丸梧子大，朱砂为衣。发日五更念药王菩萨七遍，井华水下一丸，立瘥。不过二次，妙不可言。（王隐君《养生主论》）

盗汗不止：树上干桃子一个，霜梅二个，葱根七个，灯心二茎，陈皮一钱，稻根、大麦芽各一撮。水二钟，煎服。（《经验方》）

白秃头疮：干桃一两，黑豆一合，为末，腊猪脂调搽。（《圣惠》）

小儿头疮：树上干桃烧研，入腻粉、麻油调搽。（《圣惠》）

花：利宿水痰饮积滞，治风狂。研末，敷头上肥疮，手足疮（时珍）。时珍曰：按：欧阳询《初学记》载：北齐崔氏以桃花、白雪与儿靧面，云令面妍华光悦，盖得《本草》令人好颜色、悦泽人面之义，而陶、苏二氏乃引服桃花法，则因本草之言而谬用者也。桃花性走泄下降，利大肠甚快，用以治气实人病水饮肿满积滞、大、小便闭塞者，则有功无害。若久服，即耗人阴血，损元气，岂能悦泽颜色耶。按：张从正《儒门事亲》载：一妇滑泻数年，百治不效。或言：此伤饮有积也。桃花落时，以棘针刺取数十萼，勿犯人手。以面和作饼，煨熟食之，米饮送下。不一二时，泻下如倾。六七日，行至数百行，昏困，惟饮凉水而平。观此，则桃花之峻利可征矣。又苏鹗《杜阳编》载：范纯佑女丧夫发狂，闭之室中，夜断窗棂，登桃树上食桃花几尽。及旦，家人接下，自是遂愈也。珍按：此亦惊怒伤肝，痰夹败血，遂致发狂。偶得桃花利痰饮、散滞血之功，与张仲景治积热发狂用承气汤，畜血发狂用桃仁承气汤之意相同；而陈藏器乃言桃花食之患淋，何耶。

附方：新十三。

大便艰难：桃花为末，水服方寸匕，即通。（《千金》）

产后秘塞：大、小便不通。用桃花、葵子、滑石、槟榔等分，为末。每空心葱白汤服二钱，即利。（《集验方》）

痰饮宿水：桃花散：收桃花阴干为末，温酒服一合，取利。觉虚，食少粥。不似转下药也。（崔行功《纂要方》）

脚气肿痛：桃花一升，阴干为末。每温酒细呷之，一宿即消。（《外台秘要》）

腰脊作痛：三月三日取桃花一斗一升，井华水三斗，曲六升，米六斗，炊熟，如常酿酒。每服一升，日三服，神良。（《千金》）

脓瘘不止：桃花为末，猪脂和敷之，日二。（《千金》）

足上病疮：桃花、食盐等分杵匀，醋和敷之。（《肘后方》）

雀卵面疱：桃花、冬瓜仁研末等分，蜜调敷之。（《圣惠》）

干粪塞肠：胀痛不通。用毛桃花湿者一两，和面三两，作馄饨煮熟，空心食之。日午腹鸣如雷，当下恶物也。（《圣惠方》）

面上粉刺：子如米粉：用桃花、丹砂各三两，为末。每服一钱，空心井水下，日三服。十日知，二十日小盒饭出黑汁，面色莹白也。（《圣惠方》）

令面光华：三月三日收桃花，七月七日收鸡血，和涂面上。三二日后脱下，则光华颜色也。（《圣济总录》）

叶：疗伤寒、时气、风痹无汗，治头风，通大小便，止霍乱腹痛（时珍）。时珍曰：按：许叔微《本事方》云：伤寒病，医者须顾表里，循次第。昔范云为梁武帝属官，得时疫热疾，召徐文伯诊之。是时武帝有九锡之命，期在旦夕。云恐不预，求速愈。文伯曰：此甚易，政恐二年后不复起尔。云曰：朝闻道夕死可矣，况二年乎。文伯乃以火煅地，布桃、柏叶于上，令云卧之。少顷汗出粉之，翌日遂愈。后二年云果卒。取汗先期，尚能促寿；况罔顾表里时日，便欲速愈者乎。夫桃叶发汗妙法也，犹有此戒，可不慎欤。

附方：新二。

鼻内生疮：桃叶嫩心，杵烂塞之。无叶用枝。（《简便方》）

身面癣疮：日午捣桃叶，取汁搽之。（《千金》）

茎及白皮：时珍曰：树皮、根皮皆可，用根皮尤良。并取东行者，刮去粗皮，取白皮入药。治痃忤心腹痛，解蛊毒，辟疫疠，疗黄疸身目如金，杀诸疮虫（时珍）。

附方：新五。

水肿尿短：桃皮三斤（去内外皮），秫米一斗，女曲一升，以水二斗煮桃皮，取汁一斗，以一半渍曲，一半渍秫饭，如常酿成酒。每服一合，日三次，以体中有热为候。小便多是病去。忌生冷、一切毒物。（《圣济总录》）

妇人经闭：数年不通，面色萎黄，唇口青白，腹内成块，肚上筋起，腿胫或肿，桃根煎主之：用桃树根、牛蒡根、马鞭草根、牛膝、蓬各一斤锉，以水三斗，煎一斗去滓，更以慢火煎如饧状收之。每以热酒调服一匙。（《圣惠》）

牙疼颊肿：桃白皮、柳白皮、槐白皮等分，煎酒热漱。冷则吐之。（《圣惠方》）

小儿白秃：桃皮五两煎汁，入白面沐之，并服。（同上）

桃胶：时珍曰：桃茂盛时，以刀割树皮，久则胶溢出，采收，以桑灰汤浸过，曝干用。

如服食，当依本方修炼。和血益气，治下痢，止痛（时珍）。时珍曰：按：《抱朴子》云：桃胶以桑灰汁渍过服之，除百病，数月断谷，久则晦夜有光如月。又《列仙传》云：高丘公服桃胶得仙。古方以桃胶为仙药，而后人不复用之，岂其功亦未必如是之殊耶。

附方：新三。

血淋作痛：桃胶（炒）、木通、石膏各一钱，水一盏，煎七分，食后服。（《杨氏家藏方》）

产后下痢：赤白，里急后重，疞痛：用桃胶（焙干）、沉香、蒲黄（炒）各等分，为末。每服二钱，食前米饮下。（《妇人良方》）

痘魇发搐：黑陷者。用桃胶煎汤饮之。或水熬成膏，酒化服之，大效。（《总微论》）

桃符：时珍曰：《玉烛宝典》云：户上着桃板辟邪，取《山海经》神荼、郁垒居东海蟠桃树下，主领众鬼之义。许慎云：羿死于桃棓。棓，仗也。故鬼畏桃，而今人用桃梗作橛以辟鬼也。《礼记》云：王吊则巫祝以桃茢前引，以辟不祥。茢者，桃枝作帚也。《博物志》云：桃根为印，可以召鬼。《甄异传》云：鬼但畏东南枝尔。据此诸说，则《本草》桃之枝、叶、根、核、桃枭、桃橛，皆辟鬼祟产件，盖有由来矣。钱乙小儿方：疏取积热及结胸，用巴豆、汞之药，以桃符煎汤下，亦是厌之之义也。

# 杏核人

味甘，苦，温，冷利有毒。主咳逆上气，雷鸣喉痹，下气，产乳金疮，寒心贲豚。惊痫心下烦热，风气去来，时行头痛，解肌消心下急，杀狗毒。五月采之。其两人者杀人，可以毒狗。花味苦，无毒。主补不足，女子伤中，寒热痹，厥逆。

实味酸，不可多食，伤筋骨。生晋山川谷。得火良，恶黄芩、黄芪、葛根，解锡毒，畏蘘草。

陶隐居云：处处有，药中多用之，汤浸去尖皮，熬令黄。

臣禹锡等谨按《药性论》云：杏人，能治腹痹不通，发汗，主温病，治心下急满痛，除心腹烦闷，疗肺气咳嗽，上气喘促。入天门冬煎润心肺，可和酪作汤，益润声气，宿即动冷气。孟诜云：杏热。面𤮍者取人去皮，捣和鸡子白，夜卧涂面，明早以暖清酒洗之。人患卒痄，取杏人三分，去皮尖，熬，别杵桂一分，和如泥，取李核大，绵裹含，细细咽之。日五夜三。谨按：心腹中结伏气；杏人、橘皮、桂心、诃梨勒皮为丸。空心服三十丸，无忌。又烧令烟尽研如泥，绵裹内女人阴中，治虫疽。

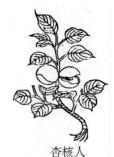

杏核人

陈藏器云：杏人本功外杀虫，烧令烟未尽，细研如脂，物裹内䘌齿孔中。亦主产门中虫疮痒不可忍者。去人及诸畜疮中风，取人去皮，熬令赤和桂末研如泥，绵裹如指大，含之利喉咽，去喉痹痰唾，咳嗽，喉中热结生疮。杏酪浓煎如膏服之润五脏，去痰嗽，生熟吃俱得，半生半熟杀人。

《日华子》云：杏热有毒，不可多食，伤神。

《图经》曰：杏核人，生晋川山谷，今处处有之。其实亦数种，黄而圆者名金杏。相传云种出济南郡之分流山，彼人谓之汉帝杏。今近都多种之，熟最早。其扁而青黄者名木杏，味酢不及金杏。杏子入药，今以东来者为胜，仍用家园种者，山杏不堪入药。五月采，破核去双人者。古方有单服杏仁，修治如法。自朝蒸之至午而止，便以慢火微烘至七日乃收贮之。每旦腹空时不约多少，任意啖之，积久不止，驻颜延年。云是夏姬法，然杏人能使人血溢，少误之必出血不已，或至委顿，故近人少有服者。又有杏酥法，主风虚，除百病；捣烂杏人一石，以好酒二石，研，滤取汁一石五斗，入白蜜一斗五升搅匀，封于新瓮中，勿泄气，三十日看酒上酥出即掠取内瓷器中贮之。取其酒滓，团如梨大，置空屋中，作格安之，候成饴脯状，旦服一枚，以前酒下，其酒任性饮之。杏花干之亦入药。杏枝主堕伤，取一握，水一大升，煮半，下酒三合，分再服大效。其实不可多食，伤神损筋骨。刘禹锡《传信方》治嗽补肺丸；杏人二大升，山者不中，拣却双人及陈蠹①，以童子小便一斗浸之，春夏七日、秋冬二七日并皮尖于砂盆子中研细，滤取汁，煮令鱼眼沸，候软如面糊即成，仍时以柳篦搅，勿令著底，后即以马尾罗或粗布下之，日暴，通丸，即丸服之，时食前后总须服三十丸，五十丸，任意茶酒下，忌白水粥，只是为米泔耳。自初浸至成，常以纸盖之，以畏尘土也。如无马尾罗，即以粗布袋下之，如取枣穰法。

《雷公》云：凡使，须以沸汤浸少时，去皮膜，去尖擘作两片，用白火石并乌豆②、杏人三件于锅子中下东流水煮，从巳至午，其杏人色褐黄，则去尖。然用每修一斤，用白火石一斤，乌头③三合，水旋添，勿令阙，免反血④为妙也。

《食疗》云：主热风头痛，又烧令烟尽，去皮，以乱发裹之，咬于所患齿下，其痛便止。熏诸虫出并去风便差。重者不过再服。

《外台秘要》：治偏风半身不遂，兼失音不语：生吞杏人七枚，不去皮尖，日别从一七渐加至七七枚，七七日周而复始，食后即以竹沥下之，任意多少日，料⑤一升取尽。

又方：治耳聋。以杏人七枚去皮，拍碎为三分，以绵裹于中，着颗盐如小豆许，以器盛于饭甑中蒸之，候饭熟出裹，令患人侧卧和绵捻一裹，以油汁滴入耳中，久又一裹依前法。

《千金方》：治咳嗽，旦夕加重，增寒壮热，少喜多嗔，忽进退，面色不润，积渐少食，状若肺脉强紧浮者，杏人半斤去皮尖，入于瓶内，童子小便二斗浸七日了漉出去小便，以暖水淘过，于沙盆内研成泥，别入瓷瓶中，以小便三升煎之如膏，量其轻重食上熟水下一钱匕。妇人室女服之更妙。

又方：主卒中风，头面肿，杵杏人如膏敷之。

又方：治一切风虚，常恶头痛欲破者：杏仁去皮尖，干暴为末，水九升，研滤如作粥法，缓火煎令如麻腐，起取和羹粥酒内一匙服之。每食前不限多少，服七日后大汗出，慎风冷、猪、鱼、鸡、蒜、大酢。一剂后诸风减差。春夏恐酢少作服之，秋九月后煎之，此法神妙，可深秘之。

又方：治鼻中生疮：杵杏人乳汁和敷之。

又方：治头面风，眼润鼻塞，眼暗冷泪：杏人三升为末，水煮四五沸，洗头。冷汗尽，三度差。又方：治破伤风肿，厚敷杏仁膏，燃烛遥炙。又方：治疳虫蚀鼻，生疮：烧杏核压取油敷之。又方：治喉痹：杏人熬熟，杵丸如弹子，含嚼其汁，为末，帛裹含之亦得。

又方：治痔，谷道痛：取杏人熬，熏，杵膏敷之。又方：治小儿大人咳逆上气：杏人三升，去皮尖，炒令黄，杵如膏，蜜一升，分为三分，内杏人杵令得所，更内一分，杵如膏，又内一分，杵熟止，先食之水嚼汁。

又方：治诸牙龈疼：杏人一百枚，去皮尖，两人，以盐方寸匕，水一升，煮令沫出含之，未尽，吐却更含之，三度差。

《肘后方》：治谷道赤痛：熬杏人杵作膏敷之良。又方：箭镝及诸刀刃在喉咽、胸膈诸隐处不出，杵杏人敷之。

《梅师方》：治食狗肉不消，心下坚或胀，口干忽发热妄语方：杏人一升，去皮，水三升，煎沸去滓，取汁为三服，下肉为度。

又方：主耳中汁出，或痛有浓水，熬杏人令赤黑为末，薄绵裹，内耳中，日三四度易之，或乱发裹，塞之亦妙。

又方：狗咬；去皮尖，杵敷之，研汁饮亦佳矣。

《孙真人方》：欲好声：杏人一升，熬，去皮尖，酥一两，蜜少许为丸如梧桐子大，空心米汤下十五丸。又方：杏，味苦，心病宜服。

又方：杏核人，伤筋损神，其人作汤，如白沫不解，食之令气壅身热。

《食医心镜》：主气喘促浮肿，小便涩：杏人一两，去尖皮，熬研和米煮粥极熟，空心吃二合。又方：主五痔下血不止，去尖、皮及双人，水三升，研，滤取汁，煎减半，投米煮粥停冷，空心食之。又方：能下气，主嗽除风，去野鸡病：杏人一两，去皮尖，双人，搓碎，水三升，研，滤取汁，于铛中煎，以杓搅勿住手，候三分减二，冷呷之。不熟及热呷即令人吐。

《胜金方》：治久患肺气喘急至效：杏人去皮尖二两，童子小便浸一日一换，夏月一日三四换，浸半月取焙干，烂研令极细，每服一枣大，薄荷一叶，蜜一鸡头大，水一中盏同煎取七分，食后温服。甚者不过三剂差，永不发动，忌腥物。

《广利方》：治眼筑损，弩肉出，生杏人七枚，去皮，细嚼吐于掌中，及热以绵裹箸头将点弩肉上，不过四五度差。

《子母秘录》：治小儿脐赤肿：杏人杵如脂，内体中相和，敷脐肿上。

《心效方》：治金疮中风，角弓反张：以杏人碎之，蒸令溜，绞取脂，取一小升，兼以疮上摩效。又方：治狐尿刺螫痛：杏人细研煮一两沸，承热以浸螫处数数易之。

《塞上方》：治坠马扑损，瘀血在内烦闷：取东引杏枝三两，细剉微熬，好酒二升，煎十余沸，去滓分为二服，空心，如人行三四里再服。

《伤寒类要》：治温病食劳：以杏人五两，酢二升，煎取一升服之，取汗差。

《产宝方》：治卒不得小便：杏人二七枚，去皮尖，妙黄米饮服之差。

《潞公药准》：治咽喉痒痛，失音不语：杏人桂心各一两同研匀，用半熟蜜和如樱桃大，新绵裹，非时含此嚥津大效。

《修真秘旨》云：杏不用多食，令人目盲。

又方：服杏人者，往往二三年或泻或脐中出物，皆不可治。

《左慈秘诀》：杏金丹，本出浑皇子，亦名草金丹，方服之寿二千二百年不死。只是以杏人成丹，轻重如金，软而可食，因此立名。从三皇后有得法者，服之无有不得力。奚肿、吕望、彭祖皆炼之。彭祖曰：宁可见此方，不用封王，宁可见此药，不用封侯。老子曰：草金丹是众仙秘要，服皆得力，只为作之者难，世俗之人皆不信有神验，将圣人妄说，作之者不肯精心洁净，浪有恶物触犯药即不成，徒劳损废，又何益矣。其造不得盲聋瘖哑，大病及恶心人、女人、小人知见，丹亦不成，丹成无忌。只是夏姬服之寿年七百乃仙去。炼草金丹法；从寅月修杏树，人罕到者良，又以寅月镬斸树下地间，图阳气通畅，至二月草生，以锄除草，恐损地力，至三月离树五步作畦垄淘成拟引天之暴雨，以须远栽棘遍栏，勿使人迹畜兽践踏。只亢旱即泉源水洒润其树下，初春有霜雪即树下烧火以救之，恐损花苞蕚，至五月杏熟收取当月旬内自落者去核，取人六斗，以热汤退皮，去双人，取南流水三石，和研取汁两石八斗，去滓并小美者，亦得取新铁釜受三石已来作灶，须具五岳三台形，用朱砂图画之。其灶通四脚，去地五寸，着镣不得绝稠，恐下灰不得。

其釜用酥三斤，以糠火及炭然釜，少少磨⑦三斤酥尽即内汁釜中，釜上安盆，盆上钻孔，用筝弦悬车辖至盆底，其孔以纸缠塞，勿令泄气。初着糖⑧火并干牛粪火，一日三动车辖，以衮其汁，五日有露液生，十日白霜起，又三日白霜尽即金花出。若见此候即知丹霜成，开盆用炭火炙干，以雄鸡翎扫取，以枣肉和为丸如梧桐子大，釜中独角成者为上，其釜口次也。丹滓亦能治冷疾。服丹法如人吃一斗酒醉即吃五升，吃一升者只吃半升。下药取满日空心暖酒服三丸，至七日宿疾除，愈声喑，盲，挛，跛，疝气，野鸡，瘿气，风痫，痃气，疮肿，万病皆除愈。头白却黑，齿落更生。张先师云：二两为一剂，一剂延八十年；两剂延二百四十年；三剂通灵不死。若为天仙，一万年永忌房室；若为地仙，五千年三年忌房室；若为人仙，一千五百年，百日忌房室。陈居士上表十月已后泥炉造为雷息之时，亦不用车马轰阗声。何以十月造，天雷二月起，八月息，初造丹时，祭五岳神仙地祇⑨，亦取童子看火候，二十四气，五星五行，阴阳十二时，取此气候，用火丹乃成矣。圣所服皆致长生久寿，世人不能常服，或言此药无效，若精心确志，必就神仙长年矣。

《衍义》曰：杏核人，犬伤人，量所伤大小，烂嚼沃破处，以帛系定，至差无苦。又汤去皮，研一升，以水一升半，翻复绞取稠汁，入生蜜四两，甘草一茎约一钱，银石器中慢火熬成稀膏，瓷器盛。食后夜卧入少酥，沸汤点一匙匕服，治肺燥喘热，大肠秘，润泽五脏。如无上证，更入盐点尤佳。杏实，《本经》别无治疗。《日华子》言，多食伤神。有数种，皆热，小儿尤不可食，多致疮痈，及上膈热。煞蓄为干果。其深赭色，核大而褊者为金杏，此等须接，其他皆不逮也。如山杏辈，只可收人，又有白杏，至熟色青白或微黄，其味甘淡而不酸。

现注：

①饐：(hài 害)，食物腐败发臭。原刻由曷臭组成，与馂同。

②乌豆。

③乌头，皆为原文，乌豆可解毒，故乌头似为误刻。

④反血：似指让所煮之物不要因缺水而像血一样凝固。

⑤料：核计。

⑥钁：(jué 决)，大锄。斸：(zhú 竹)，锄类。

⑦磨：接近。

⑧糖火：原文如此，按：应为糠火之误。

⑨祇：(qí 奇)，地神。又发(zhǐ 只)音。

按：杏核人，蔷薇科杏之种子。临床称为杏仁。综合功能止咳下气，止喘清喉解肌。临床以杏仁治肺伤咳嗽，喘促痰多，风寒表证。凡咳喘者用杏仁者多。另有胸闷逆气等也可以杏仁治之。入宣肺止咳药中。

释名：甜梅。时珍曰：杏字篆文象子在木枝之形。或云从口及从可者，并非也。《江南录》云：杨行密改杏名甜梅。时珍曰：诸杏，叶皆圆而有尖，二月开红花，亦有千叶者，不结实。甘而有沙者为沙杏，黄而带酢者为梅杏，青而带黄者为奈杏。其金杏大如梨，黄如橘。《西京杂记》载蓬莱杏花五色，盖异种也。按：王祯《农书》云：北方肉杏甚佳，赤大而扁，谓之金刚拳。凡杏熟时，榨浓汁，涂盘中晒干，以手摩刮收之，可和水调食，亦五果为助之义也。

实：源曰：多食，生痰热，昏精神。产妇尤忌之。曝脯食，止渴，去冷热毒。

核仁：时珍曰：治风寒肺病药中，亦有连皮尖用者，取其发散也。震亨曰：杏仁性热，因寒者可用。时珍曰：凡杏、桃诸花皆五出。若六出必双仁，为其反常，故有毒也。除肺热，治上焦风燥，利胸膈气逆，润大肠气秘（元素）。杀虫，治诸疮疥，消肿，去头面诸风气鼻疱（时珍）。

元素曰：杏仁气薄味厚，浊而沉坠，降也、阴也。入手太阴经。其用有三：润肺也，消食积也，散滞气也。杲曰：杏仁散结润燥，除肺中风热咳嗽。杏仁下喘，治气也；桃仁疗狂，治血也。俱治大便秘，当分气、血。昼则便难，行阳气也；夜则便难，行阴血也。故虚人便闭，不可过泄。脉浮者属气，用杏仁、陈皮；脉沉者属血，用桃仁、陈皮。手阳明与手太阴为表里，贲门主往来，魄门主收闭，为气之通道，故并用陈皮佐之。好古曰：张仲景麻黄汤，及王朝奉治伤寒气上喘逆，并用杏仁者，为其利气、泻肺、解肌也。时珍曰：杏仁能散能降，故解肌散风、降气润燥、消积治伤损药中用之。治疮杀虫，用其毒也。按：《医余》云：凡索面、豆粉近杏仁则烂。顷一兵官食粉成积，医师以积气丸、杏仁相半研为丸，熟水下，数服愈。又《野人闲话》云：翰林学士辛士逊，在青城山道院中，梦皇姑谓曰：可服杏仁，令汝聪明，老而健壮，心力不倦。求其方，则用杏仁一味，每盥漱毕，以七枚纳口中，良久脱去皮，细嚼和津液顿咽。日日食之，一年必换血，令人轻健。此申天师方也。又杨士瀛《直指方》云：凡人以水浸杏仁五枚，五更端坐，逐粒细嚼至尽，和津吞下。久则能润五脏，去尘滓，祛风明目，治肝肾风虚，瞳人带青，眼翳风痒之病。珍按：杏仁性热降气，亦非久服之药。此特其咀嚼吞纳津液，以消积秽则可耳。古有服杏丹法，云是左慈之方。唐慎微收入《本草》，云久服寿至千万。其说荒诞可鄙，今删其纰缪之辞，存之于下，使读者毋信其诳也。

附方：新二十二。

万病丸：治男妇五劳七伤，一切诸疾。杏仁一斗二升，童子小便煮七次，以蜜四两拌匀，再以童便五升于碗内重蒸，取出日晒夜露数日。任意嚼食，即愈。上气喘急：杏仁、桃仁各半两，去皮尖炒研，用水调生面和，丸梧子大。每服十丸，姜、蜜汤下，微利为度。（《圣济总录》）

肺病咯血：杏仁四十个，以黄蜡炒黄，研入青黛一钱，作饼。用柿饼一个，破开包药，湿纸裹煨熟食之，取效。（丹溪方）

血崩不止：诸药不效，服此立止。用甜杏仁上黄皮，烧存性，为末。每服三钱，空心热酒服。（《保寿堂方》）

身面疣目：杏仁烧黑研膏，擦破，日日涂之。（《千金方》）

两颊赤痒，其状如痱，名头面风。以杏仁频频揩之。内服消风散。（《证治要诀》）

风虫牙痛：杏仁，针刺于灯上烧烟，乘热搭病牙上。又复烧搭七次。绝不疼，病牙逐时断落也。（《普济方》）

目中赤脉：痒痛，时见黑花。用初生杏子仁一升，古五铢钱七文，入瓶内密封，埋门限下，一百日化为水，每夕点之。（《圣济总录》）

胎赤眼疾：杏仁压油半鸡子壳，食盐一钱，入石器中，以柳枝一握紧束，研至色黑，以熟艾一团安碗内烧烘之，令气透火尽即成。每点少许入两，甚效。（《圣济总录》）

目中翳遮，但瞳子不破者：用杏仁三升去皮，面裹作三包，火煨熟，去面研烂，压去油。每用一钱，入铜绿一钱，研匀点之。（同上）

目生弩肉，或痒或痛，渐覆瞳人：用杏仁（去皮）二钱半，腻粉半钱，研匀，绵裹箸头点之。（同上）

小儿血眼：儿初生艰难，血瘀睚，遂溅渗其睛，不见瞳人。轻则外胞赤肿，上下弦烂：用杏仁二枚去皮尖，嚼，乳汁三五匙，入腻粉少许，蒸熟，绢包频点。重者加黄连、朴硝最良。（《全幼心鉴》）

小儿咽肿：杏仁炒黑，研烂含咽。（《普济方》）

针入肉内：不出者。双杏仁捣烂，以车脂调贴。其针自出。（《瑞竹堂方》）

解野狼毒毒：杏仁捣烂，水和服之。（《千金方》）

一切食停：气满膨胀。用红杏仁三百粒，巴豆二十粒同炒，色变去豆不用，研杏为末，橘皮汤调下。（《杨氏家藏方》）

白癜风斑：杏仁连皮尖，每早嚼二七粒，揩令赤色。夜卧再用。（《圣济总录》）

诸疮肿痛：杏仁去皮，研滤取膏，入轻粉、麻油调搽神效。不拘大人、小儿。（鲍氏）

小儿头疮：杏仁烧研敷之。（《事林广记》）

蛆虫入耳：杏仁捣泥，取油滴入。非出则死。（《扶寿精方》）

花：附方：新二。

妇人无子：二月丁亥日，取杏花、桃花阴干为末。戊子日和井华水服方寸匕，日三服。（《卫生易简方》）

粉滓面䵟：杏花、桃花各一升，东流水浸七日。洗面三七遍，极妙。（《圣济总录》）

根：主食杏仁多，致迷乱将死，切碎煎汤服，即解（时珍）。

# 安 石 榴

味甘，酸，无毒。主咽燥渴，损人肺，不可多食。酸实壳，疗下痢，止漏精。东行根，疗蛔虫、寸白。

陶隐居云：石榴以花赤可爱，故人多植之，尤为外国所重。入药唯根、壳而已。其味有甜、醋，药家用醋者，子为服食者所忌。

臣禹锡等谨按《蜀本》《图经》云：子味甘酸，其酸者尤能止痢。

《药性论》云：石榴皮，使，味酸，无毒。能治筋骨风，腰脚不遂，行步挛急疼痛。主涩肠，止赤白下痢。一方取汁，止目泪下，治漏精。根青者入染须方用。陈藏器云：石榴，本功外，东引根及皮主蛔虫，煎服。子止渴。花叶干之为末，和铁丹服之一年，变毛发色黑如漆。铁丹，飞铁为丹，亦铁粉之属是也。

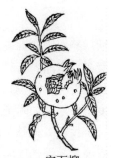

安石榴

孟诜云：石榴，温。多食损齿令黑。皮炙令黄，杵末，以枣肉为丸，空腹三丸，日二服。治赤白痢，腹痛者，取醋者一枚，并子捣汁顿服。

段成式《酉阳杂俎》云：石榴，甜者谓之天浆，能理乳石毒。

《图经》曰：安石榴，旧不著所出州土，或云本生西域。陆机与弟云书云：张骞为汉使外国十八年，得涂林安石榴是也。今处处有之。一名丹若，《广雅》谓之若榴，木不甚高大，枝柯附干，自地便生，作丛种极易息，折其条盘土中便生。花有黄赤二色，实亦有甘、酢二种，甘者可餐，酢者入药。多食其实则损人肺。东行根并壳入杀虫及染须发，口齿等药。其花百叶者主心热吐血及衄血等，干之作末吹鼻中立差。崔元亮《海上方》疗金疮刀斧伤，破血流；以石灰一升，石榴花半斤，捣末取少许敷上，捺少时血断便差。又治寸白虫，取醋石榴根，切一升，东南引者良，水二升三合，煮取八合，去滓，著少米作稀粥，空腹食之即虫下。又一种山石榴，形颇相类而绝小，不作房，生青、齐间甚多，不入药。但蜜渍以当果或寄京下甚美。

《雷公》云：凡使皮叶根，勿令犯铁，若使石榴壳，不计干湿，先用浆水浸一宿，至明漉出，其水如墨汁。若使枝根叶并用，浆水浸一宿方可用。《肘后方》治赤白痢，下水谷宿食不消者，为寒可疗；酸石榴皮烧赤为末，服方寸匕。

《百一方》：治疗肿，以针刺四畔，用榴沫着疮上，以面围四畔，灸以痛为度，内末敷上，急裹，经宿连根自出。

《经验方》：治肠滑久痢，神妙无比：以石榴一个，劈破，炭火簇烧令烟尽，急取出不令作白灰，用瓷碗盖一宿，出火毒，为末。用醋石榴一瓣，水一盏，煎汤服二钱。泻亦治。

孙真人云：食之损肺。

又方：治耳聋，法以八、九月取石榴一，开上作孔如毬子大，留劙子内米醋满石榴中，却以劙子盖之，然后搜面裹却石榴，无令醋出，煻灰火中烧面熟，药成入少黑李子、仙沼子末，取水滴点耳内，不得辄转。脑中痛勿惊。如此三夜，又点别耳，依前法佳。

又方：粪前有血，令人面色黄：石榴皮杵末，茄子枝汤下。

《斗门方》：治女子血脉不通：用根东生者，取一握炙干，浓煎一大盏服之差。妇人赤白带下同治。《广利方》：治吐血衄血；以百叶石榴花作末，吹在鼻中差。

《十全方》：治寸白虫：以醋石榴东引根一握，净洗细判，用水三升，煎取半碗以下去滓，五更初温服尽，至明取下虫一大团，永绝根本，一日吃粥补。

《古今录验》：治冷热不调，或下带水，或赤白青黄汁，每服五合至二升尽即断。小儿以意服之二三合。

《衍义》曰：安石榴，有酸、淡两种，旋开单叶花，旋结实，实中子红。孙枝甚多，秋后经雨则自圻裂。道家谓之三尸酒，云三尸得此果则醉。河阴县最多。又有一种，子白莹澈如水晶者，味亦甘，谓之水晶石榴。惟酸石榴皮，合断下药，仍须老木所结，及收之陈久者佳。微炙为末，以烧粟米饭为丸，梧桐子大，食前热米饮下三十至五十丸，以知为度。如寒滑加附子、赤石脂各一倍。

按：石榴科安石榴。今只用石榴皮。安石榴可止渴。其皮可涩精止痢，驱虫。临床用石榴皮治慢性腹泻，结肠炎，白带，皮肤湿疹等。入固涩药中。

释名：金罂。时珍曰：榴者，瘤也，丹实垂垂如赘瘤也。《博物志》云：汉张骞出使西域，得涂林安石国榴种以归，故名安石榴。又按：《齐民要术》云：凡植榴者须安僵石枯骨于根下，即花实繁茂。则安石之名义或取此也。若木乃扶桑之名，榴花丹似之，故亦有丹若之称。傅玄《榴赋》所谓"灼若旭日栖扶桑"者是矣。《笔衡》云：五代吴越王钱镠改榴为金罂。《酉阳杂俎》言：榴甜者名天浆。道家书谓榴为三尸酒，言三尸虫得此果则醉也。故范成大诗云：玉池咽清肥，三彭迹如扫。时珍曰：榴五月开花，有红、黄、白三色。单叶者结实。千叶者不结实，或结亦无子也。实有甜、酸、苦三种。《抱朴子》

言：苦者出积石山。或云即山石榴也。《酉阳杂俎》言：南诏石榴皮薄如纸。《琐碎录》言：河阴石榴名三十八者，其中只有三十八子也。又南中有四季榴，四时开花，秋月结实，实方绽，随复开花。有火石榴赤色如火。海石榴高一二尺即结实。皆异种也。案：《事类合璧》云：榴大如杯，赤色有黑斑点，皮中如蜂窠，有黄膜隔之，子形如人齿，淡红色，亦有洁白如雪者。潘岳赋云：榴者，天下之奇树，九州之名果。千房同膜，千子如一。御饥疗渴，解酲止醉。

甘石榴：震亨曰：榴者，留也。其汁酸性滞，粘膈成痰。制三尸虫（时珍）。酸石榴：止泻痢崩中带下（时珍）。时珍曰：榴受少阳之气，而荣于四月，盛于五月，实于盛夏，熟于深秋。丹花赤实，其味甘酸，其气温涩，具木火之象。故多食损肺、齿而生痰涎。酸者则兼收敛之气，故入断下、崩中之药。或云：白榴皮治白痢，红榴皮治红痢，亦通。

附方：新五。

肠滑久痢：黑神散。用酸石榴一个。烟尽，出火毒一夜，研末。仍以酸榴一块，煎汤服。神效无比。久泻不止：方同上。（并《普济方》）

痢血五色：或脓或水，冷热不调。酸石榴五枚（连子）。捣汁二升，每服五合，神妙。（《圣济》）

小便不禁：酸石榴烧存性（无则用枝烧灰代之）。每服二钱，用柏白皮（切，焙）四钱，煎汤一盏，入榴灰，再煎至八分，空心温服，晚再服。（《圣惠》）

捻须令黑：酸石榴结成时，就东南枝上拣大者一个，顶上开一孔，内水银半两于中，原皮封之，麻扎定，牛屎封护，待经霜摘下，倾出壳内水，以鱼鳔笼指蘸水捻须，久久自黑也。（《普济》）

酸榴皮：止泻痢，下血脱肛，崩中带下（时珍）。

附方：新四。

久痢久泻：陈石榴皮酢者，焙研细末。每服二钱，米饮下。患二三年或二、三月，百方不效者，服之便止，不可轻忽之也。（《普济方》）

小儿风痫：大生石榴一枚，割去顶，剜空，入全蝎五枚，黄泥固济，存性煅为末。每服半钱，乳汁调下。或防风汤下亦可。（《圣济录》）

食榴损齿：石榴黑皮，炙黄，研末，枣肉和丸梧桐子大。每日空腹三丸，白汤下，日二服。（《普济》）

脚肚生疮：初起如粟，搔之渐开，黄水浸淫，痒痛溃烂，遂致绕胫而成痼疾。用酸榴皮煎汤冷定，日日扫之，取愈乃止。（《医学正宗》）

酸榴东行根：止涩泻痢、带下，功与皮同。附方：新一。金蚕蛊毒，吮白矾味甘，嚼黑豆不腥者，即是中蛊也：石榴根皮，煎浓汁服，即吐出活蛊，无不愈者。（丹溪《摘玄方》）

榴花：鼻出衄血：酢榴花二钱半，黄蜀葵花一钱。为末。每服一钱，水一盏，煎服，效乃止。（《圣济录》）

九窍出血：石榴花（揉）塞之取效。叶亦可。

# 梨

味甘，微酸，寒，多食令人寒中金疮，乳妇尤不可食。

陶隐居云：梨，种复殊多，并皆冷利，俗人以为快果，不入药用，食之多损人也。

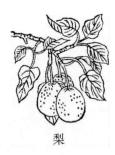

梨

《唐本》注云：梨削贴汤火疮不烂，止痛易差。又主热嗽，止渴。叶主霍乱，吐痢不止，煮汁服之。

今按：《别本》注云：梨有数种，其消梨味甘寒，无毒。主客热中风不语，又疗伤寒热发，解石热，气惊邪嗽，消渴，利大小便。又有青梨、茅梨等，并不任用。又有桑梨，惟堪蜜煮食，主口干。生食不益人，冷中，不可多食。

臣禹锡等谨按孟诜云：梨，除客热，止心烦，不可多食。又卒咳嗽，以一颗刺作五十孔，每孔内以椒一粒，以面裹，于热火灰中煨令熟，出停冷，去椒食之。又方：去核，内酥蜜面裹，烧令熟食之。又取梨肉内酥中煎，停冷食之。又捣汁一升，酥一两，蜜一两，地黄汁一升，缓火煎，细细含咽，凡治嗽，皆须待冷，喘息定后方食，热食之反伤矣，令嗽更极，不可救。如此者可作羊肉汤饼，饱食之便卧，少时又胸中痞塞热结者，可多食好生梨即通。卒暗风失音不语者，生捣汁一合，顿服之，日再服止。

《日华子》云：梨，冷，无毒。消风，疗咳嗽气喘，热狂，又除贼风，胸中热结。作浆吐风痰。《图经》曰：梨，旧不著所出州土，今处处皆有，而种类殊别，医家相承用乳梨、鹅梨。乳梨出宣域，皮厚而肉实，其味极长。鹅梨出近京州郡及北都，皮薄而浆多，味差短于乳梨。其香则过之。咳嗽，热风痰实药多用之，其余水梨、消梨、紫煤梨、赤梨、甘棠、御儿梨之类甚多，俱不闻入药也。梨叶亦主霍乱吐下，煮汁服亦可作煎治风。《徐王效验方》主小儿腹痛，大汗出，名曰寒疝，浓煮梨叶七合，以意消息，可作三四服饮之大良。崔元亮《海上方》疗嗽单验方；取好梨去核，捣汗一茶碗，著椒四十粒，煎一沸去滓，即内黑饧一大两，消讫细细含嚼立定。又治卒患赤目弩肉，坐卧痛者，取好梨一颗，捣绞取汁，黄连三枝碎之，以绵裹渍令色变，仰卧注目中。又有紫花梨，疗心热。唐武宗有此疾，百医不效，青城山邢道人以此梨绞汁而进，帝疾遂愈。后复求之，苦无此梨，常山忽有一株，因缄实以进，帝多食之，解烦躁殊效，岁久木枯，不复有种者，今人不得而用之。又江宁府信州出一种小梨，名鹿梨，叶如茶，根如小拇指，彼处人取其皮治疮癣及疥癞，云甚效。八月采。近处亦有，但采其实作干，不闻入药。

《食疗》云：金疮及产妇不可食，大忌。

《圣惠方》：治小儿心脏风热，昏懵躁闷，不能食。用梨三枚，切，以水二升，煮取汁一升，去滓入粳米一合，煮粥食之。

《梅师方》：治霍乱心痛，利，无汗方：取梨叶枝一大握，水一升，煎取一升服。又云：正月、二月勿食梨。

钱相公：疗蠼螋尿疮，黄水出，嚼梨汁敷之，干即易。又方：小儿寒疝腹痛，大汗出。浓煮梨叶汁七合顿服，以意消息，可作三四度饮之。又方：治中水毒：取梨叶一把，熟杵，以酒一盏，搅服之。

《北梦锁言》：有一朝士，见梁奉御诊之曰：风疾已深，请速归去。朝士复见鄜州马医赵鄂者，复诊之，言疾危，与梁所说同矣。曰：只有一法，请官人试吃消梨，不限多少，咀齚不及，绞汁而饮。到家旬日，唯吃消梨，顿爽矣。

《庄子》：譬犹樝梨，橘桔柚耶，其味相反而皆可于口。

《魏文诏》曰：真定郡梨甘若蜜，脆若菱，可以解烦渴。

《衍义》曰：梨多食则动脾，少则不及病，用梨之意，须当斟酌，惟病酒烦渴人食之甚佳，终不能却疾。

按：梨，为蔷薇科之梨，有多种。可贴疮上咳止渴。临床以梨治咳嗽者多，可用于秋燥肺伤，咳嗽咽干喉痛等。又有说慢性腹泻多食梨而愈。

释名：果宗、玉乳、蜜父。震亨曰：梨者，利也。其性下行流利也。时珍曰：梨树高二三丈，尖叶光腻有细齿，二月开白花如雪六出。上巳无风则结实必佳。故古语云：上巳有风梨有蠹，中秋无月蚌无胎。贾思勰言：梨核每颗有十余子，种之惟一二子生梨，余皆生杜，此亦一异也。杜，即棠梨也。梨品甚多，必须棠梨、桑树接过者，则结子早而佳。梨有青、黄、红、紫四色。乳梨，即悉尼；鹅梨，即绵梨；消梨，即香水梨也。俱为上品，可以治病。御儿梨，即玉乳梨之讹。或云御儿一作语儿，地名也，在苏州嘉兴县，见《汉书注》。其他青皮、早谷、半斤、沙糜诸梨，皆粗涩不堪，只可蒸煮及切烘为脯尔。一种醋梨，易水煮熟，则甜美不损人也。昔人言梨，皆以常山真定、山阳钜野、梁国睢阳、齐国临淄、巨鹿、弘农、京兆、邺都、洛阳为称。盖好梨多产于北土，南方惟宣城者为胜。故司马迁《史记》云：淮北、荥南、河济之间，千株梨其人与千户侯等也。辛氏《三秦记》云：含消梨大如五升器，坠地则破，须以囊承取之。汉武帝尝种于上苑。此又梨之奇品也。《物类相感志》言：梨与萝卜相间收藏，或削梨蒂插于罗卜上藏之，皆可经年不烂。今北人每于树上包裹，过冬乃摘，亦妙。实：润肺凉心，消痰降火，解疮毒、酒毒（时珍）。时珍曰：《别录》着梨，只言其害，不着其功。陶隐居言梨不入药。盖古人论病多主风寒，用药皆是桂、附，故不知梨有治风热、润肺凉心、消痰降火、解毒之功也。今人痰病、火病，十居六七。梨之有益，盖不为少，但不宜过食尔。按：《类编》云：一士人状若有疾，厌厌无聊，往谒杨吉老诊之。杨曰：君热症已极，气血消铄，此去三年，当以疽死。士人不乐而去。闻茅山有道士医术通神，而不欲自鸣。乃衣仆衣，诣山拜之，愿执薪水之役。道士留置弟子中。久之以实白道士。道士诊之，笑曰：汝便下山，但日日吃好梨一颗。如生梨已尽，则取干者泡汤，食滓饮汁，疾自当平。士人如其戒，经一岁复见吉老。见其颜貌腴泽，脉息和平，惊曰：君必遇异人，不然岂有痊理。士人备告吉老。吉老具衣冠望茅山设拜，自咎其学之未至。此与琐言之说仿佛。观夫二条，则梨之功岂小补哉。然惟乳梨、鹅梨、消梨可食，余梨则亦不能去病也。

附方：新四。

消渴饮水：用香水梨，或鹅梨，或江南悉尼皆可，取汁以蜜汤熬成瓶收。无时以热水或冷水调服，愈乃止。（《普济方》）

痰喘气急：梨剜空，纳小黑豆令满，留盖合住系定，糠火煨熟，捣作饼。每日食之，至效。（《摘玄》）

赤眼肿痛：鹅梨一枚捣汁，黄连末半两，腻粉一字，和匀绵裹浸梨汁中，日日点之。（《圣惠》）

反胃转食：药物不下。用大雪梨一个，以丁香十五粒刺入梨内，湿纸包四五重，煨熟

食之。（《总录》）

花：主去面黑粉滓（时珍）。

附方：新一。食梨过伤：梨叶煎汁，解之。（黄记）

木皮：解伤寒时气（时珍）。

附方：新四。

伤寒温疫：已发未发。用梨木皮、大甘草各一两，黄秫谷一合（为末），锅底煤一钱。每服三钱，白汤下，日二服，取愈。此蔡医博方也。（黎居士《简易方》）

霍乱吐利：梨枝，煮汁饮。（《圣惠》）

气积郁冒：人有气从脐左右起上冲，胸满气促，郁冒厥者。用梨木灰、伏出鸡卵壳中白皮、紫菀、麻黄（去节），等分为末，糊丸梧桐子大。每服十丸，酒下。亦可为末服方寸匕，或煮汤服。（《总录》）

结气咳逆：三十年者，服之亦瘥。方同上。

鹿梨：释名：鼠梨（《诗疏》）、山梨（《毛诗》）、杨（《尔雅》）、罗。

时珍曰：《尔雅》云：檖，罗也。其木有纹如罗，故名。《诗》云：隰有树檖。毛苌注云：檖，一名赤罗，一名山梨，一名树梨。今人谓之杨檖。陆机《诗疏》云：檖，即鹿梨也，一名鼠梨。时珍曰：山梨，野梨也，处处有之。梨大如杏，可食。其木文细密，赤者文急，白者文缓。按：陆机云：鹿梨，齐郡尧山、鲁国、河内皆有，人亦种之。实似梨而酢，亦有美脆者。

附方：新二。

一切疮：鹿梨散：用鹿梨根、蛇床子各半斤，真剪草四两，硫黄三钱，轻粉一钱。为末。麻油调敷之。小儿涂于绢衣上着之，七日不解，自愈。（《仁存方》）

一切癣：鹿梨根，刮皮捣烂，醋和麻布包擦之。干者为末，以水和捣。（唐瑶《经验方》）

# 林 檎

味酸、甘，温，不可多食，发热涩气，令人好睡，发冷痰，生疮，脉闭不行。其树似柰树，其形圆如柰，六月、七月熟，今在处有之。今附。臣禹锡等谨按孟诜云：林檎主止消渴。陈士良云：此有三种；大长者为柰，圆者林檎，夏熟小者味涩为梣。秋熟。

《日华子》云：林檎，无毒。下气，治霍乱肚痛，消痰。

《图经》曰：林檎，旧不著所出州土，今在处有之，或谓之来禽。木似柰，实比柰差圆，六、七月熟。亦有甘酢二种，甘者早熟而味脆美，酢者差晚须熟烂乃堪啖。病消渴者宜食之，亦不可多，反令人心中生冷痰。今俗间医人亦干之，入治伤寒药，谓之林檎散。

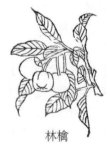

林檎

《食疗》云：温，主谷痢泄精，东行根治白虫、蛔虫，消渴好睡，不可多食。又林檎味苦涩，平，无毒。食之闭百脉。

《食医心镜》：治水痢：以十枚半熟者，以水一升，煎取一升，和林檎空心食。

《子母秘录》：治小儿痢，林檎、构子杵取汁服，以意多与服之差。

又方：小儿闪癖，头发坚旧，瘰疬羸瘦；杵林檎末，以和醋敷上，癖和移处就敷之。

按：林檎为蔷薇科林檎之果实。《品汇精要》称为沙果，可安眠止渴。

时珍曰：案：洪玉父云：此果味甘，能来众禽于林，故有林禽、来禽之名。又唐高宗时，纪王李谨得五色林檎似朱奈以贡。帝大悦，赐谨为文林郎。人因呼林檎为文林郎果。又《述征记》云：林檎实佳美。其楒梓，微大而状丑，有毛而香，关辅乃有，江南甚希。据此，则林檎是文林郎，非楒梓也。时珍曰：林檎，即奈之小而圆者。其味醋者，即楸子也。其类有金林檎、红林檎、水林檎、蜜林檎、黑林檎，皆以色味立名。黑者色似紫奈。有冬月再实者。林檎熟时，晒干研末点汤服甚美，谓之林檎。僧赞宁《物类相感志》云：林檎树生毛虫，埋蚕蛾于下，或以洗鱼水浇之即止。皆物性之妙也。小儿闪癖（时珍）。

# 李核人

味苦，平，无毒。主僵仆跻，瘀血骨痛。

根皮大寒，主消渴，止心烦逆奔气。

实，味苦，除痼热，调中。

陶隐居云：李类又多，京口有麦李，麦秀时熟，小而甜脆，核不入药。今此用姑熟所出南居李，解核如杏子者为佳。凡实熟食之皆好，不可合雀肉食，又不可临水上啖之。李皮水煎含之疗齿痛佳。

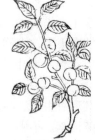

蜀州李核人

今按：《别本》注云：李类甚多，有绿李、黄李、紫李、生李、水李并堪食，味极甘美。其中人不入药用。有野李味苦，名郁李子，核人入药用之。

臣禹锡等谨按《尔雅》云：休，无实李；痤，接虑李；驳，赤李。释曰：李之无实者名休。郭云：一名赵李。痤，接虑李。郭云：今之麦李，与麦同熟，因名。云。李之子赤者名驳。

《药性论》云：李核人，臣。治女子小腹肿满，主踒折骨疼肉伤。利小肠，下水气，除肿满。

又云：李根皮，使，苦。李者入用，味咸治脚下气，主热毒烦躁。根煮汁止消渴。

孟诜云：李，主女人卒赤白下，取李树东面皮，去蚍[1]皮，炙令黄香，以水三升，煮汁去滓服之，日再，验。谨按：生子亦去骨节间劳热。不可多食，临水食令人发痰疟。又牛李有毒。煮汁使浓含之。治蟹齿，脊骨有痁虫，可后灌此汁，更空腹服一盏。其子中人主鼓胀，研和面作饼子，空腹食之，少顷当泻矣。

《日华子》：李，温，无毒。益气，多食令人虚热。又云：李树根，凉，无毒。主赤白痢，浓煎服。华，平，无毒。治小儿壮热，疣疾惊痫，作浴汤。

《图经》曰：李核人，旧不著所出州土，今处处有之。李之类甚多，见《尔雅》者有休，无实李，李之无实者，一名赵李。李痤[2]，接虑李，即今之麦李，细实有沟道，与麦同熟，故名之。驳，赤李，其子赤者是也。又有青李、绿李、赤李、房陵李、朱仲李、马肝李、黄李散见书传，美其味之可食。陶隐居云：皆不入药用，用姑熟所出南居李，解核如杏子者为佳。今不复识此。医家但用核若杏子形者。根皮亦入药用，崔元亮《海上方》治面皯黑子，取李核中人，去皮细研，以鸡子白和如稀饧涂，至晚每以淡浆洗之后，涂胡粉，不过五六日有效。慎风。

孙真人：肝病宜食。

《食医心镜》：李，味酸，无毒。主除固热，调中。黄帝云：李，不可和蜜食，食之损五脏。

《衍义》曰：李核人，其橆大者高及丈，今医家少用。实合浆水食令人霍乱涩气。而然今畿内小窑镇一种最佳，堪入贡。又有御李子，如樱桃许大，红黄色，先诸李熟。此李品甚多，然天下皆有之，所以比贤士大夫盛德及天下者，如桃李无处不芬芳也。《别本》注云：有野李，味苦，名郁李子，核人入药。此自是郁李人，别是一种，在木部中第十四卷，非野李也。

现注：

①蚾：（bǒ 跛）本指蚵（hé 何）蚾即蟾蜍或土鳖，此处指外皮如蟾皮者。

②瘥：下原有祖和切三字注音。

按：李核人，为蔷薇科李之种子。但不是郁李仁，郁李仁已在木部下品，第十四卷中有述。功能化瘀止痛，通便止消渴。

释名：嘉庆子。时珍曰：按：罗愿《尔雅翼》云：李乃木之多子者，故字从木、子。窃谓木之多子者多矣，何独李称木子耶。按：《素问》言：李味酸属肝，东方之果也。则李于五果属木，故得专称尔。今人呼干李为嘉庆子。按：韦述《两京记》云：东都嘉庆坊有美李，人称为嘉庆子。久之称谓既熟，不复知其所自矣。梵书名李曰居陵迦。时珍曰：李，绿叶白花，树能耐久，其种近百。其子大者如杯如卵，小者如弹如樱。其味有甘、酸、苦、涩数种。其色有青、绿、紫、朱、黄、赤、缥绮、胭脂、青皮、紫灰之殊。其形有牛心、马肝、奈李、杏李、水李、离核、合核、无核、偏缝之异。其产有武陵、房陵诸李。早则麦李、御李，四月熟。迟则晚李、冬李，十月、十一月熟。又有季春李，冬花春实也。按：王祯《农书》云：北方一种御黄李，形大而肉浓核小，甘香而美。江南建宁一种均亭李，紫而肥大，味甘如蜜。有擘李，熟则自裂。有糕李，肥粘如糕。皆李之嘉美者也。今人用盐曝、糖藏、蜜煎为果，惟曝干白李有益。其法：夏李色黄时摘之，以盐挼去汁，合盐晒萎，去核复晒干，荐酒、作饤皆佳。时珍曰：李味甘酸，其苦涩者不可食。不沉水者有毒，不可食。

附方：新一。

蝎虿螫痛：苦李仁嚼涂之，良。（《古今录验》）

根白皮：时珍曰：李根皮取东行者，刮去皱皮，炙黄入药用。《别录》不言用何等李根，亦不言其味。但《药性论》云：入药用苦李根皮，味咸。而张仲景治奔豚气，奔豚汤中用甘李根白皮。则甘、苦二种皆可用欤。

治小儿暴热，解丹毒（时珍）。

附方：新二。

小儿丹毒：从两股走及阴头。用李根烧为末，以田中流水和涂之。（《千金》）

咽喉卒塞：无药处，以皂角末吹鼻取嚏；仍以李树近根皮，磨水涂喉外，良验。（《菽园杂记》）

花：令人面泽，去粉滓䵟䵴（时珍）。

附方：新一。

面黑粉滓：用李花、梨花、樱桃花、白蜀葵花、白莲花、红莲花、旋复花、秦椒各六两，桃花、木瓜花、丁香、沉香、青木香、钟乳粉各三两，珍珠、玉屑各二两，蜀水花一两，大豆末七合，为细末瓶收。每日盥，用洗手面，百日光洁如玉也。（《普济方》）

叶：附方：新一。

恶刺疮痛：李叶、枣叶捣汁点之，效。（《千金》）

树胶：主治：目翳，定痛消肿（时珍）。

# 杨　梅

味酸，温，无毒。主去痰止呕哕，消食下酒，干作屑，临饮酒时服方寸匕，止吐酒。多食令人发热。其树若荔枝树而叶细阴青。其形似水杨子而生青熟红，肉在核上，无皮壳。生江南，岭南山谷。四月、五月采。今附。

臣禹锡等谨按孟诜云：杨梅和五脏，能涤肠胃，除烦愦恶气。切不可多食，甚能损齿及筋。亦能治痢，烧灰服之。

《日华子》云：杨梅，热，微毒。疗呕逆吐酒，皮根煎汤洗恶疮疥癞。忌生葱。

《图经》：文具梅实条下。

陈藏器：止渴。张司空云：地瘴，无不生杨梅者信然矣。

《食疗》：温和五脏腹胃，除烦愦恶气，去痰实。亦不可久食，损齿及筋也。甚能下痢，又烧为灰，亦断下痢。甚酸美，小有胜白梅。又白梅未干者，常含一枚嗍其液，亦通利五脏下少气。若多食之损人筋骨，其酸醋之物，自是土使然。若南方人北居，杏亦不食，北地人南住，梅乃啖多，岂不是地气郁蒸令人烦愦，好食斯物也。

《经验后方》：主一切伤损不可者疮，止血生肌，无瘢痕绝妙，和盐核杵之如泥，成挺子，竹筒中收，遇破即填，小可即敷之。此药之功神圣。

《宋齐丘化书》：梅接杏而本强者，其实甘。

按：杨梅为杨梅科杨梅之果实。可祛痰止呕消食下酒。

释名：机子（音求）。时珍曰：其形如水杨子而味似梅，故名。段氏《北户录》名机子。扬州人呼白杨梅为圣僧。时珍曰：杨梅树叶如龙眼及紫瑞香，冬月不凋。二月开花结实，形如楮实子，五月熟，有红、白、紫三种，红胜于白，紫胜于红，颗大而核细，盐藏、蜜渍、糖收皆佳。东方朔《林邑记》云：邑有杨梅，其大如杯碗，青时极酸，熟则如蜜。用以酿酒，号为梅香酎，甚珍重之。赞宁《物类相感志》云：桑上接杨梅则不酸。杨梅树生癞，以甘草钉钉之则无。皆物理之妙也。瑞曰：发疮致痰。

附方：新三。

下痢不止：杨梅烧研，每米饮服二钱，日二服。（《普济》）

头痛不止：杨梅为末，以少许鼻取嚏，妙。头风作痛：杨梅为末，每食后薄荷茶服二钱。或以消风散同煎服。或同捣末，以白梅肉和丸弹子大，每是后葱茶嚼下一丸。（《朱氏集验方》）

核仁：时珍曰：案，王明清《挥尘录》云：会稽杨梅为天下冠。童贯苦脚气，或云杨梅仁可治之。郡守王嶷馈五十石，贯用之而愈。取仁法：以柿漆拌核曝之，则自裂出也。

树皮及根：煎水，漱牙痛。服之，解砒毒。烧灰油调，涂汤火伤。

附方：新三。

中砒毒：心腹绞痛，欲吐不吐，面青肢冷。用杨梅树皮，煎汤二三碗，服之即愈。（王硕《易简方》）

风虫牙痛：《普济方》：用杨梅根（皮厚者），焙一两，川芎五钱，麝香少许。研末。每用半钱，鼻内嗅之，口中含水，涎出痛止。《摘要方》：用杨梅根皮、韭菜根、厨案上油泥等分。捣匀，贴于两腮上半时辰，其虫从眼角出也。屡用有效之方。

# 胡　桃

味甘，平，无毒。食之令人肥健，润肌黑发，取瓤烧令黑，末，断烟和松脂研敷瘰疮，又和胡粉为泥，拔白须发以内孔中，其毛皆黑。多食利小便，能脱人眉，动风故也。去五痔，外青皮染髭及帛皆黑。其树皮止水痢，可染褐。仙方取青皮压油和詹糖香涂毛发，色如漆。生北土。云张骞从西域将来，其木春斫皮中出水，承取沐头至黑。今附。

臣禹锡等谨按孟诜云：胡桃，不可多食，动痰饮除风，令人能食，不得并，渐渐食之，通经脉，润血脉，黑鬓发。又服法初日一颗，五日加一颗，至二十颗止之。常服骨肉细腻光润，能养一切老痔疾。

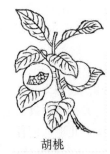

胡桃

《日华子》云：润肌肉，益发，食酸齿齼[1]，细嚼解之。

《图经》曰：胡桃，生北土，今陕、洛间多有之。大株厚叶，多阴，实亦有房，秋冬熟时采之。性热不可多食。补下方亦用之，取肉和破故纸捣筛，蜜丸，朝服梧桐子大三十丸。又疗压扑损伤，捣肉和酒温顿服，便差。崔元亮《海上方》疗石淋，便中有石子者，胡桃肉一升，细米煮浆粥一升相和，顿服即差。实上青皮，染发及帛皆黑。其木皮中水，春斫取沐头至黑。此果本出羌、胡，汉张骞使西域还始得其种，植之秦中，后渐生东土。故曰：陈仓胡桃薄皮多肌，阴平胡桃大而皮脆，急捉则碎。江表亦尝有之，梁《沈约集》有谢赐乐游园胡桃启，乃其事也。今京东亦有其种，而实不佳，南方则无。

孙真人：食动疾吐水。

《梅师方》：治火烧疮：取胡桃穰，烧令黑，杵如指，敷疮上。

《衍义》曰：胡桃发风。陕洛之间甚多，外有青皮包之，胡桃乃核也，核中穰为胡桃肉。须如此说，用时须以汤剥去肉上薄皮，过夏至则不堪食。有人患酒渣风，鼻上赤；将橘子核微炒为末，每用一钱匕，研胡桃肉一个，同以温酒调服，以知为度。

现注：

①齼：（chǔ 楚），牙触酸的感觉谓之齼。

按：胡核科胡桃。综合功能肥健润肌，黑发，排石定喘。现将胡桃及核桃皆定为胡桃。但俗间仍有区别，将产于南方小如鸽卵黄大小者称为胡桃，将北方产者大如鸭卵黄者称为核桃。

释名：羌桃（《名物志》）、核桃。时珍曰：此果外有青皮肉包之，其形如桃，胡桃乃其核也。羌音呼核如胡，名或以此。或作核桃。《梵书》名播罗师。时珍曰：胡桃树高丈许，春初生叶，长四五寸，微似大青叶，两两相对，颇作恶气。三月开花如栗花，穗苍黄色。结实至秋如青桃状，熟时沤烂皮肉，取核为果。人多以櫄柳接之。案刘恂《岭表录异》云：南方有山胡桃，底平如槟榔，皮厚而大坚，多肉少穰。其壳甚厚，须椎之方破。然则南方亦有，但不佳耳。颖曰：多食生痰、动肾火。震亨曰：胡桃属土而有火，性热。本草云甘平，是无热矣。然又云动风、脱人眉，非热何以伤肺耶？

时珍曰：胡桃仁味甘气热，皮涩肉润。孙真人言其冷滑，误矣。近世医方用治痰气喘嗽、醋心及疠风诸病，而酒家往往醉后嗜之。则食多吐水、吐食、脱眉，及酒同食咯血之说，亦未必尽然也。但胡桃性热，能入肾肺，惟虚寒者宜之。而痰火积热者，不宜多食耳。

补气养血，润燥化痰，益命门，利三焦，温肺润肠，治虚寒喘嗽，腰脚重痛，心腹疝痛，血痢肠风，散肿毒，发痘疮，制铜毒（时珍）。

油胡桃：辛，热，有毒。主杀虫攻毒，治痈肿、疠风、疥癣、杨梅、白秃诸疮，润须发（时珍）。韩懋曰：破故纸属火，能使心包与命门之火相通。胡桃属木，主润血养血。血属阴，阴恶燥，故油以润之。佐破故纸，有木火相生之妙。故古有云：黄柏无知母，破故纸无胡桃，犹水母之无虾也。时珍曰：三焦者，元气之别使。命门者，三焦之本原。盖一原一委也。命门指所居之腑而名，为藏精系胞之物。三焦指分治之部而名，为出纳腐熟之司。盖一以体名，一以用名。其体非脂非肉，白膜裹之，在七节之旁，两肾之间。二系着脊，下通二肾，上通心肺，贯属于脑。为生命之原，相火之主，精气之腑。人物皆有之，生人生物，皆由此出。《灵枢·本脏论》已着其浓薄缓急直结之状。而扁鹊《难经》不知原委体用之分，以右肾为命门，谓三焦有名无状。而高阳生伪撰《脉诀》，承其谬说，以误后人。至朱肱《南阳活人书》、陈言《因方论》、戴起宗《脉诀刊误》，始着说辟之，而知之者尚鲜。胡桃仁颇类其状，而外皮水汁皆青黑。故能入北方，通命门，利三焦，益气养血，与破故纸同为补下焦肾命之药。夫命门气与肾通，藏精血而恶燥。若肾、命不燥，精气内充，则饮食自健，肌肤光泽，肠腑润而血脉通。此胡桃佐补药，有令人肥健能食，润肌黑发固精，治燥调血之功也。命门既通则三焦利，故上通于肺而虚寒喘嗽者宜之，下通于肾而腰脚虚痛者宜之。内而心腹诸痛可止，外而疮肿之毒可散矣。洪氏《夷坚志》只言胡桃治痰嗽能敛肺，盖不知其为命门三焦之药也。油胡桃有毒，伤人咽肺，而疮科取之，用其毒也。胡桃制铜，此又物理之不可晓者。洪迈云：迈有痰疾，因晚对，上遣使谕令以胡桃肉三颗，生姜三片，卧时嚼服，即饮汤两三呷，又再嚼桃、姜如前数，即静卧，必愈。迈还玉堂，如旨服之，及旦而痰消嗽止。又溧阳洪辑幼子，病痰喘，凡五昼夜不乳食。医以危告。其妻夜梦观音授方，令服人参胡桃汤。辑急取新罗人参寸许，胡桃肉一枚，煎汤一蚬壳许，灌之，喘即定。明日以汤剥去胡桃皮用之，喘复作。仍连皮用，信宿而瘳。此方不载书册，盖人参定喘，胡桃连皮能敛肺故也。

附方：新二十四。

胡桃丸：益血补髓，强筋壮骨，延年明目，悦心润肌，能除百病。用胡桃仁四两，捣膏，入破故纸、杜仲、草末各四两。杵匀，丸梧桐子大。每空心温酒、盐汤任下五十丸。（《御药院方》）

消肾溢精：胡桃丸：治消肾病，因房欲无节及服丹石，或失志伤肾，遂致水弱火强，口舌附子一枚（去皮，切片）。姜汁、蛤粉同焙为末，蜜丸梧桐子大。每服三十丸，米饮下。（《普济方》）

小便频数：胡桃煨熟，卧时嚼之，温酒下。风寒无汗：发热头痛。核桃肉、葱白、细

茶、生姜等分。捣烂，水一钟，煎七分，热服。覆衣取汗。（谈野翁方）

老人喘嗽：气促，睡卧不得，服此立定：胡桃肉（去皮）、杏仁（去皮尖）、生姜各一两。研膏，入炼蜜少许和，丸弹子大。每卧时嚼一丸，姜汤下。（《普济方》）

产后气喘：胡桃肉、人参各二钱。水一盏，煎七分，顿服。久嗽不止：核桃仁五十个（煮熟，去皮），人参五两，杏仁三百五十个（麸炒，汤浸，去皮）研匀，入炼蜜丸梧子大。每空心细嚼一丸，人参汤下。临卧再服。（萧大尹方）

食物醋心：胡桃烂嚼，以生姜汤下，立止。（《传信适用方》）

误吞铜钱：多食胡桃，自化出也。胡桃与铜钱共食，即成粉，可证矣。（李楼方）

揩齿乌须：胡桃仁（烧过）、贝母各等分。为散，日用之。（《圣惠》）

眼目暗昏：四月内取风落小胡桃，每日午时食饱，以无根水吞下，偃卧，觉鼻孔中有泥腥气为度。（《卫生易简方》）

赤痢不止：胡桃仁、枳壳各七个，皂角（不蛀者）一挺。新瓦上烧存性，研为细末，分作八服。每临卧一服，二更一服，五更一服，荆介茶下。（《总录》）

血崩不止：胡桃肉十五枚。灯上烧存性，研作一服，空心温酒调下，神效。

急心气痛：核桃一个，枣子一枚。去核夹桃，纸裹煨熟，以生姜汤一钟，细嚼送下。永久不发，名盏落汤。（《赵氏经验》）

小肠气痛：胡桃一枚，烧炭研末，热酒服之。（《奇效良方》）

便毒初起：子和《儒门事亲》：用胡桃七个。烧研酒服，不过三服，见效。杨氏《经验》：用胡桃三枚，夹铜钱一个，食之即愈。鱼口毒疮：端午日午时，取树上青胡桃，筐内阴干，临时全烧为末，黄酒服。少行一二次，有脓自大便出，无脓即消，二三服平。《杨氏经验》一切痈肿：背痈、附骨疽，未成脓者。胡桃十个（煨熟去壳），槐花一两研末，杵匀，热酒调服。《古今录验》疔疮恶肿：胡桃一个。平破，取仁嚼烂，安壳内，合在疮上，频换，甚效。（《普济》）

痘疮倒陷：胡桃肉一枚（烧存性），干胭脂半钱。研匀，胡荽煎，酒调服。（《儒门事亲》）

小儿头疮：久不愈。胡桃和皮，灯上烧存性，碗盖出火毒，入轻粉少许，生油调涂，一二次愈。（《保幼大全》）

聤耳出汁：胡桃仁烧研，狗胆汁和作挺子，绵裹塞之。（《普济方》）

伤耳成疮：出汁者。用胡桃杵取油纳入。（同上）

疥疮瘙痒：油核桃一个，雄黄一钱，艾叶（杵熟）一钱。捣匀绵包，夜卧裹阴囊，立效。

胡桃青皮：附方：新五。

乌髭发：胡桃皮、蝌蚪等分。捣泥涂之，一染即黑。《总录》：用青胡桃三枚，和皮捣细，入乳汁三盏，于银石器内调匀，搽须发三五次，每日用胡桃油润之，良。

疬疡风：青胡桃皮捣泥，入酱清少许、砂少许合匀。先以泔洗，后敷之。（《外台》）

白癜风：青胡桃皮一个，硫黄一皂子大，研匀。日日掺之，取效。嵌甲：胡桃皮，烧灰贴。

树皮：附方：新一。

染须发：胡桃根皮一秤，莲子草十斤。切，以瓮盛之，入水五斗，浸一月去滓，熬至五升，入芸苔子油一斗，慢火煎取五升收之。凡用，先以炭灰汁洗，用油涂之，外以牛蒡叶包住，绢裹一夜洗去，用七日即黑也。(《圣惠方》)

壳：烧存性，入下血崩中药（时珍）。

## 猕 猴 桃

味酸，甘，寒，无毒。止暴渴，解烦热，冷脾胃，动泄辟，压丹石，下石淋。热壅反胃者，取汁和生姜汁服之。一名藤梨，一名木子，一名猕猴梨。生山谷，藤生著树，叶圆有毛，其形似鸡卵大，其皮褐色，经霜始甘美可食。枝叶杀虫，煮汁饲狗疗病也。今附。

陈藏器：味咸温无毒。主骨节风，瘫缓不随，长年，变白，野鸡肉痔病，调中下气。皮中作纸，藤中汁至滑，下石淋。主胃闭，取汁和生姜汁服之佳。

《食疗》：候熟收之。取瓤和蜜煎作煎，去人烦热，久食能令人冷，能止消渴。

《衍义》曰：猕猴桃，今永兴军南山甚多。食之解实热，过多则令人脏寒泄。十月烂熟色淡绿，生则极酸，子繁细，其色如芥子，枝条柔弱，高二三丈，多附木而生。浅山傍道则有存者，深山则多为猴所食。

按：猕猴桃为猕猴桃科猕猴桃之果实。可除烦止渴，排石。其根名藤梨根，可消肿散瘤。

时珍曰：其形如梨，其色如桃，而猕猴喜食，故有诸名。闽人呼为阳桃。

## 海 松 子

味甘，小温，无毒。主骨节风，头眩，去死肌，变白，散水气，润五脏不饥。生新罗。如小栗，三角。其中人香美，东夷食之当果，与中土松子不同。今附。

臣禹锡等谨按《日华子》云：松子逐风痹寒气，虚赢少气，补不足，润皮肤，肥五脏。东人以代麻腐食用。

《海药》云：去皮食之甚香美，与云南松子不同。云南松子似巴豆，其味不厚，多食发热毒。松子味甘美，大温无毒。主诸风，温阳[1]胃，久服轻身，延年不老。味与卑占国偏桃人相似，其偏桃人用与北桃人无异是也。

现注：

[1]温阳胃：原文如此。似缺一和字，如是温阳和胃似更好。

按：海松子为松科红松种子。功能祛风清头，利关节，去死肌。临床可用海松子治咳喘，心血不足等疾。

释名：新罗松子。瑞曰：松子有南松、北松。华阴松形小壳薄，有斑极香；新罗者肉甚香美。时珍曰：海松子出辽东及云南，其树与中国松树同，惟五叶一丛者，球内结子，大如巴豆而有三棱，一头尖尔，久收亦油。马志谓似小栗，殊失本体。中国松子大如柏子，亦可入药，不堪果食，详见木部松下。按段成式《酉阳杂俎》云：予种五鬣松二株，根大如碗，结实与新罗、南诏者无别。其三鬣者，俗呼孔雀松。亦有七鬣者。或云：三针者为栝子松，五针者为松子松。时珍曰：按《医说》云：食胡羊肉不可食松子；而《物类相感志》云：凡杂色羊肉入松子则无毒。其说不同，何哉。润肺，治燥结咳嗽。（时珍）时珍曰：服食家用松子皆海松子。曰：中国松子，肌细力薄，只可入药耳。按：《列仙传》云：偓佺好食松实，体毛数寸，走及奔马。又犊子少在黑山食松子、茯苓，寿数百岁。又赤松子好食松实、天门冬、石脂，齿落更生，发落更出，莫知所终。皆指此松子也。

附方：新二。

肺燥咳嗽：苏游凤髓汤：用松子仁一两，胡桃仁二两，研膏，和熟蜜半两收之。每服二钱，食后沸汤点服。（《外台秘要》）

小儿寒嗽：或作壅喘。用松子仁五个，百部（炒）、麻黄各三分，杏仁四十个（去皮尖），以少水略煮三五沸，化白砂糖丸芡子大。每食后含化十丸，大妙。（钱乙《小儿方》）

## 柰

味苦，寒，多食令人胪[①]胀，病人尤甚。

陶隐居云：江南乃有，而北国最丰，皆作脯，不宜人。有林檎相似而小，亦恐非益人也。

今注：有小毒，主耐饥，益心气。

臣禹锡等谨按孟诜云：柰，主补中焦，诸不足气，和脾。卒患食后气不通，生捣汁服之。

《日华子》云：柰，冷无毒。治饱食多肺壅气胀。

《图经》：文具林檎条下。

《食医心镜》：柰子，味苦寒涩，无毒。主忍饥，益心气，多食虚胀。

现注：

①胪：下原有音同二字注音。

按：柰，似林檎。可耐饥，益心气，补中。

时珍曰：篆文柰字，象子缀于木之形。梵言谓之频婆，今北人亦呼之，犹云端好也。

士良曰：此有三种：大而长者为柰，圆者为林檎，皆夏熟；小者味涩为，秋熟，一名楸子。

时珍曰：柰与林檎，一类二种也。树、实皆似林檎而大，西土最多，可栽可压。有白、赤、青三色。白者为素柰，赤者为丹柰，亦曰朱柰，青者为绿柰，皆夏熟。凉州有冬柰，冬熟，子带碧色。孔氏《六帖》言：凉州白柰，大如兔头。《西京杂记》言：上林苑紫柰，大如升，核紫花青。其汁如漆，着衣不可浣，名脂衣柰。此皆异种也。郭义恭《广志》云：西方例多柰，家家收切，曝干为脯，数十百斛，以为蓄积，谓之频婆粮。亦取柰汁为豉用。其法：取熟柰纳瓮中，勿令蝇入；六七日待烂，以酒腌，痛拌令如粥状，下水更拌，滤去皮子；良久，去清汁，倾布上，以灰在下引汁尽，划开，晒干，为末，调物甘酸得所也。刘熙《释名》载：柰油，以柰捣汁涂缯上，曝燥取下，色如油也。今关西人以赤柰、楸子取汁涂器中，曝干，名果单是矣。味甘酸，可以馈远。杜恕《笃论》云：日给之花似柰，柰实而日给零落，虚伪与真实相似也。则日给乃柰之不实者。而《王羲之帖》云：来禽、日给，皆囊盛为佳果。则又似指柰为日给矣。木槿花亦名日及，

或同名耳。思邈曰：酸、苦，寒，涩，无毒。时珍曰：案：《正要》云：频婆：甘，无毒。生津止渴。(《正要》)

## 菴罗果

味甘，温。食之止渴，动风气。天行病后及饱食后俱不可食之。又不同大蒜辛物食，令人患黄病。树生，状若林檎而极大。今附。

臣禹锡等谨按陈士良云：微寒无毒。主妇人经脉不通，丈夫营卫中血脉不行，久食令人不饥。叶似茶叶，可以作汤疗渴疾。

《衍义》曰：菴罗果，西洛甚多，亦梨之类也。其状亦梨，先诸梨熟，七夕前后已堪啖，色黄如鹅梨，纔熟便松软，入药绝希用。

按：菴罗果，为漆树科杧果的果实。可止消渴，通经脉，行营卫。

释名：庵摩罗迦果（出佛书）、香盖。时珍曰：庵罗，梵音二合者也。庵摩罗，梵音三合者也。华言清净是也。时珍曰：按：《一统志》云：庵罗果俗名香盖，乃果中极品。种出西域，亦柰类也。叶似茶叶，实似北梨，五、六月熟，多食亦无害。今安南诸地亦有之。

## 橄 榄①

味酸、甘，温，无毒。主消酒，疗鯸鲐②毒，人误食此鱼肝迷闷者，可煮汁服之必解。其木作檝拨着鱼皆浮出，故知物有相畏如此也。核中人研敷唇吻燥痛。其树似木槵子树而高，端直，其形似生诃子，无棱瓣。生岭南，八月、九月采。又有一种，名波斯橄榄，色类亦相似，其形核作二瓣，可以蜜渍食之。生邕州。今附。

臣禹锡等谨按孟诜云：橄榄③，主鱼毒，汁服之。中此鱼肝子毒人立死，惟此木能解。生岭南山谷，树大数围，实长寸许，其子先生者向下，后生者渐高，八月熟。蜜藏极甜。

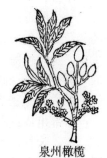

泉州橄榄

《日华子》曰：橄榄开胃下气，止泻。《图经》曰：橄榄生岭南，今闽广诸郡皆有之，木似木槵而高且端直可爱，秋晚实成，南人尤重之。咀嚼之满口香久不歇，生啖及煮饮并解诸毒。人误食鯸鲐肝至迷闷者，饮其汁立差。山野中生者子繁而木峻不可梯缘，但刻其根下方寸许，内盐于中，一夕子皆落，木亦无损。其枝节间有脂膏如桃胶，南人采得并其皮叶煎之如黑饧，谓之榄糖，用胶船著水益干，牢于胶漆。邕州又有一种波斯橄榄，与此无异，但其核作三瓣，可蜜渍食之。

陈藏器云：树大，圆实长寸许，南方人以为果，生实味酸，《南州异物志》曰：橄榄子缘海浦屿间生，实大如轴，头皆反垂向下，实先生者向下，后生者渐高。《南方草木状》曰：橄榄子大如枣，八月熟，生交趾。

《海药》谨按《异物志》云：生南海浦屿间，树高丈余，其实如枣，二月有花，生至八月乃熟甚香。橄榄木高大难采，以盐擦木身则其实自落。《衍义》曰：橄榄味涩，食久则甘。嚼汁嗽治鱼鲠。

现注：

①橄：下原有音敢二字注音。榄：下原有音览二字注音。

②鲦：下原有音候二字注音。鲐：下原有音怡二字注音。但字典中将鲐注音为（tai 抬），指鲭鱼。恐古代鲐与鲦通，而字典未注。

③棪：原刻为棪（yán 眼），棪之果实似柰红色可吃。字典未注通榄。

按：橄榄为橄榄科橄榄之果实。可消酒，解河豚毒。

释名：青果（《梅圣俞集》）、忠果（《记事珠》）、谏果（出《农书》）。时珍曰：橄榄名义未详。此果虽熟，其色亦青，故俗呼青果。其有色黄者不堪，病物也。王祯云：其味苦涩，久之方回甘味。王元之作诗，比之忠言逆耳，世乱乃思之，故人名为谏果。时珍曰：橄榄树高，将熟时以木钉钉之，或纳盐少许于皮内，其实一夕自落，亦物理之妙也。其子生食甚佳，蜜渍、盐藏皆可致远。其木脂状如黑胶者，土人采取，之清烈，谓之榄香。杂以牛皮胶者，即不佳矣。又有绿榄，色绿。乌榄，色青黑，肉烂而甘。取肉捶碎干放，自有霜如白盐，谓之榄酱。青榄核内仁干小。惟乌榄仁最肥大，有文层叠如海螵蛸状而味甘美，谓之榄仁。又有一种方榄，出广西两江峒中，似橄榄而有三角或四角，即是波斯橄榄之类也。震亨曰：味涩而甘，醉饱宜之。然性热，多食能致上壅。时珍曰：橄榄盐过则不苦涩，同栗子食甚香。按《延寿书》云：凡食橄榄必去两头，其性热也。过白露摘食，庶不病痁。

生津液，止烦渴，治咽喉痛。咀嚼咽汁，能解一切鱼、鳖毒。（时珍）时珍曰：按《名医录》云：吴江一富人，食鳜鱼被鲠，横在胸中，不上不下，痛声动邻里，半月余几死。忽遇渔人张九，令取橄榄与食。时无此果，以核研末，急流水调服，骨遂下而愈。张九云：我父老相传，橄榄木作取鱼棹篦，鱼触着即浮出，所以知鱼畏橄榄也。今人煮河豚、团鱼，皆用橄榄，乃知橄榄能治一切鱼、鳖之毒也。

附方：新四。

初生胎毒：小儿落地时，用橄榄一个（烧研），朱砂末五分和匀，嚼生脂麻一口，吐唾和药，绢包如枣核大，安儿口中，待咂一个时顷，方可与乳。此药取下肠胃秽毒，令儿少疾，及出痘稀少也。（孙氏《集效方》）

唇裂生疮：橄榄炒研，猪脂和涂之。牙齿风疳：脓血有虫。用橄榄烧研，入麝香少许，贴之。（《圣惠方》）

下部疳疮：橄榄烧存性，研末，油调敷之。或加孩儿茶等分。（《乾坤生意》）

核：味甘，涩，温，无毒。磨汁服，治诸鱼骨鲠，及食成积，又治小儿痘疮倒。烧研服之，治下血（时珍）。

附方：新三。

肠风下血：橄榄核，灯上烧存性，研末。每服二钱，陈米饮调下。（《仁斋直指方》）

阴肾"癫"肿：橄榄核、荔枝核、山楂核等分，（烧存性，）研末。每服二钱，空心茴香汤调下。耳足冻疮：橄榄核烧研，油调涂之。（《乾坤生意》）

# 榅桲

味酸、甘，微温，无毒。主温中下气，消食，除心间醋水。去臭辟衣鱼。生北土，似楂子而小。今附。

臣禹锡等谨按陈士良云：发毒热，秘大小肠，聚胸中痰壅，不宜多食，涩血脉。

《日华子》云：除烦渴，治气。

《图经》曰：楒梓，旧不著所出州土，今关陕有之，沙苑出者更佳。其实大抵类樝，但肤慢①而多毛，味尤甘。治胸膈中积食，去醋水，下气，止渴。欲卧啖一两枚而寝，生熟皆宜。樝子处处有之，孟州特多。亦主霍乱转筋，并煮汁饮之，可敌木瓜，常食之亦去心间醋痰。皮捣末敷疮止黄水。实初熟时其气氛馥，人将致衣笥中亦香。

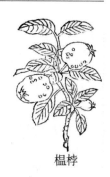

楒梓

陈藏器云：树如林檎，花白绿色。

《衍义》曰：楒梓，食之须净去上浮毛，不尔损人肺。花亦香，白色，诸果中惟此多生虫，少有不蛀者。《图经》言，欲卧啖一两枚而寝。如此恐太多，痞塞胃脘。

现注：

①慢：妖媚，漂亮。

按：楒梓为蔷薇科楒梓之果实。可温中下气，消食，去酸水。

时珍曰：楒梓，性温而气馞，故名。馞（音孛），香气也。时珍曰：楒梓，盖榠樝之类生于北土者，故其形状功用皆相仿佛。李珣《南海药录》言：关中谓林檎为楒梓。按：《述征记》云：林檎佳美。楒梓微大而状丑有毛，其味香，关辅乃有，江南甚希。观此则林檎、楒梓，盖相似而二物也。李氏误矣。瑞曰：同车螯食，发疝气。

# 榛 子

味甘，平，无毒。主益气力，宽肠胃，令人不饥健行。生辽东山谷，树高丈许，子如小栗，军行食之当粮。中土亦有。郑注《礼》云：榛似栗而小，关中鄜坊甚多。今附。

臣禹锡等谨按《日华子》云：新罗榛子肥白人，止饥调中开胃甚验。

《图经》：文具栗条下。

按：榛子为桦木科榛之种仁。主益气力健行。

释名：亲（古榛字）。时珍曰：案：罗氏《尔雅翼》云：《礼记》郑玄注云：关中甚多此果。关中，秦地也。榛之从秦，盖取此意。《左传》云：女贽不过榛、栗、枣，以告虔也。则榛有臻至之义，以其名告己之虔也。古作亲，从辛，从木。俗作莘，误矣。莘，音诜。

时珍曰：榛树低小如荆，丛生。冬末开花如栎花，成条下垂，长二三寸。二月生叶如初生樱桃，叶多皱纹而有细齿及尖。其实作苞，三五相粘，一苞一实。实如栎实，下壮上锐，生青熟褐，其壳厚而坚，其仁白而圆，大如杏仁，亦有皮尖，然多空者，故谚云十榛九空。按：陆机《诗疏》云：榛有两种：一种大小、枝叶、皮树皆如栗，而子小，形如橡子，味亦如栗，枝茎可以为烛，《诗》所谓树之榛栗者也；一种高丈余，枝叶如木蓼，子作胡桃味，辽、代、上党甚多，久留亦易油坏者也。

## 一十三种陈藏器余

### 灵床上果子

主人夜卧谵语，食之差也。

按：此心理之用。谵（zhān 毡）语指梦中或病中呓语，谵（zhān 詹）语指病中说胡话，二者有别。

### 无漏子

味甘，温，无毒。主温中益气，除痰嗽，补虚损，好颜色，令人肥健。生波斯国，如枣，一云波斯枣。

《海药》云：树若栗木，其实如橡子，有三角，消食，止咳嗽，虚羸，悦人，久服无损也。

按：无漏子为棕榈科海枣的果实。可温中益气，除痰止嗽。

释名：千年枣（《开宝》）、万年枣（《一统志》）、海枣（《草木状》）。时珍曰：无漏名义未详。千年、万岁，言其树性耐久也。曰海，曰波斯，曰番，言其种自外国来也。金果，贵之也。曰棕、曰蕉，象其干、叶之形也。番人名其木曰窟莽，名其实曰苦鲁麻枣。苦麻、窟莽，皆番音相近也。时珍曰：千年枣虽有枣名，别是一物，南番诸国皆有之，即杜甫所赋海棕也。按段成式《酉阳杂俎》云：波斯枣生波斯国，彼人呼为窟莽。树长三四丈，围五六尺。叶似土藤，不凋。二月生花，状如蕉花。有两甲，渐渐开罅，中有十余房。子长二寸，黄白色，状如楝子，有核。六、七月熟则紫黑，状类干枣，食之味甘如饴也。又陶九成《辍耕录》云：四川成都有金果树六株，相传汉时物也。高五六十丈，围三四寻，挺直如矢，木无枝柯。顶上有叶如棕榈，皮如龙鳞，叶如凤尾，实如枣而大。每岁仲冬，有司具祭收采，令医工以刀剥去青皮，锻石汤瀹过，入冷熟蜜浸换四次，瓶封进献。不如此法，则生涩不可食。番人名为苦鲁麻枣，盖凤尾蕉也。一名万岁枣，泉州有万年枣，即此物也。又稽含《草木状》云：海枣大如杯碗，以比安期海上如瓜之枣，似未得其详也。巴旦杏亦名忽鹿麻，另是一物也。

### 都角子

味酸，涩，平，无毒。久食益气止泄。生南方，树高丈余，子如卵。徐表《南方记》云：都角树，二月花，花连著实也。

《海药》云：谨按：徐表《南州记》云：生广南山谷，二月开花，至夏末结实如卵。主益气安神，遗泄，痔，温肠。久服无所损也。

按：都角子，生南方，树高丈余，子如卵，花连着实。益气指泄。

释名：构子。

时珍曰：桷音角。《太平御览》作桶子（音同上声），盖传写之讹也。亦与楮构之构，名同实异。陈祈畅《异物志赞》云：构子之树，枝叶四布。名同种异，实味甜酢。果而无核，里面如素。析酒止醒，更为遗赂。时珍曰：按：魏王《花木志》云：都桷树出九真、交趾，野生。二、三月开花，赤色。子似木瓜，八、九月熟，俚民取食之，味酢，以盐、酸沤食，或蜜藏皆可。一云状如青梅。解酒，止烦渴（时珍）。

## 文林郎

味甘，无毒。主水痢，去烦热，子如李，或如林檎。生渤海间，人食之。云其树从河中浮来，拾得人身是文林郎，因以此为名也。

《海药》云：又南山亦出，彼人呼是榅桲是味酸香微温无毒。主水泻肠虚烦热，并宜生食，散酒气也。

按：文林郎，即林檎，也称文林果。可止痢除烦。

## 木葳子

味酸，平，无毒。主心中恶水，水气。生岭南山谷。树叶似楝子如橄榄而坚，亦似枣也。

按：木葳子，生岭南，树叶似楝子，子如橄榄。可去水气，行水。

时珍曰：木威子，橄榄之类也。陈氏说出顾微《广州记》中。而梁元帝《金楼子》云：橄榄树之南向者为橄榄，东向者为木威。此亦传闻谬说也。时珍曰：按《广州记》云：苦，涩。

## 摩厨子

味甘，香，平，无毒。主益气，润五脏，久服令人肥健。生西域及南海，子如瓜，可为茹。《异物志》云：木有摩厨，生自斯调，厥汁肥润，其泽如膏，馨香稄①射，可以煎熬，彼州之人，仰以为储。斯调，国名也。

《海药》云：谨按《异物志》云：生西域，二月开花，四月、五月结实，如瓜许。益气安神，养血生肌。久服健人也。

现注：

①稄：（yì异）。意为耕。

按：摩厨子，生西域及南海，子如瓜，可为茹。可益气安神，养血生肌。

时珍曰：又有齐墩果、德庆果，亦其类也。

## 悬钩根皮

味苦，平，无毒。主子死腹中不下，破血杀虫毒。卒下血，妇人赤带下，久患痢不问赤白脓血，腹痛，并浓煮服之。子如梅，酸美，人食之醒酒，止渴，除痰唾，去酒毒。茎上有刺如钩，生江淮林泽。取茎烧为末服之亦主喉中塞也。

按：悬钩为蔷薇科悬钩，可用果实，即悬钩子。可下胎破血，止带除痰。

机曰：树莓枝梗柔软有刺，颇类金樱。四、五月结实如复盆子，采之擎蒂而中实，味酸；复盆则蒂脱而中虚，味甘，为异。时珍曰：悬钩树生，高四五尺。其茎白色，有倒刺。其叶有细齿，青色无毛，背后淡青，颇似樱桃叶而狭长，又似地棠花叶。四月开小白花。结实色红，今人亦通呼为蔗子。《尔雅》云：茒，山莓也。郭璞注云：今之木莓也。实似蔗莓而大，可食。孟宪、大明并以此为复盆，误矣。

附方：新二。

血崩不止：木莓根四两，酒一碗，煎七分。空心温服。（臞仙《乾坤生意》）

崩中下痢：治妇人崩中及下痢，日夜数十起欲死者，以此入腹即活：悬钩根、蔷薇根、柿根、菝各一斛，锉入釜中，水淹上四五寸，煮减三之一，去滓取汁，煎至可丸，丸梧子大。每温酒服十丸，日三服。（《千金翼》）

## 钩　栗

味甘，平，主不饥，厚肠胃，令人肥健。子似栗而圆小，生江南山谷，树大数围，冬月不凋，一名巢钩子。又有雀子，小圆黑，味甘，久食不饥。生高山，子小圆黑。又有槠[①]子，小于橡子，味苦涩，止泄痢，破血，食之不饥，令健行。木皮叶煮取汁与产妇饮之止血。皮树如栗，冬月不凋，生江南，子能除恶血止渴也。

现注：

①槠：下原有音诸二字注音。槠为常绿乔木，叶长椭圆形，球形坚果可食。按：钩栗为壳斗科钩栲之果实。可厚肠胃。

瑞曰：钩栗即甜槠子。时珍曰：钩、槠二字，方音相近。其状如栎，当作钩栎。

## 石都念子

味酸，小温，无毒。主痰嗽哕气。生岭南，树高丈余，叶如白杨，花如蜀葵，正赤，子如小枣，蜜渍为粉，甘美益人。隋朝植于西苑也。

按：石都念子，生岭南，叶如白杨，花如蜀葵，子如小枣。可除痰止哕止咳。

时珍曰：按：刘恂《岭表录异》云：倒捻子窠丛不大，叶如苦李。花似蜀葵，小而深紫，南中妇女多用染色。子如软柿，外紫内赤，无核，头上有四叶如柿蒂。食之必捻其蒂。故谓之倒捻子，讹而为都念子也。味甚甘软。暖腹脏，益肌肉（时珍。《岭表录异》）。

## 君　迁　子

味甘，平，无毒。主止渴，去烦热，令人润泽。生海南，树高丈余，子中有汁如乳汁。《吴都赋》云：平仲，君迁。

《海药》云：谨按刘斯《交州记》云：其实中有乳汁，甜美香好微寒，无毒。主消渴烦热，镇心，久服轻身，亦得悦人颜色也。

按：君迁子为柿树科君迁子的果实。可止渴，去烦热，镇心。现将君迁子定为柿树科植物，而藏器原文说君迁子生海南，故藏器所说君迁子似另有所指。

释名：椵枣（《千金》作软枣）、梬枣（《广志》音逞）、牛奶柿（《名苑》）、丁香柿

《日用》、红蓝枣《齐民要术》时珍曰：君迁之名，始见于左思《吴都赋》，而着其状于刘欣期《交州记》，名义莫详。梗枣，其形似枣而软也。司马光《名苑》云：君迁子似马奶，即今牛奶柿也，以形得名。崔豹《古今注》云：牛奶柿即梗枣，叶如柿，子亦如柿而小。唐宋诸家，不知君迁、梗枣、时珍曰：君迁即梗枣，其木类柿而叶长。但结实小而长，状如牛奶，干熟则紫黑色。一种小圆如指顶大者，名丁香柿，味尤美。《救荒本草》以为羊矢枣，误矣。其树接大柿最佳。《广志》云：梗枣，小柿也。肌细而厚，少核，可以供御。即此。

## 韶　子

味甘，温，无毒。主暴痢，心腹冷。生岭南，子如栗，皮肉核如荔枝。《广志》云：韶，叶似栗，有刺，斫皮内白脂如猪，味甘酸。亦云核如荔枝也。

按：韶子为无患子科韶子之果实。可止痢温中。

时珍曰：按：范成大《虞衡志》云：广南有山韶子，夏熟，色红，肉如荔枝。又有藤韶子，秋熟，大如凫卵柿也。

## 㮈　子

味甘、涩，平，无毒。生食主水痢，熟者和蜜食之去嗽。子似梨，生江南。《吴都赋》云：㮈榴御霜是也。

按：㮈（chán 蝉）子，左思《吴都赋》注引晋·薛莹《荆扬以南异物志》云："㮈，㮈子树也，生山中，实似梨，冬熟，味酸，丹阳诸郡皆有之。"可止痢止咳。榴，一本作刘。《尔雅．释木》刘，刘杙。注：刘子生山中，实如梨，酢甜核坚，出交趾。

时珍曰：㮈、留，二果名。按薛莹《荆阳以南异物志》云：㮈子树，南越、丹阳诸郡山中皆有之。其实如梨，冬熟味酢。刘子树生交广、武平、兴古诸郡山中。三月着花，结实如梨，七、八月熟，色黄，味甘、酢，而核甚坚。

**诸果有毒**：桃、杏人双有毒。五月食未成核果令人发痈疖及寒热。又秋夏果落地为恶虫缘食之，令人患九漏。桃花食之令人患淋。李人不可和鸡子食之，患内结不消。

# 果部《纲目》新增四十一种

## 巴旦杏

释名：八担杏（《正要》）、忽鹿麻。时珍曰：巴旦杏，出回回旧地，今关西诸土亦有。树如杏而叶差小，实亦尖小而肉薄。其核如梅核，壳薄而仁甘美。点茶食之，味如榛子。西人以充方物。味甘，平，温，无毒。主止咳下气，消心腹逆闷。（时珍。出《饮膳正要》）。

## 榙　梅

时珍曰：榙梅出均州太和山。相传真武折梅枝插于树。誓曰：吾道若成，开花结果。

后果如其言。今树尚在五龙宫北，棚木梅实，杏形桃核。道士每岁采而蜜煎，以充贡献焉。棚乃榆树也。

实：味甘、酸，平，无毒。主生津止渴，清神下气，消酒（时珍）。

## 天 师 栗

时珍曰：按：宋祁《益州方物记》云：天师栗，惟西蜀青城山中有之，他处无有也。云张天师学道于此所遗，故名。似栗而味美，惟独房若橡为异耳。今武当山所卖娑罗子，恐即此物也。

味甘，温，无毒。主久食，已风挛（时珍。出《益州记》）。

## 棠 梨

释名：甘棠。时珍曰：《尔雅》云：杜，甘棠也。赤者杜，白者棠。或云：牝曰杜，牡曰棠。或云：涩者杜，甘者棠。杜者涩也，棠者糖也。三说俱通，末说近是。时珍曰：棠梨，野梨也。处处山林有之。树似梨而小。叶似苍术叶，亦有团者，三叉者，叶边皆有锯齿，色颇黲白。二月开白花，结实如小楝子大，霜后可食。其树接梨甚嘉。有甘酢、赤白二种。按：陆机《诗疏》云：白棠，甘棠也，子多酸美而滑。赤棠子涩而酢，木理亦赤，可作弓材。《救荒本草》云：其叶味微苦，嫩时炸熟，水浸淘净，油、盐调食，或蒸晒代茶。其花亦可炸食，或晒干磨面，作烧饼食，以济饥。又杨慎《丹铅录》言：尹伯奇采花以济饥。注者言：即山梨，乃今棠梨也。未知是否。

实：味酸、甘、涩，寒，无毒。主烧食，止滑痢（时珍）。

枝叶：气味同实。主霍乱吐泻不止，转筋腹痛，取一握，同木瓜二两煎汁，细呷之（时珍。《圣惠方》）。

附方：新一。

反胃吐食：棠梨叶，油炒，去刺，为末。每旦酒服一钱。（《山居四要》）

## 海 红

释名：海棠梨。时珍曰：按：李德裕《草木记》云：凡花木名海者，皆从海外来，如海棠之类是也。又李白诗注云：海红乃花名，出新罗国甚多。则海棠之自海外有据矣。

时珍曰：《饮膳正要》果类有海红，不知出处，此即海棠梨之实也。状如木瓜而小，二月开红花，实至八月乃熟。郑樵《通志》云：海棠子名海红，即《尔雅》赤棠也。沈立《海棠记》云：棠有甘棠、沙棠、棠梨，皆非海棠也。海棠盛于蜀中。其出江南者名南海棠，大抵相类，而花差小。棠性多类梨。其核生者长慢，十数年乃花。以枝接梨及木瓜者易茂，其根色黄而盘劲，其木坚而多节，外白中赤。其枝叶密而条畅。其叶类杜，大者缥绿色，小者浅紫色。二月开花五出，初如胭脂点点然，开则渐成缬晕，落则有若素妆淡粉。其蒂长寸余，淡紫色，或三萼、五萼成丛。其蕊如金粟，中有紫须。其实状如梨，大如樱桃，至秋可食，味甘酸。大抵海棠花以紫绵色者为正，余皆棠梨耳。海棠花不香，惟蜀之嘉州者有香而木大。有黄海棠，花黄。贴干海棠，花小而鲜。垂丝海棠，花粉红向下。皆无子，非真海棠也。

子：味酸、甘，平，无毒。主：泄痢（时珍。出《正要》）。

## 金　橘

释名：金柑(《橘谱》)、卢橘(《汉书》)、夏橘(《广州记》)、山橘(《北户录》)、给客橙(《魏王花木志》)。时珍曰：此橘生时青卢色，黄熟则如金，故有金橘、卢橘之名。卢，黑色也。或云卢，酒器之名，其形肖之故也。注《文选》者以枇杷为卢橘，误矣。案：司马相如《上林赋》云：卢橘夏熟，枇杷柿。以二物并列，则非一物明矣。此橘夏冬相继，故云夏熟，而裴渊《广州记》谓之夏橘。给客橙者，其芳香如橙，可供给客也。

时珍曰：金橘，生吴粤、江浙、川广间。或言出营道者为冠，而江浙者皮甘肉酸，次之。其树似橘，不甚高硕。五月开白花结实，秋冬黄熟，大者径寸，小者如指头，形长而皮坚，肌理细莹，生则深绿色，熟乃黄如金。其味酸甘，而芳香可爱，糖造、蜜煎皆佳。案：《魏王花木志》云：蜀之成都、临邛、江源诸处，有给客橙，一名卢橘。似橘而非，若柚而香。夏冬花实常相继，或如弹丸，或如樱桃，通岁食之。又刘恂《岭表录异》云：山橘子大如土瓜，次如弹丸，小树绿叶，夏结冬熟，金色薄皮而味酸，偏能破气。容、广人连枝藏之，入脍醋尤加香美。韩彦直《橘谱》云：金柑出江西，北人不识。景中始至汴都，因温成皇后嗜之，价遂贵重。藏绿豆中可经时不变，盖橘性热、豆性凉也。又有山金柑，一名山金橘，俗名金豆。木高尺许，实如樱桃，内只一核。俱可蜜渍，香味清美。以上诸说，皆指今之金橘，但有一类数种之异耳。味酸、甘，温，无毒。主下气快膈，止渴解醒，辟臭。皮尤佳（时珍）。

## 银　杏

释名：白果(《日用》)、鸭脚子。时珍曰：原生江南，叶似鸭掌，因名鸭脚。宋初始入贡，改呼银杏，因其形似小杏而核色白也。今名白果。梅尧臣诗：鸭脚类绿李，其名因叶高。欧阳修诗：绛囊初入贡，银杏贵中州。是矣。时珍曰：银杏生江南，以宣城者为胜。树高二三丈。叶薄纵理，俨如鸭掌形，有刻缺，面绿背淡。二月开花成簇，青白色，二更开花，随即卸落，人罕见之。一枝结子百十，状如楝子，经霜乃熟烂。去肉取核为果，其核两头尖，三棱为雄，二棱为雌。其仁嫩时绿色，久则黄。须雌雄同种，其树相望，乃结实；或雌树临水亦可；或凿一孔，内雄木一块，泥之，亦结。阴阳相感之妙如此。其树耐久，肌理白腻。术家取刻符印，云能召使也。《文选·吴都赋》注：平仲果，其实如银。未知即此果否。

核仁：味甘、苦，平，涩，无毒。时珍曰：熟食，小苦微甘，性温有小毒。多食令人胪胀。瑞曰：多食壅气动风。小儿食多昏霍，发惊引疳。同鳗鲡鱼食，患软风。

主：生食，引疳解酒，熟食益人（李鹏飞）。熟食，温肺益气，定喘嗽，缩小便，止白浊。生食，降痰，消毒杀虫。嚼浆，涂鼻面手足，去皴皱，及疥癣疳阴虱（时珍）。

时珍曰：银杏，宋初始著名，而修本草者不收。近时方药亦时用之。其气薄味厚，性涩而收，色白属金。故能入肺经，益肺气，定喘嗽，缩小便。生捣能浣油腻，则其去痰浊之功，可类推矣。其花夜开，人不得见，盖阴毒之物，故又能杀虫消毒。然食多则收令太过，令人气壅胪胀昏顿。故《物类相感志》言：银杏能醉人。而《三元延寿书》言：白果食满千个者死。又云：昔有饥者，同以白果代饭食饱，次日皆死也。

附方：新十八。

寒嗽痰喘：白果七个。煨熟，以熟艾作七丸，每果入艾一丸，纸包再煨香，去艾吃。（《秘韫方》）

哮喘痰嗽：鸭掌散：用银杏五个，麻黄二钱半，甘草（炙）二钱。水一钟半，煎八分，卧十一个（炒黄），麻黄三钱，苏子二钱，款冬花、法制半夏、桑白皮（蜜炙）各二钱，杏仁（去皮）。

咳嗽失声：白果仁四两，白茯苓、桑白皮二两，乌豆半升（炒），蜜半斤。煮熟晒干为末，以乳汁半碗拌湿，九蒸九晒，丸如绿豆大。每服三五十丸，白汤下，神效。（余居士方）

小便频数：白果十四枚，七生七煨，食之，取效，止。小便白浊：生白果仁十枚，擂水饮，日一服，取效，止。赤白带下，下元虚惫：白果、莲肉、江米各五钱，胡椒一钱半。为末。用乌骨鸡一只，去肠风下血：银杏煨熟，出火气，食之，米饮下。肠风脏毒：银杏四十九枚，去壳生研，入百药煎末和丸弹子大。每服二三丸，空心细嚼，米饮送下。（戴原礼《证治要诀》）

牙齿虫䘌：生银杏，每食后嚼一二个，良。（《永类钤方》）

手足皲裂：生白果嚼烂，夜夜涂之。鼻面酒齄：银杏、酒浮糟，同嚼烂，夜涂旦洗。（《医林集要》）

头面癣疮：生白果仁切断，频擦取效。（邵氏《经验方》）

下部疳疮：生白果杵，涂之。（赵原阳）

阴虱作痒：阴毛际肉中生虫如虱，或红或白，痒不可忍者。白果仁，嚼细，频擦之，取效。（刘长春方）

狗咬成疮：白果仁，嚼细涂之。乳痈溃烂：银杏半斤，以四两研酒服之，以四两研敷之。（《救急易方》）

水疔暗疔：水疔色黄，麻木不痛；暗疔疮凸色红，使人昏狂。并先刺四畔，后用银杏去壳浸油中年久者，捣盦之。（《普济方》）

## 龙 荔

时珍曰：按范成大《桂海志》云：龙荔出岭南。状如小荔枝，而肉味如龙眼，其木之身、叶亦似二果，故名曰龙荔。三月开小白花，与荔枝同时熟，不可生啖，但可蒸食。实：主甘，热，有小毒。生食令人发痫，或见鬼物（时珍出《桂海志》）。

## 五敛子

释名：五棱子（《桂海志》）、阳桃。时珍曰：按：嵇含《草木状》云：南人呼棱为敛，故以为名。时珍曰：五敛子出岭南及闽中，闽人呼为阳桃。其大如拳，其色青黄润绿，形甚诡异，状如田家碌碡，上有五棱如刻起，作剑脊形。皮肉脆软，其味初酸久甘，其核如柰。五月熟，一树可得数石，十月再熟。以蜜渍之，甘酢而美，俗亦晒干以充果食。又有三廉子，盖亦此类也。陈祈畅《异物志》云：三廉出熙安诸郡。南人呼棱为廉，虽名三廉，或有五六棱者。食之多汁，味甘且酸，尤宜与众果参食。实：味酸、甘、涩，平，无毒。主风热，生津止渴（时珍）。

# 五子实

时珍曰：五子树今潮州有之。按裴渊《广州记》云：五子实，大如梨而内有五核，故名。实：味甘，温，无毒。主霍乱金疮，宜食之（时珍。《潮州志》）。

# 波罗蜜

释名：曩伽结。时珍曰：波罗蜜，梵语也。因此果味甘，故借名之。安南人名曩枷结，波斯人名婆那娑，拂林人名阿萨，皆一物也。时珍曰：波罗蜜生交趾、南邦诸国，今岭南、滇南亦有之。树高五六丈，树类冬青而黑润倍之。叶极光净，冬夏不凋。树至斗大方结实，不花而实，出于枝间，多者十数枚，少者五六枚，大如冬瓜，外有浓皮裹之，若栗球，上有软刺。五、六月熟时，颗重五六斤，剥去外皮壳，内肉层叠如橘囊，食之味至甜美如蜜，香气满室。一实凡数百核，核大如枣。其中仁如栗黄，煮炒食之甚佳。果中之大者，惟此与椰子而已。瓤：味甘、香、微酸，平，无毒。主止渴解烦，醒酒益气，令人悦泽（时珍）。

核中仁：味同瓤。主补中益气，令人不饥轻健（时珍）。

# 无花果

释名：映日果（《便民图纂》）、优昙钵。《广州志》阿驵。时珍曰：无花果凡数种，此乃映日果也。即广中所谓优昙钵，及波斯所谓阿驵也。时珍曰：无花果出扬州及云南，今吴、楚、闽、越人家，抑或折枝插成。枝柯如枇杷树，三月发叶如花构叶。五月内不花而实，实出枝间，状如木馒头，其内虚软。采以盐渍，压实令扁，晒干充果食。熟则紫色，软烂甘味如柿而无核也。按：《方舆志》云：广西优昙钵不花而实，状如枇杷。又段成式《酉阳杂俎》云：阿驵出波斯、拂林人呼为底珍树。长丈余，枝叶繁茂，叶有五丫如蓖麻，无花而实，色赤类柿，一月而熟，味亦如柿。二书所说，皆即此果也。又有文光果、天仙果、古度子，皆无花之果并附于左。

附录：**文光果**：出景州。形如无花果，肉味如栗，五月成熟。

**天仙果**：出四川。树高八九尺，叶似荔枝而小，无花而实，子如樱桃，累累缀枝间，六、七月熟，其味至甘。宋祁《方物赞》云：有子孙枝，不花而实。薄言采之，味埒蜂蜜。

**古度子**：出交、广诸州。树叶如栗，不花而实，枝柯间生子，大如石榴及楂子而色赤，味醋，煮以为粽食之。若数日不煮，则化作飞蚁，穿皮飞去也。实：味甘，平，无毒。主开胃，止泄痢（汪颖）。治五痔，咽喉痛（时珍）。

叶：味甘、微辛，平，有小毒。主五痔肿痛，煎汤频熏洗之，取效（震亨）。

**罗望子**：时珍曰：按：《桂海志》云：出广西。壳长数寸，如肥皂及刀豆，色正丹，内有二三子，煨食甘美。

# 沙棠果

时珍曰：按：《吕氏春秋》云：果之美者，沙棠之实。今岭外宁乡、泷水、罗浮山中皆有之。木状如棠，黄花赤实，其味如李而无核。

实：味甘，平，无毒。主食之，却水病（时珍。《山海经》）。

# 齐墩果

《酉阳杂俎》云：齐墩树生波斯及拂林国。高二三丈，皮青白，花似柚极香。子似杨桃，五月熟，西域人压为油以煎饼果，如中国之用巨胜也。

## 德庆果

《一统志》云：广之德庆州出之。其树冬荣，子大如杯，炙而食之，味如猪肉也。

# 马槟榔

释名：马金囊(《云南志》)、马金南、紫槟榔。时珍曰：马槟榔生滇南金齿、沅江诸夷地，蔓生。结实大如葡萄，紫色味甘。内有核，颇似大风子而壳稍薄，团长斜扁不等。核内有仁，亦甜。实：味甘，寒，无毒。核仁：味苦、甘，寒，无毒。机曰：凡嚼之者，以冷水一口送下，其甜如蜜，亦不伤人也。主产难，临时细嚼数枚，井华水送下，须臾立产。再以四枚去壳，两手各握二枚，恶水自下也。欲断产者，常嚼二枚，水下。久则子宫冷，自不孕矣（汪机）。伤寒热病，食数枚，冷水下。又治恶疮肿毒，内食一枚，冷水下，外嚼涂之，即无所伤。（时珍）

# 津符子

时珍曰：孙真人《千金方》云：味苦，平，滑。多食令人口爽，不知五味。

# 必思答

又曰：忽思慧《饮膳正要》云：味甘，无毒。调中顺气，出回回田地。

# 甘剑子

又曰：范成大《桂海志》云：状似巴榄子，仁附肉，有白靥，不可食，发人病。北人呼为海胡桃是也。

# 杨摇子

又曰：沈莹《临海异物志》云：生闽越，其子生树皮中，其体有脊，形甚异而味甘无奇，色青黄，长四五寸。

# 海梧子

又曰：嵇含《南方草木状》云：出林邑。树似梧桐，色白。叶似青桐。其子如大栗，肥甘可食。

# 木竹子

又曰：《桂海志》云：皮色形状全似大枇杷，肉味甘美，秋冬实熟。出广西。

# 橹罟子

又曰：《桂海志》云：大如半升碗，数十房攒聚成球，每房有缝。冬生青，至夏红。

破其瓣食之，微甘。出广西。

## 罗 晃 子

又曰：《桂海志》云：状如橄榄，其皮七重。出广西。顾玠《海槎录》云：横州出九层皮果，至九层方见肉也。夏熟，味如栗。

## 柊 子

又曰：徐表《南州记》云：出九真、交趾。树生子如桃实，长寸余。二月开花，连着子，五月熟，色黄。盐藏食之，味酸似梅。

## 夫 编 子

又曰：《南州记》云：树生交趾山谷。三月开花，仍连着子，五、六月熟。入鸡、鱼、猪、鸭羹中，味美，亦可盐藏。

## 白 缘 子

又曰：刘欣期《交州记》云：出交趾。树高丈余，实味甘美如胡桃。

## 系 弥 子

又曰：郭义恭《广志》云：状圆而细，赤如软枣。其味初苦后甘，可食。

## 人 面 子

又曰：《草木状》云：出南海。树似含桃。子如桃实，无味，以蜜渍可食。其核正如人面，可玩。祝穆《方舆胜览》云：出广中。大如梅李。春花、夏实、秋熟，蜜煎甘酸可食。其核两边似人面，口、目、鼻皆具。

## 黄 皮 果

又曰：《海槎录》云：出广西横州。状如楝子及小枣而味酸。

## 四 味 果

又曰：段成式《酉阳杂俎》云：出祁连山。木生如枣。剖以竹刀则甘，铁刀则苦，木刀则酸，芦刀则辛。行旅得之，能止饥渴。

## 千 岁 子

又曰：《草木状》云：出交趾。蔓生。子在根下，须绿色，交加如织。一苞恒二百余颗，皮壳青黄色。壳中有肉如栗，味亦如之。干则壳肉相离，撼之有声。《桂海志》云：状似青黄李，味甘。

## 侯 骚 子

又曰：《酉阳杂俎》云：蔓生，子大如鸡卵，既甘且冷，消酒轻身。王太仆曾献之。

## 酒杯藤子

又曰：崔豹《古今注》云：出西域。藤大如臂。花坚硬，可以酌酒，文章映澈。实大如指，味如豆蔻，食之消酒。张骞得其种于大宛。

## 简（音间）子

又曰：贾思勰《齐民要术》云：藤，生交趾、合浦。缘树木，正二月花，四、五月熟，实如梨，赤如鸡冠，核如鱼鳞。生食，味淡泊。

## 山　枣

又曰：《寰宇志》云：出广西肇庆府。叶似梅，果似荔枝，九月熟，可食。

## 隈　支

又曰：宋祁《益州方物图》云：生邛州山谷中。树高丈余，枝修而弱。开白花。实大若雀卵，状似荔枝，肉黄肤甘。

凡瓜双蒂者，有毒杀人；沉水者，杀人。

凡果忽有异常者，根下必有毒蛇，食之杀人。

# 卷第二十四

## 米谷部上品总七种

三种《神农本经》　原为白字，现为字下不加标识。
二种《名医别录》　原为墨字，现用字下加·号表示。
一种新补
一种新分条
胡麻《本经》叶附　青蘘（音箱）《本经》　麻蕡《本经》子附　胡麻油元附胡麻条下今分条　白麻油新补　饴糖《别录》　灰藋《别录》自草部今移

## 胡　　麻

味甘，平，无毒。主伤中虚羸，补五内益气力，长肌肉，填髓脑。坚筋骨，疗金疮，止痛及伤寒温疟。大吐后虚热，羸困。久服轻身不老。明耳目，耐饥渴，延年。以作油微寒，利大肠。胞衣不落，生者摩疮肿，生秃发。一名巨胜，一名狗虱，一名方茎，一名鸿藏。叶名青蘘。生上党川泽。陶隐居云：八谷之中，惟此为良。淳黑者名巨胜，巨者大也，是为大胜。本生大宛，故名胡麻。又茎方名巨胜，茎圆名胡麻。服食家当九蒸九曝，熬捣饵之，断谷长生充饥。虽易得，俗中学者犹不能常服，而况余药耶。蒸不熟令人发落，其性与茯苓相宜，俗方用之甚少，时以合汤丸尔。

《唐本》注云：此麻以角作八棱者为巨胜，四棱者名胡麻，都以乌者良，白者劣尔。生嚼涂小儿头疮及浸淫恶疮大效。

臣禹锡等谨按吴氏云：胡麻一名方金，神农、雷公甘平无毒。秋采青蘘一名梦神。

《抱朴子》云：巨胜，一名胡麻，饵服之不老，耐风温。

《广雅》云：狗虱，巨胜、藤苰，胡麻也。

《药性论》云：叶，捣汁沐浴甚良。又牛伤热捣汁灌之立差。又患崩中血凝痒者，生取一升捣，内热汤中，绞取半升立愈。巨胜者，《仙经》

晋州胡麻

所重。白蜜一升，子一升合之，名曰静神丸。常服之治肺气，润五脏，其功至多，亦能休粮，填人骨髓，甚有益于男子，患人虚而吸吸，加胡麻用。

陈藏器云：花阴干，渍取汁，溲面至韧易滑。陈士良云：胡麻人，生嚼涂小儿头疮，亦疗妇人阴疮。初食利大小肠，久食即否，去陈留新。《日华子》云：胡麻，补中益气，养五脏，治劳气，产后羸困，耐寒暑，止心惊。子利大小肠，催生落胞，逐风温气、游风头风，补肺气，润五脏，填精髓。细研涂发长头。白蜜蒸为丸服，治百病。叶作汤沐润毛发，滑皮肤，益血色。《图经》曰：胡麻，巨胜也。生上党川泽。青蘘[①]，巨胜苗也。生中原川谷。今并处处有之。皆园圃所种，稀复野生。苗梗如麻而叶圆锐光泽，嫩时可作蔬，道家多食之。谨按《广雅》云：狗虱，巨胜也；藤弘，胡麻也。陶隐居云：其茎方者名巨胜，圆者名胡麻。苏恭云：其实作角，八棱者名巨胜，六棱、四棱者名胡麻，如此巨胜、胡麻为二物矣。或云：本生胡中，形体类麻，故名胡麻。又八谷之中最为大胜，故多[②]巨胜。如此似一物二名也。然则《仙方》乃有服食胡麻、巨胜二法，功用小别，疑本一物而种之有二，如天雄、附子之类。故葛稚川亦云：胡麻中有一叶两荚者为巨胜是也。食其实，当九蒸暴熬捣之，可以断谷。又以白蜜合丸曰静神丸，服之益肺润五脏。压取油，主天行热秘肠结，服一合则快利。花阴干渍汁溲面至韧而滑。叶可沐头令发长。一说今人用胡麻，叶如荏而狭尖，茎方，高四五尺，黄花，生子成房，如胡麻角而小。嫩叶可食，甚甘滑利大肠。皮亦可作布类。大麻色黄而脆，俗亦谓之黄麻，其实黑色如韭子而粒细，味苦如胆，杵末略无膏油。又世人或以为胡麻乃是今之油麻，以其本出大宛而谓之胡麻也。皆以乌者良，白者劣。《本草》注服胡麻油，须生笮者，其蒸炒作者正可食及，然尔不入药用。又《序例》谓细麻即胡麻也，形扁扁尔，其方茎者名巨胜。其说各异。然胡麻今服食家最为要药，乃尔差误，岂复得效也。

　　《新注》云：胡麻、白大豆、枣三物，同九蒸九暴作团食，令人不饥，延年断谷。又合苍耳子为散服之治风癞。

　　《雷公》云：凡使有四件，八棱者两头尖，色紫黑者又呼胡麻，并是误也。其巨胜有七棱，色赤，味涩酸是真。又呼乌油麻作巨胜亦误。若修事一斤，先以水淘浮者去之，沉者漉出令干，以酒拌蒸，从巳至亥，出摊晒干，于臼中舂，令粗皮一重尽，拌小豆相对同炒，小豆熟即出去小豆用之。上有薄皮去留用，力在皮壳也。

　　《食疗》：润五脏，主火灼。山田种为四棱，土地有异，功力同。休粮人重之，填骨髓，补虚气。《圣惠方》治五脏虚损，羸瘦，益气力，坚筋骨。巨胜蒸曝各九遍，每取二合，用汤浸，布裹，挼去皮，再研，水滤取汁煎饮，和粳米煮粥食之。

　　《外台秘要》：治手脚酸疼兼微肿：乌麻五升，熬碎之，酒一升，浸一宿，随多少饮之。

　　又方：沸汤所淋，火烧烂疮：杵生胡麻如泥，厚封之。

　　《千金方》：常服明目洞视：胡麻一石，蒸之三十遍，末，酒服，每日一升。

　　又方：治腰脚疼痛：胡麻一升新者熬令香，杵，筛，日服一小升，计服一斗即永差。酒饮、羹汁、蜜汤皆可服之佳。

　　又方：治白发还黑：乌麻，九蒸九曝末之，以枣膏丸服之。

　　《肘后方》：治阴痒生疮，嚼胡麻敷之。

　　又方：治齿痛：胡麻五升，水一斗，煮取五升，含漱吐之。茎叶皆可用之。姚云：神良，不过二剂，肿痛即愈。

　　《经验后方》：治暑毒救生散：新胡麻一升，微炒令黑色，取出摊冷碾末，新汲水调三钱。又或丸如弹子，新水化下。凡着热，外不得以冷物逼，外得冷即死。

　　《梅师方》：治蚰蜒入耳：胡麻杵碎，以袋盛之为枕。

　　孙真人：胡麻三升，去黄黑者，微熬令香，杵为末，下白蜜三升，和调煎杵三百杵如梧桐子大丸，旦服三十丸。肠化为筋，年若过四十以上服之效。

《修真秘旨》：神仙服胡麻法：服之能除一切痼病，至一年面光泽不饥，三年水火不能害，行及奔马，久服长生。上党者尤佳；胡麻三斗，净淘入甑蒸，令气遍出，日干，以水淘去沫，却蒸。如此九度，以汤脱去皮，簸令净，炒令香，杵为末，蜜丸如弹子大。每温酒化下一丸，忌毒鱼、生菜等。

《丹房镜源》云：巨胜煮丹砂。

《梁简文帝劝医文》：胡麻止救头痛。今人云灰涤菜者，恐未是，盖今之藜也。又韩保云：灰涤菜愈谬矣。

《神仙传·鲁支生篇》：鲁女生服胡麻饵术绝谷八十余年甚为壮，一日行三百里，走及麞鹿。

《本事诗》云：胡麻好种无人种，正是归时君不归。俗传云：胡麻夫妇同种，即生而茂熟，故诗句不取他物，唯以胡麻为兴也。

《续齐谐记》：汉明帝永平十五年中，剡县有刘晨、阮肇二人入天台山采药，迷失道路，忽逢一溪过之，过遇二女，以刘、阮姓名呼之如旧识。耳曰：郎等来何晚耶。遂邀之过家，设胡麻饭以延之。故唐诗有云：御羹和石髓，香饭进胡麻。

《衍义》曰：胡麻，诸家之说参差不一，止是今脂麻，更无他义，盖其种出于大宛，故言胡麻。今胡地所出者皆肥大，其纹鹊，其色紫黑，故如此区别，取油亦多，故诗云：松下饭胡麻，此乃是所食之谷无疑，与白油麻为一等。如川大黄、川当归、川升麻、上党人参、齐州半夏之类，不可与他土者更为二物。盖特以其地之所宜立名也。是知胡麻与白油麻为一物。尝官于顺安军，雄、霸州之间备见之。又二条皆言无毒，治疗大同，今之用白油麻、世不可一日阙也，然亦不至于大寒，宜两审之。

现注：

①蘘：下原有音箱二字注音。现音（ráng 瓤）。

②多：原刻为多，今据文意似应为名。

按：胡麻，为胡麻科之脂麻。现将胡麻、黑脂麻认作一物，但黑脂麻即黑芝麻，为黑色种仁，胡麻为棕色种仁，二者应有区别。现药材部门不供棕色之胡麻，只供黑色之黑芝麻，消风散中原方是胡麻，因不供，只好用黑芝麻，效不佳。建议恢复胡麻供药，与黑芝麻分开。胡麻功能补虚填髓，坚骨祛风止痒。临床以胡麻治风疹刺痒，湿疹皮炎等。临床入祛风药中。有的药房有亚麻子似接近胡麻。

时珍曰：按：沈存中《笔谈》云：胡麻即今油麻，更无他说。古者中国止有大麻，其实为蕡。汉使张骞始自大宛得油麻种来，故名胡麻，以别中国大麻也。寇宗奭《衍义》，亦据此释胡麻，故今并入油麻焉。巨胜即胡麻之角巨如方胜者，非二物也。方茎以茎名，狗虱以形名，油麻、脂麻谓其多脂油也。按张揖《广雅》：胡麻一名藤弘，弘亦巨也。《别录》一名鸿藏者，乃藤弘之误也。又杜宝《拾遗记》云：隋大业四年，改胡麻曰交麻。时珍曰：胡麻即脂麻也。有迟、早二种，黑、白、赤三色，其茎皆方。秋开白花，亦有带紫艳者。节节结角，长者寸许。有四棱、六棱者，房小而子少；七棱、八棱者，房大而子多，皆随土地肥瘠而然。苏恭以四棱为胡麻，八棱为巨胜，正谓其房胜巨大也。其茎高者三四尺，有一茎独上者，角缠而子少；有开枝四散者，角繁而子多，皆因苗之稀稠而然也。其叶有本团而末锐者。有本团而末分三丫如鸭掌形者，葛洪谓一叶两尖为巨胜者指此。盖不知乌麻、白麻，皆有二种叶也。按：《本经》胡麻一名巨胜，《吴普本草》一名方茎，《抱朴子》及《五符经》并云巨胜一名胡麻，其说甚明。至陶弘景始分茎之方圆。雷敩又以赤麻为巨胜，谓乌麻非胡麻。《嘉祐本草》复出白油麻，以别胡麻。并不知巨胜即胡麻中丫叶巨胜而子肥者，故承误启疑如此。惟孟诜谓四棱、八棱为土地肥瘠。寇宗奭据沈存中之说，断然以脂麻为胡麻，足以证诸家之误矣。又贾思勰《齐民要术》种收胡麻法，即今种收脂麻之法，则其为一物尤为可据。今市肆间，因茎分方圆之说，遂以茺蔚子伪为巨胜，以黄麻子及大藜子伪为胡麻，误而又误矣。茺蔚子长一分许，有三棱。黄麻子黑如细韭子，味苦。大藜子状如壁虱及酸枣核仁，味辛甘，并无脂油，不可不辨。梁简文帝《劝医文》有云：世误以灰涤菜子为胡麻。则胡麻之讹，其来久矣。

　　炒食，不生风。病风人久食，则步履端正，语言不謇（李廷飞）。时珍曰：胡麻取油以白者为胜。服食以黑者为良，胡地者尤妙。取其黑色入通于肾，而能润燥也。赤者状如老茄子，壳厚油少，但可食尔，不堪服食。唯钱乙治小儿痘疹变黑归肾，百祥丸，用赤脂麻煎汤送下，盖亦取其解毒耳。《五符经》有巨胜丸，云：即胡麻，本生大宛，五谷之长也。服之不息，可以知万物，通神明，与世常存。《参同契》亦云：巨胜可延年，还丹入口中。古以胡麻为仙药，而近世罕用，或者未必有此神验，但久服有益而已耶。刘、阮入天台，遇仙女，食胡麻饭。亦以胡麻同米作饭，为仙家食品焉尔。又按苏东坡与程正辅书云：凡痔疾，宜断酒肉与盐酪、酱菜、厚味及粳米饭，唯宜食淡面一味。及以九蒸胡麻（即黑脂麻），同去皮茯苓，入少白蜜为炒食之。日久气力不衰而百病自去，而痔渐退。此乃长生要诀，但易知而难行尔。据此说，则胡麻为脂麻尤可凭矣。其用茯苓，本陶氏注胡麻之说也。近人以脂麻擂烂去滓，入绿豆粉作腐食。其性平润，最益老人。

　　附方：新十五。

　　入水肢肿：作痛。生胡麻捣涂之。（《千金》）

　　偶感风寒：脂麻炒焦，乘热擂酒饮之，暖卧取微汗出良。热淋茎痛：乌麻子、蔓荆子各五合，炒黄，绯袋盛，以井华水三升浸之。每食前服一钱。（《圣惠方》）

　　小儿下痢：赤白。用油麻一合捣，和蜜汤服之。（《外台》）

　　解下胎毒：小儿初生，嚼生脂麻，绵包，与儿咂之，其毒自下。头面诸疮：脂麻生嚼敷之。（《普济》）

　　小儿瘰疬：脂麻、连翘等分。为末。频频食之。（《简便方》）

　　疔肿恶疮：胡麻（烧灰）、针砂等分，为末。醋和敷之，日三。（《普济方》）

　　痔疮风肿：作痛。胡麻子煎汤洗之，即消。坐板疮疥：生脂麻嚼敷之。（笔峰《杂兴》）

　　乳疮肿痛：用脂麻炒焦，研末。以灯窝油调涂，即安。妇人乳少：脂麻炒研，入盐少许，食之。（唐氏）

　　谷贼尸咽：喉中痛痒，此因误吞谷芒，抢刺痒痛也。谷贼属咽，马喉风属喉，不可不分：用脂麻炒研，白汤调下。（《三因方》）

　　痈疮不合：乌麻炒黑，捣敷之。（《千金》）

　　小便尿血：胡麻三升杵末，以东流水二升浸一宿，平旦绞汁，顿热服。（《千金方》）

# 青　蘘①

味甘，寒，无毒。主五脏邪气，风寒湿痹。益气补脑髓，坚筋骨。久服耳目聪明不饥，不老增寿。巨胜苗也。生中原川谷。

陶隐居云：胡麻叶也。甚肥滑，亦可以沐头，但不知云何服之。《仙方》并无用此法。正当阴干捣为丸散尔。既服其实，故不复假苗。五符巨胜丸方亦云叶名青蘘，本生大宛，度来千年尔。《唐本》注云：青蘘，《本经》原在草部上品中，既堪啖，今从胡麻条下。

《图经》曰：文具胡麻条下。

《食疗》：生杵汁沐头发良。牛伤热亦灌之立愈。《衍义》曰：青蘘②即油麻叶也。陶隐居注亦曰胡麻叶也，胡地脂麻，鹊色，子颇大。《日华子》云：叶作汤沐润毛发。乃是今人所取胡麻叶，以汤浸良久涎出，汤遂稠黄色，妇人用之梳发。由是言之，胡麻与白油麻，今之所谓脂麻者是矣。青蘘即其叶无疑。

现注：

①蘘：下原有音箱二字注音。现音（ráng 瓤）。

②蘘：下原有音箱二字注音。

按：青蘘即胡麻叶。可祛风化湿，除痹益气，补脑。

主伤暑热（思邈）。祛风解毒润肠。又治飞丝入咽喉者，嚼之即愈（时珍）。时珍曰：按：服食家有种青蘘作菜食法，云：秋间取巨胜子种畦中，如生菜之法。候苗出采食，滑美不减于葵。则本草所着者，亦茹蔬之功，非入丸散也。

胡麻花：思邈曰：七月采最上标头者，阴干用之。生秃发（思邈）。润大肠。人身上生肉疔者，擦之即愈（时珍）。

附方：新一。

眉毛不生：乌麻花阴干为末，以乌麻油渍之，日涂。（《外台秘要》）

麻秸：烧灰，入点痣去恶肉方中用（时珍）。

附方：新二。

小儿盐哮：脂麻秸，瓦内烧存性，出火毒，研末。以淡豆腐蘸食之。（《摘玄方》）

聤耳出脓：白麻秸刮取一合，花胭脂一枚，为末。绵裹塞耳中。（《圣济总录》）

# 麻蕡①

味辛，平，有毒。主五劳七伤，利五脏，下血寒气。破积止痹，散脓。多食令见鬼狂走，久服通神明轻身，一名麻勃。此麻花上勃勃者，七月七日采良。

麻子味甘平，无毒。主补中益气。中风汗出，逐水，利小便，破积血，复血脉。乳妇产后余疾，长发，可为沐药。久服肥健不老。神仙。九月采。入土者损人。生太山川谷。畏牡蛎、白薇，恶茯苓。

陶隐居云：麻蕡即牡麻，牡麻则无实，今人作布及履用之。麻勃方药亦少用，术家合人参服，令逆知未来事。其子中人，合丸药并酿酒大善。然而其性滑利，麻根汁及煮饮之亦主瘀血石淋。

《唐本》注云：蕡，即麻实，非花也。《尔雅》云：蕡，枲②实。《礼》云：苴③，麻之有蕡者。注云：有子之麻为苴，皆谓子尔。陶以一名麻勃，谓勃勃然如花者，即以为花重出子条。误矣。既以麻蕡为米之上品，今用花为之，花岂为堪食乎。根主产难，衣不出，破血壅胀，带下崩中不止者，以水煮服之效。沤麻汁，主消渴。捣叶，水绞取汁服五合，主蛔虫，捣敷蝎毒效。

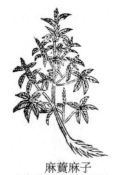

麻蕡麻子

今按：陈藏器《本草》云：麻子，下气，利小便，去风痹皮顽，炒令香，捣碎，小便浸取汁服。妇人倒产，吞二七枚，即正。麻子去风，令人心欢，压为油，可以油物。早春种为春麻子，小而有毒，晚春种为秋麻子，入药佳。

臣禹锡等谨按《尔雅》云：黂④，枲实释曰：枲，麻也，黂，麻子也。《仪礼》注：苴，麻之有黂者。又《禹贡》青州，厥贡岱畎絲、枲，是也。又曰：荸麻，释曰：苴麻之盛子者也。一名荸，一名麻母。

《药性论》云：麻花，白麻是也。叶苦微热，无毒，方用能治一百二十种恶风，黑色，遍身苦痒，逐诸风恶血，主女人经候不通。䗪虫为使。又叶沐发长润，青麻汤淋瘀血。又主下血不止。麻青根，一十七枚，洗去土，以水五升，煮取三升，冷分六服。

又云：大麻人，使。治大肠风热结涩，及热淋。又麻子二升，大豆一升，熬令香，捣末，蜜丸，日二服，令不饥耐老，益气。子五升，研，同叶一握，捣，相和浸三日，去滓沐发，令白发不生，补下焦，主治渴。又子一升，水三升，煮四五沸，去滓冷服半升，日二服差。

陈士良云：大麻人，主肺脏，润五脏，利大小便，疏风气。不宜多食，损血脉，滑精气，痿阳气。妇人多食发带疾。

《日华子》云：大麻，补虚劳，逐一切风气，长肌肉，益毛发，去皮肤顽痹，下水气及下乳，止消渴，催生，治横逆产。

《图经》曰：麻黂、麻子，生泰山川谷，今处处有，皆田圃所莳，绩其皮以为布者。麻蕡，一名麻勃，麻上花勃勃者，七月七日采，麻子九月采。入土者不用。陶隐居以麻蕡为牡麻，牡麻则无实。苏恭以为蕡即实，非花也。又引《尔雅》蕡，枲实。及《礼》云：苴，麻之有蕡者。皆谓蕡为子也，谓陶重出子条为误。按《本经》麻蕡，主七伤，利五脏，多食令人狂走。观古今方书，用麻子所治亦尔。又麻花非所食之物，如苏之论，似当矣。然朱字云：麻蕡，味辛，麻子味甘，此又似二物，疑本草与《尔雅》《礼记》有称谓不同者耳。又古方亦有用麻花者，云味苦主诸风及女经不利，以䗪虫为使，然则蕡也、子也、花也，其三物乎。其叶与桐叶合捣，浸水沐发令长润。皮青淋汤濯瘀血，根煮汁冷服主下血不止。今用麻人极难去壳，医家多以水浸，经三两日令壳破暴干，新瓦上擂取白用。农家种麻法，择其子之有斑纹者，谓之雌麻，云用此则结实繁，它子则不然。葛洪主消渴，以秋麻子一升，水三升，煮三四沸饮汁，不过五升便差。唐韦宙《独行方》主踠折骨痛，不可忍，用大麻根及叶捣捣取汁一升饮之，非时即煮干麻汁服亦同。亦主㨝⑤打瘀血，心腹满，气短，皆效。《箧中方》单服大麻人酒，治骨髓风毒疼痛不可运动者，取大麻人，水中浸取沉者一大升漉出暴干，于银器中旋旋炒，直须慢火待香熟调匀，即入木臼中，令三两人更互捣一二数令及万杵，看极细如白粉即止。平分为十贴，每用一贴，取家酿无灰酒一大瓷汤碗，以砂盆、柳木槌子点酒研麻粉，旋滤取白酒，直令麻粉尽。余壳即去之，都合酒一处，煎取一半，待冷热得所，空腹顿服。日服一贴，药尽全差。轻者止于四五贴则见效。大抵甚者不出十贴，必失所苦耳。其效不可胜纪。杂他物而用者张仲景治脾约大便秘，小便数麻子丸：麻子二升，芍药半斤，厚朴一尺，大黄、枳实各一斤，杏人一升，六物熬，捣筛，蜜丸大如梧桐子。以浆水饮下十丸，食后服之，日三，不知益加之。唐方七宣麻仁丸，亦此类也。

《唐本》余：主五劳，麻子寒，肥健人不老。

《食疗》云：微寒，治大小便不通，发落，破血不饥，能寒。取汁煮粥去五脏风，润肺，治关节不通，发落，通血脉，治气。青叶甚长发，研麻子汁沐发即生长。麻子一升，白羊脂七两，蜡五两，白蜜一合，和杵蒸食之不饥。《洞神经》又取大麻，日中服子，末三升，东行茱萸根剉八升渍之，平旦服之二升，至夜虫下。要见鬼者，取生麻子、菖蒲、鬼臼等分，杵为丸，弹子大，每朝向日服一丸，服满百日即见鬼也。

《圣惠方》：治生眉毛，用七月乌麻花，阴干为末，生乌麻油浸，每夜敷之。

又方：主妊娠心痛烦闷，用麻子一合，研，水一盏，煎取六分，去滓，非时温服。

《外台秘要》：治瘰疬：七月七日出时收麻花，五月五日收叶，二件作炷子，于病上灸百壮。

又方：治虚劳，下焦虚热，骨节烦疼，肌肉急，小便不利，大便数少，吸吸口燥少气，淋石热，大麻人五合，研，水二升，煮去半，分服，四五剂差。

又方：治呕：麻仁三两，杵，熬，以水研取汁，着少盐吃立效。李谏议尝用极妙。

《千金方》：治发落不生令长：麻子一升，熬黑压油以敷头，长发妙。

又方：治风癫及百病：麻人四升，水六升，猛火煮令牙生，去滓，煎取七升，旦空心服。或发或不发，或多言语勿怪之，但人摩手足须定，凡进三剂愈。

又方：主产后血不去：麻子五升，酒一升，渍一宿，明旦去滓，温服一升先食。不差，夜再服一升，不吐不下，不得与男子通，一月将养如初。

《肘后方》：葛氏大便不通，研麻子相和为粥食。又：治淋下血：麻根十枚，水五升，煮取二升，一服血止，神验。

又方：大渴，日饮数斗，小便赤涩者：麻子一升，水三升，煮三四沸，取汁饮之，无限，日过九升麻子愈。

又方：卒备⑥毒箭：麻人数升，杵饮汁差。

《食医心镜》：治风水腹大，脐腰重痛，不可转动：冬麻子半升，碎，水研，滤取汁，米二合，以麻子汁煮作稀粥，着葱、椒、姜、豉，空心食之。

又方：主五淋，小便赤少，茎中疼痛：冬麻子一升，杵研，滤取汁二升，和米三合，煮粥着葱、椒及熟煮，空心服之。

又方：主妊娠损动后腹痛：冬麻子一升，杵碎，熬，以水二升煮取汁热沸，分为三四服。《新续十全方》令易产：大麻根三茎，水一升，煎取半升，顿服立产。不下服之亦下。

《子母秘录》：产后秽污不尽，腹满，麻子三两，酒五升，煮取二升，分温二服，当下恶物。

又方：治小儿赤白痢，多体弱不堪，大困重者：麻子一合，炒令香熟，末服一钱匕，蜜浆水和服立效。

又方：治小儿疳疮：嚼麻子敷之，日六七度。《周礼·典枲》职疏：枲，麻也。案《丧服传》云：牡麻者，枲麻也。则枲是雄麻，对苴是麻之有蕡者。《毛诗》九月叔苴。

疏云：谓采麻实以供羹食。《诗》云：桃之夭夭，有蕡其实，蕡即实也。麻蕡则知麻实也，非花也，麻亦花而后有实也。

《龙鱼河图》曰：岁暮夕，四更中，取二七豆子，二七麻子，家人头少许发，合麻子豆著井中，祝勅，并使其家竟年不遭伤寒，辟五温鬼。

《衍义》曰：大麻子，海东来者最胜，大如连[7]实，如毛罗岛，其次出上那。北地大如豆，南地者子小。去壳法，取麻子帛包之，沸汤中浸汤，冷出之，垂井中一夜，勿令着水，次日日中曝干，就新瓦上挼去壳，簸扬取仁，粒粒皆完。张仲景麻仁丸是用此大麻子。

现注：

①蕡：下原有音坟二字注音。（fén 坟）《图经》云：皆谓蕡为子也。指麻子。现认为系幼嫩果穗。

②枲：（xǐ 喜），大麻的雄花，只开花不结子。

③苴：（jū 居），大麻的子。能结子的大麻雌株。

④黂：（fén 坟），为结子实的麻，与蕡同音。从《尔雅》所释二字之义是一样的。现所指有别。

⑤挎：（kuǎ 垮），击，横击。

⑥备：长的兵器。

⑦连：原文如此，应为莲之误。所说如莲实，如豆，显然不是麻蕡之麻子，而是蓖麻子。因麻蕡之麻子如高粱大小，不会如豆大，也不会如莲实。仲景麻子仁丸用麻蕡之麻子。

按：麻蕡为桑科大麻的幼嫩果穗。功能破积除痹，散脓通神明。临床只用其麻仁即其种子，很少有用麻蕡者。麻仁可润肠通便，养心排石等。陶弘景云：麻勃方药亦少用，术家和人参服，令逆知未来事。似说麻蕡（麻勃）有致幻作用。

释名：火麻（《日用》）、黄麻（俗名）

时珍曰：麻从两木在广下，象屋下派麻之形也。木音派，广音俨。余见下注。云汉麻者，以别胡麻也。时珍曰：大麻即今火麻，亦曰黄麻。处处种之，剥麻收子。有雌有雄：雄者为枲，雌者为苴。大科如油麻。叶狭而长，状如益母草叶，一枝七叶或九叶。五、六月开细黄花成穗，随即结实，大如胡荽子，可取油。剥其皮作麻。其秸白而有棱，轻虚可为烛心。《齐民要术》云：麻子放勃时，拔去雄者。若未放勃，先拔之，则不成子也。其子黑而重，可捣治为烛。即此也。《本经》有麻蕡、麻子二条，谓蕡即麻勃，谓麻子入土者杀人。苏恭谓蕡是麻子，非花也。苏颂谓蕡、子、花为三物。疑而不决。谨按：《吴普本草》云：麻勃一名麻花，味辛无毒。麻蓝一名麻蕡，一名青葛，味辛甘有毒。麻叶有毒，食之杀人。麻子中仁无毒，先藏地中者，食之杀人。据此说则麻勃是花，麻蕡是实，麻仁是实中仁也。普三国时人，去古未远，说甚分明。《神农本经》以花为蕡，以藏土入土杀人，其文皆传写脱误尔。陶氏及唐宋诸家，皆不考究而臆度疑似，可谓疏矣。今依吴氏改正于下。

麻勃：普曰：一名麻花。时珍曰：观《齐民要术》有放勃时拔去雄者之文，则勃为花明矣。治健忘及金疮内漏（时珍）。

时珍曰：按：《范汪方》有治健忘方：七月七日收麻勃一升，人参二两，为末，蒸令气遍。每临卧服一刀圭，能尽知四方之事。此乃治健忘，服之能记四方事也。陶云逆知未来事，过言矣。又《外台》言生疗肿人，忌见麻勃，见之即死者，用胡麻、针砂、烛烬为末，醋和敷之。不知麻勃与疗何故相忌。亦如人有见漆即生疮者，此理皆不可晓。

附方：新二。

金疮内漏：麻勃一两，蒲黄二两，为末。酒服一钱匕，日三，夜一。（外台）

风病麻木：麻花四两，草乌一两，炒存性为末，炼蜜调成膏。每服三分，白汤调下。

麻蕡：时珍曰：此当是麻子连壳者，故《周礼》朝事之笾供蕡。《月令》食麻，与大麻可食、可供稍有分别，壳有毒而仁无毒也。普曰：神农：辛。雷公：甘。岐伯：有毒。畏牡蛎、白薇。

麻仁：利女人经脉，调大肠下痢。涂诸疮癣，杀虫。取汁煮粥食，止呕逆（时珍）。

刘完素曰：麻，木谷也而治风，同气相求也。好古曰：麻仁，手阳明、足太阴药也。阳明病汗多、胃热、便难，三者皆燥也。故用之以通润也。成无己曰：脾欲缓，急食甘以缓之。麻仁之甘，以缓脾润燥。

附方：新十九。

产后秘塞：许学士云：产后汗多则大便秘，难于用药，惟麻子苏子粥最稳。不惟产后可服，凡老人诸虚风秘，皆得力也。用大麻子仁、紫苏子各二合，洗净研细，再以水研，滤取汁一盏，分二次煮粥啜之（《本事方》）

月经不通，或两三月，或半年、一年者用麻子仁二升，桃仁二两，研匀，熟酒一升，浸一夜。日服一升。（《普济》）

乳石发渴：大麻仁三合，水三升，煮二升，时时呷之。（《外台》）

饮酒咽烂：口舌生疮。大麻仁一升，黄芩二两，为末，蜜丸。含之。（《千金方》）

脚气肿渴：大麻仁熬香，水研取一升，别以水三升，煮一升赤小豆，取一升汁，即内麻汁，更煎三五沸。食豆饮汁。（《外台秘要》）

脚气腹痹：大麻仁一升（研碎）。酒三升，渍三宿，温服大良。（《外台》）

血痢不止：《必效方》：用麻子仁汁煮绿豆。空心食，极效。（《外台》）

截肠怪病：大肠头出寸余，痛苦，干则自落，又出，名为截肠病，若肠尽即不治。但初觉截时，用器盛脂麻油坐浸之，饮大麻子汁数升，即愈也。（夏子益《奇疾方》）

金疮瘀血：在腹中。用大麻仁三升，葱白十四枚，捣熟，水九升，煮一升半，顿服。血出不尽，更服。（《千金》）

小儿头疮：麻子五升。研细，水绞汁，和蜜敷之。（《千金》）

白秃无发：麻子三升炒焦研末，猪脂和涂，发生为度。（《普济方》）

发落不生：麻子汁煮粥，频食之。（《圣济总录》）

蚀耳出脓：麻子一合，花胭脂一分。研匀，作梃子，绵裹塞之。（《圣惠方》）

大风癞疾：大麻仁三升淘晒，以酒一斗浸一夜，研取白汁，滤入瓶中，重汤煮数沸收之。每饮一小盏，兼服茄根散、乳香丸，取效。（《圣惠方》）

解射罔毒：大麻子汁，饮之良。（《千金》）

赤游丹毒：麻仁捣末，水和敷之。（《千金方》）

湿癣肥疮：大麻敷之，五日瘥。（《千金方》）

瘭疽出汁：生手足肩背，累累如赤豆状。剥净，以大麻子炒研末摩之。（《千金方》）

油：熬黑压油，敷头，治发落不生。煎熟，时时啜之，治硫黄毒发身热（时珍。出《千金方》《外台秘要》）。附方：新一。尸咽痛痒：麻子烧取脂，酒调一钱服之。（《圣济总录》）。

叶：时珍曰：按：郭文《疮科心要》：乌金散治痈疽疔肿，时毒恶疮。方中用火麻头，同麻黄诸药发汗，则叶之有毒攻毒可知矣。《普济方》用之截疟，尤可推焉。

附方：新二。

治疟不止：火麻叶，不问荣枯，锅内容武火慢炒香，连锅取下，以纸盖之，令出汗尽，为临发前用茶或酒下。移病患原睡处，其状如醉，醒即愈。

又方：火麻叶（如上法为末）一两，加缩砂、丁香、陈皮、木香各半两，酒糊丸梧子大。每酒、茶任下五七丸。能治诸疟，壮元气。（《普济方》）

黄麻：主破血，通小便（时珍）。

附方：新二。

热淋胀痛：麻皮一两，炙甘草三分，水二盏，煎一盏服，日二，取效。（《圣惠方》）

跌扑折伤：疼痛。接骨方：黄麻（烧灰）、头发灰各一两，乳香五钱，为末。每服三钱，温酒下，立效。（《王勉经验方》）

## 胡 麻 油

微寒，利大肠，胞衣不落，生者摩疮肿，生秃发。

陶隐居云：麻油，生笮者，若蒸炒，正可供作食及燃尔。不入药用也。

《药性论》云：胡麻生油，涂头，生毛发。

陈藏器云：胡麻油，大寒。主天行热秘，肠内结热，服一合取利为度。食油损声令体重。生油杀虫，摩恶疮。

《图经》：文具胡麻条下。

《食疗》云：主喑哑，涂之生毛发。

《野人闲话》杜天师《昇遐篇》：以麻油敷两足，缯帛裹之，可日行万里。

按：胡麻油即胡麻仁榨取之油。张家口地区食胡麻油，口味与芝麻香油绝然不同，故将胡麻与黑芝麻视为一物是不对的，药中取消胡麻，用黑芝麻代之，此举错甚。可通便催生，摩疮生发。

时珍曰：入药以乌麻油为上，白麻油次之，须自榨乃良。若市肆者，不惟已经蒸炒，而又杂之以伪也。

去头面游风（孙思邈）。解热毒、食毒、虫毒，杀诸虫蝼蚁（时珍）。士良曰：有牙齿疾及脾胃疾人，切不可吃。治饮食物，须逐日熬熟用之。若经宿，即动气也。

刘完素曰：油生于麻，麻温而油寒，同质而异性也。震亨曰：香油乃炒熟脂麻所出，食之美，且不致疾。若煎炼过，与火无异矣。时珍曰：张华《博物志》言：积油满百石，则自能生火。陈霆《墨谈》言：衣绢有油，蒸热则出火星。是油与火同性矣。用以煎炼食物，尤能动火生痰。陈氏谓之大寒，珍意不然。但生用之，有润燥解毒、止痛消肿之功，似乎寒耳。且香油能杀虫，而病发症者嗜油；炼油能自焚，而气尽则反冷。此又物之玄理也。

附方：新二十七。

吐解蛊毒：以清油多饮，取吐。(《岭南方》)

解河豚毒：一时仓卒无药。急以清麻油多灌，取吐出毒物，即愈。(《卫生易简方》)

解砒石毒：麻油一碗，灌之。(《卫生方》)

小儿发热：不拘风寒饮食时行痘疹，并宜用之：以葱涎入香油内，手指蘸油摩擦小儿五心、头面、项背诸处，最能解毒凉肌。(《直指》)

预解痘毒：《外台》云：时行暄暖，恐发痘疮。用生麻油一小盏，水一盏，旋旋倾下油内，柳枝搅稠如蜜。每服二三蚬壳，大人二合，卧时服之。三五服，大便快利，疮自不生矣。此扁鹊油剂法也。《直指》用麻油、童便各半盏，如上法服。小儿初生：大小便不通。用真香油一两，皮硝少许，同煎滚。冷定，徐徐灌入口中，咽下即通。(《蔺氏经验方》)

鼻衄不止：纸条蘸真麻油入鼻取嚏，即愈。有人一夕衄血盈盆，用此而效。(《普济方》)

死腹中：清油和蜜等分，入汤顿服。(《普济方》)

漏胎难产：因血干涩也。用清油半两，好蜜一两，同煎数十沸，温服，胎滑即下。他药无益，以此助血为效。(《胎产须知》)

痈疽发背：初作即服此，使毒气不内攻：以麻油一斤，银器煎二十沸，和醇醋二碗。分五次，一日服尽。(《直指》)

肿毒初起：麻油煎葱黑色，趁热通手旋涂，自消。(《百一选方》)

喉痹肿痛：生油一合灌之，立愈。(《总录》)

梅花秃癣：用清油一碗，以小竹子烧火入内煎沸，沥猪胆汁一个，和匀，剃头擦之，二三日即愈。勿令日晒。(《普济方》)

赤秃发落：香油、水等分，以银钗搅和。日日擦之，发生乃止。(《普济方》)

发落不生：生胡麻油涂之。(《普济方》)

令发长黑：生麻油、桑叶煎过，去滓。沐发，令长数尺。(《普济》)

滴耳治聋：生油日滴三五次。候耳中塞出，即愈。(《总录》)

蜘蛛咬毒：香油和盐，掺之。(《普济方》)

冬月唇裂：香油频频抹之。(《相感志》)

身面白癜：以酒服生胡麻油一合，一日三服，至五斗瘥。忌生冷、猪、鸡、鱼、蒜等百日。(《千金》)

小儿丹毒：生麻油涂之。(《千金》)

打扑伤肿：熟麻油和酒饮之，以火烧热地卧之，觉即疼肿俱消。松阳民相殴，用此法，经官验之，了无痕迹。(赵葵《行营杂录》)

虎爪伤人：先吃清油一碗，仍以油淋洗疮口。(赵原阳《济急方》)

毒蜂蜇伤：清油搽之妙。(同上)

毒蛇蜇伤：急饮好清油一二盏解毒，然后用药也。(《济急良方》)

灯盏残油：能吐风痰食毒，涂痈肿热毒。又治犬咬伤，以灌疮口，甚良。(时珍)

麻枯饼：此乃榨去油滓也，亦名麻机贲之意。(音辛)。荒岁人亦食之。可以养鱼肥田，亦《周礼》草人强坚用之义。

附方：新二。

揩牙乌须：麻枯八两，盐花三两，用生地黄十斤取汁，同入铛中熬干。以铁盖覆之，盐泥泥之，赤，取研末。日用三次，揩毕，饮姜茶。先从眉起，一月皆黑也。（《养老书》）

疽疮有虫：生麻油滓贴之，绵裹，当有虫出。（《千金方》）

# 白油麻

大寒，无毒。治虚劳，滑肠胃，行风气，通血脉，去头浮风，润肌。食后生啖一合，终身不辍。与乳母食，其孩子永不病生。若客热，可作饮汁服之。停久者，发霍乱。又生嚼敷小儿头上诸疮良。久食抽人肌肉。生则寒炒则热。又叶捣和浆水绞去滓沐发，去风润发。其油冷，常食所用也。无毒，发冷疾，滑骨髓，发脏腑，渴困脾脏，杀五黄，下三焦热毒气，通大小肠，治蛔心痛，敷一切疮疥癣，杀一切虫。取油一合，鸡子两颗，芒硝一两，搅服之，少时即泻，治热毒甚良。治饮食物，须逐日熬熟用，经宿即动风气，有牙齿并脾胃疾人切不可吃。陈者煎膏生肌长肉止痛，消痈肿，补皮裂。新补，见孟诜及陈藏器、陈士良、《日华子》。

《图经》曰：油麻，《本经》旧不著条，然古医方多用之，无毒。滑肠胃，行风气，久食消人肌肉，生则寒，炒熟则热，仙方蒸以辟谷。压筝为油，大寒。发冷疾，滑精髓，发脏腑渴令人脾困。然治痈疽热病。《近效方》婆罗门僧疗大风疾，并压丹石热毒热风，手脚不遂；用消石一大两，生乌麻油二大升，合内铛中以土墼[1]盖口，以纸泥固济，勿令气出，细进火煎之，其药未熟时气醒[2]，候香气发即熟，更以生麻油二大升和合，又微火煎之，以意斟量得所，即内不津器中。服法：患大风者用火为使，在室中重作小纸屋子，外燃火令患人在纸屋中发汗，日服一大合，病人力壮日二服，服之三七日，头面疱疮皆灭。若服诸丹石药热发，不得食热物。著厚衣卧厚床者即两人共服一剂，服法同前，

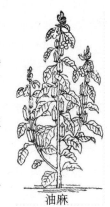

油麻

不用火为使，忌风二七日，若丹石发，即不用此法，但取一匙内口中，待消嚼汁热除。忌如药法。刘禹锡《传信方》蚰蜒入耳，以油麻油作煎饼，枕卧须臾，蚰蜒自出而差。李元淳尚书在河阳日，蚰蜒入耳，无计可为，半月后脑中洪洪有声，脑闷不可彻，至以头自击门柱，奏疾状危极，因发御药以疗之无差者。其为受苦不念生存，忽有人献此方乃愈。

《外台秘要》：治胸喉间觉有痒虫，上下偏闻葱豉食香，此是发虫，油煎葱豉令香，二日不食，开口而卧，将油葱豉致口边，虫当渐出，徐徐以物引去之。

又方：治伤寒三五日忽有黄，则宜服此，取生乌麻油一盏，水半盏，鸡子白一枚和之，熟搅令相匀，一服令尽。

又方：《近效》治呕：白油麻一大合，清酒半升，煎取三合，看冷热得所，去油麻顿服之。

又方：治小儿急疳疮，嚼油麻令烂敷之。

又方：治发癥，欲得饮油一升，香泽煎之，大沙锣贮，安病人头边，口鼻临油上，勿令得饮及敷之鼻面，并令香气叫唤取饮不得，必当疲极眠睡，发癥当从口出。煎油人等守

视之，并锻石一裹，见癥出以灰粉手提取癥，抽出，须臾抽尽，即是发也。初从腹出，形如不流水中浓菜③，随发长短，形亦如之，无忌。

《肘后方》：治卒心痛：生油半合，温服差。

又方：治豌豆疮：服油麻一升，须利即不生白浆，大效。

《经验后方》：治蚰蜒、蜘蛛子咬人：用油麻研敷之差。孙真人同。

孙真人：《枕中记》云：麻油一升，薤白三斤，切，内油中，微火煎之令薤黑去滓，合酒服之半升三合。百脉血气充盛，服金石人先宜服此方。《斗门方》治产后脱肠不收；用油五斤，炼熟，以盆盛后温却，令产妇坐油盆中约一顿饭久，用皂角炙令脆，去粗皮为末少许，吹入鼻中，令作嚏，立差，神效。

《博物志》：积油满百石则生火。武帝大始中，武库火灾，积油所致。

《塞上方》：治心痛，无问冷热：一合生麻服。

《谭氏小儿方》：治小儿软疖：焦炒油麻，从铫子中取，乘热嚼吐敷之止。

《宋明帝》：宫人患腰痛牵心，发则气绝，徐文伯视之曰：发瘕，以油灌之，吐物如发，引之长三尺，头已成蛇能动摇，悬之滴尽唯一发。

《衍义》曰：白油麻与胡麻一等，但以其色言之，此④胡麻差淡，亦不全白。今人只谓之脂麻，前条已具，炒熟乘热压出油，而谓之生油，但可点照。须再煎炼，方谓之熟油，始可食，复不中点照，亦一异也。如铁自火中出而谓之生铁，亦此义耳。

现注：

①墼：（jī机），指砖或砖坯。

②醒：此处同腥。

③浓菜：似指荇菜。《毛诗草木虫鱼疏》参差荇菜："今池州称荇为荇公须，盖细荇乱生，有若鬔然"。以鬔像髮，故以此形容。《尔雅》：荇，注："丛生水中，叶圆在茎端，长短随水深浅。"此与"随发长短，形亦如之"正相吻合。杜甫诗：素发漠漠，至精浓浓句，似可解释为何用浓菜形容荇菜。

④此：原刻如此，按文意应为比。

按：白油麻，为胡麻科脂麻的白色种仁。功能补虚滑肠，祛风通血脉。白油麻所附绘油麻图为平时所说芝麻，平时所说香油多用此造。胡麻条所附胡麻图与此白油麻图不同，二者不是一种植物，黑芝麻与胡麻应分开，以发挥胡麻疗效，药房不应没有胡麻。到张家口地区调查胡麻为何物，自会明白。

时珍曰：胡麻取油以白者为胜。服食以黑者为良，胡地者尤妙。取其黑色入通于肾，而能润燥也。赤者状如老茄子，壳浓油少，但可食尔，不堪服食。唯钱乙治小儿痘疹变黑归肾，百祥丸，用赤脂麻煎汤送下，盖亦取其解毒耳。《五符经》有巨胜丸，云：即胡麻，本生大宛，五谷之长也。服之不息，可以知万物，通神明，与世常存。《参同契》亦云：巨胜可延年，还丹入口中。古以胡麻为仙药，而近世罕用，或者未必有此神验，但久服有益而已耶。

刘、阮入天台，遇仙女，食胡麻饭。亦以胡麻同米作饭，为仙家食品焉尔。又按苏东坡与程正辅书云：凡痔疾，宜断酒肉与盐酪、酱菜、浓味及粳米饭，唯宜食淡面一味。及以九蒸胡麻（即黑脂麻），同去皮茯苓，入少白蜜为食之。日久气力不衰而百病自去，而痔渐退。此乃长生要诀，但易知而难行尔。据此说，则胡麻为脂麻尤可凭矣。其用茯苓，本陶氏注胡麻之说也。近人以脂麻擂烂去滓，入绿豆粉作腐食。其性平润，最益老人。

附方：新十五。

入水肢肿作痛：生胡麻捣涂之。（《千金》）

偶感风寒：脂麻炒焦，乘热擂酒饮之，暖卧取微汗出良。热淋茎痛：乌麻子、蔓荆子各五合，炒黄，绯袋盛，以井华水三升浸之。每食前服一钱。（《圣惠方》）

小儿下痢：赤白：用油麻一合捣，和蜜汤服之。（《外台》）

解下胎毒：小儿初生，嚼生脂麻，绵包，与儿咂之，其毒自下。头面诸疮：脂麻生嚼敷之。（《普济》）

小儿瘰疬：脂麻、连翘等分。为末。频频食之。（《简便方》）

疔肿恶疮：胡麻（烧灰）、针砂等分，为末。醋和敷之，日三。（《普济方》）

痔疮风肿：作痛。胡麻子煎汤洗之，即消。坐板疮疥：生脂麻嚼敷之。（笔峰《杂兴》）

乳疮肿痛：用脂麻炒焦，研末。以灯窝油调涂，即安。妇人乳少：脂麻炒研，入盐少许，食之。（唐氏）

谷贼尸咽，喉中痛痒，此因误吞谷芒，抢刺痒痛也。谷贼属咽，马喉风属喉，不可不分：用痈疮不合：乌麻炒黑，捣敷之。（《千金》）

小便尿血：胡麻三升杵末，以东流水二升浸一宿，平旦绞汁，顿热服。（《千金方》）

## 饴[1]　　糖

味甘，微温。主补虚乏，止渴，去血。陶隐居云：方家用饴糖乃云胶饴，皆是湿糖，如厚蜜者，建中汤多用之。其凝强及牵白者不入药。今酒曲糖用药，犹同是米麦而为中上之异，糖当以和润为优，酒以醺乱为劣也

臣禹锡等谨按《蜀本》《图经》云：饴即软糖也，北人谓之饧。粳米、粟米、大麻、白术、黄精、枳椇[2]子等并堪作之，惟以糯米作者入药。

孟诜云：饧糖，补虚止渴，健脾胃气，去留血，补中。白者以蔓青汁煮，顿服之。

《日华子》云：益气力，消痰止嗽，并润五脏。

《食疗》：主吐血健脾。凝强[3]者为良，主打损瘀血，熬令焦，和酒服之，能下恶血。又伤寒大毒，嗽，于蔓菁、薤汁中煮一沸，顿服之。

《外台秘要》：误吞钱，取饴糖一斤，渐渐尽食之，镮及钗便出。

《肘后方》：鱼骨鲠在喉中，众法不能去：饴糖丸如鸡子黄大，吞之。不出，大作丸用妙。

《衍义》曰：饴糖，即饧是也。多食动脾风。今医家用以和药，糯与粟米作者佳，余不堪用。蜀黍米亦可造，不思食人少食之，亦使脾胃气和。唐白乐天诗：一碟较牙饧者是此。

现注：

①饴：下原有音贻二字注音。

②枳：下原有音止二字注音。椇：下原音矩二字注音。

③凝强：陶隐居云凝强者不入药，此说凝强者为良二说不同。

按：饴糖为麦、米等发酵糖化之糖。功能补虚止渴，活血温中。临床以饴糖治中虚胃

痛，胃炎，胃溃疡等。临床入补益药中。

时珍曰：按：刘熙《释名》云：糖之清者曰饴，形怡怡然也。稠者曰饧，强硬如也。如饧而浊者曰𥹽。《方言》谓之饊餭（音长皇）。《楚辞》云：粗粆蜜饵有饊餭，是也。

嘉谟曰：因色紫类琥珀，方中谓之胶饴，干枯者名饧。震亨曰：饴糖属土而成于火，大发湿中之热。寇氏谓其动脾风，言末而遗本矣。时珍曰：凡中满吐逆、秘结牙、赤目疳病者，切宜忌之，生痰动火最甚。甘属土，肾病毋多食甘，甘伤肾，骨痛而齿落，皆指此类也。

解附子、草乌头毒。（时珍）

成无己曰：脾欲缓，急食甘以缓之。胶饴之甘以缓中也。好古曰：饴乃脾经气分药也。甘能补脾之不足。时珍曰：《集异记》云：邢曹进，河朔健将也。为飞矢中目，拔矢而镞留于中，钳之不动，痛困俟死。忽梦胡僧令以米汁注之必愈。广询于人，无悟者。一日一僧丐食，肖所梦者。叩之，僧云：但以寒食饧点之，如法用之，应手清凉，顿减酸楚。至夜疮痒，用力一钳而出。旬日而瘥。

附方：新九。

老人烦渴：寒食大麦一升，水七升，煎五升，入赤饧二合，渴即饮之。（《奉亲书》）

蛟龙癥病：凡人正二月食芹菜，误食蛟龙精面色青黄：每服寒食饧五合，日三服。吐出蛟龙，有两头可验。吐蛔者勿用。（《金匮要略》）

鱼脐疔疮：寒食饧涂之，良。干者烧灰。（《千金方》）

瘰疬毒疮：腊月饴糖，昼夜涂之，数日则愈。（《千金方》）

误吞稻芒：白饧频食。（《简便方》）

服药过剂：闷乱者。饴糖食之。（《千金》）

草乌头毒及天雄、附子毒：并食饴糖即解。（《总录》）

手足病疮：炒腊月糖，敷之。（《千金方》）

火烧成疮：白糖烧灰，粉之即燥，易瘥。（《小品方》）

## 灰藋

味甘平，无毒。主恶疮虫蚕蜘蛛等咬。捣碎和油敷之，亦可煮食，亦作浴汤。去疥癣风瘙，烧为灰，口含及内齿孔中，杀齿䘌甘疮。取灰三四度淋取汁，蚀息肉，除白癜风，黑子面䵟，著肉作疮。子炊为饭香滑，杀三虫。生熟地叶心有白粉，似藜而藜心赤，茎大堪为杖，亦杀虫。人食，为药不如白藋也。新补见陈藏器。

《雷公》：金锁天，时呼为灰藋，是金锁天叶扑蔓翠上，往往有金星，堪用也。若白青色，是忌女茎，不入用也。若使金锁天叶，茎高低二尺五寸妙也。若长若短不中使。凡用勿令犯水，先去根，日干，用布拭上肉毛令尽，细剉焙干用之。

按：灰藋，为藜科之小藜。功能去恶疮，蚀息肉，除白癜风。

释名：灰涤菜。时珍曰：此菜茎叶上有细灰如沙，而枝叶翘，故名。梁简文帝《劝医文》作灰菜，俗讹为灰条菜。《雷公炮炙论》谓之金锁天。时珍曰：灰藋，处处原野有之。四月生苗，茎有紫红线棱。叶尖有刻，面青背白。茎心、嫩叶背面皆有白灰。为蔬亦佳。五月渐老，高者数尺。七、八月开细白花。结实簇簇如球，中有细子，蒸曝取仁，可炊饭及磨粉食。《救荒本草》云：结子成穗者味甘，散穗者微苦，生墙下、树下者不可用。时珍曰：妓女茎即地肤子苗，与灰茎相似而叶不同，亦可为蔬。详见本条。

附方：新一。

疔疮恶肿：野灰菜叶烧灰，拨破疮皮，唾调少许点之，血出为度。(《普济》)

时珍曰：藜处处有之。即灰藋之红心者，茎、叶稍大。河朔人名落藜，南人名胭脂菜，亦曰鹤顶草，皆因形色名也。嫩时亦可食，故昔人谓藜藿与膏粱不同。老则茎可为杖。《诗》云：南山有台，北山有莱。陆玑注云：莱即藜也。初生可食。谯、沛人以鸡苏为莱，《三苍》以茱萸为莱，皆名同物异也。《韵府》谓藜为落帚，亦误矣。《宝藏论》云：鹤顶龙芽，其顶如鹤，八、九月和子收之，入外丹用。

叶：味甘，平，微毒。时珍曰：按：《庚辛玉册》云：鹤顶，阴草也。捣汁煮粉霜，烧灰淋汁煎粉霜，伏矾石，结草砂，制硫，伏汞及雌黄、砒石。

煎汤，洗虫疮，漱齿。捣烂，涂诸虫伤，去癜风（时珍）。

附方：新一。

白癜风：红灰藋五斤，茄子根、茎三斤，苍耳根、茎五斤，并晒干烧灰，以水一斗煎汤淋汁熬成膏，别以好乳香半两，铅霜一分，腻粉一分，炼成牛脂二两，和匀，每日涂三次。(《圣惠》)

茎：烧灰，和荻灰、蒿灰等分，水和蒸，取汁煎膏。点疣赘、黑子，蚀恶肉（时珍）。

# 卷第二十五

## 米谷部中品总二十三种

**二种《神农本经》**　本为白字现改为字下无标识。
**一十六种《名医别录》**　原为墨字现改为字下中·号表示。
**一种今附**
**三种新补**

生大豆元附大豆黄卷条下今分条,穞豆附。　赤小豆《本经》　大豆黄卷《本经》　酒《别录》甜糟、社坛余胙酒续注　粟米《别录》粉泔糗续注　秫米《别录》　粳米《别录》　青粱米《别录》　黍米《别录》　丹黍米《别录》拒黍续注白粱米《别录》　黄粱米《别录》　蘡米《别录》　春杵头糠《别录》　小麦《别录》面、麸、麦苗续注　大麦《别录》麳续注　曲新补　穬麦《别录》　荞麦　新补　藊(音扁)豆《别录》叶附　豉《别录》　绿豆今附　白豆新补

## 生 大 豆

味甘,平。涂痈肿煮汁饮,杀鬼毒,止痛。逐水胀,除胃中热痹伤中淋露,下瘀血,散五脏结积,内寒,杀乌头毒。久服令人身重,炒为屑,味甘。主胃中热,去肿除痹,消谷止腹胀。生太山平泽。九月采。恶五参、龙胆。得前胡、乌喙、杏人、牡蛎良。

今按:陈藏器《本草》云:大豆炒令黑烟未断,及热投酒中,主风痹瘫缓,口噤,产后诸风。食罢生服半两,去心胸烦热,热风恍惚,明目镇心,温补。久服好颜色,变白,去风,不忘。煮食寒下热气肿,压丹石烦热,汁解诸药毒,消肿。大豆炒食极热,煮食之及作豉极冷。黄卷及酱平。牛食温,马食冷。一体之中用之数变。臣禹锡等谨按《蜀本》注云:煮食之主温毒水肿。陈藏器云:穞[1]豆,味甘温,无毒。炒令黑,及热投酒中,渐渐饮之去贼风风痹,妇人产后冷血。堪作酱。生田野,小黑。《尔雅》云:戎菽,一名驴豆,一名劳[2]豆。

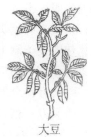

大豆

孟诜云:大豆,寒。和饭捣涂一切毒肿,疗男女阴肿,以绵裹内之。杀诸药毒。谨按:煮饮服之,去一切毒气,除胃中热痹,肠中淋露,下淋血,散五脏结积内寒。和桑柴灰汁煮之下水鼓腹胀。其豆黄,主湿痹膝痛,五脏不足气,胃气结积,益气润肌肤。未之收成炼猪膏为丸服之,能肥健人。又卒失音,生大豆一升,青竹筭[3]子四十九枚,长四寸,阔一分,和水煮熟,日夜二服差。又每食后净磨拭吞鸡子大,令人长生。初服时似身重,一年以后便觉身轻,又益阳道。

《日华子》云:黑豆,调中下气,通关脉,制金石药毒,治牛马温毒。

《图经》曰:大豆黄卷,及生大豆,生泰山平泽,今处处有之。黄卷是以生豆为蘖,

待其芽出，便暴干取用。方书名黄卷皮，今蓐妇药中用之。大豆有黑白二种，黑者入药，白者不用，其紧小者为雄豆，入药尤佳，豆性本平，而修治之便有数等之效。煮其汁甚凉，可以压丹石毒，及解诸药毒。作腐则寒而动气，炒食则热，投酒主风，作豉极冷。黄卷及酱皆平，牛食之温，马食之凉，一体而用别，大抵宜作药使耳。杀乌头毒尤胜。《仙方》修制黄末，可以辟④谷度饥岁。然多食令人体重，久则如故矣。古方有紫汤破血去风，除气防热，产后两日尤宜服之；乌豆五升，选择令净，清酒一斗半，炒豆令烟向绝，投于酒中。看酒赤紫色乃去豆，量性服之。可日夜三盏，如中风口噤，即加鸡屎白二升和熬，投酒中神验。江南人作豆豉自有一种刀豆甚佳。古今方书用豉治病最多，葛洪《肘后方》云：疗伤寒有数种，庸人不能分别，今取一药兼疗，若初觉头痛肉热脉洪，起一二日便作此加减葱豉汤；葱白一虎口，豉一升绵裹，以水三升，煮取一升顿服取汗，若不汗，更作加葛根三两，水五升，煮取二升，分再服，必得汗既差。不汗，更作加麻黄三两去节。诸名医方皆用此，更有加减法甚多。今江南人凡得时气，必先用此汤服之，往往便差。

《唐本》云：煮食之主温毒水肿。复有白大豆，不入药用也。

《食疗》云：微寒，主中风脚弱，产后诸疾。若和甘草煮汤饮之，去一切热毒气。善治风毒脚气。煮食之主心痛筋挛，膝痛胀满，杀乌头、附子毒。大豆黄屑忌猪肉。小儿不得与炒豆食之，若食了忽食猪肉，必壅气致死，十有八九。十岁以上不畏。

《千金方》：治头项强，不得顾视：蒸大豆一升令变色，内囊中枕之。

又方：治喉痹，卒不语：煮大豆汁含之。

又方：从高坠下，头破脑出血，中风口噤；豆一升，熬去腥，勿使太熟，杵末蒸之气遍，令甑下盆中以酒一升淋之，温服一升，覆取汗，敷膏疮上。

又方：中恶；大豆二七枚，鸡子黄酒半升和顿服。

又方：治身肿浮：乌豆一升，水五升，煮取三升汁，去滓，内酒五升，更取三升，分温三服，不差，再合服之。

又方：治头风头痛：大豆三升，炒令无声，先以盛一斗二升瓶一只，盛九升清酒，乘豆热即投于酒中，密泥封之七日，温服之。

又方：治口喎：大豆面三升，炒令焦，酒三升，淋取汁顿服，日一服。

又方：令发鬓乌黑：醋煮大豆黑者，去豆煎令稠，敷发。

又方：被打头青肿，豆黄末敷之。

《肘后方》：治卒风不得语：煮豆煎汁如饴，含之，亦浓煮饮之佳。

又方：治肠痛如打：豆，半升，熬令焦，酒一升，煮之合沸，熟，取醉。

又方：从早夜连时不得眠，暮以新布火炙以熨目，并蒸大豆，更番囊盛枕，枕冷后更易热，终夜常枕热豆，即立愈。证如前。

又方：治消渴，《得效》取乌豆置牛胆中阴干百日，吞之即差。

又方：治腰胁卒痛，背痛；大豆二升，酒三升，煮取二升，顿服佳。

又方：矾石中毒，豆汁解之良。

又方：阴痒汗出，嚼生大豆黄敷之佳。

《经验方》：治小儿大人多年牙齿不生，用黑豆三十粒，牛粪火内烧令烟尽，细研，入麝香少许，一处研匀，先以针挑不生齿处令血了，用末少许揩，不得见风，忌酸咸物。

又方：治秋夏之交，露坐夜久，腹中痞如群石在腹方：大豆半升，生姜八分，水二升，煎取一升已来，顿服差。

又方：治赤痢，脐下痛：黑豆、茱萸子二件，搓摩吞嚼之宜良。

又方：治破伤风神效：黑豆四十个，朱砂二十文，同研为末，以酒半盏已上，调一字下。

《食医心镜》治风毒攻心，烦躁恍惚：大豆半升净淘，以水二升，煮取七合，去滓，食后服。

又方：大豆末，理胃中热，去身肿，除痹，消谷止胀。大豆一升，熬令熟，杵末饮服之。

又方：主妊娠腰中痛：大豆一升，以酒三升，煮取七合，去滓空心服之。

又方：治产后风虚，五缓六急，手足顽痹，头旋眼眩，血气不调；大豆一升，炒令熟，热投三升酒中密封，随性饮之。

《广利方》：治脚气冲心，烦闷乱不识人：大豆一升，水三升，浓煮取汁，顿服半升，如未定，可更服半升即定。

又方：治蛇咬方：取黑豆叶剉杵敷之，日三易良。

《伤寒类要》：辟温病。以新布盛大豆一斗，内井中一宿出，服七粒佳。

《子母秘录》：主产后中风困笃，或背强口噤，或但烦热苦渴，或身头皆重，或身痒极，呕逆直视。此皆虚热中风；大豆三升，熬令极熟，候无声，器盛以酒五升沃之，热投，可得二升，尽服之，温覆令少汗出，身润即愈。产后得依常稍服之，以防风气，又消结血。

又方：治小儿斑疮，豌豆疮：熟煮大豆取汁服之佳。

又方：治小儿汤火疮：水煮大豆汁涂上，易差无斑。

又方：治小儿尿灰疮，黑豆皮，熟嚼敷之。

《杨氏产乳》：疗有孕月数未足，子死腹中不出，母欲闷绝，取大豆三升，以醋煮浓汁三升。顿服立出。

《产书》：治产后犹觉有余血水气者，宜服豆淋酒：黑豆五升，熬之令烟绝出，于瓷器中，以酒一升淬之。

又方：治胞衣不下，以大豆大半升，醇酒三升，煮取折半，分三服。

《博物志》云：左元亮荒年法：择大豆，粗细调匀，必生熟挼之令有光，烟气彻，则内，先下食，一日以冷水顿服讫，其鱼肉菜果不得复经口，渴即饮水，慎不可暖饮，初小困，十数月后体力壮健，不复思食。

《抱朴内篇》云：相国张公文蔚，庄在东都柏坡，庄内有鼠狼穴，养四子为蛇所吞，鼠狼雄雌情切，乃于穴外坋⑤土恰容蛇头，俟其出穴，果入所坋处，出头度其回转不及，当腰咬断而劈蛇腹，衔出四子尚有气，置于穴外，衔豆叶嚼而敷之皆活。

《衍义》曰：生大豆，有绿、褐、黑三种，亦有大小两等。其大者出江、浙、湖南、北，黑小者生他处，今用小者力更佳。炒熟以枣肉同捣之为面代粮。又治产后百病血热，并中风疾痱，止痛，背强口噤，但烦热痈疹。若渴，身背肿剧，呕逆；大豆五升，急水淘净，无灰酒一斗，熬豆令微烟出，倾入酒瓶中沃之，经一日已上，服酒一升取差为度。如素不饮酒，即量多少服，若口噤即加独活半斤，微微搥破，同沃仍增酒至壹斗贰升，暑月旋作恐酸坏，又可硙⑥为腐⑦食之。

现注：

①稴下原有音吕二字注音。现音（lǔ 吕）。

②蟧：（láo 劳），野绿豆。

③筭：（suàn 算），筹码。

④辟：通避。

⑤坋：（fèn 奋），将土拱宣松。

⑥硙：（wèi 卫），磑。⑦腐：通腐，腐食即豆腐类食品。

按：生大豆，为豆科之大豆。可消痈除水，除胀通淋，下瘀。依《图经》说，黑者入药。临床用黑豆治眼目诸疾，视物不明，心律不齐，肝肾疾病引起浮肿，水肿，腹水等。

释名：尗，俗作菽。时珍曰：豆、尗皆荚谷之总称也。篆文尗，象荚生附茎下垂之形。豆象子在荚中之形。《广雅》云：大豆，菽也。小豆，荅也。时珍曰：大豆有黑、白、黄、褐、青、斑数色：黑者名乌豆，可入药，及充食，作豉；黄者可作腐，榨油，造酱；余但可作腐及炒食而已。皆以夏至前后下种，苗高三四尺，叶团有尖，秋开小白花成丛，结荚长寸余，经霜乃枯。按：《吕氏春秋》云：得时之豆，长茎短足，其荚二七为族，多枝数节，竞叶蕃实，大菽则圆，小菽则团。先时者，必长以蔓、浮叶疏节、小荚不实。后时者，必短茎疏节、本虚不实。又氾胜之《种植书》云：夏至种豆，不用深耕。豆花憎见日，见日则黄烂而根焦矣。知岁所宜，以囊盛豆子，平量埋阴地，冬至后十五日发取量之，最多者种焉。盖大豆保岁易得，可以备凶年，小豆不保岁而难得也。时珍曰：服蓖麻子者，忌炒豆，犯之胀满致死。服厚朴者亦忌之，动气也。

煮汁，解礜石、砒石、甘遂、天雄、附子、射罔、巴豆、芫青、斑蝥、百药之毒及蛊毒。入药，治下痢脐痛。冲酒，治风痓及阴毒腹痛。牛胆贮之，止消渴。（时珍）。同桑柴灰汁煮食，治肾病，利水下气，制诸风热，活血，解诸毒（时珍）。

时珍曰：按：《养老书》云：李守愚每晨水吞黑豆二七枚，谓之五脏谷，到老不衰。夫豆有五色，各治五脏。惟黑豆属水性寒，为肾之谷，入肾功多，故能治水消胀下气，制风热而活血解毒，所谓同气相求也。又按：古方称大豆解百药毒，予每试之大不然；又加甘草，其验乃奇。如此之事，不可不知。

附方：新三十六。

黄山谷救荒法：黑豆、贯众各一升，煮熟去众，晒干。每日空心啖五七粒。食百木枝叶皆有味，可饱也。王氏《农书》云：辟谷之方，见于石刻。水旱虫荒，国有代有，甚则怀金立鹄，易子炊骸，为民父母者，不可不知此法也。

昔晋惠帝永宁二年，黄门侍郎刘景先表奏：臣遇太白山隐士，传济饥辟谷仙方。臣家大小七十余口，更不食别物。若不如斯，臣一家甘受刑戮。其方：用大豆五斗淘净，蒸三遍，去皮。用大麻子三斗浸一宿，亦蒸三遍，令口开取仁。各捣为末，和捣作团如拳大。入甑内蒸，从戌至子时止，寅时出甑，午时晒干为末。干服之，以饱为度。不得食一切物。第一顿得七日不饥，第二顿得四十九日不饥，第三顿三百日不饥，第四顿得二千四百日不饥，更不必服，永不饥也。不问老少，但依法服食，令人强壮，容貌红白，永不憔悴。口渴，即研大麻子汤饮之，转更滋润脏腑。若要重吃物，用葵子三合研末，煎汤冷服，取下药如金色，任吃诸物，并无所损。前知随州朱颂教民用之有验，序其首尾，勒石于汉阳大别山太平兴国寺。又方：用黑豆五斗淘净，蒸三遍，晒干，去皮为末。秋麻子三升，浸去皮，晒研。糯米三斗作粥，和捣为剂如拳大，入甑中蒸一宿，取晒为末。用红小枣五斗，煮去皮核，和为剂如拳大，再蒸一夜。服之，至饱为度。如渴，饮麻子水，便滋润脏腑也。脂麻亦可。但不得食一切之物。暴得风疾：四肢挛缩不能行。取大豆三升，淘净湿蒸，以醋二升，倾入瓶中，铺于地上，更蒸豆再作，并饮荆沥汤。如此三日三夜即休。（崔氏《纂要》）

风入脏中，治新久肿，风入脏中：以大豆一斗，水五斗，煮取一斗二升，去滓。入美酒斗半，煎取九升。旦服三升取汗，神验。（《千金翼》）

热毒攻眼，赤痛睑浮：用黑豆一升，分作十袋，沸汤中蒸过，更互熨之，三遍则愈。（《普济方》）

阴毒伤寒：危笃者：用黑豆炒干，投酒，热饮或灌之。吐则复饮，汗出为度。（《居家必用》）

胁痛如打：大豆半升熬焦，入酒一升煮沸，饮取醉。（《肘后》）

卒然腰痛：大豆六升，水拌湿，炒热，布裹熨之，冷即易。乃张文仲所处方也。（《延年秘录》）

新久水肿：大豆一斗，清水一斗，煮取八升，去豆，入薄酒八升，再煎取八升服之。再三服，水当从小便中出。（《范汪方》）

霍乱胀痛：大豆生研，水服方寸匕。（《普济》）

水痢不止：大豆一升，炒白术半两，为末。每服三钱，米饮下。（《指南方》）

男子便血：黑豆一升，炒焦研末，热酒淋之，去豆饮酒，神效。（《活人心统》）

一切下血：雄黑豆紧小者，以皂角汤微浸，炒熟去皮为末，炼猪脂和，丸梧子大。每服三十丸，陈米饮下。（华佗《中藏经》）

小儿沙淋：黑豆一百二十个，生甘草一寸，新水煮热，入滑石末，乘热饮之，良。（《全幼心鉴》）

肾虚消渴：难治者。黑大豆（炒）、天花粉等分，为末，面糊丸梧子大。每黑豆汤下七十丸，日二。名救活丸。（《普济方》）

疫疠发肿：大黑豆二合（炒熟），炙甘草一钱，水一盏煎汁，时时饮之。《夷坚志》云：靖康二年春，京师大疫。有异人书此方于壁间，用之立验也。乳石发热：乌豆二升，水九升，铜器煮五升汁，熬稠一升，饮之。（《外台秘要》）

酒食诸毒：大豆一升，煮汁服，得吐即愈。（《广记》）

解诸鱼毒：大豆，煮汁饮之。（《卫生方》）

解巴豆毒：下利不止。大豆，煮汁一升，饮之。（《肘后方》）

恶刺疮痛：大豆，浓煮汁渍之，取瘥。（《千金方》）

折伤堕坠：瘀血在腹，气短。大豆五升，水一斗，煮汁二升，顿服。剧者不过三作。（《千金方》）

痘疮湿烂：黑大豆，研末，敷之。

小儿头疮：黑豆炒存性研，水调敷之。（《普济方》）

身面疣目：七月七日，以大豆拭疣上三过。使本人种豆于南向屋东头第二溜中。豆生

叶，以热汤沃杀，即愈。(《外台秘要》)

牙齿疼痛：黑豆煮酒，频频漱之，良。(周密《浩然斋视听抄》)

菜中蛇蛊：蛇毒入菜果中，食之令人得病，名蛇蛊。大豆为末，酒渍绞汁，服半升。身如虫行：大豆水渍绞浆，旦旦洗之，或加少面，沐发亦良。(《千金方》)

小儿丹毒：浓煮大豆汁，涂之甚良。(《千金》)

风疽疮疥：凡脚胻及腘腘中痒，搔则黄汁出者，是也。以青竹筒三尺，着大豆一升在内，以马屎、糠火烧熏，以器承两头取汁，搽之。先以泔清和盐热洗之。不过三度，极效。(《千金》)

肝虚目暗：迎风下泪。用腊月牯牛胆，盛黑豆悬风处。取出，每夜吞三七粒，久久自明。(《龙木论》)

小儿胎热：黑豆二钱，甘草一钱，入灯心七寸，淡竹叶一片，水煎，不拘时候服。(《全幼心鉴》)

天蛇头指：痛臭甚者。黑豆生研末，入茧内，笼之。(《济急方》)

大豆皮：生用，疗痘疮目翳。嚼烂，敷小儿尿灰疮(时珍)。

附方：新二。

止渴急方：大豆苗(嫩者)三五十茎，涂酥炙黄为末。每服二钱，人参汤下。(《圣济总录》)

小便血淋：大豆叶一把，水四升，煮二升，顿服。(《千金方》)

花：主目盲，翳膜(时珍)。

稆豆：时珍曰：稆乃自生稻名也。此豆原是野生，故名。今人亦种之于下地矣。瑞曰：稆豆，即黑豆中最细者。时珍曰：此即黑小豆也。小科细粒，霜后乃熟。陈氏指为戎菽，误矣。《尔雅》亦无此文。戎菽乃胡豆。勞豆乃鹿豆，并四月熟。

### 豆黄

时珍曰：造法：用黑豆一斗蒸熟，铺席上，以蒿覆之，如盦酱法，待上黄，取出晒干，捣末收用。生嚼涂阴痒汗出(时珍)。

附方：新二。

脾弱不食：饵此当食。大豆黄二升，大麻子三升。熬香，为末。每服一合，饮下，日四五服，任意。(《千金方》)

打击青肿：大豆黄为末，水和涂之。(《外台秘要》)

豆腐　时珍曰：豆腐之法，始于汉淮南王刘安。凡黑豆、黄豆及白豆、泥豆、豌豆、绿豆之类，皆可为之。造法：水浸硙碎，滤去滓，煎成，以盐卤汁或山矾叶或酸浆、醋淀就釜收之。又有入缸内，以石膏末收者。大抵得咸、苦、酸、辛之物，皆可收敛尔。其面上凝结者，揭取晾干，名豆腐皮，入馔甚佳也。

味：甘、咸，寒，有小毒。原曰：性平。瑞曰：发肾气、疮疥、头风，杏仁可解。

时珍曰：按：《延寿书》云：有人好食豆腐中毒，医不能治。作腐家言：莱菔入汤中则腐不成。遂以莱菔汤下药而愈。大抵暑月恐有人汗，尤宜慎之。

主：宽中益气，和脾胃，消胀满，下大肠浊气(宁原)。清热散血(时珍)。

附方：新五。

休息久痢：白豆腐，醋煎食之，即愈。(《普济方》)

赤眼肿痛：有数种，皆肝热血凝也。用消风热药服之。夜用盐收豆腐片贴之，酸浆者勿用。（《证治要诀》）

杖疮青肿：豆腐切片贴之，频易。一法：以烧酒煮贴之，色红即易，不红乃已。（《拔萃方》）

烧酒醉死：心头热者。用热豆腐细切片，遍身贴之，贴冷即换之，苏省乃止。

## 赤 小 豆

味甘、酸，平，无毒。主下水排痈肿脓血。寒热热中消渴，止泄利小便，吐逆，卒澼下胀满。

陶隐居云：大小豆共条，犹如葱薤义也，以大豆为蘖牙生便干之，名为黄卷，用之亦熬，服食所须煮。大豆主温毒水肿殊效。复有白大豆，不入药。小豆性逐津液，久服令人枯燥矣。

《唐本》注云：《别录》云，叶名藿，止小便数，去烦热。

今按：陈藏器《本草》云：赤小豆和桑根白皮煮食之，主温气痹肿。小豆和通草煮食之，当下气无限，名脱气丸。驴食脚轻，人食体重。

赤小豆

臣禹锡等谨按《蜀本》注云：病酒热，饮汁即愈。《药性论》云：赤小豆，使，味甘。能消热毒痈肿，散恶血不尽，烦满，治水肿，皮肌胀满，捣，薄涂痈肿上，主小儿急黄烂疮，取汁令洗之，不过三度差。能令人美食。末与鸡子白调涂热毒痈肿差。通气健脾胃。

陈士良云：赤小豆，微寒。缩气行风，抽肌肉，久食瘦人，坚筋骨，疗水气，解小麦热毒。《日华子》云：赤豆粉，治烦解热毒排脓，补血脉。解油衣粘缀甚妙。叶食之明目。

《图经》曰：赤小豆，旧与大豆同条，苏恭分之，今江淮间尤多种莳。主水气脚气方最急用，其法用此豆五合，葫一头，生姜一分，并碎破，商陆根一条，切，同水煮豆烂汤成，适寒温，去葫等，细嚼豆，空腹食之，旋旋啜汁令尽，肿立消便止。韦宙《独行方》疗水肿从脚起入腹则杀人，亦用赤小豆一斗，煮令极烂，取汁四五升，温渍膝以下，若已入腹，但服小豆，勿杂食，亦愈。李绛《兵部手集方》亦著此法，云曾得效。昔有人患脚气，用此豆作袋置足下，朝夕展转践踏之，其疾遂愈。亦主丹毒。《小品方》以赤小豆末和鸡子白如泥涂之，涂之不已，逐手便消也。其遍体者，亦遍涂如上法，又诸肿毒欲作痈疽者，以水和涂，便可消散毒气。今人往往用之有效。

《食疗》云：和鲤鱼烂煮食之，甚治脚气及大腹水肿，别有诸治，具在鱼条中。散气，去关节烦热，令人心孔开，止小便数。绿赤者并可食，暴痢后气满不能食，煮一顿服之即愈。

《千金方》：主产后不能食烦满方：小豆三七枚，烧作屑，筛，冷水顿服之佳。

《肘后方》：辟温病：取小豆，新布囊盛之置井中三日出，举家服，男十枚，女二十枚。

又方：治肠痔，大便常血，小豆一升，苦酒五升，煮豆熟出干，复内法[①]酒中，候酒尽止，末，酒服方寸匕，日三度。

又方：舌上忽出血如簪孔：小豆一升，杵碎，水三升，和搅取汁饮。

又方：产后心闷目，目不开：生赤小豆杵末，东流水服方寸匕，不差更服。

《梅师方》：治热毒下血，或因食热物发动：以赤小豆杵末，水调下方寸匕。

又方：治妇人乳肿不得消：小豆、荞草等分为末，苦酒和敷之佳。

孙真人云：赤白豆合鱼鲊食之成消渴，小豆酱合鱼鲊食之成口疮。

《食医心镜》：理脚肿满，转上入腹杀人，豆一升，水五升，煮令极熟去豆，适寒温浸脚，冷即重暖之。

又方：主小便数，小豆叶一斤，于豉汁中煮，调和作羹食之，煮粥亦佳。

《广利方》：治小儿火丹，热如火，绕腰即损人，救急杵赤小豆末和鸡子白敷之，干即易。

《必效方》：治水谷痢：小豆一合，和蜡三两愈。

《小品》：治疽初作：以小豆末，醋敷之亦消。

《产宝》治难产方：赤小豆，生吞七枚，出。若是女，三七枚佳。

《产书》云：下乳汁：煮赤小豆取汁，饮即下。

《修真秘旨》云：理淋方；椎赤小豆三合，慢火炒熟，为末，煨葱一茎，细剉，暖酒调二钱匕服。男子女人热淋，血淋并疗。

《衍义》曰：赤小豆，食之行小便，久则虚人，令人黑瘦枯燥。关西、河北、京东西多食之。花治宿酒渴病。

现注：

①法酒：《汉书》注云：法酒犹言礼酌。又有官法酒，按官府法定所酿之酒。

按：赤小豆，为豆科赤小豆。功能下水消痈，排脓，清热止消渴。临床以赤小豆治湿热黄疸，各型肝炎，胆道炎，消化道出血等症。有麻黄连翘赤小豆汤。

时珍曰：案：《诗》云：黍稷稻粱，禾麻菽麦。此即八谷也。董仲舒注云：菽是大豆，有两种。小豆名荅，有三四种。王祯云：今之赤豆、白豆、绿豆、豇豆，皆小豆也。此则入药用赤小者也。时珍曰：此豆以紧小而赤黯色者入药，其稍大而鲜红、淡红色者，并不治病。俱于夏至后下种，苗科高尺许，枝叶似豇豆，叶微圆峭而小。至秋开花，似豇豆花而小淡，银褐色，有腐气。结荚长二三寸，比绿豆荚稍大，皮色微白带红。三青二黄时即收之，可煮可炒，可作粥、饭、馄饨馅并良也。

辟瘟疫，治产难，下胞衣，通乳汁。和鲤鱼、蠡鱼、鲫鱼、黄雌鸡煮食，并能利水消肿（时珍）。

好古曰：治水者惟知治水，而不知补胃，则失之壅滞。赤小豆，消水通气而健脾胃，乃其药也。时珍曰：赤小豆，小而色赤，心之谷也。其性下行，通乎小肠，能入阴分，治有形之病。故行津液，利小便，消胀除肿止吐，而治下痢肠，解酒病，除寒热痈肿，排脓散血，而通乳汁，下胞衣产难，皆病之有形者也。久服则降令太过，津血渗泄，所以令人肌瘦身重也。其吹鼻瓜蒂散以辟瘟疫用之，亦取其通气除湿散热耳。或言共工氏有不才子，以冬至死为疫鬼，而畏赤豆，故于是日作小豆粥厌之，亦傅会之妄说也。又案：陈自明《妇人良方》云：予妇食素，产后七日，乳脉不行，服药无效。偶得赤小豆一升，煮粥食之，当夜遂行。因阅《本草》载此，漫记之。又《朱氏集验方》云：宋仁宗在东宫时，患炸腮，命道士赞宁治之。取小豆七十粒为末，敷之而愈。中贵人任承亮后患恶疮近死，尚书郎傅永授以药立愈。叩其方，赤小豆也。予苦胁疽，既至五脏，医以药治之甚验。承亮曰：得非赤小豆耶。医谢曰：某用此活三十口，愿勿复言。有僧发背如烂瓜，邻家乳婢用此治之如神。此药治一切痈疽疮疥及赤肿，不拘善恶，但水调涂之，无不愈者。但其性粘，干则难揭，入苎根末即不粘，此法尤佳。

附方：新十九。

水蛊腹大，动摇有声，皮肤黑者：用赤小豆三升，白茅根一握，水煮食豆，以消为度。

辟厌疾病：正月元旦，面东，以齑水吞赤小豆三七枚，一年无诸疾。又七月立秋日，面西，以井华水吞赤小豆七枚，一秋不犯痢疾。

伤寒狐惑：张仲景曰：狐惑病，脉数，无热微烦，默默但欲卧，汗出。初得三四日，目赤如鸠眼；七八日，目四黄黑。若能食者，脓已成也。赤豆当归散主之。赤小豆三升，水浸令芽出，当归三两为末。浆水服方寸匕，日三服。（《金匮要略》）

下部卒痛：如鸟啄之状。用小豆、大豆各一升，蒸熟，作二囊，更互坐之，即止。（《肘后方》）

重舌鹅口：赤小豆末，醋和涂之。（《普济方》）

小儿不语：四五岁不语者。赤小豆末，酒和，敷舌下。（《千金》）

牙齿疼痛：红豆末，擦牙吐涎，及吹鼻中。一方入铜青少许。一方入花碱少许。（《家宝方》）

中酒呕逆：赤小豆煮汁，徐徐饮之。（《食鉴本草》）

频致堕胎：赤小豆末，酒服方寸匕，日二服。（《千金》）

妊娠行经：方同上。

胞衣不下：用赤小豆，男七枚，女二七枚，东流水吞服之。（《救急方》）

妇人吹奶：赤小豆，酒研，温服，以滓敷之。（熊氏）

石痈诸痈：赤小豆五合，纳苦酒中五宿，炒研，以苦酒和涂即消。加栝蒌根等分。（《范汪方》）

痘后痈毒：赤小豆末，鸡子白调涂敷之。腮颊热肿：赤小豆末，和蜜涂之，一夜即消。或加芙蓉叶末尤妙。风瘙瘾疹：赤小豆、荆芥穗等分，为末，鸡子清调涂之。金疮烦满：赤小豆一升，苦酒浸一日，熬燥再浸，满三日，令黑色，为末。每服方寸匕，日三服。（《千金》）

六畜肉毒：小豆一升，烧研。水服三方寸匕，神良。（《千金方》）

叶：时珍曰：小豆利小便，而藿止小便，与麻黄发汗而根止汗同意，物理之异如此。

附方：新一。小儿遗尿：小豆叶捣汁服之。（《千金》）

芽：主妊娠数月，经水时来，名曰漏胎；或因房室，名曰伤胎。用此为末，温酒服方寸匕，日三，得效乃止（时珍。出《普济》）

## 大豆黄卷

味甘，平。无毒。主湿痹筋挛膝痛。五脏胃气结积益气，止毒，去黑皯，润泽皮毛。

《图经》：文具生大豆条下。

《唐本》注云：以大豆为芽蘖，蘖生便干之，名为黄卷，用亦服食。

《食疗》云：卷蘖长五分者，破妇人恶血良。

《食医心镜》：理久风湿痹，筋挛膝痛。除五脏胃气结聚，益气止毒，去黑痣面奸，润皮毛，宜取大豆黄卷一升，熬令香，为末空心暖酒下一匙。

按：大豆黄卷为豆科大豆发芽而成。功能化湿除痹。舒筋，强腰膝。临床以大豆黄卷治湿热黄疸，肝炎等症。

时珍曰：一法：壬癸日以井华水浸大豆，候生芽，取皮，阴干用。宜肾（思邈）。除胃中积热，消水病胀满。（时珍）

附方：新四。

大豆蘖散：治周痹在血脉之中，随脉上下，本痹不痛，今能上下周身，故名。

治周痹注，五脏留滞，胃中结聚，益气出毒，润皮毛，补肾气。用大豆一斤（炒香），为末。每服半钱，温酒调下，空心，加至一钱，日三服。（《宣明方》）

诸风湿痹：筋挛膝痛，胃中积热口疮烦闷，大便秘涩，黄卷散：用大豆黄卷（炒熟捣末）一升，酥半两，研匀，食前温水服一匙，日二服。（《普济方》）

水病肿满：喘急，大小便涩。大豆黄卷（醋炒）、大黄（炒）等分。为细末。葱、橘皮汤服二钱，平明一利为度。

小儿撮口：初生豆芽研烂，绞汁和乳，灌少许，良。（《普济方》）

# 酒

味苦、甘、辛，大热，有毒。主行药势，杀百邪恶毒气。

陶隐居云：大寒凝海，惟酒不冰，明其性热，独冠群物，药家多须以行其势。人饮之使体弊神惛，是其有毒故也。昔三人晨行触雾，一人健，一人病，一人死。健者饮酒，病者食粥，死者空腹。此酒势辟恶胜于作食。

《唐本》注云：酒有葡萄、秫、黍、粳、粟、曲、蜜等，作酒醴以曲为，而葡萄、蜜等独不用曲。饮葡萄酒能消痰破癖，诸酒醇醨[①]不同，惟米酒入药用。

臣禹锡等谨按陈藏器云：酒本功外杀百邪，去恶气，通血脉，厚肠胃，润皮肤，散石气。消忧发怒，宣言畅意。《书》曰：若作酒醴尔，惟曲蘖。苏恭乃广引蒲[②]萄、蜜等为之，此乃以伪乱真，殊非酒本称。至于入药，更亦不堪。凡好酒欲熟，皆能候风潮而转，此是合阴阳矣。

又云：诸米酒有毒，酒浆照人无影，不可饮。酒不可合乳饮之，令人气结。白酒食牛肉令腹内生虫。酒后不得卧黍穰，食猪肉，令人患大风。凡酒忌诸甜物。又云：甜糟，味咸温，无毒。主温中冷气，消食，杀腥，去草菜毒。藏物不败，糅[③]物能软润皮肤，调脏脏。三岁已下有酒，以物承之，堪磨风瘙，止呕哕，及煎煮鱼菜。取腊月酒糟以黄衣和粥成之[④]。

孟诜云：酒味苦，主百邪毒，行百药，当酒卧以扇扇，或中恶风。久饮伤神损寿。谨按：中恶疰忤，热暖姜酒一碗，服即止。又通脉养脾气，扶肝。陶隐居云：大寒凝海，惟酒不冰，量其热性故也。久服之厚肠胃，化筋。初服之时甚动气痢，与百药相宜，祗服丹砂人饮之即头痛吐热。又服丹石人胸背急，闷热者，可以大豆一升，熬令汗出，簸去灰尘，投二升酒中久时顿服之，少顷即汗出差。朝朝服之，甚去一切风。妇人产后诸风，亦可服之。熬鸡屎如豆，淋酒法作，名曰紫酒，卒不语口偏者服之甚效。昔有人常服春酒令人肥白矣。

陈士良云：凡服食丹砂、北庭石亭脂、钟乳石、诸礜石、生姜并不可长久以酒下，遂引石药气入四肢，滞血化为痈疽。

《日华子》云：酒通血脉，厚肠胃除风及下气。

又云：社坛余胙酒治孩儿语迟。以少许吃吐酒喷屋四角辟蚊子。

又云：糟，署仆损瘀血，浸洗冻疮及敷蛇蜂叮毒。又云：糟下酒，暖，开胃下食，暖水脏，温肠胃，消宿食，御风寒，杀一切蔬菜毒，多食微毒。

《食疗》云：紫酒，治角弓风，姜酒主偏风中恶，桑椹酒补五脏，明耳目，葱豉酒解烦热，补虚劳，蜜酒疗风疹。地黄、牛膝、虎骨、仙灵脾、通草、大豆、牛蒡、枸杞等皆可和酿作酒。在别方蒲桃子酿酒，益气调中，耐饥强志。取藤汁酿酒亦佳，狗肉汁酿酒大补。

《外台秘要》：治水下，不下则满溢，下之则虚竭，虚竭还腹，十无一活，以桑椹并心皮两物细到重煮，煎取四斗，以酿米四升酿酒，一服一升。又方：治痔下部啮方：掘地作小坑，烧令赤，酒沃中，杵吴茱萸三升内中，极热，板覆，开小孔子，以下部坐上，冷乃下，不过三度良。又方：治牛马六畜水谷疫病：酒和麝香少许灌之。

《千金方》：断酒方：以酒七升着瓶中，朱砂半两，细研着酒中，紧闭塞瓶口，安猪圈中，任猪摇动，经七日顿饮之。

又方：正月一日，酒五升，淋碓头杵下取饮。又方：治耳聋：酒三升，渍牡荆子一升，碎之，浸七日，去滓，任性饮尽，三十年聋差。

《肘后方》：鬼击之病，得之无渐。卒着人如刀刺状，胸胁腹内结疙切痛不可抑按，或吐血，鼻血出，或下血，一名鬼排。以淳酒吹两鼻内。

又方：中风体角弓反张，四肢不随，烦乱欲死，清酒五升，鸡屎白一升，杵末合和之，捣千遍乃饮，大人服一升，日三，少小五合差。

又方：人体上先有疮，因乘马，马汗马毛入疮中，或为马气所蒸，皆致肿痛，烦热入腹则杀人：多饮醇酒以醉即愈。

《经验后方》：孙真人催产，以铁器烧赤淬酒，吃便令分解。

《梅师方》：治虎伤人疮，但饮酒，常令大醉，当吐毛出。又方：治产后有血，心烦腹痛：清酒一升，生地黄汁和煎二十沸，分三服。

孙真人：空腹饮酒醉，必患呕逆。

又方：治风癣，暖酒以蜜中搅之，饮一杯即差。又方：治腰膝疼痛，久不已：糟底酒摩腰脚及痛处筋挛处。

《广利方》：治蛇咬疮：暖酒淋洗疮上，日三易。《兵部手集》治蜘蛛遍身成疮；取上好春酒，饮醉，使人翻，不得一向卧，恐酒毒腐人，须臾虫于肉中小如米自出。

《伤寒类要》：天行病毒，攻手足疼痛欲断；作坑令深三尺，大小容足，烧令中热，以酒灌坑中，着屐踞坑上，衣壅勿令泄气。

《衍义》曰：酒，《吕氏春秋》曰：仪狄造酒。《战国策》曰：帝女仪狄造酒进之于禹。然《本草》中已著酒名，信非仪狄明矣。又读《素问》首言以妄为常，以酒为浆[5]，如此则酒自黄帝始，非仪狄也。古方用酒有醇酒、春酒、社坛余胙[6]酒、槽[7]下酒、白酒、清酒、好酒、美酒、葡萄[8]酒、秫黍酒、粳酒、蜜酒、有灰酒、新熟无灰酒、地黄酒。今有糯酒、煮酒、小豆曲酒、香药曲酒、鹿头酒、羔儿等酒。今江浙、湖南北又以糯米粉入众药，和合为曲，曰饼子酒。至于官务中亦用四夷酒，更别中国，不可取以为法。今医家所用酒，正宜斟酌。但饮家惟取其味，不顾入药如何尔。然久之未见不作疾者，盖此物损益兼行，可不慎欤。汉赐丞相上樽酒，糯为上，稷为中，粟为下者。今入药佐使专以糯米用清水白面曲所造为正。古人造曲未见入诸药合和者，如此则功力和厚皆胜余酒。今人又以麦蘖造者，盖止是醴尔，非酒也。《书》曰：若作酒醴尔，为曲蘖。酒则须用曲，醴故用蘖，盖酒与醴其气味甚相辽，治疗岂不殊也。

现注：

①醨：（lí 离），即薄酒。

②蒲萄：原刻如此，现通用写为葡萄。

③糅：（róu 揉），混杂。

④取腊月酒糟以黄衣和粥成之：似说三岁已下有酒之酒的作酒原料。

⑤浆：原刻为酱，乃为误。现据《内经》原文改之。

⑥胙：（zuò 坐）。本指祭祀时供的肉。

⑦槽下酒：前面已有糟底酒，槽、糟二字相近，恐混淆，故注之。

⑧葡蔔：原刻为葡蔔，应为葡萄之误。

按：酒为米、麦、高粱等和曲酿而成。功能行药势，杀百邪毒气。临床以酒舒风通络，治筋脉不通之病，可浸各种药酒治各种疾病。但酒伤肝昏神，不宜多用。寇宗奭记有白酒，现将蒸馏法所酿之酒称白酒，如寇氏所说白酒与现今之白酒是一种酒，则宋代已有蒸馏酒。陈藏器有白酒食牛肉令腹内生虫之说。此白酒如是今白酒，则唐已有之。陶弘景说：大寒凝海，惟酒不冰。不知非蒸馏酒是否不冰，如能冰，则南朝时已有蒸馏酒。

时珍曰：按：许氏《说文》云：酒，就也。所以就人之善恶也。一说：酒字篆文，象酒在卣中之状。《饮膳》标题云：酒之清者曰酿，浊者曰盎；厚曰醇，薄曰醨；重酿曰酎，一宿曰醴；美曰醑，未榨曰醅；红曰醍，绿曰醽，白曰醆。颖曰：入药用东阳酒最佳，其酒自古擅名。《事林广记》所载酿法，其曲亦用药。今则绝无，惟用麸面、蓼汁拌造，假其辛辣之力，蓼亦解毒，清香远达，色复金黄，饮之至醉，不头痛，不口干，不作泻。其水秤之重于他水，邻邑所造俱不然，皆水土之美也。处州金盆露，水和姜汁造曲，以浮饭造酿，醇美可尚，而色香劣于东阳，以其水不及也。江西麻姑酒，以泉得名，而曲有群药。金陵瓶酒，曲米无嫌，而水有碱，且用灰，味太甘，多能聚痰。山东秋露白，色纯味烈。苏州小瓶酒，曲有葱及红豆、川乌之类，饮之头痛口渴。淮南绿豆酒，曲有绿豆，能解毒，然亦有灰不美。时珍曰：东阳酒即金华酒，古兰陵也，李太白诗所谓兰陵美酒郁金香即此，常饮入药俱良。山西襄陵酒、蓟州薏苡酒皆清烈，但曲中亦有药物。黄酒有灰。秦、蜀有咂嘛酒，用稻、麦、黍、秫、药曲，小罂封酿而成，以筒吸饮。谷气既杂，酒不清美，并不可入药。时珍曰：酒后食芥及辣物，缓人筋骨。酒后饮茶，伤肾脏，腰脚重坠，膀胱冷痛，兼患痰饮水肿、消渴挛痛之疾。一切毒药，因酒得者难治。又酒得咸而解者，水制火也，酒性上而咸润下也。又畏枳、葛花、赤豆花、绿豆粉者，寒胜热也。

糟底酒：止呕哕，摩风瘙、腰膝疼痛。（孙思邈）老酒：（腊月酿造者，可经数十年不坏）和血养气，暖胃避寒，发痰动火。（时珍）东阳酒：甘、辛，无毒。用制诸药良。

好古曰：酒能行诸经不止，与附子相同。味之辛者能散，苦者能下，甘者居中而缓。用为导引，可以通行一身之表，至极高之分。味淡者则利小便而速下也。古人惟以麦造曲酿黍，已为辛热有毒。今之酝者加以乌头、巴豆、砒霜、姜、桂、石灰、灶灰之类大毒大热之药，以增其气味。岂不伤冲和，损精神，涸荣卫，竭天癸，而夭夫人寿耶。震亨曰：《本草》止言酒热而有毒，不言其湿中发热，近于相火，醉后振寒战栗可见矣。又性喜升，气必随之，痰郁于上，溺涩于下，恣饮寒凉，其热内郁，肺气大伤。其始也病浅，或呕吐，或自汗，或疮疥，或鼻，或泄利，或心脾痛，尚可散而去之。其久也病深，或消渴，或内疽，或肺痿，或鼓胀，或失明，或哮喘，或劳瘵，或癫痫，或痔漏，为难名之病，非具眼未易处也。夫醇酒性大热，饮者适口，不自觉也。理宜冷冻饮料，有三益焉。过于肺，入于胃，然后微温。肺先得温中之寒，可以补气。次得寒中之温，可以养胃。冷酒行迟，传化以渐，人不得恣饮也。今则不然，图取快喉舌焉尔。颖曰：人知戒早饮，而不知夜饮更甚。既醉既饱，睡而就枕，热拥伤心伤目。夜气收敛，酒以发之，乱其清明，劳其脾胃，停湿生疮，动火助欲，因而致病者多矣。朱子云：以醉为节可也。机曰：按：扁鹊云：过饮腐肠烂胃，溃髓蒸筋，伤神损寿。昔有客访周，出美酒二石。饮一石二斗，客饮八斗。次明，时珍曰：酒，天之美禄也。面曲之酒，少饮则和血行气，壮神御寒，消愁遣兴；痛饮则伤神耗血，损胃亡精，生痰动火。《邵尧夫诗》云：美酒饮教微醉后。此得饮酒之妙，所谓醉中趣、壶中天者也。若夫沉湎无度，醉以为常者，轻则致疾败行，甚则丧邦亡家而陨躯命，其害可胜言哉。此大禹所以疏仪狄，周公所以着酒诰，为世范戒也。

附方：新七。

惊怖卒死：温酒灌之即醒。咽伤声破：酒一合，酥一匕，干姜末二匕，和服，日二次。（《十便良方》）

身面疣目，盗酸酒浮，洗而咒之曰：疣疣，不知羞。酸酒浮，洗你头。急急如律令。咒七遍，自愈。（《外台》）

丈夫脚冷：不随，不能行者。用淳酒三斗，水三斗，入瓮中，灰火温之，渍脚至膝。常着灰火，勿令冷，三日止。（《千金方》）

海水伤裂：凡人为海水咸物所伤，及风吹裂，痛不可忍。用蜜半斤，水酒三十斤，防风、当归、羌活、荆芥各二两，为末，煎汤浴之，一夕即愈。（《使琉球录》）

附：诸药酒方：时珍曰：《本草》及诸书，并有治病酿酒诸方。今辑其简要者，以备参考。药品多者，不能尽录。

愈疟酒：治诸疟疾，频频温饮之。四月八日，水一石，曲一斤为末，俱酘水中。待酢煎之，一石取七斗。待冷，入曲四斤。一宿，上生白沫起。炊秫一石冷酘，三日酒成。（贾思勰《齐民要术》）

屠苏酒：陈延之《小品方》云：此华佗方也。元旦饮之，辟疫疠一切不正之气。造法：用赤木桂心七钱五分，防风一两，菝葜五钱，蜀椒、桔梗、大黄五钱七分，乌头二钱五分，赤小豆十四枚，以三角绛囊盛之，除夜悬井底，元旦取出置酒中，煎数沸。举家东向，从少至长，次第饮之。药滓还投井中，岁饮此水，一世无病。时珍曰：苏魌，鬼名。此药屠割鬼爽，故名。或云：草庵名也。

逡巡酒：补虚益气，去一切风痹湿气。久服益寿耐老，好颜色。造法：三月三日收桃花三两三钱，五月五日收马蔺花五两五钱，六月六日收脂麻花六两六钱，九月九日收黄甘菊花九两九钱，阴干。十二月八日取腊水三斗。待春分，取桃仁四十九枚好者（去皮尖），白面十斤正，同前花和作曲，纸包四十九日。用时白水一瓶，曲一丸，面一块，封良久成矣。如淡，再加一丸。

五加皮酒：去一切风湿痿痹，壮筋骨，填精髓。用五加皮洗刮去骨煎汁，和曲、米酿成，饮之。或切碎袋盛，浸酒煮饮。或加当归、牛膝、地榆诸药。

白杨皮酒：治风毒脚气，腹中瘕癖如石。以白杨皮切片，浸酒起饮。

女贞皮酒：治风虚，补腰膝。女贞皮切片，浸酒煮饮之。

仙灵脾酒：治偏风不遂，强筋坚骨。仙灵脾一斤，袋盛，浸无灰酒二斗，蜜封三日。（《圣惠方》）

薏苡仁酒：去风湿，强筋骨，健脾胃。用绝好薏苡仁粉，同曲、米酿酒，或袋盛煮酒饮。

天门冬酒：润五脏，和血脉。久服除五劳七伤，癫痫恶疾。常令酒气相接，勿令大醉，忌生冷。十日当出风疹毒气，三十日乃已，五十日不知风吹也。冬月用天门冬去心煮汁，同曲、米酿成。初熟微酸，久乃味佳。（《千金》）

百灵藤酒：治诸风。百灵藤十斤，水一石，煎汁三斗，入糯米三斗，神曲九两，如常酿成。三五日，更炊一斗糯饭候冷投之，即熟。澄清日饮，以汗出为效。（《圣惠方》）

白石英酒：治风湿周痹，肢节中痛，及肾虚耳聋。用白石英、磁石（醋淬七次）各五两，绢袋盛，浸酒一升中，五六日，温饮。酒少更添之。（《圣济总录》）

地黄酒：补虚弱，壮筋骨，通血脉，治腹痛，变白发。用生肥地黄绞汁，同曲、米封密器中，春夏三七日，秋冬五七日启之，中有绿汁，真精英也，宜先饮之，乃滤汁藏贮。加牛膝汁效更速，亦有加群药者。

牛膝酒：壮筋骨，治痿痹，补虚损，除久疟。用牛膝煎汁，和曲、米酿酒。或切碎，袋盛浸酒，煮饮。

当归酒：和血脉，坚筋骨，止诸痛，调经水。当归煎汁，或酿或浸，并如上法。

菖蒲酒：治三十六风，一十二痹，通血脉，治骨痿，久服耳目聪明。石菖蒲煎汁，或酿或浸，并如上法。

枸杞酒：补虚弱，益精气，去冷风，壮阳道，止目泪，健腰脚。用甘州枸杞子煮烂捣汁，和曲、米酿酒。或以子同生地黄袋盛，浸酒煮饮。

人参酒：补中益气，通治诸虚。用人参末，同曲、米酿酒。或袋盛浸酒煮饮。

薯蓣酒：治诸风眩晕，益精髓，壮脾胃。用薯蓣粉，同曲、米酿酒。或同山茱萸、五味子、人参诸药，浸酒煮饮。

茯苓酒：治头风虚眩，暖腰膝，主五劳七伤。用茯苓粉同曲、米酿酒，饮之。

菊花酒：治头风，明耳目，去痿痹，消百病。用甘菊花煎汁，同曲、米酿酒。或加地黄、当归、枸杞诸药亦佳。

黄精酒：壮筋骨，益精髓，变白发，治百病。用黄精、苍术各四斤，枸杞根、柏叶各五斤，天门冬三斤，煮汁一石，同曲十斤，糯米一石，如常酿酒饮。

桑椹酒：补五脏，明耳目。治水肿，不下则满，下之则虚，入腹则十无一活。用桑椹捣汁煎过，同曲、米如常酿酒饮。

　　术酒：治一切风湿筋骨诸病，驻颜色，耐寒暑。用术三十斤，去皮捣，以东流水三石，渍三十日，取汁，露一夜，浸曲、米酿成饮。

　　蓼酒：久服聪明耳目，脾胃健壮。以蓼煎汁，和曲、米酿酒饮。

　　茴香酒：治卒肾气痛，偏坠牵引，及心腹痛。茴香浸酒煮饮之。舶回尤妙。

　　缩砂酒：消食和中，下气，止心腹痛。砂仁炒研，袋盛浸酒，煮饮。

　　莎根酒：治心中客热，膀胱胁下气郁，常忧不乐。以莎根一斤　切常令酒气相续。

　　茵陈酒：治风疾，筋骨挛急。用茵陈蒿（炙黄）一斤，秫米一石，曲三斤，如常酿酒饮。

　　青蒿酒：治虚劳久疟。青蒿捣汁，煎过，如常酿酒饮。

　　百部酒：治一切久近咳嗽。百部根切炒，袋盛浸酒，频频饮之。

　　海藻酒：治瘿气。海藻一斤，洗净浸酒，日夜细饮。

　　黄药酒：治诸瘿气。万州黄药切片，袋盛浸酒，煮饮。

　　仙茅酒：治精气虚寒，阳痿膝弱，腰痛痹缓，诸虚之病。用仙茅九蒸九晒，浸酒饮。

　　通草酒：续五脏气，通十二经脉，利三焦。通草子煎汁，同曲、米酿酒饮。

　　南藤酒：治风虚，逐冷气，除痹痛，强腰脚。石南藤煎汁，同曲、米酿酒饮。

　　松液酒：治一切风痹脚气。于大松下掘坑，置瓮承取其津液，一斤酿糯米五斗，取酒饮之。松节酒：治冷风虚弱，筋骨挛痛，脚气缓痹。松节煮汁，同曲、米酿酒饮。松也煎汁亦可。柏叶酒：治风痹历节作痛。东向侧柏叶煮汁，同曲、米酿酒饮。

　　椒柏酒：元旦饮之，辟一切疫疠不正之气。除夕以椒三七粒，东向侧柏叶七枝，浸酒一瓶饮。竹叶酒：治诸风热病，清心畅意。淡竹叶煎汁，如常酿酒饮。

　　槐枝酒：治大麻痿痹。槐枝煮汁，如常酿酒饮。

　　枳茹酒：治中风身直，口僻眼急。用枳壳刮茹，浸酒饮之。

　　牛蒡酒：治诸风毒，利腰脚。用牛蒡根切片，浸酒饮之。

　　巨胜酒：治风虚痹弱，腰膝疼痛。用巨胜子二升（炒香），薏苡仁二升，生地黄半斤，袋盛浸酒饮。

　　麻仁酒：治骨髓风毒痛，不能动者。取大麻子中仁炒香，袋盛浸酒饮之。

　　桃皮酒：治水肿，利小便。桃皮煎汁，同秫米酿酒饮。

　　红曲酒：治腹中及产后瘀血。红曲浸酒煮饮。

　　神曲酒：治闪肭腰痛。神曲烧赤，淬酒饮之。

　　柘根酒：治耳聋。方具柘根下。

　　磁石酒：治肾虚耳聋。用磁石、木通、菖蒲等分，袋盛酒浸日饮。

　　蚕沙酒：治风缓顽痹，诸节不随，腹内宿痛。用原蚕沙炒黄，袋盛浸酒饮。

　　花蛇酒：治诸风，顽痹瘫缓，挛急疼痛，恶疮疥癞。用白花蛇肉一条，袋盛，同曲置于缸底，糯饭盖之，三七日，取酒饮。又有群药煮酒方甚多。乌蛇酒：治疗、酿法同上。

　　蚺蛇酒：治诸风痛痹，杀虫辟瘴，治癞风疥癣恶疮。用蚺蛇肉一缸底，糯饭盖之，酿成酒亦可浸酒。详见本条。颖曰：广西蛇酒：坛上安蛇数寸，其曲则采山中草药，不能无毒也。

　　蝮蛇酒：治恶疮诸，恶风顽痹癫疾。取活蝮蛇一条，同醇酒一已消化。每服数杯，当身体习习而愈也。

　　紫酒：治卒风，口偏不语，及角弓反张，烦乱欲死，及鼓胀不消，以鸡屎白一升炒焦，投酒中待紫色，去滓频饮。

　　豆淋酒：破血去风，治男子中风口喎，阴毒腹痛，及小便尿血，妇人一切中风诸病。以黑斗炒焦，以酒淋之，温饮。

　　霹雳酒：治疝气偏坠，妇人崩中下血，胎产不下。以铁器烧赤，浸酒饮之。

　　龟肉酒：治十年咳嗽。酿法详见龟条。虎骨酒：治臂胫疼痛，历节风，肾虚，膀胱寒痛。虎胫骨一具，亦可浸酒。详见虎条。

　　麋骨酒：治阴虚肾弱，久服令人肥白。麋骨煮汁，同曲、米如常酿酒饮之。

　　鹿头酒：治虚劳不足，消渴，夜梦鬼物，补益精气。鹿头煮烂捣泥，连汁和曲、米酿酒饮，少入葱、椒。

　　鹿茸酒：治阳虚痿弱，小便频数，劳损诸虚。用鹿茸、山药浸酒服。

　　戊戌酒：诜曰：大补元阳。颖曰：其性大热，阴虚人及无冷病患不宜饮之。用黄狗肉一只煮糜，连汁和曲、米酿酒饮之。

　　羊羔酒：大补元气，健脾胃，益腰肾。宣和化成殿真方：用米一石（如常浸蒸），嫩肥羊肉七斤，曲十四两，杏仁一斤（同煮烂，连汁拌末），入木香一两同酿，勿犯水，十日熟，极甘滑。一法：羊肉五斤蒸烂，酒浸一宿，入消梨七个，同捣取汁，和曲、米酿酒饮之。

　　腽肭脐酒：助阳气，益精髓，破癥结冷气，大补益人，腽肭脐酒浸擂烂，同曲、米如常酿酒饮。

　　烧酒

　　释名：火酒（《纲目》）、阿剌吉酒。时珍曰：烧酒非古法也。自元时始创其法，用浓酒和糟入甑，蒸令气上，用器凡酸坏之酒，皆可蒸烧。近时惟以糯米或粳米或黍或秫或大麦蒸熟，和曲蒸取。其清如水，味极浓烈，盖酒露也。颖曰：暹逻酒以烧酒复烧二次，入珍宝异香。其坛每个以檀香十数斤烧烟熏令如漆，然后入酒蜡封，埋土中二三年，绝去烧气，取出用之。曾有人携至舶，能饮三四杯即醉，价值数倍也。有积病，饮一二杯即愈，且杀蛊。予亲见二人饮此，打下活虫长二寸许，谓之鱼蛊云。

　　味辛、甘，大热，有大毒。时珍曰：过饮败胃伤胆，丧心损寿，甚则黑肠腐胃而死。与姜、蒜同食，令冷水、绿豆粉解其毒。

　　主：消冷积寒气，燥湿痰，开郁结，止水泄，治霍乱疟疾噎膈，心腹死，杀虫辟瘴，利小便，坚大便，洗赤目肿痛，有效（时珍）。

　　时珍曰：烧酒，纯阳毒物也。面有细花者为真。与火同性，得火即燃，同乎焰消。北人四时饮之，南人止暑月饮之。其味辛甘，升扬发散；其气燥热，胜湿祛寒。故能开怫郁而消沉积，通膈噎而散痰饮，治泄疟而止冷痛也。辛先入肺，和水饮之，则抑使下行，通调水道，而小便长白。热能燥金耗血，大肠受刑，故令大便燥结，与姜、蒜同饮即生痔也。若夫暑月

　　饮之，汗出而膈快身凉；赤目洗之，泪出而肿消赤散，此乃从治之方焉。过饮不节，杀人顷刻。近之市沽，又加以矾石、草乌、辣灰、香药，助而引之，是假盗以方矣。善摄生者宜戒之。按：刘克用《病机赋》云：有人病赤目，以烧酒入盐饮之，而痛止肿消。盖烧酒性走，引盐通行经络，使郁结开而邪热散，此亦反治劫剂也。

附方：新七。

冷气心痛：烧酒入飞盐饮，即止。阴毒腹痛：烧酒温饮，汗出即止。呕逆不止：真火酒一杯，新汲井水一杯，和服甚妙。（濒湖）

寒湿泄泻：小便清者。以头烧酒饮之，即止。

耳中有核：如枣核大，痛不可动者：以火酒滴入，仰之半时，即可风虫牙痛：烧酒浸花椒，频频漱之。

寒痰咳嗽：烧酒四两，猪脂、蜜、香油、茶末各四两，同浸酒内，以茶下之，取效。

葡萄酒

时珍曰：葡萄酒有两样：酿成者味佳，有如烧酒法者有大毒。酿者，取汁同曲，如常酿糯米饭法。无汁，用干葡萄末亦可。魏文帝所谓葡萄酿酒，甘于曲米，醉而易醒者也。烧者，取葡萄数十斤，同大曲酿酢，取入甑蒸之，以器承其滴露，红色可爱。古者西域造之，唐时破高昌，始得其法。按：梁《四公子记》云：高昌献葡萄干冻酒。杰公曰：葡萄皮薄者味美，皮厚者味苦。八风谷冻成之酒，终年不坏。叶子奇《草木子》云：元朝于冀宁等路造葡萄酒，八月至太行山辨其真伪。真者下水即流，伪者得水即冰冻矣。久藏者，中有一块，虽及寒，其余皆冰，独此不冰，乃酒之精液也，饮之令人透脓而死。酒至二三年，亦有大毒。《饮膳正要》云：酒有数等，出哈喇火者最烈，西番者次之，平阳、太原者又次之。或云：葡萄久贮，亦自成酒，芳甘酷烈，此真葡萄酒也。

酿酒：味甘、辛，热，微毒。时珍曰：有热疾、齿疾、疮疹人，不可饮之。

主暖腰肾，驻颜色，耐寒（时珍）。

烧酒：味辛、甘，大热，有大毒。时珍曰：大热大毒，甚于烧酒。北人习而不觉，南人切不可轻生饮之。主益气调中，耐饥强志（《正要》）。消痰破癖。（汪颖）

糟

释名：粕（《纲目》）。

时珍曰：糯、秫、黍、麦，皆可蒸酿酒、醋，熬煎饧、饴，化成糟粕。酒糟须用腊月及清明、重阳造者，沥干，入少盐收之。藏物不败，揉物能软。若榨干者，无味矣。

醋糟：用三伏造者良。酒糟：时珍曰：酒糟有曲之性，能活血行经止痛，故治伤损有功。按：许叔微《本事方》云：治折，伤筋骨，痛不可忍者。用生地黄一斤，藏瓜姜糟一斤，生姜四两，都炒热，布裹罨伤处，冷即易之。曾有人伤折，医令捕一生龟，将杀用之。夜梦龟传此方，用之而愈也。又《类编》所载，只用藏瓜姜糟一物，入赤小豆末和匀，罨于断伤处，以杉片或白桐片夹之，云不过三日即痊可也。

附方：新四。

手足皲裂：红糟、腊猪脂、姜汁、盐等分，研烂，炒热擦之，裂内甚痛，少顷即合，再擦数次即安。（《袖珍方》）

鹤膝风病：酒醅糟四两，肥皂一个（去子），芒硝一两，五味子一两，砂糖一两，姜汁半瓯。研匀，日日涂之。加入烧酒尤妙也。暴发红肿：痛不可忍者。腊糟糟之。（谈野翁《试验方》）

杖疮青肿：用湿绵纸铺伤处，以烧过酒糟捣烂，厚铺纸上。良久，痛处如蚁行，热气上升即散。（《简便方》）

干饧糟：味甘，温，无毒。主反胃吐食，暖脾胃，化饮食，益气缓中（时珍）。

时珍曰：饧以糵成，暖而消导，故其糟能化滞缓中，养脾止吐也。按：继洪《澹寮方》云：甘露汤：治反胃呕吐不止，服此利胸膈，养脾胃，进饮食。用干饧糟六两，生姜四两，二味同捣作饼，或焙或晒，入炙甘草末二两，盐少许，点汤服之。常熟一富人病反胃，往京口甘露寺设水陆，泊舟岸下。梦一僧持汤一杯与之，饮罢，便觉胸快。次早入寺，供汤者乃梦中所见僧，常以此汤待宾，故易名曰甘露汤。予在临汀疗一小吏旋愈，切勿忽之。

附方：新一。

脾胃虚弱：平胃散（等分）末一斤，入干糖糟（炒）二斤半，生姜一斤半，红枣三百个（煮取肉焙干），通为末。逐日点汤服。（《摘玄》）

# 粟　米

味咸，微寒，无毒。主养肾气，去胃脾中热，益气。陈者味苦，主胃热消渴，利小便。陶隐居云：江东所种及西间，皆是其粒细于粱米，熟舂令白，亦以当白粱，呼为白粱粟，陈者谓经三五年者，或呼为粢①米，以作粉，尤解烦闷，服食家亦将食之。

《唐本》注云：粟类多种，而并细于诸粱，北土常食，与粱有别。陶云当白粱，又云或呼为粢，粢则是稷，稷乃穄②之异名也。其米泔汁主霍乱卒热心烦，渴饮数升立差，臭泔止消渴尤良。米麦麨③味甘苦寒无毒。主寒中，除热渴，解烦，消石气，蒸米麦熬磨作之，一名糗也。

臣禹锡等谨按孟诜云：粟米，陈者止痢，甚压丹石热，颗粒小者是，今人间多不识耳。其粱米粒粗大，随色别之。南方多畬田，种之极易，舂粒细香美，少虚怯，秖为灰中种之，又不锄之治故也。得北田种之若不锄之即草翳死，若锄之即难舂，都由土地使然耳。但取好地，肥瘦得所，由熟犁又细锄即得滑实。

陈藏器云：粉解诸毒，主卒得鬼打，水搅服。亦主热，腹痛鼻衄，并水煮服之。粳粟总堪为粉，粟强。浸米至败者损人。

又云：泔主霍乱。新研米清水和滤取汁服，亦主转筋入腹。胃冷者不宜多食。酸泔洗皮肤疮疥，服主五野鸡病，及消渴。下淀酸者杀虫及恶疮，和臭樗皮煎服，主疳痢，樗皮一名武目树。又云：糗，一名麨④，味酸寒，和水服之解烦热，止泄，实大肠，压石热，止渴。河东人以麦为之，粗者为干糗粮，东人以粳米为之，炒干磨成也。

陈士良云：粳，粟米，五谷中最硬，得浆水即易化解。小麦虚热。

《图经》：文具青粱米条下。

《千金方》：治反胃食即吐：捣粟米作粉和水丸如梧桐子大七枚烂煮，内醋中细吞之，得下便已，面亦得用之。

《食医心镜》：主脾胃气弱，食不消化，呕逆反胃，汤饮不下：粟米半升，杵如粉，水和丸如梧子，煮令熟，点少盐，空心和汁吞下。

又方：主消渴口干，粟米炊饭食之良。

又方：主胃中热消渴，利小便，以陈粟米炊饭食。

《兵部手集》：治孩子赤丹不止：研粟米敷之。

《姚和众》：小儿初生七日，助谷神以导达肠胃：研粟米煮粥饮，厚薄如乳，每日研与半粟壳。《子母秘录》治小儿重舌，用粟哺之。

《产宝方》粢米粉，熬令黑，以鸡子白和如泥，以涂帛上贴之，帛作穴，以泄痈毒气，易之效。《博物志》云：雁食足重不能飞。

《丹房镜源云》云：禾草灰，抽锡晕。

《衍义》曰：粟米利小便，故益脾胃。

现注：

①粢：下原有音咨二字注音。现音（zī 资），即稷，谷子。小米。或谷类总称。

②穄：下原有音祭二字注音。现音（jì 记）即糜子。

③麨：（chǎo 炒）。米面等炒熟后磨成粉制成的干粮。

④麨（chǎo）下原有昌少切三字注音。原刻麦酋组成，与麨同。

按：粟米为禾本科粟之种仁。可养肾气，益脾胃，止消渴。现临床所用之谷芽即粟为之。

释名：籼粟。时珍曰：粟，古文作㶊，象穗在禾上之形。而《春秋说题辞》云：西乃金所立，米为阳之精，故西字合米为粟。此凿说也。许慎云：粟之为言续也。续于谷也。古者以粟为黍、稷、粱、秫之总称，而今之粟，在古但呼为粱。后人乃专以粱之细者名粟，故唐孟诜《本草》言人不识粟，而近世皆不识粟也。大抵粘者为秫，不粘者为粟。故呼此为粟，以别秫而配。北人谓之小米也。时珍曰：粟，即粱也。穗大而毛长粒粗者为粱，穗小而毛短粒细者为粟。苗俱似茅。种类凡数十，有青、赤、黄、白、黑诸色，或因姓氏地名，或因形似时令，随义赋名。故早则有趁麦黄、百日粮之类，中则有八月黄、老军头之类，晚则有雁头青、寒露粟之类。按：贾思勰《齐民要术》云：粟之成熟有早、晚，苗秆有高、下，收实有息耗，质性有强弱，米味有美恶，山泽有异宜。顺天时，量地利，则用力少而成功多；任性返道，劳而无获。大抵早粟皮薄米实，晚粟皮厚米少。

时珍曰：咸、淡。瑞曰：与杏仁同食，令人吐泻。雁食粟，翼重不能飞。

治反胃热痢。煮粥食，益丹田，补虚损，开肠胃。（时珍《生生编》）

震亨曰：粟属水与土。陈者最硬难化，得浆水乃化也。时珍曰：粟之味咸淡，气寒下渗，肾之谷也，肾病宜食之。虚热消渴泄痢，皆肾病也。渗利小便，所以泄肾邪也。**降胃火**，故脾胃之病宜食之。

附方：新五。

鼻衄不止：粟米粉，水煮服之。（《普济》）

杂物眯目：不出。用生粟米七粒，嚼烂取汁，洗之即出。（《总录》）

汤火灼伤：粟米炒焦投水，澄取汁，煎稠如糖。频敷之，能止痛，灭瘢痕。一方：半生半炒，研末，酒调敷之。（崔行功《纂要》）

熊虎爪伤：嚼粟涂之。（葛氏方）

粟泔汁：附方：新二。

眼热赤肿：粟米泔淀（极酸者）、生地黄等分，研匀摊绢上，方圆二寸，贴目上熨之。干即即易。（《总录》）

痦疮月蚀：寒食泔淀，敷之良。（《千金》）

粟糖：主痔漏脱肛，和诸药薰之（时珍）。

粟奴：主利小肠，除烦懑（时珍）。

时珍曰：粟奴，即粟苗成穗时生黑煤者。古方不用。《圣惠》治小肠结涩不通，心烦闷乱，有粟奴汤：用粟奴、苦竹须、小豆叶、炙甘草各一两，灯心十寸，葱白五寸，铜钱七文，水煎分服。取效乃止。

麨：释名：糗（去九切）。时珍曰：麨以炒成，其臭香。故糗从臭，从炒省也。刘熙《释名》云：糗，龋也。饭而磨之，使龋碎也。炒米汤，止烦渴。（时珍）

# 秫 米

味甘，微寒。止寒热，利大肠，疗漆疮。陶隐居云：此人以作酒及煮糖者，肥软易消，方药不正用，惟嚼以涂漆①及酿诸药醪。

《唐本》注云：此米功用是稻秫也，今大都呼粟糯为秫，稻秫为糯矣。北土亦多以粟秫酿酒而汁少于黍米。粟秫应用别功，但《本草》不载。凡黍、稷、粟、秫、粳、糯，此三谷之秫①秫也。

臣禹锡等谨按颜师古《刊谬正俗》云：今之所谓秫米者，似黍米而粒小者耳，亦堪作酒。

孟诜云：秫米，其性平，能杀疮疥毒热，拥五脏气，动风，不可常食，北人往往有种者，代米作酒耳。又生捣和鸡子白敷毒肿良。根煮作汤洗风。又米一石，曲三斗，和地黄一斤，茵陈蒿一斤，炙令黄，一依酿酒法服之，治筋骨挛急。

《日华子》云：无毒。犬咬冻疮并嚼敷。

《图经》：文具黍米条下。

《圣惠方》：治食鸭肉成病，胸满面赤不下食，用秫米汁服一中盏。

《肘后方》：卒得浸淫疮有汁，多发于心，不早治，周身则杀人：熬秫米令黄黑，杵以敷之。

《梅师方》：治妊娠忽下黄水如胶，或如小豆汁：秫米、黄芪各一两，细剉，以水七升，煎取三升，分服。

《食医心镜》：主寒热，利大肠，治漆疮：秫米饮食之良。

《衍义》曰：秫米，初捣出淡黄白色，经久色如糯。用作酒者是此米，亦不堪为饭，最粘，故宜酒。

现注：

①秫：下原有音仙二字注音。

按：秫米，禾本科谷物。《图经》曰：黍之粘者为秫……不粘者为黍。或云黏性谷物皆为秫。可止寒热，利大肠，疗漆疮。

释名：众（音终。《尔雅》）、黄糯。时珍曰：秫字篆文，象其禾体柔弱之形，俗呼糯粟是矣。北人呼为黄糯，亦曰黄米。酿酒劣于糯也。时珍曰：秫即粱米、粟米之粘者。有赤、白、黄三色，皆可酿酒、熬糖、作餈糕食之。苏颂《图经》谓秫为黍之粘者，许慎《说文》谓秫为稷之粘者，崔豹《古今注》谓秫为稻之粘者，皆误也。惟苏恭以粟、秫分秫、糯，孙炎注《尔雅》谓秫为粘粟者，得之。

秫米：（即黄米）时珍曰：按：《养生集》云：味酸性热，粘滞，易成黄积病，小儿不宜多食。

治肺疟，及阳盛阴虚，夜不得眠，及食鹅鸭成癥，妊娠下黄汁（时珍）。时珍曰：秫者，肺之谷也，肺病宜食之。故能去寒热，利大肠。大肠者肺之合，而肺病多作皮寒热也。《千金》治肺疟方用之，取此义也。《灵枢经》岐伯治阳盛阴虚，夜不得瞑，半夏汤中用之，取其益阴气而利大肠也。大肠利则阳不盛矣。方见半夏条。又《异苑》云：宋元嘉中，有人食鸭成癥瘕。医以秫米研粉调水服之。须臾烦躁，吐出一鸭雏而瘥也。《千金方》治食鸭肉成病，胸满面赤，不能食，以秫米汤一盏饮之。

附方：新三。

赤痢不止：秫米一把，鲫鱼二脔，薤白一虎口，煮粥食之。（《普济方》）

肺疟寒热：痰聚胸中，病至令人心寒，寒甚乃热，善惊如有所见：恒山三钱，甘草半钱，糯米三十五粒，水煎。未发时，分作三次服。（《千金》）

久泄胃弱：黄米炒为粉。每用数匙，砂糖拌食。（《简便》）

# 粳　米

味甘、苦，平，无毒。主益气止烦止泄。

陶隐居云：此即人常所食米，但有白赤小大异族四五种，犹同一类也。前陈廪米亦是此种，以廪军人，故曰廪尔。

《唐本》注云：传称食廪为禄廪仓也，前陈仓米曰：廪字，误作廪即廪军米也。若廪军新米，亦为陈乎。

臣禹锡等谨按《蜀本》云：断下痢，和胃气，长肌肉，温中。

孟诜云：粳米，平。主益气，止烦泄。其赤则粒大而香，不禁水，停①其黄绿即实中。又水渍有味益人，都大②新熟者动气，经再年者亦发病。江南贮仓人皆多收火稻，其火稻宜人，温中益气，补下元。烧之去芒，舂舂米食之即不发病耳。又云：仓粳米炊作干饭食之止痢，又补中益气，坚筋通血脉起阳道。北人炊之，瓮中水浸令酸，食之暖五脏六腑气，久陈者蒸作饭和醋封毒肿立差。又研服之，去卒心痛。日粳米汁主心痛止渴，断热毒痢，若常食干饭令人热中，唇口干。不可和苍耳食之，令人卒心痛，即急烧仓米灰和蜜浆服之，不尔即死。不可与马肉同食之，发痼疾。

《日华子》云：补中壮筋骨，补肠胃。

《图经》：文具稻米条下。

《食疗》云：淮泗之间米多，京都襄州土粳米亦香坚实。又诸处虽，但充饥而已。

《外台秘要》：蛟龙子，生在芹菜上，食之入腹变成龙子，须慎之。饧粳米、杏仁乳饼煮粥食之三升，日三服，吐出蛟龙子，有两头。开皇元年，贾桥有人吐出蛟龙大验，无所忌。

《肘后方》：若遇害荒年，谷贵无尽以充粮，应须药济命者；粳米一升，酒三升渍之，出暴干之。又渍酒次出，稍食之渴饮辟三十日，足一斗三升辟周年。

又方：小儿新生三日，应开肠胃助谷神：碎米浓作汁饮如乳酪，与儿大豆许数合饮之，频与三豆许，二七日可与哺，慎不得取次与杂药红雪，少少得也。

《食医心境》：止烦断下利，平胃气，温中长肌：粳米饭及粥食之。

《衍义》曰：粳米，白晚米为第一，早熟米不及也。平和五脏补益胃气，其功莫逮。然稍生则复不益脾，过熟则佳。

现注：

①此段是说作女曲，见小麦条陈藏器云：女曲……南人以粳米……磨破之，谓当完作之，亦呼为黄衣，尘绿者佳。

②都大，原文如此，似为大都之意。

按：粳米为禾本科粳稻之种仁。可益气止烦止泻，和石膏、知母可退大热。糯米粽子水及乙醇提取物，动物试验有抗癌作用。粳米一词现在口语中几乎消失，现都将粳米称好大米，此缘于粮食部门将粳米写成好大米，大家也随之。以前不称白米饭，而称粳米饭，粳、京同音，不知者理解为京米饭。这样也比将粳米一词消失好，粮食部门不要再用好大米一词，改为粳米为好。

释名：秔（与粳同）。时珍曰：粳乃谷稻之总名也，有早、中、晚三收。诸本草独以晚稻为粳者，非矣。粘者为糯，不粘者为粳。糯者懦也，粳者硬也。但入解热药，以晚粳为良尔。

时珍曰：粳有水、旱二稻。南方土下涂泥，多宜水稻。北方地平，惟泽土宜旱稻。西南夷亦有烧山地为田种旱稻者，谓之火米。古者惟下种成畦，故祭祀谓稻为嘉蔬，今人皆拔秧栽插矣。其种近百，名各不同，俱随土地所宜也。其谷之光、芒、长、短、大、细，百不同也。其米之赤、白、紫、乌、坚、松、香、否，不同也。其性之温、凉、寒、**热**，亦因土产形色而异也。真腊有水稻，高丈许，随水而长。南方有一岁再熟之稻。苏颂之香**粳**，长白如玉，可充御贡。皆粳之稍异者也。时珍曰：北粳凉，南粳温。赤粳热，白粳凉，晚白粳寒。新粳热，陈粳凉。凡人嗜生米，久成米瘕，治之以鸡屎白。颖曰：新米乍食，动风气。陈者下气，病患尤宜。

合芡实作粥食，益精强志，聪耳明目（好古）。通血脉，和五脏，好颜色（时珍。出《养生集要》）常食干粳饭，令人不噎。（思邈）。

颖曰：粳有早、中、晚三收，以晚白米为第一。各处所产，种类甚多，气味不能无少异，而亦不大相远也。天生五谷，所以养人，得之则生，不得则死。惟此谷得天地中和之气，同造化生育之功，故非他物可比。入药之功在所略尔。好古曰：《本草》言粳米益脾胃，而张仲景白虎汤用之入肺。以味甘为阳明之经，色白为西方之象，而气寒入手太阴也。少阴证桃花汤，用之以补正气。竹叶石膏汤，用之以益不足。时珍曰：粳稻六、七月收者为早粳（止可充食），八、九月收者为迟粳，十月收者为晚粳。北方气寒，粳性多凉，八、九月收者即可入药。南方气热，粳性多温，惟十月晚稻气凉乃可入药。迟粳、晚**粳**得金气多，故色白者入肺而解热也。早粳得土气多，故赤者益脾而白者益胃。若滇、岭之**粳**则性热，惟彼土宜之耳。

附方：新十。

霍乱吐泻：烦渴欲绝。用粳米二合研粉，入水二盏研汁，和淡竹沥一合，顿服。（《普济》）

赤痢热燥：粳米半升，水研取汁，入油瓷瓶中，蜡纸封口，沉井底一夜，平旦服之。吴内翰家乳母病此，服之有效。（《普济方》）

自汗不止：粳米粉绢包，频频扑之。五种尸病：粳米二升，水六升，煮一沸服，日三。（《肘后》）

卒心气痛：粳米二升。水六升，煮六七沸，服。（《肘后方》）

米癥嗜米：有人好哑米，久则成癥，不得米则吐出清水，得米即止，米不消化，久亦毙人：用白米五合，鸡屎一升，同炒焦为末。水一升，顿服。少时吐出癥，如研米汁，或白沫淡水，乃愈也。（《千金方》）

初生无皮：色赤，但有红肉，乃受胎未足也：用早白米粉扑之，肌肤自生。（《普济方》）

小儿甜疮：生于面耳。令母频嚼白米，卧时涂之。不过三五次，即愈。胎动腹痛：急下黄汁。用粳米五升，黄六两，水七升，煎二升，分四服。（《圣惠》）

赤根疔肿：白粉熬黑，和蜜敷之。（《千金方》）

淅二泔：释名：米泔。时珍曰：淅，音锡，洗米也。泔，汁也。泔，甘汁也。第二次者，清而可用，故曰淅二泔。

味甘，寒，无毒。主清热，止烦渴，利小便，凉血（时珍）。

戴原礼曰：风热赤眼，以淅二泔睡时冷调洗肝散、菊花散之类，服之。

附方：新四。

吐血不止：陈红米泔水，温服一钟，日三次。（《普济方》）

鼻出衄血：频饮淅二泔，仍以真麻油或萝卜汁滴之。（《证治要诀》）

鼻上酒齄：以淅二泔食后冷冻饮料。外以硫黄入大菜头内，煨碾涂之。（《证治要诀》）

服药过剂：闷乱者。粳米沈饮之。（《外台》）

炒米汤：主益胃除湿。不去火毒，令人作渴（时珍）。

粳谷奴：（谷穗煤黑者）主走马喉痹，烧研，酒服方寸匕，立效（时珍。出《千金》）

禾秆：主解砒毒，烧灰，新汲水淋汁滤清，冷服一碗，毒当下出。（时珍。出《卫生易简方》）

# 青 粱 米

味甘，微寒，无毒。主胃痹热中消渴，止泄痢，利小便，益气补中，轻身长年。

陶隐居云：凡云粱米，皆是粟类，惟其牙头色异为分别尔，青粱出此，今江东少有。《氾①胜之书》云：粱是秫粟，今俗用则不尔。

《唐本》注云：青粱壳穗有毛，粒青，米亦微青而细于黄白粱也。谷粒似青稞而少粗。夏月食之极为清凉，但以味短色恶，不如黄白粱，故人少种之。此谷早熟而收少也，作清白胜余米。

臣禹锡等谨按孟诜云：青粱米，以纯苦酒一斗渍之三日出，百蒸百曝，好裹藏之，远行一餐，十日不饥，重餐四百九十不饥。又方：以米一斗，赤石脂三斤，合水渍之令足，相淹置于暖处二三日，上青白衣，捣为丸如李大，日服三丸不饥。谨按《灵宝五符经》中，白鲜米，九蒸九曝，作辟谷粮。此文用青粱米，未见有别出处，其米微寒，常作饭食之，涩于黄白米，体性相似。

粱米

《日华子》云：健脾治泄精，醋拌百蒸百曝，可作糗粮。

《图经》曰：粱米有青粱、黄粱、白粱，皆粟类也。旧不着所出州土。陶隐居云：青粱出北方，黄粱出青、冀州，白粱处处皆有。苏恭云：黄粱出蜀、汉，商、浙间亦种之。今惟京东西，河陕间种莳皆白粱耳。青、黄乃稀有。青粱壳穗有毛粒青，米亦微青而细于黄白米也。黄粱穗大毛长，壳米俱粗于白粱，而收子少，不耐水旱，襄阳有竹根者是也。白粱穗亦大，毛多而长，壳粗扁长，不似粟圆也。大抵人多种粟而少种粱，以其损地力而斩获少。而诸粱食之比他谷最益脾胃，性亦相似耳。粟米比粱乃细而圆，种类亦多，功用则无别矣。其泔汁及米粉皆入药，近世作英粉乃用粟米浸累日令败，研澄取之。今人用去痱疮尤佳。

《外台秘要》：主消渴，煮汁饮之差。

《食医心镜》：主胃脾热中，除渴止痢，利小便，益气力，补中轻身长年，以粱米炊饭食之。

《衍义》曰：青、黄、白粱米，此三种食之不及黄粱。青、白二种性皆微凉，独黄粱性甘平，岂非得土之中和气多邪。今黄、白二种，西洛间农家多种为饭尤佳，余用则不相宜。然其粒尖小于佗谷，收实少，故能种者亦稀。白色者味淡。

现注：

①泔：下原有音泛二字注音。

按：青粱米，禾本科粟的一种，青粱的种仁。可清热止消渴，益气。

时珍曰：今粟中有大而青黑色者是也。其谷芒多米少，禀受金水之气，其性最凉，而宜病人。

附方：新七。

补脾益胃：羊肉汤入青粱米、葱、盐，煮粥食。（《正要》）

脾虚泄痢：青粱米半升，神曲炙捣罗为末一合，日日煮粥食，即愈。（《养老书》）

冷气心痛：桃仁二两去皮尖，水研绞汁，入青粱米四合，煮粥常食。（《养老书》）

五淋涩痛：青粱米四合，入浆水二升煮粥，下土苏末三两，每日空心食之。（同上）

老人血淋：车前五合，绵裹煮汁，入青粱米四合，煮粥饮汁。亦能明目，引热下行。（同上）

乳石发渴：青粱米，煮汁饮之。（《外台》）

一切毒药：及鸩毒，烦懑不止。用甘草三两（水五升，煮取二升，去滓），入黍米粉一两，白蜜三两。煎如薄粥食之。（《外台》）

## 黍　米

味甘，温，无毒。主益气补中，多热，令人烦。

陶隐居云：荆、郢州及江北皆种此，其苗如芦而异于粟，粒亦大粟而多，是秫。今人又呼秫粟为黍，非也。北人作黍饭，方药酿黍米酒则皆用秫黍也。又有穄米，与黍米相似而粒殊大，食不宜人，言发宿病。

《唐本》注云：黍有数种，已备注前条，今此通论丹黑黍米尔。亦不似芦，虽似粟而非粟也。穄即穄也。其释后条。

臣禹锡等谨按孟诜云：黍米性寒。患鳖瘕者，以新熟赤黍米淘取泔汁，生服一升，不过三两度愈。谨按：性寒，有少毒。不堪久服，昏五

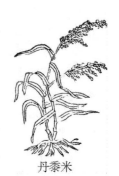

丹黍米

脏，令人好睡。仙家重此，作酒最胜余粮。又烧为灰，和油涂杖疮不作瘢[1]，止痛。不得与小儿食之，令不能行。若与小猫犬食之，其脚便碢[2]曲行不正。缓人筋骨绝血脉。

《食疗》云：合葵菜食之成痼疾。于黍米中藏干脯通食禁。云牛肉不得和黍米、白酒食之，必生寸白虫。

《千金方》：治人六畜天行时气病豌豆疮方：浓煮黍穰汁洗之。一茎是穄穰则不差。疮若黑者，杵蒜封之，亦可煮干芸苔洗之。

又方：小儿鹅口不能饮乳，以黍米汁敷之。

又方：妊娠尿血，黍穰茎烧灰，酒服方寸匕。《肘后方》食苦瓠中毒，煮黍穰汁解之，饮数升止。又方：治汤火所灼，未成疮：黍米、女曲[3]等分，各熬令焦，杵下，以鸡子白敷之。

《经验方》：治四十年心痛不差：黍米淘汁温服随多少。

孙真人：黍米，肺之谷也，肺病宜食，主益气。又方：黍米合葵食之成痼。

《食医心镜》：益气安中，补不足，宜脉。不可久食，多热。令人烦闷，白黍饭食之。

现注：

①瘢原刻为瘢，音（pán 盘），意为足疾，并无形容疮面有瘢无瘢之意。因疑此字应为瘢字之误。

②碢：（驼 tuó）蹉碢，行踏（jí 籍）貌。

③女曲：用秫稻（有说高粱）煮饭，在模中作成饼或团块，上覆青蒿，二十一日后，上生黄衣，称为女曲。

按：黍米为禾本科黍的种仁。可益气补中止烦渴。

时珍曰：按：许慎《说文》云：黍可为酒，从禾入水为意也。魏子才《六书精蕴》云：禾下从氽，象细粒散垂之形。氾胜之云：黍者暑也。待暑而生，暑后乃成也。《诗》云：诞降嘉种，维秬维秠，维穈维芑。穈即蘩，音转也。郭璞以蘩芑为梁粟，以秠即黑黍之二米者，罗愿以秠为来牟，皆非矣。时珍曰：黍乃稷之粘者。亦有赤、白、黄、黑数种，其苗色亦然。郭义恭《广志》有赤黍、白黍、黄黍、大黑黍、牛黍、燕颔、马革、驴皮、稻尾诸名。俱以三月种者为上时，五月即熟。四月种者为中时，七月即熟。五月种者为下时，八月乃熟。《诗》云秬鬯一卣，则黍之为酒尚也。白者亚于糯，赤者最粘，可蒸食，俱可作饧。古人以黍粘履，以黍雪桃，皆取其粘也。菰叶裹成粽食，谓之角黍。《淮南万毕术》云：获黍置沟，即生蛴螬。时珍曰：此误以黍为稷，以秫为黍也。盖稷之粘者为黍，粟之粘者为秫，粳之粘者为糯。《别录》本文着黍、秫、糯、稻之性味功用甚明，而注者不谙，往往谬误如此。今俗不知分别，通呼秫与黍为黄米矣。

黍米：李鹏飞曰：五种黍米，多食闭气。嚼浓汁，涂小儿鹅口疮，有效（时珍）。

时珍曰：按：罗愿云：黍者，暑也。以其象火，为南方之谷。盖黍最粘滞，与糯米同性，其气温暖，故功能补肺，而多食作烦热，缓筋骨也。孟氏谓其性寒，非矣。

附方：新二。

男子阴易：黍米二两，煮薄粥，和酒饮，发汗即愈。（《圣济总录》）

闪肭脱臼：赤黑肿痛。用黍米粉、铁浆粉各半斤，葱一斤，同炒存性，研末。以醋调服三次后，水调入少醋贴之。（《集成》）

# 丹黍米

味苦，微温，无毒。主咳逆霍乱，止泄，除热止烦渴。

陶隐居云：此即赤黍米也。亦出北间，江东时有种而非土所宜，多入神药用。又黑黍名秬①，供酿酒祭祀用之。

臣禹锡等谨按《尔雅》云：秬，黑黍。秠②，一稃③二米释曰：按《诗·生民》云：诞降嘉种，维秬维秠。李巡云：黑黍，一名秬黍，秬即墨黍之大名也。秠是黑黍中一稃有二米者，别名为秠，若然秬秠皆黑黍矣。而《春官》鬯人注云：酿秬为酒，秬如黑黍，一秠二米，言如者，以黑黍一米者多秬为正，二米则秬中之异，故言如。以明秬有二等，则一米者亦可为汁。又云：秠即皮，其稃亦皮也。秠稃古今语之异耳。汉和帝时，任城县生黑黍或三四实，实二米，得黍三斛八斗是也。

《日华子》云：赤黍米，温，下气止咳嗽，除烦止渴，退热，不可合蜜并葵同食。

《图经》曰：丹黍米，旧不载所出州土。陶隐居云：出北间，江东亦时有种而非土所宜，今京东西、河陕间，皆种之。然有二种，米粘者为秫，可以酿酒，不粘者为黍，可食。如稻之有粳、糯耳。谨按《尔雅》云：虋④，赤苗；秬，黑黍；秠，一稃二米。释者引《生民诗》云：诞降嘉种，维秬维秠，维穈维芑⑤。虋即嘉谷赤苗者。李巡云：秬即黑黍之大者名也，秠是黑黍中一稃有二米者，别名为秠。若然秬秠皆黑黍矣。《周礼》鬯人注：亦以一秠二米者为秬，一米者为黑黍。后汉和帝时任城县生黑黍或三四实，实二米得三斛八斗是也。古之定律，以上党黑牡秬黍之中者累之，以生律度量衡。后之人取此黍定之，终不能协律。一说秬黍之中者，乃一稃二米之黍也。此黍得天地中和之气乃生，盖不常有，有则一穗皆同二米，米粒皆匀，无大小，得此然后可以定钟律。古今所以不能协声律者，以无此黍也，他黍则不然。地有腴瘠，岁有凶穰，则米之大小不常，何由知其中者，此说为信然矣。今上党民间或值丰岁往往得二米者，皆如此说，但稀阔而得之，故不以充贡耳。北人谓秫为黄米，亦谓之黄糯，酿酒比糯稻差劣也。

《食医心镜》：主除烦热，止泄痢并渴：丹黍米饭食之。

《伤寒类要》：伤寒后，男子阴易，米三两煮薄饮酒，和饮之发汗出愈，随人加减。

《子母秘录》：小儿鹅口不乳：丹黍米汁敷上。

《衍义》曰：丹黍米，黍皮赤，其米黄，惟可为穈，不堪为饮。粘着难解，然亦动风。

现注：

①秬：(jù 巨)，即黑黍。

②秠：(pī 披)。一种黑黍。

③稃：(fú 夫)，草籽之壳。

④虋：(mén 门)，佳谷赤苗者。

⑤芑：(qǐ 起) 白茎良种谷。穈：(mén 门)

按：丹黍米为禾本科黍之颖果为红色果壳者。可止咳降逆，清热除烦。

瑞曰：浙人呼为红莲米。江南多白黍，间有红者，呼为赤虾米。原曰：穗熟色赤，故属火。北人以之酿酒作糕。思邈曰：微温。

附方：新二。

饮酒不醉：取赤黍渍以狐血，阴干。酒饮时，取一丸置舌下含之，令人不醉。(《万毕术》方)

令妇不妒：取(即赤黍也)，同薏苡等分，为丸。常服之。(同上)

穰茎并根：烧灰酒服方寸匕，治妊娠尿血。丹黍根茎：煮汁服，利小便，止上喘。(时珍)

附方：新三。

通身水肿：以黍茎扫帚煮汤浴之。

脚气冲心：黍穰一石，煮汁，入椒目一升，更煎十沸，渍脚，三四度愈。(《外台秘要》)

疮肿伤风：中水痛剧者。黍穰烧烟，熏令汗出，愈。(《千金方》)

## 白 粱 米

味甘，微寒，无毒。主除热益气。

陶隐居云：今处处有，襄阳竹根者最佳。所以夏月作粟餐，亦以除热。

《唐本》注云：白粱，穗大多毛且长，诸粱都相似，而白粱谷粗扁长，不似粟圆也。米亦白而大，食之香美，为黄粱之亚矣。陶云：竹根，竹根乃黄粱，非白粱也。然粱虽粟类，细论则别，谓作粟飧殊乖的称也。

臣禹锡等谨按孟诜云：白粱米，患胃虚并呕吐食及水者；用米汁二合，生姜汁一合服之。性微寒，除胸膈中客热，移五脏气，续筋骨。此北人长食者是，亦堪作粉。

《图经》：文具青粱米条下。

《千金方》：主霍乱不吐：白粱米五合，水一升和之，顿服如粥食。

《肘后方》：手足忽发疣：取粱粉，铁铛熬令赤，以涂之。以众人唾和涂上厚一寸即消。

《食医心镜》：治虚热，益气和中，止烦满：以白粱米，炊饭食之。

《衍义》：文已具青粱米条下。

按：白粱米，为禾本科粟的一种。可除热益气，止呕。

炊饭食之，和中，止烦渴 (时珍)。

## 黄 粱 米

味甘，平，无毒。主益气和中止泄。

陶隐居云：黄粱，出青、冀州，此间不见有尔。《唐本》注云：黄粱出蜀汉，商、浙间亦种之。穗大毛长，谷米俱粗于白粱，而收子少，不耐水旱，食之香美，逾于诸粱，人号为竹根黄。而陶注白粱云：襄阳竹根者是，此乃黄粱非白粱也。

臣禹锡等谨按《日华子》云：去客风，治顽痹。

《图经》：文具青粱米条下。

《外台秘要》：小儿面身生疮如火烧：以一升末，蜜水和敷之，差为度。

又方：治霍乱烦躁：以黄粱米粉半升，水一升半，和绞如白饮，顿服，糯米亦得。

《肘后方》：治霍乱吐下后，大渴多饮水则杀人：黄粱米五升，水一斗，煮取三升，清澄，稍稍饮之。《食医心镜》：主益气和中，止泄痢，去当风卧湿，遇泠所中等病，以作饮食之。

《兵部手集》：治孩子赤丹不止，土番黄米粉，鸡子白和敷之。

《衍义》：文已具青粱米条下。

按：黄粱米，为禾本科粟的一种。可益气和中止泄。

时珍曰：粱者，良也，谷之良者也。或云种出自梁州，或云粱米性凉，故得粱名，皆各执己见也。粱即粟也。考之《周礼》，九谷、六谷之名，有粱无粟可知矣。自汉以后，始以大而毛长者为粱，细而毛短者为粟。今则通呼为粟，而粱之名反隐矣。今世俗称粟中之大穗长芒，粗粒而有红毛、白毛、黄毛之品者，即粱也。黄、白、青、赤，亦随色命名耳。郭义恭《广志》有解粱、贝粱、辽东赤粱之名，乃因地命名也。

止霍乱下痢，利小便，除烦热（时珍）。

附方：新一。

小儿鼻干：无涕，脑热也。用黄米粉、生矾末各一两。每以一钱，水调贴囟上，日二次。（《普济》）

# 蘖 米

味苦，无毒。主寒中下气，除热。

陶隐居云：此是以米为蘖尔，非别米名也。末其米脂，和敷面，亦使皮肤悦泽。为热，不及麦蘖也。《唐本》注云：蘖者，生不以理之名也，皆当以可生之物为之。陶称以米为蘖，其米岂更能生乎。只当取蘖中之米尔。按《食经》称用稻蘖，稻即穬谷之名，明非米作。

臣禹锡等谨按《日华子》云：蘖米，温，能除烦消宿食，开胃。又名黄子，可作米醋。

《唐本》余取半生者作之。

《衍义》曰：蘖米，此则粟蘖也。今谷神散中用之，性又温于大麦蘖。

按：蘖米，禾本科粟的发芽颖果。唐代指稻芽，如《唐本草》云："《食经》中称用稻蘖。"宋代指谷芽如《衍义》曰："蘖米，此则粟蘖也。"今粟芽指谷芽，可温中消宿食除烦。唐、宋后有将稻芽称谷芽者，与今所指不同。

时珍曰：《别录》止云蘖米，不云粟作也。苏恭言凡谷皆可生者，是矣。有粟、黍、谷、麦、豆诸蘖，皆水浸胀，候生芽曝干去须，取其中米，炒研面用。其功皆主消导。今并集于左方。《日华子》谓米为作醋黄子者，亦误矣。

稻蘖（一名谷芽）味甘，温，无毒。主快脾开胃，下气和中，消食化积（时珍）。

附方：新一。启脾进食：谷神丸：用谷蘖四两为末，入姜汁、盐少许，和作饼，焙干，入炙甘草、砂仁、白术（麸炒）各一两，为末。白汤点服之，或丸服。（《澹寮方》）

麦穬蘖（一名麦芽）补脾胃虚，宽肠下气，腹鸣者用之。（元素）消化一切米、面、诸果食积（时珍）。

好古曰：麦芽、神曲二药，胃气虚人宜服之，以代戊己腐熟水谷。豆蔻、缩砂、乌梅、木瓜、芍药、五味子为之使。时珍曰：麦、谷芽、粟，皆能消导米、面、诸果食积。观造饧者用之，可以类推矣。但有积者能消化，无积而久服，则消人元气也，不可不知。若久服者，须同白术诸药兼用，则无害也矣。

附方：新六。

快膈进食：麦蘖四两，神曲二两，白术、橘皮各一两，为末，蒸饼丸梧子大。每人参汤下三五十丸，效。谷劳嗜卧：饱食便卧，得谷劳病，令人四肢烦重，嘿嘿欲卧，食毕辄甚，用大麦蘖一升，椒一两（并炒），干姜三两，捣末。每服方寸匕，白汤下，日三。（《肘后》）

腹中虚冷：食辄不消，赢瘦弱乏，因生百疾。大麦蘖五升，小麦面半斤，豉五合，杏仁二升，皆熬黄香，捣筛糊丸弹子大。每服一丸，白汤下。（《肘后方》）

产后青肿：乃血水积也。干漆、大麦蘖等分，为末。新瓦中铺漆一层，蘖一层，重重令满，盐泥固济，赤研末。热酒调服二钱。产后诸疾并宜。（《妇人经验方》）

产后秘塞：五七日不通，不宜妄服药丸。宜用大麦芽炒黄为末，每服三钱，沸汤调下，与粥间服。（《妇人良方》）

产后回乳：产妇无子食乳，乳不消，令人发热恶寒。用大麦蘖二两。炒为末。每服五钱，白汤下，甚良。（《丹溪纂要》方）

## 舂杵头细糠

主卒噎。

陶隐居云：食卒噎不下，刮取含之即去，亦是舂捣义尔。天下事理多有相影响如此也。自草啊今移。臣禹锡等谨按《日华子》云：平，治噎，前汤呷。

《圣惠方》：治膈气，咽喉噎塞，饮食不下，用碓觜上细糠，蜜丸如弹子大，非时含一丸，嚥津。《子母秘录》：令易产：以糠烧末服方寸匕。《丹房镜源》：糠火力倍常。

《庄子》云：瞽者爱其子，不免以糠枕枕之，以损其目。《衍义》文已附陈廪米条下。

按：舂杵头细糠，为禾本科稻米表层之糠皮。可去噎通膈。临床用杵头糠治噎膈反胃，食道肿物等。

时珍曰：凡谷皆有糠，此当用粳、稻、粟、秫之糠也。北方多用杵，南方多用碓，入药并同。丹家言糠火炼物，力倍于常也。震亨曰：谷壳属金，糠之性则热也。

附方：新一。

咽喉妨碍：如有物吞吐不利。杵头糠、人参各一钱，石莲肉（炒）一钱，水煎服，日三次。（《圣济总录》）颖曰：米秕，即精米上细糠也。昔陈平食糠核而肥也。时珍曰：糠，诸粟谷之壳也。其近米之细者为米秕，味极甜。俭年人多以豆屑或草木花实可食者，和剂蒸煮，以救饥云。

主：通肠开胃，下气，磨积块。作糗食不饥，充滑肤体，可以颐养（汪颖）。

## 小 麦

味甘，微寒，无毒。主除热止躁渴，咽干，利小便，养肝气，止漏血唾血。以作曲，温，消谷止痢；以作面，温，不能消热止烦。

陶隐居云：小麦合汤皆完[1]用之，热家疗也。作面则温，明穬[2]麦亦当如此。今服食家啖面不及大穬麦，犹胜于米尔。

《唐本》注云：小麦汤用不许皮圻云：圻则温。明面不能消热止烦也。小麦曲。止痢平胃，主小儿痫，消食痔[3]。又有女曲、黄蒸。女曲完小麦为之，一名㸑[4]子，黄蒸磨小麦为之，一名黄衣，并消食止泄痢，下胎破冷血也。

今按：陈藏器《本草》云：小麦，秋种夏熟，受四时气足，自然兼有寒温。面热麸冷，宜其然也。河、渭以西，白麦面凉，以其春种。阙二时气，使之然也。

臣禹锡等谨按《蜀本》云：以作麨⑤微寒，主消渴止烦。以作曲，止痢，平胃，主小儿痫，消食痔。萧炳云：麦酱和鲤鱼食之令人口疮。

《药性论》云：小麦，臣，有小毒，能杀肠中蛔虫，熬末服。

陈藏器云：麸，味甘，寒，无毒。和面作饼，止泄利，调中，去热健人。蒸热袋盛熨人马冷失腰脚，和醋蒸抱所伤折处，止痛散血。人作面，第三磨者凉，为近麸也。小麦皮，寒，肉热。又云：麦苗，味辛寒，无毒。主酒疸目黄，消酒毒暴热。麦苗上黑霉名麦奴，主热烦，解丹石天行热毒。

又云：面，味甘温，补虚，实人肤体，厚肠胃，强气力，性拥热，小动风气。又云：女曲，一名𪎭子，授𪎭子与黄蒸不殊⑥，黄蒸温补，消诸生物。北人以小麦，南人以粳米，皆六、七月作之。苏又云：磨破之，谓当完作之，亦呼为黄衣，尘⑦绿者佳。

孟诜云：小麦，平，服之止渴。又作面有热毒。多是陈裹之色。作粉补中益气，和五脏，调脉。又炒粉一合和服断下痢。又性主伤折，和醋蒸之，裹所伤处便定，重者再蒸裹之甚良。

《日华子》云：面，养气补不足，助五脏，久食实人。又云：麦黄，暖，温中下气，消食除烦。麸，凉。治时疾热疮，烫火疮烂，扑损伤折，瘀血，醋炒贴罯。麦苗，凉。除烦闷，解时疾狂热，消酒毒，退胸膈热，患黄疸人绞汁服，并利小肠。作齑吃甚益颜色。

《图经》曰：麦有大麦、小麦、穬麦、荞麦。旧不著所出州土。苏云：大麦出关中，今南北之人皆能种莳，屑之作面，平胃止渴，消食水。渍之生芽为蘖，化宿食，破冷气，止心腹胀满。今医方用之最多。穬麦有二种，一种类小麦，一种类大麦，皆比大、小麦差大。凡麦秋种冬长，春秀夏实，具四时中和之气，故为五谷之贵。大、小麦，地暖处亦可春种之，至夏便收，然比秋种者四气不足，故有毒。小麦性寒，作面则温而有毒，作曲则平胃止利。其皮为麸，性复寒，调中去热，亦犹大豆作酱豉，性便不同也。荞麦实肠胃，益气力，然不宜多食，亦能动风气，令人昏眩也。药品不甚用之。

《食疗》云：平，养肝气，煮饮服之良。又云：面有热毒者为多是陈甕⑧之色，又为磨中石末在内，所以有毒。但杵食之即良。又宜作粉食之，补中益气，和五脏，调经络，续气脉。

《圣惠方》：治烦热少睡，多渴：用小麦作饭，水淘食之。又方：主妇人乳痈不消；右用白面半斤，炒令黄色，用醋煮为糊，涂于乳上即消。

《外台秘要》：治痢色白不消者为寒下方：好面炒，右一味捣筛，煮米粥内面方寸匕。又云：此疗泻百行，师不救者。

《千金方》：治黄疸，取小麦苗，杵绞取汁饮六七合，昼夜三四饮之，三四日便愈。

又方：治火疮：熬面入栀子仁，末，和油敷，已成疮者筛白糖灰粉之，或掺差。

《肘后方》：主食过饱，烦闷，但欲卧而腹胀：熬面令微香，杵服方寸匕，以大麦生面佳。无面以蘖亦得。又方：一切伤折：寒食蒸饼限多少，末酒服之验。

《经验方》：治鼻衄：以冷水调面浆服之立差。

又方：治吹奶：以水调面，煮如糊，欲熟即投无灰酒一盏，共搅之极热，令如稀粥可饮即热吃，仍令人徐徐按之，药行即差。

孙真人：麦，心之谷也。心病宜食，主除热，止渴，利小便，养心气。又方：治酒黄：取小麦三升，杵，和水少取汁服五合。

又方：治黄疸，皮肤眼睛如金色，小便赤：取小麦杵取汁，服一合。

《食医心镜》：主消渴口干：小麦用炊作饭及煮粥食之。

《兵部手集》：治呕哕：面醋和作弹丸二三十个，以沸汤煮，别盛浆水二斗已来，弹丸汤内漉出，于浆中，看热气稍减，乘热吞三两个，其哕定，即不用者，余者加至七八丸，尚未定，晚后饭前再作吞之。

《鬼遗方》：治金疮腹肠出不能内之：小麦五升，水九升，煮取四升，去滓，绵滤使极冷，令人含嘬之疮肠渐渐入，冷嘬其背，不宜多人见，不欲旁人语。又不须令病患知，肠不即入，取病患卧席，四角合病患举摇，稍须臾，便肠自入。十日中食不饱，数食，须使少，勿使惊，即杀人。

《别说》云：谨按：小麦，即今人所磨为面，日常食者。八、九月种，夏至煎熟。一种春种，作面不及经年者良。大麦，今以粒皮似稻者为之，作饭滑，饲马良。穬麦，今以似小麦而大粒色青黄，作面脆硬，食多胀人。京东、西，河北、近京又呼为黄颗。关中又有一种青稞，比近道者粒微小，色微青，专以饲马，未见入药用。然大麦、穬麦二种其名差互，今之穬麦与小麦相似而差大，宜为之大麦。今之大麦，不与小麦相似而其皮矿[9]脆，宜为之穬麦。用此恐传记因俗而差之尔，不可不审也。

《衍义》曰：小麦，暴淋煎汤饮，为面作糊，入药水调，治人中暑。马病肺，卒热，亦以水调灌愈。生嚼成筋，可以粘禽虫。

现注：

①完：本节《唐本》注云：又有女曲、黄蒸。女曲完小麦为之，一名㸑子，黄蒸磨小麦为之，一名黄衣。陈藏器条下有苏又云：磨破之，谓当完作之，亦呼为黄衣。以贾思勰《齐民要术》则磨破为黄蒸，完整不磨而蒸者为黄衣。与苏、陈说有出入。似应以贾说为是，《农政全书》与贾说一致。即女曲、㸑子、黄衣为完小麦为之，黄蒸为麦磨破为之。

②穬麦：（kuàng矿），有说为青稞类。

③痔：无食痔之病名，有食滞之症，但痔不通滞。以功能而言，应是消食滞。有庤字，储备之意，但又没见到用此字表示食滞之意的例子。可能为庤字之误。

④楎：下原有音桓二字注音。现音（hún魂）。

⑤麨：（chǎo炒），米，麦炒后的粉制品。

⑥殊：差异。

⑦尘：通陈。

⑧黦：（yuè月），黄黑色。

⑨矿：粗劣。

按：小麦，为禾本科之小麦。可除烦止渴，养肝止血。临床用小麦治心烦脏躁，**情绪波动**。以浮小麦止汗养心，治自汗盗汗，骨蒸劳热，男子血淋等。

时珍曰：来亦作䅅。许氏《说文》云：天降瑞麦，一来二䅺，像芒刺之形，天所来也。如足行来，故麦字从来从夂。夂音绥，足行也。《诗》云："贻我来牟"是矣。又云：来象其实，像其根。《梵书》名麦曰迦师错。时珍曰：北人种麦漫撒，南人种麦撮撒。北麦皮薄面多，南麦反此。或云：收麦以蚕沙和之，辟蠹。或云：立秋前以苍耳锉碎同晒收，亦不蛀。秋后则虫已生矣。盖麦性恶湿，故久雨水潦，即多不熟也。时珍曰：新麦性热，陈麦平和。

陈者煎汤饮，止虚汗。烧存性，油调，涂诸疮汤火伤灼（时珍）。

时珍曰：按：《素问》云：麦属火，心之谷也。郑玄云：麦有孚甲，属木。许慎云：麦属金，金王而生，火王而死。三说各异。而《别录》云：麦养肝气，与郑说合。孙思邈云：麦养心气，与《素问》合。夷考其功，除烦、止渴、收汗、利溲、止血，皆心之病也，当以《素问》为准。盖许以时，郑以形，而《素问》以功性，故立论不同尔。震亨曰：饥年用小麦代谷，须晒燥，以少水润，舂去皮，煮为饭食，可免面热之患。

附方：新五。

老人五淋：身热腹满。小麦一升，通草二两，水三升，煮一升，饮之即愈。（《奉亲书》）

项下瘰气：用小麦一升，醋一升，渍之，晒干为末。以海藻洗，研末三两，和匀。每以酒服方寸匕，日三。（《小品》）

眉炼头疮：用小麦烧存性，为末。油调敷。（《儒门事亲》）

白癜风癣：用小麦摊石上，烧铁物压出油，搽之甚效。（《医学正传》）

汤火伤灼：未成疮者：用小麦炒黑，研入腻粉，油调涂之。勿犯冷水，必致烂。（《袖珍方》）

浮麦：（即水淘浮起者，焙用）。味甘、咸，寒，无毒。主益气除热，止自汗盗汗，骨蒸虚热，妇人劳热（时珍）。

麦麸：醋蒸，熨手足风湿痹痛，寒湿脚气，互易至汗出，并良。末服，止虚汗（时珍）。

时珍曰：麸乃麦皮也。与浮麦同性，而止汗之功次于浮麦，盖浮麦无肉也。凡人身体疼痛及疮疡肿烂沾渍，或小儿暑月出痘疮，溃烂不能着席睡卧者，并用夹褥盛麸缝合藉卧，性凉而软，诚妙法也。

附方：新七。

虚汗盗汗：《卫生宝鉴》：用浮小麦（文武火炒），为末。每服二钱半，米饮下，日三服。或煎汤代茶饮。一方：以猪觜唇煮熟切片，蘸食亦良。

产后虚汗：小麦麸、牡蛎等分，为末。以猪肉汁调服二钱，日二服。（胡氏《妇人方》）

走气作痛：用醇醋拌麸皮炒热，袋盛熨之。（《生生编》）

灭诸瘢痕：春夏用大麦麸，秋冬用小麦麸，筛粉和酥敷之。（《总录》）

小儿眉疮：小麦麸炒黑，研末，酒调敷之。小便尿血：面麸炒香，以肥猪肉蘸食之。（《集玄》）

面：敷痈肿损伤，散血止痛。生食，利大肠。水调服，止鼻衄吐血（时珍）。

颖曰：东南卑湿，春多雨水，麦已受湿气，又不曾出汗，故食之作渴，动风气，助湿发热。西北高燥，春雨又少，麦不受湿，复入地窖出汗，北人禀浓少湿，故常食而不病也。时珍曰：北面性温，食之不渴；南面性热，食之烦渴；西边面性凉，皆地气使然也。吞汉椒、食萝卜，皆能解其毒，见萝卜条。医方中往往用飞罗面，取其无石末而性平易尔。陈麦面，水煮食之，无毒。以糟发胀者，能发病发疮，惟作蒸饼和药，取其易消也。按：李鹏飞《延寿书》云：北多霜雪，故面无毒；南方雪少，故面有毒。顾元庆《檐曝偶谈》云：江南麦花夜发，故发病；江北麦花昼发，故宜人。又曰：鱼稻宜江淮，羊面宜京洛，亦五方有宜不宜也。面性虽热，而寒食日以纸袋盛悬风处，数十年亦不坏，则热性皆去而无毒矣，入药尤良。

附方：新二十三。

热渴心闷：温水一盏，调面一两，饮之。（《圣济总录》）

中暍卒死：井水和面一大抄，服之。（《千金》）

夜出盗汗：麦面作弹丸，空心、卧时煮食之。次早服妙香散一帖取效。内损吐血：飞罗面略炒，以京墨汁或藕节汁，调服二钱。（《医学集成》）

大衄血出：口耳皆出者。用白面入盐少许，冷水调服三钱。（《普济方》）

中蛊吐血：小麦面二合，水调服。半日当下出。（《广记》）

泄痢不固：白面一斤，炒焦黄。每日空心温水服一二匙。（《正要》）

诸疟久疟：用三姓人家寒食面各一合，五月五日午时采青蒿，擂自然汁，和丸绿豆大。临发日早，无根水一丸。一方：加炒黄丹少许。《德生堂》

咽喉肿痛，卒不下食：白面和醋，涂喉外肿处。（《普济方》）

破伤风病：白面、烧盐各一撮。新水调，涂之。（《普济方》）

金疮血出：不止。用生面干敷，五七日即愈。（《蔺氏经验方》）

远行脚跰：成泡者。水调生面涂之，一夜即平。（《海上》）

折伤瘀损：白面、栀子仁同捣，以水调，敷之即散。

火燎成疮：炒面，入栀子仁末，和油敷之。（《千金》）

疮中恶肉：寒食面二两，巴豆五分。水和作饼，烧末掺之。（《仙传外科》）

白秃头疮：白面、豆豉和研，醋和敷之。（《普济方》）

小儿口疮：寒食面五钱，硝石七钱，水调半钱，涂足心，男左女右。（《普济方》）

妇人断产：白面一升，酒一升，煮沸去渣，分三服。经水至时前日夜、次日早及天明服之。阴冷闷痛：渐入腹肿满：醋和面熨之。（《千金方》）

一切漏疮：盐、面和团，烧研敷之。（《千金方》）

瘰疬出汁：生手足肩背，累累如赤豆：剥净，以酒和面敷之。（《千金方》）

伤米食积：白面一两，白酒曲二丸，炒为末。每服二匙，白汤调下。如伤肉食，山楂汤下。（《简便方》）

麦粉：醋熬成膏，消一切痈肿、汤火伤（时珍）。

时珍曰：麦粉乃是麸面，面洗筋澄出浆粉。今人浆衣多用之，古方鲜用。按：万表《积堂方》云：乌龙膏：治一切痈肿发背，无名肿毒，初发热未破者，取效如神。用隔年小粉，愈久者愈佳，以锅炒之。初炒如饧，久炒则干，成黄黑色，冷定研末。陈米醋调成糊，熬如黑漆，瓷罐收之。用时摊纸上，剪孔贴之，即如冰冷，疼痛即止。少顷觉痒，干亦不能动。久则肿毒自消，药力亦尽而脱落，甚妙。此方苏州杜水庵所传，屡用有验。药易而功大，济生者宜收藏之。

面筋：味甘，凉，无毒。主解热和中，劳热人宜煮食之（时珍）。宽中益气（宁原）。

时珍曰：面筋，以麸与面水中揉洗而成者。古人罕知，今为素食要物，煮食甚良。今人多以油炒，则性热矣。

麦奴：治阳毒温毒，热极发狂大渴，及温疟（时珍）。

时珍曰：朱肱《南阳活人书》：治阳毒温毒热极发狂发斑大渴倍常者，用黑奴丸，水化服一丸，汗出或微利即愈。其方用小麦奴、梁上尘、釜底煤、灶突墨，同黄芩、麻黄、消、黄等分为末，蜜丸弹子大。盖取火化者从治之义也。麦乃心之谷，属火，而奴则麦实将成，为湿热所蒸，上黑霉者，与釜煤、灶墨同一理也。其方出陈延之《小品方》，名麦奴丸，初虞世《古今录验》名高堂丸、水解丸，诚救急良药也。

秆：烧灰，入去疣痣、蚀恶肉膏中用（时珍）。

# 大 麦

味咸，温，微寒，无毒。主消渴，除热益气调中。又云：令人多热，为五谷长。蜜为之使。陶隐居云：今稞麦，一名麳麦。似穬麦，惟皮薄尔。

《唐本》注云：大麦，出关中，即青稞麦是，形似小麦而大，皮厚，故谓大麦。殊不似穬麦也。大麦面，平胃止渴，消食疗胀。

臣禹锡等谨按《药性论》云：大麦蘖，使，味甘无毒。能消化宿食，破冷气，去心腹胀满。

孟诜云：大麦，久食之头发不白，和针沙、没食子等染发黑色。暴食之亦稍似脚弱，为下气及腰肾，故久服甚宜人。熟即益人，带生即冷损人。

陈士良云：大麦，补虚劣，壮血脉，益颜色，实五脏，化谷食。久食令人肥白滑肌肤。为面胜小麦，无燥热。又云：蘖，微暖，久食消肾，不可多食。

《日华子》云：麦蘖，温中下气，开胃止霍乱，除烦消痰，破癥结，能催生落胎。

《图经》：文具小麦条下。

陈藏器云：不动风气，调中止泄，令人肥健。大麦、穬麦，《本经》前后两出。苏云：青稞麦是大麦。《本经》有条粳，一稻二米，亦如大、穬两麦。苏云：稻是谷之通名，则穬是麦之皮号。麦之穬，犹米之与稻。《本经》于米、麦条中重出皮壳两件者，但为有壳之与无壳也。苏云大麦是青稞，穬麦是大麦。如此则与米注不同，自相矛盾。愚谓大麦是麦米，穬麦是麦谷，与青稞种子不同。青稞似大麦夭生，皮肉相离，秦陇以西种之。今人将当本麦米巢之，不能分也。

《圣惠方》：治妊娠欲去胎：以麦蘖二两，水一盏半，煎至一盏，分温三服。

《外台秘要》：治妊娠得病去胎方：麦蘖一升，和蜜一升服之即下，神验。

孙真人：麦芒入目，煮大麦汁洗之。

《兵部手集》：治产后腹中鼓胀不通，转气急坐卧不安：供奉辅太初与崔家方：以麦蘖末一合，和酒服食，良久通转。崔郎中云：神验。

《伤寒类要》：治诸黄，杵苗汁服之。

又方：蠷螋尿疮：嚼大麦以敷之，日三上。

《衍义》曰：大麦，性平、凉，有人患缠喉风，食不能下，将此面作稀糊，令嚼之既滑腻容易下嚼，以助胃气。三伏中，朝廷作麨以赐臣下，作蘖造饧。

现注：

①麰：下原音音牟二字注音。

按：大麦，为禾本科大麦。可止渴除热，益气调中。此条麦糵即大麦发芽之品今称麦芽，可助消化，益气和中治肝胃诸疾。

时珍曰：麦之苗粒皆大于来，故得大名。牟亦大也。通作麰。时珍曰：大、二麦，注者不一。按：《吴普本草》：大麦一名礦麦，五谷之长也。王祯《农书》云：青稞有大、小二种，似大、小麦，而粒大皮薄，多面无麸，西人种之，不过与大、小麦异名而已。郭义恭《广志》云：大麦有黑礦麦。有稞麦（出凉州，似大麦）。有赤麦（赤色而肥）。据此则礦麦是大麦中一种皮厚而青色者也。大抵是一类异种，如粟、粳之种近百，总是一类，但方土有不同尔。故二麦主治不甚相远。大麦亦有粘者，名糯麦，可以酿酒。

宽胸下气，凉血，消积进食。（时珍）

震亨曰：大麦初熟，人多炒食。此物有火，能生热病，人不知也。时珍曰：大麦作饭食，响而有益。煮粥甚滑。磨面作酱甚甘美。

附方：新六。

膜外水气：大麦面、甘遂末各半两，水和作饼，炙熟食，取利。（《总录》）

小儿伤乳：腹胀烦闷欲睡：大麦面生用，水调一钱服。白面微炒亦可。（《保幼大全》）

肿毒已破：青大麦（去须，炒），暴花为末，敷之。成靥，揭去又敷。数次即愈。汤火伤灼：大麦炒黑，研末，油调搽之。被伤肠出：以大麦粥汁洗肠推入，但饮米糜，百日乃可。（《千金》）

卒患淋痛：大麦三两煎汤，入姜汁、蜂蜜，代茶饮。（《圣惠方》）

苗：冬月面目手足皲瘃，煮汁洗之（《时珍》）

附方：新一。小便不通：陈大麦秸，煎浓汁，频服。（《简便方》）

## 曲

味甘，大暖。疗脏腑中风气，调中下气，开胃，消宿食。主霍乱心膈气，痰逆。除烦破癥结及补虚，去冷气，除肠胃中塞，不下食，令人有颜色，六月作者良。陈久者入药用之当炒令香。六畜食米胀欲死者，煮曲汁灌之立消。落胎并下鬼胎。又神曲，使，无毒。能化水谷宿食癥气，健脾暖胃。新补，见陈藏器、孟诜、萧炳、陈士良、《日华子》。

《雷公》云：曲，凡使捣作末后掘地坑深二尺，用物裹，内坑中至一宿，明出焙干用。

《千金方》：治产后运绝，曲末，水服方寸匕，不差，更服即差。又方：治小腹坚大如盘，胸中满，能食而不消；曲末服方寸匕。日三。

《肘后方》：治赤白痢，下水谷，食不消：以曲熬粟米粥服方寸匕，日四五止。

又方：妊娠卒胎动不安，或腰痛胎转抢心，下血不止：生曲半饼，碎末，水和绞取汁取三升。《古今录验》：治狐刺：取曲末和独头蒜杵如帽簪头内疮孔中，虫出愈。

《子母秘录》：妊娠胎动，上迫心痛如折：以生曲半饼，碎，水和绞取汁服。

《伤寒类要》：治伤寒，饮食劳复：以曲一饼，煮取汁饮之。

《杨氏产乳》：疗胎上迫心痛兼下血：取曲半饼，捣碎，水和绞取汁。

《梁·简文帝劝医》：麦曲止河鱼之腹疾。

贾相公进过《牛经》，牛生衣不下，取六月六曲末三合，酒一升，灌便下。

《蜀本》云：温，消谷止痢，平胃，主小儿痫，消食痔。

按：曲为发酵曲剂，如今临床用者有神曲。今之神曲由辣蓼、蒿、杏仁，苍耳、赤豆、麦麸、面粉混合发酵而成。曲可调中下气，开胃消食，除烦。临床治食道及肝胃病。

释名：酒母。时珍曰：曲以米、麦包罨而成，故字从麦、从米、从包省文，会意也。酒非曲不生，故曰酒母。《书》云：若作酒醴，尔惟曲蘖。是矣。刘熙《释名》云：曲，朽也，郁使生衣败朽也。时珍曰：曲有麦、面、米造者不一，皆酒醋所须，俱能消导，功不甚远。造大小麦曲法：用大麦米或小麦连皮，井水淘净，晒干。六月六日磨碎，以淘麦水和作块，楮叶包扎，悬风处，七十日可用矣。造面曲法：三伏时，用白面五斤，绿豆五升，以蓼汁煮烂。辣蓼末五两，杏仁泥十两，和踏成饼，楮叶裹悬风处，候生黄收之。造白曲法：用面五斤，糯米粉一斗，水拌微湿，筛过踏饼，楮叶包挂风处，五十日成矣。又米曲法：用糯米粉一斗，自然蓼汁和作圆丸，楮叶包挂风处，七七日晒收。此数种曲皆可入药。其各地有入诸药草及毒药者，皆有毒，惟可造酒，不可入药也。

小麦曲：震亨曰：麸皮曲：凉，入大肠经。

大麦曲：主消食和中，下生胎，破血。取五升，以水一斗煮三沸，分五服，其子如糜，令母肥盛（时珍）。

面曲、米曲：主消食积、酒积、糯米积，研末酒服立愈。余功同小麦曲（时珍。出《千金》）。

附方：新四。

米谷食积：炒曲末，白汤调服二钱，日三服。

三焦滞气：陈曲（炒）、莱菔子（炒）等分。每用三钱，水煎，入麝香。小腹坚大如盘，胸满，食不能消化：用曲末，汤服方寸匕，日三。（《千金》）

水痢百起：六月六日曲（炒黄）、马蔺子等分，为末，米饮服方寸匕。无马蔺子，用牛骨灰代之。（《普济方》）

酒毒便血：曲一块，湿纸包煨，为末。空心米饮服二钱，神效。

神曲：

时珍曰：昔人用曲，多是造酒之曲。后医乃造神曲，专以供药，力更胜之。盖取诸神聚会之日造之，故得神名。贾思勰《齐民要术》虽有造神曲古法，繁琐不便。近时造法，更简易也。叶氏《水云录》云：五月五日，或六月六日，或三伏日，用白面百斤，青蒿自然汁三升，赤小豆末、杏仁泥各三升，苍耳自然汁、野蓼自然汁各三升，以配白虎、青龙、朱雀、玄武、勾陈、蛇六神，用汁和面、豆、杏仁作饼，麻叶或楮叶包，如造酱黄法，待生黄衣，晒收之。

元素曰：阳中之阳也，入足阳明经。凡用须火炒黄，以助土气。陈久者良。

主：养胃气，治赤白痢（元素）。消食下气，除痰逆霍乱，泄痢胀满诸疾，其功与曲同。闪挫腰痛者，过淬酒温服有效。妇人产后欲回乳者，炒研，酒服二钱，日二即止，甚验（时珍）。

时珍曰：按：倪维德《启微集》云：神曲治目病，生用能发其生气，熟用能敛其暴气也。

附方：新六。

胃虚不克：神曲半斤，麦芽五升，杏仁一升，各炒为末，炼蜜丸弹子大。每食后嚼化一丸。（《普济方》）

壮脾进食：疗痞满暑泄。曲术丸：用神曲（炒）、苍术（泔制炒）等分为末，糊丸梧子大。每米饮服五十丸。冷者加干姜或吴茱萸。（《肘后方》）

健胃思食：消食丸：治脾胃俱虚，不能消化水谷，胸膈痞闷，腹胁膨胀，连年累月，食减嗜卧，口苦无味。神曲六两，麦（炒）三两，干姜（炮）四两，乌梅肉（焙）四两，为末，蜜丸梧子大。每米饮服五十丸，日三服。（《和剂局方》）

虚寒反胃：方同上。暴泄不止：神曲（炒）二两，茱萸（汤泡，炒）半两，为末，醋糊丸梧子大。每服五十丸，米饮下。（《百一选方》）

食积心痛：陈神曲一块烧红，淬酒二大碗服之。（《摘玄方》）

## 穬　麦

味甘微寒无毒。主轻身除热，久服令人多力健行，以作糵，温，消食中和。

陶隐居云：此是今马所食者，性乃热，而云微寒，恐是作屑与合壳异也。服食家并食大、穬二麦，令人轻健。

《唐本》注云：穬麦性寒，陶云性热非也。复云作屑与合壳异，此皆江东少有，故斟酌言之。

臣禹锡等谨按萧炳云：穬麦，补中，不动风气，先患冷气人即不相当。大麦之类，西川人种食之，山东、河北人正月种之，名春穬，形状与大麦相似。

孟诜云：穬麦，主轻身，补中，不动疾。

《日华子》云：作饼食不动气，若暴食时，间似动气，多食即益人。

《图经》：文具小麦条下。

按：穬麦为禾本科裸麦。可除热增力，消食和中。

时珍曰：穬之壳厚而粗矿也。时珍曰：麦有二种：一类小麦而大，一类大麦而大。时珍曰：《别录》麦糵附见穬麦下，而大麦下无之，则作糵当以穬为良也。今人通用，不复分别矣。

## 荞　麦

味甘，平、寒，无毒。实肠胃，益气力，久食动风，令人头眩。和猪肉食之患热风脱人眉须。虽动诸病，犹挫丹石，能炼五脏滓秽，续精神。作饭与丹石人食之良，其饭法可蒸，使气馏，于烈日中曝，令口开，使春取仁作饭。叶作茹食之下气，利耳目，多食即微泄。烧其穰作灰淋洗六畜疮并驴马躁蹄。新补见陈藏器、孟诜、萧炳、陈士良、《日华子》。

《图经》：文具小麦条下。

孙真人：荞麦合猪羊肉食成风癞。

《兵部手集》：孩子赤丹不止。荞麦面、醋和敷之差。又方：治小儿油丹赤肿：荞麦面，醋和涂之良。

《杨氏产乳》：疮热油赤肿：取荞麦面，醋和涂之。《丹房镜源》：荞麦灰，煮粉霜。

按：荞麦为蓼科荞麦的种子。可健胃益气。

释名：荍麦（音翘）、乌麦（吴瑞）、花荞。时珍曰：荞麦之茎弱而翘然，易长易收，磨面如麦，故曰荞曰荍，而与麦同名也。俗亦呼为甜荞，以别苦荞。杨慎《丹铅录》，指乌麦为燕麦，盖未读《日用本草》也。时珍曰：荞麦南北皆有。立秋前后下种，八、九月收刈，性最畏霜。苗高一二尺，赤茎绿叶，如乌树叶。开小白花，繁密粲粲然。结实累累如羊蹄，实有三棱，老则乌黑色。王祯《农书》云：北方多种。磨而为面，作煎饼，配蒜食。或作汤饼，谓之河漏，以供常食，滑细如粉，亚于麦面。南方亦种，但作粉饵食，乃农家居冬谷也。

思邈曰：酸，微寒。食之难消。久食动风，令人头眩。作面和猪、羊肉热食，不过八九顿，即患热风，须眉脱落，还生亦希。泾、邠以北，多此疾。又不可合黄鱼食。

以醋调粉，涂小儿丹毒赤肿热疮（吴瑞）。降气宽肠，磨积滞，消热肿风痛，除白浊白带，脾积泄泻。以砂糖水调炒面二钱服，治痢疾。炒焦，热水冲服，治绞肠沙痛（时珍）。

颖曰：本草言荞麦能炼五脏滓秽。俗言一年沉积在肠胃者，食之亦消去也。时珍曰：荞麦最降气宽肠，故能炼肠胃滓滞，而治浊带泄痢腹痛上气之疾，气盛有湿热者宜之。若脾胃虚寒人食之，则大脱元气而落须眉，非所宜矣。孟诜云：益气力者，殆未然也。按：杨起《简便方》云：肚腹微微作痛，出即泻，泻亦不多，日夜数行者。用荞麦面一味作饭，连食三四次即愈。予壮年患此两月，瘦怯尤甚。用消食化气药俱不效，一僧授此而愈，转用皆效，此可征其炼积滞之功矣。《普济》治小儿天吊及历节风方中亦用之。

附方：新十六。

咳嗽上气：荞麦粉四两，茶末二钱，生蜜二两，水一碗，顺手搅千下。饮之，良久下气不止，即愈。（《儒门事亲》）

十水肿喘：生大戟一钱，荞麦面二钱，水和作饼，炙熟为末。空心茶服，以大小便利为度。（《圣惠》）

男子白浊：魏元君济生丹：用麦炒焦为末，鸡子白和，丸梧子大。每服五十丸，盐汤下，日三服。赤白带下：方同上。禁口痢疾：荞麦面每服二钱，砂糖水调下。（坦仙方）

痈疽发背：一切肿毒。麦面、硫黄各二两，为末，井华水和作饼，晒收。每用一饼，磨疮头黑凹：荞麦面煮食之，即发起。（《直指》）

痘疮溃烂：用荞麦粉频频敷之。（《痘疹方》）

汤火伤灼：用荞麦面，炒黄研末，水和敷之，如神。（《奇效方》）

蛇盘瘰疬：围接项上。用荞麦（炒去壳）、海藻、白僵蚕（炒去丝）等分，为末。白梅浸汤，取肉减半，和丸绿豆大。每服六七十丸，食后、临卧米饮下，日五服。其毒当从大便泄去，若与淡菜连服尤好。淡菜生与海藻上，亦治此也。忌豆腐、鸡、羊、酒、面。（阮氏方）

积聚败血：通仙散：治男子败积，女人败血，不动真气。用麦面三钱，大黄二钱半，

为末，卧时酒调服之。(《多能鄙事》)

头风畏冷：李楼云：一人头风，首裹重绵，三十年不愈。予以荞麦粉二升，水调作二饼，更互合头上，微汗即愈。(《怪证奇方》)

头风风眼：荞麦作钱大饼，贴眼四角，以米大艾炷灸之，即效如神。染发令黑：荞麦、针砂各二钱，醋和，先以浆水洗净涂之，荷叶包至一更，洗去。再以无去即黑。(《普济》)

绞肠沙痛：荞麦面一撮，炒黄，水烹服。(《简便方》)

小肠疝气：荞麦仁(炒去尖)、胡卢巴(酒浸，晒干)各四两，小茴香(炒)一两。为末，酒糊丸梧子大。每空心盐酒下五十丸。两月大便出农，去根。(孙天仁《集效方》)

叶：孙思邈曰：生食，动刺风，令人身痒。

秸：烧灰淋汁取碱熬干，同石灰等分，蜜收。能烂痈疽，蚀恶肉，去靥痣，最良。穰作荐，辟壁虱(时珍)。

附方：新二。

噎食：荞麦秸(烧灰淋汁，入锅内煎取白霜)一钱，入蓬砂一钱。研末。每酒服半钱。(《海上方》)

壁虱蜈蚣：荞麦秸作荐，并烧烟熏之。

苦荞麦

时珍曰：苦荞出南方，春社前后种之。茎青多枝，叶似荞麦而尖，开花带绿色，结实亦似荞麦，稍尖而棱角不峭。其味苦恶，农家磨捣为粉，蒸使气馏，滴去黄汁，乃可作为糕饵食之，色如猪肝。谷之下者，聊济荒尔。

味甘、苦，温，有小毒。时珍曰：多食伤胃，发风动气，能发诸病，黄疾人尤当禁之。

附方：新一。

明目枕：苦荞皮、黑豆皮、绿豆皮、决明子、菊花，同作枕，至老明目。(邓才《杂兴》)

# 藊①　豆

味甘，微温，主和中下气。

陶隐居云：人家种之于篱援，其荚蒸食甚美，无正用取其豆者。叶乃单行用之，患寒热病者不可食。

《唐本》注云：此北人名鹊豆，以其黑而白间故也。

臣禹锡等谨按孟诜云：扁豆疗霍乱吐痢不止，末和醋服之下气。又吐痢后转筋，生捣叶一把，以少酢浸汁服之立差。其豆如绿豆，饼食亦可。

《药性论》云：白扁豆亦可单用，主解一切草木毒。生嚼及煎汤服取效。

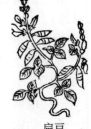

扁豆

《日华子》云：平，无毒。补五脏，叶敷蛇虫咬。《图经》曰：扁豆，旧不著所出州土，今处处有之，人家多种于篱援间，蔓延而上，大叶细花，花有紫白二色，荚生花下。其实亦有黑白二种，白者温而黑者小冷，入药当用白者。主行风气，女子带下，兼杀一切草木及酒毒，亦解河豚毒。花亦主女子赤白下，干末米饮和服。叶主吐痢后转筋，生捣研以少酢浸取汁饮之立止。黑色者亦名鹊豆，以其黑间而有白道如鹊羽耳。《食疗》云：微寒，主呕逆，久食头不白，患冷气入勿食。其叶治瘕，和醋煮理转筋，叶汁醋服效。

《衍义》曰：扁豆，有黑、白、鹊三等，皆于豆脊有白路，白者治霍乱筋转。

现注：

①藕字下原有音扁二字注音。

按：扁豆为豆科之扁豆之种子。功能和中下气，化湿健脾。临床用扁豆治腹泄水泄，肠炎，胃胀，水温浮肿，皮炎湿疹，白带等症。临床入健脾药中。

释名：沿篱豆（俗）、蛾眉豆。时珍曰：藊，本作扁，荚形扁也。沿篱，蔓延也。蛾眉，象豆脊白路之形也。时珍曰：扁豆，二月下种，蔓生延缠。叶大如杯，团而有尖。其花状如小蛾，有翅尾形。其荚凡十余样，或长或团，或如龙爪、虎爪，或如猪耳、刀镰，种种不同，皆累累成枝。白露后实更繁衍，嫩时可充蔬食茶料，老则收子煮食。子有黑、白、赤、斑四色。一种荚硬不堪食。惟豆子粗圆而色白者可入药，本草不分别，亦缺文也。时珍曰：凡用取硬壳扁豆子，连皮炒熟，入药。亦有水浸去皮及生用者，从本方。止泄痢，消暑，暖脾胃，除湿热，止消渴（时珍）。

时珍曰：硬壳白扁豆，其子充实，白而微黄，其气腥香，其性温平，得乎中和，脾之谷也。入太阴气分，通利三焦，能化清降浊，故专治中宫之病，消暑除湿而解毒也。其软壳及黑鹊色者，其性微凉，但可供食，亦调脾胃。

附方：新九。

霍乱吐利：扁豆、香薷各一升，水六升，煮二升，分服。（《千金》）

霍乱转筋：白扁豆为末，醋和服。（《普济方》）

消渴饮水：金豆丸：用白扁豆浸去皮，为末，以天花粉汁同蜜和丸梧子大，金箔为衣。每赤白带下：白扁豆炒为末，用米饮，每服二钱。

毒药堕胎：女人服草药堕胎腹痛者。生白扁豆去皮，为末，米饮服方寸匕，浓煎汁饮，亦可丸服。若胎气已伤未堕者，或口噤手强，自汗头低，似乎中风，九死一生。医多不识，作中砒霜毒：白扁豆生研，水绞汁饮。（并《永类方》）

六畜肉毒：白扁豆烧存性研，冷水服之，良。（《事林广记》）

诸鸟肉毒：生扁豆末，冷水服之。（同上）

恶疮痂痒：作痛。以扁豆捣封，痂落即愈。（《肘后》）

花：焙研服，治崩带。作馄饨食，治泄痢。擂水饮，解中一切药毒垂死。功同扁豆（时珍）。

附方：新二。

血崩不止：白扁豆花焙干，为末。每服二钱，空心炒米煮饮，入盐少许，调下即效。（《奇效良方》）

一切泄痢：白扁豆花正开者，择净勿洗，以滚汤瀹过，和小猪脊胭（同膋）肉一条，葱一根，胡椒七粒，酱汁拌匀，就以瀹豆花汁和面，包作小馄饨，炙熟食之。（《必用食治方》）

藤：主霍乱，同芦、人参、仓米等分，煎服（时珍）。

# 豉

味苦，寒，无毒。主伤寒头痛寒热，瘴气恶毒，烦躁满闷，虚劳喘吸，两脚疼冷。又杀六畜胎子诸毒。

陶隐居云：豉，食中之常用，春夏天气不和，蒸炒以酒渍服之至佳。依康伯法：先以醋酒溲蒸曝燥，以麻油和又蒸曝之，凡三过，乃末椒、干姜屑合和以进食，胜今作油豉也。患脚人常将其酒浸，以淳敷脚皆差。好者出襄阳、钱塘，香美而浓，取中心者弥善。

臣禹锡等谨按《药性论》云：豆豉得醢良，杀六畜毒。味苦甘，主下血痢如刺者：豆豉一升，水渍纔令相淹，煎一两沸，绞汁顿服，不差，可再服。又伤寒暴痢腹痛者：豉一升，薤白一握，切，以水三升，先煮薤，内豉更煮，汤色黑去豉，分为二服，不差再服。熬末能止汗，主除烦躁，治时疾热病，发汗。又治阴茎上疮痛烂，豉一分，蚯蚓湿泥二分，水研和涂上，干易，禁热食酒菜蒜。又寒热风胸中疮生者，可捣为丸服良。

陈藏器云：蒲州豉，味咸无毒。主解烦热热毒。寒热虚劳，调中发汗，通关节，杀腥气，伤寒鼻塞。作法与诸豉不同，其味烈。陕州又有豉汁，经年不败，大除烦热。入药并不如今之豉心，为其无盐故也。

孟诜云：豉能治久盗汗；患者以一升微炒令香，清酒三升，渍满三日，取汁冷暖任人服之，不差更作三两剂即止。

《日华子》云：治中毒药蛊气，疟疾骨蒸，并治犬咬。《图经》：文具大豆黄卷条下。

《食疗》云：陕府豉汁，甚胜于常，豉以大豆为黄蒸，每一斗加盐四升，椒四两，春三日，夏两日，冬五日即成半熟，加生姜五两，既洁且精，胜埋于马粪中。黄蒸以好豉心代之。

《圣惠方》：治口舌生疮，胸膈疼痛：用焦豉细末，含一宿便差。

《外台秘要》：治虫刺螫人方：好豉心，以足为限，但觉刺即熟嚼豉，以敷之，少顷见豉中毛即差。不见又嚼敷之，昼夜勿绝，见毛为度。

《千金方》：治酒病：豉、葱白各半升，水二升，煮取一升顿服。又方：治喉痹，卒不语，煮豉汁一升服，覆取汗。亦可末桂，着舌下渐咽。又方：治被殴伤，瘀血聚腹满：豉一升，水三升，煮三沸，分服，不差再作。又方：四肢骨破，及筋伤蹉跌，以水二升，豉三升，渍之，搅取汗饮，止心闷。又方：蠷螋尿疮，杵豉敷之。又方：治发背痈肿已溃未溃方：香豉三升，少与水和，熟捣成泥，可肿处作饼子，厚三分已上，有孔勿覆，孔上布豉饼，以艾烈其上灸之使温，温而热，勿令破，肉如热痛即急易之。患当减快，得分稳，一日二度灸之，如先有疮，孔中汗出即差。

《肘后方》：中缓风，四肢不收者：豉三升，水九升，煮取三升，分为三服，日二作，亦可酒渍饮之。

《葛氏方》：治重下，此即赤白痢也：熬豉令小焦，捣服一合，日三，无比。又豉煮令焦，水一升，淋取汁令服，冷则酒淋，日三服有验。

又方：舌上出血如针孔：取豉三升，水三升，煮之沸，去滓服一升，日三。

《梅师方》：治伤寒汗出不解，已三四日，胸中闷吐方：豉一升，盐一合，水四升，煎取一升半，分服当吐。

又方：辟温疫法：熬豉和白术浸酒常服之。

又方：治伤寒，服药抢心烦热：以豉一升，栀子十四枚劈，水三升，煎取一升，分三服。

孙真人：治头风痛：以豉汤洗头，避风即差。《食医心镜》：主风毒脚膝挛急，骨节痛：豉心五升，九蒸九暴，以酒一斗，取浸经宿，空心随性缓饮之。又方：小儿寒热，恶气中人：以湿豉为丸，如鸡子大，以摩腮上及手足心六七遍，又摩心脐上，旋旋祝之了，破豉丸看，有细毛，弃道中即差。

《胜金方》：治小儿头上生恶疮，以黄泥聚豉，煨熟，冷后取出豆豉为末，以莼菜油敷之差。

《王氏博济》：治脏毒下血不止：用豉、大蒜等分一处杵匀，丸如梧子大，每服后盐汤下三十丸，血痢亦治。

《简要济方》主伤寒后毒气攻手足及身体虚肿豉酒方：豉五合，微炒，以酒一升半，同煎五七沸，任性梢热服之。

姚和众：治小儿丹毒，破作疮，黄水出，焦炒豉令烟绝为末，油调敷之。

《伤寒类要》：治伤寒热病后，攻目生翳者：烧豉二七枚，末，以管吹之。

《子母秘录》：华佗安胎：豉汁服之妙。

又方：治堕胎血下尽烦满：豉一升，水三升，三沸煮末，鹿角服方寸匕。

《杨氏产乳》：疗恶疮：熬豉为末敷之，不过三四次。《茆亭客话》：虾蟆小者有毒，主人小便闭涩，脐下憋疼痛至死者：以生豉一合，投新汲水半碗浸令水浓，顿饮之愈。

按：豉为豆科大豆经蒸罨加工而成，今称豆豉。功能清热解表，除烦止喘。临床以豆豉治外感发热，或虚热心烦，余热不清，风疹麻疹，皮肤燥热，尿不畅，前列腺肥大等。临床入解表药中。

时珍曰：按：刘熙《释名》云：豉，嗜也。调和五味，可甘嗜也。许慎《说文》谓豉为配盐幽菽者，乃咸豉也。时珍曰：豉，诸大豆皆可为之，以黑豆者入药。有淡豉、咸豉，治病多用淡豉汁及咸者，当随方法。其豉心，乃合豉时，取其中心者，非剥皮取心也。此说见《外台秘要》。造淡豉法：用黑大豆二三斗，六月内淘净，水浸一宿沥干，蒸熟取出摊席上，候微温蒿覆。每三日一看，候黄一上遍，不可太过。取晒簸净，以水拌干湿得所，以汁出指间为准。安瓮中，筑实，桑叶盖厚三寸，密封泥，于日中晒七日，取出，曝一时，又以水拌入瓮。如此七次，再蒸过，摊去火气，瓮收筑封即成矣。造咸豉法：用大豆一斗，水浸三日，淘蒸摊署，候上黄取出簸净，水淘晒干。每四斤，入盐一斤，姜丝半斤，椒、橘、苏、茴、杏仁拌匀，入瓮。上面水浸过一寸，以叶盖封口，晒一月乃成也。造豉汁法：十月至正月，用好豉三斗，清麻油熬令烟断，以一升拌豉蒸过，摊冷晒干，拌再蒸，凡三遍以白盐一斗捣和，以汤淋汁三四斗，入净釜。下椒、姜、葱橘丝同煎，三分减一，贮于不津器中，香美绝胜也。有麸豉、瓜豉、酱豉诸品皆可为之，但充食品，不入药用也。

思邈曰：苦、甘，寒，涩。得醯良。杲曰：阴中之阴也。下气调中，治伤寒温毒发癍呕逆（时珍《千金》治温毒黑膏用之）。时珍曰：陶说康伯豉法，见《博物志》，云原出外国，中国谓之康伯，乃传此法之姓名耳。其豉调中下气最妙。黑豆性平，作豉则温。既经蒸署，故能升能散。得葱则发汗，得盐则能吐，得酒则治风，得薤则治痢，得蒜则止血，炒熟则又能止汗，亦麻黄根节之义也。

附方：新一十九。

伤寒懊"恼"，吐下后心中懊"恼"，大下后身热不去，心中痛者，并用栀子豉汤吐之：肥栀子十四枚，水二盏，煮一盏，入豉半两，同煮至七分，去滓服。得吐，止后服。（《伤寒论》）

小便血条：淡豆豉一撮。煎汤空腹饮。或入酒服。（危氏《得效方》）

疟疾寒热：煮豉汤饮数升，得大吐即愈。（《肘后方》）

齁喘痰积：凡天雨便发，坐卧不得，饮食不进，乃肺窍久积冷痰，遇阴气触动则发也。用此一服即愈，服至七八次，即出恶痰数升，药性亦随而出，即断根矣：用江西淡豆豉一两，蒸捣如泥，入砒霜末一钱，枯白矾三钱，丸绿豆大。每用冷茶、冷水送下七丸，甚者九丸，小儿五丸，即高枕仰卧。忌食热物等。（《皆效方》）

卒不得语：煮豉汁，加入美酒，服之。（《肘后》）

咽生息肉：盐豉和捣涂之。先刺破出血乃用，神效。（《圣济总录》）

妇人难产：乃儿枕破与败血裹其子也，以胜金散逐其败血，即顺矣：用盐豉一两，以旧青布裹了，烧赤乳细，入麝香一钱，为末。取秤锤烧红淬酒，调服一大盏。（郭稽中方）

小儿胎毒：淡豉煎浓汁，与三五口，其毒自下。又能助脾气，消乳食。（《圣惠》）

小儿呪乳：用咸豉七个（去皮），腻粉一钱，同研，丸黍米大。每服三五丸，藿香汤下。（《全幼心鉴》）

解蜀椒毒：豉汁饮之。（《千金方》）

中牛马毒：豉汁，和人乳频服之，效。（《卫生易简》）

服药过剂：闷乱者。豉汁饮之。（《千金》）

杂物眯目：不出。用豉三七枚，浸水洗目，视之即出。（《总录方》）

刺在肉中：嚼豉涂之。（《千金方》）

小儿病淋：方见蒸饼发明下。肿从脚起：豉汁饮之，以滓敷之。（《肘后方》）

## 绿　豆

味甘，寒，无毒。主丹毒烦热，风疹，药石发动，热气奔豚，生研绞汁服，亦煮食，消肿下气，压热解石。用之勿去皮，令人小壅，当是皮寒肉平，圆小绿者佳。又有䅟①豆，苗子相似，主霍乱吐下，取叶捣绞汁，和少醋温服，子亦下气。今附。

臣禹锡等谨按孟诜云：绿豆，平。诸食法作饼，炙食之佳。谨按：补益，和五脏，安精神，行十二经脉，此最为良。今人食皆挞去皮，即有少拥气，若愈病须和皮，故不可去。又研汁煮饮服之治消渴。又去浮风，益气力，润皮肉，可长食之。

《日华子》云：绿豆，冷，益气除热毒风，厚肠胃。作枕明目，治头风头痛。

现注：

①䅟：下原有音陟二字注音。现音（zhí直）。

按：绿豆为豆科绿豆的种子。可解毒清热，消肿下气。

时珍曰：绿以色名也。旧本作菉者，非矣。瑞曰：有官绿、油绿，主疗则一。时珍曰：绿豆，处处种之。三、四月下种，苗高尺许，叶小而有毛，至秋开小花，荚如赤豆荚。粒粗而色鲜者为官绿；皮薄而粉多、粒小而色深者为油绿；皮厚而粉少早种者，呼为摘绿，可频摘也；迟种呼为拔绿，一拔而已。北人用之甚广，可作豆粥、豆饭、豆酒，炒食、煠食，磨而为面，澄滤取粉，可以作饵顿糕，荡皮搓索，为食中要物。以水浸湿生白芽，又为菜中佳品。牛马之食亦多赖之。真济世之良谷也。

解一切药草、牛马、金石诸毒（宁原）。治痘毒，利肿胀。

时珍曰：绿豆肉平皮寒，解金石、砒霜、草木一切诸毒，宜连皮生研水服。按：《夷坚志》云：有人服附子酒多，头肿如斗，唇裂血流。急求绿豆、黑豆各数合嚼食，并煎汤饮之，乃解也。

附方：新十一。

扁鹊三豆饮：治天行痘疮。预服此饮，疏解热毒，纵出亦少。用绿豆、赤小豆、黑大豆各一升，甘草节二两，以水八升，煮极熟。任意食豆饮汁，七日乃止。一方：加黄大豆、白大豆，名五豆饮。

痘后痈毒：初起，以三豆膏治之，神效：绿豆、赤小豆、黑大豆等分，为末。醋调时时扫涂，即消。（《医学正传》）

防痘入眼：用绿豆七粒，令儿自投井中，频视七遍，乃还。小儿丹肿：绿豆五钱，大黄二钱。为末。用生薄荷汁入蜜调涂。（《全幼心鉴》）

赤痢不止：以大麻子，水研滤汁，煮绿豆食之，极效。粥食亦可。（《必效方》）

老人淋痛：青豆二升，橘皮二两，煮豆粥，下麻子汁一升。空心渐食之，并饮其汁，甚验。（《养老书》）

消渴饮水：绿豆煮汁，并作粥食。（《普济方》）

心气疼痛：绿豆廿一粒，胡椒十四粒。同研，白汤调服即止。多食易饥：绿豆、黄麦、糯米各一升，炒熟磨粉。每以白汤服一杯，三五日见效。

十种水气：用绿豆二合半，大附子一只（去皮脐，切作两片）。水三碗，煮熟，空心卧时食豆。次日将附子两片作四片，再以绿豆二合半，如前煮食。第三日别以绿豆、附子如前煮食。第四日如第二日法煮食。水从小便下，肿自消。未消再服。忌生冷、毒物、盐、酒六十日，无不效者。（《朱氏集验方》）

绿豆粉：原曰：其胶粘者，脾胃虚人不可多食。瑞曰：勿近杏仁，则烂不能作索。

主解诸热，益气，解酒食诸毒，治发背痈疽疮肿，及汤火伤灼（吴瑞）。痘疮湿烂不结痂者，干扑之良（宁原）。新水调服，治霍乱转筋，解诸药毒死，心头尚温者（时珍）。解菰菌、砒毒（汪颖）。

时珍曰：绿豆色绿，小豆之属木者也，通于厥阴、阳明。其性稍平，消肿治痘之功虽同赤豆，而压热解毒之力过之。且益气，浓肠胃，通经脉，无久服枯人之忌。但以作凉粉，造豆酒，或偏于冷，或偏于热，能致人病，皆人所为，非豆之咎也。豆粉须以绿色粘腻者为真。外科治痈疽有内托护心散，极言其神效，丹溪朱氏有论发挥。震亨曰：《外科精要》谓内托散，一日至三日进十数服，可免毒气内攻脏腑。窃详绿豆解丹毒，治石毒，味甘，入阳明，性寒能补，为君。以乳香去恶肿，入少阴，性温善窜为佐。甘草性缓，解五金、八石、百药毒为使。想此方专为服丹石发疽者设也。若夫年老者、病深者、证备者、体虚者，绿豆虽补，将有不胜其任之患。五香连翘汤亦非必用之剂。必当助气壮胃，使根本坚固，而行经活血为佐，参以经络时令，使气外发，此则内托之本意，治施之早，可以内消也。

附方：新十二。

护心散：又名内托散、乳香万全散。凡有疽疾，一日至三日之内，宜连进十余服，方免变证，使毒气出外。服之稍迟，毒气内攻，渐生呕吐，或鼻生疮菌，不食即危矣。四五日后，亦宜间服之：用真绿豆粉一两，乳香半两，灯心同研和匀，以生甘草浓煎汤调下一钱，时时呷之。若毒气冲心，有呕逆之证，大宜服此。盖绿豆压热下气，消肿解毒。乳香消诸痈肿毒。服至一两，则香彻疮孔中，真圣药也。（李嗣立《外科方》）

疮气呕吐：绿豆粉三钱，干胭脂半钱，研匀。新汲水调下，一服立止。（《普济》）

霍乱吐利：绿豆粉、白糖各二两，新汲水调服，即愈。（《生生编》）

解烧酒毒：绿豆粉荡皮，多食之即解。

解鸩酒毒：绿豆粉三合。水调服。解砒石毒：绿豆粉、寒水石等分，以蓝根汁调服三五钱。（《卫生易简》）

解诸药毒：已死，但心头温者：用绿豆粉调水服。（《卫生易简方》）

打扑损伤：用绿豆粉新铫炒紫，新汲井水调敷，以杉木皮缚定，其效如神。此汀人陈氏梦传之方。（《澹寮方》）

杖疮疼痛：绿豆粉，炒研，以鸡子白和涂之，妙。（《生生编》）

外肾生疮：绿豆粉、蚯蚓粪等分。研涂之。

暑月痱疮：绿豆粉二两，滑石一两。和匀扑之。一加蛤粉二两。（《简易方》）

一切肿毒：初起。用绿豆粉（炒黄黑色），猪牙皂荚一两，为末，用米醋调敷之。皮破者油调之。（邵真人《经验方》）

豆皮：味甘，寒，无毒。主治解热毒，退目翳（时珍）。

附方：新一。

通神散：治痘目生翳：绿豆皮、白菊花、谷精草等分，为末。每用一钱，以干柿饼一枚，粟米泔一盏，同煮干。食柿，日三服。浅者五七日见效，远者半月见效。（《直指方》）

豆荚：主赤痢经年不愈，蒸熟，随意食之良（时珍。出《普济》）。

豆花：主解酒毒（时珍）。

豆芽：味甘，平，无毒。解酒毒热毒，利三焦（时珍）。

时珍曰：诸豆生芽皆腥韧不堪，惟此豆之芽白美独异。今人视为寻常，而古人未知者也。但受湿热郁之气，故颇发疮动气，与绿豆之性稍有不同。

# 白　　　豆

平，无毒。补五脏，益中助十二经脉，调中暖肠胃。叶利五脏，下气。嫩者可作菜食。生食之亦佳，可常食。新补，见孟诜及《日华子》。

《孙真人食忌》：白豆，味咸，肾之谷，肾病宜食。煞鬼气。

按：白豆为豆科饭豇豆之折种子。可补中暖胃，助十二经脉。

释名　饭豆。颖曰：浙东一种味甚胜，用以作酱、作腐极佳。北方水白豆，相似而不及也。

原曰：白豆即饭豆也，粥饭皆可拌食。时珍曰：饭豆，小豆之白者也，亦有土黄色者。豆大如绿豆而长。四、五月种之。苗叶似赤小豆而略大，可食，荚亦似小豆。一种蔈豆，叶如大豆，可作饭、作腐，亦其类。

# 卷第二十六

## 米谷下品总一十八种

**一种神农本经**　原为白字，现用字下无·号表示。
**五种名医别录**　原为墨字，现用字下加·号表示。
**一种今附**　皆医家尝用有效，注云：今附。
**一十一种陈藏器余**

醋《别录》　稻米《别录》稻穬、稻秆续注　稷米《别录》雕胡、乌米续注　腐婢《本经》
酱《别录》　陈廪米《别录》　罂子粟今附

**一十一种陈藏器余**

师草实　寒食饭　蔄米　狼尾草　胡豆子　东廧　麦苗　糟笋中酒　社酒　蓬草子
寒食麦人粥

**米谷部《纲目》新增一十二种**　籼　蜀黍　玉蜀黍　穇子　黄大豆　蚕豆　豇豆
刀豆　糕　粽　寒具　蒸饼　红曲

### 醋

味酸，温，无毒。主消痈肿，散水气，杀邪毒。

陶隐居云：醋酒为用，无所不入，逾久逾良，亦谓之醯，以有苦味，俗呼为苦酒。丹
家又加余物，谓为华池左味，但不可多食之，损人肌脏。

《唐本》注云：醋有数种，此言米醋。若蜜醋、麦醋、曲醋、桃醋、葡萄、大枣、蘡
薁[①]等诸杂果醋，及糠、糟等醋，会意者亦极酸烈，只可啖之，不可入药也。

臣禹锡等谨按陈藏器云：醋，破血运，除癥块坚积，消食杀恶毒，破结气，心中酸
水，痰饮。多食损筋骨。然药中用之当取二三年米酢良。苏云：葡萄、大枣皆堪作酢。缘
渠是荆楚人，土地俭啬，果败犹取以酿醋。糟醋犹不入药，况于果乎。

孟诜云：醋，多食损人胃，消诸毒气。能治妇人产后血运；取美清醋热煎，稍稍含
之即愈。又人口有疮，以黄蘗皮，醋渍含之即愈。又牛马疫病和灌之服诸药。不可多食，
不可与蛤肉同食，相反。又江外人多为米醋，北人多为糟醋，发诸药，不可同食。研青木
香服之，止卒心痛血气等。又大黄涂肿，米醋飞丹用之。

《日华子》云：醋，治产后妇人，并伤损及金疮血运，下气除烦，破癥结。治妇人心
痛，助诸药力，杀一切鱼肉菜毒。又云：米醋功用同醋，多食不益男子，损人颜色。

《食疗》：治疬癣：醋煎大黄，生者甚效，用米醋佳，小麦醋不及，糟多妨忌。大麦
醋，微寒，余如小麦也。气滞风壅，手臂脚膝痛：炒醋糟裹之三两易当差。人食多损腰肌
脏。

《外台秘要》：治转筋，取古绵以酽醋浸，甑中蒸，及热用裹病人脚，冷更易，勿停，

差止。

又方：治风毒肿，白虎病；以三年酽醋五升，热煎三五沸，切葱白二三升，煮一沸许，漉出，布年热来，当病上熨之，差为度。

又方：疬疡风，酢磨硫黄敷之止。

又方：主狐臭：以三年酽醋和锻石敷之。

《千金方》：治耳聋：以醇酢微火煎，附子削令尖，塞耳效。又方：治鼻血出不止；以酢和胡粉半枣许服。又方：治舌肿：以酢和釜底墨，厚敷舌上下，脱皮更敷，须臾即消。若洗决出血汁竟，知弥佳。又方：蠼螋尿，以酢和粉敷之。又方：治霍乱心腹胀痛，烦满短气，未得吐下：饮好苦酒三升，小、老、赢者可饮一二升。又方：治身体手足卒肿大：醋和蚯蚓屎敷之。又方：治单服硫黄，发为痈：以醋和豉研如膏，敷痈上，燥则易之。

《肘后方》：治痈已有脓当坏，以苦酒和雀尿敷痈头上如小豆大即穿。

又方：齿痛漱方：大醋一升，煮枸杞白皮一升，取半升含之即差。又方：治面多䵟黯，或似雀卵色者：苦酒渍术，常以拭面即渐渐除之。《经验后方》：治汗不溜，瘦却腰脚，并耳聋；米醋浸荆三棱，夏浸四日，冬浸六日，杵为末，醋汤调下三钱匕。

《食医心镜》：醋主消痈肿，散水气，杀邪气。扁鹊云：多食醋损人骨，能理诸药毒热。

又方：治蝎螫人，以醋磨附子敷之。

钱相公《箧中方》：治百节蚰蜒并蚁入耳：以苦醋注之，起行即出。

又方：治蜈蚣、蜘蛛毒：以醋磨生铁敷之。

《北梦琐言》云：少年眼中常见一镜子，赵卿诊之曰：来晨以鱼鲙奉候。及期延闑[2]内，从容久饥，候客退，方得攀接，俄而台上施一瓯芥醋，更无他味，少年饥甚，闻芥醋香，轻啜之，逡巡再啜，遂觉胸中豁然，眼花不见。卿云：君吃鱼鲙，鲙太多芥醋不快，故权诳而愈其疾也。又云：孙光宪家婢，抱小儿不觉落炭火上，便以醋泥敷之，无痕。

《子母秘录》：治妊娠月未足，胎死不出：醋煮大豆服三升，死儿立便分解，如未下，再服。又云：醋二升，格口灌之。

《丹房镜源》：米醋，煮四黄，化诸药丹砂、胆矾味。《蜀本》酢酒有数种，此米酢也。

《衍义》曰：醋，酒糟为之，乞邻者是此物。然有米醋、麦醋、枣醋。米醋最酽，入药多用，谷气全也，故胜糟醋。产妇房中常得醋气，则为佳，酸益血也。磨雄黄涂蜂虿，亦取其收而不散也。今人食酸而齿软，谓其水生木，水气弱，木气盛，故如是。造鞭皮须得此而纹皱，故如其性收敛，不负酸收之说。

现注：

①奠：下原有音燠二字注音。

②闑：(niè)，门中央所竖短木。

按：醋为米、麦、高粱、酒糟等酿成。可消痈散肿，行水解毒。

时珍曰：刘熙《释名》云：醋，措也。能措置食毒也。古方多用酢字也。时珍曰：米醋：三伏时用仓米一斗，淘净蒸饭，摊冷黄，晒籭，水淋净。别以仓米二斗蒸饭，和匀入瓮，以水淹过，密封暖处，三七日成矣。糯米醋：秋社日，用糯米一斗淘蒸，用六月六日造成小麦大曲和匀，用水二斗，入瓮封酿，三七日成矣。粟米醋：用陈粟米一斗，淘浸七日，再蒸淘熟，入瓮密封，日夕搅之，七日成矣。小麦醋：用小麦水浸三日，蒸熟黄，入瓮水淹，七七日成矣。大麦醋：用大麦米一斗，水浸蒸饭，黄晒干，水淋过，再以麦饭二斗和匀，入水封闭，三七日成矣。饧醋：用饧一斤，水三升煎化，入白曲末二两，瓶封晒成。其余糟、糠等醋，皆不入药，不能尽纪也。时珍曰：酸属木，脾病毋多食酸。酸伤脾，肉皱唇揭。服茯苓、丹参人，不可食醋。散瘀血，治黄疸、黄汗。好古曰：张仲景治黄汗，有黄芪芍药桂枝苦酒汤；治黄疸，有麻黄醇酒汤，用苦酒清酒。方见《金匮要略》。

观此二事，可证《别录》治痈肿、杀邪毒之验也。大抵醋治诸疮肿积块，心腹疼痛，痰水血病，杀鱼、肉、菜及诸虫毒气，无非取其酸收之义，而又有散瘀解毒之功。李鹏飞云：醋能少饮，辟寒胜酒。王戬自幼不食醋，年逾八十，犹能传神也。

附方：新十二。

霍乱吐利：盐、醋，煎服甚良。（《如宜方》）

木舌肿强：糖醋，时时含漱。（《普济方》）

中砒石毒：饮酽醋，得吐即愈。不可饮水。（《广记》）

食鸡子毒：饮醋少许即消。（《广记》）

汤火伤灼：即以酸醋淋洗，并以醋泥涂之甚妙，亦无瘢痕也。狼烟入口：以醋少许饮之。（《秘方》）

足上冻疮：以醋洗足，研藕敷之。胎死不下：月未足者。大豆煮醋服三升，立便分解。未下再服。（《子母秘录》）

胞衣不下：腹满则杀人。以水入醋少许，噀面，神效。鬼击卒死：吹醋少许入鼻中。（《千金》）

乳痈坚硬：以罐盛醋，烧热石投之二次，温渍之。冷则更烧石投之，不过三次即愈。（《千金》）

疔肿初起：用面围住，以针乱刺疮上，铜器煎醋沸，倾入围中，令容一盏。冷即易，三度。根即出也。

## 稻　　米

味苦。主温中，令人多热，大便坚。

陶隐居云：道家方药有俱用稻米、粳米，此则是两物矣。云稻米白如霜。又江东无此，皆通呼粳为稻尔。不知其色类复云何也。

《唐本》注云：稻者，穬谷通名。《尔雅》云：稌[①]，稻也，秔者不糯之称，一曰籼。氾胜之云：秔稻、秫稻；三月种秔稻，四月种秫稻，即并稻也。今陶为二事，深不可解也。

今按：李含光《音义》云：按《字书》解粳字云：稻也。解秔字云：稻属也，不黏。解粢[②]字云：稻饼也。明稻米作粢，盖糯米尔。其细糠白如霜，粒大小似秔米，但体性粘殢[③]为异。然今通呼秔、糯谷为稻，所以惑之。新旧注殆是臆说，今此稻米即糯米也。又检：秔、粳二字同音，盖古人常分别二米为殊尔。

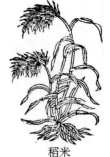

稻米

臣禹锡等谨按《尔雅》云：稌，稻释曰：别二名也。郭云：今沛国呼稌。《诗·周颂》云：丰年多黍多稌。《礼记·内则》云：牛宜稌。《豳风·七月》云：十月获稻。是一物也。《说文》云：沛国为稻、为糯。秔、稌属也。《字林》云：糯，粘稻也。秔稻不粘者。然秔、糯甚相类，粘不粘为异耳。依《说文》稻即糯也。江东呼稬④。

颜师古《刊谬正俗》云：《本草》所谓稻米者，今之稬米耳。陶以稬为秫，不识稻是稬，故说之不晓。许氏《说文解字》曰：秫，稷之粘者，稻，秫也，沛国谓稻为稌。又《急就篇》云：稻、黍、秫、稷。左太冲《蜀都赋》云：粳稻漠漠。益知稻即稬，共粳并出矣。然后以稻是有芒之谷，故于后或通呼粳稬总谓之稻。孔子曰：食夫稻。周官有稻人之职。汉置稻田使者，此并指属稻稬之一色，所以后人混稬不知稻本是稬耳。

陈藏器云：糯米，性微寒，妊身与杂肉食之不利子。作糜食一斗，主消渴。久食之令人身软。黍米及糯饲小猫犬令脚屈不能行，缓人筋故也。又云：稻穰主黄病，身作金色，煮汁浸之。又稻壳芒，炒令黄，细研作末，酒服之。孟诜云：糯米寒，使人多睡，发风动气，不可多食。又霍乱后吐逆不止，清水研一碗，饮之即止。

陈士良云：糯米，能行营卫中血积，久食发心悸，及痈疽疮巾痛。不可合酒共食，醉难醒。解芫菁毒。

萧炳云：糯米，拥诸经络气，使四肢不收，发风昏昏。主痔疾，骆驼脂作煎饼服之。空腹与服，勿令病人知。

《日华子》云：糯米，凉，无毒。补中益气，止霍乱，取一合，以水研服煮粥。稻穰治蛊毒，浓煎汁服。稻秆治黄病通身，煮汁服。

《图经》曰：稻米有秔⑤稻，有糯稻，旧不载所出州土，今有水田处皆能种之。秔糯既通为稻，而《本经》以秔为粳米，糯为稻米者。谨按《尔雅》云：稌⑥、稻释曰：别二名也。郭璞云：沛国呼稌。《诗·颂》云：多黍多稌。《礼记·内则》云：牛宜稌。《豳诗》云：十月获稻。是一物也。《说文解字》云：沛国谓稻为糯，稿稌属也。《字林》云：糯，粘稻也，秔稻不粘者。今人呼之者如《字林》所说也。《本经》称号者如《说文》所说也。前条有陈廪米，即秔米以廪军人者是也，入药最多。稻秆灰亦主病，见刘禹锡《传信方》云：湖南李从事，治马坠扑损用稻秆烧灰，用新熟酒未压者和糟入盐和合淋前灰取汁，以淋痛处立差。直至背损亦可淋，用好糟淋灰亦得，不必新压酒也。糯米性寒，作酒亦热，糟乃温平，亦如大豆与豉酱不同之类耳。《唐本》云：无毒。

《外台秘要》：治渴方：糯米二升，淘取泔饮讫则定，若不渴，不须。一方渴者服当饱，研糯米取白汁，恣饮之，以差为度。

《梅师方》：治霍乱心悸热心烦渴：以糯米水，清研之，冷熟水混取米泔汁，任意饮之。

孙真人：糯米味甘。脾之谷，脾病宜食，益气止泄。

《食医心镜》：糯米饭，食之主温中，令人多热，利大便。

《简要济众》：治鼻衄不止，服药不应独圣散：糯米微炒黄为末，每服二钱，新汲水调下。

《灵苑方》：治金疮水毒，及竹木签刺痈疽热毒等：糯三升，拣去粳米，入瓷盆内，于端午四十九日，以冷水浸之，一日两度换水，轻以手淘转，逼去水，勿令搅碎，浸至端午日，取出阴干，生绢袋盛，挂通风处，旋取少许，炒令焦黑，碾为末，冷水调如膏药，随大小裹定疮口，外以绢帛包定，更不要动，直候疮愈。若金疮误犯生水，疮口作脓，洪肿渐甚者，急以药膏裹定一二食久，其肿处已消，更不作脓，直至疮合。若痈疽毒疮初发，缠觉焮肿赤热，急以药膏贴之，明日揭看，毒肿一夜便消。喉闭及咽喉肿痛，吒⑦腮并用药贴项下及肿处。竹木签刺者，临卧贴之，明日看其刺出在药内。若贴肿处，干即换之，常令湿为妙。惟金疮及水毒不可换，恐伤动疮口。

《伤寒类要》：治天行热病，手肿欲脱者，以稻穰灰汁渍之佳。

《杨氏产乳》：疗霍乱心烦闷乱，渴不止：糯米三合，以水五升细研，和蜜一合研滤取汁，分两服。

《博物志》：马食谷，足重不行。

《衍义》曰：稻米，今造酒者是此。水田米，皆谓之稻，前既言粳米即此。稻米，乃糯稻无疑，温故可以为酒，酒为阳，故多热。又令人大便坚，非糯稻孰能与于此。《西域记》：天竺国土溽热，稻岁四熟，亦可验矣。

现注：

①秜：下原有音渡二字注音。现音（tú涂），即稻。

②粢：下原有音慈二字注音。

③瓕：（ní逆），滞留。

④秔：下原有乃乱切三字注音，字典注稉同糯。但从稻即糯也，江东呼稉。来看，古代此二字所指虽同，但发音应有区别，否则不会这样写出二者的关系。

⑤秔：下原有与粳同三字注音，但《唐本》注后今按：又检秔、粳二字同音，盖古人当分别二米为殊尔。今《字典》亦将秔注为同粳，但从这条注释看此二字在古代应有一定区别。

⑥秫：下原有音渡二字注音。

⑦吒腮，即疟腮。

按：稻米为禾本科稻之种仁。稻类甚多，通常有粳、糯、籼三种。糯即黏性稻。粳即长圆粒稻，虽无黏性但较柔韧，即通常所说之好大米，粳米一词渐被淡忘，希望粮食部门仍恢复粳米一词，比较准确。籼稻即长粒无黏性又无韧性者。临床一般用粳米可温中消食止渴止泄。已见上品。

时珍曰：稻秫者，粳、糯之通称。《物理论》所谓"稻者溉种之总称"是矣。《本草》则专指糯以为稻也。稻从舀（音函），像人在臼上治稻之义。秫则方言稻音之转尔。其性黏软，故谓之糯。颖曰：糯米缓筋，令人多睡，其性懦也。时珍曰：糯稻，南方水田多种之。其性黏，可以酿酒，可以为粢，可以蒸糕，可以熬饧，可以炒食。其类亦多，其谷壳有红、白二色，或有毛，或无毛。其米亦有赤、白二色，赤者酒多糟少，一种粒白如霜，长三四分者。《齐民要术》糯有九格、雉木、大黄、马首、虎皮、火色等名是矣。古人酿酒多用秫，故诸说论糯稻，往往费辩也。秫乃糯粟，见本条。时珍曰：糯性黏滞难化，小儿、病患最宜忌之。

暖脾胃，止虚寒泄痢，缩小便，收自汗，发痘疮（时珍）。

杨士瀛曰：痘疹用米，取其解毒，能酿而发之也。时珍曰：糯米性温，酿酒则热，熬饧尤甚，故脾肺虚寒者宜之。若素有痰热风病，及脾病不能转输，食之最能发病成积。孟诜、苏颂或言其性凉、性寒者，谬说也。《别录》已谓其温中坚大便，令人多热，是岂寒凉者乎。今人冷泄者，炒食即止。老人小便数者，作粢糕或丸子，夜食亦止。其温肺暖脾可验矣。痘证用之，亦取此义。

附方：新十五。

三消渴病：梅花汤：用糯谷（炒出白花）、桑根白皮等分。每用一两，水二碗，煎汁饮之。（《三因方》）

下痢禁口：糯谷一升（炒出白花去壳，用姜汁拌湿再炒），为末。每服一匙，汤下，三服即止。（《经验良方》）

久泄食减：糯米一升。水浸一宿沥干，慢炒熟，磨筛，入怀庆山药一两。每日清晨用半盏，入砂糖二匙，胡椒末少许，以极滚汤调食。其味极佳，大有滋补。久服令人精暖有子，秘方也。（《松篁经验方》）

劳心吐血：糯米半两，莲子心七枚，为末，酒服。孙仲盈云：曾用多效。或以墨汁作丸服之。（詹寮）

自汗不止：糯米、小麦麸同炒，为末。每服三钱，米饮下。或煮猪肉点食。小便白浊：白糯丸：治人夜小便脚停白浊，老人、虚人多此证，令人卒死，大能耗人精液，主头昏重。用糯米五升（炒赤黑），白芷一两，为末，糯粉糊丸梧子大。每服五十丸，木馒头煎汤下。无此，用《局方》补肾汤下。若后生禀赋怯弱，房室太过，小便太多，水管塞涩，小便如膏脂，入石菖蒲、牡蛎粉甚效。（《经验良方》）

女人白淫：糙糯米、花椒等分。炒为末，醋糊丸梧子大。每服三四十丸，食前醋汤下。（杨起《简便方》）

小儿头疮：糯米饭烧灰，入轻粉，清油调敷。（《普济方》）

缠蛇丹毒：糯米粉和盐，嚼涂之。（《济急方》）

打扑伤损：诸疮。寒食日浸糯米，逐日易水，至小满取出，日干为末，用水调涂之。（《便民图纂》）

颠犬咬伤：糯米一合，斑蝥七枚同炒，蝥黄去之；再入七枚，再炒黄去之；又入七枚，待米出烟，去蝥为末。油调敷之，小便利下佳。（《医方大成》）

荒年代粮：稻米一斗淘汰，百蒸百曝，捣末。日食一飧，以水调之。服至三十日止，可一年不食。（《肘后》）

虚劳不足：糯米，入猪肚内蒸干，捣作丸子，日日服之。腰痛虚寒：糯米二升，炒熟，袋盛，拴靠痛处。内以八角茴香研酒服。（谈野翁《试验方》）

米泔

味甘，凉，无毒。主益气，止烦渴霍乱，解毒。食鸭肉不消者，顿饮一盏，即消（时珍）。

糯稻花：阴干，入揩牙、乌须方用（时珍）。

稻穰（即稻秆）：烧灰浸水饮，止消渴。淋汁，浸肠痔。按穰藉靴鞋，暖足，去寒气。（时珍）

时珍曰：稻穰煮治作纸，嫩心取以为毡，皆大为民利。其纸不可贴疮，能烂肉。按：《江湖纪闻》云：有人壁虱入耳，头痛不可忍，百药不效。用稻秆灰煎汁灌入，即死而出也。

附方：新八。

消渴饮水：取稻穰中心烧灰。每以汤浸一合，澄清饮之。（危氏）

喉痹肿痛：稻草烧取墨烟，醋调吹鼻中，或灌入喉中，滚出痰，立愈。（《普济》）

下血成痔：稻烧灰淋汁，热渍三五度，瘥。（崔氏《纂要》）

汤火伤疮：用稻草灰，冷水淘七遍，带湿摊上，干即易。若疮湿者，焙干油敷，二三次可愈。（《卫生易简方》）

恶虫入耳：香油合稻秆灰汁，滴入之。（《圣济总录》）

噎食不下：赤稻细梢，烧灰，滚汤一碗，隔绢淋汁三次，取汁，入丁香一枚，白豆蔻半枚，米一盏，煮粥食，神效。（《摘玄妙方》）

小便白浊：糯稻草，煎浓汁，露一夜，服之。（同上）

解砒石毒：稻草烧灰，淋汁，调青黛三钱服。（《医方摘要》）

糯糠：主齿黄，烧取白灰，旦旦擦之（时珍）。

# 稷　米

味甘，无毒。主益气补不足。

陶隐居云：稷米亦不甚识，书多云黍与稷相似。又有稴①，亦不知是何米。《诗》云：黍稷稻粱禾麻菽麦，此即八谷也。俗人莫能证辨，如此谷稼尚弗能明，而况芝英乎。按氾胜之《种植书》有黍，即如前说无稷有稻犹是粳谷，粱是秫，禾即是粟。董仲舒云：禾是粟苗，麻是胡麻，枲②是大麻，菽是大豆。大豆有两种。小豆一名荅③，有三四种。麦有大、小横，横即宿麦，亦种麦。如此诸谷之限也。菰米一名雕胡，可作饼。又汉中有一种名枲粱，粒如粟而皮黑，亦可食，酿为酒甚消玉。又有乌禾，生野中如薜④，荒年代粮而杀虫，煮以沃地，蝼蚓皆死。薜亦可食，凡此之类，复有数种尔。

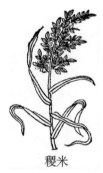

稷米

《唐本》注云：《吕氏春秋》云：饭之美者，有阳山之穄。高诱曰：关西谓之縻⑤，冀州谓之䅟⑥。《广雅》云：䅟，穄也。《礼记》云：祭宗庙，稷曰明粢。《穆天子传》云：赤乌之人，献穄百载⑦。《说文》云：稷，五谷长。田正也，自商以来，周弃⑧主之，此官名，非谷号也。又按：先儒以为粟类或言粟之上者。《尔雅》云：粢，稷也。《传》云：粢盛⑨，解云：黍稷为粢。氾胜之《种植书》又不言稷。陶云：八谷者，黍稷稻粱禾麻菽麦。俗人尚不能辩，况芝英⑩乎。即有稷禾，明非粟也。《本草》有稷，不载穄，稷即穄也。今楚人谓之稷，关中谓之縻，呼其米为黄米，与黍为仙杕，故其苗与黍同类。陶引《诗》云：稷恐与黍相似，斯并得之矣。儒家但说其义而不知其实也。寻郑玄注《礼》王瓜云：是菝葜，谓粗⑪为梨之不臧者。《周·官》疡人主祝药云：祝当为注，义如附著。此尺有所短尔。

臣禹锡等谨按陈藏器云：雕胡是菰蒋⑫草米，古今所贵。雕胡性冷，止渴。《内则》云：鱼宜菰枲粱。按：枲粱亦粱之类，消玉未闻。按：縻、穄一物，性冷，塞北最多。《广雅》云：穄也如黍，黑色。稗有二种，一黄白，一紫黑，其紫黑者茊，有毛，北人呼为乌禾。又云：五谷烧作灰焫，主恶疮疥癣，虫蟨疽螫毒，涂之和松脂、雄黄烧灰更良。作法如甲煎为之。

孟诜云：稷，益诸不足，山东多食，服丹石人发热食之热消也。发三十六种冷病气，八谷之中最为下苗，黍乃作酒，此乃作饭，用之殊途，不与瓠子同食，令冷病发，发即黍酿汁饮之即差。

《日华子》云：稷米，冷。治热，压丹石毒，多食发冷气，能解苦瓠毒，不可与川附子同服。

《图经》曰：稷米，今所谓穄米也。旧不著所出州土，今出粟米处皆能种之。书传皆称稷为五谷之长，五谷不可遍祭，故祀其长以配社。

《吕氏春秋》云：饭之美者，有阳山之穄。高诱云：关西谓之糜，冀州谓之䅟[13]，皆一物也。《广雅》解云：如黍，黑色。稗有二种，一黄白，一紫黑，其紫黑者其芒有毛，北人呼为乌禾是也。今人不甚珍此，惟祠事则用之。农家种之以备他谷之不熟则为粮耳。

《食疗》：黍之茎穗，人家有作提拂，以将扫地。食苦瓠毒，煮汁饮之即止。又破提扫煮取汁浴之，去浮肿。又和小豆煮汁服之下小便。

《外台秘要》：治脚气冲心闷，洗脚渍脚汤：以糜穰一石，内釜中，多煮取浓汁去滓，内椒目一斗，更煎十余沸，渍脚三两度，如冷，温渍洗差。

《食医心镜》：益气力，安中补不足，利胃宜脾，稷米饭食之良。

曹子建：《七启》芳菰精稗。注云：菰、稗草名，其实如细米，可以为饭。

《衍义》曰：稷米，今谓之穄米，先谓[14]米熟，又其香可爱，故取以供祭祀。然发故疾，只堪为饭，不粘着其味淡。

现注：

①稌：原有音渡二字注音，现音（tú 涂），即稻。

②枲：（xǐ 喜），大麻的雄株，也泛指麻。

③荅：下原有丁合切三字注音。现音（dá 达），即小豆。

④稗：下原有步卖切三字注音。现通用稗（bài 拜）字。

⑤麋：通糜。

⑥䅟：（音 jiàn 件或音拿 ná 见《集韵》）下原有音捼（同牵）二字注音。

⑦载：下原有音在二字注音。载指车、船等。

⑧弃：即后稷，周先祖，其母曾欲弃之，故名弃。为舜农官，封于邰，号后稷，别姓姬氏。后代农官亦多称后稷。

⑨粢盛：指盛在祭器内之黍稷。

⑩芝英：传说中的瑞草，一说为灵芝花。

⑪柤，同楂。此引郑玄注之不确，说明名家也有"尺有所短"时。

⑫菰蒋：即茭白。

⑬䅟：下原有音捼二字注音。

⑭先谓：疑先谓米熟，应为先诸米熟。

按：稷米为禾本科黍的种子之不粘者，又称糜子。可益气补虚。

时珍曰：稷，从禾从畟，畟音即，谐声也。又进力治稼也。《诗》云：畟畟良耜是矣。种稷者必畟畟进力也。南人承北音，呼稷为穄，谓其米可供祭也。《礼记》：祭宗庙稷曰明粢。

《尔雅》云：粢，稷也。罗愿云：稷、穄、粢皆一物，语音之轻重耳。赤者名糜，白者名芑，黑者名秬。注见黍下。时珍曰：稷与黍，一类二种也。粘者为黍，不粘者为稷。

稷可作饭，黍可酿酒。犹稻之有粳与糯也。陈藏器独指黑黍为稷，亦偏矣。稷黍之苗似粟而低小有毛，结子成枝而殊散，其粒如粟而光滑。三月下种，五、六月可收，亦有七、八月收者。其色有赤、白、黄、黑数种，黑者禾稍高，今俗通呼为黍子，不复呼稷矣。北边地寒，种之有补。河西出者，颗粒尤硬。稷熟最早，作饭疏爽香美，为五谷之长而属土，故祠谷神者以稷配社。五谷不可遍祭，祭其长以该之也。上古以厉山氏之子为稷主，至成汤始易以后稷，皆有功于农事者云。吴瑞曰：稷苗似芦，粒亦大，南人呼为芦。孙炎《正义》云：稷即粟也。时珍曰：稷黍之苗虽颇似粟，而结子不同。粟穗丛聚攒簇，稷黍之粒疏散成枝。孙氏谓稷为粟，误矣。芦穄即蜀黍也，其茎苗高硕如芦。而今之祭祀者，不知稷即黍之不粘者，往往以芦穄为稷，故吴氏亦袭其误也。今并正之。

凉血解暑（时珍。《生生编》）。时珍曰：按：孙真人云：稷，脾之谷也。脾病宜食之。氾胜之云：烧黍稷则瓠死，此物性相制也。稷米、黍穰，能解苦瓠之毒。《淮南万毕术》云：祠冢之黍，啖儿令不思母。此亦有所厌耶。

附方：新四。

补中益气：羊肉一脚，熬汤，入河西稷米、葱、盐，煮粥食之。（《饮膳正要》）

卒㿘不止：粢米粉，井华水服之良。（《肘后》）

痈疽发背：粢米粉熬黑，以鸡子白和涂练上，剪孔贴之，干则易，神效。（葛氏方）

辟除瘟疫：令不相染。以稷米为末，顿服之。（《肘后方》）

根：主心气痛，产难（时珍）。

附方：新二。

心气疼痛：高粱根煎汤温服，甚效。横生难产：重阳日取高粱根（名瓜龙）阴干，烧存性，研末。酒服二钱，即下。

时珍曰：稗乃禾之卑贱者也，故字从卑。时珍曰：稗处处野生，最能乱苗。其茎叶穗粒并如黍稷。一斗可得米三升。故曰：五谷不熟，不如稊稗。稊苗似稗而穗如粟，有紫毛，即乌禾也。《尔雅》谓之芙（音选）。周定王曰：稗有水稗、旱稗。水稗生田中。旱稗苗叶似子，色深绿，根下叶带紫色。梢头出扁穗，结子如黍粒，茶褐色，味微苦，性温。以煮粥、炊饭、磨面食之皆宜。作饭食，益气宜脾，故曹植有芳菰精稗之称（时珍）。

苗根：主金疮及伤损，血出不已。捣敷或研末掺之即止，甚验（时珍）。

# 腐婢

味辛，平，无毒。主痎[1]疟寒热邪气，泄痢，阴不起。止消渴，病酒头痛。生汉中，即小豆花也。七月采，阴干。

陶隐居云：花用异实，故其类不得同品。方家都不用之，今自可依其所主以为疗也。但未解何故有腐婢之名，《本经》不云是小豆花，后医显之尔，未知审是否。今海边有小树，状似栀子，茎条多曲，气作腐臭，土人呼为腐婢。用疗疟有效，亦酒渍皮疗心腹。恐此当是真，若尔此条应在木部下品卷中。

《唐本》注云：腐婢，山南相承，以为葛花，消酒大胜豆花。葛根亦能消酒，小豆全无此效。校量葛、豆二花，葛为真也。

今按：《别本》注云：小豆花亦有腐气，《经》云病酒头痛，即明其疗同矣。葛根条中见其花并小豆花，干末服方寸匕，饮酒不知醉。唐注证葛花是腐婢。非也。陶云：海边有小树，土人呼为腐婢，其如《经》称小豆花是腐婢，二家所说证据并非。

腐婢

臣禹锡等谨按《药性论》云：赤小豆花，名腐婢，能消酒毒，明目，散气满不能食，煮一顿服之。又下水气并治小儿丹毒热肿。

《图经》曰：腐婢，小豆花也。生汉中。今处处有之。陶隐居以为海边有小木，状似栀子，气作臭腐，土人呼为腐婢，疑是此。苏恭云：山南相承呼为葛花是也。今注云：小豆花亦有腐气，按《本经》云：主病酒头痛。海边小木自主疟及心腹痛，葛花不言主酒病。注云：并小豆花末服方寸匕，饮酒不知醉。然则三物皆有腐婢名，是异类同名耳。《本经》此比甚多也，一说赤小豆花亦主酒病。

《外台秘要》：治渴，小便利复非淋，小豆藿一把，捣取汁顿服。

《食医心镜》：主痎疟寒热邪气泄痢，阴气不足，止渴，及病酒头痛：以小豆花于豉中煮，五味调和，作羹食之。

《别说》云：谨按腐婢，今既收在此，乃是小豆花，设有别物同名，自从所说，不必多辨。《外台》：小豆治失血尤多功用殊胜。

现注：

①痎：下有音皆二字注音。现音（jiē 阶），指两天一发之疟。

按：腐婢为马鞭草科豆腐木。《别录》自注为小豆花也。功能截疟清热，止消渴，起阴。

时珍曰：葛花已见本条。小豆能利小便，治热中，下气止渴，与腐婢主疗相同，其为豆花无疑。但小豆有数种，甄氏《药性论》独指为赤小豆，今姑从之。治热中积热，痔瘘下血（时珍）。《宣明》葛花丸中用之。

附方：新二。

饮酒不醉：小豆花、叶，阴干百日为末，水服方寸匕。或加葛花等分。（《千金》）

疗疮恶肿：小豆花末，敷之。（《普济方》）

# 酱

味咸、酸，冷利。主除热，止烦满，杀百药热汤及火毒。

陶隐居云：酱，多以豆作，纯麦者少，今此当是豆者，亦以久久者弥好。又有肉酱、鱼酱、皆呼为醢①，不入药用。

《唐本》注云：又有榆仁酱，亦辛美，利大小便。芜荑酱大美，杀三虫，虽有少臭亦辛好也。

臣禹锡等谨按《日华子》云：酱，无毒。杀一切鱼肉菜蔬蕈毒，并治蛇虫蜂虿等毒。

《食疗》：主火毒，杀百药，发小儿无辜。小麦酱不如豆。又榆仁酱亦辛美，杀诸虫，利大小便，心腹恶气，不宜多食。又芜荑酱功力强于榆仁酱多食落发。麋、雉、兔及鳝鱼酱皆不可多食，为陈久故也。

《圣惠方》：治飞蛾入耳：酱汁灌入耳即出。又击铜器于耳旁。

《千金方》：治指掣痛，以酱清和蜜任多少，温敷之愈。《肘后方》：汤火烧灼未成疮，豆酱汁敷之。《杨氏产乳》：妊娠不得豆酱合雀肉食之，令儿面黑。《衍义》曰：酱，圣人以谓不得即不食，意欲五味和五脏悦而受之。此亦安乐之一端。

现注：

①醢：（hǎi 海），指肉酱。

按：酱为面、豆等经蒸罨发酵加盐水而成。可除热止烦满。

时珍曰：按：刘熙《释名》云：酱者，将也。能制食物之毒，如将之平暴恶也。时珍曰：面酱有大麦、小麦、甜酱、麸酱之属，豆酱有大豆、小豆、豌豆及豆油之属。豆油法：用大豆三斗，水煮糜，以面二十四斤，拌罨成黄。每十斤，入盐八斤，井水四十斤，搅晒成油收取之。大豆酱法：用豆炒磨成粉，一斗入面三斗和匀，切片罨黄，晒之。每十斤入盐五斤，井水淹过，晒成收之。小豆酱法：用豆磨净，和面罨黄，次年再磨。每十斤，入盐五斤，以腊水淹过，晒成收之。豌豆酱法：用豆水浸，蒸软晒干去皮。每一斗入小麦一斗，磨面和切，蒸过黄，晒干。每十斤入盐五斤，水二十斤，晒成收之。麸酱法：用小麦麸蒸熟罨黄，晒干磨碎。每十斤入盐三斤，熟汤二十斤，晒成收之。甜面酱：用小麦面和剂，切片蒸熟，黄晒簸。每十斤入盐三斤，熟水二十斤，晒成收之。小麦面酱：用生面水和，布包踏饼罨黄晒松。每十斤入盐五斤，水二十斤，晒成收之。大麦酱用黑豆一斗炒熟，水浸半日，同煮烂，以大麦面二十斤拌匀，筛下面，用煮豆汁和剂，切片蒸熟，罨黄晒捣。每一斗入盐二斤，井水八斤，晒成黑甜而汁清。又有麻滓酱：用麻枯饼捣蒸，以面和匀罨黄如常，用盐水晒成，色味甘美也。时珍曰：面酱：咸。豆酱、甜酱、豆油、大麦酱、麸酱：皆咸、甘。

酱汁灌入下部，治大便不通。灌耳中，治飞蛾、虫、蚁入耳。涂猘犬咬及汤、火伤灼未成疮者，有效。又中砒毒，调水服即解。（时珍）时珍曰：不得酱不食，亦兼取其杀饮食百药之毒也。

附方：新五。

疬疡风驳：酱清和石硫黄细末，日日揩之。（《外台秘要》）

妊娠下血：豆酱二升，去汁取豆，炒研。酒服方寸匕，日三。（《古今录验》）

妊娠尿血：豆酱一大盏（熬干），生地黄二两，为末。每服一钱，米饮下。（《普济方》）

浸淫疮癣：酱瓣和人尿，涂之。（《千金翼》）

解轻粉毒：服轻粉口破者：以三年陈酱化水，频漱之。（《濒湖集简方》）

榆仁酱：时珍曰：造法：取榆仁水浸一伏时，袋盛，揉洗去涎，以蓼汁拌晒，如此七次，同发过面曲，如造酱法下盐晒之。每一升，曲四斤，盐一斤，水五斤。崔《月令》谓醤酶，是也。音牟偷。

芜荑酱：时珍曰：造法与榆仁酱同。张从正曰：北人亦多食乳酪酥脯甘美之物，皆生虫之萌也。而不生虫者，盖食中多胡荽、芜荑、卤汁，杀九虫之物也。

## 陈 廪 米

味咸、酸，温，无毒。主下气除渴，调胃止泄。

陶隐居云：此今久入仓陈赤者，汤中多用之。人以作醋，胜于新粳米也。

臣禹锡等谨按陈士良云：陈仓米，平胃口，止泄泻，暖脾，去惫气。宜作汤食。

《日华子》云：陈仓米，补五脏，涩肠胃。

陈藏器云：和马肉食之发痼疾。凡热食即热，冷食即冷，假以火气也。体自温平。吴人以粟为良，汉地以粳为善，亦犹吴纻郑缟，盖贵远贱近之义焉。确论其功，粟居前也。

《食疗》：炊作干饭食之，止痢补中益气，坚筋骨，通血脉，起阳道。又毒肿恶疮久陈者，蒸作饭，和酢封肿上立差。卒心痛，研取汁服之。北人炊之于瓮中，水浸令酸，食之暖五脏六腑之气。《食医心镜》：除烦热，下气，调胃止泄痢，作饭食之。

《衍义》曰：陈廪米，今《经》与诸家注说皆不言是杭米为，复是粟米。然杭粟二米陈者性皆冷，频食之令人自利。与《经》所说稍戾，煎煮亦无膏腻，入药者今人多用新粟米。至如舂杵头细糠，又复不言新陈杭粟，然皆不及新，稻粟二糠陈则是气味已腐败。

按：陈廪米为储存年久的粳米。可下气除烦渴，调胃止泄。以前将陈廪米称为老米，视为高贵之食。但年久恐有发霉之虞，并不宜食用，此点宗奭已论及。临床称陈仓米，治反胃吐食，泄痢等。

释名：老米（俗名）、火米。时珍：有屋曰廪，无屋曰仓，皆官积也。方曰仓，圆曰困，皆私积也。老亦陈也。火米有三：有火蒸治成者，有火烧治成者，又有畲田火米，与此不同。时珍曰：廪米，北人多用粟，南人多用粳及籼，并水浸蒸晒为之，亦有火烧过治成者。入仓陈久，皆气过色变，故古人谓之红粟红腐，陈陈相因也。时珍曰：廪米年久，其性多凉，但炒食则温尔，岂有热食即热者乎。宽中消食。多食易饥（宁原）。调肠胃，利小便，止渴除热（时珍）。

时珍曰：陈仓米煮汁不浑，初时气味俱尽，故冲淡可以养胃。古人多以煮汁煎药，亦取其调肠胃、利小便、去湿热之功也。《千金方》治洞注下利，炒此米研末饮服者，亦取此义。《日华子》谓其涩肠胃，寇氏谓其冷利，皆非中论。

附方新五。

霍乱大渴：能杀人。以黄仓米三升，水一斗，煮汁澄清饮，良。（《永类钤方》）

反胃膈气：不下食者。太仓散：用仓米或白米，日西时以水微拌湿，自想日气如在米中。次日晒干，袋盛挂风处。每以一撮，水煎，和汁饮之，即时便下。又方：陈仓米炊饭焙研。每五两入沉香末半两，和匀。每米饮服二三钱。（《普济方》）

诸般积聚：太仓丸：治脾胃饥饱不时生病，及诸般积聚，百物所伤。陈仓米四两，以巴豆梧子大。每姜汤服五丸，日二服。（《百一选方》）

暑月吐泻：陈仓米二升，麦芽四两，黄连四两（切），同蒸熟焙研为末，水丸梧子大。每服百丸，白汤送下。

# 罂 子 粟

味甘，平，无毒。主丹石发动，不下食，和竹沥煮作粥食之极美。一名象谷，一名米囊，一名御米花。红白色，似髇[1]箭，头中有米，亦名囊子。今附。

臣禹锡等谨按陈藏器云：罂子粟，嵩阳子曰：其花四叶，有浅红晕子也。

《图经》曰：罂子粟，旧不著所出州土，今处处有之，人家园庭多莳以为饰。花有红白二种，微腥气，其实作瓶子似髇[2]箭，头中有米极细，种之甚难，圃人隔年粪地，九月布子，涩冬至春始生苗，极繁茂矣。不尔种之多不出，出亦不茂，俟其瓶焦黄则采之。主行风气，驱逐邪热，治反胃，胸中痰滞，及丹石发动，亦可合竹沥作粥大佳。然性寒利大小肠。不宜多食，食过度则动膀胱气耳。南唐《食医方》：疗反胃不下饮食，罂粟粥法：白罂粟米二合，人参末三大钱，生山芋五寸长，细切，研，三物以水一升二合，煮取六合，入生姜汁及盐花少许，搅匀，分二服，不计早晚食之，亦不妨别服汤丸。

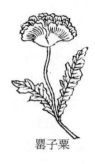

罂子粟

《衍义》曰：罂子粟，其花亦有多叶者，其子一罂数千万粒，大小如葶苈子，其色白，隔年种则佳。研子以水煎仍加蜜为罂粟汤，服石人甚宜饮。

现注：

①髇：(xiāo 消)，响箭。下原有音哮二字注音。

②髇：下原有音哮二字注音。

按：罂子粟为罂粟科罂粟的种子。可开胃下食，解丹石热。临床只用罂粟壳治咳喘及泄痢等，亦用于各种疼痛。因为罂粟壳是割完鸦片液汁的空壳，曾不限用，但未见大功效。

时珍曰：其实状如罂子，其米如粟，乃象乎谷，而可以供御，故有诸名。时珍曰：罂粟秋种冬生，嫩苗作蔬食甚佳。叶如白苣，三、四月抽苔结青苞，花开则苞脱。花凡四瓣，大如仰盏，罂在花中，须蕊裹之。花开三日即谢，而罂在茎头，长一二寸，大如马兜铃，上有盖，下有蒂，宛然如酒罂。中有白米极细，可煮粥和饭食。水研滤浆，同绿豆粉作腐食尤佳。亦可取油。其壳入药甚多，而《本草》不载，乃知古人不用之也。江东人呼千叶者为丽春花。或谓是罂粟别种，盖亦不然。其花变态，本自不常。有白者、红者、紫者、粉红者、杏黄者、半红者、半紫者、半白者，艳丽可爱，故曰丽春，又曰赛牡丹，曰锦被花。详见游默斋《花谱》。治泻痢，润燥（时珍）

附方：新一。

泄痢赤白：罂粟子（炒）、罂粟壳（炙）等分为末，炼蜜丸梧子大。每服三十丸，米饮下。有人经验。（《百一选方》）

壳：时珍曰：凡用以水洗润，去蒂及筋膜，取外薄皮，阴干细切，以米醋拌炒入药。亦有蜜炒、蜜炙者。味酸、涩，微寒，无毒。时珍曰：得醋、乌梅、橘皮良。

止泻痢，固脱肛，治遗精久咳，敛肺涩肠，止心腹筋骨诸痛（时珍）。

杲曰：收敛固气。能入肾，故治骨病尤宜。震亨曰：今人虚劳咳嗽，多用粟壳止劫；及湿热泄痢者，用之止涩。其治病之功虽急，杀人如剑，宜深戒之。又曰：治嗽多用粟壳，不必疑，但要先去病根，此乃收后药也。治痢亦同。凡痢须先散邪行滞，岂可遽投粟壳、龙骨之药，以闭塞肠胃。邪气得补而愈甚，所以变症作而淹延不已也。时珍曰：酸主收涩，故初病不可用之。泄泻下痢既久，则气散不固，而肠滑肛脱。咳嗽诸痛既久，则气散不收，而肺胀痛剧。故俱宜此涩之固之，收之敛之。按：杨氏《直指方》云：粟壳治痢，人皆薄之，固矣。然下痢日久，腹中无积痛，当止涩者，岂容不涩。不有此剂，何以对治乎。但要有辅佐耳。又王硕《易简方》云：粟壳治痢如神。但性紧涩，多令呕逆，故人畏而不敢服。若用醋制，加以乌梅，则用得法矣。或同四君子药，尤不致闭胃妨食而获奇功也。

附方：新八。

热痢便血：粟壳（醋炙）一两，陈皮半两，为末。每服三钱，乌梅汤下。（《普济

方》）

久痢不止：罂粟壳（醋炙）为末，蜜丸弹子大。每服一丸，水一盏，姜三片，煎八分，温服。又方：粟壳十两（去膜），分作三分，一分醋炒，一分蜜炒，一分生用。并为末，蜜丸芡子大。每服三十丸，米汤下。《集要》百中散：用粟壳（蜜炙）、厚朴（姜制），各四两，为细末，每服一钱，米饮下。忌生冷。

小儿下痢：神仙救苦散：治小儿赤白痢下，日夜百行不止。用罂粟壳半两（醋炒为末，再以铜器炒过），槟榔半两（炒赤，研末），各收。每用等分，赤痢蜜汤服，白痢砂糖汤下。忌口味。（《全幼心鉴》）

水泻不止：罂粟壳一枚（去蒂膜），乌梅肉、大枣肉各十枚，水一盏，煎七分，温服。（《经验》）

久嗽不止：谷气素壮人用之即效。粟壳去筋，蜜炙为末。每服五分，蜜汤下。（危氏方）

久咳虚嗽：贾同知百劳散：治咳嗽多年，自汗。用罂粟壳二两半（去蒂膜，醋炒取一两），乌梅半两，焙为末。每服二钱，卧时白汤下。（《宣明方》）

嫩苗：甘，平，无毒。作蔬食，除热润燥，开胃厚肠（时珍）。

阿芙蓉

释名：阿片。时珍曰：俗作鸦片，名义未详。或云：阿，方音称我也。以其花色似芙蓉而得此名。时珍曰：阿芙蓉前代罕闻，近方有用者，云是罂粟花之津液也。罂粟结青苞时，午后以大针刺其外面青皮，勿损里面硬皮，或三五处，次早津出，以竹刀刮，收入瓷器，阴干用之。故今市者犹有苞片在内。王氏《医林集要》言是天方国种红罂粟花，不令水淹头，七、八月花谢后，刺青皮取之者。案：此花五月实枯，安得七、八月后尚有青皮。或方土不同乎。

味酸、涩，温，微毒。主泻痢脱肛不止，能涩丈夫精气（时珍）。

时珍曰：俗人房中术用之。京师售一粒金丹，云通治百病，皆方伎家之术耳。

附方：新四。

久痢：阿芙蓉小豆许，空心温水化下，日一服。忌葱、蒜、浆水。若渴，饮蜜水解之。（《集要》）

赤白痢下：鸦片、木香、黄连、白术各一分，研末，饭丸小豆大。壮者一分，老幼半分，空心米饮下。忌酸物、生冷、油腻、茶、酒、面，无不止者。口渴，略饮米汤。一方：罂粟花未开时，外有两片青叶包之，花开即落，收取为末。每米饮服一钱，神效。赤痢用红花者；白痢用白花者。一粒金丹：真阿芙蓉一分，粳米饭捣作三丸。每服一丸，未效再进一丸，不可多服。忌醋，令人肠断。风瘫，热酒下；口目㖞邪，羌活汤下；百节痛，独活汤下；正头风，羌活汤下。偏头风，川芎汤下；眩晕，防风汤下；阴毒，豆淋酒下；疟疾，桃、柳枝汤下；痰喘，葶苈汤下；久嗽，干姜、阿胶汤下；劳嗽，款冬花汤下；吐泻，藿香汤下；赤痢，黄连汤下；白痢，干姜汤下；噤口痢，白术汤下；诸气痛，木香酒下；热痛，栀子汤下；脐下痛，灯汤下；小肠气，川楝子汤下；膀胱气，小茴香汤下；血气痛，乳香汤下；胁痛，热酒下。噎食（龚云林《医鉴》）

# 一十一种陈藏器余

## 师 草 实

味甘，平，无毒。主不饥轻身。出东海州岛，似大麦，秋熟，一名禹余粮，非石之余粮也。《海药》：其实如毯子，八月收之。彼常食之物，主补虚羸乏损，温肠胃，止呕逆。久食健人。一名然谷。中国人未曾见也。

按：师草实为莎草科师实的果实。功能补虚温胃止呕。

时珍曰：按：《方孝孺集》有海米行，盖亦蒒草之类也。其诗云：海边有草名海米，大非蓬蒿小非荞。妇女携篮昼作群，采摘仍于海中洗。归来涤釜烧松枝，煮米为饭充朝饥。莫辞苦涩咽不下，性命聊假须臾时。

## 寒 食 饭

主灭瘢痕，有旧瘢及杂疮并细研敷之，饭灰主病后食劳。

《外台秘要》：治蛟龙痕：寒食饧三升，每服五合，一日三服，遂吐出蛟龙有两头及尾也。

按：寒食饭，《荆楚岁时记》云：清明前一日禁火，造钖大麦粥。功能可灭瘢消疮。

时珍曰：饭食，诸谷皆可为之，各随米性，详见本条。然有入药诸饭，不可类从者，应当别出。大抵皆取粳、籼、粟米者尔。

新炊饭：主人尿床，以热饭一盏，倾尿床处，拌与食之，勿令病者知。又乘热敷肿毒，良（时珍）。寒食饭：馂饭也烧灰酒服，治食本米饮成积，黄瘦腹痛者，甚效（孙思邈）。伤寒食复，用此饭烧研，米饮服二三钱，效（时珍）。祀灶饭：主卒噎，取一粒食之，即下。烧研，搽鼻中疮（时珍）。盆边零饭：主鼻中生疮，烧研敷之（时珍）。齿中残饭：主蝎咬毒痛，敷之即止（时珍）。飧饭：飧音孙，即水饭也。主热食，解渴除烦（时珍）。荷叶烧饭：主厚脾胃，通三焦，资助生发之气（时珍）。

李杲曰：易水张洁古枳术丸，用荷叶裹烧饭为丸。盖荷之为物，色青中空，象乎震卦风木。在人为足少阳胆同手少阳三焦，为生化万物之根蒂。用此物以成其化，胃气何由不上升乎。更以烧饭和药，与白术协力，滋养谷气，令胃厚不致再伤，其利广矣大矣。

时珍曰：按：韩㦬《医通》云：东南人不识北方炊饭无甑，类呼为烧，如烧菜之意，遂讹以荷叶包饭入灰火烧煨，虽丹溪亦未之辩。但以新荷叶煮汤，入粳米造饭，气味亦全也。

凡粳米造饭，用荷叶汤者宽中，芥叶汤者豁痰，紫苏汤者行气解肌，薄荷汤者去热，淡竹叶汤者辟暑，皆可类推也。

## 蔺 米

味甘，寒，无毒。主利肠胃，益气力，久食不饥，去热益人，可为饭。生水田中，苗子似小麦而小，四月熟。《尔雅》云：皇守田，似燕麦，可食。

一名守气也。

按：菌米，生水田中，苗似小麦而小。《字典》注为水稗子。可益肠胃，益气去热。

时珍曰：皇、菌，音相近也。时珍曰：郭璞云：一名守气，生废田中，似燕麦，子如雕胡，可食。

## 狼尾草子

作黍食之令人不饥，似茅作穗，生泽地。《广志》云：可作黍。《尔雅》云：孟，狼尾，今人呼为狼茅子。蒯草子，亦堪食，如秔米，苗似茅。

按：狼尾草子为禾本科狼尾草的种子。可益气不饥。

释名：稂（音郎）、董蓈（《尔雅》作童粱）、狼茅（《尔雅》）、孟（《尔雅》）、宿田翁（《诗疏》）、守田（《诗疏》）。时珍曰：狼尾，其穗象形也。秀而不成，巍然在田，故有宿田、守田之称。时珍曰：狼尾茎、叶、穗、粒并如粟，而穗色紫黄，有毛。荒年亦可采食。许慎《说文》云：禾粟之穗，生而不成者，谓之董蓈。其秀而不实者，名狗尾草。

## 胡　豆　子

味甘，无毒。主消渴，勿与盐煮食之。苗似豆，生野田间米中往往有之。

按：胡豆子，苗似豆，生野田间。可去消渴。

释名：戎菽（《尔雅》）、回鹘豆（《辽志》。《饮膳正要》作回回豆。回回，即回鹘也）、毕豆（《唐史》。崔寔《月令》作㿢豆）、青小豆（《千金》）、青斑豆（《别录》）、麻累。

时珍曰：胡豆，豌豆也。其苗柔弱宛宛，故得豌名。种出胡戎，嫩时青色，老则斑麻，故有胡、戎、青斑、麻累诸名。陈藏器《拾遗》虽有胡豆，但云苗似豆，生田野间，米中往往有之。然豌豆、蚕豆皆有胡豆之名。陈氏所云，盖豌豆也。豌豆之粒小，故米中有之。《尔雅》：戎菽谓之荏菽。《管子》：山戎出荏菽，布之天下。并注云：即胡豆也。《唐史》：毕豆出自西戎回鹘地面。张揖《广雅》：毕豆、豌豆，留豆也。《别录》序例云：丸药如胡豆大者，即青斑豆也。孙思邈《千金方》云：青小豆一名胡豆，一名麻累。《邺中记》云：石虎讳胡，改胡豆为国豆。此数说，皆指豌豆也。盖古昔呼豌豆为胡豆，今则蜀人专呼蚕豆为胡豆，而豌豆名胡豆，人不知矣。又乡人亦呼豌豆大者为淮豆，盖回鹘音相近也。

时珍曰：豌豆种出西胡，今北土甚多。八、九月下种，苗生柔弱如蔓，有须。叶似蒺藜叶，两两对生，嫩时可食。三、四月开小花如蛾形，淡紫色。结荚长寸许，子圆如药丸，亦似甘草子。出胡地者大如杏仁。煮、炒皆佳，磨粉面甚白细腻。百谷之中，最为先登。又有野豌豆，粒小不堪，惟苗可茹，名翘摇。

味甘，平，无毒。思邈曰：甘、咸、温、平、涩。瑞曰：多食发气病。

治寒热热中，除吐逆，止泄痢下，利小便、腹胀满（思邈）。调营卫，益中平气。煮食，下乳汁。可作酱用（瑞）。煮饮，杀鬼毒心病，解乳石毒发。研末，涂痈肿痘疮。作澡豆，去，令人面光泽（时珍）。

时珍曰：豌豆属土，故其所主病多系脾胃。元时饮膳，每用此豆捣去皮，同羊肉治食，云补中益气。今为日用之物，而唐、宋本草见遗，可谓缺典矣。《千金》《外台》洗面澡豆方，盛用毕豆面，亦取其白腻耳。

　　附方：新三。

　　四圣丹：治小儿痘中有疔，或紫黑而大，或黑坏而臭，或中有黑线，此症十死八九，惟牛都御史得秘传此方点之最妙。用豌豆四十九粒（烧存性），头发灰三分，珍珠十四粒炒研为末，以油燕同杵成成膏。先以簪挑疔破，咂去恶血，以少许点之，即时变红活色。

　　服石毒发：胡豆半升捣研，以水八合绞汁饮之，即愈。（《外台》）

　　霍乱吐利：豌豆三合，香三两，为末，水三盏，煎一盏，分二服。（《圣惠》）

# 东　蘠

　　味甘平，无毒。益气轻身，久服不饥，坚筋骨，能步行。生河西，苗似蓬，子似葵，可为饭。《魏书》曰：东蘠生焉，九月、十月熟。《广志》曰：东蘠之子，似葵，青色，并凉间有之河西人语：贷我东蘠，偿尔田粱。蘠（疾羊切）。

　　按：东蘠子为藜科沙蓬的种子。可益气轻身，坚筋骨。

　　时珍曰：相如赋：东蘠雕胡，即此。《魏书》云：乌丸地宜东蘠，似穄，可作白酒。

　　又《广志》云：粱禾，蔓生，其子如葵子，其米粉白如面，可作饘粥。六月种，九月收。

　　牛食之尤肥。此亦一谷，似东蘠者也。

# 麦　苗

　　味辛，寒，无毒。主蛊，煮取汁，细绢滤服之。穬（与本反），即芒秔也。

　　按：麦苗为禾本科麦苗。大麦苗也入药，但晚出，故此麦苗指小麦苗。可去蛊，《日华子》小麦条云：麦苗除烦闷，解时疾狂热，消酒毒，祛黄疸。麦秆有抗癌作用。穬即芒秔也。此句之前面应有缺文，即穬之所治功能。芒指麦芒，秔指穬麦，穬麦应是浮小麦，麦芒未见用，缺文中应有作用，应与麦苗相似。

# 糟笋中酒

　　味咸，平，无毒。主哕气呕逆，小儿乳和少牛乳饮之，亦可单服少许，磨疬疡风。此糟笋节中水也。

　　按：糟笋中酒，即糟笋中水。可止哕降逆。

# 社　酒

　　喷屋四壁，去蚊子，内小儿口中令速语，此祭祀社余者酒也。

　　按：社酒即祭祀社余酒。可驱蚊，令小儿速语。

　　饮之治聋。时珍曰：按：《海录碎事》云：俗传社酒治聋，故李涛有"社翁今日没心情，为寄治聋酒一瓶"之句。

# 蓬 草 子

作饭食之无异粳米，俭年食之也。

按：蓬草子，即无异粳米，则应有粳米清热益胃之功。东蘠子为藜科沙蓬之种子，东蘠苗似蓬，子似葵，可为饭。蓬草子作饭食之无异粳米。二者极为相似。

时珍曰：陈藏器《本草》载蓬草子，不具形状。珍按：蓬类不一：有雕蓬，即菰草也，见菰米下；有黍蓬，即青科也；又有黄蓬草、飞蓬草。不识陈氏所指果何蓬也。以理推之，非黄蓬即青科尔。黄蓬草生湖泽中，叶如菰蒲，秋月结实成穗，子细如雕胡米。饥年人采食之，须浸洗曝舂，乃不苦涩。青科西南夷人种之，叶如茭黍，秋月结实成穗，有子如赤黍而细，其稃甚薄，曝舂炊食。又粟类有七棱青科、八棱青科，麦类有青稞、黄稞，皆非此类，乃物异名同也。其飞蓬乃藜蒿之类，末大本小，风易拔之，故号飞蓬。子如灰菜子，亦可济荒。又《魏略》云：鲍出遇饥岁，采蓬实，日得数斗，为母作食。《西京杂记》云：宫中正月上辰，出池边盥濯，食蓬饵，以被邪气。此皆不知所采乃何蓬也。大抵三种蓬子，亦不甚相远。

# 寒食麦仁粥

有小毒。主咳嗽下热气调中，和杏人作之佳也。

《千金方》：治蛟龙病，寒食强伤。开皇六年，有人正月食芹得之，其病发似痫，面色青黄，服寒食强伤二升，日三，吐出蛟龙有两头，大验。

按：寒食麦仁粥，《荆楚岁时记》云：清明前一日禁火，造伤大麦粥。可止咳下气调中。

释名：糜。时珍曰：粥字象米在釜中相属之形。《释名》云：煮米为糜，使糜烂也。粥浊于糜，育育然也。厚曰饘，薄曰酏。

# 附：小麦粥

主止消渴烦热（时珍）。糯米、秫米、黍、米粥：味甘，温，无毒。主益气，治脾胃虚寒，泄痢吐逆，小儿痘疮白色（时珍）。

粳米、米、粟米、粱米粥：味甘，温、平，无毒。主利小便，止烦渴，养脾胃（时珍）。

时珍曰：按罗天益《宝鉴》云：粳、粟米粥，气薄味淡，阳中之阴也。所以淡渗下行，能利小便。韩懋《医通》云：一人病淋，素不服药。予令专啜粟米粥，绝去他味。旬余减，月余痊。此五谷治病之理也。又张耒《粥记》云：每晨起，食粥一大碗。空腹胃虚，谷气便作，所补不细。又极柔腻，与肠胃相得，最为饮食之良。妙齐和尚说：山中僧，每将旦一粥，甚系利害。如不食，则终日觉脏腑燥涸。盖粥能畅胃气，生津液也。大抵养生求安乐，亦无深远难知之事，不过寝食之间尔。故作此劝人每日食粥，勿大笑也。又《苏轼帖》云：夜饥甚。吴子野劝食白粥，云能推陈致新，利膈益胃。粥既快美，粥后一觉，妙不可言也。此皆着粥之有益如此。诸谷作粥，详见本条。古方有用药物、粳、粟、粱米作粥，治病甚多。今略取其可常食者，集于下方，以备参考云。

赤小豆粥：利小便，消水肿脚气，辟邪疠。绿豆粥：解热毒，止烦渴。御米粥：治反胃，利大肠。薏苡仁粥：除湿热，利肠胃。莲子粉粥：健脾胃，止泄痢。芡实粉粥：固精气，明耳目。菱实粉粥：益肠胃，解内热。栗子粥：补肾气，益腰脚。薯蓣粥：补肾精，固肠胃。芋粥：宽肠胃，令人不饥。百合粉粥：润肺调中。萝卜粥：消食利膈。胡萝卜粥：宽中下气。马齿苋粥：治痢消肿。油菜粥：调中下气。莙荙菜粥：健胃益脾。菠薐菜粥：和中润燥。荠菜粥：明目利肝。芹菜粥：去伏热，利大小肠。芥菜粥：豁痰辟恶。葵菜粥：润燥宽肠。韭菜粥：温中暖下。葱豉粥：发汗解肌。茯苓粉粥：清上实下。松子仁粥：润心肺，调大肠。酸枣仁粥：治烦热，益胆气。枸杞子粥：补精血，益肾气。薤白粥：治老人冷利。生姜粥：温中辟恶。花椒粥：辟瘴御寒。茴香粥：和胃治疝胡椒粥、茱萸粥、辣米粥：并治心腹疼痛。×麻子粥、胡麻粥、郁李仁粥：并润肠治痢。苏子粥：下气利膈。竹叶汤粥：止渴清心。猪肾粥、羊肾粥、鹿肾粥：并补肾虚诸疾。羊肝粥、鸡肝粥：并补肝虚，明目。羊汁粥、鸡汁粥：并治劳损。鸭汁粥、鲤鱼汁粥，并消水肿。牛乳粥：补虚羸。酥蜜粥：养心肺。鹿角胶入粥食：助元阳，治诸虚。炒面入粥：食止白痢。烧盐入粥：食。止血痢。

# 米谷部《纲目》新增一十二种

## 籼

释名：占稻(《纲目》)、早稻。时珍曰：亦粳属之先熟而鲜明之者，故谓之籼。种自占城国，故谓之占。俗作粘者，非矣。时珍曰：似粳而粒小，始自闽人，得种于占城国。宋真宗遣使就闽取三万斛，分给诸道为种，故今各处皆有之。高仰处俱可种，其熟最早，六、七月可收。品类亦多，有赤、白二色，与粳大同小异。

## 籼　米

味甘，温，无毒。主温中益气，养胃和脾，除湿止泄（时珍）。

## 秆

主反胃，烧灰淋汁温服，令吐。盖胃中有虫，能杀之也(《普济》)。

## 蜀　黍

释名：蜀秫（俗名）、芦穄(《食物》)、芦粟（并俗）、木稷(《广雅》)、获粱（同上）、高粱。

时珍曰：蜀黍不甚经见，而今北方最多。按：《广雅》：获粱，木稷也。盖此亦黍稷之类，而高硕如芦获者，故俗有诸名。种始自蜀，故谓之蜀黍。

颖曰：蜀黍北地种之，以备缺粮，余及牛马。谷之最长者。南人呼为芦穄。

时珍曰：蜀黍宜下地。春月布种，秋月收之。茎高丈许，状似芦获而内实。叶亦似芦。

穗大如帚。粒大如椒，红黑色。米性坚实，黄赤色。有二种：粘者可和糯秫酿酒作饵；不粘者可以作糕煮粥。可以济荒，可以养畜，梢可作帚，茎可织箔席、编篱、供爨，最有利于民者。今人祭祀用以代稷者，误矣。其谷壳浸水色红，可以红酒。《博物志》云：地种蜀黍，年久多蛇。

米：味甘，涩，温，无毒。

主：温中，涩肠胃，止霍乱。粘者与黍米功同（时珍）。

根：主煮汁服，利小便，止喘满。烧灰酒服，治产难有效（时珍）。

附方：新一。

小便不通，止喘：红秫散：用红秫黍根二两，扁蓄一两半，灯心百茎，捣罗。每服半两，流水煎服。（张文叔方）

## 玉蜀黍

释名：玉高粱。时珍曰：玉蜀黍种出西土，种者亦罕。其苗叶俱似蜀黍而肥矮，亦似薏苡。苗高三四尺。六、七月开花成穗如秕麦状。苗心别出一苞，如棕鱼形，苞上出白须垂垂。久则苞拆子出，颗颗攒簇。子亦大如棕子，黄白色。可炸炒食之。炒拆白花，如炒拆糯谷之状。

米：味甘，平，无毒。主调中开胃（时珍）。

根叶：主小便淋沥沙石，痛不可忍，煎汤频饮（时珍）。

## 穇　子

释名：龙爪粟、鸭爪稗。时珍曰：穇乃不粘之称也。又不实之貌也。龙爪、鸭爪，象其穗岐之形。周定王曰：子生水田中及下湿地。叶似稻，但差短。梢头结穗，仿佛稗子穗。其子如黍粒大，茶褐色。捣米，煮粥、炊饭、磨面皆宜。时珍曰：穇子，山东、河南亦五月种之。苗如茭黍，八、九月抽茎，有三棱，如水中蔗草之茎。开细花，簇簇结穗如粟穗，而分数岐，如鹰爪之状。内有细子如黍粒而细，赤色。其稃甚薄，其味粗涩。

味甘，涩，无毒。主补中益气，厚肠胃，济饥。

## 黄大豆

时珍曰：大豆有黑、青、黄、白、斑数色，惟黑者入药。而黄、白豆炒食作腐，造酱笮油，盛为时用，不可不知别其性味也。周定王曰：黄豆苗高一二尺，叶似黑大豆叶而大，结角比黑豆角稍肥大，其荚、叶嫩时可食，甘美。

味甘，温，无毒。时珍曰：生温，炒热微毒。多食，壅气生痰动嗽，令人身重，发面黄疮疥。主宽中下气，利大肠，消水胀肿毒（宁原）。研末，熟水和，涂痘后痈（时珍）。

附方：新一。

痘后生疮：黄豆烧黑研末，香油调涂。

豆油：味辛、甘，热，微毒。主涂疮疥，解发膇（时珍）。

秸：主烧灰，入点痣、去恶肉药（时珍）。

## 蚕　豆

释名：胡豆。时珍曰：豆荚状如老蚕，故名。王祯《农书》谓其蚕时始熟故名，亦通。吴瑞《本草》以此为豌豆，误矣。此豆种亦自西胡来，虽与豌豆同名、同时种，而形性迥别。《太平御览》云：张骞使外国，得胡豆种归。指此也。今蜀人呼此为胡豆，而豌豆不复名胡豆矣。时珍曰：蚕豆南土种之，蜀中尤多。八月下种，冬生嫩苗可茹。方茎中空，叶状如匙头，本圆末尖，面绿背白，柔厚，一枝三叶。二月开花如蛾状，紫白色，又如豇豆花。结角连缀如大豆，颇似蚕形。蜀人收其子以备荒歉。

味甘、微辛，平，无毒。主快胃，和脏腑（汪颖）。

时珍曰：蚕豆本草失载。万表《积善堂方》言：一女子误吞针入腹，诸医不能治。一人教令煮蚕豆同韭菜食之，针自大便同出。此亦可验其性之利脏腑也。

苗：味苦、微甘，温。主酒醉不省，油盐炒熟，煮汤灌之，效（颖）。

## 豇　　豆

释名：蹨觌（音绛双）。

时珍曰：此豆红色居多，荚必双生，故有豇、蹨觌之名。《广雅》指为胡豆，误矣。时珍曰：豇豆处处三、四月种之。一种蔓长丈余，一种蔓短。其叶俱本大末尖，嫩时可茹。其花有红、白二色。荚有白、红、紫、赤、斑驳数色，长者至二尺，嫩时充菜，老则收子。此豆可菜、可果、可谷，备用最多，乃豆中之上品，而《本草》失收，何哉。

味甘、咸，平，无毒。主理中益气，补肾健胃，和五脏，调营卫，生精髓，止消渴、吐逆泄痢，小便数，解鼠莽毒（时珍）。

时珍曰：豇豆开花结荚，必两两并垂，有习坎之义。豆子微曲，如人肾形，所谓豆为肾谷者，宜以此当之。昔卢廉夫教人补肾气，每日空心煮豇豆，入少盐食之，盖得此理。与诸疾无禁，但水肿忌补肾，不宜多食耳。又《袖珍方》云：中鼠莽毒者，以豇豆煮汁饮即解。欲试者，先刈鼠莽苗，以汁泼之，便根烂不生。此则物理然也。

## 刀　　豆

释名：挟剑豆。时珍曰：以荚形命名也。案：段成式《酉阳杂俎》云：乐浪有挟剑豆，荚生横斜，如人挟剑。即此豆也。颖曰：刀豆长尺许，可入酱用。

时珍曰：刀豆，人多种之。三月下种，蔓生引一二丈，叶如豇豆叶而稍长大，五六七月开紫花如蛾形。结荚，长者近尺，微似皂荚，扁而剑脊，三棱宛然。嫩时煮食、酱食、蜜煎皆佳。老则收子，子大如拇指头，淡红色。同猪肉、鸡肉煮食，尤美。

味甘，平，无毒。主温中下气，利肠胃，止呃逆，益肾补元（时珍）。

时珍曰：刀豆《本草》失载，惟近时小书载其暖而补元阳也。又有人病后呃逆不止，声闻邻家。或令取刀豆子烧存性，白汤调服二钱即止。此亦取其下气归元，而逆自止也。

## 糕

释名：粢。时珍曰：糕以黍、糯合粳米粉蒸成，状如凝膏也。单糯粉作者，曰粢。米粉合豆末、糖、蜜蒸成者曰饵。《释名》云：粢，慈软也。饵，而也，相粘而也。扬雄《方言》云：饵谓之糕，或谓之粢，或谓之餈（音令），或谓之饆（音浥）。然亦微有分别，不可不知之也。

味甘，温，无毒。时珍曰：粳米糕易消导。粢糕最难克化，损脾成积，小儿尤宜禁之。

粳糕：养脾胃，厚肠，益气和中。粢糕：益气暖中，缩小便，坚大便，效。（时珍）

时珍曰：晚粳米糕，可代蒸饼，丸脾胃药，取其易化也。糯米粢，可代糯糊，丸丹药，取其相粘也。九日登高米糕，亦可入药。按：《圣惠方》治山瘴疟有糕角饮：九月九日取米糕角（阴干）半两，寒食饭二百粒，豉一百粒，独蒜一枚，恒山一两，以水二盏，浸一夜，物更煎至一盏，顿服，当下利为度。

附方：新一。老人泄泻：干糕一两，姜汤泡化，代饭。（《简便方》）

## 粽

释名：角黍。时珍曰：俗作粽。古人以菰芦叶裹黍米煮成，尖角，如棕榈叶心之形，故曰粽，曰角黍。近世多用糯米矣。今俗五月五日以为节物相馈送。或言为祭屈原，作此投江，以饲蛟龙也。

味甘，温，无毒。五月五日取粽尖，和截疟药，良（时珍）。

## 寒　具

释名：捻头（钱乙）、环饼（《要术》）、馓。时珍曰：寒具，冬春可留数月，及寒食禁烟用之，故名寒具。捻头，捻其头也。环饼，象环钏形也。馓，易消散也。服虔《通俗文》谓之餲，张揖《广雅》谓之粔籹，《楚辞》谓之粔籹，《杂字解诂》谓之膏环。

时珍曰：钱乙方中有捻头散，葛洪《肘后》有捻头汤，医书不载。按：郑玄注《周礼》云：寒具，米食也。贾思勰《要术》云：环饼一名寒具，以水搜，入牛羊脂和作之，入口即碎。林洪《清供》云：寒具，捻头也。以糯粉和面，麻油煎成，以糖食之。可留月余，宜禁烟用。观此，则寒具即今馓子也。以糯粉和面，入少盐，牵索纽捻成环钏之形，油煎食之。苏东坡《寒具诗》云：纤手搓成玉数寻，碧油煎出嫩黄深。夜来春睡无轻重，压扁佳人缠臂金。

味甘、咸，温，无毒。主利大小便，润肠，温中益气（时珍）。

附方：新二。

钱氏捻头散：治小儿小便不通。用延胡索、苦楝子等分，为末。每服半钱或一钱，以捻头汤食前调下。如无捻头，滴油数点代之。（钱氏小儿方）

血痢不止：地榆晒研为末。每服二钱，掺在羊血上，炙热食之，以捻头煎汤送下。或以地榆煎汁，熬和饴状，一服三合，捻头汤化下。

## 蒸　饼

时珍曰：按：刘熙《释名》云：饼者，并也，溲面使合并也。有蒸饼、汤饼、胡饼、索饼、酥饼之属，皆随形命名也。时珍曰：小麦面修治食品甚多，惟蒸饼其来最古，是酵糟发成单面所造，丸药所须，且能治疾，而《本草》不载，亦一缺也。惟腊月及寒食日蒸之，至皮裂，去皮悬之风干。临时以水浸胀，擂烂滤过，和脾胃及三焦药，甚易消化。且面已过性，不助湿热。其以果菜、油腻诸物为馅者，不堪入药。

味甘，平，无毒。主消食，养脾胃，温中化滞，益气和血，止汗，利三焦，通水道（时珍）。

时珍曰：按：《爱竹谈薮》云：宋宁宗为郡王时，病淋，日夜凡三百起。国医罔措，或举孙琳治之。琳用蒸饼、大蒜、淡豆豉三物捣丸，令以温水下三十丸。曰：今日进三服，病当减三之一，明日亦然，三日病除。已而果然。赐以千缗。或问其说。琳曰：小儿何缘有淋，只是水道不利，三物皆能通利故尔。若琳者，其可与语医矣。

附方：新六。

积年下血：寒食蒸饼、乌龙尾各一两，皂角七挺（去皮酥炙），为末，蜜丸。米饮每服二十丸。（《圣惠方》）

下痢赤白：治营卫气虚，风邪袭入肠胃之间，便痢赤白，脐腹痛，里急后重，烦渴胀满，不进饮食：用干蒸饼（蜜拌，炒）二两，御米壳（蜜炒）四两，为末，炼蜜丸芡子大。每服一丸，水一盏，煎化热服。（《传信适用妙方》）

崩中下血：陈年蒸饼，烧存性，米饮服二钱。盗汗自汗：每夜卧时，带饥吃蒸饼一枚，不过数日即止。（《医林集要》）

一切折伤：寒食蒸饼为末。每服二钱，酒下，甚验。（《肘后方》）

汤火伤灼：馒头饼烧存性，研末，油调涂敷之。（《肘后方》）

## 红　　曲

时珍曰：红曲《本草》不载，法出近世，亦奇术也。其法白粳米一石五斗，水淘浸一宿，作饭。分作十五处，入曲每三斤，搓揉令匀，并作一处，以帛密覆。热即去帛摊开，觉温急堆起，又密覆。次日日中又作三堆，过一时分作五堆，再一时合作一堆，又过一时分作十五堆，稍温又作一堆，如此数次。第三日，用大桶盛新汲水，以竹箩盛曲作五六分，蘸湿完又作一堆，如前法作一次。第四日，如前又蘸。若曲半沉半浮，再依前法作一次，又蘸。若尽浮则成矣，取出日干收之。其米过心者谓之生黄，入酒及酢醢中，鲜红可爱。未过心者不甚佳。入药以陈久者良。味甘，温，无毒。

瑞曰：酿酒则辛热，有小毒，发肠风痔、脚气、哮喘痰嗽诸疾。

主消食活血，健脾燥胃，治赤白痢下水谷（震亨）。

酿酒，破血行药势，杀山岚瘴气，治打扑伤损（吴瑞）。治女人血气痛，及产后恶血不尽，擂酒饮之，良（时珍）。

时珍曰：人之水谷入于胃，受中焦湿热熏蒸，游溢精气，日化为红，散布脏腑经络，是为营血，此造化自然之微妙也。造红曲者，以白米饭受湿热郁蒸变而为红，即成真色，久亦不渝，此乃人窥造化之巧者也。故红曲有治脾胃营血之功，得同气相求之理。

附方：新四。

湿热泄痢：丹溪青六丸：用六一散，加炒红曲五钱，为末，蒸饼和丸梧子大。每服五七十丸，白汤下，日三服。（《丹溪心法》）

小儿吐逆：频并，不进乳食，手足心热：用红曲（年久者）三钱半，白术（麸炒）一钱半，甘草（炙）一钱，为末。每服半钱，煎枣子、米汤下。（《经济》）

小儿头疮：因伤湿入水成毒，浓汁不止：用红曲嚼罨之，甚效。（《百一选方》）

心腹作痛：赤曲、香附、乳香等分为末，酒服。（《摘玄方》）

# 卷第二十七

## 菜部上品总三十种

**五种《神农本经》** 原为白字现用字下不加·表示。
**七种名医别录** 原为墨字现用字下加·表示。
**二种唐本先附** 注云：唐附
**二种今附** 皆医家尝用有效，注云：今附
**一十种新补**
**一种新定**
**三种陈藏器余**

冬葵子《本经》根、叶附　苋实《本经》　胡荽新补，子附　邪蒿新补　同蒿新补　罗勒新补　石胡荽新补　芜菁《别录》即蔓菁也　瓜蒂《本经》花附，茎续注　白冬瓜《别录》　白瓜子《本经》　甜瓜新补，叶附　胡瓜叶新补，亦呼黄瓜　实附　越瓜今附　白芥今附　子附芥《别录》　莱菔唐附，即萝卜也　菘《别录》紫花菘续注　苦菜《本经》　苦荬续注　荏子《别录》叶附　黄蜀葵花新定　蜀葵新补。花附龙葵唐附　苦耽新补　苦苣新补　苜蓿《别录》荠《别录》

**三种陈藏器余**
蕨　翘摇　甘蓝

## 冬　葵　子

味甘，寒，无毒。主五脏六腑寒热羸瘦，五癃，利小便。疗妇人乳难内闭。久服坚骨长肌肉，轻身延年。生少室山。十二月采之。黄芩为之使。葵根味甘寒，无毒。主恶疮，疗淋，利小便，解蜀椒毒。叶为百菜主，其心伤人。

陶隐居云：以秋种葵覆养，经冬至春作子，谓之冬葵，多入药用。至滑利，能下石。春葵子亦滑不堪余药用根，故是常葵尔。叶尤冷利，不可多食。术家取此葵子微炒，令烨炠①，散著湿地遍踏之，朝种暮生，远不过宿。又云：取羊角马蹄烧作灰，散著于湿地，遍踏之即生。罗勒俗呼为西王母菜，食之益人。生菜中又有胡荽、芸苔、白苣、邪蒿并不可多食。大都服药通忌生菜尔。佛家斋忌食薰渠，不知是何菜，多言今芸苔，憎其臭矣。

冬葵子

《唐本》注云：罗勒，北人谓之兰香，辟石勒讳故也。又薰渠者，婆罗门云阿魏是，言此草，苗根似白芷，取根汁暴之如胶，或截根日干，并极臭，西国持咒

人禁食之。常食中用之云去臭气。戎人重此，犹俗中贵胡椒、巴人重负蠜等，非芸苔也。

臣禹锡等谨按《药性论》云：冬葵子，臣，滑，平。能治五淋，主奶肿，能下乳汁。根治恶疮，小儿吞钱不出，煮饮之即出，神妙。若患天行病后食之顿丧明。又叶烧灰，及捣干叶末，治金疮，煮汁能滑小肠。单煮汁主治时行黄病。

孟诜云：葵，冷。主疳疮生身面上汁黄者，可取根作灰，和猪脂涂之。其性冷，若热食之令人热闷，甚动风气。久服丹石人时吃一顿佳也。冬月葵菹汁，服丹石人发动，舌干咳嗽，每食后饮一盏便卧少时。其子患疮者吞一粒，便作头，女人产时可煮顿服之佳。若生时困闷，以子一合，水二升，煮取半升，去滓顿服之，少时便产。

《日华子》云：冬葵久服坚筋骨。秋葵即是种早者，俗呼为葵菜。

《图经》曰：冬葵子，生少室山，今处处有之。其子是秋种葵覆养经冬至春作子者，谓之冬葵子，古方入药用最多，苗叶作菜茹更甘美。大抵性滑利，能宣导积壅，服丹石人尤相宜。煮汁单饮亦佳。仍利小肠，孕妇临产煮叶食之则胎滑易产。曝干叶及烧灰同作末主金疮。根主恶五保，小儿吞钱，煮汁饮之立出。凡葵有数种，有蜀葵，《尔雅》所谓菺[②]，戎葵者是也。郭璞云：似葵，华如槿华，戎蜀盖其所自出，因以名之。花有五色，白者主疥疟及邪热，阴干末服之。午日取花挼手亦去疟。黄者主疮痈，干末水调涂之立愈。小花者名锦葵，功用更强。黄葵子主淋涩，又令妇人易产。又有终葵，大茎小叶紫黄色，吴人呼为繁露，即下品落葵。《尔雅》所谓终葵，繁露者是也。一名承露，俗呼曰胡燕脂，子可作妇人涂面及作口脂。又有菟葵，似葵而叶小，状若藜，有毛，汋[③]而啖之甚滑。《尔雅》所谓莃，菟葵是也，亦名天葵。叶主淋沥热结，皆有功效，故并载之。

《唐本》注：此即常食者葵根也。《左传》能卫其足者是也。据此有数种，多不入药用。

《食疗》：主患肿未得头破者，三日后取葵子一百粒吞之，当日疮头开。又凡有难产若生未得者，取一合捣破，以小二升，煮取一升以下，只可半升去滓顿服之则小便与儿便出。切须在意，勿上厕。昔有人如此立扑儿入厕中。又细剉以水煎服一盏食之能滑小肠。女人产时煮一顿食令儿易生。天行病后食一顿便失目。吞钱不出煮汁冷饮之即出。无蒜勿食，四季月食生葵，令饮食不消化，发宿疾。又霜葵生食动五种留饮，黄葵尤忌。

《圣惠方》：小儿发斑散恶毒气：用生葵菜叶绞取汁，少少与服之。

《外台秘要》：天行斑疮，须臾遍身皆戴白浆，此恶毒气。永徽四年，此疮自西域东流于海内，但煮葵菜叶以蒜齑啖之则止。

又方：治消渴利：葵根五大斤，切，以水五升，煮取三升，宿不食，平旦一服三升。

又方：治口吻疮，掘经年葵根，烧灰敷之。

《千金方》：小儿死腹中，葵子末，酒服方寸匕。若口噤不开，格口灌之，药下即活。《肘后方》同。又方：治妊娠卒下血，葵子一升，水五升，煮取二升，分三服差。

又方：妊娠患淋：葵子一升，水三升，煮取二升，分为二服，无葵子用葵根一把。

《肘后方》：大便不通，一日至一月；葵子三升，水四升，煮取一升，去滓服，不差更作。

又方：治卒关格大小便不通，支满欲死：葵子二升，水四升，煮取一升顿服，内猪脂如鸡子一丸则弥佳。

《经验后方》：治一切痈肿无头：以葵菜子一粒，新汲水吞下，须臾即破。如要两处破，服两粒，要破处逐粒加之验。

《孙真人食忌》：葵能充脾气，又霜葵多食吐，水葵和鲤鱼食害人矣。

《必效方》：治诸瘘，先以泔清温洗，以绵拭水，取葵菜微火暖贴之疮引脓，不过二三百叶，脓尽即肉生。忌诸杂鱼、蒜、房室等。

《子母秘录》：小儿褥疮：烧葵根末敷之。

《产宝》：治妒乳及痛：葵茎及子为末，酒服方寸匕愈。

《产书》：治倒生，手足冷，口噤，以葵子炒令黄，捣末酒服二钱匕则顺。

《衍义》曰：冬葵子，葵菜子也。四方皆有。苗性滑利，不益人，患痈疖毒热内攻，未出脓者，水吞三五枚，遂作窍脓出。

现注：

①烨：下原有音毕二字注音。（bì 毕），燃烧时暴裂声。炸：下原有音咤二字注音。（zhà 炸），火声。

②菷：下原有舌田切三字注音。

③沦：（yuè 月），瀹，煮。

按：冬葵子为锦葵科冬葵的种子。但大多地区用的冬葵子为苘麻子，此等供药渠道应改正，以免影响疗效。冬葵子功能利水通淋，通闭通乳。临床用冬葵子治尿路炎，结实，肾炎等。陶弘景及《唐本》所说罗勒为唇形科植物，用于活血疏风，治风疹，月经病等，罗勒子可明目。本卷下面单有罗勒条，罗勒与冬葵子相差较远，不知如何注于同条，可能因两条都有"遍踏湿地"种法有关。但烧羊角、马蹄灰撒之湿地，即生罗勒，似不可能。故此是指已撒冬葵子之地，再撒羊角、马蹄灰以充肥料，促其生。故应从"遍踏之即生"断句，指冬葵子即生，而不是罗勒即生。下面罗勒条也应如此断法。

释名：露葵（《纲目》）、滑菜。时珍曰：按《尔雅翼》云：葵者，揆也。葵叶倾日，不使照其根，乃智以揆之也。古人采葵必待露解，故曰露葵。今人呼为滑菜，言其性也。古者葵为五菜之主，今不复食之，故移入此。时珍曰：葵菜古人种为常食，今之种者颇鲜。有紫茎、白茎二种，以白茎为胜。大叶小花，花紫黄色，其最小者名鸭脚葵。其实大如指顶，皮薄而扁，实内子轻虚如榆荚仁。四、五月种者可留子。六、七月种者为秋葵；八、九月种者为冬葵，经年收采；正月复种者为春葵。然宿根至春亦生。按王祯《农书》云：葵，阳草也。其菜易生，郊野甚多，不拘肥瘠地皆有之。为百菜之主，备四时之馔。本丰而耐旱，味甘而无毒。可防荒俭，可以菹腊，其枯柿可为榜簇，根子又能疗疾，咸无遗弃。诚蔬茹之要品，民生之资益者也。而今人不复食之，亦无种者。时珍曰：凡被狂犬咬者，永不可食，食之即发。食葵须用蒜，无蒜勿食之。又伏硫黄。

脾之菜也。宜脾，利胃气，滑大肠。（思邈）除客热，治恶疮，散脓血，女人带下，小儿热毒下痢丹毒，并宜食之（汪颖）。张从正曰：凡久病大便涩滞者，宜食葵菜，自然通利，乃滑以养窍也。时珍曰：按：唐王焘《外台秘要》云：天行斑疮，须臾通身，皆戴白浆，此恶毒气也。高宗永徽四年，此疮自西域东流于海内。但煮葵菜叶以蒜齑啖之，则止。又《圣惠方》亦云：小儿发斑，用生葵菜叶绞汁，少少与服，散恶毒气。按：此即今痘疮也。今之治者，惟恐其大、小二便频数，泄其元气，痘不起发。葵菜滑窍，能利二便，似不相宜，而昔人赖之。岂古今运气不同，故治法亦随时变易欤。

附方：新三。

肉锥怪疾：有人手足甲忽长，倒生刺肉，如锥痛不可忍者，但食葵菜即愈。（夏子益《奇疾方》）

汤火伤疮：葵菜为末敷之。（《食物本草》）

蛇蝎螫伤：葵菜捣汁服之。（《千金方》）

误吞铜钱：葵菜捣汁冷饮。（《普济方》）

利窍滑胎，止消渴，散恶毒气（时珍）。

附方：新七。

二便不通：胀急者。生冬葵根二斤（捣汁三合），生姜四两（取汁一合）。和匀，分二服。连用即通也。

消渴引饮：小便不利。葵根五两，水三大盏，煮汁，平旦服，日一服。（并《圣惠方》）

漏胎下血：血尽子死。葵根茎烧灰。酒服方寸匕，日三。（《千金方》）

瘭疽恶毒：肉中忽生一子，大如豆粟，或如梅李，或赤或黑，或白或青，其有核，核有深根，应心，能烂筋骨，毒入脏腑即杀人：但饮葵根汁，可折其热毒。（姚僧坦《集验方》）

小儿紧唇：葵根烧灰，酥调涂之。（《圣惠方》）

蛇虺螫伤：葵根捣涂之。（《古今录验》）

解防葵毒：葵根捣汁饮之。（《千金方》）

通大便，消水气，滑胎治痢（时珍）。

时珍曰：葵气味俱薄，淡滑为阳，故能利窍通乳，消肿滑胎也。其根、叶与子功用相同。按：陈自明《妇人良方》云：乳妇气脉壅塞，乳汁不行，及经络凝滞，奶房胀痛，留蓄作痈毒者。用葵菜子炒香、缩砂仁等分，为末，热酒服二钱。此药滋气脉，通营卫，行津液，极验。乃上蔡张不愚方也。

附方：新八。

产后淋沥：不通。用葵子一合，朴硝八分，水二升，煎八合，下硝服之。（《集验方》）

妊娠水肿：身重，小便不利，洒淅恶寒，起即头眩。用葵子、茯苓各三两。为散。饮服方寸匕，日三服，小便利则愈。若转胞者，加发灰，神效。（《金匮要略》）

胞衣不下：冬葵子一合，牛膝一两，水二升，煎一升服。（《千金方》）

血痢产痢：冬葵子为末。每服二钱，入蜡茶一钱，沸汤调服，日三。（《圣惠方》）

痎疟邪热：冬葵子阴干为末，酒服二钱。午日取花手，亦去疟。（《圣惠方》）

便毒初起：冬葵子末，酒服二钱。（《儒门事亲》）

解蜀椒毒：冬葵子煮汁饮之。（《千金方》）

伤寒劳复：葵子二升，粱米一升，煮粥食，取汗立安。（《圣惠》）

# 苋　实

味甘，寒，大寒，无毒。主青盲，白翳，明目除邪，利大小便，去寒热。杀蚘虫。久服益气力不饥轻身。一名马苋。一名莫实，细苋亦同。生淮阳川泽及田中，叶如蓝，十一月采。

陶隐居云：李云：即苋菜也。今马苋别一种，布地生，实至微细，俗呼为马齿苋，亦可食，小酸，恐非今苋实。其苋实当是白苋，所以云细苋亦同，叶如蓝也。细苋即是糠苋，食之乃胜，而并冷利，被霜乃熟，故云十一月采。又有赤苋，茎纯紫，能疗赤下而不堪食。药方用苋实甚稀，断谷方中时用之。

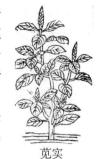

苋实

《唐本》注云：赤苋，一名䕅[1]。今苋实一名莫实，疑莫字误矣。赤苋味辛寒无毒。主赤痢，又主射工、沙虱，此是赤叶苋也。马苋，一名马齿草，味辛寒，无毒。主诸肿瘘疣目。捣揩之饮汁，主反胃诸淋，金疮血流，破血癥癖，小儿尤良。用汁洗紧唇面疱，马汁、射工毒涂之差。今按：陈藏器《本草》云：忌与鳖同食，今以鳖细判，和苋于近水湿处置之则变为生鳖。紫苋杀虫毒。

臣禹锡等谨按《蜀本》注：《图经》说有赤苋、白苋、人苋、马苋、紫苋、五色苋，凡六种。惟人、白二苋实入药用。按：人苋小，白苋大，马苋如马齿，赤苋味辛，俱别有功。紫，及五色二苋不入药。

孟诜云：苋，补气除热，其子明目。九月霜后采之，叶亦动气令人烦闷，冷中损腹。

《日华子》云：苋菜通九窍，子益精。

《图经》曰：苋实，生淮阳川泽及田中，今处处有之，即人苋也。《经》云：细苋亦同，叶如蓝是也。谨按：苋有六种，有人苋、赤苋、白苋、紫苋、马苋、五色苋。马苋即马齿苋也，自见后条入药者。人、白二苋俱大寒，亦谓之糠苋，亦谓之胡苋，亦谓之细苋，其实一也。但人苋小而白苋大遥。其子霜后方熟，实细而黑，主翳目黑花，肝风客热等。紫苋茎叶通紫，吴人用染菜瓜者。诸苋中此无毒不寒，兼主气痢。赤苋亦谓之花苋，茎叶深赤。《尔雅》云所谓䕅，赤苋是也。根茎亦可糟藏食之甚美，然性微寒，故主血痢。五色苋，今亦稀有。细苋俗谓之野苋，猪好食之，又名猪苋。《集验方》治众蛇螫人，取紫苋捣绞汁饮一升，滓以水和涂疮上。又射工毒中人令寒热发疮，偏在一处有异于常者，取赤苋合茎叶捣绞汁饮一升，日再差。

陈藏器云：陶以马齿与苋同类，苏亦于苋条出马齿功用。按：此二物厥类既殊，合从别品。《食疗》叶食动气，令人烦闷，冷中损腹，不可与鳖肉同食，生鳖癥。又取鳖甲如豆片大者，以苋菜封裹之，置于土坑内，上以土盖之一宿，尽变成鳖儿也。又五月五日采苋菜，和马齿苋为末，等分调与妊娠服之易产。

《衍义》曰：苋实入药亦稀，苗又谓之人苋，人多食之。茎高而叶红黄二色者谓之红人苋，可腌菜用。

现注：

①䕅：下原有音匮二字注音。

按：苋实，为苋科苋之种子。可明目退翳驱蛔益气。

时珍曰：按陆佃《埤雅》云：苋之茎叶，皆高硕而易见，故其字从见，指事也。时珍曰：苋并三月撒种。六月以后不堪食。老则抽茎如人长，开细花成穗。穗中细子，扁而光黑，与青葙子、鸡冠子无别，九月收之。细苋即野苋也，北人呼为糠苋，柔茎细叶，生即结子，味比家苋更胜。俗呼青葙苗为鸡冠苋，亦可食。机曰：此说屡试不验。

六苋：并利大小肠，治初痢，滑胎（时珍）。

震亨曰：红苋入血分善走，故与马苋同服，能下胎。或煮食之，令人易产。

附方：新五。

产后下痢，赤白者：用紫苋菜一握切煮汁，入粳米三合，煮粥，食之立瘥也。（《寿亲养老书》）

小儿紧唇：赤苋，捣汁洗之，良。（《圣惠》）

漆疮搔痒：苋菜，煎汤洗之。蜈蚣螫伤：取灰苋叶擦之，即止。（谈野翁方）

蜂虿螫伤：野苋擦之。

主肝风客热，翳目黑花（时珍）。

时珍曰：苋实与青葙子同类异种，故其治目之功亦仿佛也。

附方：新一。

利大小便：苋实为末半两，分二服，新汲水下。（《圣惠》）

根：主阴下冷痛，入腹则肿满杀人，捣烂敷之（时珍）。

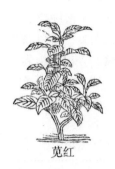
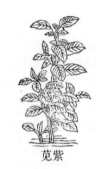

苋红　　　苋紫

附方：新一。牙痛：苋根晒干，烧存性为末，揩之。再以红灯笼草根煎汤漱之。（孙氏《集效方》）

# 胡　荽

味辛，温（一云微寒）。微毒。消谷，治五脏，补不足，利大小肠，通小腹气，拔四肢热，止头痛。疗沙疹，豌豆疮不出，作酒喷之立出。通心窍，久食人多忘，发腋臭脚气。根发痼疾。

子：主小儿秃疮，油煎敷之。亦主蛊，五痔，及食肉中毒下血。煮，冷取汁服。并州人呼为香荽，入药炒用。

陈藏器：胡荽，防风注苏云：防风子，似胡荽，味辛温。消谷，久食令人多忘，发腋臭。根发痼疾，子主小儿秃疮，油煎敷之。亦主蛊毒，五野鸡病及食肉中毒下血。煮令子拆服汁。石勒讳胡，并、汾人呼为香荽也。

《食疗》：平，利五脏，补筋脉，主消谷能食。若食多则令人多忘。又食着诸毒肉，吐下血不止，顿痞黄者，取净胡荽子一升，煮食腹破取汁，停冷，服半升，一日一夜二服即止。又狐臭、䘌齿病人不可食，疾更加。久冷人食之脚弱，患气弥不得食。又不得与斜①蒿同食，食之令人汗臭难差。不得久食，此是薰菜，损人精神，秋冬捣子醋煮熨肠头出甚效。可和生菜食，治肠风，热饼裹食甚良。

《外台秘要》：主齿疼：胡菓子五升，应是胡荽子也。以水五升，煮取一升含之。

《经验后方》：治小儿疹豆，欲令速出：宜用胡荽三二两，切，以酒二大盏，煎令沸，沃胡荽便以物合定，不令泄气，候冷去滓，微微从头已下喷一身令遍，除面不喷。

孙真人：食之令人多忘，发痼疾，狐臭、䘌齿、口气臭、金疮。

《兵部手集》：治孩子赤丹不止：以汁敷之差。《谭氏方》同。

《必效方》：治蛊毒神验：以根绞汁半升，和酒服之立下。又治热气结殰②，经年数发，以半斤，五月五日采，阴干，水七升，煮取一升半，去滓分服，未差更服。春夏叶、秋冬茎根并用，亦可预备之。

《子母秘录》：治肛带出，切一升烧，以烟熏肛即入。

现注：

①斜蒿：一般写作邪蒿。

②嚏：（tì替）或（ní逆），滞留之为时已晚。

按：胡荽为伞形科芫荽之全珠。功能补虚清热，发疹发痘疮，止痛。临床以胡荽治麻疹水痘，外感发热，小儿发热，脱发斑癞。入解表药。

释名：胡菜（《外台》）、蒝荽。时珍曰：荽，许氏《说文》作葰，云姜属，可以香口也。其茎柔叶细而根多须，绥绥然也。张骞使西域始得种归，故名胡荽。今俗呼为蒝荽，蒝乃茎叶布散之貌。俗作芫花之芫，非矣。时珍曰：胡荽处处种之。八月下种，晦日尤良。初生柔茎圆叶，叶有花岐，根软而白。冬春采之，香美可食，亦可作菹。道家五荤之一。立夏后开细花成簇，如芹菜花，淡紫色。五月收子，子如大麻子，亦辛香。按：贾思勰《齐民要术》云：六、七月布种者，可竟冬食。春月子沃水生芽种者，小小供食而已。王祯《农书》云：胡荽于菜蔬中，子、叶皆可用，生、熟俱可食，甚有益于世者。宜肥地种之。李鹏飞曰：胡荽，荞子也。吴瑞曰：胡荽，俗呼蒝子，根、苗如蒜。时珍曰：荞子即蒝子，乃蘹也。李、吴二氏并作胡荽，误矣。时珍曰：凡服一切补药及药中有白术、牡丹者，不可食此。伏石钟乳。

合诸菜食，气香，令人口爽，辟飞尸、鬼疰、蛊毒（吴瑞）。辟鱼、肉毒（宁原）。

时珍曰：胡荽，辛温香窜，内通心脾，外达四肢，能辟一切不正之气。故痘疮出不爽快者，能发之。诸疮皆属心火，营血内摄于脾，心脾之气，得芳香则营运，得臭恶则壅滞故尔。按：杨士瀛《直指方》云：痘疹不快，宜用胡荽酒喷之，以辟恶气。床帐上下左右皆宜挂之，以御汗气、狐臭、天癸、淫佚之气。一应秽恶，所不可无。若儿虚弱，及天时阴寒，用此最妙。如儿壮实，及春夏晴暖、阳气发越之时，加以酒曲助虐，以火益火，胃中热炽，毒血聚畜，则变成黑陷矣，不可不慎。

附方：新四。

面上黑子：荽煎汤，日日洗之。（《小说》）

产后无乳：干胡荽，煎汤饮之效。（《经验方》）

小便不通：胡荽二两，葵根一握。水二升，煎一升，入滑石末一两，分三四服。（《圣济总录》）

蛇虺螫伤：胡荽苗、合口椒等分，捣涂之。（《千金方》）

子：主消谷能食（思邈）发痘疹，杀鱼腥（时珍）。

附方：新三。

痢及泻血：胡荽子一合，炒捣末。每服二钱，赤痢，砂糖水下；白痢姜汤下；泻血，白汤下，日二。（《普济方》）

五痔作痛：胡荽子（炒），为末。每服二钱，空心温酒下。数服见效。（《海上仙方》）

痔漏脱肛：胡荽子一升，粟糠一升，乳香少许，以小口瓶烧烟熏之。（《儒门事亲》）

## 邪 蒿

味辛，温，平，无毒。似青蒿，细软，主胸膈中臭烂恶邪气，利肠胃，通血脉，续不足气。生食微动风气，作羹食良，不与胡荽同食，令人汗臭气。

《食医心镜》：治五脏邪气，厌谷者，治脾胃肠，大渴，热中暴疾恶疮，以煮令熟，和酱醋食之。

按：邪蒿为伞形科邪蒿。功能祛秽通血脉，补气利肠胃。

释名：时珍曰：此蒿叶纹皆邪，故名。时珍曰：三、四月生苗，叶似青蒿，色浅不臭。根、叶皆可茹。

## 茼 蒿

平。主安心气，养脾胃，消水饮。又动风气，熏人心，令人气满，不可多食。

按：茼蒿，可安心养脾胃，消水饮。

释名：蓬蒿。时珍曰：形气同乎蓬蒿，故名。机曰：本草不著形状，后人莫识。时珍曰：茼蒿，八、九月下种，冬春采食肥茎。花、叶微似白蒿，其味辛甘，作蒿气。四月起苔，高二尺余。开深黄色花，状如单瓣菊花。一花结子近百成球，如地菘及苦荬子，最易繁茂。此菜自古已有，孙思邈载在《千金方》菜类，至宋嘉祐中始补入《本草》，今人常食者。而汪机乃不能识，辄敢擅自修纂，诚可笑慨。

## 罗 勒

味辛，温，微毒。调中消食，去恶气，消水气，宜生食。又疗齿根烂疮，为灰用甚良。不可过多食，壅关节，涩营卫，令血脉不行。又动风发脚气，患踠，取汁服半合定。冬月用干者煮之。子主目翳及物入目，三五颗致目中，少顷当湿胀，与物俱出。又疗风赤眵泪。根主小儿黄烂疮，烧灰敷之佳。北人呼为兰香，为石勒讳也。此有三种，一种堪作生菜；一种叶大，二十步内闻香；一种似紫苏叶。

陶隐居：术家取羊角、马蹄烧作灰，撒于湿地遍踏之，即生①。罗勒，俗呼为西王母菜，食之益人。

《外台秘要》：治面上灭瘢方：木兰香一斤，以三岁米醋浸令没，百日出曝干为末，以敷之。用醋浆渍百日出，日干，末服方寸匕。

现注：

①即生：指地撒羊角、马蹄灰后植物容易生长。如断成"即生罗勒"则变成撒羊角、马蹄灰后会生出罗勒，没撒罗勒种，焉能生出罗勒，似不会有此等奇事。

按：罗勒为唇形科罗勒全草。可调中消食，去水固齿。

释名：翳子草。时珍曰：按：《邺中记》云：石虎讳言勒，改罗勒为香菜。今俗人呼为翳子草，以其子治翳。时珍曰：香菜，须三月枣叶生时种之乃生，否则不生。常以鱼腥水、米泔水、泥沟水浇之，则香而茂。不宜粪水。瞿仙《神隐书》言：园旁水侧宜广种之，饥年亦可济用。其子大如蚕，褐色而不光，七月收之。患呕者，取汁服半合，冬月用干者煮汁。其根烧灰，敷小儿黄烂疮（禹锡）。主辟飞尸、鬼疰、蛊毒（吴瑞）。

时珍曰：按：罗天益云：兰香味辛气温，能和血润燥，而掌禹锡言：多食涩营卫，血脉不行，何耶。又东垣李氏治牙疼口臭，神功丸中用兰香，云无则以藿香代之，此但取其去恶气而已。故《饮膳正要》云：与诸菜同食，味辛香能辟腥气，皆此意也。

附方：新二。

鼻疳赤烂：兰香叶（烧灰）二钱，铜青五分，轻粉二字，为末，日敷三次。（钱乙《小儿方》）

反胃咳噫：生姜四两（捣烂），入兰香叶一两，椒末一钱，盐和面四两，裹作烧饼，煨熟，空心吃，不过两三度效。反胃，入甘蔗汁和之。（《普济方》）

子：时珍曰：按：《普济方》云：昔庐州知录彭大辨在临安，暴得赤眼后生翳。一医用兰香子洗晒，每纳一粒入内，闭目少顷，连膜而出也。一方：为末点之。时珍常取子试之水中，亦胀大。盖此子得湿即胀，故能染惹眵泪浮膜尔。然目中不可着一尘，而此子可纳三五颗亦不妨碍，盖一异也。

附方：新二。

目昏浮翳：兰香子每用七个，睡时水煎服之，久久有效也。（《海上名方》）。

走马牙疳：小儿食肥甘，肾受虚热，口作臭息，次第齿黑，名曰崩砂；渐至龈烂，名曰溃槽；又或血出，名曰宣露；重则齿落，名曰腐根。用兰香子末、轻粉各一钱，密陀僧（醋淬，研末）半两，和匀。每以少许敷齿及龈上，立效。内服甘露饮。（《活幼口议》）

## 石 胡 荽

寒，无毒。通鼻气，利九窍，吐风痰。不任食，亦去翳，熟挼纳鼻中，翳自落。俗名鹅不食草。以上五种新补见孟诜、陈藏器、萧炳、陈士良、《日华子》。

按：石胡荽即鹅不食，为菊科石胡荽。功能通鼻利窍，吐风痰，退翳。临床以鹅不食治鼻炎，鼻窦炎。翳膜内障。

释名：天胡荽（《纲目》）、野园荽（同）、鸡肠草（详见下名）。时珍曰：石胡荽，生石缝及阴湿处小草也。高二三寸，冬月生苗，细茎小叶，形状宛如嫩胡荽。其气辛熏不堪食，鹅亦不食之。夏开细花，黄色，结细子。极易繁衍，僻地则铺满也。案：孙思邈《千金方》云：一种小草，生近水渠中湿处，状类胡荽，名天胡荽，亦名鸡肠草。即此草也。与繁缕之鸡肠，名同物异。时珍曰：辛，温。汁制砒石、雄黄。解毒，明目，散目赤肿云翳，耳聋头痛脑酸，治痰疟，鼻窒不通，塞鼻息自落，又散疮肿（时珍）。

时珍曰：鹅不食草，气温而升，味辛而散，阳也，能通于天。头与肺皆天也，故能上达头脑，而治顶痛目病，通鼻气而落息肉；内达肺经，而治痎𦠿痰疟，散疮肿。其除翳之功，尤显神妙。人谓《陈藏器本草》惟务广博，鄙俚之言也。若此药之类，表出殊功，可谓务博已乎。案：倪维德《原机启微集》云：治目翳嗅鼻碧云散：用鹅不食草解毒为君，青黛去热为佐，川芎大辛破留除邪为使，升透之药也。大抵如开锅盖法，常欲邪毒不闭，令有出路。然力小而锐，宜常嗅以聚其力。凡目中诸病，皆可用之。生挼更神。王玺《集要》诗云：赤眼之余翳忽生，草中鹅不食为名。塞于鼻内频频换，三日之间复旧明。

附方：新九。

寒痰齁喘：野园荽研汁，和酒服，即住。（《集简方》）

嗅鼻去翳：碧云散：治目赤肿胀，羞明昏暗，隐涩疼痛，眵泪风痒，鼻塞头痛脑酸，外翳扳睛诸病。鹅不食草（晒干）二钱，青黛、川芎各一钱，为细末。噙水一口，每以米许入鼻内，泪出为度。一方：去青黛。（倪氏《启微集》）

贴目取翳：鹅不食草（捣汁熬膏）一两，炉甘石（火，童便淬三次）三钱，上等瓷器末一钱半，熊胆二钱，砂少许，为极细末，和作膏。贴在翳上，一夜取下。用黄连、黄柏煎汤洗净，看如有，再贴。（孙天仁《集效方》）

牙疼嗅鼻：鹅不食草绵裹怀干为末。含水一口，随左右之。亦可塞。（《圣济》）

一切肿毒：野园荽一把，穿山甲（烧存性）七分，当归尾三钱，擂烂，入酒一碗，绞汁服。以渣敷之。（《集简方》）

湿毒胫疮：砖缝中生出野园荽，夏月采取，晒收为末。每以五钱，汞粉五分，桐油调作隔纸膏，周遭缝定。以茶洗净，缚上膏药，黄水出，五六日愈。此吴竹卿方也。（《简便方》）

脾寒疟疾：石胡荽一把。杵汁半碗，入酒半碗和服，甚效。（《集简方》）

痔疮肿痛：石胡荽捣，贴之。（同上）

## 芜菁及芦菔

味苦，温，无毒。主利五脏，轻身益气。可长食之。芜菁子主明目。

陶隐居云：芦菔是今温菘，其根可食，叶不中啖。芜菁根乃细于温菘而叶似菘，好食。西川惟种此，而其子与温菘甚相似，小细尔。俗方无用，服食家亦炼饵之，而不云芦菔子，恐不用也。俗人蒸其根及作菹皆好，但小熏臭尔。又有葵①，根细而过辛，不宜服之。

《唐本》注云：芜菁，北人名蔓菁，根叶及子乃是菘类，与芦菔全别，至于体用亦殊。今言芜菁子似芦菔或谓芦菔叶不堪食，兼言小熏，体是江表不产二物，斟酌注詺②，理丧其真尔。其蔓菁子疗黄疸，利小便，水煮三升，取浓汁服主癥瘕积聚。少饮汁主霍乱心腹胀。末服主目暗。其芦菔，别显后条。

今按：陈藏器《本草》云：芜菁主急黄黄疸，及内黄腹结不通，捣为末，水绞汁服，当得嚏鼻中出黄水及下痢。《仙经》云：长服可断谷长生。和油敷蜘蛛咬，恐毒入肉，亦捣为末酒服。蔓菁园中无蜘蛛是其相畏也。为油入面膏令人去黑䵟，今并、汾、河朔间烧食其根，呼为芜根，犹是芜菁之号，芜菁，南北之通称也，塞北种者名九英蔓菁，根大，并将为军粮。菘菜，南土所种多是也。

臣禹锡等谨按《尔雅》云：须，薞③芜释曰：《诗·谷风》云：采葑采菲④。毛云：葑，须也。先儒即以须、薞苂当之。孙炎云：须，一名葑苁。郭注云：薞芜似羊蹄，叶细味酢可食。《礼·坊记》注云：葑，蔓菁也。陈、宋之间谓之葑。陆机云：葑、芜菁，幽州人谓之芥。《方言》云：蘴、荛，芜菁也。陈、楚谓之蘴，齐、鲁谓之荛，关西谓之芜菁，赵、魏之部谓之大芥。蘴、葑音同，然则葑也，须也，芜菁也，蔓菁也，薞，芜也，荛也，芥也，七者一物也。

孟诜云：蔓菁，消食下气，其子九蒸九暴，捣为粉服之长生。压油涂头能变蒜发。又研子入面脂极去皱。又捣子水和服，治热黄结实不通，少顷当泻一切恶物，沙石、草发并出。又利小便。又女子妒乳肿，取其根生捣后和盐醋浆水煮取汁洗之五六度差。又捣和鸡子白封之亦妙。

萧炳云：蔓菁子，别入丸药用，令人肥健，尤宜妇人。

刘禹锡《嘉话录》云：诸葛亮所止，令兵士独种蔓菁者，取其蠂出甲可生啖，一也；叶舒可煮食，二也；久居则随以滋长，三也；弃不令惜，四也；回则易而采，五也；冬有根可斸而食，六也。比诸蔬属其利不亦博矣。三蜀之人今呼蔓菁为诸葛菜，江陵亦然。

《日华子》云：蔓菁，梗短叶大，连地上生阔叶红色者是蔓菁。

《图经》曰：芜菁及芦菔旧不著所出州土，今南北皆通有之。芜菁即蔓菁也，芦菔即下莱菔⑤，今俗呼萝菖是也。此二菜北土种之尤多，芜菁四时仍有，春食苗，夏食心，亦谓之薹子，秋食茎，冬食根。河朔尤多种，亦可以备饥岁，菜中之最有益者，惟此耳。常食之通中益气，令人肥健。《嘉话录》云：诸葛亮所止，令兵士独种蔓菁者，取其蠂出甲可生啖，一也；叶舒可煮食，二也；久居则随以滋长，三也；弃不令惜，四也；回即易寻而采之，五也；冬有根可斸食，六也。比诸蔬属其利不亦博乎。刘禹锡曰信矣。三蜀、江陵之人今呼蔓菁为诸葛菜是也。其实夏秋熟时采之。《仙方》亦单服，用水煮三过令苦味尽，暴干，捣筛水服二钱匕，日三，久增服可以辟谷。又治发黄，下小肠药用之。又主青盲。崔元亮《海上方》云：但瞳子不坏者，疗十得九愈；蔓菁子六升，一物蒸之，看气遍合甑下，以釜中热汤淋之，乃暴令干，还淋如是三遍，即取杵筛为末食，上清酒服二寸匕，日再。涂面膏亦有用者。又疗乳痈痛寒热者，取蔓菁根并叶，净择去土，不用水洗，以盐捣敷乳上，热即换，不过三五易之即差。冬月无叶，但空用根亦可，切须避风耳。南人取北种种之，初年相类，至二三岁则变为菘矣。莱菔功用亦同，然力猛更出其右。断下方亦用其根，烧熟入药，尤能制面毒。昔有婆罗门僧东来见食麦面者云：此大热，何以食之，又见食中有芦菔云：赖有此解其性。自此相传，食面必啖芦菔。凡人饮食过度饱，宜生嚼之佳。子研水服吐风涎甚效。此有大小二种，大者肉坚宜蒸食，小者白而脆宜生啖。《尔雅》所谓葖，芦菔。郭璞云：紫花菘也。俗呼温菘，似芜菁，大根，一名葖，俗呼雹突。然则紫花菘、温菘皆南人所呼也。吴人呼楚菘，广南人呼秦菘。河朔芦菔极有大者，其说旧矣。而江南有国时有得安州、洪州、信阳者甚大，重至五六斤，或近一秤，亦一时种莳之力也。又今医以治痟渴，其方出《了子》：萝卜三枚，净洗簿切暴干，一味捣罗为散，每服二钱，煎猪肉汤澄清调下，食后临卧日三服，渐增至三钱，差。

《食疗》：温，下气，治黄疸，利小便。根主消渴，治热毒风肿，食令人气胀满。

《圣惠方》：治风疹入腹，身体强，舌干燥硬：用蔓菁子三两为末，每服温酒下一钱匕。

《外台秘要》治心腹胀，蔓菁子一大合，拣净捣熟研水一升，更和研滤取汁，可得一盏顿服之，少顷自得转利或亦自吐，腹中自宽，或得汗愈。又方：阴黄汗染衣，涕唾黄：取蔓菁子捣末，平旦以井花水服一匙，日再加至两匙，以知为度。每夜小便重浸少许帛子，各书记日，色渐退白则差，不过服五升以来。

又方：轻身益气明目，芜菁子一升，水九升，煮令汁尽，日干，如此三度，捣末水服方寸匕，日三。又方：治瘭疽⑥着手足肩背累累如米起色白，刮之汁出，复发热：芜菁子熟捣帛裹敷之烂止。

《千金方》：治头秃：芜菁子末，酢和敷之，日三。又方：治血䵟面皱；取子烂研入常用面脂中良。又方：常服明目洞视肥肠：芜菁子三升，以苦酒三升煮令熟，日干，末，下筛，以井花水服方寸匕，加至三匕，日三，无所忌。

《肘后方》：治豌豆疮：蔓菁根捣汁，挑疮破，敷在上，三食顷根出。又方：犬咬人重发，治之服蔓菁汁佳。

《葛氏方》：卒肿毒起，急痛：芜菁根大者削去上皮，熟捣；苦酒和如泥，煮三沸，急搅之出，敷肿帛裹上，日再三易。

《经验后方》：治虚劳眼暗：采三月蔓菁花阴干为末，以井花水每空心调下二钱匕，久服长生，可夜读书。

孙真人《食忌》：治黄疸，皮肤眼睛如金色，小便赤：生蔓菁子末，熟水调下方寸匕，日三。

又方：主一切热肿毒：取生蔓菁根一握，盐花入少讫，和捣敷肿上，日三易。

《集疗》：男子阴肿如斗大，核痛，人所不能治者，芜菁根捣敷之。

《兵部手集》：治奶痈疼痛寒热，敷救十余人方：蔓菁根叶净择去土不用，洗，以盐捣敷乳上，热即换，不过三五度。冬无叶即用根，切，须避风。

《伤寒类要》：神仙教子法，立春后有庚子日，温芜菁汁合家大小并服，不限多少，可理时疾。

又方：急黄，服蔓菁子油一盏，顿服之，临时无油，则蔓菁子杵汁，水和之服亦得。候颜色黄或精神色，用之有效。

《子母秘录》：治妊娠小便不利，芜菁子末水服方寸匕，日二。《杨氏产乳》同。

《抱朴子》：大醋煮芜菁子令熟，日干为末，井花水服方寸匕，日三，尽一斗能夜视有所见。

《荆诗岁时记》：采经霜者干之。《诗》云：我有旨蓄，可以御冬。

《衍义》曰：芜菁、芦菔，二菜也。芦菔即萝卜也。芜菁今世俗谓之蔓菁，夏则枯，当此之时，蔬圃中复种之，谓之鸡毛菜，食心正在春时，诸菜之中有益无损，于世有功。采撷之余，收子为油。根过食动气。河东太原所出极大，他处不及也。又出吐谷浑，后于莱菔条中，《尔雅》释但名芦菔，今谓之萝卜是也。则芜菁条中不合更言及芦菔二字，显见重复，从《尔雅》为正。

现注：

①葖：(tū 突)，即萝卜之一种。原版为葖，《字海》中无此字。从上下文分析，应为葖字，即指一种细根小萝卜。《尔雅》葖，芦肥。（莱菔条作芦菔）郭注：似芜菁，根大，一名葖。芦肥指萝卜，根大。此则是一种根细之葖。

②詺：原刻詺字左边言字下面口不清楚。詺又不常用，故有版本写成别字，如《四库全书》抄《证类本草》则写成"释"。《字海》注：詺同名。

③蓀：(sūn 孙)

④采葑采菲，《诗经》中谷风及唐风皆有此句，《诗·谷风》说：采葑采菲，无以下体。《诗·唐风》说：采葑采菲，首阳之东。

⑤菔：下原有音卜二字注意。

⑥瘭疽：原版为瘭疽二字。瘭字原刻为广下一栗字，《中华字海》注为瘭之讹字。无瘭疽之病，故知疽为疽之误。

按：芜菁为十字花科芜菁，可益气，利五脏，明目。

时珍曰：按：孙愐云：薹、蔓菁苗也。其说甚通。掌禹锡以蕹芜释蔓菁，陈藏器谓蕹芜是酸模，当以陈说为优。详见草部酸模下。刘禹锡《嘉话录》云：诸葛亮所止令兵士独种蔓菁者，取其才出甲，可生啖，一也；叶舒可煮食，二也；久居则随以滋长，三也；弃不令惜，四也；回则易寻而采，五也；冬有根可食，六也。比诸蔬其利甚博。至今蜀人呼为诸葛菜，江陵亦然。又朱辅《溪蛮丛笑》云：苗、僚、瑶、佬地方产马王菜，味涩多刺，即诸葛菜也。

相传马殷所遗，故名。又蒙古人呼其根为沙吉木儿。机曰：叶是蔓荆，根是芦菔。

时珍曰：《别录》以芜菁、芦菔同条，遂致诸说猜度。或以二物为一种，或谓二物全别，或谓在南为莱菔，在北为蔓菁，殊无定见。今按：二物根、叶、花、子都别，非一类也。蔓菁是芥属，根长而白，其味辛苦而短，茎粗叶大而厚阔；夏初起薹，开黄花，四出如芥，结角亦如芥，其子均圆，似芥子而紫赤色。芦菔是菘属，根圆，亦有长者，有红、白二色；其味辛甘而永；叶不甚大而糙，亦有花叶者；夏初起薹，开淡紫花；结角如虫状，腹大尾尖；子似葫芦巴，不均不圆，黄赤色。如此分之，自明白矣。其蔓菁六月种者，根大而叶蠹；八月种者，叶美而根小；惟七月初种者，根叶俱良。拟卖者纯种九英，九英根大而味短，削净为菹甚佳。今燕京人以瓶腌藏，谓之闭瓮菜。

根叶：时珍曰：辛、甘、苦。

附方：新七。鼻中衄血：诸葛菜，生捣汁饮。（《十便良方》）

大醉不堪：连日病困者。蔓荆菜，入少米煮熟，去滓，冷冻饮料之良。（《肘后方》）

饮酒辟气：干蔓菁根二七枚，蒸三遍，碾末。酒后水服二钱，即无酒气也。（《千金》）

疗肿有根：用大针刺作孔，削蔓菁根如针大，染铁生衣刺入孔中。再以蔓菁根、铁生衣等分，捣涂于上。有脓出即易，须臾根出立瘥。忌油腻、生冷、五辛、黏滑、陈臭。（《肘后》）

小儿头秃：芜菁叶烧灰，和脂敷之。（《千金》）

飞丝入眼：蔓荆菜揉烂帕包，滴汁三两点，即出也。（《普济方》）

子：时珍曰：蔓菁子，可升可降，能汗能吐，能下能利小便，又能明目解毒，其功甚伟，而世罕知用之何哉。夏初采子，炒过榨油，同麻油炼熟一色无异，西人多食之。点灯甚明，但烟亦损目。北魏祖珽因地窖中，因芜菁子油灯伤明，即此也。

附方：新十。

补肝明目：芜菁子淘过一斤，黄精二斤同和，九蒸九晒为末。每空心米饮服二钱，日再服。又方：蔓菁子二升，决明子一升和匀，以酒五升煮干，曝为末。每服二钱，温水调下，日二。（并《圣惠》）

风邪攻目：视物不明，肝气虚者：用蔓菁子四两（入瓷瓶中烧黑，无声取出），入蛇蜕二两（又烧成灰）。为末。每服半钱，食后酒下，日三服。（《圣济总录》）

二便关格：胀闷欲绝。蔓菁子油一合，空腹服之即通。通后汗出勿怪。（《圣惠方》）

霍乱胀痛：芜菁子，水煮汁，饮之。（《濒湖集简方》）

瘰疬发热：疬着手、足、肩、背，累累如米起，色白，刮之汁出，复发热。用芜菁子熟捣帕裹，辗转其上，日夜勿止。（《肘后方》）

骨疽不愈：愈而复发，骨从孔中出者。芜菁子，捣敷之，用帛裹定，日一易之。（《千金方》）

小儿头秃：蔓荆子末，和酢敷之。一日三上。（《千金方》）

眉毛脱落：蔓菁子四两。炒研，醋和涂之。（《圣惠》）

面䵟痣点：蔓菁子研末，入面脂中，夜夜涂之。亦去面皱。（《圣惠方》）

## 瓜 蒂

味苦，寒，有毒。主大水身面四肢浮肿，下水，杀蛊毒，咳逆上气及食诸果病在胸腹中，皆吐下之。去鼻中息肉，疗黄疸。

花：主心痛咳逆。生嵩高平泽，七月七日采，阴干。

陶隐居云：瓜蒂，多用早青蒂，此云七月采，便是甜瓜蒂也。人亦有用熟瓜蒂者，取吐乃无异此，只于论其蒂所主尔。今瓜例皆冷利，早青者尤甚。熟瓜乃有数种，除瓤食之不害人，若觉多，即入水自渍便即消。永嘉有寒瓜甚大，今每取藏，经年食之，亦有再熟瓜。又有越瓜，人作菹食之，亦冷，并非药用尔。

瓜蒂

今注：甜瓜有青、白二种，入药当用青瓜蒂。前条白瓜子《唐注》云：甘瓜子，主腹内结聚，破溃脓血，最为肠胃脾内壅要药，正是此甜瓜子之功。前条便以白瓜子为甘瓜子，非也。

臣禹锡等谨按《药性论》云：瓜蒂，使。茎主鼻中息肉，齆鼻。和小豆、丁香吹鼻治黄。

《日华子》云：无毒。治脑塞热齆，眼昏吐痰。

《图经》曰：瓜蒂，即甜瓜蒂也。生嵩高平泽，今处处有之，亦园圃所莳。旧说，瓜有青白二种，入药当用青瓜蒂。七月采，阴干。方书所用，多入吹鼻及吐膈散中。茎亦主鼻中息肉，齆鼻等。叶主无发，捣汁涂之即生。花主心痛咳逆。肉主烦渴除热，多食则动瘤疾。又有越瓜，色正白，生越中。胡瓜黄色，亦谓之黄瓜，别无功用，食之亦不益人，故可略之。

《雷公》：凡使勿用白瓜蒂，要采取青绿色瓜，待瓜气足，其瓜蒂自然落在蔓茎上，采得未用时，使榔榔[①]叶裹，于东墙有风处挂令吹干用。瓜子凡使，勿用瓜子实，恐误。采得后便于日中暴令内外干，便杵，用马尾筛筛过成粉末了用。其药不出油，其效力短，若要出油，生杵作膏，用三重纸裹，用重物覆压之，取无油用。

《食疗》：瓜蒂，主身面四肢浮肿，杀蛊，去鼻中息肉，阴[②]黄黄疸，及暴急黄，取瓜蒂、丁香各七枚，小豆七粒为末，吹黑豆许于鼻中，少时黄水出，差。其子热。补中宜人。瓜有毒，止渴益气，除烦热，利小便，通三焦壅塞气，多食令人阴下湿痒生疮，动宿冷。病癥癖人不可食之，若食之饱胀，入水自消。多食令人惙惙[③]虚弱，脚手无力。叶生捣汁生发。又补中，打损折碾末酒服去瘀血，治小儿疳。《龙鱼河图》云：瓜有两鼻者杀人，沉水者杀人。食多腹胀可食盐花成水。

《圣惠方》治时气三日，处忽觉心满坚硬，脚手心热，变黄不治杀人；以瓜蒂七枚，杵末如大豆许，吹两鼻中令黄水出，残末水调服之，得吐黄水一二升差。

又方：治鼻中瘜肉；陈瓜蒂一分，为末，羊脂和少许敷瘜肉上，日三。

《经验方》治遍身如金色；瓜蒂四十九个，须是六月六日收者，丁香四十九个，用甘锅子烧烟尽为度，细研为末；小儿用半字吹鼻内及揩牙，大人只有一字吹鼻内立差。

《经验后方》治大人小儿久患风痫，缠喉风，嗄④嗽，遍身风疹，急中涎潮等。此药不大吐逆，只出涎水，小儿服一字。瓜蒂不限多少，细碾为末，壮年一字，十五已下，老怯半字，早晨井花水下。一食顷含砂糖一块，良久涎如水出。年深涎尽有一块如涎布水上如鉴矣。涎尽食粥一两日，如吐多困甚，即噙麝香汤一盏即止矣。麝细研，温水调下。昔天平尚书觉昏眩，即服之取涎有效。

《伤寒类要》治急黄，心上坚硬，渴欲得水吃，气息喘粗，眼黄。但有一候相当，则以瓜蒂二小合，熬赤小豆二合，为末，暖浆五合服方寸匕，一炊久，当吐下，吐再服五分匕，亦减之。若吹鼻中两三黑豆许，黄水出歇。

又方：治黄疸，目黄不除瓜丁散：瓜丁细末，如大豆许内鼻中令病人深吸，取鼻中黄水出。《衍义》曰：瓜蒂，此即甜瓜蒂也。去瓜皮，用蒂约半寸许曝极干，不限多少为细末，量疾每用一二钱匕，腻粉一钱匕，以水半合同调匀灌之，治风涎曝作，气塞倒卧，服之良久涎自出。或觉有涎，用诸药行化不下，但如此服涎即出。或服药良久，涎未出，含砂糖一块下咽即涎出。此物甚不损人，全胜石碌⑤、硇砂辈。

现注：

①榔榔：无榔榔，此为槟榔之误。

②阴：（yìn 印）。

③惙：（chuò 绰），疲乏。

④嗄：（xiá 瑕），抽泣声。

⑤碌：孔雀石。

按：瓜蒂，为葫芦科甜瓜之果蒂。功能祛水消肿，止咳退黄，涌吐。临床以瓜蒂治黄疸，肝炎，胆囊炎等。可涌吐痰涎。临床入涌吐药中。

释名：苦丁香（象形）。时珍曰：按唐瑶云：甜瓜蒂以团而短瓜、团瓜者良。若香甜瓜及长如瓠子者，皆供菜之瓜，其蒂不可用也。吐风热痰涎，治风眩头痛，癫痫喉痹，头目有湿气（时珍）。得麝香、细辛，治鼻不闻香臭（好古）。

成无己曰：高者越之，在上者涌之。故越以瓜蒂、香豉之苦，涌以赤小豆之酸，酸苦涌泄为阴也。杲曰：《难经》云：上部有脉，下部无脉，其人当吐不吐者，死。此饮食内伤，填塞胸中，食伤太阴，风木生发之气伏于下，宜瓜蒂散吐之，《素问》所谓木郁则达之也。吐去上焦有形之物，则木得舒畅，天地交而万物通矣。若尺脉绝者，不宜用此，恐损真元，令人胃气不复也。震亨曰：瓜蒂性急，能损胃气，胃弱者宜以他药代之。病后、产后，尤宜深戒。时珍曰：瓜蒂乃阳明经除湿热之药，故能引去胸脘痰涎，头目湿气，皮肤水气，黄疸湿热诸证，凡胃弱人及病后、产后用吐药，皆宜加慎，何独瓜蒂为然。

附方：新十五。

瓜蒂散：治证见上。其方用瓜蒂二钱半（熬黄），赤小豆二钱半，为末。每用一钱，以香豉一合，热汤七合，煮糜去滓，和服。稍稍加之，快吐乃止。（仲景《伤寒论》）

太阳中暍：身热头痛而脉微弱，此夏月伤冷水，水行皮中所致。瓜蒂二七个，水一升，煮五合，顿服取吐。（《金匮要略》）

诸风诸痫：诸风膈痰，诸痫涎涌。用瓜蒂炒黄为末，量人以酸齑水一盏，调下取吐。

风痫，加蝎梢半钱。湿气肿满，加赤小豆末一钱；有虫，加狗油五七点，雄黄一钱，甚则加芫花半钱，立吐虫出。（东垣《活法机要》）

热病发黄：瓜蒂为末，以大豆许吹鼻中。轻则半日，重则一日，流取黄水乃愈。（《千金翼》）

十种蛊气：苦丁香为末，枣肉和，丸梧桐子大。每服三十丸，枣汤下，甚效。（《瑞竹堂方》）

湿家头痛：瓜蒂末一字，入鼻中，口含冷水，取出黄水愈。（《活人书》）

疟疾寒热：瓜蒂二枚，水半盏，浸一宿，顿服，取吐愈。（《千金》）

发狂欲走：瓜蒂末，井水服一钱，取吐即愈。（《圣惠方》）

大便不通：瓜蒂七枚，研末，绵裹，塞入下部即通。（《必效方》）

风热牙痛：瓜蒂七枚（炒研），麝香少许和之，绵裹咬定，流涎。（《圣济总录》）

鸡屎白秃：甜瓜蔓连蒂不拘多少，以水浸一夜，砂锅熬取苦汁，去滓再熬如饧盛收。每剃去痂，洗净，以膏一盏，加半夏末二钱，姜汁一匙，狗胆汁一枚，和匀涂之，不过三上。忌食动风之物。（《儒门事亲》）

齁喘痰气：苦丁香三个，为末。水调服，吐痰即止。（《朱氏集验方》）

附方：新一。面上黡子：七月七日午时，取生瓜叶七枚，直入北堂中，向南立，逐枚拭黡，即灭去也。（《淮南万毕术》）

# 白 冬 瓜

味甘，微寒。主除小腹水胀，利小便，止渴。陶隐居云：被霜后合取置经年，破取核，水洗，燥乃擂取仁用之。冬瓜性冷利，解毒消渴，止烦闷，直捣绞汁服之。

今注：此物经霜后皮上白如粉涂，故云白冬瓜也。前条即冬瓜之功，此乃说皮肉之效尔。陶注为子仁，非也。

臣禹锡等谨按《药性论》云：冬瓜练，亦可单用，味甘平。汁止烦躁热。练①压丹石毒，止热渴，利小肠，能除消渴，差五淋。

孟诜云：冬瓜，益气耐老，除胸心满，去头面热，热者食之佳，冷者食之瘦人。

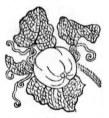

白瓜子

《日华子》云：冬瓜，冷，无毒。除烦，治胸膈热，消热毒痈肿。切，摩痱子甚良。叶杀蜂可修事蜂儿，并熁②肿毒，及蜂叮③。藤烧灰，可出绣点黯洗黑䵷，并洗疮疥。湿䔧亦可漱练白缣④。

《食疗》：益气耐老，除心胸满：取瓜子七升。下同白瓜条。压丹石。又取瓜一颗，和桐叶与猪肉食之一冬，更不要与诸物食，自然不饥，长三四倍矣。又煮食之练五脏，为下气故也。欲得瘦轻健者，则可长食之，若要肥则勿食。孟诜说：肺热消渴；取濮瓜去皮，每食后嚼吃三二两，五七度良。

《千金方》：治小儿渴利：单捣冬瓜汁饮之。

《肘后方》：发背欲死方：取冬瓜截去头，合疮上，瓜当烂，截去更合之，瓜末尽，疮已敛小矣。即用膏养之。

《小品方》：食鱼中毒：冬瓜汁最验。

孙真人：九月勿食被霜瓜，食之令人成反胃病。

《古今录验》治伤寒后痢，日久津液枯竭，四肢浮肿，口干：冬瓜一枚，黄土泥厚裹五寸，煨令烂熟，去土绞汁服之。

《兵部手集》：治水病初得危急；冬瓜不限多少任吃，神效无比。

《子母秘录》：小儿生一月至五个月，乍寒乍热：炮冬瓜绞汁服。

《杨氏产乳》：顿渴不止：烧冬瓜绞取汁，细细饮之尽，更作。

《丹房镜源》：冬瓜蔓灰煮汞及丹砂淬铜锡。

《衍义》曰：白冬瓜一二斗许大，冬月收为菜，压去汁，蜜煎代果。患发背及一切痈疽，削一大块置疮上，热则易之，分散热毒气甚良。

现注：

①练：从下文《日华子》所说漱练白缣，可知此练是用冬瓜湿穣洗过的练即熟绢。因其中已渗进冬瓜穣汁，故有药的作用。

②燴：(xié 协)，熏烤。

③叮：原版为丁，但字典未说丁可通叮，故按文意改为叮。

④漱：洗涤，练为练过的洁白熟绢。白，意为可使缣变白，为双丝织的细绢。缣：(jiān 兼)。

按：白冬瓜为葫芦科冬瓜之果实。可除腹胀，利水止渴。今临床只用冬瓜皮，功能亦是利水消肿，治皮肤浮肿，大腹水肿等。冬瓜皮入利水药中。冬瓜子见下条。

时珍曰：冬瓜，以其冬熟也。又贾思勰云：冬瓜正、二、三月种之。若十月种者，结瓜肥好，乃胜春种。则冬瓜之名或又以此也。时珍曰：冬瓜三月生苗引蔓，大叶团而有尖，茎叶皆有刺毛。六、七月开黄花，结实大者径尺余，长三四尺，嫩时绿色有毛，老则苍色有粉，其皮坚厚，其肉肥白。其瓤谓之瓜练，白虚如絮，可以浣练衣服。其子谓之瓜犀，在瓤中成列。霜后取之，其肉可煮为茹，可蜜为果。其子仁亦可食。盖兼蔬、果之用。凡收瓜忌酒、漆、麝香及糯米，触之必烂。震亨曰：冬瓜，性走而急。寇氏谓其分散热毒瓦斯，盖亦取其走而性急也。久病者、阴虚者忌之。孙真人言：九月勿食，令人反胃。须被霜食之乃佳。

附方：新七。

消渴不止：冬瓜一枚削皮，埋湿地中，一月取出，破开取清水日饮之。或烧熟绞汁饮之。(《圣济总录》)

消渴骨蒸：大冬瓜一枚去瓤，入黄连末填满，安瓮内，待瓜消尽，同研，丸梧子大。每服三四十丸，煎冬瓜汤下。(《经验》)

小儿魃病，寒热如疟：用冬瓜、蓄各四两，水二升，煎汤浴之。(《千金方》)

十种水气，浮肿喘满：用大冬瓜一枚，切盖去瓤，以赤小豆填满，盖合签定，以纸筋泥固济，日干，用糯糠两大箩，入瓜在内，煨至火尽，取出切片，同豆焙干为末，水糊丸梧子大。每服七十丸，煎冬瓜子汤下，日三服，小便利为度。(《杨氏家藏方》)

痔疮肿痛：冬瓜煎汤洗之。(《袖珍方》)

马汗入疮：干冬瓜烧研，洗净敷之。面黑令白：冬瓜一个，竹刀去皮切片，酒一升半，水一升，煮烂滤去滓，熬成膏，瓶收。每夜涂之。(《圣济总录》)

瓜练(瓤也)：味甘，平，无毒。洗面澡身，去肝䵝，令人悦泽白皙(时珍)。

附方：新二。

消渴烦乱：冬瓜瓤（干者）一两，水煎饮。（《圣惠方》）

水肿烦渴：小便少者。冬瓜白瓤，水煎汁，淡饮之。（《圣济总录》）

# 白 瓜 子

味甘，平，寒，无毒。主令人悦泽，好颜色，益气，不饥，久服轻身耐老。主除烦满，不乐，久服寒中。可用面脂，令而[①]悦泽。一名水芝，一名白瓜[②]子。生嵩高平泽。冬瓜仁也，八月采。

《唐本》注云云：《经》云：冬瓜仁也，八月采之。以下为冬瓜仁，说非谓冬瓜别名。据《经》及下条瓜蒂，并生嵩高平泽。此即一物，但以甘字似白字，后人误以为白也。若其不是甘瓜，何因一名白瓜。此即甘瓜不惑，且朱书论白瓜之效，墨书说冬瓜之功，功异条同，陶为深误。按《广雅》：冬瓜一名地芝，与甘瓜全别，墨书宜附冬瓜科下，瓜蒂与甘瓜共条。《别录》云：甘瓜子，主腹内结聚，破溃脓血，最为肠胃脾内壅要药。《本草》以为冬瓜，但用蒂，不云子也。今肠痈汤中用之，俗人或用冬瓜子也。又按：诸《本草》云：瓜子或云甘瓜子，今此本误作白字，当改从甘也。

今按：此即冬瓜子也。《唐注》称是甘瓜子，谓甘字似白字，后人误以为白。此之所言，何孟浪之甚耶。且《本经》云：主令人悦泽。《别录》云：可作面脂。令人悦泽而又面脂方中多用冬瓜仁，不见用甘瓜子，按此即是冬瓜子明矣。故陶于后条注中云：取核水洗，燥乃擂取仁用之。且此物与甘瓜全，其甘瓜有青白二种，子色皆黄，主疗与白瓜有异，而冬瓜皮虽青，经霜亦有白衣，其中子白，白瓜子之号因斯而得。况陶居以《别录》白冬瓜附于白瓜子之下，白瓜子更不加注，足明一物，而不能显辨尔。《别录》爪[③]字，今以读作瓜字，唐注谬误，都不可凭。

臣禹锡等谨按蜀本注：苏云：是甘瓜子也。《图经》云：别有胡瓜，黄赤无味。今据此两说俱不可凭矣。《本经》云：冬瓜仁也。苏注该以冬瓜色青，乃云是甘瓜者，且甘瓜自有青白二种，只合云白甘瓜也。今据《本经》云：白瓜子即冬瓜仁无疑也。按：冬瓜虽色青而其中子甚白，谓如白瓜子者，犹如虫部有白龙骨焉。人但看骨之白而不知龙之色也。若以甘瓜子为之，则甘瓜青、白二种，其子并黄色，而《千金》面药方只用冬瓜仁，信苏注为妄，《图经》难凭矣。

孟诜云：取冬瓜仁七升，以绢袋盛之，投三沸汤中，须臾出曝干，如此三度止，又与清苦酒渍经一宿，曝干为末；日服之方寸匕，令人肥悦，明目延年不老。又取子三五升，退去皮，捣为丸，空腹服三十丸，令人白净如玉。

《日华子》云：冬瓜仁去皮肤风，剥黑𪒟，润肌肤。

《图经》曰：白瓜子即冬瓜仁也。生嵩高平泽，今处处有之，皆园圃所莳。其实生苗蔓下，大者如斗，而更长皮厚，而有毛。初生正青绿，经霜则白如涂粉，其中肉及子亦白，故谓之白瓜。人家多藏蓄弥年作菜果。入药须霜后合取置之经年破出，洗，燥，乃擂取仁用之。亦堪单作服饵。又有末作汤饮，又作面药，并令人颜色光泽。宗懔《荆楚岁时记》云：七月采瓜犀以为面脂，犀[④]瓣[⑤]也。瓤亦堪作澡[⑥]豆。其肉主三消渴疾，解积热，利大小肠，压丹石毒。《广雅》一名地芝是也。皮可作丸服，亦入面脂中，功用与上等。

《外台秘要》：补肝散：治男子五劳七伤，明目：白瓜子七升，绢袋盛，绞沸汤中三遍讫，以酢五升，渍一宿曝干，捣，下筛，酒服方寸匕，日三，久服差。

孙真人：治多年损伤不差：熬瓜子末温酒服之。《衍义》曰：白瓜子实冬瓜仁也。服食中亦稀用。

现注：

①而：似应为面。

②爪：下原有侧绞切三字注音。意在提示此字不是瓜字。

③爪：下原有侧绞切三字注音，并说现读瓜字。但字典中并无爪读瓜音的记载。侧绞切，即指明是爪音，《说文》注爪（侧绞切）可为证。后世将北瓜称为绞瓜（绞爪音近），或此从此转引而来。

④犀：原指瓠的种子。

⑤瓣：指瓜子，原刻误为辨，今改之。

⑥澡：原刻字不太清楚，澡豆系古代洗手及面所用粉剂。

按：白瓜子，云即冬瓜子，为葫芦科冬瓜种子。功能益气除烦，补劳排脓。临床以冬瓜子治肠痈脓肿，化脓性阑尾炎，或其他化脓性内脏疾病。入排脓药中。

治肠痈（时珍）。

附方：新四。

悦泽面容：白瓜仁五两，桃花四两，白杨皮二两，为末。食后饮服方寸匕，日三服。欲白加瓜仁，欲红加桃花。三十日面白，五十日手足俱白。一方有橘皮，无杨皮。（《肘后方》）

消渴不止，小便多：用干冬瓜子、麦门冬、黄连各二两，水煎饮之。冬瓜苗叶俱治消渴，不拘新干。（《摘玄方》）

男子白浊：陈冬瓜仁炒为末，每空心米饮服五钱。（《救急易方》）

女子白带：方同上。

瓜皮：主驴马汗入疮肿痛，阴干为末涂之。又主折伤损痛（时珍）。

附方：新二。

跌扑伤损：用干冬瓜皮一两，真牛皮胶一两，锉入锅内炒存性，研末。

每服五钱，好酒热服。仍饮酒一瓯，浓盖取微汗。其痛即止，一宿如初，极效。（《摘玄方》）

损伤腰痛：冬瓜皮烧研，酒服一钱。（《生生编》）

叶：主消渴，疟疾寒热。又焙研，敷多年恶疮（时珍）。

附方：新一。

积热泻痢：冬瓜叶嫩心，拖面煎饼食之。（《海上名方》）

藤：捣汁服，解木耳毒。煎水，洗脱肛。烧灰，可淬铜、铁，伏砒石（时珍）。

## 甜　瓜

寒，有毒。止渴除烦热，多食令人阴下湿痒生疮，动宿冷病，发虚热，破腹。又令人惙惙弱脚，手无力，少食即止渴，利小便，通三焦间拥塞气，兼主口鼻疮。

臣禹锡等谨按《日华子》云：无毒。

叶：治人无发，捣汁涂之即生。

《图经》：文具瓜蒂条下。

陈藏器序云：甘瓜子，止月经太过；为末去油，水调服。

《千金方》：治口臭：杵干甜瓜子作末，蜜和丸，每旦洗净，漱含一丸，如枣核大。亦用敷齿。

孙真人《食忌》：患脚气人，勿食甜瓜，其患永不除。又五月甜瓜沉水者杀人。又多食发黄疸病，动冷疾，令人虚羸，解药力。两蒂者杀人。

《食医心镜》：治热去烦渴：甜瓜去皮，食后吃之。煮皮作羹亦佳。

《衍义》曰：甜瓜，暑月服之，永不中暑气。多食未有不下利者，贫下多食至深秋作痢为难治，为其消损阳气故也。亦可以如白甜瓜煎渍收。

按：甜瓜为葫芦科甜瓜果实。功能止渴除烦，生发消疮。

时珍曰：瓜字篆文，象瓜在须蔓间之形。甜瓜之味甜于诸瓜，故独得甘、甜之称。旧列菜部，误矣。按：王祯云：瓜类不同，其用有二：供果者为果瓜，甜瓜、西瓜是也；供菜者为菜瓜，胡瓜、越瓜是也。在木曰果，在地曰蓏。大曰瓜，小曰瓞。其子曰㼐，其肉曰瓤。其跗曰环，谓脱花处也；其蒂曰疐，谓系蔓处也。《礼记》为天子削瓜及瓜祭，皆指果瓜也。《本草》瓜蒂亦此瓜之蒂也。时珍曰：甜瓜，北土、中州种莳甚多。二、三月下种，延蔓而生，叶大数寸，五、六月花开黄色，六、七月瓜熟。其类甚繁：有团有长，有尖有扁；大或径尺，小或一捻；其棱或有或无；其色或青或绿，或黄斑、糁斑，或白路、黄路；其瓤或白或红，其子或黄或赤，或白或黑。按：王祯《农书》云：瓜品甚多，不可枚举。以状得名，则有龙肝、虎掌、兔头、狸首、羊髓、蜜筒之称；以色得名，则有乌瓜、白团、黄觚、白觚、小青、大斑之别。然其味，不出乎甘香而已。《广志》惟以辽东、敦煌、庐江之瓜为胜。然瓜州之大瓜，阳城之御瓜，西蜀之温瓜，永嘉之寒瓜，未可以优劣论也。甘肃甜瓜，皮、瓤皆甘胜糖蜜，其皮曝干犹美。浙中一种阴瓜，种于阴处，熟则色黄如金，肤皮稍厚，藏之至春，食之如新。此皆种蓺之功，不必拘于土地也。甜瓜子曝裂取仁，可充果食。凡瓜最畏麝气，触之甚至一蒂不收。时珍曰：张华《博物志》言：人以冷水渍至膝，可顿啖瓜至数十枚；渍至项，其啖转多，水皆作瓜气也。则水浸消瓜，亦物性也。瓜最忌麝与酒，凡食瓜过多，但饮酒及水服麝香，尤胜于食盐、渍水也。时珍曰：瓜性最寒，曝而食之尤冷。故《稽圣赋》云：瓜寒于曝，油冷于煎，此物性之异也。王冀《洛都赋》云：瓜则消暑荡悁，解渴疗饥。又《奇效良方》云：昔有男子病脓血恶痢，痛不可忍。以水浸甜瓜食数枚，即愈。此亦消暑之验也。

瓜子仁：

清肺润肠，和中止渴（时珍）。

附方：新二。

腰腿疼痛：甜瓜子三两，酒浸十日，为末。每服三钱，空心酒下，日三。（《寿域神方》）

肠痈已成：小腹肿痛，小便似淋，或大便难涩下脓。用甜瓜子一合，当归（炒）一两，蛇蜕皮一条，咀。每服四钱，水一盏半，煎一盏，食前服，利下恶物为妙。（《圣惠》）

## 胡 瓜 叶

味苦，平，小毒。主小儿闪癖，一岁服一叶以上，斟酌与之。生捣绞汁服，得吐下。根捣敷胡刺毒肿。其实味甘寒，有毒。不可多食，动寒热，多疟病，积瘀热，发痒气，令人虚热上逆少气，发百病及疮疥，损阴血脉气，发脚气。天行后不可食，小儿切忌滑中生疳虫，不与醋同食。北人亦呼为黄瓜，为石勒讳，因而不改。以上二种新补，见《千金方》及孟诜、陈藏器、《日华子》。

《图经》：文具瓜蒂条下。

《千金髓》：水病肚胀至四肢肿：胡瓜一个，破作两片，不出子，以醋煮一半，水煮一半，俱烂，空心顿服，须臾下水。

按：胡瓜叶，为葫芦科黄瓜之叶。可解毒消肿。

时珍曰：张骞使西域得种，故名胡瓜。按：杜宝《拾遗录》云：隋大业四年避讳，改胡瓜为黄瓜。与陈氏之说微异。今俗以《月令》王瓜生即此，误矣。王瓜，土瓜也。

时珍曰：胡瓜处处有之。正、二月下种，三月生苗引蔓。叶如冬瓜叶，亦有毛。四、五月开黄花，结瓜围二三寸，长者至尺许，青色，皮上有如疣子，至老则黄赤色。其子与菜瓜子同。一种五月种者，霜时结瓜，白色而短，并生熟可食，兼蔬蓏之用，糟酱不及菜瓜也。

清热解渴，利水道（宁原）。

附方：新六。

小儿热痢：嫩黄瓜同蜜食十余枚，良。（《海上名方》）

小儿出汗：香瓜丸：用黄连、胡黄连、黄柏、川大黄（煨熟）、鳖甲（醋炙）、柴胡、芦荟、青皮等分为末。用大黄瓜黄色者一个，割下头，填药至满，盖定签住，慢火煨熟，同捣烂，入面糊丸绿豆大。每服二三丸，大者五七丸至十丸，食后新水下。（钱乙《小儿方》）

咽喉肿痛：老黄瓜一枚去子，入消填满，阴干为末。每以少许吹之。（《医林集要》）

杖疮焮肿：六月六日，取黄瓜入瓷瓶中，水浸之。每以水扫于疮上，立效。（《医林集要》）

火眼赤痛：五月取老黄瓜一条，上开小孔，去瓤，入芒硝令满，悬阴处，待消透出刮下，留点眼甚效。（《寿域神方》）

汤火伤灼：五月五日，掐黄瓜入瓶内封，挂檐下，取水刷之，良。（《医方摘要》）

## 越 瓜

味甘，寒。利肠胃，止烦渴。不可多食，动气，发诸疮，令人虚弱，不能行。不益小儿，天行病后不可食，又不得与牛乳酪及鲊同飡[①]，及空心食，令人心痛。今附。

臣禹锡等谨按陈藏器云：越瓜大者色正白，越人当果食之，利小便，去烦热，解酒毒，宣泄热气。小者糟藏之，为灰敷口吻疮及阴茎热疮。《图经》：文具瓜蒂条下。

《食疗》：小儿夏月不可与食。又发诸疮，令人虚弱冷中，常令人脐下为癥，痛不止。又天行病后不可食。

《食医心镜》：越瓜鲊，久食益肠胃，和饭作鲊并葅菹之并得。

现注：

①飡：同餐及飧。

按：越瓜为葫芦科越瓜，也称梢瓜、菜瓜。可利肠勒，止烦渴。

时珍曰：越瓜以地名也，俗名梢瓜，南人呼为菜瓜。时珍曰：越瓜南北皆有。二、三月下种生苗，就地引蔓，青叶黄花，并如冬瓜花叶而小。夏秋之间结瓜，有青、白二色，大如瓠子。一种长者至二尺许，俗呼羊角瓜。其子状如胡瓜子，大如麦粒。其瓜生食，可充果、蔬、酱、豉、糖、醋藏浸皆宜，亦可作菹。时珍曰：按：萧了真云：菜瓜能暗人耳目。观驴马食之即眼烂，可知矣。

# 白　芥

味辛，温，无毒。主冷气。色白，甚辛美．从西戎来。子主射工及疰气，上气发汗，胸膈痰冷，面黄。生河东。今附。

臣禹锡等谨按陈藏器云：白芥，生太原。如芥而叶白，为茹食之甚美。

《日华子》云：白芥，能安五脏，功用与芥颇同，子烧及服可辟邪魅。

《图经》：文具芥条下。

陈藏器云：主冷气，子主上气，发汗，胸膈痰冷，面目黄赤。亦入镇宅用之。

《外台秘要》：治气，小芥子一升，捣碎，以绢袋盛，好酒三升，浸七日，空心温服三合，日二服。

《千金方》：治反胃吐食，上气：小芥子日干为末，酒服方寸匕。又方：三种射工，即水弩子，以芥子杵令熟，苦酒和，厚敷上，半日痛即便止。又方：治游肿诸痈；以芥子末、猪胆和如泥，敷上，日三易之。

《肘后方》：治中风卒不得语：以苦酒煮芥子敷颈一周，以帛苞①之，一日一夕乃差。

现注：

①苞：通包。

按：白荠为十字花科白芥的根茎，可去冷气及茹食。其子为白芥子功能解毒降逆化痰发汗，临床治寒痰及痰核阴肿。

时珍曰：其种来自胡戎而盛于蜀，故名。时珍曰：白芥处处可种，但人知莳之者少尔。以八、九月下种，冬生可食。至春深茎高二三尺，其叶花而有丫，如花芥叶，青白色。茎易起而中空，性脆，最畏狂风大雪，须谨护之，乃免折损。三月开黄花，香郁。结角如芥角，其子大如粱米，黄白色。又有一种茎大而中实者尤高，其子亦大。此菜虽是芥类，迥然别种也，然入药胜于芥子。时珍曰：《肘后方》言热病患不可食胡芥，为其性暖也。

咳嗽，胸胁支满，上气多唾者，每用温酒吞下七粒（思邈）。利气豁痰，除寒暖中，散肿止痛，治喘嗽反胃，痹木香港脚，筋骨腰节诸痛（时珍）。震亨曰：痰在胁下及皮里膜外，非白芥子莫能达。古方控涎丹用白芥子，正此义也。时珍曰：白芥子辛能入肺，温能发散，故有利气豁痰、温中开胃、散痛消肿辟恶之功。按：韩懋《医通》云：凡老人苦于痰气喘嗽，胸满懒食，不可妄投燥利之药，反耗真气。因人求治其亲，静中处三子养亲汤治之，随试随效。盖白芥子白色主痰，下气宽中。紫苏子紫色主气，定喘止嗽。萝卜子白种者主食，开痞降气。各微炒研破，看所主为君。每剂不过三四钱，用生绢袋盛入，煮汤饮之。勿煎太过，则味苦辣。若大便素实者，入蜜一匙。冬月加姜一片尤良。南陵末斋子有辞赞之。

附方：新七。

反胃上气：白芥子末，酒服一二钱。（《普济方》）

热痰烦运：白芥子、黑芥子、大戟、甘遂、芒硝、朱砂等分为末，糊丸梧子大。每服二十丸，姜汤下。名白芥丸。（《普济》）

冷痰痞满：黑芥子、白芥子、大戟、甘遂、胡椒、桂心等分，为末，糊丸梧子大。每服十丸，姜汤下。名黑芥丸。（《普济方》）

腹冷气起：白芥子一升。微炒研末，汤浸蒸饼丸小豆大。每姜汤吞十丸，甚妙。（《续传信方》）

小儿乳癖：白芥子研末，水调摊膏贴之，以平为期。（《本草权度》）

防痘入目：白芥子末，水调涂足心，引毒归下，令疮疹不入目。（《全幼心鉴》）

肿毒初起：白芥子末，醋调涂之。（《濒湖集简方》）

胸胁痰饮：白芥子五钱，白术一两。为末，枣肉和捣，丸梧子大，每白汤服五十丸。（《摘玄方》）

# 芥

味辛，温，无毒。归鼻，主除肾邪气，利九窍，明耳目安中，久食温中。

陶隐居云：似菘而有毛，味辣。好作菹，亦生食。其子可藏冬瓜。又有蒩①，以作菹甚辣快。

《唐本》注云云：此芥有三种，叶大粗者叶堪食。子入药用，熨恶痒至良。叶小子细者叶不堪食，其子但堪为虀尔。又有白芥子，粗大白色，如白粱米，甚辛美，从戎中来，《别录》云：子主射工及痒气，发无常处，丸服之或捣为末，醋和涂之，随手有验。

臣禹锡等谨按《蜀本》《图经》云：一种叶大，子白且粗，名曰胡芥，啖之及药用最佳。而人间未多用之。

孟诜云：芥，煮食之亦动气，生食发丹石，不可多食。

《日华子》云：除邪气止咳嗽上气，冷气疾。子治风毒肿，及麻痹，醋研敷之。扑损瘀血，腰痛肾冷和生姜研，微暖涂贴。心痛酒醋服之。

《图经》曰：芥，旧不著所出州土，今处处有之，似菘而有毛，味极辛辣，此所谓青芥也。芥之种亦多，有紫芥，茎叶纯紫，多作虀者食之最美。有白芥子，粗大色白如粱米，此入药者最佳，旧云从西戎来，又云生河东，今近处亦有。其余南芥、旋芥、花芥、石芥之类皆菜茹之美者，非药品所须，不复悉录。大抵南土多芥，亦如菘类，相传岭南无芜菁，有人携种至彼种之皆变作芥，言地气暖使然耳。《续传信方》主腹冷，夜起；以白芥子一升，炒熟，勿令焦，细研，以汤浸，蒸饼丸如赤小豆，姜汤吞七丸甚效。

《食疗》：主咳逆下气，明目，去头面风。大叶者良。煮食之动气，犹胜诸菜。生食

蜀州芥

发丹石，其子微熬，研之作酱，香美有辛气。能通利五脏。其叶不可多食。又细叶有毛者杀人。

《圣惠方》：治走注风毒疼痛，用小芥子末，和鸡子白调敷之。

又方：妇人中风，口噤舌本缩：用芥子一升，细研，以醋三升，煎取一升，用敷颔颊下立效。

《外台秘要》：治聋，芥子捣碎，以人乳调和绵裹塞耳差。

孙真人：芥菜，合兔肉食之成恶疮。

《广济方》：治瘰有九种，不过此方：取芥子捣碎，以水及蜜和滓敷喉上下，干易之。

《子母秘录》：小儿紧唇，捣马芥子汁令先揩唇血出敷之，日七遍。马芥即刺芥也。

《左传》：季氏与郈氏斗鸡，季氏金其距，郈氏芥其羽。注云：施芥于羽令卒。

《衍义》曰：芥似芜菁，叶上纹皱起，色尤深绿为异，子与苗皆辛，子尤甚。多食动风。一品紫芥，与此无异，紫色可爱，人多食之，然亦动风。又折芥子比诸芥稍大，其色白，入药用。

现注：

①下有音郎二字注音。

按：芥为十字花科芥菜之根茎。芥子即种子。可除肾邪，利九窍，明目耳安中。

时珍曰：按：王安石《字说》云：芥者，界也。发汗散气，界我者也。王祯《农书》云：其气味辛烈，菜中之介然者，食之有刚介之象，故字从介。时珍曰：芥有数种：青芥，又名刺芥，似白菘，有柔毛。有大芥，亦名皱叶芥，大叶皱纹，色尤深绿，味更辛辣。二芥宜入药用。有马芥，叶如青芥。有花芥，叶多缺刻，如萝卜英。有紫芥，茎叶皆紫如苏。有石芥，低小。皆以八、九月下种。冬月食者，俗呼腊菜；春月食者，俗呼春菜；四月食者，谓之夏芥。芥心嫩苔，谓之芥蓝，瀹食脆美。其花三月开，黄色四出。结荚一二寸。子大如苏子，而色紫味辛，研末泡过为芥酱，以侑肉食，辛香可爱。《岭南异物志》云：南土芥高五六尺，子大如鸡子。此又芥之异者也。宁原曰：有疮疡、痔疾、便血者忌之。

通肺豁痰，利膈开胃（时珍）

时珍曰：芥性辛热而散，故能通肺开胃，利气豁痰。久食则积温成热，辛散太盛，耗人真元，肝木受病，昏人眼目，发人疮痔，而《别录》谓其能明耳目者，盖知暂时之快，而不知积久之害也。《素问》云：辛走气，气病无多食辛。多食辛则筋急而爪枯。此类是矣。陆佃云：望梅生津，食芥堕泪，五液之自外至也。慕而涎垂，愧而汗出，五液之自内生也。

附方：新四。

牙龈肿烂，出臭水者：芥菜秆烧存性，研末，频敷之，即愈。飞丝入目：青菜汁点之如神。（《摘玄方》）

漆疮搔痒：芥菜煎汤，洗之。（《千金方》）

痔疮肿痛：芥叶捣饼，频坐之。（谈野翁《经效方》）

子：时珍曰：多食昏目动火，泄气伤精。研末水调，涂顶囟，止衄血（吴瑞）。温中散寒，豁痰利窍，治胃寒吐食，肺寒咳嗽，风冷气痛，口噤唇紧，消散痈肿瘀血（时珍）。

时珍曰：芥子，功与菜同。其味辛，其气散，故能利九窍，通经络，治口噤、耳聋、鼻衄之证，消瘀血、痈肿、痛痹之邪。其性热而温中，故又能利气豁痰，治嗽止吐，主心腹诸痛。白芥子辛烈更甚，治病尤良。

附方：新十五。

感寒无汗：水调芥子末填脐内，以热物隔衣熨之，取汗出妙。（杨起《简便单方》）

身体麻木：芥菜子末，醋调涂之。（《济生秘览》）

喉痹肿痛：芥子末，水和敷喉下，干即易之。又用辣芥子研末，醋调取汁，点入喉内。待喉内鸣，却用陈麻骨烧烟吸入，立愈。（并《圣惠方》）

雀目不见：真紫芥菜子，炒黑为末，用羊肝一具，分作八服。每用芥末三钱，捻肝上，笋箬裹定，煮熟冷食，以汁送下。（《圣济总录》）

目中翳膜：芥子一粒，轻手入眼中。少顷，以井华水、鸡子清洗之。（《总录》）

眉毛不生：芥菜子、半夏等分，为末，生姜自然汁调搽，数次即生。（孙氏《集效方》）

鬼疰劳气：芥子三升，研末，绢袋盛，入三斗酒中七日，温服，一日三次。（《广济方》）

霍乱吐泻：芥子捣细，水和敷脐上。（《圣济总录》）

上气呕吐：芥子末，蜜丸梧子大，井华水寅时下七丸，申时再服。（《千金方》）

脐下绞痛：方同上。腰脊胀痛：芥子末调酒，贴之立效。（《摘玄方》）

痈肿热毒：家芥子末同柏叶捣涂，无不愈者，大验。得山芥更妙。（《千金翼》）

热毒瘰疬：小芥子末，醋和贴之。看消即止，恐损肉。（《肘后》）

妇人经闭：不行，至一年者，脐腹痛，腰腿沉重，寒热往来：用芥子二两，为末。每服二钱，热酒食前服。（《仁存方》）

阴证伤寒：腹痛厥逆。芥菜子研末，水调贴脐上。（《生生编》）

# 莱菔①根

味辛、甘，温，无毒。散服及炮煮服食，大下气，消谷，去痰癖，肥健人。生捣汁服，主消渴，试大有验。

《唐本》注云：陶谓温菘是也。其嫩叶为生菜食之，大叶熟啖消食和中。根效在芜菁之右。

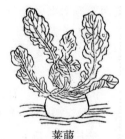

莱菔

今注：俗呼为萝卜。《唐本》先附。臣禹锡等谨按《蜀本》《图经》云：名芦卜，生江北，秦晋最多。

《尔雅》云：葖，芦萉②释曰：紫花菘也，俗呼温菘。似芜菁，大根，一名葖，俗呼雹葖，一名芦萉，今谓之萝卜也。

萧炳云：萝卜根消食利关节，理颜色，练五脏恶气，制面麯③毒。凡人饮食过度，生嚼嚼之便消。研如泥，制面作馎饦佳。饱食亦不发热，亦主肺嗽吐血，酥煎食下气。

孟诜云：萝卜，性冷，利五脏，轻身，根服之令人白净，肌细。

《日华子》云：萝卜，平，能消痰止咳，治肺痿吐血，温中补不足。治劳瘦咳嗽，和羊肉、鲫鱼煮食之。子水研服，吐风痰，醋研消肿毒。不可以地黄同食。

《图经》：文具芜菁条下。

孙真人：久服涩营卫，令人发早白。

《食医心镜》：治消渴口干：萝卜绞汁一升，饮之则定。又方：主积年上气咳嗽，多痰喘促，唾脓血。以子一合，研煎汤，食上服之。

又方：下气消谷，去痰癖，肥健：作羹食之。生绞汁服，理消渴。

《简要济众》：治消渴独胜散：出子了萝卜三枚，净洗薄切，日干为末，每服二钱，煎猪肉汁澄清调下，食后并夜卧，日三服。

《胜金方》：治风痰：以萝卜子为末，温水调一匙头，良久吐出涎沫。如是摊缓风以此吐后用紧疏药服，疏后服和气散差。

又方：治肺疾咳嗽：以子半升，淘择洗，焙干，于铫子内炒令黄熟，为末，以砂糖丸如弹，绵裹含之。

《洞微志》：萝卜解麪毒。

杨文公《谈苑》：江东居民岁课种艺，初年种芋三十亩，计省米三十斛，次年种萝卜三十亩，计益米三十斛，可知萝卜消食也。《尔雅》葖，芦萉。郭璞注：萉为菔，芜菁属，紫花大根，俗呼蔁葖。更始败，掖庭中宫女数百人幽闭殿门内，掘庭中芦菔根食之。今萝卜是也。

偏头疼：用生萝卜汁一蚬壳，仰卧注之鼻，左痛注左，右痛注右，左右俱注亦得，神效。

《衍义》曰：莱菔根，即前条所谓芦菔，今人只谓之萝卜。河北甚多，登、莱亦好。服地黄、何首乌之则令人髭发白。世皆言草木中惟此下气速者，为其辛也。不然，如生姜、芥子又辛也，何止能散而已。莱菔辛又甘，故能散缓而又下气速也。散气用生姜，下气用莱菔。

现注：

①菔：下原有音卜二字注音。

②萉：（bó 博），萝卜。芜菁条《图经》引《尔雅》此段话时写成芦肥，可能为误刻版所致。

③麪：此面字原为面粉之面（麪），为避免理解为颜面之毒，故注之。因简化后面粉之面与颜面之面合为一字。

按：莱菔为十字花科莱菔，根即其根茎，俗呼萝卜，入药称地枯萝。子称莱菔子。二者皆可消谷下气，去痰癖，止痰嗽。地枯萝还可止消渴。莱菔子临床用于腹胀逆气等。入下气药中。

时珍曰：按：孙愐《广韵》言：鲁人名菈蓬（音拉答）。秦人名萝卜。王祯《农书》言：北人萝卜，一种四名：春曰破地锥，夏曰夏生，秋曰萝卜，冬曰土酥，谓其洁白如酥也。珍按：菘乃菜名，因其耐冬如松、柏也。莱菔乃根名，上古谓之芦萉，中古转为莱菔，后世讹为萝卜，南人呼为萝蔔，蔔与蔔同，见晋灼《汉书注》中。陆佃乃言莱菔能制面毒，是来麰之所服，以菔音服，盖亦就文起义耳。王氏《博济方》称干萝卜为仙人骨，亦方土谬名也。

瑞曰：夏月复种者，名夏萝卜。形小而长者，名蔓菁萝卜。时珍曰：莱菔，今天下通有之。昔人以芜菁、莱菔二物混注，已见蔓菁条下。圃人种莱菔，六月下种，秋采苗，冬掘根。春末抽高苔，开小花紫碧色。夏初结角。其子大如大麻子，圆长不等，黄赤色。五月亦可再种。其叶有大者如芜菁，细者如花芥，皆有细柔毛。其根有红、白二色，其状有长、圆二类。大抵生沙壤者脆而甘，生瘠地者坚而辣。根、叶皆可生可熟，可菹可酱，可豉可醋，可糖可腊，可饭，乃蔬中之最有利益者，而古人不深详之，岂因其贱而忽之耶。抑未谙其利耶。时珍曰：多食莱菔动气，惟生姜能制其毒。又伏砂。

同猪肉食，益人。生捣服，治禁口痢（汪颖）。捣汁服，治吐血衄血（吴瑞）。宽胸膈，利大小便。生食，止渴宽中；煮食，化痰消导（宁原）。杀鱼腥气，治豆腐积（汪机）。主吞酸，化积滞，解酒毒，散瘀血，甚效。末服，治五淋。丸服，治白浊。煎汤，洗脚气。饮汁，治下痢及失音，并烟熏欲死。生捣，涂打扑、汤火伤（时珍）。震亨曰：莱菔根属土，有金与水。寇氏言其下气速。人往往煮食过多，停滞成溢饮，岂非甘多而辛少乎。时珍曰：莱菔，根、叶同功，生食升气，熟食降气。苏、寇二氏止言其下气速，孙真人言久食涩营卫，亦不知其生则噫气，熟则泄气，升降之不同也。大抵入太阴、阳明、少阳气分，故所主皆肺、脾、肠、胃、三焦之病。李九华云：莱菔多食渗人血。则其白人髭发，盖亦由此，非独因其下气、涩营卫也。按：《洞微志》云：齐州有人病狂，云梦中见红裳女子引入宫殿中，小姑令歌，每日遂歌云：五灵楼阁晓玲珑，天府由来是此中。惆怅闷怀言不尽，一丸萝卜火吾宫。有一道士云：此犯大麦毒也。少女心神，小姑脾神。《医经》言萝卜制面毒，故曰曌。火者，毁也。遂以药并萝卜治之果愈。又按：张杲《医说》云：饶民李七病鼻衄甚危，医以萝卜自然汁和无灰酒饮之即止。盖血随气运，气滞故血妄行，萝卜下气而酒导之故也。又云：有人好食豆腐中毒，医治不效。忽见卖豆腐人言其妻误以萝卜汤入锅中，遂致不成。其人心悟，乃以萝卜汤饮之而瘳。物理之妙如此。又《延寿书》载：李师逃难入石窟中，贼以烟熏之垂死，摸得萝卜菜一束，嚼汁咽下即苏。此法备急，不可不知。

附方：新二十四。

食物作酸：萝卜，生嚼数片，或生菜嚼之亦佳，绝妙。干者、熟者、盐腌者，及人胃冷者，皆不效。（《濒湖集简方》）

反胃噎疾：萝卜，蜜煎浸，细细嚼咽良。（《普济方》）

肺痿咳血：萝卜，和羊肉或鲫鱼，煮熟频食。（《普济方》）

鼻衄不止：萝卜，捣汁半盏，入酒少许热服，并以汁注鼻中皆良。或以酒煎沸，入萝卜再煎，饮之。（《卫生易简方》）

下痢禁口：萝卜（捣汁）一小盏，蜜一盏。水一盏，同煎。早一服，午一服。日晡米饮吞阿胶丸百粒。如无萝卜，以子擂汁亦可。一方：加枯矾七分，同煎。一方：只用萝卜菜煎汤，日日饮之。《普济方》：用萝卜片，不拘新旧，染蜜噙之，咽汁。味淡再换。觉思食，以肉煮粥与食，不可过多。痢后肠痛：方同上。大肠便血：大萝卜皮（烧存性）、荷叶（烧存性）、蒲黄（生用）等分为末。每服一钱，米饮下。（《普济》）

肠风下血：蜜炙萝卜，任意食之。昔一妇人服此有效。（《百一选方》）

酒疾下血：连旬不止。用大萝卜二十枚，留青叶寸余，以井水入罐中，煮十分烂，入淡醋，空心任食。（《寿亲养老方》）

大肠脱肛：生莱菔捣，实脐中束之。觉有疮，即除。（《摘玄方》）

小便白浊：生萝卜剜空留盖，入吴茱萸填满，盖定签住，糯米饭上蒸熟，取去茱萸，

以萝卜焙研末，糊丸梧子大。每服五十丸，盐汤下，日三服。（《普济》）

沙石诸淋：疼不可忍。用萝卜切片，蜜浸少时，炙干数次，不可过焦。细嚼盐汤下，日三服。名暝眩膏。（《普济》）

遍身浮肿：出了子萝卜、浮麦等分。浸汤饮之。（《圣济总录》）

脚气走痛：萝卜煎汤洗之。仍以萝卜晒干为末，铺袜内。（《圣济总录》）

失音不语：萝卜生捣汁，入姜汁同服。（《普济方》）

喉痹肿痛：萝卜汁和皂荚浆服，取吐。（同上）

满口烂疮：萝卜自然汁，频漱去涎，妙。（《濒湖集简方》）

汤火伤灼：生萝卜捣涂之。子亦可。（《圣济总录》）

打扑血聚：皮不破者。用萝卜或叶捣封之。（邵氏方）

子：主下气定喘治痰，消食除胀，利大小便，止气痛，下痢后重，发疮疹（时珍）。

震亨曰：莱菔子治痰，有推墙倒壁之功。时珍曰：莱菔子之功，长于利气。生能升，熟能降。升则吐风痰，散风寒，发疮疹；降则定痰喘咳嗽，调下痢后重，止内痛，皆是利气之效。予曾用，果有殊绩。

附方：新十三。

齁喘痰促，遇浓味即发者：萝卜子淘净，蒸熟晒研，姜汁浸蒸饼丸绿豆大。每服三十丸，以口津咽下，日三服。名清金丸。（《医学集成》）

痰气喘息：萝卜子（炒）、皂荚（烧存性）等分为末，姜汁和，炼蜜丸梧子大。每服五七十丸，白汤下。（《简便单方》）

久嗽痰喘：萝卜子（炒）、杏仁（去皮尖炒）等分。蒸饼丸麻子大。每服三五丸，时时津咽。（《医学集成》）

高年气喘：萝卜子炒，研末，蜜丸梧子大。每服五十丸，白汤下。（《济生秘览》）

宣吐风痰：丹溪吐法：用萝卜子半升擂细，浆水一碗滤取汁，入香油及蜜些须，温服。后以桐油浸过晒干鹅翎探吐。中风口禁：萝卜子、牙皂荚各二钱，以水煎服，取吐。（丹溪方）。小儿风寒：萝卜子（生研末）一钱，温葱酒服之，取微汗大效。（《卫生易简方》）

风秘气秘：萝卜子（炒）一合擂水，和皂荚末二钱服，立通。（《寿域神方》）

气胀气蛊：莱菔子研，以水滤汁，浸缩砂一两一夜，炒干又浸又炒，凡七次，为末。每米饮服一钱，如神。（《朱氏集验方》）

小儿盘肠：气痛。用萝卜子炒黄研末，乳香汤服半钱。（杨仁斋《直指方》）

年久头风：莱菔子、生姜等分，捣取汁，入麝香少许，搐入鼻中，立止。（《普济方》）

牙齿疼痛：萝卜子十四粒生研，以人乳和之。左疼点右鼻，右疼点左鼻。疮疹不出：萝卜子生研末，米饮服二钱，良。（《卫生易简方》）

## 菘[①]

味甘，温，无毒。主通利肠胃，除胸中烦，解酒渴

陶隐居云：菜中有菘，最为常食，性和利人，无余逆忤，今人多食。如似小冷而又耐霜雪。其子可作油，敷头长发，涂刀剑令不锈[②]。其有数种，犹是一类，正论其美与不美

尔。服药有甘草而食菘即令病不除。

《唐本》注云：菘菜不生北土，有人将子北种，初一年，半为芜菁，二年菘种都绝。将芜菁子南种，亦二年都变，土地所宜，颇有此例。其子亦髓色变，但粗细无异尔。菘子黑，蔓菁子紫赤，大小相似。惟③芦菔子黄赤色，大数倍，复不圆也。其菘有三种：有牛肚菘，叶最大厚，味甘；紫菘叶薄细，味少苦；白菘似蔓菁也。

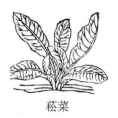
菘菜

臣禹锡等谨按陈藏器云：去鱼腥，动气发病。姜能制其毒，叶大多毛者是。

萧炳云：北人居南方，不胜土地之宜，遂病足，尤宜忌菘菜。又云消食下气，治瘴气，止热气嗽。冬汁尤佳。

《日华子》云：凉，微毒。多食发皮肤风瘙痒。梗长叶瘦，高者为菘；叶阔厚，短肥而瘠，及梗细者为芜菁菜也。

陈士良云：紫花菘，平，无毒。行风气，去邪热气。花可以糟下酒藏甚美。

《尔雅》云：苞葵菜，吴人呼楚菘，广南人呼秦菘，此菘薹，不毒宜食之。

《图经》曰：菘，旧不载所出州土，今南北皆有之。与芜菁相类，梗长叶不光者为芜菁；梗短叶阔，厚而肥瘠者为菘。旧说菘不生北者，人有将子北土种之，初一年，半为芜菁，二年菘种都绝，犹南人之种芜菁。而今京都种菘都类南种，但肥厚差不及耳。扬④州一种菘，叶圆而大，或若箑⑤，啖之无滓，绝胜他土者，此所谓白菘也。又有牛肚菘，叶最大厚，味甘，疑今扬州菘近之。紫菘，叶薄细，味小苦，北土无有。菘比芜菁有小毒，不宜多食，然能杀鱼腥，最相宜也。多食过度惟生姜可解其性。

《食疗》：温，治消渴，又发诸风冷，有热人食之亦不发病，即明其性冷。《本草》云温，未解。又消食亦少下气。九英菘出河西，叶极大根亦粗长，和羊肉甚美，常食之都不见发病。其冬月作菹煮作羹食之能消宿食，下气治嗽。诸家商略性冷，非温，恐误也。又北无菘菜，南无芜菁，其蔓菁子细，菜子粗也。

《圣惠方》：治酒醉不醒：用菘菜子二合，细研，井华水一盏，调为二服。

《食医心镜》：主通利肠胃，除胸中烦热，解酒渴：菘菜二斤，煮作羹啜之，止渴作齑菹食亦得。

《伤寒类要》：辟温病：菘菜如粟米，酒服方寸匕，日三，辟五年温。

又方：治发背：杵地菘汁一升，日再服，以差止。

《子母秘录》：主小儿赤游，行于上下，至心即死：杵菘菜敷上。

《衍义》曰：菘菜，张仲景《伤寒论》凡用甘草皆禁菘菜者，是此菘菜也。叶如芜菁，绿色，差淡。其味微苦，叶嫩梢阔，不益中虚人，食之觉冷。

现注：

①下原有音嵩二字注音。

②锈：下原有音秀二字注音。因原为异体字镏字。

③惟：原刻为推。应为误刻。

④扬：原为杨，下文牛肚菘下用扬州二字，故知此字亦应为扬，但字典注杨可通扬，故刻成杨也不算误，只怕易混地名。

⑤箑：(shà 霎)，扇子。

按：菘为十字花科青菜，可通利肠胃，除烦解酒。菘与白菜同属但不是一种，唐宋时只有菘，各家论述甚明，白菜晚出，并无论及。今之白菜似由白菘衍变而成。

释名：白菜。时珍曰：按：陆佃《埤雅》云：菘性凌冬晚凋，四时常见，有松之操，故曰菘。今俗谓之白菜，其色青白也。时珍曰：菘（即今人呼为白菜者）有二种：一种茎圆厚微青，一种茎扁薄而白。其叶皆淡青白色。燕、赵、辽阳、扬州所种者，最肥大而厚，一本有重十余斤者。南方之菘，畦内过冬，北方者多入窖内。燕京圃人又以马粪入窖壅培，不见风日，长出苗叶皆嫩黄色，脆美无滓，谓之黄芽菜，豪贵以为嘉品，盖亦仿韭黄之法也。菘子如芸薹子而色灰黑，八月以后种之。二月开黄花，如芥花，四瓣。三月结角，亦如芥。其菜作菹食尤良，不宜蒸晒。机曰：蔓菁、菘菜恐是一种。但在南土，叶高而大者为菘，秋冬有之；在北土，叶短而小者为蔓菁，春夏有之。时珍曰：白菘，即白菜也。牛肚菘，即最肥大者。紫菘即芦菔也，开紫花，故曰紫菘。苏恭谓白菘似蔓菁者，误矣。根叶俱不同，而白菘根坚小，不可食。又言南北变种者，盖指蔓菁、紫菘而言。紫菘根似蔓菁而叶不同，种类亦别。又言北土无菘者，自唐以前或然，近则白菘、紫菘南北通有。惟南土不种蔓菁，种之亦易生也。苏颂漫为两可之言，汪机妄起臆断之辨，俱属谬误，今悉正之。瑞曰：夏至前食，发气动疾。有足疾者忌之。时珍曰：气虚胃冷人多食，恶心吐沫，气壮人则相宜。

和中，利大小便（宁原）。

附方：新二。

漆毒生疮：白菘菜捣烂涂之。飞丝入目：白菜揉烂帕包，滴汁三二点入目，即出。（《普济方》）

# 苦　菜

味苦，寒，无毒。主五脏邪气，厌①谷胃痹，肠澼渴热中疾，恶疮。久服安心益气，聪察，少卧轻身耐老。耐饥寒高气，不老。一名荼草，一名选。一名游冬。生益州川谷，山陵道旁，凌冬不死，三月三日采，阴干。

陶隐居云：疑此即是今茗，茗，一名荼。又令人不眠，亦凌冬不凋，而嫌其只生益州，益州乃有苦菜正是苦蕂②尔。上卷上品白英下已注之。《桐君录》云：苦菜，三月生，扶疏③，六月花从叶出，茎直黄，八月实黑，实落根复生，冬不枯。今茗极似此，西阳、武昌及庐江、晋熙皆好。东人正作青茗，茗皆有浡④饮之宜。人凡所饮物有茗，及木叶、天门冬苗，并菝葜皆益人。余物并冷利。又巴东间别有真茶，火煏⑤作卷结为饮，亦令人不眠，恐或是此。俗中多煮檀叶及大皂李作茶并冷。又南方有瓜芦木，亦似茗，苦涩，取其叶作屑煮饮汁即通夜不睡。煮盐人惟资此饮，而交、广最所重，客来先设乃加以香芼⑥辈。

《唐本》注云：苦菜，《诗》云：谁谓荼苦。又云：堇⑦荼如饴。皆苦菜异名也。陶谓之茗，茗乃木类，殊非菜流。茗，春采为苦搽⑧。按《尔雅》释草云：荼，苦菜。释木云：槚，苦荼。二物全别，不得为例。又《颜氏家训》按《易通卦验玄图》曰：苦菜生于寒秋，经冬历春，得夏乃成，一名游冬。叶似苦苣而细，断之有白汁，花黄似菊。此则与桐君略同。今所在有之，苦蕂乃龙葵尔，俗亦名苦菜，非荼也。

臣禹锡等谨按《蜀本》《图经》云：春花夏实，至秋复生花而不实，经冬不凋。

陈藏器云：苦蘵，味苦寒，有小毒。捣叶敷小儿闪癖。煮汁服，去暴热目黄秘塞。叶极似龙葵，但龙葵子无壳，苦蘵子有壳。苏云是龙葵，误也。人亦呼为小苦耽。崔豹《古今注》云：苦蘵，一名蘵子，有实形如皮弁，子圆如珠。

《月令》：王瓜生，苦菜秀。

《衍义》曰：苦菜，四方皆有，在北道则冬方雕毙，生南方则冬夏常青，此《月令》小满节后所谓苦菜秀者是。此叶如苦苣，更狭其绿色差淡，折之白乳汁出，常常点瘊子自落。味苦，花与野菊相似，春夏秋皆旋开花。去中热，安心神。

现注：

①厌：下原有于协切，伏也。五字注音注释。

②蘵：下原有音式二字注音。陶弘景、苏恭、陈藏器所说苦蘵今定为茄科苦蘵，其描绘形态与藏器描绘苦蘵一致。

③扶疏：茂密分披伏。

④浡：（bó 勃），水通出状。

⑤煏：（bī）用火焙干。

⑥芼：下原有音毛二字注音。

⑦荼：原版荼字不清楚，据《诗·大雅·绵》为"堇荼如饴"。荼指苦菜。谁谓荼苦，出于《诗·谷风》。荼苦亦指苦菜，原皆注曰：蓼属。

⑧茶：下原有音"迟迟反"，非途音也，七字注音注释。苏恭指出：苦菜，指荼，为菜类；苦荼，指槚，为木类。按《唐本》注音"迟迟反"则应为（chá 茶）音，可见唐代荼字有茶音。《说文》注荼为"同都切"，"同都切"则是涂音。可见汉代荼发涂音。徐铉曰：此即今茶字。说明至宋代茶字已独立，《唐本》时只是用荼发茶音，陆羽将荼减一横成茶字。

按：苦菜，为菊科苦荬菜。又名荼，与下面苦苣条苦苣不是一种，下面苦苣为菊科兔仔菜。《尔雅》释草曰：荼，苦菜。释木云：槚，苦荼。按《尔雅》苦荼指茶，即唐以后之茶，荼指苦菜。荼还指茅草的白花，共三种含义。第二十九卷，菜部下品有苦荬，为菊科植物苦荬菜。从植株看苦菜最高，50 米至 100 米，提琴状裂，叶最长者 28 厘米；苦荬高 70 厘米以下，琴状叶裂，叶最长 10 厘米；苦苣高 30 厘米以下，叶大部根生，叶长 10 厘米以下，三者甚易区别。苦苣可菜可清五脏胃，安心益气。

时珍曰：苦荼以味名也。经历冬春，故曰游冬。许氏《说文》：苣作蘜。吴人呼为苦荬，其义未详。《嘉祐本草》言：岭南、吴人植苣供馔名苦苣，而又重出苦苣及苦荬条。

时珍曰：苦菜即苦荬也，家栽者呼为苦苣，实一物也。春初生苗，有赤茎、白茎二种。其茎中空而脆，折之有白汁。胼叶似花萝卜菜叶而色绿带碧，上叶抱茎，梢叶似鹤嘴，每叶分叉，撺挺如穿叶状。开黄花，如初绽野菊。一花结子一丛，如茼蒿子及鹤虱子，花罢则收敛，子上有白毛茸茸，随风飘扬，落处即生。张机曰：野苣不可共蜜食，令人作内痔。

时珍曰：脾胃虚寒人，不可食。

明目，主诸痢（汪机）。血淋痔（时珍）。

时珍曰：按：《洞天保生录》云：夏三月宜食苦荬，能益心和血通气也。又陆文量《菽园杂记》云：凡病痔者，宜用苦苣菜，或鲜或干，煮至熟烂，连汤置器中，横安一板坐之，先熏后洗，冷即止。日洗数次，屡用有效。

附方：新六。

血淋尿血：苦菜一把，酒、水各半，煎服。（《资生经》）

血脉不调：苦菜晒干，为末。每服二钱，温酒下。（《卫生易简方》）

喉痹肿痛：野苦捣汁半盏，灯心以汤浸，捻汁半盏，和匀服。（《普济方》）

对口恶疮：野苦擂汁一钟，入姜汁一匙，和酒服，以渣敷，一二次即愈。（唐瑶《经验方》）

中沙虱毒：沙虱在水中，人澡浴则着人身，钻入皮里。初得皮上正赤，如小豆、黍、粟，摩之痛如刺，三日后寒热发疮毒，若入骨杀人，岭南多此；即以茅叶刮去，以苦菜汁涂之，佳。（《肘后方》）

壶蜂叮螫：苦汁涂之，良。（《摘玄方》）

根：治血淋，利小便（时珍）。

花、子：黄疸疾，连花、子研细二钱，水煎服，日二次，良。

# 荏　子

味辛，温，无毒。主咳逆下气，温中补体。叶主调中，去臭气。九月采，阴干。

陶隐居云：荏，状如苏，高大，白色，不甚香。其子研之杂米作糜①甚肥美，下气补益。东人呼为䔊②，以其似苏（蘇）字，但除禾边故也。笮其子作油，日煎之即今油帛及和漆所用者。服食断谷亦用之，名为重油。

《唐本》注云：《别录》荏菜，人常生食其子，故不及苏也。

今按：陈藏《本草》云：荏菜捣敷虫咬及男子阴肿。江东以荏子为油，北土以大麻为油，此二油俱堪油物，若其和漆，荏者为强尔。

臣禹锡等谨按孟诜云：荏子，其叶性温。用时捣之治男子阴肿，生捣和醋封之。女人绵裹内，三四易。

萧炳云：又有大荏，形似野荏，高大，叶大小荏一倍，不堪食，人收其子以充油绢帛，与大麻子同。其小荏子欲熟，人采其角食之甚香美。大荏叶不堪食。

《日华子》云：荏，调气润心肺，长肌肤，益颜色，消宿食，止上气咳嗽。去狐臭，敷蛇咬。子下气止嗽，补中填精髓。

《食疗》：主咳逆下气。其叶杵之治男子阴肿。谨按：子压作油用亦少破气，多食发心闷。温，补中益气，通血脉，填精髓。可蒸令熟，烈日干之，当口开，舂取米食之，亦可休粮。生食止渴润肺。

《梅师方》：治虺中人：以荏叶烂杵，猪脂和，薄敷上。

现注：

①糜：粥。

②䔊：下原有音鱼二字注音。以其似苏（蘇）但除禾边，指繁体字苏（蘇）字。

按：荏子，即白苏子，为唇形科白苏的果实。功能止咳下气，温中调气。

# 黄蜀葵花

治小便淋，及催生。又主诸恶疮脓水，久不差者，作末敷之即愈。近道处处有之，春生苗叶与蜀葵颇相似，叶尖狭，多刻缺，夏末开花浅黄色，六、七月采之阴干用。新定。

《图经》：文具冬葵条下。

《经验后方》：治临产催产，以黄蜀葵子焙干为末，井华水下三钱匕。如无子，以根细切，煎汁令浓滑，待冷服。《衍义》曰：黄蜀葵花，与蜀葵别种，非为蜀葵中黄者也。叶心下有紫檀色，摘之剔为数处，就日干之；不尔即浥烂。疮家为要药。子临产时取四十九粒，研烂，用温水调服，良久产。

按：黄蜀花为锦葵科黄蜀葵的花。功能通淋催生，消疮排脓。

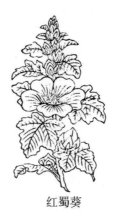
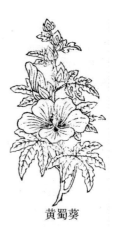

红蜀葵　　　　黄蜀葵

时珍曰：黄蜀葵别是一种，宜入草部，而《嘉祐本草》定入菜部，为其与蜀葵同名，而气味主治亦同故也。时珍曰：黄葵二月下种，或宿子在土自生，至夏始长。叶大如蓖麻叶，深绿色，开歧丫，有人亦呼为侧金盏花。随即结角，大如拇指，长二寸许，本大末尖，六棱有毛，老则黑色。其棱自绽，内有六房，如脂麻房。其子累累在房内，状如麻子，色黑。其茎长者六七尺，剥皮可作绳索。

花：消痈肿。浸油，涂烫火伤。

附方：新八。

沙石淋痛：黄蜀葵花一两，炒为末，每米饮服一钱，名独圣散。（《普济方》）

难产催生：如圣散：治胎脏干涩难产，剧者并进三服，良久腹中气宽，胎滑即下也。用黄葵花焙研末，熟汤调服二钱。无花，用子半合研末，酒淘去滓，服之。（《产宝鉴》）

胎死不下：即上方，用红花酒下。痈疽肿毒：黄蜀葵花，用盐掺，收瓷器中，密封，经年不坏。每用敷之，自平自溃。无花，用根叶亦可。（《直指方》）

小儿口疮：黄葵花，烧末敷之。（《肘后方》）

小儿木舌：黄蜀葵花（为末）一钱，黄丹五分。敷之。（《直指方》）

汤火灼伤：用瓶盛麻油，以箸就树夹取黄葵花，收入瓶内，勿犯人手，密封收之。遇有伤者，以油涂之甚妙。（《经验方》）

小儿秃疮：黄蜀葵花、大黄、黄芩等分，为末。米泔净洗，香油调搽。（《普济方》）

子及根：主痈肿，利小便，五淋水肿，产难，通乳汁（时珍）。

时珍曰：黄葵子古方少用，今为催生及利小便要药。或单用，或入汤散皆宜，盖其性滑，与冬葵子同功故也。花、子与根，性功相同，可以互用。无花用子，无子用根。

附方：新三。

便痈初起：淮人用黄蜀葵子十七粒，皂角半梃，为末，以锻石同醋调涂之。（《永类钤方》）

痈肿不破：黄葵子研，酒服，一粒则一头，神效。（《卫生易简方》）

打扑伤损：黄葵子研，酒服二钱。（《海上方》）

# 蜀　葵

味甘，寒，无毒。久食钝人性灵。根及茎并主客热，利小便，散脓血恶汁，叶烧为末，敷金疮。煮食主丹石发热结。捣碎敷火疮。又叶炙煮与小儿食，治热毒下痢，及大人丹痢。捣汁服亦可，恐腹痛即暖饮之。花冷无毒，治小儿风疹。子冷无毒，治淋涩，通小肠，催生落胎，疗水肿，治一切疮疥并瘢疵，土大靥①。花有五色，白者疗痎疟，去邪气，阴干末食之。小花名锦葵，一名荍葵，功用更强。

《尔雅》云：菺，戎葵释曰：菺，一名戎葵。郭曰：蜀葵也，似葵，华如槿华。戎蜀盖其所自也，因以名之。新补见陈藏器、《日华子》。

《图经》：文具冬葵条下。

《圣惠方》：治妇人白带下脐腹冷痛，面色萎黄，日渐虚困，以白葵花一两，阴干为末，空心温酒下二钱匕，如赤带下用赤花。

《千金方》：治横生倒产：末葵花酒服方寸匕。

《经验后方》：治痈毒无头：杵蜀葵末敷之。

孙真人：食之狗咬疮不差，又能钝人情性。《衍义》曰：蜀葵四时取红单叶者根阴干，治带下，排脓血恶物极验。

现注：

①土靥：颊上微滑或妇人颊上所涂的装饰物皆为靥。

按：蜀葵为锦葵科蜀葵，根、茎、花、叶皆可用。可清热利尿排脓止带。

时珍曰：罗愿《尔雅翼》：吴葵作胡葵，云胡，戎也。《夏小正》云：四月小满后五日，吴葵华，《别录》吴葵，即此也。而唐人不知，退入有名未用。《嘉祐本草》重于菜部出蜀葵条。盖未读《尔雅注》及《千金方》，吴葵一名蜀葵之文故也。时珍曰：蜀葵处处人家植之。春初种子，冬月宿根亦自生苗，嫩时亦可茹食。叶似葵菜而大，亦似丝瓜叶，有岐叉。过小满后长茎，高五六尺。花似木槿而大，有深红浅红紫黑白色、单叶千叶之异。昔人谓其疏茎密叶、翠萼艳花、金粉檀心者，颇善状之。惟红、白二色入药。其实大如指头，皮薄而扁，内仁如马兜铃仁及芜荑仁，轻虚易种。其秸剥皮，可缉布作绳。一种小者名锦葵，即荆葵也。《尔雅》谓之荍（音乔）。其花大如五铢钱，粉红色，有紫缕纹。掌禹锡《补注本草》，谓此即戎葵，非矣。然功用亦相似。

除客热，利肠胃（思邈）。作蔬食，滑窍治淋，润燥易产（时珍）。

附方：新七。

小便淋痛：葵花根洗锉，水煎五七沸，服之如神。（《卫生宝鉴》）

小便血淋：葵花根二钱，车前子一钱，水煮，日服之。（《简便单方》）

小便尿血：葵茎，无灰酒服方寸匕，日三。（《千金》）

肠胃生痈：怀忠丹：治内痈有败血，腥秽殊甚，脐腹冷痛，用此排脓下血：单叶红蜀葵根、白芷各一两，白枯矾、白芍药各五钱。为末，黄蜡熔化，和丸梧子大，每空心米饮下二十丸。待脓血出尽，服十宣散补之。（《坦仙皆效方》）

诸疮肿痛：不可忍者。葵花根（去黑皮），捣烂，入井华水调稠贴之。（《普济方》）

小儿吻疮，经年欲腐：葵根烧研敷之。（《圣惠方》）

小儿口疮：赤葵茎（炙干）为末，蜜和含之。（《圣惠方》）

蜀葵华：治带下，目中溜火，和血润燥，通窍，利大小肠（时珍）。

张元素曰：蜀葵花，阴中之阳也。赤者治赤带；白者治白带；赤者治血燥；白者治气燥，皆取其寒滑润利之功也。又紫葵花，入染髭发方中用。

附方：新四。

二便关格：胀闷欲死，二三日则杀人：蜀葵花一两（捣烂），麝香半钱。水一大盏，煎服。根亦可用。酒齄赤鼻：蜀葵花研末，腊猪脂和匀，夜敷旦洗。（《仁存方》）

误吞针钱：葵花煮汁服之。（《普济方》）

蜂蝎螫毒：五月五日午时，收蜀葵花、石榴花、艾心等分，阴干为末，水调涂之。（《肘后方》）

子：时珍曰：按：杨士瀛《直指方》云：蜀葵子炒，入宣毒药中最验。又催生方：用子二钱，滑石三钱，为末。顺流水服五钱，即下。

附方：新二。

大小便闭：不通者。用白花胡葵子为末，煮浓汁服之。（《千金方》）

石淋破血：五月五日，收葵子炒研，食前温酒下一钱，当下石出。（《圣惠方》）

# 龙　葵

味苦，寒，无毒。食之解劳少睡，去虚热肿，其子疗疔肿。所在有之。

《唐本》注云：即关河间谓之苦菜者，叶圆花白，子若牛李子，生青熟黑。但堪煮食，不任生啖。《唐本》先附。

臣禹锡等谨按《药性论》云：龙葵，臣。能明目轻身。子甚良，其赤珠者名龙珠，服之变白令黑耐老。若能生食得苦者，不食伧菜，十日后侧有灵异。不与葱薤同啖。

孟诜云：其味苦，皆捣去汁食之。

《图经》曰：龙葵，旧云所在有之，今近处亦稀，惟北方有之，北人谓之苦葵。叶圆似排风而无毛，花白，实若牛李子，生青熟黑，亦似排风子。但堪煮食，不任生啖。其实赤者名赤珠，服之变白令黑，不与葱薤同食。根亦入药用，今医以治发背、痈疽成疮者，其方：龙葵根一两，到，麝香一分，研，先捣龙葵根罗为末，入麝香研令匀，涂于疮上甚善。

《食疗》：主疗肿，患火丹疮，和土杵，敷之尤良。《经验方》：治痈无头，捣龙葵敷之。

《食医心镜》：主解劳，少睡，去热肿：龙葵菜，煮作羹粥食之并得。

按：龙葵为茄科龙葵的全草。可解劳醒睡，消肿散痛。临床用龙葵治疗肿恶疮，肿痛等。

时珍曰：龙葵，言其性滑如葵也。苦以菜味名，茄以叶形名；天泡、老鸦眼睛皆以子形名也。与酸浆相类，故加老鸦以物异也。时珍曰：龙葵、龙珠，一类二种也，皆处处有之。四月生苗，嫩时可食，柔滑。渐高二三尺，茎大如箸，似灯笼草而无毛。叶似茄叶而小。五月以后，开小白花，五出黄蕊。结子正圆，大如五味子，上有小蒂，数颗同缀，其味酸。中有细子，亦如茄子之子。但生青熟黑者为龙葵；生青熟赤者为龙珠，功用亦相仿佛，不甚辽远。苏颂《图经》菜部既注龙葵，复于外类重出老鸦眼睛草，盖不知其即一

龙葵

物也。又谓老鸦眼睛是蜀羊泉，误矣。蜀羊泉叶似菊，开紫花，子类枸杞，详见草部本条。杨慎《丹铅录》，谓龙葵即吴葵，反指本草为误，引《素问》《千金》四月吴葵华为证。盖不知《千金方》言吴葵即蜀葵，已自明白矣。今并正之。

消热散血，压丹石毒宜食之（时珍）

茎、叶、根：疗痈疽肿毒，跌扑伤损，消肿散血（时珍）。

附方：新九。

从高坠下：欲死者。取老鸦眼睛草茎叶捣汁服，以渣敷患处。（《唐瑶经验方》）

诸疮恶肿：老鸦眼睛草擂酒服，以渣敷之。（《普济方》）

疗肿毒疮：黑色肿者，乃服丹石毒也；赤色者，肉面毒也：用龙葵根一握（洗切），乳香末、黄连三两，杏仁六十枚，和捣作饼，浓如三钱，依疮大小敷之，觉痒即换去。痒不可忍，切勿搔动。候炊久，疮中似石榴子戢戢然，乃去药。时时以甘草汤温洗，洗后以蜡贴之。终身不得食羊血。如无龙葵，以蔓菁根代之。（《圣济总录》）

天泡湿疮：龙葵苗叶捣敷之。吐血不止：天茄子苗半两，人参二钱半，为末。每服二钱，新汲水下。（《圣济总录》）

辟除蚤虱：天茄叶铺于席下，次日尽死。多年恶疮：天茄叶贴之，或为末贴。（《救急良方》）

产后肠出：不收。老鸦酸浆草一把，水煎，先熏后洗，收乃止。（《救急方》）

## 苦耽苗子

味苦，寒，小毒。主传尸、伏连、鬼气疰忤邪气，腹内热结，目黄，不下食，大小便涩。骨热咳嗽多睡，劳乏呕逆，痰壅痃癖痞满。小儿无辜疬子寒热，大腹。杀虫落胎，去蛊毒。并煮汁服，亦敷小儿闪癖。生故墟垣堑间，高二三尺，子作角如撮口袋，中有子如珠，熟则赤色。人有骨蒸多服之。关中人谓之洛神珠，一名王母珠，一名皮弁草。又有一种小者名苦蘵。新补。

按：苦耽苗子为茄科之酸浆。苦耽可去痨除疫，退黄消癖。

## 苦苣

味苦，平，（一云寒）除面目及舌下黄，强力不睡。折取茎中白汁敷疗肿出根。又取汁滴痈上立溃。碎茎叶敷蛇咬。根主赤白痢及骨蒸，并煮服之。今人种为菜，生食之，久食轻身少睡，调十二经脉，利五脏。霍乱后胃气逆烦，生捣汁饮之，虽冷甚益人。不可同血食（一本作蜜），食作痔疾。苦苣即野苣也，野生者又名褊苣，今人家常食为苣。江外、岭南、吴人无白苣，尝植野苣以供厨馔。新补。

《衍义》曰：苦苣捣汁敷疗疮殊验，青苗阴干，以备冬月为末，水调敷。

按：苦苣为菊科兔仔菜全草。功能退黄醒睡，消痈散蒸。

## 苜蓿

味苦，平，无毒。主安中利人，可久食。陶隐居云：长安中乃有苜蓿园，北人甚重此，江南人不甚食之，以无味故也。外国复别有苜蓿草，以疗目，非此类也。

《唐本》注云云：苜蓿，茎、叶平，根寒。主热病烦满，目黄赤，小便黄，酒疸捣取汁服一升，令人吐利即愈。

臣禹锡等谨按孟诜云：患疸黄人，取根生捣绞汁服之良。又利五脏，轻身，洗去脾胃间邪气，诸恶热毒。少食好，多食当冷气入筋中即瘦人。亦能轻身健人，更无诸益。

《日华子》云：凉，去腹脏邪气，脾胃间热气，通小肠。

《食疗》：彼处人采根作土黄也。又安中利五脏，煮和酱食之，作羹亦得。

《衍义》曰：苜蓿，唐李白诗云：天马常衔苜蓿花，是此。陕西甚多，饲牛马，嫩时人兼食之。微甘淡，不可多食，利大小肠。有宿根，刈讫又生。

按：苜蓿为豆科紫苜蓿或南苜蓿之全草，可安中利人，退黄。

时珍曰：苜蓿，郭璞作牧宿。谓其宿根自生，可饲牧牛马也。又罗愿《尔雅翼》作木粟，言其米可炊饭也。葛洪《西京杂记》云：乐游苑多苜蓿。风在其间，常萧萧然。日照其花有光采。故名怀风，又名光风。茂陵人谓之连枝草。《金光明经》谓之塞鼻力迦。时珍曰：《杂记》言：苜蓿原出大宛，汉使张骞带归中国。然今处处田野有之，陕、陇人亦有种者，年年自生。刈苗作蔬，一年可三刈。二月生苗，一科数十茎，茎颇似灰藋。一枝三叶，叶似决明叶，而小如指顶，绿色碧艳。入夏及秋，开细黄花。结小荚圆扁，旋转有刺，数荚累累，老则黑色。内有米如穄米，可为饭，亦可酿酒。罗愿以此为鹤顶草，误矣。鹤顶，乃红心灰也。

李鹏飞曰：同蜜食，令人下利。根：捣汁煎饮，治沙石淋痛（时珍）。

# 荠

味甘，温，无毒。主利肝气，和中。其实主明目，目痛。

陶隐居云：荠类又多，此是今人可食者，叶作菹羹亦佳。《诗》云：谁谓荼苦，其甘如荠是也。臣禹锡等谨按《药性论》云：荠子，味甘平。患气人食之动冷疾，主青盲病不见物，补五脏不足。其根、叶烧灰能治赤白痢极效。

孟诜云：荠子，入治眼方中用，不与面同食，令人皆闷，服丹石人不可食。

陈士良云：实亦呼菥蓂子，主壅，去风毒邪气，明目，去障翳，解热毒。久食视物鲜明。四月八日收实良。其花拷去席下辟虫。

《日华子》云：荠菜，利五脏。根疗目疼。

《圣惠方》：治暴赤眼疼痛碜涩：荠菜根汁点目中。

按：荠为十字花科荠菜。可止目痛，利肝和中明目。

时珍曰：荠生济济，故谓之荠。释家取其茎作挑灯杖，可辟蚁、蛾，谓之护生草，云能护众生也。时珍曰：荠有大、小数种。小荠叶花（疑应为小）茎扁，味美。其最细小者，名沙荠也。大荠，科、叶皆大，而味不及。其茎硬有毛者，名菥蓂，味不甚佳。并以冬至后生苗，二、三月起茎五六寸。开细白花，整整如一。结荚如小萍，而有三角。荚内细子，如葶苈子。其子名蒫（音嵯），四月收之。师旷云：岁欲甘，甘草先生，荠是也。菥蓂、葶苈皆是荠类。

明目益胃（时珍）。

附方：新二。

眼生翳膜：荠菜和根、茎、叶洗净，焙干为细末。每夜卧时先洗眼，挑末米许，安两大头。涩痛忍之，久久膜自落也。（《圣济总录》）

肿满腹大：四肢枯瘦，尿涩。用甜葶苈（炒）、荠菜根等分，为末，炼蜜丸弹子大。每服一丸，陈皮汤下。只二三丸，小便清；十余丸，腹如故。（《三因》）

周王曰：饥岁采子，水调成块，煮粥、作饼甚黏滑。

# 三种陈藏器余

## 蕨　叶

似老蕨，根如紫草。按：蕨味甘寒滑。去暴热，利水道。令人睡，弱阳。小儿食之脚弱不行。生山间，人作茹食之。四皓食之而寿，夷齐食蕨而夭，固非良物。《搜神记》曰：郗鉴镇丹徒，二月出猎，有甲士折一枝食之，觉心中淡淡成疾，后吐一小蛇，悬屋前渐干成蕨。遂明此物不可生食之也。

《食疗》：寒，补五脏不足，气壅经络筋骨间毒气。令人脚弱不能行，消阳事，令眼暗鼻中塞，发落，不可食。又冷气人食之多腹胀。

《毛诗》陟彼南山，言采其蕨，非薇也。今永康道江居民多以醋腌而食之。

按：蕨叶，为凤尾蕨科之蕨的嫩叶。可清热利水，安睡。弱阳。

时珍曰：《尔雅》云：蕨，鳖也。菜名。陆佃《埤雅》云：蕨初生无叶，状如雀足之拳，又如人足之蹶，故谓之蕨。周秦曰蕨，齐鲁曰鳖，初生亦类鳖脚故也。其苗谓之蕨萁。时珍曰：蕨，处处山中有之。二、三月生芽，拳曲状如小儿拳。长则展开如凤尾，高三四尺。

其茎嫩时采取，以灰汤煮去涎滑，晒干作蔬，味甘滑，亦可醋食。其根紫色，皮内有白粉，捣烂，再三洗澄。取粉作粔籹，荡皮作线食之，色淡紫，而甚滑美也。野人饥年掘取，治造不精，聊以救荒，味即不佳耳。《诗》云：陟彼南山，言采其蕨。陆玑谓其可以供祭，故采之。然则蕨之为用，不独救荒而已。一种紫萁，似蕨有花而味苦，谓之迷蕨，初生亦可食，《尔雅》谓之月尔，《三苍》谓之紫蕨。郭璞云：花繁曰尔。紫蕨拳曲繁盛，故有月尔之名。

思邈曰：久食成瘕。时珍曰：蕨之无益，为其性冷而滑，能利水道，泄阳气，降而不升，耗人真元也。四皓采芝而心逸，夷齐采蕨而心忧，其寿其夭，于蕨何与焉。陈公之言，可谓迂哉。然饥人濒死，赖蕨延活，又不无济世之功。

附方：新一。

肠风热毒：蕨菜花焙，为末。每服二钱，米饮下。（《圣惠》）

## 翘　摇

味辛，平，无毒。主破血止血生肌，亦充生菜食之。又生五种黄病，绞汁服之。生平泽，紫花，蔓生如劳豆。《诗义疏》云：苕饶，幽州人谓之翘饶。《尔雅》云：柱天摇车也。

《食疗》：疗五种黄病，生捣汁服一升，日二，差。甚益人，利五脏，明耳目，去热风。令人轻健，长食不厌，煮熟吃佳。若生吃令人吐水。

按：翘摇，为豆科紫云英之全草。

时珍曰：翘摇，言其茎叶柔婉，有翘然飘摇之状，故名。苏东坡云：菜之美者，蜀乡之巢。故人巢元修嗜之，因谓之元修菜。陆放翁诗序云：蜀蔬有两巢：大巢即豌豆之不实者；小巢生稻田中，吴地亦多，一名漂摇草，一名野蚕豆。以油炸之，缀以米糁，名草花，食之佳，作羹尤美。时珍曰：处处皆有。蜀人秋种春采，老时耕转壅田。故薛田诗云：剩种豌巢沃晚田。蔓似蹩豆而细，叶似初生槐芽及蒺藜，而色青黄。欲花未萼之际，采而蒸食，点酒下盐，羹作馅，味如小豆藿。至三月开小花，紫白色。结角，子似豌豆而小。

止热疟，活血平胃（时珍）。

附方：新二。

活血明目：漂摇豆为末，甘草汤服二钱，日二钱。（《卫生易简方》）

热疟不止：翘摇杵汁服之。（《广利方》）

## 甘　　蓝

平，补骨髓，利五脏六腑，利关节，通经络中结气，明耳目，健人少睡，益心力，壮筋骨。此者是西土蓝，阔叶可食治黄毒者。作菹经宿渍，色黄，和盐食之去心下结伏气。

《食医心镜》：甘蓝菜作齑菹煮食并得。

《壶居士》：陇西多种食之，汉地少有。多食令人少睡。

按：甘蓝为十字花科甘蓝。可补骨通络，明目益心。

时珍曰：此亦大叶冬蓝之类也。按胡洽居士云：河东、陇西羌胡多种食之，汉地少有。其叶长大而厚，煮食甘美。经冬不死，春亦有英。其花黄，生角结子。其功与蓝相近也。

子：主人多睡（思邈）。

# 卷第二十八

## 菜部中品总一十三种

**五种《神农本经》**　　原为白字，现用字下不加·号表示。
**五种《名医别录》**　　原为墨字，现用字下加·号表示。
**二种唐本先附**　注云：唐附
**一种唐慎微续补**

蓼实《本经》马蓼附水蓼、赤蓼续注　　葱实《本经》白、根汁附　　韭　《别录》子、根附薤《本经》　荢（音甜）菜《别录》　　假苏《本经》荆芥也　白蘘荷《别录》　　苏（紫苏也）《别录》　水苏《本经》　　香薷《别录》　　薄荷唐附。胡菝荷①续注。　秦荻梨唐附。五辛菜续注。醍醐菜

现注：
①原刻为菺：（he 贺），菝菺即薄荷。又说菺同荷。

## 蓼　　实

味辛，温，无毒。主明目温中，耐风寒，下水气，面目浮肿痈疡。叶归舌，除大小肠邪气，利中益志。马蓼去肠中蛭虫，轻身。生雷泽川泽。

陶隐居云：此类又多，人所食，有三种，一种是紫蓼，相似而紫色，一①名香蓼，亦相似而香，并不甚辛而好食。一是青蓼，人家常有，其叶有园者、尖者，以园者为胜。所用即是此，干之以酿酒主风冷大良。马蓼生下湿地，茎斑叶大有黑点，亦有两三种，其最大者名笼鼓②，即是荭草，已在上卷中品。

《唐本》注云：《尔雅》云，荭，一名茏鼓，大者名蘬③，则最大者不名笼鼓，陶误呼之。又有水蓼，叶大似马蓼而味辛，主被蛇伤，捣敷之。绞取汁服止蛇毒入腹心闷者。又水煮渍脚捋之消脚气肿。生下湿水傍。

蓼实

今按：陈藏器《本草》云：蓼主疬癖，每日取一握煮服之。人霍乱转筋，多取煮汤，及热捋脚。叶捣敷狐刺疮，亦主小儿头疮。又云：蓼、蓛俱弱阳，人为蜗牛虫所咬毒遍身者，以蓼子浸之立差。不可近阴，令弱也。诸蓼并冬死，惟香蓼宿根重生，人为生菜最能入腰脚也。

臣禹锡等谨按《蜀本》《图经》云：蓼类甚多，有紫蓼、赤蓼、青蓼、马蓼、水蓼、香蓼、木蓼等。其类有七种，紫、赤二蓼叶小狭而厚；青、香二蓼叶亦相叶俱薄；马、水二蓼叶俱阔大，上有黑点；木蓼一名天蓼，蔓生，叶似柘叶。诸蓼花皆红白，子皆赤黑；木蓼花黄白，子皮青滑。

《尔雅》云：蔷，虞蓼释曰：蔷，一名虞蓼，即蓼之生水泽者也。《周颂·良耜》云：以薅荼蓼。《毛传》曰：蓼，水草是也。

《药性论》云：蓼实，使，归鼻。除肾气，兼能去疬疡。叶主邪气。又云：食之多发心痛，令人寒热，损骨髓。小儿头疮，捣末和白蜜（六和鸡子白）涂上，虫出不作瘢。若霍乱转筋取子一把，香豉一升，先切叶，以水三升，煮取二升，内豉汁中，更煮取一升半，分三服。又与大麦面相宜。

孟诜云：蓼子，多食令人吐水，亦通五脏拥气。损阳气。

《日华子》云：水蓼，性冷，无毒。蛇咬；捣敷根茎并用。又云：赤蓼，暖。暴脚软人；烧灰淋汁浸，持以蒸桑叶罨立愈。

《图经》曰：蓼实，生雷泽川泽，今在处有之。蓼类甚多，有紫蓼、赤蓼，一名红蓼、青蓼、香蓼、马蓼、水蓼、木蓼等，凡七种。紫、赤二种，叶俱小狭而厚；青、香二种，叶亦相似而俱薄；马、水二种，叶俱阔大，上有黑点。此六种花皆黄白，子皆青黑。木蓼，一名天蓼，亦有大小二种，蔓生，叶似柘叶，花黄白，子皮青滑。陶隐居以青蓼入药，然其蓼俱堪食。又以马蓼为荭草，已见上条，余亦无用。苏恭以水蓼亦入药，水煮捋脚者，多生水泽中。《周颂》所谓以薅④荼蓼。《尔雅》所谓蔷，虞蓼是也。又《三茅君传》有作白蓼酱方。白蓼，《药谱》无闻，疑即青蓼也。或云：红蓼亦可作酱。

《圣惠方》：治肝虚转筋：用赤蓼茎叶切三合，水一盏，酒三合，煎至四合，去滓，温分二服。

又方：治热喝心闷：用浓煮蓼汁一大盏，分为二服，饮之。

《外台秘要》：治夏月喝死：取浓煮汁三升灌之。《经验方》治脚痛成疮；先到水蓼煮汤，令温热得所，频频淋洗，候疮干自安。

孙真人《食忌》：二月勿食水蓼，食之伤肾，合鱼鲙食之则令人阴冷疼气欲绝。

《斗门方》：治血气攻心痛不可忍：以蓼根细到，酒浸服之差。

《古今录验》：治霍乱转筋：取蓼一手把，去两头，以水二也，米煮取一升半，顿服之。

《文选》：习蓼虫之志辛，是知，物莫辛于蓼也。

《衍义》曰：蓼实，即《神农本经》第十一卷中水蓼之子也。彼言蓼则用茎，此言实，即用子，故此复论子之功，故分为二条。春初以葫芦盛水浸湿，高挂于火上，昼夜使暖，遂生红芽，取以为蔬，以备五辛盘。又一种水红，与此相类，但苗茎高及丈，取子微炒，碾为细末，薄酒调二三钱服，治瘰疬，久则效，效则已。

现注：

①一：原刻有一小空白，够容一个字之地，并无一字。既有三种，一字应出现三次，不知为何这第二个一字未刻出，而留空地，今补之。

②豉：下原有音鼓二字注音。豉：(gǔ 古)，笼豉指荭草。

③茞：下原有血轨切三字注音。茞 (kuī 亏)，指荭草。

④薅：(hāo 蒿)，下原有大羔切三字注音。

按：蓼实为蓼科植物水蓼的种子。功能明目温中驱寒行水消痛。临床有同科植物荭蓼种子称水红花子，可利湿退黄，治肝炎，肿瘤等。入化湿药中。

时珍曰：蓼类皆高扬，故字从翏，音料，高飞貌。时珍曰：韩保升所说甚明。古人种蓼为蔬，收子入药。故《礼记》烹鸡、豚、鱼、鳖，皆实蓼于其腹中，而和羹脍亦须切蓼也。后世饮食不用，人亦不复栽，惟造酒曲者用其汁耳。今但以平泽所生香蓼、青蓼、紫蓼为良。

附方：新二。

伤寒劳复：因交后卵肿，或缩入腹痛：蓼子一把。水汁，饮一升。（《肘后方》）

霍乱烦渴：蓼子一两，香薷二两。每服二钱，水煎服。（《圣济录》）

苗叶：杀虫伏砒（时珍）

附方：新三。

蓼汁酒：治胃脘冷，不能饮食，耳目不聪明，四肢有气，冬卧足冷：八月三日取蓼日干，如五升大，六十把，水六石，煮取一石，去滓，拌米饭，如造酒法，待熟，日饮之。十日后，目明气壮也。（《千金方》）

小儿冷痢：蓼叶，捣汁服。（《千金》）

恶犬咬伤：蓼叶，捣泥敷。（《肘后》）

# 葱　实

味辛，温，无毒。主明目，补中不足，其茎，葱白，平。可作汤，主伤寒寒热，出汗中风，面目肿。伤寒骨肉痛，喉痹不通，安胎，归目，除肝邪气，安中，利五脏，益目睛，杀百药毒。葱根主伤寒头痛。葱汁，平，温。主溺血，解藜芦毒。

《唐本》注云：葱有数种，山葱曰茖[①]葱，疗病以胡葱，主诸恶蟨[②]，狐尿刺毒，山溪中沙虱、射工等毒。煮汁浸或捣敷大效。亦兼小蒜、茱萸辈，不独用也。其人间食葱又有二种：有冻葱，即经冬不死，分茎栽莳而无子也。又有汉葱，冬即叶枯。食用入药，冻葱最善，气味亦佳。臣禹锡等谨按《蜀本》《图经》云：葱有冬葱、汉葱、胡葱、茖葱、凡四种。冬葱夏衰冬盛，茎叶俱软

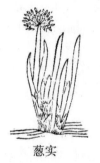

葱实

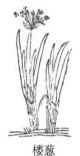

楼葱

美，山南江左有之。汉葱冬枯，其茎实硬而味薄，胡葱茎叶粗短，根若金葵，能疗肿毒。茖葱生于山谷，不入药用。

《尔雅》云：茖，山葱释曰：《说文》云：葱生山中者名茖，细茎大叶者是也。

孟诜云：葱，温。根主疮中有水，风肿疼痛者。冬葱最善，宜冬月食，不宜多，虚人患气者，多食发气，上冲人五脏闭绝，虚人胃。开骨节，出汗。故温尔。

《日华子》云：葱治天行时疾，头痛热狂，通大小肠。霍乱转筋，及贲豚气，脚气心腹痛，目眩。及止心迷闷。取其茎叶用盐研罨蛇虫伤，并金疮水入蛻肿。煨研罨敷中射工溪毒，盐研罨敷。子温中，补不足，益精明目。根杀一切鱼肉毒，不可以蜜同食。

《图经》曰：葱实，《本经》不载所出州土，今处处有之。葱有数种，入药用山葱、胡葱。食品用冻葱、汉葱。山葱生山中，细茎大叶，食之香美于常葱，一名茖[③]葱。《尔雅》所谓茖，山葱，是也。胡葱类食葱而根茎皆细白，又云茎叶微短，如金灯者是也。

旧别有条云：生蜀郡山谷，似大蒜而小，形圆皮赤，稍长而锐。冻葱冬夏常有，但分茎栽莳而无子，气味最佳，亦入药用。一名冬葱。又有一种楼葱，亦冬葱类也，江南人呼龙角葱，言其苗有八角，故云尔。淮楚间多种之。汉葱茎实硬而味薄，冬即叶枯。凡葱皆能杀鱼肉毒，食品所不可阙也。唐·韦宙《独行方》主水病两足肿者；剉葱叶及茎，煮令烂渍之，日三五作乃佳。煨葱治打扑损，见刘禹锡《传信方》云：得于崔给事；取葱新折者便入灰火煨，承热剥皮，擘开其间有涕，便将罨损处，仍多煨取，续续易热者。崔云：顷在泽潞，与李抱真作判官，李相方以毬杖按毬子，其军将以杖相格，便乘势不能止，因伤李相指并爪甲擘裂，遽索金创药裹之，强坐频索酒吃，至数盏已过量而面色愈青，忍痛不止。有军吏言此方，遂用之，三易面色却赤，斯须云已不痛。凡十数度，用热葱并涕缠裹其指，遂毕席笑颜。又葱花亦入药，见崔元亮《海上方》治脾心痛，痛则腹胀如锥刀刺者：吴茱萸一升，葱花一升，以水一大升入合，煎七合，去滓，分二服立效。

　　《食疗》：叶温，白平。主伤寒壮热出汗，中风，面目浮肿，骨节头疼损发鬓。葱白及须，平，通气，主伤寒头痛。又治疮中有风水肿疼；取青叶、干姜、黄蘗相和煮作汤浸洗立愈。冬用食不宜多，只可和五味用之，上冲人五脏闭绝。虚人患气者，多食发气，为通和关节，出汗之故也。少食则得，可作汤饮，不得多食，恐拔气上冲人五脏闷绝。切不得与蜜相和食之，促人气，杀人。又止血衄，利小便。

　　《外台秘要》：治肠痔，大便常血：取葱白三五斤，煮作汤，盆中坐立差。

　　又方：治大小肠不通：捣葱白以酢和封小腹上。又方：治急气淋，阴肾肿：泥葱半斤，煨过，烂捣贴脐上。

　　《千金方》：治中恶：葱心黄刺鼻孔中，血出良。《肘后方》：脑骨破及骨折：葱白细研，和蜜厚封损处立差。

　　《经验方》：治小便淋涩，或有血，以赤根楼葱近根截一寸许，安脐中上，以艾灸七壮。

　　《梅师方》：治胎动不安：以银器煮葱白羹服之。又方：治惊金疮出血不止，取葱炙令热，按取汁敷疮上即即血止。又方：治霍乱后烦躁，卧不安稳：葱白二十茎，大枣二十枚，以水三升，煎取二升，分服。

　　孙真人《食忌》：正月勿多食生葱，食之发面游风，若烧葱和蜜食杀人。

　　《食医心镜》：主赤白痢：以葱一握细切，和米煮粥，空心食之。

　　又方：理眼暗，补不足：葱实大半升为末，每度取一匙头，水二升，煮取一升半，滤取滓，茸④米煮粥，食良久食之。又捣葱实丸，蜜和如梧子大，食后饮汁服一二十丸，日二三服，亦甚明目。又方：主伤寒寒热，骨节碎痛，出汗，治中风面目浮肿，喉咽不通。安胎归目，除肝脏邪气，安中利五脏，益目精，杀百药。叶作羹粥，炸作齑食之良。

　　《胜金方》：治鼻衄血：以葱白一握，捣裂汁，投酒少许，抄三两滴入鼻内差。

　　《兵部手集》：治蜘蛛啮，遍身成疮：青葱叶一茎，去小尖头，作孔子，以蚯蚓一条入葱叶中，紧捏两头勿令通气，但摇动即化为水，点咬处即差。

　　杜壬：治喉中疮肿，葱须阴干为末，蒲州胆矾一钱，葱末二钱，研匀，一字入竹管中吹病处。

　　《伤寒类要》：治妇人妊娠七月，若伤寒壮热，赤斑变为黑斑，溺血：以葱一把，水三升，煮令热，服之取汁，食藏令尽。

《杨氏产乳》：主胎动五六个月，困笃难较者，葱白一大握，水三升，煎取一升，去滓顿服。又方：主胎动腰痛抢心，或下血：取葱白不限多少，浓煮汁饮之。

《三洞要录》：神仙消金玉浆法：葱者菜之伯，虽臭而有用，消金玉锡石也。又以冬至取葫芦盛葱汁、根、茎埋于庭中，到夏至发之，尽为水，以渍金、玉、银、青石各三分，自消矣。曝⑤令干如饴，可休粮，久服神仙。亦曰金浆也。

《衍义》曰：葱实，葱初生名葱针，至夏则有花，于秋月植作高沟旋壅起，以备冬用，曰冬葱，其实一也。又有龙角葱，每茎上出岐如角。皮赤者名楼葱，可煎汤渫下部。子皆辛，色黑有皱纹，作三瓣。此物大抵以发散为功，多食昏人神。

现注：

①茖：（gè 各）。

②䗺：（cì 次），下原有七吏切三字注音。䗺即黄刺蛾之幼虫，俗称洋拉子。

③茖：下原有古百切三字注音。

④茾：（qì 气）补治。

⑤曝：原版刻成曝（báo 雹），为皮皱起之意，无晒干之，疑为曝之误。

按：葱实为百合科葱的种子。功能明目补中，壮阳温肾。有用葱实治牙痛者有一定疗效。又葱白可发散风寒通阳气。治外感发热有效。又本条原版为白文及墨文，为《本经》《别录》文，不知为何缺陶隐居注，故说明之。

释名：茏（《纲目》）、菜伯（同）、和事草（同）、鹿胎。时珍曰：葱从囱。外直中空，有囱通之象也。茏者，草中有孔也，故字从孔，茏脉象之。葱初生曰葱针，叶曰葱青，衣曰葱袍，茎曰葱白，叶中涕曰葱苒。诸物皆宜，故云菜伯、和事。时珍曰：冬葱即慈葱，或名太官葱。谓其茎柔细而香，可以经冬，太官上供宜之，故有数名。汉葱一名木葱，其茎粗硬，故有木名。冬葱无子。汉葱春末开花成丛，青白色。其子味辛色黑，有皱纹，作三瓣状。收取阴干，勿令郁，可种可栽。张仲景曰：生葱合枣食，令人病；合犬、雉肉食，多令人病血。时珍曰：服地黄、常山人，忌食葱。

治阳明下痢、下血（李杲）。达表和里，止血（宁原）除风湿，身痛麻痹，虫积心痛，止大人阳脱，阴毒腹痛，小儿盘肠内钓，妇人妊娠溺血，通乳汁，散乳痈，利耳鸣，涂犬伤，制蚯蚓毒（时珍）。

元素曰：葱茎白，味辛而甘平，气浓味薄，升也，阳也。入手太阴、足阳明经，专主发散，以通上下阳气。故《活人书》治伤寒头痛如破，用连须葱白汤主之。张仲景治少阴病，下利清谷，里寒外热，厥逆脉微者，白通汤主之，内用葱白。若面色赤者，四逆汤加葱白。腹中痛者，去葱白。成无己解之云：肾恶燥，急食辛以润之。葱白辛温以通阳气也。

时珍曰：葱乃释家五荤之一。生辛散，熟甘温，外实中空，肺之菜也，肺病宜食之。肺主气，外应皮毛，其合阳明。故所治之症多属太阴、阳明，皆取其发散通气之功，通气故能解毒及理血病。气者血之帅也，气通则血活矣。金疮磕损，折伤血出，疼痛不止者，王《百一选方》用葱白、砂糖等分研封之。云痛立止，更无痕瘢也。葱叶亦可用。又葱管吹盐入玉茎内，治小便不通及转脬危急者，极有捷效。余常用治数人得验。

附方：新三十六。

感冒风寒：初起。即用葱白一握，淡豆豉半合，泡汤服之，取汗。（《濒湖集简方》）

伤寒头痛：如破者。连须葱白半斤，生姜二两，水煮温服。（《活人书》）

时疾头痛：发热者：以连根葱白二十根，和米煮粥，入醋少许，热食取汗即解。（《济生秘览》）

数种伤寒：初起一二日，不能分别者：用上法取汗。伤寒劳复：因交接者，腹痛卵肿：用葱白捣烂，苦酒一盏，和服之。（《千金方》）

风湿身痛：生葱擂烂，入香油数点，水煎，调川芎、郁金末一钱服，取吐。（《丹溪心法》）

小儿卒死：取葱白纳入下部，及两鼻孔中，气通或嚏即活。（《陈氏经验方》）

小儿盘肠：内钓腹痛。用葱汤洗儿腹，仍以炒葱捣贴脐上。良久，尿出痛止。（汤氏《婴孩宝书》）

阴毒腹痛：厥逆唇青卵缩，六脉欲绝者：用葱一束，去根及青，留白二寸，烘热安脐上，以熨斗火熨之，葱坏则易。良久热气透入，手足温有汗即瘥，乃服四逆汤。若熨而手足不温，不可治。（朱肱《南阳活人书》）

脱阳危症：凡人大吐大泄之后，四肢厥冷，不省人事，或与女子交后，小腹肾痛，外肾搐缩，冷汗出厥逆，须臾不救：先以葱白炒热熨脐，后以葱白三七茎擂烂，用酒煮灌之，阳气即回。（此华佗救卒病方也）。卒心急痛：牙关紧闭欲绝。以老葱白五茎去皮须，捣膏，以匙送入咽中，灌以麻油四两，但得下咽即苏。少顷，虫积皆化黄水而下，永不再发。累得救人。（《瑞竹堂方》）

蛔虫心痛：用葱茎白二寸，铅粉二钱，捣丸服之，即止。葱能通气，粉能杀虫也。（杨氏《经验方》）

腹皮麻痹：不仁者。多煮葱白食之，即自愈。（危氏方）

小便闭胀：不治杀人。葱白三斤，锉炒，帕盛，二个更互熨小腹，气透即通也。（许学士《本事方》）

大肠虚闭：匀气散。用连须葱一根，姜一块，盐一捻，淡豉三七粒，捣作饼，烘掩脐中，扎定。良久，气通即通。不通再作。（杨氏《直指方》）

小儿虚闭：葱白三根煎汤，调生蜜、阿胶末服。仍以葱头染蜜，插入肛门，少顷即通。（《全幼心鉴》）

小儿不尿：乃胎热也。用大葱白切四片，用乳汁半盏，同煎片时，分作四服即通。不饮乳者，服之即饮乳。若脐四旁有青黑色及口撮者，不可救也。（《全幼心鉴》）

肿毒尿闭：因肿毒未溃，小便不通：用葱切，入麻油煎至黑色，去葱取油，时涂肿处，即通。（《普济》）

水癖病肿：葱根白皮煮汁，服一盏，当下水出。病已困者，取根捣烂，坐之取气，水自下。（《圣济录》）

阴囊肿痛：葱白、乳香捣涂，即时痛止肿消。又方：用煨葱入盐，杵如泥，涂之。小便溺血：葱白一握，郁金一两，水一升，煎二合，温服。一日三次。（《普济方》）

便毒初起：葱白炒热，布包熨数次，乃用敷药，即消。《永类方》：用葱根和蜜捣敷，以纸密护之。外服通气药，即愈。痈疽肿硬：乌金散：治痈疖肿硬无头，不变色者。米粉四两，葱白一两，同炒黑，研末，醋调，贴一伏时又换，以消为度。（《外科精义》）

一切肿毒：葱汁渍之，日四五度。乳痈初起：葱汁一升，顿服即散。（并《千金》）

疗疮恶肿：刺破。以老葱、生蜜杵贴。两时疔出，以醋汤洗之，神效(《圣济录》)

小儿秃疮：冷泔洗净，以羊角葱捣泥，入蜜和涂之，神效。（杨氏）

刺疮金疮：百治不效：葱煎浓汁渍之，甚良。金疮瘀血：在腹者。大葱白二十枚，麻子三升，杵碎，水九升，煮一升半，顿服。当吐出脓血而愈。未尽再服。（并《千金方》）

血瘇怪病：人遍身忽然肉出如锥，既痒且痛，不能饮食，名血瘇。不速治，必溃脓血：以赤皮葱烧灰淋洗，饮豉汤数盏自安。（夏子益《怪病奇方》）

解金银毒：葱白煮汁饮之。(《外台秘要》)

脑破骨折：蜜和葱白捣匀，浓封立效。(《肘后方》)

叶：时珍曰：按：张氏《经验方》云：金创折伤血出，用葱白连叶煨热，或锅烙炒热，捣烂敷之，冷即再易。石城尉戴尧臣，试马损大指，血出淋漓。余用此方，再易而痛止。翌日洗面，不见痕迹。宋推官、鲍县尹皆得此方，每有杀伤气未绝者，亟令用此，活人甚众。又凡人头目重闷疼痛，时珍每用葱叶插入鼻内二三寸，并耳内，气通即便清爽也。

附方：新二。

小便不通：葱白连叶捣烂，入蜜，合外肾上，即通。(《永类钤方》)

代指毒痛：取萎黄葱叶煮汁，热渍之。(《千金方》)

汁：散瘀血，止衄止痛，治头痛耳聋，消痔漏，解众药毒（时珍）。

时珍曰：葱汁即葱涕，功同葱白。古方多用葱涎丸药，亦取其通散上焦风气也。

附方：新三。

火焰丹毒，从头起者：生葱汁涂之。痔瘘作痛：葱涎、白蜜和涂之，先以木鳖子煎汤熏洗，其冷如冰即效。一人苦此，早间用之，午刻即安也。(《唐仲举方》)

解钩吻毒：面青口噤欲死。以葱涕啖之，即解。(《千金》)

须：疗饱食房劳，血渗入大肠，便血肠成痔，晒干，研末，每服二钱，温酒下（时珍）。

时珍曰：茖葱，野葱也，山原平地皆有之。生沙地者名沙葱，生水泽者名水葱，野人皆食之。开白花，结子如小葱头。世俗不察胡葱即蒜葱，误指此为胡葱（详见胡葱下）。保升言不入药用，苏颂言入药宜用山葱、胡葱。今考思邈《千金食性》，自有葱功用，而诸本失收，今采补之。时珍曰：佛家以葱为五荤之一。

## 韭

味辛，微酸，温，无毒。归心安五脏，除胃中热，利病人，可久食。

子：主梦泄精溺白。

根：主养发。

陶隐居云：韭子，入棘刺诸丸，主漏精，用根入生发膏，用叶以煮鲫鱼鲊，断卒下痢多验。但此菜殊辛臭，虽煮食之，便出犹奇熏灼，不如葱、薤，熟即无气。最是养性所忌也。

今按：陈藏器《本草》云：韭，温中下气，补虚调和脏腑，令人能食，益阳止泄，白脓腹冷痛，并煮食之。叶及根生捣绞汁服，解药毒，疗狂狗咬人欲发者，亦杀诸蛇、虺、蝎、恶虫毒。取根捣和酱汁灌马鼻虫颡。又捣根汁多服，主胸痹骨痛不可触者。俗云韭菜是草钟乳，言其宜人，信然也。

臣禹锡等谨按《尔雅》云：蘶[①]，山韭释曰：《说文》云：菜名，一种而久者，故谓之韭。山中生者名蘶。《韩诗》云：六月食郁及薁是也。

孟诜云：热病后十日不可食热韭，食之即发困。又胸痹心中急痛如锥刺，不得俯仰，自汗出或痛彻背上，不治或至死，可取生韭或根五斤，洗捣汁，灌少许即吐胸中恶血。

萧炳云：韭子，合龙骨服甚补中，小儿初生与韭根汁灌之即吐出恶水令无病。

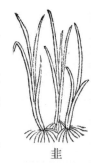

韭

《日华子》云：韭，热。下气补虚和腑脏，益阳，止泄精尿血，暖腰膝，除心主腹痼冷，胸中痹冷，疣癣气及腹痛等。食之肥白人。中风失音，研汁服。心脾骨痛甚，生研服。蛇犬咬并恶疮捣敷。多食昏神暗目，酒后尤忌，不可与蜜同食。又云：子，暖腰膝，治鬼交甚效。入药炒用。

《图经》曰：韭，旧不著所出州土，今处处有之。谨按：许慎《说文解字》云：菜名，一种而久者，故谓之韭。故圃人种莳，一岁而三四割之，其根不伤，至冬壅培之，先春而复生。信乎一种而久者也。在菜中，此物最温而益人，宜常食之。《易稽览图[②]》云：政道得则阴物变为阳。郑康成注云：若葱变为韭是也。然则，葱冷而韭温可验矣。又有一种山韭，形性亦相类，但根白叶如灯心苗。《尔雅》所谓蘶[③]，山韭。《韩诗》云：六月食郁及薁，皆谓此也。山中往往有之，而人多不识耳。韭子得桑螵蛸、龙骨主漏精。葛洪、孙思邈皆有方。崔元亮《海上方》治腰脚；韭子一升，拣择蒸两炊以来，曝干，簸去黑皮，炒令黄，捣成粉，安息香二大两，水煮一二百沸讫，缓火炒令赤色，二物相和，捣为丸，如干，入蜜亦得，每日空腹，以酒下二十丸以来，讫以饭三五匙压之大佳。根亦入药用。

陈藏器注云：取子生吞三十粒，空心盐汤下：止梦泄精及溺白大效。

《食疗》：亦可作菹，空心食之甚验。此物炸熟，以盐醋空心吃一碟，可十顿以上，甚治胸膈咽气，利胸膈甚验。初生孩子，可捣根汁灌之，即吐出胸中恶血，永无诸病。五月勿食韭，若值时馑之年，可与米同地种之，一亩可供十口食。

《圣惠方》：治虚劳肾损，梦中泄精：用韭子二两微炒为散，食前酒下二钱匕。

《外台秘要》：治虚劳尿精：新韭子二升，十月霜后采，好酒八合，渍一宿，明旦日色好童子向南捣一万杵，平旦温酒服方寸匕，日再服，立差佳。

《千金方》：治百虫入耳：捣韭汁灌耳中即差。

又方：治喉肿不下食：以韭一把，捣熬敷之，冷即易之。

《肘后方》：卧忽不寤，勿以水照之，杀人。但痛啮拇指际而唾其面则活：取韭捣汁吹鼻孔，冬月用韭根取汁灌于口中。

又方：卒上气鸣息，便欲绝：捣韭绞汁饮一升愈。又方：男女梦与人交，精便泄出，此内虚邪气感发，熬韭子捣末，酒渍稍稍服。

《经验方》：治五般疮癣：以韭根炒存性，旋捣末以猪脂油调敷之，三度差。

《食医心镜》：止水谷痢：作羹粥炸炒任食之。

又云：韭能充肝气。又云：正月之节食五辛，以辟厉气：蒜、葱、韭、薤、姜。

又方：卒中恶：捣韭汁灌鼻中。

《斗门方》：治漆咬：用韭菜研敷之。《食医心镜》同。

《子母秘录》：治小儿患黄：捣韭根汁，滴儿鼻中，如大豆许。又方：治小儿腹胀：韭根捣汁和猪脂煎服一合。又方：卒刺手水肿：捣韭及蓝置上，以火炙热彻即差。

黄帝云：霜韭冻，不可生食，动宿饮，令人必吐水。出五月勿食；损人滋④味，令人乏气力。秦运副云：有人消渴，引饮无度；或令食韭黄，其渴遂止；法要日吃三五两，或炒或作羹，无入盐，极效。但吃得十斤即佳。过清明勿吃，入酱无效。

《衍义》曰：韭，春食则香，夏食则臭，多食则昏神。子止精滑甚良。未出粪土为韭黄，最不益人，食之即滞气，盖含噎郁未之气，故如是。孔子曰：不时不食。正为此荤。花食之动风。

现注：

①藿：原刻为藿字，为误。

②《易稽览图》，全名《易伟稽览图》。

③藿：下原有羊六切三字注音。现注音（yù 玉），即山韭。此字极易为藿字混，原版及一些注本都将藿字错写为藿，特提请注意。

④滋：原为嗞，但嗞不通滋，故改之。

按：韭为百合科韭之叶或全株。可安五脏，止消渴。韭子，为韭之种子。可涩精去浊，强阳暖腰。临床用韭子于阳痿遗精等，也可用于消渴，糖尿病等。

释名：起阳草（侯氏《药谱》）。时珍曰：韭之茎名韭白，根名韭黄，花名韭菁。《礼记》谓韭为丰本，言其美在根也。薤之美在白，韭之美在黄，黄乃未出土者。时珍曰：韭丛生丰本，长叶青翠。可以根分，可以子种。其性内生，不得外长。叶高三寸便剪，剪忌日中。一岁不过五剪，收子者只可一剪。八月开花成丛，收取腌藏供馔，谓之长生韭，言：剪而复生，久而不乏也。九月收子，其子黑色而扁，须风处阴干，勿令郁。北人至冬移根于土窖中，培以马屎，暖则即长，高可尺许，不见风日，其叶黄嫩，谓之韭黄，豪贵皆珍之。韭之为菜，可生可熟，可菹可久，乃菜中最有益者也。罗愿《尔雅翼》云：物久必变，故老韭为苋。

时珍曰：生：辛、涩；熟：甘、酸。时珍曰：案：《千金方》作可久食，不利病人。

煮食，归肾壮阳，止泄精，暖腰膝（宁原）。主吐血唾血，衄血尿血，妇人经脉逆行，打扑伤损及膈噎病。捣汁澄清，和童尿饮之，能消散胃脘瘀血，甚效（震亨）。饮生汁，主上气喘息欲绝，解肉脯毒。煮汁饮，止消渴盗汗。熏产妇血运，洗肠痔脱肛（时珍）。

思邈曰：韭味酸，肝病宜食之，大益人心。时珍曰：韭，叶热根温，功用相同。生则辛而散血，熟则甘而补中。入足厥阴经，乃肝之菜也。《素问》言，心病宜食韭，《食鉴本草》言，归肾，文虽异而理则相贯。盖心乃肝之子，肾乃肝之母，母能令子实，虚则补其母也。道家目为五荤之一，谓其能昏人神而动虚阳也。有一贫叟病噎膈，食入即吐，胸中刺痛。或令取韭汁，入盐、梅、卤汁少许，细呷，得入渐加，忽吐稠涎数升而愈。此亦仲景治胸痹用薤白，皆取其辛温能散胃脘痰饮恶血之义也。震亨曰：心痛有食热物及怒郁，致死血留于胃口作痛者，宜用韭汁、桔梗加入药中，开提气血。有肾气上攻以致心痛者，宜用韭汁和五苓散为丸，空心茴香汤下。盖韭性急，能散胃口血滞也。又反胃宜用韭汁二杯，入姜汁、牛乳各一杯，细细温服。盖韭汁消血，姜汁下气消痰和胃，牛乳能解热润燥补虚也。一人腊月饮刮剿酒三杯，自后食必屈曲下膈，硬涩微痛，右脉甚涩，关脉沉。此污血在胃脘之口，气因郁而成痰，隘塞食道也。遂以韭汁半盏，细细冷呷，尽半斤而愈。

附方：新二十。

阴阳易病：男子阴肿，小腹绞痛，头重眼花，宜鼠屎汤煮之：用鼠屎十四枚，韭根一大把，水二盏，煮七分，去滓再煎二沸，温服，得汗愈。未汗再服。（《南阳活人书》）

伤寒劳复：方同上。

风忤邪恶：韭根一把，乌梅十四个，吴茱萸（炒）半升，水一斗煮之。仍以病患栉内入，煮三沸。栉浮者生，沉者死。煮至三升，分三服。（《金匮要略》）

夜出盗汗：韭根四十九根。水二升，煮一升，顿服。（《千金方》）

脱肛不收：生韭一斤（切），以酥拌炒熟，绵裹作二包，更互熨之，以入为度。（《圣惠》）

痔疮作痛：用盆盛沸汤，以器盖之，留一孔。用洗净韭菜一把，泡汤中。乘热坐孔上，先熏后洗，数次自然脱体也。（《袖珍方》）

小儿胎毒：初生时，以韭汁少许灌之，即吐出恶水恶血，永无诸疾。（《四声本草》）

痘疮不发：韭根煎汤服之。（《海上方》）

产后呕水：产后因怒哭伤肝，呕青绿水：用韭叶一斤取汁，入姜汁少许，和饮，遂愈。（《摘玄方》）

产后血运：韭菜切，安瓶中，沃以热醋，令气入鼻中，即省。（《丹溪心法》）

赤白带下：韭根捣汁，和童尿露一夜，空心温服取效。（《海上仙方》）

鼻衄不止：韭根、葱根同捣枣大，塞入鼻中，频易，两三度即止。（《千金方》）

金疮出血：韭汁和风化锻石晒干。每用为末敷之效。（《濒湖集简方》）

刺伤中水：肿痛。煮韭热拓之。（《千金》）

猘狗咬伤：七日一发。三七日不发，乃脱也。急于无风处，以冷水洗净，即服韭汁一碗。隔七日又一碗，四十九日共服七碗。须百日忌食酸、咸，一年忌食鱼腥，终身忌食狗肉，方得保安。否则十有九死。徐本斋云：此法出《肘后方》。有疯犬一日咬三人，只一人用此得活，亲见有效。（《简便》）

聤耳出汁：韭汁日滴三次。（《圣惠方》）

牙齿虫蠹：韭菜连根洗捣，同人家地板上泥和，敷痛处腮上，以纸盖住。一时取下，有细虫在泥上，可除根。又方：韭根十个，川椒二十粒，香油少许，以水桶上泥同捣，敷病牙颊上。良久有虫出，数次即愈也。解肉脯毒：凡肉密器盖过夜者为郁肉，屋漏沾着者为漏脯，皆有毒。捣韭汁饮之。（张文仲《备急方》）

食物中毒：生韭汁服数升良。（《千金》）

韭子：时珍曰：阳也。伏石钟乳、乳香。

补肝及命门，治小便频数、遗尿，女人白淫、白带（时珍）。

时珍曰：棘刺丸方见《外台秘要》，《三因方》治下元虚冷，小便不禁，或成白浊，有家韭子丸。盖韭乃肝之菜，入足厥阴经。肾主闭藏，肝主疏泄。《素问》曰：足厥阴病则遗尿。思想无穷，入房太甚，发为筋痿，及为白淫。男随溲而下，女子绵绵而下。韭子之治遗精漏泄、小便频数、女人带下者，能入厥阴，补下焦肝及命门之不足。命门者藏精之府，故同治云。

附方：新三。梦泄遗尿：韭子二升，稻米三升，水一斗七升，煮粥取汁六升，分三服。（《千金方》）

玉茎强中：玉茎强硬不痿，精流不住，时时如针刺，捏之则痛，其病名强中，乃肾滞漏疾也。用韭子、破故纸各一两，为末。每服三钱，水一盏，煎服。日三即住。（《夏子益奇方》）

女人带下：及男子肾虚冷，梦遗。用韭子七升，醋煮千沸，焙研末，炼蜜丸梧子大。每服三十丸，空心温酒下。（《千金方》）

烟熏虫牙：用瓦片红，安韭子数粒，清油数点，待烟起，以筒吸引至痛处。良久以温水漱，吐有小虫出为效。未尽再熏。（《救急易方》）

山韭：

释名：籈：（音纤，未详）。时珍曰：案：《尔雅》云：山韭也，许慎《说文》云：籈，山韭也。金幼孜《北征录》云：北边云台戍地，多野韭、沙葱，人皆采而食之。即此也。苏氏以诗之郁即此，未知是否。又吕忱《字林》云：荄（音严），水韭也。野生水涯，叶如韭而细长，可食。观此，则知野韭又有山、水二种，气味或不相远也。

味咸、寒、涩，无毒。主宜肾，主大小便数，去烦热，治毛发（《千金》）。

时珍曰：蕽，肾之菜也，肾病宜食之。诸家本草不载，而孙思邈《千金方》收之。他书蕽字多讹作藿字，藿乃豆叶也。陈直《奉亲养老书》有蕽菜羹，即此也。其方治老人脾胃气弱，饮食不强。用蕽菜四两，鲫鱼肉五两，煮羹，下五味并少面食。每三五日一作之。云极补益。

# 薤

味辛、苦，温，无毒。主金疮疮败，轻身不饥耐老。归于骨，菜芝也。除寒热，去水气，温中散结，利病人。诸疮中风寒水肿，以涂之。生鲁山平泽。

陶隐居云：葱、薤异物而今共条，《本经》既无韭，以其同类故也。今亦取为副品种，数方家多用葱白及叶中涕，名葱苒[①]，无复用实者。葱亦有寒热，白冷青热，伤寒汤不得令有青也。能消桂为水，亦化五石。《仙方》及服食家皆须之，偏入诸膏用。不可生啖，荤辛为忌。

《唐本》注云：薤，乃是韭类，叶不似葱，今云同类，不识所以然。薤有赤白二种，白者补而美，赤者主金疮及风，苦而无味。今别显条于此也。

今按：陈藏器《本草》云：薤，调中，主久痢不差，腹内常恶者，但多煮食之。赤痢取薤致黄蘗[②]煮服之差。

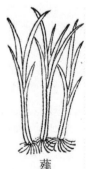

薤

臣禹锡等谨按《蜀本》《图经》云：形似韭而无实，山薤，一名莜，茎叶相似，体性亦同。叶皆冬枯，春秋分莳。

《尔雅》云：莜[③]，山薤释曰：《说文》云：薤，菜也，生山中者名莜。又云：薤，鸿荟释曰：薤，一名鸿荟。

孟诜云：薤，疗诸疮中风水肿；生捣热涂上，或煮之白色者最好。虽有辛，不荤五脏，学道人长服之，可通神安魂魄，益气续筋力。

《日华子》云：轻身耐寒，调中补不足，食之能止久痢冷泻，肥健人。生食引涕唾，不可与牛肉同食，令人作癥瘕，四月不可食也。

《图经》曰：薤，生鲁山平泽，今处处有之。似韭而叶阔，多白无实。人家种者有赤白二种。赤者疗疮，生肌，白者冷补。皆春分莳之，至冬而叶枯。《尔雅》云：薤④，鸿荟⑤。又云：勭⑥，山薤。山薤茎叶亦与家薤相类而根长，叶差大，仅若鹿葱，体性亦与家薤同，然今少用。薤虽辛而不荤五脏，故道家长饵之，兼补虚最宜。人凡用葱、薤，皆去青留白，云白冷而青热也。故断赤下方取薤白同黄蘖⑦煮服之，言其性冷而解毒也。唐·韦宙《独行方》主霍乱干呕不息，取薤一虎口，以水三升，煮取半，顿服，不过三作即已。又卒得胸痛，差而复发者，取薤根五斤，捣绞汁饮之立差。

《食疗》：轻身耐老，疗金疮，生肌肉，生捣薤白，以火封之，更以火就灸，令热气彻疮中，干则易之。白色者最好。虽有辛气，不荤人五脏。又发热病不宜多食，三月勿食生者。又治寒热去水气，温中散结气，可作羹。又治女人赤白带下。学道人长服之，可通神安魂魄，益气，续筋力。骨鲠在咽不去者，食之即下。

《肘后方》：救死，或先病，或常居寝卧，奄忽⑧而绝，皆是中恶，以薤汁鼻中灌。

又方：手指赤，随月生死：以生薤一把，苦酒中煮沸熟出，以敷之即愈。

《葛氏方》：治疥疮：煮薤叶洗，亦佳。捣如泥敷之亦得。又方：诸鱼骨鲠：小嚼薤白令柔，以绳系中，吞薤到鲠处引之，鲠即随出。

又方：误吞钗：取薤白曝令萎黄，煮使熟，勿切，食一大束，钗即随出。

又方：若已中水及恶露风寒肿痛：杵薤以敷上，炙热榻疮上便愈。

又方：虎犬咬人：杵汁敷，又饮一升，日三差。又方：食郁肉脯，此并有毒：杵汁服二三升。《梅师方》：有伤手足，而犯恶露，杀人不可治：以薤白烂捣，以帛囊之，着煻火使薤白极热，去帛以薤敷疮，以帛急裹之，冷即易，亦可捣作饼子，以艾灸之使热气入疮中，水下差。又方：灸疮肿痛：薤白，切一升，猪脂一升，细切，以苦酒浸经宿，微火煎三上三下，去滓敷上。

《食医心镜》：主赤白痢下：薤白一握，切，煮作粥食之。又方：治诸疮败，能生肌轻身不饥，耐老，宜心归骨，菜芝也。除寒热，去气，温中散结气，利病人，诸疮中风寒水肿：生杵敷之。鲠骨在咽，煮食佳。作羹粥食之，炸作齑菹，炒食并得。黄帝云：薤，不可共牛肉食之，成瘕疾，冬月勿食生薤，多涕唾。

范汪：治目中风肿痛：取薤白，截，仍以肤上令遍膜，皆差。头卒痛者止之。

又方：产后诸痢，宜煮薤白食之，惟多益。好用肥羊肉去脂作灸食之，或以羊肾脂炒薤⑨白食尤佳。

《杨氏产乳》：疗疳痢：薤白二握，生捣如泥，以粳米粉二物蜜调相和，捏作饼，灸取熟与吃，不过三两服。

《衍义》曰：薤，叶如金灯叶，差狭而更光。故古人言薤露者，以其光滑难伫之义。《千金》治肺气喘急用薤白，亦取其滑泄也。与蜜同捣涂汤火伤，其效甚速。

现注：

①莳：下原有音冉二字注意。

②致黄蘖，蘖为发芽之意，此似是将薤发芽变黄蘖，以治赤痢，如将麦变成麦芽以理

脾胃之意。《图经》断赤下方，将致改为同，将蘽改为藥，则不合陈藏器原意。

③薪：（qíng 晴），山中之薤。

④薤：下原有与薤同三字，因为原刻版中用的是薤之另一写法。

⑤荟：下原有乌外切三字注音。

⑥薪：下原有目盈切三字注音。

⑦藥：藏器原文为藥，同为致。

⑧奄：（yān 淹），奄忽，来去不定。奄有覆盖，暗昧不明等意。

⑨斋白：无斋白，前半句为煮薤白食之，前后文应一致，故应为薤白，如顺其解之，古或有薤白做成之斋称斋白，今人不知。

按：薤，为百合科小根蒜或薤的鳞茎。临床称为薤白。功能合疮去水，温中散结，通痹宽胸。临床以薤白治胸痹胸痛，冠心病，心绞痛等。入理气通痹药中。

释名：莒子（音叫，或作荞者非）、莜子（音钓）、火葱（《纲目》）。

时珍曰：薤本文作䪥，韭类也。故字从韭，从"叡"（睿位置改为贝，音概），谐声也。今人因其根白，呼为莒子，江南人讹为莜子。其叶类葱而根如蒜，收种宜火熏，故俗人称为火葱。罗愿云：物莫美于芝，故薤为菜芝。苏颂复附莜子于蒜条，误矣。时珍曰：薤八月栽根，正月分莳，宜肥壤。数枝一本，则茂而根大。叶状似韭。韭叶中实而扁，有剑脊。薤叶中空，似细葱叶而有棱，气亦如葱。二月开细花，紫白色。根如小蒜，一本数颗，相依而生。五月叶青则掘之，否则肉不满也。其根煮食、苣酒、糟藏、醋浸皆宜。故《内则》云：切葱、薤实诸醯以柔之。白乐天诗云酥暖薤白酒，谓以酥炒薤白投酒中也。一种水晶葱，葱叶蒜根，与薤相似，不臭，亦其类也。按：王祯《农书》云：野薤俗名天薤。生麦原中，叶似薤而小，味益辛，亦可供食，但不多有。即《尔雅》山薤是也。

好古曰：入手阳明经。

治泄痢下重，能泄下焦阳明气滞（李杲）。好古曰：下重者，气滞也。四逆散加此以泄气滞。治少阴病厥逆泄痢，及胸痹刺痛，下气散血，安胎（时珍）。心病宜食之。利产妇（思邈）。温补助阳道。（时珍）

时珍曰：薤，味辛气温。诸家言其温补，而苏颂《图经》独谓其冷补。按：杜甫《薤诗》云：束比青刍色，圆齐玉箸头。衰年关膈冷，味暖并无忧。亦言其温补，与经文相合。则冷补之说，盖不然也。又按：王祯云：薤生则气辛，熟则甘美。种之不蠹，食之有益。故学道人资之，老人宜之。然道家以薤为五荤之一，而诸氏言其不荤何耶。薛用弱《齐谐志》云：安陆郭坦兄，得天行病后，遂能大餐，每日食至一斛。五年，家贫行乞。一日大饥，至一园，食薤一畦，大蒜一畦。便闷极卧地，吐一物如龙，渐渐缩小。有人撮饭于上，即消成水，而病寻瘳也。按：此亦薤散结、蒜消癥之验也。

附方：新八。

胸痹刺痛：张仲景栝蒌薤白汤：治胸痹，痛彻心背，喘息咳唾短气，喉中燥痒，寸脉沉迟，关脉弦数，不治杀人。用栝蒌实一枚，薤白半升，白酒七升，煮二升，分二服。㕮咀，以白截浆三升，煮一升，温服，日三。《肘后》治胸痹，瘥而复发。薤根五升，捣汁饮之，立瘥。截音在，酢浆也。奔豚气痛：薤白捣汁饮之。（《肘后方》）

妊娠胎动：腹内冷痛。薤白一升，当归四两。水五升，煮二升，分三服。（《古今录验》）

手足病疮：生薤一把，以热醋投入，以封疮上取效。（《千金》）

毒蛇螫伤：薤白捣敷。（徐王方）。咽喉肿痛：薤根醋捣敷肿处。冷即易之。（《圣济》）

## 忝① 菜

味甘，苦，大寒。主时行壮热，解风热毒。

陶隐居云：即今以作鲊忝者。忝作甜音，亦作时乔，时行热病初得，便捣汁皆饮得除差。

《唐本》注云：此菜似升麻苗，南人蒸缸鱼②食之大香美。今按：《别本》注云：夏月以其菜研作粥解热，又止热毒痢。捣敷炙疮止痛易差。

又按：陈藏器《本草》云：忝菜，捣绞汁服之，主冷热痢。又止血生肌，人及禽兽有伤折敷之立愈。又收取子，以醋浸之，揩面令润泽有光。

臣禹锡等谨按《蜀本》《图经》云：高三四尺，茎若蒴藋，有细棱，夏盛冬枯。

孟诜云：忝菜，又捣汁与时疾人服差。子煮半生，捣取汁，含治小儿热。

陈士良云：忝菜，叶似紫菊而大，花白，食之宜妇人。

《日华子》云：甜菜，冷，无毒。炙作熟，水饮开胃通心膈。

现注：

①忝：下原有音甜二字注意。

②鱼：下原有音缶二字注意。（fǒu 否）。蒸煮。

按：忝菜，为藜科忝菜之根，即甜菜。可解疫清热驱风解毒。

释名：莙荙菜。时珍曰：忝菜，即莙荙也。忝与甜通，因其味也。莙荙之义未详。时珍曰：忝菜正二月下种，宿根亦自生。其叶青白色，似白菘菜叶而短，茎亦相类，但差小耳。生、熟皆可食，微作土气。四月开细白花。结实状如茱萸而轻虚，土黄色，内有细子。根白色。

通经脉，下气，开胸膈（《正要》）。

附方：新一。

痔瘘下血：莙荙子、芸薹子、荆芥子、芫荽子、莴苣子、蔓菁子、萝卜子、葱子等分，以大鲫鱼一个去鳞、肠，装药在内，缝合，入银、石器内，上下用火炼熟，放冷为末。每服二钱，米饮下，日二服。

## 假 苏

味辛，温，无毒。主寒热鼠瘘，瘰疬生疮，破结聚气，下瘀血，除湿痹。一名鼠蓂。一名姜芥。生汉中川泽。

陶隐居云：方药亦不复用。

《唐本》注云：此药即菜中荆芥是也。姜、荆声讹耳。先居草部中，今人食之录在菜部也。

今按：陈藏器《本草》云：荆芥去邪除劳渴，出汗，除冷风，煮汁服之。捣和醋敷疔肿。

臣禹锡等谨按《蜀本》注引《吴氏本草》云：①名荆芥，叶似落藜而细。蜀中生啖之。

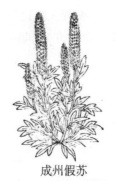

成州假苏

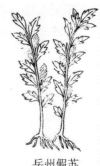

岳州假苏

《药性论》：荆芥，可单用，治恶风贼风，口面㖞斜，遍身瘰痹，心虚忘事。益力添精，主辟邪毒气，除劳，久食动渴疾。治疗肿，取一握，切，以水五升，煮取二升，冷分二服，主通利血脉，传送五脏不足气，能发汗，除冷风。又捣末和醋封毒肿。

孟诜云：荆芥多食熏人五脏神。

陈士良云：荆芥，主血劳，风气壅满，背脊疼痛，虚汗，理丈夫脚气，筋骨烦疼，及阴阳毒。伤寒头痛头旋目眩，手足筋急。《本草》呼为假苏，假苏又别。按：假苏叶锐圆，多野生，以香气似苏，故呼为苏。

《日华子》云：荆芥，利五脏，消食下气，醒酒。作菜生熟食，并煎茶治头风，并出汗。

豉汁煎治暴伤寒。

《图经》曰：假苏，荆芥也。生汉中川泽，今处处有之。叶似落藜而细，初生香辛可啖，人取作生菜。古方稀用，近世医家治头风虚劳，疮疥，妇人血风等为要药。并取花实成穗者暴干入药，亦多单用，效甚速。又以一物治产后血晕，筑心眼倒，风缩欲死者，取干荆芥穗，捣筛，每用末二钱匕，童子小便一酒盏，调热服立效。口噤者挑齿，闭者灌鼻中皆效。近世名医用之无不如神。云：医官陈巽处江左，人谓假苏、荆芥实两物。假苏叶锐圆，多野生，以香气似苏，故名之。苏恭以《本经》一名姜芥，姜、荆声近，便为荆芥，非也。又以胡荆芥，俗呼新罗荆芥、石荆芥，体性相近，入药亦同。

陈藏器：一名姜芥，即今之荆芥是也，姜荆语讹耳。按：张鼎《食疗》云：荆芥，一名析蓂，《本经》既有荆芥，又有析蓂，如此二种定非一物。析蓂是大荠，大荠是葶苈子。陶、苏大误，与假苏又不同，张鼎亦误尔。荆芥《本功》外，去邪除劳渴，主疗肿，出汗，除风冷，煮汁服之。杵和酢敷疗肿。新注云：产后中风身强直，取末，酒和服差。

《食疗》：性温，辟邪气，除劳，传送五脏不足气，助脾胃。多食熏五脏神，通利血脉，发汗，动渴疾。又杵为末，醋和封风毒肿上。患疗肿，荆芥一把，水五升，煮取二升，冷分二服。《经验方》：产后中风，眼反折，四肢搐搦，下药可立待，应效如圣散：荆芥穗子为末，酒服二钱必效。《经验方》同。

《经验后方》：治一切风，口眼偏斜：青荆芥一斤，青薄荷一斤，一处砂盆内研，生绢绞汁，于瓷器内看厚薄煎成膏，余滓三分去一分，漉滓不用，将二分滓日干为末，以膏和为丸如梧桐子大，每服二十丸，早至暮可三服，忌动风物。孙真人：荆芥动渴疾。

《衍义》曰：假苏，荆芥也。只用穗治产后血晕及中风，目带上，四肢强直；为末二三钱，童子小便一小盏调下嚼良久即活，甚有验。又治头目风，荆芥穗、细辛、川芎等为末，饮后汤点三钱。风搔遍身，浓煎汤淋渫，或坐汤中。

现注：

①原刻荆芥前无字，按文意应有一字，即一名荆芥。

按：假苏，即唇形科荆芥，临床称为荆芥。功能解表退热，清瘰消疮，散瘀除痹，临床用荆芥治外感发热，头痛眼赤，牙痛脱发，风疹。荆芥炭止血，治经血不止。荆芥穗治头痛头眩等。入解表药中。

时珍曰：按《吴普本草》云：假苏一名荆芥，叶似落藜而细，蜀中生啖之。普乃东汉末人，去《别录》时未远，其言当不谬，故唐人苏恭祖其说。而陈士良、苏颂复启为两物之疑，亦臆说尔。曰苏、曰姜、曰芥，皆因气味辛香，如苏、如姜、如芥也。时珍曰：荆芥原是野生，今为世用，遂多栽莳。二月布子生苗，炒食辛香。方茎细叶，似独帚叶而狭小，淡黄绿色。八月开小花，作穗成房，房如紫苏房，内有细子如葶苈子状，黄赤色，连穗收采用之。时珍曰：汪机《本草会编》，言假苏是白苏，亦误矣。白苏乃荏也。见后。散风热，清头目，利咽喉，消疮肿，治项强，目中黑花，及生疮阴癞，吐血衄血，下血血痢，崩中痔漏（时珍）。

元素曰：荆芥辛苦，气味俱薄，浮而升，阳也。好古曰：肝经气分药也。能搜肝气。时珍曰：荆芥入足厥阴经气分，其功长于祛风邪，散瘀血，破结气，消疮毒。盖厥阴乃风木也，主血，而相火寄之，故风病血病疮病为要药。其治风也，贾丞相称为再生丹，许学士谓有神圣功，戴院使许为产后要药，萧存敬呼为一捻金，陈无择隐为举卿古拜散，夫岂无故而得此隆誉哉。按《唐韵》：荆字，举卿切，芥字古拜切。盖二字之反切，隐语以秘其方也。

又曰：荆芥反鱼蟹河豚之说，本草医方并未言及，而稗官小说往往载之。按李廷飞《延寿书》云：凡食一切无鳞鱼，忌荆芥。食黄鱼后食之，令人吐血，惟地浆可解。与蟹同食，动风。又《蔡绦铁围山丛话》云：予居岭峤，见食黄颡鱼犯姜芥者立死，甚于钩吻。洪迈《夷坚志》云：吴人魏几道，啖黄颡鱼羹，后采荆芥和茶饮。少顷足痒，上彻心肺，狂走，足皮欲裂。急服药，两日乃解。陶九成《辍耕录》云：凡食河豚，不可服荆芥药，大相反。

予在江阴见一儒者，因此丧命。《苇航纪谈》云：凡服荆芥风药，忌食鱼。杨诚斋曾见一人，立致于死也。时珍按：荆芥乃日用之药，其相反如此，故详录之，以为警戒。又按《物类相感志》言：河豚用荆芥同煮，三五次换水，则无毒。其说与诸书不同，何哉。大抵养生者，宁守前说为戒可也。

附方：新二十七。

头项风强：八月后，取荆芥穗作枕，及铺床下，立春日去之。（《千金方》）

风热头痛：荆芥穗、石膏等分，为末。每服二钱，茶调下。（《永类钤方》）

风热牙痛：荆芥根、乌根、葱根等分煎汤频含漱之。小儿惊痫一百二十种。用荆芥穗二两，白矾（半生半枯）一两，为末，糊丸黍米大，朱砂为衣。每姜汤下二十丸，日二服。（《医学集成》）

产后中风：华佗愈风散：治妇人产后中风口噤，手足瘛瘲如角弓，或产后血运，不省人事，四肢强直，或筑心眼倒，吐泻欲死。用荆芥穗子，微焙为末。每服三钱，豆淋酒调服，或童子小便服之。口噤则挑齿灌之，龈噤则灌入鼻中，其效如神。大抵产后太暖，则汗出而腠理疏，则易于中风也。时珍曰：此方诸书盛称其妙。姚僧坦《集验方》以酒服，名如圣散，云药下可立待应效。陈氏方名举卿古拜散。萧存敬方用古老钱煎汤服，名一捻金。王貺《指迷方》加当归等分，水煎服。许叔微《本事方》云：此药委有奇效神圣之功。一妇人产后睡久，及醒则昏昏如醉，不省人事。医用此药及交加散，云：服后当睡，睡中必以左手搔头。用之果然。昝殷《产宝方》云：此病多因怒气伤肝，或忧气内郁，或坐草受风而成，急宜服此药也。戴原礼《证治要诀》名独行散。贾似道《悦生随抄》呼为再生丹。产后迷闷，因怒气发热迷闷者。独行散：用荆芥穗，以新瓦半炒半生为末。童子小便服一二钱。若角弓反张，以豆淋酒下。或锉散，童尿煎服极妙。盖荆芥乃产后要药，而角弓反张，乃妇人急候，得此证者，十存一二而已。（戴原礼《要诀》）

产后血眩：风虚，精神昏冒。荆芥穗一两三钱，桃仁五钱（去皮尖）。炒为末。水服三钱。若喘加杏仁（去皮尖，炒）、甘草（炒）各三钱。（《保命集》）

产后下痢：大荆芥四五穗（于盏内烧存性，不得犯油火），入麝香少许。以沸汤些须调下。此药虽微，能愈大病，不可忽之。（《深师方》）

产后鼻衄：荆芥（焙）研末。童子小便服二钱，《海上方》也。（《妇人良方》）

九窍出血：荆芥煎酒，通口服之。（《直指方》）

口鼻出血如涌泉，因酒色太过者。荆芥烧研，陈皮汤服二钱，不过二服也。吐血不止：《经验方》：用荆芥（连根，洗），捣汁半盏服。干穗为末亦可。《圣惠方》：用荆芥穗为末。生地黄汁调服二钱。小便尿血：荆芥、缩砂等分，为末。糯米饮下三钱，日三服。（《集简》）

崩中不止：荆芥穗（于麻油灯上烧焦，为末）。每服二钱，童子小便服。此夏太君娘娘方也。（《妇人良方》）

痔漏肿痛：荆芥煮汤，日日洗之。（《简易方》）

大便下血：《经验方》：用荆芥（炒）为末，每米饮服二钱，妇人用酒下，亦可拌面作馄饨食之。《简便方》：用荆芥二两，槐花一两，同炒紫为末。每服三钱，清茶送下。小儿脱肛：荆芥、皂角等分，煎汤洗之，以铁浆涂上。亦治子宫脱出。（《经验方》）

阴癞肿痛：荆芥穗（瓦焙）为散。酒服二钱，即消。（《寿域神方》）

小儿脐肿：荆芥煎汤洗净，以煨葱刮薄出火毒，贴之即消。（《海上方》）

瘰疬溃烂：疮牵至胸前两腋，块如茄子大，或牵至两肩上，四五年不能疗者，皆治之，其效如神。武进县朱守仁传，云其项不能回头，用此数日减可。如疮烂破者，用荆芥根下一段剪碎，煎沸汤温洗，良久，看烂破处紫黑，以针一刺去血，再洗三四次愈。用樟脑、雄黄等分，为末，麻油调，扫上出水。次日再洗再扫，以愈为度。（《活法机要》）

一切疮疥：荆芥末，以地黄自然汁熬膏，和丸梧子大。每服三五十丸，茶酒任下。（《普济方》）

脚桠湿烂：荆芥叶捣敷之。（《简便方》）

缠脚生疮：荆芥烧灰，葱汁调敷，先以甘草汤洗之。（《摘玄方》）

小儿风寒：烦热有痰，不省人事。荆芥穗半两（焙），麝香、片脑各一字，为末。每茶服半钱。大人亦治。（《普济方》）

头目诸疾：一切眼疾，血劳，风气头痛，头旋目眩。荆芥穗为末，每酒服三钱。（《龙树论》）

癃闭不通：小腹急痛，无问久新。荆芥、大黄（为末）等分，每温水服三钱。小便

不通，大黄减半；大便不通，荆芥减半。名倒换散。(《普济方》)

# 白蘘荷

微温。主中蛊及疟。

陶隐居云：今人乃呼赤者为蘘荷，白者为覆苴，叶同一种尔。于人食之赤者为胜，药用白者。中蛊者服其汁，并卧其叶，即呼蛊主姓名。亦主诸溪毒、沙虱辈。多食损药势，又不利脚。人家种白蘘荷，亦云辟蛇。

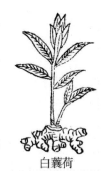
白蘘荷

《唐本》注云：根主诸恶疮，杀蛊毒。根心主稻麦芒入目中不出者，以汁注目中即出。

臣禹锡等谨按《蜀本》《图经》云：叶似初生甘蕉，根似姜牙，其叶冬枯。

《药性论》云：白蘘荷亦可单用。味辛有小毒。

《图经》曰：白蘘荷，旧不著所出州土，今荆襄江湖间多种之，北地亦有。春初生叶似甘蕉，根似姜而肥。其根茎堪为菹，其性好阴，在木下生者尤美。潘岳《闲居赋》云：蘘荷依阴，时藿向阳，是也。宗懔《荆楚岁时记》曰：仲冬以盐藏蘘荷，以备冬储，又以防蛊。史游《急救篇》云：蘘荷冬日藏，其来远矣。干宝《搜神记》云：其外姊夫蒋士先得疾下血，言中蛊，家人密以蘘荷置其席下，忽大笑曰：蛊我者张小也，乃收小小走。自此解蛊药多用之。《周礼》庶氏以嘉草除蛊毒，宗懔以谓嘉草即蘘荷是也。陈藏器云：蘘荷、茜根为主蛊之最，然有赤白二种。白者入药，昔人呼为覆苴。赤者堪啖，及作梅果多用之。古方亦干末水服，主喉痹。

《雷公》云：凡使勿用革牛草，真相似，其革牛草腥涩。凡使白蘘荷，以铜刀刮上粗皮一重了，细切，入砂盆中，研如膏，只收取自然汁炼作煎，却于新盆器中摊令冷如干胶，煎刮研用。

《圣惠方》：治风冷失声，咽喉不利，以蘘荷根二两，研绞取汁，酒一大盏，相和令匀，不计时候，温服半钱。《肘后方》同。

《外台秘要》：喉中及口舌生疮烂：酒渍蘘荷根半日，含漱其汁差。

《肘后方》：治伤寒时气温病，头痛壮热，脉盛，可取生蘘荷根叶，合捣绞汁服三四升已。

又方：治卒吐血，亦治蛊毒及痔血，妇人患腰痛：向东者蘘荷根一把，捣取二升服之。

《经验方》：治月信滞，蘘荷根细切，煎取二升，空心酒调服。

《梅师方》：治卒中蛊下血如鸡肝，昼夜不绝，脏腑败坏待死，叶、密安病人席下，亦自说之，勿令病患知觉，令病者自呼蛊姓名。

又方：治喉中似物，吞吐不出，腹胀羸瘦：取白蘘荷根绞汁服，蛊立出。

《荆楚岁时记》：蒋士先得疾下血，言蛊，密以根布席下，忽自笑曰：蛊食我者张小也。乃收小小走。

《衍义》曰：白蘘荷，八、九月间淹贮之，以备冬月作蔬果，治疗只用白者。

按：白蘘荷，为姜科蘘荷的根茎。可除蛊截疟，利咽消胀。

释名：猼苴、蒚苴。时珍曰：覆葅，许氏《说文》作蒚苴，司马相如《上林赋》作猼且，与芭蕉音相近。《离骚·大招》云：醢豚若狗脍苴。王逸注云：苴蓴（音博），荷也。见本草。而今之本草无之，则脱漏亦多矣。时珍曰：苏颂《图经》言：荆襄江湖多种，今访之无复识者。惟杨慎《丹铅录》云：《急就章》注：襄荷即今甘露。考之本草形性相同。甘露即芭蕉也。崔豹《古今注》云：襄荷，似芭蕉而白色，其子花生根中，花未败时可食，久则消烂矣。根似姜。宜阴翳地，依荫而生。又按王旻《山居录》云：襄荷宜树阴下，二月种之。一种永生，不须锄耘，但加粪耳。八月初踏其苗令死，则根滋茂。九月初取其傍生根为菹，亦可酱藏。十月中以糠覆其根下，则过冬不冻死也。思邈曰：辛，微温，涩，无毒。

赤眼涩痛，捣汁点之（时珍）。

# 苏

味辛，温。主下气，除寒中，其子尤良。

陶隐居云：叶下紫色而气甚香，其无紫色不香，似荏者，名野苏，不堪用。其子主下气，与橘皮相宜同疗。今注：今俗呼为紫苏。

臣禹锡等谨按《尔雅》云：苏，桂荏释曰：苏，荏类之草也，以其味辛类荏，故一名桂荏也。

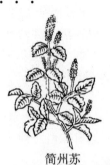
简州苏

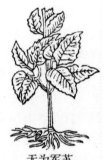
无为军苏

《药性论》云：紫苏子，无毒。主上气咳逆，治冷气及腰脚中湿风结气。将子研汁，煮粥良，长服令人肥白身香。和高良姜、橘皮等分，蜜丸空心下十丸，下一切宿冷气，及脚湿风。叶可生食，与一切鱼肉作羹良。

孟诜云：紫苏，除寒热，治冷气。

《日华子》云：紫苏，补中益气，治心腹胀满，止霍乱转筋，开胃下食，并一切冷气，止脚气，通大小肠，子主调中益五脏，下气，止霍乱呕吐反胃，补虚劳，肥健人，利大小便，破癥结，消五膈，止嗽润心肺，消痰气。

《图经》曰：苏，紫苏也。旧不著所出州土，今处处有之。叶下紫色而气甚香，夏采茎叶，秋采实。其茎并叶通经，益脾胃，煮饮尤胜。与橘皮相宜，气方中多用之。实主上气咳逆，研汁煮粥尤佳，长食之令人肥健。若欲宣通风毒，则单用茎去节大良。谨按：《尔雅》谓苏为桂荏，盖以其味辛而形类荏乃名之。然而苏有数种，有水苏、白苏、鱼苏、山鱼苏皆是荏类。水苏别条见下，白苏方茎圆叶不紫，亦甚香，实亦入药。鱼苏似茵陈，大叶而香，吴人以煮鱼者，一名鱼舒。生山石间者名山鱼苏，主休息痢，大小溲频数，干末米饮调服之效。又苏主鸡瘕，《本经》不著。南齐褚澄善医，为吴都太守，百姓李道念以公事到郡，澄见谓曰：汝有重病。答曰：旧有冷病，至今五年，众医不差。澄诊曰：汝病非冷非热，当是食白瀹鸡子过多所致。令取苏一升，煮服仍吐一物如升，涎裹之能动，开看是鸡雏，羽翅爪距具足，能行走。澄曰：此未尽，更服所余药，又吐得如向者鸡十三头，而病都差，当时称妙。一说乃是用蒜煮服之。

《雷公》云：凡使，勿用薄荷根茎，真似紫苏茎，但叶不同。薄荷茎性燥，紫苏茎和。凡使，刀刮上青薄皮，到用也。

《圣惠方》：治风顺气利肠：以紫苏子一升，微炒，杵，以生绢袋盛，内于三斗清酒中浸三宿，少少饮之。

又方：治脚气及风寒湿痹，四肢挛急，脚踵不可践地：用紫苏二两，杵碎，水二升，研取汁，以苏子汁煮粳米二合作粥，和葱豉椒姜食之。

《外台秘要》：治梦失精，以子一升，熬，杵为末，酒服方寸匕，日再服。

《斗门方》：治失血：紫苏不限多少，于大锅内水煎令干后去滓熬膏，以赤豆炒熟，杵为末，调煎为丸如梧子大，酒下三十丸至五十丸，常服差。

《金匮方》：治食蟹中毒：紫苏煮汁饮之三升，以子汁饮之亦治。凡蟹未经霜者多毒。

《丹房镜源》：紫苏油，柔砆、金、润入石。

《衍义》曰：苏，此紫苏也，背面皆紫者佳。其味微辛甘，能散，其气香。令人朝暮汤其汁饮为无益，医家以谓芳草致豪贵之疾者，此有一焉。脾胃寒人饮之多泄滑，往往人不觉。子治肺气喘急。

按：苏，为唇形科皱紫苏。临床紫苏指其叶，茎即苏梗，种子即苏子。紫苏叶发表解毒，治风寒表证，鱼蟹中毒。苏子可下气平喘治气逆咳喘。苏梗理气安胎治胸胁气胀，胎动不安。

时珍曰：苏（蘇）从稣，音酥，舒畅也。苏性舒畅，行气和血，故谓之苏。曰紫苏者，以别白苏也。苏乃荏类，而味更辛如桂，故《尔雅》谓之桂荏。时珍曰：紫苏、白苏，皆以二、三月下种，或宿子在地自生。其茎方，其叶团而有尖，四围有锯齿，肥地者面背皆紫，瘠地者面青背紫，其面背皆白者即白苏，乃荏也。紫苏嫩时采叶，和蔬茹之，或盐及梅卤作菹食甚香，夏月作熟汤饮之。五、六月连根采收，以火煨其根，阴干则经久叶不落。八月开细紫花，成穗作房，如荆芥穗。九月半枯时收子，子细如芥子而色黄赤，亦可取油如荏油。《务本新书》云：凡地畔近道可种苏，以遮六畜。收子打油燃灯甚明，或熬之以油器物。《丹房镜源》云：苏子油，能柔五金八石。《沙州记》云：乞弗虏之地，不种五谷，惟食苏子。故王祯云：苏有遮护之功，又有灯油之用，不可阙也。今有一种花紫苏，其叶细齿密纽，如剪成之状，香色茎子并无异者，人称回回苏云。李廷飞曰：不可同鲤鱼食，生毒疮。解肌发表，散风寒，行气宽中，消痰利肺，和血温中止痛，定喘安胎，解鱼蟹毒，治蛇犬伤（时珍）。时珍曰：紫苏，近世要药也。其味辛，入气分；其色紫，入血分。故同橘皮，砂仁，则行气安胎；同藿香、乌药，则温中止痛；同香附、麻黄，则发汗解肌；同芎䓖、当归则和血散血；同木瓜、厚朴，则散湿解暑，治霍乱、脚气；同桔梗、枳壳，则利膈宽肠；同杏仁、莱菔子，则消痰定喘也。机曰：宋仁宗命翰林院定汤饮。奏曰：紫苏熟水第一，以其能下胸膈浮气也。

久则泄人真气焉。时珍曰：按《南齐书》，褚澄所用者蒜也，非苏也。盖二字相似，誉录误耳，苏氏欠考矣。详见蒜下。

附方：新一十三。

感寒上气：苏叶三两，橘皮四两，酒四升，煮一升半，分再服。（《肘后方》）

伤寒气喘：不止。用赤苏一把，水三升，煮一升，稍稍饮之。（《肘后》）

劳复食复：欲死者。苏叶煮汁二升，饮之。亦可入生姜、豆豉同煮饮。（《肘后》）

卒哕不止：香苏浓煮，顿服三升，良。（《千金》）

霍乱胀满：未得吐下。用生苏捣汁饮之，佳。干苏煮汁亦可。（《肘后方》）

金疮出血：不止。以嫩紫苏叶、桑叶同捣贴之。（《永类钤方》）

颠扑伤损：紫苏捣敷之。疮口自合。（《谈野翁试验方》）

伤损血出：不止。以陈紫苏叶蘸所出血，烂敷之。血不作脓，且愈后无瘢，甚妙也。（《永类钤方》）

疯狗咬伤：紫苏叶嚼敷之。（《千金方》）

蛇虺伤人：紫苏叶捣饮之。（《千金方》）

飞丝入目：令人舌上生泡。用紫苏叶嚼烂，白汤咽之。（危氏《得效方》）

乳痈肿痛：紫苏煎汤频服，并捣封之。（《海上仙方》）

咳逆短气：紫苏茎叶二钱，人参一钱。水一钟，煎服。（《普济》）

子：治风顺气，利膈宽肠，解鱼蟹毒。（时珍）。时珍曰：苏子与叶同功。发散风气宜用叶，清利上下则宜用子也。

附方：新六。

顺气利肠：紫苏子、麻子仁等分，研烂，水滤取汁，同米煮粥食之。（《济生方》）

消渴变水：服此令水从小便出。用紫苏子（炒）三两，萝卜子（炒）三两，为末。每服二钱，桑根白皮煎汤服，日三次。（《圣济总录》）

上气咳逆：紫苏子入水研滤汁，同粳米煮粥食。（《简便方》）

# 水　苏

味辛，微温，无毒。主下气杀谷除饮食。辟口臭，去毒辟恶气，久服通神明，轻身耐老。主吐血衄血，血崩。一名鸡苏，一名劳祖，一名芥蒩[①]，一名芥苴[②]。生九真池泽，七月采。陶隐居云：方药不用，俗中莫识，九真辽远，亦无能访之。

《唐本》注云：此苏生下湿水侧，苗似旋复，两叶相当，大香馥。青、齐、河间人名为水苏，江左名为荠苧，吴会谓之鸡苏。主吐血衄血，下气消谷大效。而陶更于菜部出鸡苏，误矣。今以鸡苏之一名，复申吐血衄血血崩六字也。

臣禹锡等谨按《蜀本》《图经》云：叶似白薇，两叶相当，花生节间，紫白色，味辛而香，六月采茎叶，日干。陈藏器云：荠苧，叶上有毛稍长，气臭，除蚁瘘，按碎敷之。亦主冷气泄痢。可为生菜，除胃间酸水。

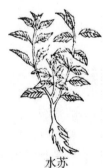

水苏

孟诜云：鸡苏，一名水苏，熟捣生叶，绵裹塞耳疗耳聋。又头风目眩者，以清酒煮汁一升服，产后中风服之弥佳。可烧作灰汁及以煮汁洗头，令发香，白屑不生。又收讫酿酒及渍酒常服之佳。

《日华子》云：鸡苏，暖，治肺痿，崩中带下，血痢，头风目眩，产后中风及血不止。又名臭苏、青白苏。

《图经》曰：水苏，生九真池泽，今处处有之，多生水岸傍。苗似旋复，两叶相当，大香馥，青、济间[③]呼为水苏，江左名为荠苧，吴会谓之鸡苏。南人多以作菜，主诸气疾，及脚肿。江北甚多，而人不取食。又江左人谓鸡苏、水苏是两种，陈藏器谓荠苧自是一物，非水苏。水苏叶有雁齿，香薷气辛，荠叶上有毛稍长，气臭，主冷气泄痢，可为生菜，除胃间酸水，亦可捣敷蚁蝼④。亦有石上生者，名石荠苧，紫花细叶，高一二尺，味辛温，无毒。主风血冷气，并疮疥痔漏下血，并煮汁服，山中人多用之。

《梅师方》：治吐血及下血并妇人漏下：鸡苏茎叶煎取汁饮之。又方：治鼻衄血不止：生鸡苏五合，香豉二合，合杵研，搓如枣核大，内鼻中止。又方：卒漏血欲死：煮一升服之。

《衍义》曰：水苏，气味与紫苏不同，辛而不和。然一如苏，但面不紫，及周遭槎牙如雁齿，香少。

现注：

①菹：下原有音祖二字注音。

②苴：下原有七余切三字注音。

③青济间：《唐本》注原文为青、齐、河间。

④蚁蝼：水苏条陈藏器云：除蚁瘘。故蚁蝼为蚁瘘之误。

按：水苏为唇形科水苏全草。可下气消食，辟恶气，止血。

时珍曰：此草似苏而好生水旁，故名水苏。其叶辛香，可以煮鸡，故有龙脑、香苏、鸡苏诸名。芥、芥苴当作芥苏，乃是一名而误录尔，亦因味辛如芥，故名。宋《惠民和剂局方》，有龙脑薄荷丸，专治血病。元吴瑞《日用本草》，谓即水苏，必有所据也。周定王《救荒本草》，言薄荷即鸡苏，以生东平龙脑冈者为良，故名；陈嘉谟《本草蒙筌》，以薄荷种于苏州府学地名龙脑者，得名俱不同，何哉。瑞曰：水苏即鸡苏，俗呼为龙脑薄荷。时珍曰：水苏、荠一类二种尔。水苏气香，荠气臭为异。水苏三月生苗，方茎中虚，叶似苏叶而微长。密齿，面皱色青，对节生，气甚辛烈，六、七月开花成穗，如苏穗，水红色。穗中有细子，状如荆芥子，可种易生，宿根亦自生。沃地者苗高四五尺。时珍曰：鸡苏之功，专于理血下气，清肺辟恶消谷，故《太平和剂局方》治吐血衄血、唾血咳血、下血血淋、口臭口苦、口甜喉腥、邪热诸病，有龙脑薄荷丸方，药多不录。用治血病，果有殊效也。

附方：新九。

吐血咳嗽：龙脑薄荷焙研末。米饮服一钱，取效。脑热鼻渊：肺壅多涕。鸡苏叶、麦门冬、川芎、桑白皮（炒）、黄（炙）、甘草（炙）、生地黄（焙）等分，为末，炼蜜丸梧子大。每服四十丸，人参汤下。（《圣济总录》）

风热头痛：热结上焦，致生风气、痰厥头痛。用水苏叶五两，皂荚（炙去皮子）三两，芫花（醋炒焦）一两，为末，炼蜜丸梧子大。每服二十丸，食后荆芥汤下。（《圣惠方》）

暑月目昏：多眵泪生。龙脑薄荷叶捣烂，生绢绞汁，点之。（《圣济总录》）

霍乱困笃：鸡苏三两，水二升，煎一升，分三服。《圣惠》

中诸鱼毒：香苏浓煮汁饮之，良。（《肘后方》）

蛇虺螫伤：龙脑薄荷叶研末，酒服，并涂之。（《易简方》）

荠苧：

时珍曰：《日华子》释水苏云：一名臭苏，一名青白苏，正此草也，误作水苏尔。其形似水苏而臭，似白苏而青，故有二名。时珍曰：荠苧处处平地有之。叶似野苏而稍长，有毛气臭。山人茹之，味不甚佳。

# 香　薷①

味辛，微温。主霍乱腹痛，吐下，散水肿。陶隐居云：家家有此，惟供生食。十月中取干之。霍乱煮饮无不差，作煎除水肿尤良。

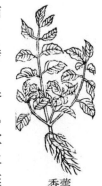

香薷

臣禹锡等谨按萧炳云：今新定、新安有石上者，彼人名石荬，细而辛，更绝佳。

孟诜云：香荬，温。又云：香戎去热风，生菜中食，不可多食。卒转筋，可煮汁顿服半升止。又干末止鼻衄，以水服之。

《日华子》云：无毒。下气除烦热，疗呕逆冷气。《图经》曰：香薷②，旧不著所出州土，陶隐居云：家家有之。今所在皆种，但北土差。少似白苏而叶更细，十月中采干之。一作香荬，俗呼香茸。霍乱转筋煮饮服之，无不差者。若四肢烦冷，汗出而渴者，加蓼子同切煮饮。胡洽治水病洪肿香荬煎：取干香荬五十斤一物，到，内釜中，以水淹之，水出香荬上一寸，煮使气力都尽，清澄之，严火煎令可丸，一服五丸如梧子，日渐增之，以小便利好。寿春及新安有。彼间又有一种石上生者，茎叶更细而辛香弥甚，用之尤佳，彼人谓之石香薷。《本经》出草部中品，云生蜀郡。陵、荣、资、简州及南中诸山岩石缝中生，二月、八月采，苗茎花实俱。亦主调中温胃，霍乱吐泻。今人罕用之，故但附于此。

《雷公》云：凡采得，去根留叶，细到曝干，勿令犯火，服至十两，一生不得食白山桃也。

《外台秘要》：治水病洪肿，气胀不消食：干香薷五十斤，焙用。湿者亦得，细到，内釜中，水浸之出香薷上数寸，煮使气尽去滓，清澄之，渐微火煎令可丸，服五丸如梧子大，日三，稍加之，以水③便利为度。

《千金方》：治口臭：香薷一把，以水一斗，煮取三升，稍稍含之。

《肘后方》：舌上忽出血如钻孔者：香薷汁服一升，日三。

《食医心镜》：主心烦去热。取煎汤作羹，煮粥及生食并得。

《子母秘录》：小儿白秃，发不生，汁出燥痛：浓煮陈香薷汁少许，脂和胡粉敷上。

《衍义》曰：香薷，生山野，荆、湖南、北，二川皆有。两京作圃种，暑月亦作菜蔬。治霍乱不可阙也，用之无不效。叶如茵陈，花茸紫，在一边成穗，凡四五十房为一穗，如荆芥穗。别是一种香，余如《经》。

现注：
①薷：下原有音柔二字注音。现音（rú 如）
②薷：下原有音柔二字注音。
③水便利：本条《图经》引胡洽治水病洪肿香柔煎为以小便利好。

按：香薷为唇形科海州香薷带花全草。功能解表祛瘟，止吐止泻，消肿。临床用香薷治暑湿发热，恶心吐泻等。入清暑化湿药中。

时珍曰：薷，本作荬。《玉篇》云：荬，菜苏之类是也。其气香，其叶柔，故以名之。

草初生曰茸，孟诜《食疗》作香戎者非是。俗呼蜜蜂草，象其花房也。时珍曰：香薷有野生，有家莳。中州人三月种之，呼为香菜，以充蔬品。丹溪朱氏惟取大叶者为良，而细叶者香烈更甚，今人多用之。方茎，尖叶有刻缺，颇似黄荆叶而小，九月开紫花成穗。有细子细叶者，仅高数寸，叶如落帚叶，即石香薷也。时珍曰：八、九月开花著穗时，采之阴干，入用。春月煮饮代茶，可无热病，调中温胃。含汁漱口，去臭气（汪颖）。主脚气寒热。

震亨曰：香薷属金与水，有彻上彻下之功。解暑利小便，又治水甚捷，以大叶者浓煎丸服。肺得之，清化行而热自降也。时珍曰：世医治暑病，以香薷饮为首药。然暑有乘凉饮冷，致阳气为阴邪所遏，遂病头痛，发热恶寒，烦躁口渴，或吐或泻，或霍乱者。宜用此药，以发越阳气，散水和脾。若饮食不节，劳役作丧之人，伤暑大热大渴，汗泄如雨，烦躁喘促，或泻或吐者。乃劳倦内伤之证，必用东垣清暑益气汤、人参白虎汤之类，以泻火益元可也。若用香薷之药，是重虚其表，而又济之以热矣。盖香薷乃夏月解表之药，如冬月之用麻黄，气虚者尤不可多服。而今人不知暑伤元气，不拘有病无病，概用代茶，谓能避暑，真痴前说梦也。且其性温，不可热饮，反致吐逆。饮者惟宜冷服，则无拒格之患。其治水之功果有奇效。一士妻自腰以下肿，面目亦肿，喘急欲死，不能伏枕，大便溏泄，小便短少，服药罔效。时珍诊其脉沉而大，沉主水，大主虚，乃病后冒风所致，是名风水也。用《千金》神秘汤加麻黄，一服喘定十之五。再以胃苓汤吞深师薷术丸，二日小便长，肿消十之七，调理数日全安。益见古人方皆有至理，但神而明之，存乎其人而已。

附方：新六。

一切伤暑：《和剂局方》香薷饮：治暑月卧湿当风，或生冷不节，真邪相干，便致吐利，或发热头痛体痛，或心腹痛，或转筋，或干呕，或四肢逆冷，或烦闷欲死，并主之。用香薷一斤，浓朴（姜汁炙）、白扁豆（微炒）各半斤，锉散。每服五钱，水二盏，酒半盏，煎一盏，水中沉冷，连进二服立效。（《活人书》）

通身水肿：深师薷术丸：治暴水风水气水，通身皆肿，服至小便利为效。用香薷叶一斤，水一斗，熬极烂去滓，再熬成膏，加白术末七两，和丸梧子大。每服十丸，米饮下，日五、夜一服。（《外台秘要》）

四时伤寒：不正之气。用水香薷为末，热酒调服一二钱，取汗。（《卫生易简方》）

心烦胁痛：连胸欲死者。香薷捣汁一二升服。（《肘后》）

鼻衄不止：香薷研末，水服一钱。（《圣济总录》）

小儿发迟：陈香薷二两，水一盏，煎汁三分，入猪脂半两，和匀，日日涂之。（《永类钤方》）

# 薄　荷

味辛、苦，温，无毒。主贼风伤寒发汗，恶气心腹胀满，霍乱宿食不消，下气。煮汁服，亦堪生食。人家种之饮汁，发汗，大解劳乏。

《唐本》注云：茎、叶似荏而尖长，根茎冬不死。又有蔓生者，功用相似。《唐本》先附。

臣禹锡等谨按《药性论》云：薄荷，使，能去愤气，发毒汗，破血，止痢，通利关节。尤与薤作菹相宜。新病差人勿食，令人虚汗不止。

陈士良云：胡菝蔺，能引诸药入营卫，疗阴阳毒，伤寒头痛。四季宜食。

又云：胡菝蔺，主风气壅，并攻胸膈，作茶服之立效。俗呼为新罗菝蔺。

《日华子》云：治中风失音，吐痰，除贼风，疗心腹胀，下气消宿食，及头风等。

《图经》曰：薄荷，旧不著所出州土，而今处处皆有之，茎、叶似荏而尖长，经冬根不死，夏秋采茎叶暴干。古方稀用，或与薤作齑食，近世医家治伤风，头脑风，通关格，及小儿风涎为要切之药，故人家园庭间多莳之。又有胡薄荷，与此相类，但味少甘为别。生江、浙间，彼人多以作茶饮之，俗称新罗薄荷。近京僧寺亦或植一二本者。天宝方名连钱草者是。石薄

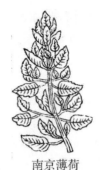

南京薄荷

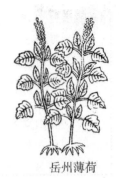

岳州薄荷

荷，生江南山石上，叶微小，至冬而紫色，此一种不闻有别功用。凡新大病差人，不可食薄荷，以其能发汗，恐虚人耳。《字书》作菝蔺。《食疗》平，解劳，与薤相宜。发汗，通利关节。杵汁服，去心脏风热。

《外台秘要》：治蜂螫：按贴之差。

《经验方》：治水入耳：以汁点立效。《食医心镜》：煎豉汤，煖①酒和饮、煎茶、生食之并宜。

《衍义》曰：薄荷，世谓之南薄荷，为有一种龙脑薄荷，故言南以别之。小儿惊风，壮热，须此引药。猫食之即醉，物相感尔。治骨蒸热劳，用其汁，与众药熬为膏。

现注：

①煖酒：煖形容水流缓慢，故疑煖为暖之误。一般均以暖酒饮药，并无煖酒饮药之说。

按：薄荷为唇形科薄荷之全草。功能解表发汗，理气消胀。临床以薄荷治外感发热，头痛，肝热头痛，心郁不舒，心烦虚热等。

时珍曰：薄荷，俗称也。陈士良《食性本草》作菝蔺，扬雄《甘泉赋》作菝菇，吕忱《字林》作菝蔺，则薄荷之为讹称可知矣。孙思邈《千金方》作蕃荷，又方音之讹也。今人药用，多以苏州者为胜，故陈士良谓之吴菝蔺，以别胡菝蔺也。时珍曰：薄荷，人多栽莳。二月宿根生苗，清明前后分之。方茎赤色，其叶对生，初时形长而头圆，及长则尖。吴、越、川、湖人多以代茶。苏州所莳者，茎小而气芳，江西者稍粗，川蜀者更粗，入药以苏产为胜。《物类相感志》云：凡收薄荷，须隔夜以粪水浇之雨后乃可刈收，则性凉，不尔不凉也。野生者，茎叶气味都相似。思邈曰：苦、辛，平。元素曰：辛、凉。曰：茎性燥。

作菜久食，却肾气，辟邪毒，除劳气，令人口气香洁。煎汤洗漆疮（思邈）。通利关节，发毒清头目，除风热（李杲）。利咽喉口齿诸病，治瘰疬疮疥，风瘙瘾疹。捣汁含漱，去舌苔语涩。按叶塞鼻，止衄血。除蜂螫蛇伤。（时珍）

元素曰：薄荷辛凉，气味俱薄，浮而升，阳也。故能去高巅及皮肤风热。好古曰：薄荷，手、足厥阴气分药也。能搜肝气，又主肺盛有余肩背痛，及风寒汗出。时珍曰：薄荷入手太阴、足厥阴，辛能发散，凉能清利，专于消风散热，故头痛头风眼目咽喉口齿诸病，小儿惊热及瘰疬疮疥，为要药。戴原礼氏治猫咬，取其汁涂之有效，盖取其相制也。陆农师曰：薄荷，猫之酒也。犬，虎之酒也。桑椹，鸠之酒也。茵草，鱼之酒也。

附方：新八。

清上化痰：利咽膈，治风热。以薄荷末，炼蜜丸芡子大。每噙一丸。白砂糖和之亦可。（《简便单方》）

风气瘙痒：用大薄荷、蝉蜕等分，为末。每温酒调服一钱。(《永类钤方》)

舌苔语謇：薄荷自然汁，和白蜜、姜汁擦之。(《医学集成》)

眼弦赤烂：薄荷，以生姜汁浸一宿，晒干为末。每用一钱，沸汤炮洗。(《明目经验方》)

瘰疬结核，或破未破。以新薄荷二斤（取汁），皂荚一挺（水浸去皮，捣取汁）。同于银石器内熬膏。入连翘末半两，连白青皮、陈皮，黑牵牛（半生半炒）各一两，皂荚仁一两半，同捣和丸梧子大。每服三十丸，煎连翘汤下。(《济生方》)

衄血不止：薄荷汁滴之。或以干者水煮，绵裹塞鼻。(许学士《本事方》)

血痢不止：薄荷叶煎汤常服。(《普济》)

火毒生疮：冬间向火，火气入内，两股生疮，汁水淋漓者。用薄荷煎汁频涂，立愈。(张杲《医说》)

# 秦荻梨

叶辛，温，无毒。主心腹冷胀，下气消食。人所啖者。生下湿地，所在有之。《唐本》先附。臣禹锡等谨按孟诜云：秦荻梨于生菜中最香美，甚破气。又末之和酒服，疗卒心痛悒悒塞满气。又子末和大醋封肿气，日三易。

陈藏器云：五辛菜，味辛温，岁朝食之，助发五脏气，常食温中去恶气，消食下气。《荆楚岁时记》亦作此说。热病后不可食之，损目。

《食医心镜》：秦荻梨，取和酱醋食之，理心腹冷胀，下气消食。空腹食之最佳。

按：秦荻梨，生下湿地，所在有之。可舒心温中，下气止痛。

时珍曰：按《山海经》云：秦山有草，名曰藜，如荻，可以为涂。此即秦荻藜也。盖亦藜类，其名亦由此得之。时珍曰：五辛菜，乃元旦立春，以葱、蒜、韭、蓼、蒿、芥辛嫩之菜，杂和食之，取迎新之义，谓之五辛盘，杜甫诗所谓："春日春盘细生菜"是矣。

# 醍醐菜

《雷公》云：凡使勿用诸件草，形似牛皮蔓掐之有乳汁出香甜入顶。采得用苦竹刀细切，入砂盆中研如膏，用生稀绢裹，按取汁出，暖饮。

《千金方》：治伤中崩绝赤：醍醐杵汁，拌酒煎沸，空心服一盏。又方：治月水不利：以菜绞汁和酒煎服一盏。

按：醍醐菜，形似牛皮，蔓掐之有乳汁出。植物"形似牛皮"不可解，疑牛后缺一乳字，即将此句调整为"皮蔓掐之有乳汁出，形似牛乳"。有乳汁又香甜能治伤中崩绝，月水不利，很像萝藦或萝藦类植物。又萝藦含牛皮消甙，甙以牛皮命名不知何据，不知是否与本文所说"形似牛皮"有关。如有关，则"形似牛皮"之句并无缺字，如无关，则可考虑"形似牛乳"之句是否可行。醍醐菜汁，可调中止血，止崩调经。醍醐即精制奶酪之意。

时珍曰：唐慎微《证类本草》收此，而形状莫考。惟雷《炮炙论》云：形似牛皮蔓掐之有乳汁出，香甜入顶。采得以苦竹刀细切，入砂盆中研如膏，用生绢汁出，暖饮。然亦不云治何病也。

# 卷第二十九

## 菜部下品总二十二种

**二种《神农本经》**　　原为白字现以字下不加·号表示。

**七种《名医别录》**　　原为墨字现以字下加·号表示。

**三种《唐本》先附**　　注云：唐附。

**四种今附**　　皆医家尝用有效，注云：今附。

**五种新补**

**一种新分条**

苦瓠《本经》瓠子续注　葫《别录》大蒜也　蒜《别录》小蒜也　胡葱今附　莼《别录》石莼、丝莼续注　水靳（音芹）《本经》　马齿苋今附　茄子今附，根附　蘩蒌《别录》　鸡肠草《别录》自草部今移　白苣莴苣附，元附苦苣条下今分条　落葵《别录》　堇唐附　蕺《别录》　马芹子唐附　芸薹唐附　雍菜新补　菠薐新补　苦荬新补　鹿角菜新补　莙荙新补　东风菜今附

## 菜部《纲目》新增二十三种

胡罗卜　马思荅吉　白花菜　翻白草　黄瓜菜　水蕨　甘薯　刺竹笋　酸笋　南瓜　丝瓜　苦瓜　石花菜　龙须菜　睡菜　皂甲蕈　香蕈　葛花菜　天花蕈　蘑菰蕈　鸡㙡　舵菜　石耳　瓜西

## 苦　瓠①

味苦，寒，有毒。主大水，面目四肢浮肿，下水，令人吐。生晋地川泽。

陶隐居云：瓠与冬瓜气类同辈，而有上下之殊，当是为其苦尔。今瓠自忽有苦者如胆，不可食，非别生一种也。又有瓠瓡②，亦是瓠类，小者名瓢，食之乃胜瓠。凡此等皆利水道，所以在夏月食之，大理自不及冬瓜也。

《唐本》注云：瓠与冬瓜、瓠瓡全非类例，今此论性都是苦瓠瓡尔。陶谓瓠中苦者大误矣，瓠中苦者不入药，用冬瓜自依前说，瓠瓡与瓠，又须辨之，此三物苗叶相似，而实形有异。瓠味皆甜，时有苦者而似越瓜，长者尺余，头尾相似，其瓠瓡形状大小非一。瓠夏中便熟，秋末并枯，瓠瓡夏末始实，秋中方熟。取其为器，经霜乃堪。瓠与甜瓠瓡体性相类，但味甘冷，通利水道，止渴消热。无毒多食令人吐。苦瓠瓡为疗一如经说，然瓠苦者不堪啖，无所主疗，不入方用。而甜瓠瓡与瓠子啖之俱胜冬瓜，陶言不及，乃是未悉。此等元种各别，非甘者变而为苦也。其苦瓠瓢，味苦冷，有毒，主水肿石淋，吐呀③嗽，囊结疰蛊，痰饮。或服之过分，令人吐利不止者，宜以黍穰灰汁解之。又煮汁渍阴，疗小便不通也。

今按：陈藏器《本草》云：苦瓠，煎取汁，滴鼻中，出黄水，去伤寒鼻塞，黄疸。又取一枚，开口，以水煮，中搅取汁，滴鼻中，主急黄。又取未破者，煮令热，解开熨小

儿闪癖。

臣禹锡等谨按《蜀本》注云：陶云：瓠小者名瓢。按《切韵》瓢注云：瓠也。又《语》④曰：吾岂匏⑤瓜也哉。是则此为瓜匏之瓠也。今据瓜匏之瓠非但不能疗痛，亦少见有苦者。谨按：瓠固匏也，但匏字合作㿻⑥，盖音同字异尔。且㿻似瓠，可为饮器，有甘苦二种，甘者大，苦者小，则陶云小者名瓢是也。今人以苦瓠疗水肿甚效，亦能令人吐，此又与上说正同尔。《药性论》云：苦瓠瓢，使。治水浮肿，面目肢节肿胀，下大水气疾。

孟诜云：瓠，冷。主消渴恶疮。又患脚气及虚胀冷气人，不可食之，尤甚。又压热，服丹石人方可食，余人不可辄食。

《日华子》云：瓠，无毒，又云：微毒。除烦止渴，治心热，利小肠，润心肺，治石淋，吐蛔虫。

《圣惠方》：治龋齿疼痛；用葫芦半升，水五升，煮取三升，去滓含漱，吐之。茎叶亦可用，不过二剂差。又方：治鼠瘘；用瓠花曝干，为末，敷之。

《外台秘要》：治卒患肿满，曾有人忽脚跌⑥肿，渐上至膝足，不可践地，主大水头面遍身，大肿胀满：苦瓠白瓢实，捻如大豆粒，以面裹煮一沸，空心服七枚，至午当出水一斗，二日水自出不止。大瘦乃差，三年内慎口味也。苦瓠须好者，无靥翳，细理，研净者。不尔有毒，不用。

《千金方》：治眼暗：取七月七日苦瓠瓢白，绞取汁一合，以酢一升，古钱七文和渍，微火煎之减半，以沫内眼中皆中。神验。

孙真人：甜瓠，患腰脚肿气及虚肿者，食之永不差。⑦

《伤寒类要》：治黄疸：苦葫芦瓢如大枣许大，以童子小便二合，浸之三两，食顷取两酸枣许，分内两鼻中，病人深吸气，及黄水出良。

又方：治黄疸，以瓠子白瓢子熬令黄，捣为末，每服半钱匕，日一服，十日愈。用瓠数有吐者，当先详之。

《丹房镜源》：苦瓠煮汞。

现注：

①瓠：（hù户），葫芦中细长可食的称为瓠瓜，苦瓠则味苦。

②瓢：下原有音娄二字注音。

③呀：（xiā虾），张口之意。

④《语》：指《论语》。

⑤匏：（páo袍）。㿻同匏。

⑥跌：按文意应为跗字，即足面肿，原刻有误。

⑦此条与孟诜所说患脚气及虚胀冷气人不可食之，类似。以今看之并非如此。

按：苦瓠为葫芦科苦葫芦。可利水消肿，止消渴，下石淋。临床可写陈亚芦瓢或抽葫芦，治水肿消渴，糖尿病等。

释名：苦匏（《国语》）、苦壶卢。机曰：瓠壶有原种是甘，忽变为苦者。俗谓以鸡粪壅之，或牛马踏践则变为苦。陶说亦有所见，未可尽非也。

时珍曰：《诗》云：匏有苦叶。《国语》云：苦匏不材，于人共济而已。皆指苦壶而言，即苦瓠也。瓠、壶同音，陶氏以瓠作护音释之，所以不稳也。应劭《风俗通》云：

烧穰可以杀瓠。或云畜瓠之家不烧穰，种瓜之家不焚漆。物性相畏也。苏恭言：服苦瓠过分，吐利不止者，以黍穰灰汁解之。盖取乎此。凡用苦瓠，须细理莹净无靥黡者乃佳，不尔有毒。

治痈疽恶疮，疥癣龋齿有虫者。又可制汞（时珍）。

附方：新十七。

通身水肿：苦瓠膜（炒）二两，苦葶苈五分，捣合丸小豆大。每服五丸，日三，水下止。又用苦瓠膜五分，大枣七枚。捣丸。一服三丸，如人行十里许，又服三丸，水出更服一丸，即止。（并《千金方》）

石水腹肿：四肢皆瘦削。用苦瓠膜（炒）一两，杏仁半两（炒去皮尖），为末，糊丸小豆大。每饮下十丸，日三，水下止。（《圣济总录》）

水蛊洪肿：苦瓠瓢一枚，水二升，煮至一升，煎至可丸，如小豆大，每米饮下十丸。待小便利，作小豆羹食。勿饮水。小便不通：胀急者：用苦瓠子三十枚（炒），蝼蛄三个（焙），为末，每冷水服一钱。（并《圣济总录》）

风痰头痛：苦瓠膜取汁，以苇管灌入鼻中，其气上冲脑门，须臾恶涎流下，其病立愈除根，勿以昏运为疑。干者浸汁亦效，其子为末吹入亦效。年久头风皆愈。（《普济方》）

鼻塞气塞：苦壶卢子为末，醇酒浸之，夏一日，冬七日。日日少少点之。（《圣惠方》）

弩肉血翳：秋间取小柄壶卢，或小药壶卢，阴干，于紧小处锯断，内挖一小孔如眼孔大。遇有此病，将眼皮上下用手挣开，将壶卢孔合定。初虽甚痛苦，然瘀肉、血翳皆渐下，不伤睛也。（刘松石《经验方》）

恶疮癣癞：十年不瘥者：苦瓠一枚，煮汁搽之，日三度。（《肘后方》）

九瘘有孔：苦瓠四枚，大如盏者，各穿一孔如指大，汤煮十数沸，取一竹筒长一尺，一头插瓠孔中，一头注疮孔上，冷则易之，用遍乃止。（《千金方》）

痔疮肿痛：苦壶卢、苦菜煎汤，先熏后洗，乃贴熊胆、密陀僧、胆矾、片脑末，良。（《摘玄方》）

下部悬痈：择人神不在日，空心用井华水调百药煎末一碗服之。微利后，却用秋壶卢（一名苦不老，生在架上而苦者）切片置疮上，灸二七壮。肃端式病此连年，一灸遂愈。（《永类钤方》）

死胎不下：苦壶卢烧存性，研末。每服一钱，空心热酒下。（《海上名方》）

聤耳出脓：干瓠子一分，黄连半钱，为末。以绵先缴净，吹入半字，日二次。（《圣惠方》）

鼻中息肉：苦壶卢子、苦丁香等分，入麝香少许，为末。纸捻点之。（《圣惠方》）

花：主一切疮，霜后收曝，研末敷之（时珍）。

蔓：主麻疮，煎汤浴之即愈（时珍。出仇远《稗史》）。

附方：新一。

小儿白秃：瓠藤同裹盐，荷叶煎浓汁洗，三五次愈。（《总录》）

败瓢：

时珍曰：瓢乃匏壶破开为之者，近世方药亦时用之，当以苦瓠者为佳，年久者尤妙。

味苦，平，无毒。主消胀杀虫，治痔漏下血，崩中带下赤白（时珍）。

附方：新六。

中满鼓胀：用三五年陈壶卢瓢一个，以糯米一斗作酒，待熟，以瓢于炭火上炙热，入酒浸之，如此三五次，将瓢烧存性，研末。每服三钱，酒下，神效。（余居士《选奇方》）

大便下血：败瓢（烧存性）、黄连等分。研末。每空心温酒服二钱。（《简便方》）

赤白崩中：旧葫芦瓢（炒存性）、莲房（存性）等分。研末。每服二钱，热水调服。三服，有汗为度，即止。甚者五服止，最妙。忌房事、发物、生冷。（《海上方》）

脑漏流脓：破瓢、白鸡冠花、白螺蛳壳（各烧存性）等分，血竭、麝香各五分，为末。以好酒洒湿熟艾，连药揉成饼，贴在顶门上，以熨斗熨之，以愈为度。（孙氏《集效方》）

腋下瘤瘿：用长柄茶葫芦烧存性，研末搽之，以消为度。一府校老妪右腋生一瘤，渐长至尺许，其状如长瓠子，久而溃烂。一方士教以此法用之，遂出水，消尽而愈。（《濒湖集简方》）

汤火伤灼：旧葫芦瓢，烧灰敷之。（同上）。

# 葫①

味辛，温，有毒。主散痈肿䘌疮，除风邪，杀毒气。独子者亦佳。归五脏，久食伤人，损目明。五月五日采。

陶隐居云：今人谓葫为大蒜，谓蒜为小蒜，以其气类相似也。性最熏臭，不可食，俗人作菹，以啖鲙肉。损性伐命，莫此之甚。此物惟生食，不中煮。以合青鱼鲊食，令人发黄。取其条上子初种之成独子葫，明年则复其本也。

《唐本》注云：此物煮为羹臛极俊美，熏气亦微，下气消谷，除风破冷，足为馔中之俊。而注云不中煮。自当是未经试尔。

今按：陈藏器《本草》云：大蒜，去水恶瘴气，除风湿，破冷气，烂痃癖，伏邪恶，宣通温补，无以加之。初食不利目，多食却明，久食令人血清，使毛发白，疗疮癣。生食去蛇虫溪蛊等毒。昔患痃癖者，尝梦人教每日食三颗大蒜，初时依梦，遂至瞑眩口中吐逆，下部如火。后有人教令取数片合皮截却两头吞之，名为内灸，依此大效。又鱼骨鲠不出，以蒜内鼻中即出。独颗者杀鬼去痛，入用最良。

臣禹锡等谨按《蜀本》《图经》云：大蒜，今出梁州者最美而少辛，大者径二寸。泾阳者皮赤甚辣，其余并相似也。

孟诜云：蒜，久服损眼伤肝。治蛇咬疮，取蒜去皮一升，捣，以小便一升煮三四沸通人即入渍损处②，从夕至暮。初被咬未肿，速嚼蒜封之，六七易。又蒜一升，去皮，以乳二升，煮使烂，空腹顿服之，随后饭压之，明日依前进服，下一切冷毒风气。又独头者一枚，和雄黄、杏仁研为丸，空腹饮下三丸，静坐少时，患鬼气者，当汗出即差。

《日华子》云：蒜，健脾治肾气，止霍乱转筋，腹痛。除邪辟温，去蛊毒，疗劳疟，冷风，痃癖，温疫气。敷风拍冷痛，蛇虫伤，恶疮疥，溪毒沙虱，并捣贴之，熟醋浸之，经年者良。

《图经》曰：葫，大蒜也。旧不著所出州土，今处处有之，人家园圃所莳也。每头六七瓣，初种一瓣，当年便成独子葫，至明年则复其本矣。然其花中有实，亦葫瓣状而极小，亦可种之。五月五日采。谨按《本经》云：主散痈肿。李绛《兵部手集方》疗毒疮肿，号叫卧不得，人不别者。取独头蒜两颗，细捣，以油麻③和，厚敷疮上，干即易之。顷年卢坦侍郎任东畿尉，肩上疮作连心痛闷，用此便差。后李仆射患脑痈久不差，卢与此方便愈。绛得此方传救数人，无不神效。葛洪《肘后方》灸背肿令消法云：取独头蒜，横截厚一分，安肿头上，炷艾如梧桐子，灸蒜上百壮，不觉消，数数灸，惟多为善，勿令大热，若觉痛，即擎起蒜，酸焦更换用新者，勿令损皮肉。如有体干不须灸。洪尝苦小腹下患一大肿，灸之亦差，每用灸人，无不立效。又今江宁府紫极宫刻石记其法云：但是发背及痈疽恶疮肿核等，皆灸之。其法与此略同，其小别者，乃云初觉皮肉间有异，知是必作疮者，切大蒜如铜钱厚片，安肿处灸之，不计壮数，其人被苦，初觉痛者，以痛定为准，初不觉痛者，灸至极痛而止。前后用此法救人无不应者，若是疣赘之类，亦如此灸之便成痂自脱，其效如神。乃知方书之载无空言，但患人不能以意详之，故不得尽应耳。

《食疗》：除风杀虫。

《外台秘要》：治牙齿疼痛：独头蒜煨之，乘热截用头以熨痛上，转易之，亦主虫痛。

又方：关格胀满，大小便不通：独头蒜烧熟去皮，绵裹纳下部，气立通。

又方：治金疮中风，角弓反张：取蒜一大升，破去心，无灰酒四升，煮令极烂，并滓服一大升以来，须臾得汗则差。

《千金方》：治暴痢：捣蒜两足下贴之。

又方：治血气逆心，烦闷心痛：生蒜捣汁服二升则差。

《葛氏方》：丹者恶毒之疮，五色无常，又发足踝者，捣蒜厚敷之，干即易之。

《梅师方》：若腹满不能服药导之方：取独颗蒜煨令熟，去皮，绵裹内下部中，冷即易。

又方：治蜈蚣咬人，痛不止，独头蒜，摩螫处痛止。又方：治射工毒：以独头蒜切之，厚三分以来，贴疮上灸之酸上，令热气射入差。

又方：治蛇虺螫人，以独头蒜、酸草捣绞敷所咬处。

孙真人《食忌》：正月之节食五辛，以辟疠气，一曰酸。又食多白发早。

《食医心镜》：蒜薤着盐酱捣食之，蒜苗作羹煮食并得，主下气温中，消谷。黄帝云：合青鱼鲊食之，令人腹内生疮，肠中肿，又成疝瘕。多食生蒜伤肝气，令人面无颜色。四、八月勿食生蒜，伤人神，损胆气。

《简要济众》：治鼻血不止，服药不应：宜用蒜一枚，去皮细研如泥，摊一饼子如钱大厚一豆许，左鼻血出即贴两脚下立差。血止急以温水洗脚心。

《子母秘录》：治产后中风，角弓反张不语，大蒜三十瓣，以水三升，煮取一升，拗口灌之差。又方：小儿白秃疮，凡头上团团然白色：以蒜揩白处早朝使之。

《后魏》：李道念褚登视之曰：公有重病，答曰：旧有冷痰，今五年矣。澄诊之曰：非冷非热，当时食白瀹鸡子过多，令取蒜一头煮之，服药乃吐一物如升，涎唾裹之，开看乃鸡雏，翅羽爪头具全。澄曰：未尽。更服药，再吐十三头。又华佗行道见车载一人，病咽塞食不下，呻吟。佗曰：饼店家蒜薤大酢三升饮之当自瘥，果吐大蛇一枚而愈。

《衍义》曰：葫，大蒜也，其气极荤，然置臭肉中掩臭气。中暑毒人烂嚼三两瓣，以温水送之下嚼即知，仍禁饮冷水。又患暴下血，以葫五七枚，去梗皮，量多少入豆豉捣为膏，可丸即丸梧子大，以米饮下五六十丸，无不愈者。又鼻衄，烂研一颗，涂两足心下，纔止便拭去。又将紫皮者，横切作片子，厚一分，初患疮发于背胁间，未辨痈疽者，若阳滞于阴，即为痈，阴滞于阳，即为疽。痈即皮光赤，疽即皮肉纹起不泽，并以葫片覆之，用艾灸。如已痛，灸至不痛，如不痛，灸至痛。初觉即便灸，无不效者。仍审度，正于中心贴葫灸之。世人往往不悟此，疮初见其疮小不肯灸，惜哉。

现注：

①葫：下原有蒜也二字注释。

②通人即入渍损处：似是说整个人以药渍之，损处自然渍上药了。

③油麻和：一般作麻油，此盖系油与麻皆用以和之。

按：葫即大蒜，为百合科大蒜。可散痈肿，除风邪，杀毒气。临床用大蒜治多种感染性疾病，并有大蒜静脉注入液，对各耐药性疾病有一定疗效。

时珍曰：按：孙愐《唐韵》云：张骞使西域，始得大蒜、胡荽。则小蒜乃中土旧有，而大蒜出胡地，故有胡名。二蒜皆属五荤，故通可称荤。详见蒜下。时珍曰：大、小二蒜皆八月种。春食苗，夏初食薹，五月食根，秋月收种。北人不可一日无者也。时珍曰：久食伤肝损眼。故嵇康《养生论》云：荤辛害目，此为甚耳。今北人嗜蒜宿炕，故盲瞽最多。陈氏乃云多食明目，与《别录》相左，何耶。震亨曰：大蒜属火，性热喜散，快膈，善化肉，暑月人多食之。伤气之祸，积久自见，养生者忌之。化肉之功，不足论也。瑞曰：多食伤肺、伤脾、伤肝胆，生痰助火昏神。思邈曰：四月、八月食葫，伤神，令人喘悸，胁肋气急，口味多爽。多食生葫行房，伤肝气，令人面无色。生葫合青鱼食，令人腹内生疮，肠中肿，又成疝瘕，发黄疾。合蜜食，杀人。凡服一切补药，不可食之。

捣汁饮，治吐血心痛。煮汁饮，治角弓反张。同鲫鱼丸，治膈气。同蛤粉丸，治水肿。同黄丹丸，治痢疟、孕痢。同乳香丸，治腹痛。捣膏敷脐，能达下焦，消水，利大小便。贴足心，能引热下行，治泄泻暴痢及干湿霍乱，止衄血。纳肛中，能通幽门，治关格不通（时珍）。

时珍曰：葫蒜入太阴、阳明，其气熏烈，能通五脏，达诸窍，去寒湿，辟邪恶，消痈肿，化症积肉食，此其功也。故王祯称之云：味久不变，可以资生，可以致远，化臭腐为神奇，调鼎俎，代醯酱。携之旅涂，则炎风瘴雨不能加，食腊毒不能害。夏月食之解暑气。北方食肉面尤不可无。乃食经之上品，日用之多助者也。盖不知其辛能散气，热能助火，伤肺损目，昏神伐性之害，荏苒受之而不悟也。尝有一妇，衄血一昼夜不止，诸治不效。时珍令以蒜敷足心，即时血止，真奇方也。又叶石林《避暑录》话云：一仆暑月驰马，忽仆地欲绝。同舍王相教用大蒜及道上热土各一握研烂，以新汲水一盏和取汁，抉齿灌之，少顷即苏。相传徐州市门，忽有版书此方，咸以为神仙救人云。时珍曰：按：李迅《论蒜钱灸法》云：治疽之法，着灸胜于用药。缘热毒中膈，上下不通。必得毒气发泄，然后解散。凡初发一日之内，便用大独头蒜切如小钱厚，贴顶上灸之。三壮一易，大概以百壮为率。一使疮不开大，二使内肉不坏，三疮口易合，一举而三得之。但头及项以上，切不可用此，恐引气上，更生大祸也。又史源记蒜灸之功云：母氏背胛作痒，有赤晕半寸，白粒如黍。灸二七壮，其赤随消。信宿，有赤流下长二寸。举家归咎于灸。外医用膏护之，日增一晕，二十二日，横斜约六七寸，痛楚不胜。或言一尼病此，得灸而愈。予奔问之。尼云：剧时昏不知人，但闻范奉议坐守灸八百余壮方苏，约艾一筛。予亟归，以炷如银杏大，灸十数，殊不觉；乃灸四旁赤处，皆痛。每一壮烬则赤随缩入，三十余壮，赤晕收退。盖灸迟则初发处肉已坏，故不痛，直待灸到好肉方痛也。至夜则火满背，疮高阜而热，夜得安寝矣。至晓如覆一瓯，高三四寸，上有百数小窍，色正黑，调理而安。盖高阜者，毒外出也。小窍多，毒不聚也。色正黑，皮肉坏也。非艾火出其毒于坏肉之里，则内逼五脏而危矣。庸医敷贴凉冷消散之说，何可信哉。

附方：新三十二。

背疮灸法：凡觉背上肿硬疼痛，用湿纸贴寻疮头。用大蒜十颗，淡豉半合，乳香一钱，细研。随疮头大小，用竹片作圈围定，填药于内，二分厚，着艾灸之。痛灸至痒，痒灸至痛，以百壮为率。与蒜钱灸法同功。（《外科精要》）

疔肿恶毒：用门臼灰一撮罗细，以独蒜或新蒜薹染灰擦疮口，候疮自然出少汁，再擦，少顷即消散也。虽发背痈肿，亦可擦之。干湿霍乱转筋：用大蒜捣涂足心，立愈。（《永类钤方》）

水气肿满：大蒜、田螺、车前子等分。熬膏。摊贴脐中，水从便溺而下，数日即愈。象山民人患水肿，一卜者传此，用之有效。（仇远《稗史》）

山岚瘴气：生、熟大蒜各七片，共食之。少顷腹鸣，或吐血，或大便泄，即愈。（《摄生众妙方》）

疟疾寒热《肘后》：用独头蒜炭上烧之，酒服方寸匕。《简便》：用桃仁半片，放内关穴上，将独蒜捣烂罨之，缚住（男左女右），即止。邻妪用此治人屡效。《普济方》：端午日，取独头蒜煨熟，入矾红等分，捣丸芡子大，每白汤嚼下一丸。寒疟冷痢：端午日，以独头蒜十个，黄丹二钱，捣丸梧子大。每服九丸，长流水下，甚妙。（《普济方》）

肠毒下血：蒜连丸：用独蒜煨捣，和黄连末为丸，日日米汤服之。（《济生方》）

鬼疰腹痛，不可忍者：独头蒜一枚，香墨如枣大，捣和酱汁一合，顿服。（《永类钤方》）

心腹冷痛：法醋浸至二三年蒜，食至数颗，其效如神。（李时珍《濒湖集简方》）

夜啼腹痛：面青，冷证也：用大蒜一枚（煨研，日干），乳香五分，捣丸芥子大。每服七丸，乳汁下。（危氏《得效方》）

寒湿气痛：端午日收独蒜，同辰粉捣，涂之。（唐瑶《经验方》）

狗咽气塞：喘息不通，须臾欲绝：用独头蒜一枚，削去两头，塞鼻中。左患塞右，右患塞左。候口中脓血出，立效。（《圣济》）

喉痹肿痛：大蒜塞耳、鼻中，日二易之。（《肘后方》）

鱼骨鲠咽：独头蒜塞鼻中，自出。（《十便良方》）

眉毛动摇：目不能交睫，唤之不应，但能饮食：用蒜三两杵汁，调酒饮，即愈。（夏子益《奇疾方》）

脑泻鼻渊：大蒜切片贴足心，取效止。（《摘玄方》）

头风苦痛《易简方》：用大蒜研汁鼻中。《圣济录》：用大蒜七个去皮，先烧红地，以蒜逐个于地上磨成膏子。却以僵蚕一两，去头足，安蒜上，碗覆一夜，勿令透气。只取蚕研末，入鼻内，口中含水，甚效。小儿惊风《总录》：方同上。小儿脐风：独头蒜切片，安脐上，以艾灸之。口中有蒜气，即止。（黎居士《简易方论》）

小儿气淋：宋宁宗为郡王时病淋，日夜凡三百起。国医罔措。或举孙琳治之。琳用大蒜、淡豆豉、蒸饼三物捣丸，令以温水下三十丸。曰：今日进三服，病当减三之一，明日

亦然，三日病除。已而果然，赐以千缗。或问其说。琳曰：小儿何缘有淋。只是水道不利，三物皆能通利故也。（爱竹翁《谈薮》）

妇人阴肿：作痒。蒜汤洗之，效乃止。（《永类钤方》）

阴汗作痒：大蒜、淡豉。捣丸梧子大，朱砂为衣，每空腹灯心汤下三十丸。小便淋沥，或有或无：用大蒜一个，纸包煨熟，露一夜，空心新水送下。（朱氏《集验方》）

闭口椒毒：气闭欲绝者。煮蒜食之。（张仲景方）。

脚肚转筋：大蒜擦足心令热，即安。仍以冷水食一瓣。（《摄生方》）

食蟹中毒：干蒜煮汁饮之。（《集验方》）

蛇瘕面光：发热，如火炙人。饮蒜汁一碗，吐出如蛇状，即安。（危氏方）

# 蒜[①]

味辛，温，有小毒，归脾肾。主霍乱，腹中不安，消谷理胃，温中，除邪痹毒气。五月五日采之。

陶隐居云：小蒜，生叶时可煮和食。至五月叶枯，取根名蒚[②]子，正尔啖之。亦甚熏臭，味辛性热，主中冷霍乱。煮饮之亦主溪毒，食之损人，不可长服。

《唐本》注云：此蒜与胡葱相得，主恶𧏾[③]毒、山溪中沙虱水毒大效，山人俚獠[④]时用之也。

臣禹锡等谨按《蜀本》《图经》云：小蒜，野生小者一名蒚，一名葪。苗、叶、根、子似葫而细数倍也。

《尔雅》云：葪，山蒜释曰：《说文》云：荤菜也。一云：菜之美者，云梦之荤，菜生山中者名葪。

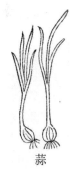

蒜

孟诜云：小酸，主亦诸虫毒疔肿甚良。不可常食。

《日华子》云：小蒜，热有毒。下气，止霍乱吐泻，消宿食，治蛊毒。敷蛇虫，沙虱疮。三月不可食。

《图经》曰：蒜，小蒜也，旧不著所出州土，今处处有之。生田野中，根苗皆如葫而极细小者是也。五月五日采。谨按《尔雅》葪[⑤]，山蒜释曰：《说文》云：蒜，荤菜也。一云：菜之美者，云梦之荤，生山中者名葪。今《本经》谓大蒜为葫，小蒜为蒜，而《尔雅》《说文》所谓蒜，荤菜者，乃今大蒜也。葪乃今小蒜也。书传载物之别名不同，如此用药不可不审也。古方多用小蒜治霍乱，煮汁饮之。南齐褚澄用蒜治李道念鸡瘕便差。江南又有一种山蒜，似大蒜臭，山人以治积块及妇人血瘕，以苦醋摩服多效。又有一种，似大蒜而多瓣，有荤气，彼人谓之莜[⑥]子。主脚气，宜煮与蓐妇饮之易产。江北则无。

《食疗》：主霍乱消谷，治胃温中除邪气，五月五日采者上。又去诸虫毒疔肿毒疮甚良。不可常食。

《肘后方》：治霍乱，心腹胀满气，未得吐下：小蒜一升，咬咀，以水三升，煮取一升顿服。

又方：毒蛇螫人：杵小蒜饮汁，以滓敷疮上。《葛氏方》水毒中人，一名中溪，一名中湿，一名水病，似射工而无物，以小蒜三升，咬咀，于汤中莫令大热，热即无力，掠去滓，适寒温以浴，若身体发赤斑纹者无异。

《食医心镜》：主霍乱，腹中不安，消谷理胃气，温中除邪痹毒气，归脾肾，煎汤服之。

《兵部手集》：治心痛不可忍，十年、五年者随手效，以小酸，酽醋煮顿服之，取饱，不用着盐。绛外家人患心痛十余年，诸药不差，服此更不发。又方：蚰蜒入耳，小蒜汁理一切虫入耳皆同。治疟：用蒜不拘多少，研极烂，和黄丹少许，以聚为度，丸如鸡头大，候干每服一丸，新汲水下，面东服至妙。

《广韵》：张骞使大宛，食之损目。

《黄帝》：不可久食，损人心力，食小蒜啖生鱼，令人夺气。

《衍义》曰：蒜，小蒜也。又谓之荿，苗如葱针，根白，大者如乌芋。子兼根煮食之。又谓之宅蒜，华佗用蒜齑是此物。

现注：

①蒜：下原有小蒜也三字注音。

②荿：下原有音乱二字注音。luàn、wàn 二音。音乱时指小蒜，音（wàn 万）时指出生获。

③蚝：（cì 次），黄刺蛾，洋拉子。

④獠：（liáo 僚），打猎。

⑤荿：下原有力的切三字注音。现音（lì 力）。

⑥莜：（yóu 由）。

按：蒜为百合科小蒜，俗名小韭蒜。可益脾肾，除霍乱，安中温胃。

释名：茆蒜（音卯）时珍曰：蒜字从祘（音蒜），谐声也。又像蒜根之形。中国初惟有此，后因汉人得胡蒜于西域，遂呼此为小蒜以别之。故崔豹《古今注》云：蒜，茆蒜也，俗谓之小蒜。胡国有蒜，十子一株，名曰胡蒜，俗谓之大蒜是矣。蒜乃五荤之一，故许氏《说文》谓之荤菜。五荤即五辛，谓其辛臭昏神伐性也。练形家以小蒜、大蒜、韭、芸薹、胡荽为五荤，道家以韭、薤、蒜、芸薹、胡荽为五荤，佛家以大蒜、小蒜、兴渠、慈葱、葱为五荤。兴渠，即阿魏也。虽各不同，然皆辛熏之物，生食增恚，熟食发淫，有损性灵，故绝之也。时珍曰：家蒜有二种：根茎俱小而瓣少，辣甚者，蒜也，小蒜也；根茎俱大而瓣多，辛而带甘者，葫也，大蒜也。按：孙炎《尔雅正义》云：帝登荿山，遭莸芋毒，将死，得蒜啮食乃解，遂收植之，能杀腥膻虫鱼之毒。又孙恒《唐韵》云：张骞使西域，始得大蒜种归。

据此则小蒜之种，自荿移栽，从古已有。故《尔雅》以为山蒜，所以别家蒜也。大蒜之种，自胡地移来，至汉始有。故《别录》以葫为大蒜，所以见中国之蒜小也。又王祯《农书》云：一种泽蒜，最易滋蔓，随劚随合。熟时采子，漫散种之。吴人调鼎多用此根作菹，更胜葱、韭也。按：此正《别录》所谓小蒜是也。其始自野泽移来，故有泽名，而寇氏误作宅字矣。诸家皆以野生山蒜、泽蒜解家莳之小蒜，皆失于详考。小蒜虽出于荿，既经人力栽培，则性气不能不移。故不得不辨。

蒜：（小蒜根也）思邈曰：无毒。三月勿久食，伤人志性。

叶：主心烦痛，解诸毒，小儿丹疹（思邈）。

时珍曰：按李延寿《南史》云：李道念病已五年。吴郡太守褚澄诊之。曰：非冷非热，当是食白瀹鸡子过多也。取蒜一升煮食，吐出一物涎裹，视之乃鸡雏，翅足俱全。澄曰：未尽也。更吐之，凡十二枚而愈。或以"蒜"字作"苏"字者，误矣。范晔《后汉书》云：华佗见一人病噎，食不得下，令取饼店家蒜齑大酢二升饮之，立吐一蛇。病者悬蛇于车，造佗家，见壁北悬蛇数十，乃知其奇。又夏子益《奇疾方》云：人头面上有光，他人手近之如火炽者，此中蛊也。用蒜汁半两，和酒服之，当吐出如蛇状。观三书所载，则蒜乃吐蛊要药，而后人鲜有知者。

附方：新七。

时气温病：初得头痛，壮热脉大：即以小蒜一升，杵汁三合，顿服。不过再作便愈。（《肘后方》）

霍乱转筋：入腹杀人。以小蒜、盐各一两，捣敷脐中，灸七壮，立止。（《圣济录》）

射工中人：成疮者：取蒜切片，贴疮上，灸七壮。（《千金》）

阴肿如刺：汗出者：小蒜一升，韭根一升，杨柳根二斤，酒三升，煎沸乘热熏之。（《永类方》）

恶核肿结：小蒜、吴茱萸等分，捣敷即散。（《肘后》）

蛇蝎螫人：小蒜捣汁服，以滓敷之。（《肘后》）

蜈蚣咬疮：嚼小蒜涂之，良。（《肘后方》）

时珍曰：山蒜、泽蒜、石蒜，同一物也，但分生于山、泽、石间不同耳。人间栽莳小蒜，始自三种移成，故犹有泽蒜之称。《尔雅》云：蒚，山蒜也。今京口有蒜山，产蒜是也。处处有之，不独江南。又吕忱《字林》云：䔉，水中蒜也。则蒜不但产于山，而又产于水也。别有山慈姑、水仙花、老鸦蒜、石蒜之类，根叶皆似蒜而不可食，其花亦异。

## 胡　　葱

味辛。温中消谷，下气杀虫。久食伤神损性，令人多忘，损目明，尤发痼疾。患狐臭人不可食，令转甚。其状似大蒜而小，形圆皮赤，稍长而锐。生蜀郡山谷。五月、六月采。今附。

《图经》：文具葱实条下。

《雷公》云：凡使，采得据文碎擘，用绿梅子相对拌蒸一伏时，去绿梅子，于砂盆中研如膏，新瓦器中摊，日干用。

《食疗》：胡葱，平。主消谷，能食。久食之令人多忘，根发痼疾。又食着诸毒肉，吐血不止，痿黄，悴者；取子一升，洗，煮使破，取汁停冷，服半升，日一二服，夜一服，血定止。又患狐臭䘌齿，人不可食，转极甚。谨按：利五脏不足气亦伤绝血脉气，多食损神，此是熏物耳。孙真人：四月勿食胡葱，令人气喘多惊。

按：胡，今称葱头，为百合科胡葱。可温中消谷，下气杀虫。

时珍曰：按《孙真人食忌》作葫葱，因其根似葫蒜故也。俗称蒜葱，正合此义。元人《饮膳正要》作回回葱，似言其来自胡地，故曰胡葱耳。时珍曰：胡葱即蒜葱也，马志、韩保升所说是矣，非野葱也。野葱名茖葱，似葱而小。

胡葱乃人种莳，八月下种，五月收取，叶似葱而根似蒜，其味如薤，不甚臭。江西有水晶葱，蒜根葱叶，盖其类也。李鹏飞《延寿书》言胡葱即蒚子，盖因相似而误尔。今俗皆以野葱为胡葱，因不识蒜葱，故指茖葱为之，谬矣。时珍曰：生则辛平，熟则甘温。

时珍曰：方术煮溪涧白石为粮，及煮牛、马、驴骨令软，皆用胡葱，则亦软坚之物也。陶弘景言葱能化五石，消桂为水，则是诸葱皆能软石。故今人采荟葱煮石，谓之胡葱也。

附方：新一。

身面浮肿：小便不利，喘急。用胡葱十茎，赤小豆三合，硝石一两，以水五升，煮葱、豆至熟，候水干，入硝石，同搨成膏。每空心温酒服半匙。（《圣惠方》）。

# 莼

味甘，寒，无毒。主消渴热痹。

陶隐居云：蓴，性寒，又云：冷，补，下气。杂鳢鱼作羹亦逐水而性滑，服食家不可多啖。

《唐本》注云：蓴，久食大宜人。合鲋鱼为羹，食之，主胃气弱不下食者至效。又宜老人，此应在上品中。三、四月至七、八月通名丝蓴，味甜体软，霜降以后至十二月名瑰蓴，味苦，体涩，取以为羹，犹胜杂菜。

今按：陈藏器《本草》云：按：此物温，病起食者多死，为体滑脾不能磨，常食发气，令关节急，嗜睡。若称上品，主脚气，脚气论中令人食之，此误极深也。常所居近湖，湖中有蓴及藕，年中大疫既饥，人取蓴食之，疫病差者亦死。至秋大旱，人多血痢，湖中水竭，掘藕食之，阖境无他。蓴藕之功，于斯见矣。

臣禹锡等谨按《蜀本》《图经》云：生水中，叶似凫葵，浮水上，采茎堪啖，花黄白，子紫色，三月至八月茎细如钗股，黄赤色，短长随水深浅，而名为丝蓴。九月、十月渐粗硬，十一月萌在泥中粗短，名瑰蓴。体苦涩，惟取汁味尔。

孟诜云：蓴菜，和鲫鱼作羹，下气止呕，多食发痔，虽冷而补。热食之亦拥气不下，甚损人胃及齿，不可多食，令人颜色恶。又不宜和醋食之，令人骨痿。少食补大小肠虚气，久食损毛发。

陈藏器云：蓴，虽水草，性热拥。

又云：石蓴，味甘平，无毒。下水利小便，生南海石上。《南越志》云：似紫菜，色青。《临海异物志》曰：附石生是也。

《日华子》云：丝蓴，治热疸，厚肠胃，安下焦，补大小肠虚气，逐水，解百药毒，并蛊气。

《晋书》：张翰每临秋风，思鲈鱼蓴羹以下气。

按：莼（蓴），为睡莲科莼菜。可止渴健胃除热。

释名：茆（卯、柳二音）。水葵（《诗疏》）、露葵（《纲目》）、马蹄草。

时珍曰：蓴字，本作莼，从纯。纯乃丝名，其茎似之故也。《齐民要术》云：性纯而易生。种以浅深为候，水深则茎肥而叶少，水浅则茎瘦而叶多。其性逐水而滑，故谓之莼菜，并得葵名。颜之推《家训》云：蔡朗父讳纯，改莼为露葵。北人不知，以绿葵为之。《诗》云：薄采其茆，即莼也。或讳其名，谓之锦带。时珍曰：生南方湖泽中，惟吴越人善食之。叶如荇菜而差圆，形似马蹄。其茎紫色，大如箸，柔滑可羹。夏月开黄花。结实青紫色，大如棠梨，中有细子。春夏嫩茎未叶者名稚莼，稚者小也。叶稍舒长者名丝莼，其茎如丝也。至秋老则名葵莼，或作猪莼，言可饲猪也。又讹为瑰莼、龟莼焉。李廷飞曰：多食性滑发痔。七月有虫着上，食之令人霍乱。

附方：新三。

一切痈疽：马蹄草即蓴菜，春夏用茎，冬月用子，就于根侧寻取，捣烂敷之。未成即消，已成即毒散。用叶亦可。（《保生余录》）

头上恶疮：以黄泥包豆豉煨熟，取出为末，以莼菜汁调敷之。（《保幼大全》）

数种疔疮：马蹄草（又名缺盆草）、大青叶、臭紫草各等分，擂烂，以酒一碗浸之，去滓温服，三服立愈。（《经验良方》）

## 水　　靳①

味甘，平，无毒。主女子赤沃，止血养精，保血脉益气，令人肥健，嗜食。一名水英。生南海池泽。

陶隐居云：论靳主疗合是上品，未解何意乃在下。其二月、三月作英时可作菹及熟爚②食之。又有渣③芹，可为生菜，亦可生啖，俗中皆作芹字。

《唐本》注云：芹花，味苦，主脉溢。

今按：《别本》注云：即芹菜也，芹有两种：荻芹取根，白色；赤芹取茎，叶，并堪作菹及生菜。味甘，《经》云平。其性大寒，无毒。

又按：陈藏器《本草》云：水芹，茎、叶捣绞取汁，去小儿暴热，大人酒后热毒，鼻塞身热，利大小肠。茎、叶、根并寒，子温辛。

臣禹锡等谨按《蜀本》《图经》云：生水中，叶似芎䓖，花白色而无实，根亦白色。

《尔雅》云：芹，楚葵注：今水中芹菜。

孟诜云：水芹，寒。养神益力，杀药毒。置酒酱中香美。又和醋食之损齿。生黑滑地，名曰水芹，食之不如高田者宜人。余田中皆诸虫子在其叶下，视之不见，食之与人为患。高田者名白芹。

《日华子》云：治烦渴，疗崩中带下。

陈藏器云：渣芹，平。主女子赤白沃，止血，养精神，保血脉，益气，嗜饮食，利人口齿，去头中热风。和醋食之，亦能滋人。患鳖瘕不可食。

《食疗》云：寒，养神益力，令人肥健，杀石药毒。《圣惠方》三月、八月勿食芹菜，恐病蛟龙瘕，发则似癫，面色青黄，小腹胀，状如怀妊也。《食医心镜》：芹菜主益筋力，去伏热，治五种黄病，女子白沃漏下，止血，养精保血脉，嗜食。作齑菹及煮食并得。

《金匮方》：春秋二时，龙带精入芹菜中，人遇食之为病。发时手青，肚蒲④痛不可忍，作蛟龙病；服硬糖三二升，日二度，吐出如蜥蜴三二，便差。

《子母秘录》：主小儿霍乱吐痢，芹叶细切，煮熟汁饮，任性多少得止。

现注：

①靳：下原有音芹二字注音。靳字在本条中出现两次，即本标题及陶云论靳，以下通篇皆用芹字，为原刻如此。字典注靳同芹。

②爚：下原有音药二字注音，现音（yuè 月），意为烧煮。

③渣：下原有音楂二字注音。

④蒲：通匍，即叺伏。

按：水芹，为伞形科水芹。可止血养精保血脉，益气。

时珍曰：靳当作薪从草，谐声也。后省作芹，从斤，亦谐声也。其性冷滑如葵，故

《尔雅》谓之楚葵。《吕氏春秋》：菜之美者，有云梦之芹。云梦，楚地也。楚有蕲州、蕲县，俱音淇。罗愿《尔雅翼》云：地多产芹，故字从芹。蕲亦音芹。徐锴注《说文》蕲字，从草，斳声，诸书无斳字，惟《说文》别出斳字（音银），疑相承误出也。据此，则蕲字亦当从斳，作蕲字也。

时珍曰：芹有水芹、旱芹。水芹，生江湖陂泽之涯；旱芹生平地，有赤、白二种。二月生苗，其叶对节而生，似芎䓖。其茎有节棱而中空，其气芬芳。五月开细白花，如蛇床花。

楚人采以济饥，其利不小。《诗》云：觱沸槛泉，言采其芹。杜甫诗云：饭煮青泥坊底芹。又云：香芹碧涧羹。皆美芹之功。而列子言乡豪尝芹，蜇口惨腹，盖未得食芹之法耳。

思邈曰：苦、酸，冷，涩，无毒。李鹏飞曰：赤芹害人，不可食。时珍曰：芹菜生水涯。蛟龙虽云变化莫测，其精那得入此。大抵是蜥蜴、虺蛇之类，春夏之交，遗精于此故尔。且蛇喜嗜芹，尤为可证。

附方：新二。

小便淋痛：水芹菜白根者，去叶捣汁，井水和服。（《圣惠方》）

小便出血：水芹捣汁，日服六七合。（《圣惠方》）

# 马 齿 苋

主目盲白翳，利大小便，去寒热杀诸虫，止渴，破癥结痈疮。服之长年不白，和梳垢封疔肿。又烧为灰，和多年醋滓先灸[1]疔肿以封之，即根出。生捣绞汁服，当利下恶物，去白虫，煎为膏涂白秃。又主三十六种风结疮，以一釜煮澄清，内蜡三两，重煎成膏，涂疮上，亦服之。子明目，《仙经》用之。今附。

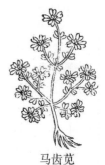

马齿苋

臣禹锡等谨按《蜀本》《图经》云：马苋，味酸寒，无毒。主诸肿瘘疣目，尸脚阴肿，胃反，诸淋，金疮内流，破血癖癥痕。汁洗去紧唇面疮，解射工马汗毒。一名马齿苋，宜小儿食之。又注云：此有二种，叶大者不堪用；叶小者节叶间有水银[2]，每十斤有八两至十两已来。至难燥，当以槐木槌碎之，向日东作架晒之，三两日即干。如隔年矣，其茎无效，不入药用。大抵此草能肥肠，令人不畏食。

孟诜云：马齿苋，又主马毒疮，以水煮冷服一升。并涂疮上湿癣白秃，以马齿膏和灰涂效。治疳痢及一切风，敷杖疮良。及煮一碗，和盐醋等空腹食之，少时当出尽白虫矣。

《图经》曰：马齿苋，旧不著所出州土，今处处有之。虽名苋类而苗叶与人苋辈都不相似。又名五行草，以其叶青、梗赤、花黄、根白、子黑也。此有二种；叶大者不堪用，叶小者为胜。云其节叶间有水银，每干之十斤中得水银八两至十两者。然至难燥，当以木槌捣碎，向日东作架暴之三两日即干如经年矣。入药则去茎节，大抵能肥肠令人不思食耳。古方治赤白下多用之。崔元亮《海上方》著其法云：不问老稚孕妇，悉可服；取马齿苋捣绞汁三大合，和鸡子白一枚，先温令热，乃下苋汁微温，取顿饮之。不过再作则愈。又治溪毒；绞汁一升，渐以敷疮上佳。又疗多年恶疮，百方不差，或痛燃走不已者，并烂捣马齿敷上，不过三两遍。此方出于武元衡相国，武在西川自苦胫疮燃痒不可堪，百医无效。及到京城，呼供奉石濛等数人疗治无益，有厅吏上此方，用之便差。李绛纪其事云。

陈藏器云：破痃癖，止消渴。又主马恶疮虫。此物至难死，燥了致之地犹活。

《雷公》云：凡使，勿用叶大者，不是马齿草，其内亦无水银。

《食疗》：延年益寿，明目。患湿癣白秃：取马齿膏涂之，若烧灰敷之亦良。作膏主三十六种风；可取马齿一硕，水可二硕，蜡三两，煎之成膏，亦治疳痢，一切风。又可细切煮粥，止痢治腹痛。

《圣惠方》：治马咬人，毒入心：马齿苋汤食之差。又方：治反花疮；用一斤，烧作灰，细研，猪脂调敷之。

《外台秘要》：治疬：马齿菜，阴干，烧灰，腊月猪脂和，以暖泔渍洗疮，拭干敷之，日三。

《千金方》：治诸腋臭：马齿草杵，以蜜和作团，纸裹之，以泥泥纸上，厚半寸，日干。以火烧熟，破取，更以少许蜜和，仍令热。先以生布揩之，以药夹腋下令极痛，久忍，然后以手巾勒两臂即差。

又方：治小儿脐疮久不差者：烧菜末敷之。

《肘后方》：疗豌豆疮：马齿草烧灰敷疮上根，须臾逐药出[3]，若不出，更敷良。

《食医心镜》：理脚气，头面浮肿，心腹胀满，小便涩少：马齿草和少粳米酱汁煮食之。

又方：主气不调，作粥食之。

又方：小儿血痢：取生马齿苋绞汁一大合，和蜜一匙匕，空心饮之。

又方：主青盲白翳，除邪气，利大小肠，去寒热：马齿苋实一大升，捣为末，每一匙，煮葱豉粥和搅食之，煮粥及着米糁五味作羹亦得。《广利方》治小儿火丹，热如火，绕腰即人困乏，杵马齿菜敷之，日二。

《灵苑方》：治五毒虫毛螫赤痛不止：马齿苋熟杵敷之。

《产宝》：产后血痢，小便不通，脐腹痛：生马齿菜，杵汁三合，煎一沸，下蜜一合，搅服。

《丹房镜源》：马齿灰，煮丹砂结汞，五色苋煮砂子。

《衍义》曰：马齿苋，人多食之，然性寒滑。青黛条中已著。

现注：

①炙：原刻为炙，一般只知有炙法，不知有炙法，又因炙炙二字相近，往往认为书中写炙法处皆为炙法之误。但仔细看本书中所写炙法，均系以醋滓或其他药液和药炙敷患处，炙法则隔一层切成片的药物。本条云：和多年醋滓先炙痛肿以封之。茄条云：又醋摩之敷肿毒。二者意思相近。炙为烤热之意，敷之可能没烤热，故炙法可能存在。

②节叶间有水银：似和秦椒条所记椒可来水银相似，马齿苋含17%的钾盐，这和本条每10斤马齿苋含10两左右水银，比数相类，可能古代将钾盐亦称水银。至于椒来水银及《药对》所说椒收水银，不知所指何物。

③逐药出：意为药力将疮内疮液逐出。

按：马齿苋为马齿苋科之马齿苋。功能明目退翳，止渴破癥，消痈通便利尿。临床用马齿苋治腹泻痢疾，眼目内障，尿路炎，前列腺炎，肥大，消渴，糖尿病等。入清热利湿解毒药中。

时珍曰：其叶比并如马齿，而性滑利似苋，故名。俗呼大叶者为豚耳草，小叶者为鼠齿苋，又名九头狮子草。其性耐久难燥，故有长命之称。《宝藏论》及《八草灵变篇》并名马齿龙芽，又名五方草，亦五行之义。时珍曰：马齿苋，处处园野生之。柔茎布地，细叶对生。六、七月开细花，结小尖实，实中细子如葶苈子状。人多采苗煮晒为蔬。方士采取，伏砒结汞，煮丹砂，伏硫黄，死雄制雌，别有法度。一种水马齿，生水中，形状相类，亦可沦食　见王西楼《野菜谱》。

散血消肿，利肠滑胎，解毒通淋，治产后虚汗（时珍）。

时珍曰：马齿苋所主诸病，皆只取其散血消肿之功也。

附方：新二十一。

禳解疫气：六月六日，采马齿苋晒干。元旦煮熟，同盐、醋食之，可解疫疠气。（唐瑶《经验方》）

筋骨疼痛：不拘风湿气、杨梅疮及女人月家病，先用此药止疼，然后调理：干马齿苋一斤（湿马齿苋二斤），五加皮半斤，苍术四两，舂碎，以水煎汤洗澡。急用葱、姜擂烂，冲热汤三碗，服之。暖处取汗，立时痛止也。（《海上名方》）

男女疟疾：马齿苋捣，扎手寸口，男左女右。产后虚汗：马齿苋（研汁）三合，服。如无，以干者煮汁。（《妇人良方》）

肛门肿痛：马齿苋叶、三叶酸草等分，煎汤熏洗，一日二次，有效。（《濒湖方》）

痔疮初起：马齿苋不拘鲜干，煮熟急食之。以汤熏洗。一月内外，其孔闭，即愈矣。（《杨氏经验方》）

小便热淋：马齿苋汁服之。（《圣惠方》）

阴肿痛极：马齿苋，捣敷之，良。（《永类钤方》）

中蛊欲死：马齿苋，捣汁一升饮，并敷之。日四五次。（《寿域》）

紧唇面疱：马齿苋煎汤日洗之。（《圣惠方》）

目中息肉：淫肤、赤白膜。马齿苋一大握洗净，和芒硝末少许，绵裹安上。频易之。（《龙木论》）

风齿肿痛：马齿苋一把，嚼汁渍之。即日肿消。（《本事方》）

漏耳诸疮：治耳内外恶疮，及头疮、肥疮、疮。黄马散：用黄柏半两，干马齿苋一两，为末。敷之。（《圣惠》）

项上疬疮《外台》：用马苋阴干烧研，腊猪脂和，以暖泔洗拭，敷之。《简便》：治瘰疬未破。马齿苋同靛花捣掺，日三次。小儿脐疮：久不瘥者。马齿菜烧研敷之。（《千金》）

足趾甲疽：肿烂者。屋上马齿苋、昆仑青木香、印成盐，等分和匀，烧存性，入光明朱砂少许，敷之。（《外台秘要》）

蜈蚣咬伤：马苋汁涂之。（《肘后》）

小儿白秃：马齿苋，煎膏涂之。或烧灰，猪脂和涂。（《圣惠方》）

身面瘢痕：马齿苋汤日洗二次。（《圣惠方》）

杂物眯目：不出。用东墙上马齿苋，烧灰研细，点少许于头，即出也。(《圣惠方》)

子：附方：新一。

目中出泪：或出脓。用马齿苋子、人苋子各半两为末，绵裹铜器中蒸熟，熨大头脓水出处。每熨以五十度为率，久久自绝。(《圣惠》)。

# 茄　子

味甘，寒，久冷人不可多食，损人动气，发疮及痼疾。一名落苏，处处有之。

根及枯茎叶主冻脚疮，可煮作汤渍之良。

苦茄树，小有刺，其子以醋摩疗痈肿，根亦作浴汤。生岭南。今附。

臣禹锡等谨按孟诜云：落苏，平。主寒热五脏劳。不可多食，熟者少食无畏。又醋摩之敷肿毒。陈藏器云：茄子，味甘平，无毒。今人种而食者名落苏，岭南野生者名苦茄。足刺子小主瘴。

《日华子》云：茄子，治温疾，传尸劳气。

《图经》曰：茄子，旧不著所出州土，云处处有之，今亦然。段成式云：茄者，连茎之名，字当革遐反，今呼若伽，未知所自耳。茄之类有数种：紫茄、黄茄南北通有之；青水茄、白茄惟北土多有。入药多用黄茄，其余惟可作菜茹耳。又有一种苦茄，小株有刺亦入药。江南有一种藤茄，作蔓生，皮薄似葫芦，亦不闻中药。江南方有疗大风热痰；取大黄老茄子不计多少，以新瓶盛贮埋之土中，经一年尽化为水，取出入苦参末同丸，如梧子，食已及欲卧时酒下三十粒甚效。又治坠扑内损散

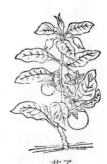

茄子

败血止痛，及恶疮发背等；重阳日收取茄子百枚，去蒂，四破切之，硝石十一两，碎捣，以不津瓶器大小约可盛纳茄子者，于器中先铺茄子一重，乃下硝石一重覆之，如此令尽。然后以纸三数重密密封之，安置净处，上下以新砖撑①复，不犯地气，至正月后取出，去纸两重，日中暴之，逐日如此，至二、三月度已烂。即开瓶倾出，滤去滓，别入新器中，以薄绵盖头，又暴直至成膏，乃可用。内损酒调半匙，空腹饮之，日再恶血散则痛止血愈矣。诸疮肿亦先酒饮半匙，又用膏于疮口四面涂之，当觉冷如冰雪，疮干便差。其有根本在肤腠者，亦可内消，若膏久干硬即以饭饮化动涂之。又治腰脚风血积冷，筋急拘挛，疼痛者；取茄子五十斤，细切净洗讫，以水五斗，煮取浓汁，滤去滓，更入小铛器中，煎至一斗以来，即入生粟粉同煎令稀稠得所，取出搜和，更入研了麝香、朱砂粉，同丸如梧子。每旦日用秫米酒送三十丸，近暮再服，一月乃差。男子、女人通用皆验。

陈藏器云：平，无毒。醋摩敷痈肿，茎叶枯者煮洗冻疮，今人种食之，一名落苏。又岭南有野生者，名苦茄，足刺亦主瘴。

《食疗》云：平，主寒热五脏劳，不可多食，动气，亦发痼疾，熟者少食之无畏，患冷人不可食。又根主冻脚疮，煮汤浸之。

《胜金方》：治磕扑损肌肤青肿方：茄子留花种通黄，极大者，切作片，如一指厚，新瓦上焙干为末，欲卧酒调二钱匕，一夜消尽无痕迹也。《灵苑方》治肠风下血，久不止，茄蒂烧存性为末，每服食前米饮调三钱匕。

《衍义》曰：茄子，新罗国出一种，淡光微紫色，蒂长味甘，今其子已遍中国蔬圃中。惟此无益，并无所治，只说损人。后人虽有处置之法，然终与《本经》相失。圃人又植于暖处，厚加粪壤，遂于小满前后求贵价以售。既不以时，损人益多，不时不食，于可忽也。

现注：

①撢：（探 tàn）意为透，上下撢复即上下都复之意。

按：茄子，为茄科之茄。可清瘟祛痨，祛风血积冷。

释名：昆仑瓜（《御览》）、草鳖甲。时珍曰：陈藏器《本草》云：茄，一名落苏。名义未详。按：《五代贻子录》作酪酥，盖以其味如酥酪也，于义似通。杜宝《拾遗录》云：隋炀帝改茄曰昆仑紫瓜。又王隐君《养生主论》治疟方用干茄，讳名草鳖甲。盖以鳖甲能治寒热，茄亦能治寒热故尔。时珍曰：茄种宜于九月黄熟时收取，洗净曝干，至二月下种移栽。株高二三尺，叶大如掌。自夏至秋，开紫花，五瓣相连，五棱如缕，黄蕊绿蒂，蒂包其茄。茄中有瓤，瓤中有子，子如脂麻。其茄有团如栝蒌者，长四五寸者。有青茄、紫茄、白茄。白茄亦名银茄，更胜青者。诸茄至老皆黄，苏颂以黄茄为一种，似未深究也。王祯《农书》云：一种渤海茄，白色而坚实。一种番茄，白而扁，甘脆不涩，生熟可食。一种紫茄，色紫，蒂长味甘。一种水茄，形长味甘，可以止渴。《洪容斋随笔》云：浙西常茄皆皮紫，其白者为水茄；江西常茄皆皮白，其紫者为水茄。亦一异也。刘恂《岭表录》异云：交岭茄树，经冬不凋，有二三年渐成大树者，其实如瓜也。茄叶摘布路上，以灰围之，则子必繁，谓之嫁茄。李鹏飞曰：秋后食，多损目。时珍曰：按：《生生编》云：茄性寒利，多食必腹痛下利，女人能伤子宫也。

老裂者烧灰，治乳裂（震亨）。散血止痛，消肿宽肠（时珍）。

震亨曰：茄属土，故甘而喜降，大肠易动者忌之。老实治乳头裂，茄根煮汤渍冻疮，折蒂烧灰治口疮，俱获奇效，皆甘以缓火之意也。时珍曰：段成式《酉阳杂俎》言茄厚肠胃，动气发疾。盖不知茄之性滑，不厚肠胃也。

附方：新十。

妇人血黄：黄茄子竹刀切，阴干为末。每服二钱，温酒调下。（《摘玄方》）。

久患下血：大茄种三枚，每用一枚，湿纸包煨熟，安瓶内，以无灰酒一升半沃之，蜡纸封闭三日，去茄暖饮。（《普济方》）

腹内鳖癥：陈酱茄儿烧存性，入麝香、轻粉少许，脂调贴之。（《寿域方》）

卵颓偏坠：用双蒂茄子悬于房门上，出入用眼视之。茄萎所患亦萎，茄干亦干矣。又法：用双茄悬门上，每日抱儿视之，二三次钉针于上，十余日消矣。（刘松石《保寿堂方》）

热毒疮肿：生茄子一枚，割去二分，去瓤二分，似罐子形，合于疮上即消也。如已出脓，再用取瘥。（《圣济总录》）

牙齿肿痛：隔年糟茄，烧灰频频干擦，立效。（《海上名方》）

虫牙疼痛：黄茄种烧灰擦之，效。（《摘玄方》）

喉痹肿痛：糟茄或酱茄，细嚼咽汁。（《德生堂方》）

妇人乳裂：秋月冷茄子裂开者，阴干烧存性研末，水调涂。（《补遗》方）

蒂：烧灰，米饮服二钱，治肠风下血不止及血痔（吴瑞）。烧灰，治口齿疮。生切，擦癜风（时珍）。

时珍曰：治癜风，用茄蒂蘸硫、附末掺之，取其散血也。白癜用白茄蒂，紫癜用紫茄蒂，亦各从其类耳。

附方：新一。风蛀牙痛：茄蒂烧灰掺之。或加细辛末等分，日用之。（《仁存方》）

花：主金疮牙痛（时珍）。

附方：新一。

牙痛：秋茄花干之，旋烧研涂痛处，立止。（《海上名方》）

根及枯茎叶：散血消肿，治血淋下血，血痢阴挺，齿口蜃（时珍）。

附方：新九。

血淋疼痛：茄叶熏干为末，每服二钱，温酒或盐汤下。隔年者尤佳。（《经验良方》）

肠风下血：方同上，米饮下。久痢不止：茄根烧灰、石榴皮等分。为末。以砂糖水服之。（《简便单方》）

女阴挺出：茄根烧存性，为末。油调在纸上，卷筒安入内，一日一上。（《乾坤生意》）

口中生蜃：用醋漱口，以茄母烧灰、飞盐等分，米醋调稀，时时擦之。（《摘玄方》）

牙齿蜃痛：茄根捣汁，频涂之。陈茄树烧灰敷之。先以露蜂房煎汤漱过。（《海上名方》）

牙痛取牙：茄科以马尿浸三日，晒炒为末。每用点牙即落，真妙。（鲍氏方）

夏月趾肿：不能行走者。九月收茄根悬檐下，逐日煎汤洗之。（《简便》）

# 蘩蒌

味酸，平，无毒。主积年恶疮不愈。五月五日，日中采干用之。

陶隐居云：此菜人以作羹，五月五日采，暴干，烧作屑疗杂疮有效，亦杂百草取之，不必只此一种尔。

《唐本》注云：此草即是鸡肠也，俱非正经所出，而二处说异。多生湿地坑渠之侧，流俗通谓鸡肠，雅士总名蘩蒌。《尔雅》物重名者，并云一物两名。今按：陈藏器《本草》云：蘩蒌，主破血，产妇煮食之及下乳汁，产后腹中有块痛；以酒炒，绞取汁温服。又取暴干为末，醋煮为丸，空腹服三十丸，下恶血。

臣禹锡等谨按《蜀本》《图经》云：叶青花白，采苗入药。

《药性论》云：繁蒌，亦可单用，味苦。主治产后血块，炒热和童子小便服良。长服恶血尽出，治恶疮有神验之功。

《图经》曰：蘩蒌①，即鸡肠草也，旧不著所出州土，今南中多生于田野间，近京下湿地亦或有之。叶似荇菜而小，夏秋间生小白黄花，其茎梗作蔓，断之有丝缕，又细而中空似鸡肠，因得此名也。《本经》作两条，而苏恭以为一物二名。谨按《尔雅》菽②，薂蒌③释曰：菽，一名薂蒌，一名繁缕④，一名鸡肠草，实一物也。今南北所生或肥瘠不同，又其名多，人不尽见者，往往疑为二物也。又葛氏治卒淋方云：用鸡肠及蘩蒌若菟丝，并可单煮饮。如此又似各是一物也。其用大概主血，故妇人宜食之。五月五日采，阴干用。今口齿方烧灰以揩齿宣露，燃烧灰减力，不若干作末有益矣。范汪治淋用蘩蒌满两手，水

蘩蒌

煮饮之，亦可常饮。

《食疗》：不用，令人长食之恐血尽。或云蘋⑤蒌即藤也，人恐白软草是。

《外台秘要》：治淋：取繁蒌草满两手握，水煮服之。

《衍义》曰：繁蒌，鸡肠草一物也。今虽分之为二，其鸡肠草条中独不言性味，故知一物也。鸡肠草春开小花如绿豆大，茎、叶如园蒌，初生则直，长大即覆地，小户收之为菹，食之乌髭发。

现注：

①蒌：下原有音缕二字注音。现注音（lǒu 娄）

②蔜：下原有五高切三字注音。现注音（áo 敖）

③薽：（sǎo 嫂），蘽：下原有与缕同三字注音。

④缕：本条繁蒌皆用蔜或蒌，此处写成缕，为原版刻如此。

⑤蘋：（fán 烦）。原刻如此。本指一种似莎草而大之草。《楚辞·湘夫人》有"白蘋兮骋望，与佳期兮夕张"，之句。《食疗》将繁蒌写成蘋蒌，今照录之。

按：繁蒌为石竹科繁缕的茎叶。可消疮化瘀，消肿块。

释名：蔜缕（郭璞）、滋草（《千金》）、鹅肠菜。时珍曰：此草茎蔓甚繁，中有一缕，故名。俗呼鹅儿肠菜，象形也。易于滋长，故曰滋草。《古乐府》云：为乐当及时，何能待来滋。滋乃草名，即此也。时珍曰：繁缕即鹅肠，非鸡肠也。下湿地极多。正月生苗，叶大如指头。细茎引蔓，断之中空，有一缕如丝。作蔬甘脆。三月以后渐老。开细瓣白花。结小实大如稗粒，中有细子如葶苈子。吴瑞《本草》谓黄花者为繁缕，白花者为鸡肠，亦不然。二物盖相似。但鹅肠味甘，茎空有缕，花白色；鸡肠味微苦，咀之涎滑，茎中无缕，色微紫，花亦紫色，以此为别。思邈曰：黄帝云：合鳝食，发消渴，令人多忘。

附方：新二。

食治乌髭：繁缕为菹，久久食之，能乌髭发。（《圣惠方》）

丈夫阴疮：茎及头溃烂，痛不可忍，久不瘥者。以五月五日繁缕烧焦五分，入新出蚯蚓屎二分，入少水，和研作饼，贴之。干即易。禁酒、面、五辛及热食等物。甚效。（《扁鹊方》）

# 鸡肠草

主毒肿，止小便利。

陶隐居云：人家园庭亦有此草，小儿取揆汁以捋蜘蛛网至粘。可掇蝉，疗蠷螋溺也。

《唐本》注云：此草即繁蒌是也。剩出此条，宜除之。今按：鸡肠草，亦在草部下品。唐注以为剩出一条。详此主疗相似，其一物乎。今移附繁蒌之下。

臣禹锡等谨按《蜀本》云：鸡肠草，平，无毒。《小便利通用药》云：鸡肠草，微寒。

《尔雅》云：蔜，薽缕释曰：蔜，一名薽缕，一名鸡肠草。

《药性论》云：鸡肠草，亦可单用。味苦，洗手足水烂，主遗尿。治蠼尿疮，生揆敷三四度。孟诜云：鸡肠草，温。作灰和盐疗一切疮及风丹遍身如枣大痒痛者，捣封上，日五六易之。亦可生食煮作菜食益人，去脂膏毒气。又烧敷疳䘌，亦疗小儿赤白痢，可取汁一合，和蜜服之甚良。

《图经》：文具繁蒌条下。

《食疗》：温，作菜食之益人。治一切恶疮；捣汁敷之，五月五日者验。

《肘后方》：治发背欲死，鸡肠草敷良。

《食医心镜》：主小便利，以一斤，于豉汁中煮，调和作羹食之，作粥亦得。

《博物志》：蠼螋溺人影，亦随所著作疮，以汁敷之效。

按：鸡肠草，为石竹科繁缕。可缩尿通淋，消疮止痒。

时珍曰：鸡肠生下湿地。二月生苗，叶似鹅肠而色微深。茎带紫，中不空，无缕。四月有小茎开五出小紫花。结小实，中有细子。其苗作蔬，不如鹅肠。故《别录》列繁缕于菜部，而列此于草部，以此故也。苏恭不识，疑为一物，误矣。生嚼涎滑，故可掇蝉。鹅肠生嚼无涎，亦自可辨。郑樵《通志》谓鸡肠似蓼而小，其味小辛，非繁缕者，得之。又石胡荽亦名鸡肠草，与此不同。

附方：新五。

气淋胀痛：鸡肠草三两，石苇（去毛）一两。每用三钱，水一盏，煎服。（《圣济总录》）

风热牙痛：浮肿发歇，元脏气虚，小儿疳蚀：鸡肠草、旱莲草、细辛等分，为末。每日擦三次。名祛痛散。（《普济方》）

反花恶疮：鸡肠草研汁拂之。或为末，猪脂调搽，极效。（《医林正宗》）

漆疮瘙痒：鸡肠草捣涂之。（《肘后方》）

射工中人：成疮者。以鸡肠草捣涂之，经日即愈。（卢氏方）

## 白苣

味苦，寒，（一云平）。主补筋骨，利五脏，开胸膈拥气，通经脉，止脾气。令人齿白聪明少睡，可常食之。患冷气人食即腹冷，不至苦损人。产后不可食，令人寒中，小腹痛。陈藏器云：白苣如莴苣，叶有白毛。

莴苣，冷，微毒。紫色者入烧炼药用，余功同白苣。新补，见孟诜、陈藏器、萧炳。《圣惠方》：治肾黄，用莴苣子一合，细研，水大一盏，煎至五分，去滓，非时服。《外台秘要》：鱼脐疮，其头白似肿，痛不可忍方：先以针刺疮上及四畔作孔，以白苣汁滴孔中差。《肘后方》：治沙虱毒；敷莴苣菜汁差。

孙真人：白苣不可共饴食，生虫。

《丹房镜源》：莴苣，用硫黄种结砂子，制朱砂。《衍义》曰：莴苣，今菜中惟此自初生便堪生啖，四方皆有，多食昏人眼。蛇亦畏之。虫入耳，以汁滴耳中，虫出。诸虫不敢食其叶，以其心置耳中，留虫出路，虫亦出。有人自长立禁此一物不敢食，至今日不昏。

按：白苣，为菊科白莴苣。可壮骨强筋，开胸通脉，洁齿，少睡益智。莴苣为菊科莴苣，可利五脏，通经脉，开胸膈，余功同白苣。

时珍云：白苣、苦苣、莴苣俱不可煮烹，皆宜生去汁，盐、醋拌食，通可曰生菜，而白苣稍美，故独得专称也。王氏《农书》谓之石苣。陆玑《诗疏》云：青州谓之苣。可生食，亦可蒸为茹。时珍曰：处处有之。似莴苣而叶色白，折之有白汁。正二月下种。四月开黄花如苦荬，结子亦同。八月、十月可再种。故谚云：生菜不离园。按：《事类合璧》云：苣有数种：色白者为白苣，色紫者为紫苣，味苦者为苦苣。解热毒、酒毒，止消渴，利大小肠（宁原）。时珍曰：按：彭乘《墨客挥犀》云：莴菜自呙国来，故名。时珍曰：莴苣，正二月下种，最宜肥地。叶似白苣而尖，色稍青，折之有白汁粘手。四月抽薹，高三四尺。剥皮生食，味如胡瓜。糟食亦良。江东人盐晒压实，以备方物，谓之莴笋也。花、子并与白苣同。李鹏飞曰：久食昏人目。患冷人不宜食。时珍曰：按：彭乘云：莴苣有毒，百虫不敢近。蛇虺触之，则目瞑不见物。人中其毒，以姜汁解之。

利气，坚筋骨，去口气，白齿牙，明眼目（宁原）。通乳汁，利小便，杀虫、蛇毒（时珍）。

附方：新五。

乳汁不通：莴苣菜煎酒服。（《海上方》）

小便不通：莴苣菜，捣敷脐上即通。（《卫生易简方》）

小便尿血：同上方，甚效。（杨氏方）

蚰蜒入耳：莴苣叶（干者）一分，雄黄一分，为末，糊丸枣核大。蘸生油塞耳中，（《圣惠方》）

百虫入耳：莴苣捣汁滴入，自出也。（《圣济总录》）

子：入药炒用，主下乳汁，通小便，治阴肿、痔漏下血、伤损作痛（时珍）。

附方：新六。

乳汁不行：莴苣子三十枚，研细酒服。又方：莴苣子一合，生甘草三钱，糯米、粳米各半合，煮粥频食之。小便不通：莴苣子捣饼，贴脐中，即通。（《海上仙方》）

阴囊颓肿：莴苣子一合捣末，水一盏，煎五沸，温服。闪损腰痛：趁痛丸。用白莴苣子（炒）三两，白粟米（炒）一撮，乳香、没药、乌梅肉各半两，为末，炼蜜丸弹子大。每嚼一丸，热酒下。（《玉机微义》）

髭发不生：疖疮疤上不生髭发，先以竹刀刮损，以莴苣子拗猢狲姜末，频擦之。（《摘玄方》）

# 落　葵

味酸，寒，无毒。主滑中散热。实主悦泽人面。一名天葵，一名繁露。

陶隐居云：又名承露，人家多种之，叶惟可征①鮓，性冷滑，人食之为狗所啮作疮者，终身不差。其子紫色，女人以渍粉敷面，为假色，少入药用。

今注：一名藤葵，俗呼为胡燕脂。

臣禹锡等谨按《蜀本》《图经》云：蔓生，叶圆厚如杏叶，子似五味子，生青熟黑，所在有之。

孟诜云：其子悦泽人面，药中可用之，取蒸暴干，和白蜜涂面，鲜华立见。

《食疗》：其子令人面鲜华可爱，取蒸烈日中曝干，挼去皮，取人细研和白蜜敷之甚验。食此菜后被狗咬，即疮不差也。

现注：

①征：下原有音征二字注音。（现音 zhēng 征），意为蒸，又同蒸。

按：落葵，为落葵科落葵全草。可滑肠散热。

释名：蔠葵（《尔雅》）、藤菜（《纲目》）、御菜（俗）、胭脂菜。时珍曰：落葵叶冷滑如葵，故得葵名。释家呼为御菜，亦曰藤儿菜。《尔雅》云：蘩葵，繁露也。一名承露。其叶最能承露，其子垂垂亦如缀露，故得露名。而、落二字相似，疑落字乃蘩字之讹也。案：《考工记》云：大圭，终葵首也。注云：齐人谓椎曰终葵。圭首六寸为椎。然则此菜亦以其叶似椎头而名之乎。时珍曰：落葵三月种之，嫩苗可食。五月蔓延，其叶似杏叶而肥厚软滑，作蔬、和肉皆宜。八、九月开细紫花，累累结实，大如五味子，熟则紫黑色。揉取汁，红如胭脂，女人饰面、点唇及染布物，谓之胡胭脂，亦曰染绛子，但久则色易变耳。

时珍曰：甘、微酸，冷滑。脾冷人不可食。利大小肠（时珍）。

# 菫　汁

味甘，寒，无毒。主马毒疮。捣汁洗之，并服之。菫菜也。出《小品方》。《万毕方》云：除蛇蝎毒及痈肿。

《唐本》注云：此菜野生，非人所种，俗谓之菫菜，叶似蕺，花紫色。《唐本》先附。

臣禹锡等谨按《尔雅》云：齧，苦菫注：今菫葵也。叶似柳，子如米，汋之滑。疏云：齧，一名苦菫，可食之菜也。《内则》云：菫，苣①；枌②，榆是也。《本草》云味甘，此苦者古人语倒，犹甘草谓之大苦也。

孟诜云：菫，久食除心烦热，令人身重懈惰，又令人多睡，只可一两顿而已。又捣敷热肿良。又杀鬼毒，生取汁半升服即吐出。

《食疗》：菫菜，味苦，主寒热鼠瘘，瘰疬生疮，结核聚气，下瘀血。叶主霍乱与香茙同功。蛇咬，生研敷之，毒即出矣。又干末和油煎成摩结核上，三五度差。

《丹房镜源》：勒菫灰，制朱砂流黄。

现注：

①苣：(huán 环)，菫菜类。

②枌：白榆。

按：菫菜，似蕺，蕺为三白草科植物，三白草科植物为总状花序。有三色菫为菫菜科植物，花有瓣，不汇总，此菫菜应为菫菜科之菫菜。可解毒消痈退肿。

释名：旱芹（《纲目》）。时珍曰：其性滑如葵，故得葵名。时珍曰：此旱芹也。其性滑利。故洪舜俞赋云：烈有椒、桂，滑有菫、榆。一种黄花者，有毒杀人，即毛芹也。见草部毛茛。又乌头苗亦名菫，有毒。各见本条下。

附方：新一湿热气：旱芹菜晒干为末，糊丸梧子大。每服四十丸，空心温酒下。大杀百虫毒。（《寿域神方》）

# 蕺①

味辛，微温。主蝮蛷溺疮，多食令人气喘。陶隐居云：俗传言食蕺不利人脚，恐由闭气故也。今小儿食之便觉脚痛。

《唐本》注云：此物叶似荞麦，肥地亦能蔓生茎紫赤色，多生湿地山谷阴处。山南、江左人好生食之，关中谓之菹菜。

臣禹锡等谨按《蜀本》《图经》云：茎、叶俱紫赤英有臭气。

孟诜云：蕺菜，温。小儿食之三岁不行，久食之发虚弱，损阳气，消精髓，不可食。

《日华子》云：蕺菜有毒，淡竹筒内煨，敷恶创<sup>③</sup>白秃。

《图经》曰：蕺菜，味辛微温。主螻蝈溺疮。山谷阴处湿地有之，作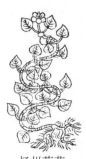
蔓生，茎紫赤色，叶如荞麦而肥。山南、江左人好生食之，然不宜多食，
令人气喘发虚弱，损阳气，消精髓。素有脚弱病尤忌之，一啖令人终身不
愈。关中谓之菹菜者是也。古今方家亦鲜用之。

《经验方》：主背疮热肿：取汁盖之至疮上开孔以歇热毒，冷即易之
差。

杨州蕺菜

现注：

①蕺：下原有音戢二字注音。

②螻：下原有音劬二字注音。劬（qú）

③恶创：创通疮。

按：蕺，为三白草科蕺菜带根全草，又名鱼腥草。可解毒化湿消疮。治肺炎、气管炎
等。

时珍曰：蕺字，段公路《北户录》作蕊，音戢。秦人谓之菹子。菹、蕺音相近也。
其叶腥气，故俗呼为鱼腥草。时珍曰：案：赵叔文《医方》云：鱼腥草即紫蕺。叶似荇，
其状三角，一边红，一边青。可以养猪。又有五蕺（即五毒草），花、叶相似，但根似狗
脊。思邈曰：素有脚气人食之，一世不愈。

散热毒痈肿，疮痔脱肛，断笪疾，解硇毒（时珍）。

附方：新七。

痔疮肿痛：鱼腥草一握，煎汤熏洗，仍以草挹痔即愈。一方：洗后以枯矾入片脑少
许，敷之。（《救急方》）

疔疮作痛：鱼腥草捣烂敷之。痛一二时，不可去草，痛后一二日即愈。徽人所传方
也。（陆氏《积德堂方》）

小儿脱肛：鱼腥草擂如泥，先以朴硝水洗过，用芭蕉叶托住药坐之，自入也。（《永
类方》）

虫牙作痛：鱼腥草、花椒、菜子油等分，捣匀，入泥少许，和作小丸如豆大。随牙左
右塞耳内，两边轮换，不可一齐用，恐闭耳气。塞一日夜，取看有细虫为效。（《简便
方》）

断截疟疾：紫蕺一握。捣烂绢包，周身摩擦，得睡有汗即愈。临发前一时作之。
（《救急易方》）

恶蛇虫伤：鱼腥草、皱面草、槐树叶、草决明，一处杵烂，敷之甚效。（同上）

# 马芹子

味甘、辛，温，无毒。主心腹胀满，下气消食。调味用之，香似橘皮而
无苦味。

《唐本》注云：生水泽傍，苗似鬼针、恭菜等，花青白色，子黄黑色，
似防风子。《唐本》先附。

臣禹锡等谨按《蜀本》《图经》云：花若芹，花子如防风子而扁大。

《尔雅》云：茭，牛薪释曰：似芹，可食菜也。而叶细锐，一名茭，一名牛薪，一名

马蕲，子入药用。孟诜云：和酱食诸味良，根及叶不堪食。卒心痛，子作末，醋服。

《日华子》云：马芹，嫩时可食，子治卒心痛，炒食令人得睡。

按：马芹子，苗似鬼针，花若芹花，子如防风子而偏大。可舒心通腹下气消食。鬼针草为菊科鬼针草全草。

释名：胡芹（《通志》）、野茴香（《纲目》）。时珍曰：凡物大者多以马名，此草似芹而大故也。俗称野茴香，以其气味子形微似也。《金光明经》三十二品香药，谓之叶婆你。时珍曰：马蕲与芹同类而异种，处处卑湿地有之。三、四月生苗，一本丛生如蒿，白毛蒙茸，嫩时可茹。叶似水芹而微小，似芎䓖叶而色深。五、六月开碎花，攒簇如蛇床及莳萝花，青白色。结实亦似莳萝子，但色黑而重尔。其根白色，长者尺许，气亦香而坚硬，不可食。苏恭所谓鬼针，即鬼钗草也。方茎丫叶，子似钗脚，着人衣如针。与此稍异。

苗：甘、辛，温，无毒。主益脾胃，利胸膈，去冷气，作茹食（时珍）。

子：温中暖脾，治反胃（时珍）。

附方：新一。

慢脾惊风：马芹子、丁香、白僵蚕等分，为末。每服一钱，炙橘皮煎汤下。名醒脾散。（《普济方》）

## 芸 薹

味辛，温，无毒。主风游丹肿，乳痈。《唐本》注云：《别录》云：春食之能发膝痼疾，此人间所啖菜也。

今按：《别本》注云：破癥瘕结血，今俗方病人得吃芸薹是宜血病也。又按：陈藏器《本草》云：芸薹破血，产妇煮食之。子压取油，敷头令头发长黑。又煮食主腰脚痹，捣叶敷赤游疹。久食弱阳。《唐本》先附。

臣禹锡等谨按孟诜云：若先患腰膝，不可多食，必加极。又极损阳气，发口疮齿痛，又能生腹中诸虫。道家特忌。

《日华子》云：芸薹，凉。治产后血风及瘀血。狐臭人不可食。

《衍义》曰：芸薹，不甚香，经冬根不死，辟蠹。于诸菜中亦不甚佳。

按：芸薹为十字花科之油菜。可祛风消肿，消痈破癥。

释名：寒菜（胡居士方）、胡菜（同上）、薹菜（《埤雅》）、薹芥（《沛志》）、油菜（《纲目》）。

时珍曰：此菜易起薹，须采其薹食，则分枝必多，故名芸薹，而淮人谓之薹芥，即今油菜，为其子可榨油也。羌陇氐胡，其地苦寒，冬月多种此菜，能历霜雪，种自胡来，故服虔《通俗文》谓之胡菜，而胡洽居士《百病方》谓之寒菜，皆取此义也。或云塞外有地名云台戍，始种此菜，故名，亦通。时珍曰：芸薹方药多用，诸家注亦不明，今人不识为何菜。珍访考之，乃今油菜也。九月、十月下种，生叶形色微似白菜。冬、春采薹心为茹，三月则老不可食。开小黄花，四瓣，如芥花。结荚收子，亦如芥子，灰赤色。炒过榨油黄色，燃灯甚明，食之不及麻油。近人因有油利，种者亦广云。

治瘰疬、豌豆疮，散血消肿。伏蓬砂（时珍）。

思邈曰：贞观七年三月，予在内江县饮多，至夜觉四体骨肉疼痛。至晓头痛，额角有丹如弹丸，肿痛。至午通肿，目不能开。经日几毙。予思《本草》芸薹治风游丹肿，遂取叶捣敷，随手即消，其验如神也。亦可捣汁服之。

附方：新六。

天火热疮：初起似痱，渐如水泡，似火烧疮，赤色，急速能杀人：芸薹叶捣汁，调大黄、芒硝、生铁衣等分，涂之。(《近效方》)

风热肿毒：芸薹苗叶根、蔓荆根各三两，为末，以鸡子清和贴之，即消。无蔓荆，即以商陆根代之，甚效也。(《近效方》)

手足瘰疬：此疬喜着手足肩背，累累如赤豆，剥之汁出：用芸薹叶煮汁服一升，并食干熟菜数顿，少与盐、酱。冬月用子研水服。(《千金方》)

异疬似痈：而小有异，脓如小豆汁，今日去，明日满：用芸薹捣熟，湿布袋盛，于热灰中煨熟，更互熨之，不过三二度。无叶用干者。(《千金》)

豌豆斑疮：芸薹叶煎汤洗之。(《外台秘要》)

血痢腹痛：日夜不止，以芸薹叶捣汁二合，入蜜一合，温服。(《圣惠方》)

子：味辛，温，无毒。主梦中泄精，与鬼交(思邈)。行滞血，破冷气，消肿散结，治产难、产后心腹诸疾，赤丹热肿，金疮血痔(时珍)。

时珍曰：芸薹菜子、叶同功。其味辛气温，能温能散。其用长于行血滞，破结气。故古方消肿散结，治产后一切心腹气血痛，诸游风丹毒热肿疮痔诸药咸用之。经水行后，加入四物汤服之，云能断产。又治小儿惊风，贴其顶囟，则引气上出也。《妇人方》治产难歌云：黄金花结粟米实，细研酒下十五粒。灵丹功效妙如神，难产之时能救急。

附方：新十二。

芸薹散：治产后恶露不下，血结冲心刺痛。将来才遇冒寒踏冷，其血必往来心腹间，刺痛不可忍，谓之血母。并治产后心腹诸疾。产后三日，不可无此。用芸薹子(炒)、当归、桂心、赤芍药等分。每酒服二钱，赶下恶物。(杨氏《产乳》)

产后血晕：芸薹子、生地黄等分，为末。每服三钱，姜七片，酒、水各半盏，童便半盏，煎七分，温服即苏。(温隐居《海上仙方》)

补血破气：追气丸，治妇人血刺，小腹痛不可忍。亦可常服，补血虚、破气块甚效。用芸薹子(微炒)、桂心各一两，高良姜半两，为末，醋糊丸梧子大，每淡醋汤下五丸。(沈存中《灵苑方》)

肠风脏毒：下血。芸薹子生用，甘草炙，为末。每服二钱，水煎服之。(《圣惠方》)

头风作痛：芸薹子一分，大黄三分，为末，嗅鼻。风热牙痛：芸薹子、白芥子、角茴香等分，为末。嗅鼻，右左。(《圣惠》)

小儿天钓：芸薹子、生乌头(去皮、尖)各二钱，为末。每用一钱，水调涂顶上。名涂顶散。(《圣济总录》)

风疮不愈：陈菜子油，同穿山甲末熬成膏，涂之即愈。(《摄生众妙方》)

热疖肿毒：芸薹子、狗头骨等分，为末，醋和敷之。(《千金方》)

伤损接骨：芸薹子一两，小黄米(炒)二合，龙骨少许，为末，醋调成膏，摊纸上贴之。(《乾坤秘韫》)

汤火伤灼：菜子油调蚯蚓屎，搽之。(杨起《简便单方》)

蜈蚣螫伤：菜子油倾地上，擦地上油掺之即好。勿令四眼人见。(陆氏《积德堂方》)

## 雍 菜

味甘，平，无毒。主解野葛毒，煮食之，亦生捣服之。岭南种之，蔓生，花白，堪为菜。云南人先食雍菜，后食野葛，二物相伏，自然无苦。又取汁滴野葛苗，当时菸①死，其相杀如此。张司空云：魏武帝啖野葛至一尺。应是先食此菜也。

现注：

①菸：（yú 迂），枯萎。

按：雍菜，岭南种之，蔓生，花白，堪为菜。可解野葛毒。

时珍曰：蕹与瓮同。此菜惟以瓮成，故谓之瓮时珍曰：蕹菜，今金陵及江夏人多莳之。性宜湿地，畏霜雪。九月藏入土窖中，三、四月取出，瓮以粪土，即节节生芽，一本可成一畦也。干柔如蔓而中空，叶似波薐及鏊头形。味短，须同猪肉煮，令肉色紫乃佳。段公路《北户录》言其叶如柳者，误矣。按：嵇含《草木状》云：蕹菜叶如落葵而小。南人编苇为筏，作小孔，浮水上。种子于水中，则如萍根浮水面。及长成茎叶，皆出于苇筏孔中，随水上下，南方之奇蔬也。则此菜，水、陆皆可生之也。

## 菠 薐

冷，微毒。利五脏，通肠胃热，解酒毒，服丹石人食之佳。北人食肉面即平，南人食鱼鳖水米即冷，不可多食，冷大小肠，久食令人脚弱不能行，发腰痛。不与鳝鱼同食，发霍乱吐泻。刘禹锡《嘉话录》云：菠薐，本西国中有，自彼将其子来如苜蓿、莆①萄。因张骞而至也。本是颇陵国将来，语讹尔。时多不知也。

现注：

①莆：通葡。

按：菠薐，为藜科菠菜的带根全草。可利五脏，通肠胃，解酒毒。

释名：菠菜（《纲目》）、波斯草（《纲目》）、赤根菜。时珍曰：按：《唐会要》云：太宗时尼波罗国献波棱菜，类红蓝，实如蒺藜，火熟之能益食味。即此也。方士隐名为波斯草云。

时珍曰：波棱，八月、九月种者，可备冬食；正月、二月种者，可备春蔬。其茎柔脆中空。其叶绿腻柔厚，直出一尖，旁出两尖，似鼓子花叶之状而长大。其根长数寸，大如桔梗而色赤，味更甘美。四月起薹尺许。有雄雌。就茎开碎红花，丛簇不显。雌者结实，有刺，状如蒺藜子。种时须研开，易浸胀。必过月朔乃生，亦一异也。开胸膈，下气调中，止渴润燥。根尤良（时珍）。时珍曰：按：张从正《儒门事亲》云：凡人久病，大便涩滞不通，及痔漏之人，宜常食菠、葵菜之类，滑以养窍，自然通利。

附方：新一。

消渴引饮：日至一石者。菠根、鸡内金等分，为末。米饮服一钱，日三。（《经验方》）

## 苦 荬

冷，无毒。治面目黄，强力，止困。敷蛇虫咬。又汁敷疔肿即根出。蚕蛾出时切不可取拗，令蛾子青烂，蚕妇亦忌食野苦荬。五六回拗后味甘滑于家苦荬，甚佳。

　　按：苦荬为菊科苦荬菜的全草。可清热退黄，强力消肿。

## 鹿角菜

　　大寒，无毒，微毒。下热风气，疗小儿骨蒸热劳。丈夫不可久食，发痼疾，损经络血气，令人脚冷痹，损腰肾，少颜色。服丹石人食之下石力也。出海州，登、莱、沂、密州并有，生海中。又能解麫[①]热。

　　现注：

　　①麫热：麫字原为米麫之麫，非颜面之面。

　　按：鹿角菜为海萝科海萝的藻体。可清热祛风，除蒸祛劳。

　　时珍曰：按：沈怀远《南越志》云：猴葵一名鹿角。盖鹿角以形名，猴葵因其性滑也时珍曰：鹿角菜，生东南海中石崖间。长三四寸，大如铁线，分丫如鹿角状，紫黄色。土人采曝，货为海错。以水洗醋拌，则胀起如新，味极滑美。若久浸则化如胶状，女人用以梳发，粘而不乱。

## 莙荙

　　平，微毒。补中下气，理脾气，去头风，利五脏冷气。不可多食，动气，先患腹冷，食必破腹。茎灰淋汁洗衣白如玉色。以上五种新补，见孟诜、陈藏器、陈士良、《日华子》。

　　按：莙荙，为藜科莙荙菜，即甜菜的茎叶，可补中下气，理脾祛头风。

## 东风菜

　　味甘，寒，无毒。主风毒壅热，头疼目眩，肝热眼赤。堪入羹臛，煮食甚美。生岭南平泽，茎高三二尺，叶似杏叶而长极厚软，上有细毛，先春而生，故有东风之号。今附。

　　按：东风菜，为菊科东风菜全草。可解毒清热，清头目，清肝。

　　时珍曰：按：裴渊《广州记》云：东风菜，花、叶似落妊娠，茎紫。宜肥肉作羹食，香气似马兰，味如酪。

# 菜部《纲目》新增二十三种

## 胡萝卜

　　时珍曰：元时始自胡地来，气味微似萝卜，故名。时珍曰：胡萝卜今北土、山东多莳之，淮、楚亦有种者。八月下种，生苗如邪蒿，肥茎有白毛，辛臭如蒿，不可食。冬月掘根，生、熟皆可啖，兼果、蔬之用。根有黄、赤二种，微带蒿气，长五六寸，大者盈握，状似鲜掘地黄及羊蹄根。三、四月茎高二三尺，开碎白花，攒簇如伞状，似蛇床花。子亦如蛇床子，稍长而有毛，褐色，又如莳萝子，亦可调和食料。按：周定王《救荒本草》云：野胡萝卜苗、叶、花、实，皆同家胡萝卜，但根细小，味甘，生食、蒸食皆宜。花、子皆大于蛇床。又金幼孜《北征录》云：交河北有沙萝卜，根长二尺许，大者径寸，下支生小者如箸。其色黄白，气味辛而微苦，亦似萝卜气。此皆胡萝卜之类也。

根：味甘、辛，微温，无毒。主下气补中，利胸膈肠胃，安五脏，令人健食，有益无损（时珍）。子：主久痢（时珍）。

## 马思荅吉

时珍曰：味苦，温，无毒。去邪恶气，温中利膈，顺气止痛，生津解渴，令人口香。元时饮膳用之，云极香料也，不知何状。故附之。

## 白花菜

释名：羊角菜。时珍曰：白花菜三月种之。柔茎延蔓，一枝五叶，叶大如拇指。秋间开小白花，长蕊。结小角，长二三寸。其子黑色而细，状如初眠蚕砂，不光泽。菜气膻臭，惟宜盐菹食之。颖曰：一种黄花者，名黄花菜，形状相同，但花黄也。

味苦，辛，微毒。颖曰：多食，动风气，滞脏腑，令人胃中闷满，伤脾。

主下气（汪颖）。煎水洗痔，捣烂敷风湿痹痛，擂酒饮止疟（时珍）。

## 翻白草

释名：鸡腿根（《救荒》）、天藕（《野菜谱》）。时珍曰：翻白，以叶之形名；鸡腿、天藕，以根之味名也。楚人谓之湖鸡腿，淮人谓之天藕。周定王曰：翻白草高七八寸。叶硬而浓，有锯齿，背白，似地榆而细长。开黄花。根如指大，长三寸许，皮赤肉白，两头尖峭。生食、煮熟皆宜。时珍曰：鸡腿儿生近泽田地，高不盈尺。春生弱茎，一茎三叶，尖长而浓，有皱纹锯齿，面青背白。四月开小黄花。结子如胡荽子，中有细子。其根状如小白术头，剥去赤皮，其内白色如鸡肉，食之有粉。小儿生食之，荒年人掘以和饭食。

根：味甘、微苦，平，无毒。主吐血下血崩中，疟疾痈疮（时珍）。

附方：新七。

崩中下血：用湖鸡腿根一两捣碎，酒二盏，煎一盏服。（《濒湖集简方》）

吐血不止：翻白草，每用五七科咀，水二钟，煎一钟，空心服。

疟疾寒热：翻白草根五七个，煎酒服之。无名肿毒：方同上。

丁毒初起：不拘已成、未成。用翻白草十科，酒煎服，出汗即愈。

浑身疥癞：端午日午时采翻白草，每用一握，煎水洗之。

臁疮溃烂：端午日午时采翻白草，洗收。每用一握，煎汤盆盛，围住熏洗，效。（刘松石《保寿堂方》）

## 黄瓜菜

释名：黄花菜。时珍曰：其花黄，其气如瓜，故名。颖曰：黄瓜菜野生田泽。形似油菜，但味少苦。取为羹茹，甚香美。时珍曰：此菜二月生苗，田野遍有，小科如荠。三四、五月开黄花，花与茎、叶并同地丁，但差小耳。一科数花，结细子，不似地丁之花成絮也。野人茹之，亦采以饲鹅儿。

味甘、微苦，微寒，无毒。主通结气，利肠胃（汪颖）。

## 水　蕨

时珍曰：水蕨似蕨，生水中。《吕氏春秋》云：菜之美者，有云梦之。即此菜也。音岂。

味甘、苦，寒，无毒。主腹中痞积，淡煮食，一二日即下恶物。忌杂食一月余乃佳（时珍。《卫生方》）

## 甘　薯

时珍曰：按：陈祈畅《异物志》云：甘薯出交广南方。民家以二月种，十月收之。其根似芋，亦有巨魁。大者如鹅卵，小者如鸡、鸭卵。剥去紫皮，肌肉正白如脂肪。南人用当米谷、果食，蒸炙皆香美。初时甚甜，经久得风稍淡也。又按：嵇含《草木状》云：甘薯，薯蓣之类，或云芋类也。根、叶亦如芋。根大如拳、瓯，蒸煮食之，味同薯蓣，性不甚冷。珠崖之不业耕者惟种此，蒸切晒收，以充粮糗，名薯粮。海中之人多寿，亦由不食五谷，而食甘薯故也。

味甘，平，无毒。主补虚乏，益气力，健脾胃，强肾阴，功同薯蓣（时珍）。

## 刺竹笋

时珍曰：生交广中。丛生，大者围二尺，枝节皆有刺。夷人种以为城，伐竹为弓。根大如车辐。一名芭竹。味甘、苦，有小毒。食之落人发（《竹谱》）。

## 酸　笋

时珍曰：酸笋出粤南。顾玠《海槎录》云：笋大如臂。摘至用沸汤泡去苦水，投冷井水中，浸二三日取出，缕如丝绳，醋煮可食。好事者携入中州，成罕物云。味酸，凉，无毒。主作汤食，止渴解酲，利膈（时珍）。

## 南　瓜

时珍曰：南瓜种出南番，转入闽、浙，今燕京诸处亦有之矣。三月下种，宜沙沃地。四月生苗，引蔓甚繁，一蔓可延十余丈，节节有根，近地即着。其茎中空。其叶状如蜀葵而大如荷叶。八、九月开黄花，如西瓜花。结瓜正圆，大如西瓜，皮上有棱如甜瓜。一本可结数十颗，其色或绿或黄或红。经霜收置暖处，可留至春。其子如冬瓜子。其肉厚色黄，不可生食，惟去皮瓤瀹食，味如山药。同猪肉煮食更良，亦可蜜煎。按：王祯《农书》云：浙中一种阴瓜，宜阴地种之。秋熟色黄如金，皮肤稍浓，可藏至春，食之如新。疑此即南瓜也。

味甘，温，无毒。时珍曰：多食发脚气、黄疸。不可同羊肉食，令人气壅。

主补中益气（时珍）。

# 丝 瓜

释名：天丝瓜（《本事》）、天罗（《事类合璧》）、布瓜（同上）、蛮瓜（《本事》）、鱼鰍。时珍曰：此瓜老则筋丝罗织，故有丝罗之名。昔人谓之鱼鰍，或云虞刺。始自南方来，故曰蛮瓜。时珍曰：丝瓜，唐宋以前无闻，今南北皆有之，以为常蔬。二月下种，生苗引蔓，延树竹，或作棚架。其叶大于蜀葵而多丫尖，有细毛刺，取汁可染绿。其茎有棱。六、七月开黄花，五出，微似胡瓜花，蕊瓣俱黄。其瓜大寸许，长一二尺，甚则三四尺，深绿色，有皱点，瓜头如鳖首。嫩时去皮，可烹可曝，点茶充蔬。老则大如杵，筋络缠纽如织成，经霜乃枯，惟可藉靴履，涤釜器，故村人呼为洗锅罗瓜。内有隔，子在隔中，状如栝蒌子，黑色而扁。其花苞及嫩叶、卷须，皆可食也。

瓜味甘，平，无毒。入药用老者。

主痘疮不快，枯者烧存性，入朱砂研末，蜜水调服，甚妙（震亨）。煮食，除热利肠。老者烧存性服，去风化痰，凉血解毒，杀虫，通经络，行血脉，下乳汁，治大小便下血，痔漏崩中，黄积，疝痛卵肿，血气作痛，痈疽疮肿，齿，痘疹胎毒（时珍）。暖胃补阳，固气和胎（《生生编》）。

颖曰：丝瓜本草诸书无考，惟痘疮及脚痈方中烧灰用之，亦取其性冷解毒耳。时珍曰：丝瓜老者，筋络贯串，房隔联属。故能通人脉络脏腑，而去风解毒，消肿化痰，祛痛杀虫，及治诸血病也。

附方：新二十八。

痘疮不快：初出或未出，多者令少，少者令稀：老丝瓜（近蒂三寸）连皮烧存性，研末，砂糖水服。（《直指》）

痈疽不敛：疮口太深。用丝瓜捣汁频抹之。（《直指方》）

风热腮肿：丝瓜烧存性，研末，水调搽之。（《严月轩方》）

肺热面疮：苦丝瓜、牙皂荚并烧灰，等分，油调搽。（《摘玄方》）

玉茎疮溃：丝瓜连子捣汁，和五倍子末，频搽之。（丹溪方）

坐板疮疥：丝瓜皮焙干为末，烧酒调搽之。（《摄生众妙方》）

天泡湿疮：丝瓜汁调辰粉，频搽之。手足冻疮：老丝瓜烧存性，和腊猪脂涂之。（《海上方》）

肛门酒痔：丝瓜烧存性，研末，酒服二钱。（《严月轩方》）

痔漏脱肛：丝瓜烧灰、多年锻石、雄黄各五钱为末，以猪胆、鸡子清及香油和调，贴之，收上乃止。（孙氏《集效方》）

肠风下血：霜后干丝瓜烧存性，为末，空心酒服二钱。一名蛮瓜，一名天罗，一名天丝瓜是矣。（许叔微《本事方》）

下血危笃：不可救者。丝瓜（即天罗）一个（烧存性），槐花减半。为末，每空心米饮服二钱。（《普济方》）

酒痢便血：腹痛，或如鱼脑五色者：干丝瓜一枚（连皮烧研），空心酒服二钱。一方煨食之。俗名鱼是也。（《经验良方》）

血崩不止：老丝瓜（烧灰）、棕榈（烧灰）等分，盐酒或盐汤服。（《奇效良方》）

经脉不通：干丝瓜一个为末，用白鸽血调成饼，晒干研末。每服二钱，空心酒下。先

服四物汤三服。(《海上名方》)

乳汁不通：丝瓜连子烧存性研。酒服一二钱，被覆取汗即通。(《简便单方》)

干血气痛：妇人血气不行，上冲心膈，变为干血气者：用丝瓜一枚（烧存性），空心温酒服。(《寿域神方》)

小肠气痛：绕脐冲心。连蒂老丝瓜烧存性，研末。每服三钱，热酒调下。甚者不过二三服即消。卵肿偏坠：丝瓜架上初结者，留下，待瓜结尽叶落取下，烧存性为末，炼蜜调成膏，每晚好酒服一匙。如在左左睡，在右右睡。(刘松石《保寿堂方》)

腰痛不止：天罗布瓜子仁炒焦，擂酒热服，以渣炒热敷之。(熊氏《补遗》)

喉闭肿痛：天罗瓜研汁灌之。(《普济》)

卒然中风：防风、荆芥一两，升麻半两，姜三片，水一盏，煎半盏，以丝瓜子研，取浆半盏，和匀灌之。如手足麻痒，以羌活煎汤洗之。(唐瑶《经验方》)

化痰止嗽：天罗（即丝瓜），烧存性为末。风虫牙痛：经霜干丝瓜烧存性为末，擦之。(《直指方》)

风气牙痛：百药不效者用此，大能去风，惟蛀牙不效。天罗（即生丝瓜）一个，擦盐火烧存性，研末频擦，涎尽即愈。腮肿，以水调贴之。马敏叔云：此乃严月轩家传屡效之方，一试即便可睡也。食积黄疸：丝瓜连子烧存性，为末。每服二钱，因面得病面汤下，因酒得病温酒下，连进数服愈。(《卫生易简方》)

小儿浮肿：天罗、灯草、葱白等分，煎浓汁服，并洗之。(《普济方》)

水蛊腹胀：老丝瓜去皮一枚（剪碎），巴豆十四粒，同炒，豆黄去豆，以瓜同陈仓米再炒熟，去瓜，研米为末，糊丸梧子大。每服百丸，白汤下。盖米收胃气，巴豆逐水，丝瓜象人脉络，借其气以引之也。此乃元时杭州名医宋会之之方。(鲜于枢《钩玄》)

叶：主癣疮，频挼掺之。疗痈疽疔肿卵㿗（时珍）。

附方：新六。

虫癣：清晨采露水丝瓜叶七片，逐片擦七下，如神。忌鸡、鱼、发物。(《摄生众妙方》)

阴子偏坠：丝瓜叶（烧存性）三钱，鸡子壳（烧灰）二钱，温酒调服。(余居士《选奇方》)

头疮生蛆：头皮内时有蛆出：以刀切破，挤丝瓜叶汁搽之。蛆出尽，绝根。(小山《怪证方》)

汤火伤灼：丝瓜叶焙研，入辰粉一钱，蜜调搽之。生者捣敷。一日即好也。(《海上名方》)

鱼脐疔疮：丝瓜叶（即虞刺叶也）、连须葱白、韭菜等分，同入石钵内，研烂取汁，以热酒和服。以渣贴腋下，病在左手贴左腋，右手贴右腋；病在左脚贴左胯，右脚，贴右胯；在中贴心、脐。用帛缚住，候肉下红线处皆白则散矣。如有潮热，亦用此法。却令人抱住，恐其颤倒则难救矣。(危氏《得效方》)

刀疮神药：古锻石、新锻石、丝瓜根叶（初种放两叶者）、韭菜根各等分，捣一千下作饼，阴干为末，擦之。止血定痛生肌，如神效。侍御苏海峰所传。(董炳《集验方》)

藤根：味同叶。主齿脑漏，杀虫解毒（时珍）。

附方：新八。

预解痘毒：五、六月取丝瓜蔓上卷须阴干，至正月初一日子时，用二两半煎汤（父母只令一人知），温浴小儿身面上下，以去胎毒，永不出痘，纵出亦少也。（《体仁汇编》）

诸疮久溃：丝瓜老根熬水扫之，大凉即愈。（《应验方》）

喉风肿痛：丝瓜根，以瓦瓶盛水浸，饮之。（《海上名方》）

脑崩流汁：鼻中时时流臭黄水，脑痛，名控脑砂，有虫食脑中也：用丝瓜藤近根三五尺，烧存性。每服一钱，温酒下，以愈为度。（《医学正传》）

牙宣露痛：《海上妙方》：用丝瓜藤阴干，临时火存性，研搽即止，最妙。《惠生堂方》：用丝瓜藤一握，川椒一撮，灯心一把，水煎浓汁，漱吐，其痛立住如神。咽喉骨鲠：七月七日，取丝瓜根阴干，烧存性。每服二钱，以原鲠物煮汤服之。（笔峰《杂兴》）

腰痛不止：丝瓜根烧存性，为末。每温酒服二钱，神效甚捷。（邓笔峰《杂兴》）

# 苦 瓜

释名：锦荔枝（《救荒》）、癞葡萄。时珍曰：苦以味名。瓜及荔枝、葡萄，皆以实及茎、叶相似得名。周定王曰：锦荔枝即癞葡萄，蔓延草木。茎长七八尺，茎有毛涩。叶似野葡萄，而花又开黄花。实大如鸡子，有皱纹，似荔枝。时珍曰：苦瓜原出南番，今闽、广皆种之。五月下子，生苗引蔓，茎叶卷须，并如葡萄而小。七、八月开小黄花，五瓣如碗形。结瓜长者四五寸，短者二三寸，青色，皮上痱瘟如癞及荔枝壳状，熟则黄色自裂，内有红瓤裹子。瓤味甘可食。其子形扁如瓜子，亦有痱瘟。南人以青皮煮肉及盐酱充蔬，苦涩有青气。按：费信《星槎胜览》云：苏门答剌国一等瓜，皮若荔枝，未剖时甚臭如烂蒜，剖开如囊，味如酥，香甜可口。疑此即苦瓜也。

瓜：味苦，寒，无毒。主除邪热，解劳乏，清心明目（时珍《生生编》）。

子：味苦、甘，无毒。主益气壮阳（时珍）。

# 石 花 菜

释名：琼枝。时珍曰：并以形名也。

时珍曰：石花菜生南海沙石间。高二三寸，状如珊瑚，有红、白二色，枝上有细齿。以沸汤泡去砂屑，沃以姜、醋，食之甚脆。其根埋沙中，可再生枝也。一种稍粗而似鸡爪者，谓之鸡脚菜，味更佳。二物久浸皆化成胶冻也。郭璞《海赋》所谓水物则玉珧海月，土肉石华，即此物也。

味甘、咸，大寒，滑，无毒。主去上焦浮热，发下部虚寒（宁原）。

# 龙 须 菜

时珍曰：龙须菜生东南海边石上。丛生无枝，叶状如柳，根须长者尺余，白色。以醋浸食之，和肉蒸食亦佳。《博物志》一种石发似指此物，与石衣之石发同名也。

味甘，寒，无毒。主瘿结热气，利小便（时珍）。

# 睡 菜

释名：瞑菜（瞑音眠）绰菜、醉草、懒妇箴（《记事珠》。未详）。

时珍曰：按：嵇含《南方草木状》云：绰菜夏生池沼间。叶类慈枯，根如藕条。南海人食之，令人思睡，呼为瞑菜。段公路《北户录》云：睡菜五、六月生田塘中。土人采根为盐菹，食之好睡。郭宪《洞冥记》有却睡草，食之令人不睡，与此相反也。珍按：苦菜、龙葵皆能使人不睡。却睡之草，其此类乎。

味甘、微苦，寒，无毒。主心膈邪热不得眠（时珍）

## 皂荚蕈

时珍曰：生皂荚树上木耳也。不可食。采得焙干备用。

味辛，有毒。主积垢作痛，泡汤饮之，微泄效。未已再服。又治肿毒初起，磨醋涂之，良（时珍）。

附方：新一。

肠风泻血：皂角树上蕈，瓦焙为末。每服一钱，温酒下。（许学士《本事方》）

## 香　蕈

释名：时珍曰：蕈从覃。覃，延也。蕈味隽永，有覃延之意。瑞曰：蕈生桐、柳、枳木上。紫色者名香蕈，白色者名肉蕈，皆因湿气熏蒸而成。生山僻处者，有毒杀人。颖曰：香蕈生深山烂枫木上。小于菌而薄，黄黑色，味甚香美，最为佳品。时珍曰：蕈品不一。宋人陈仁玉着《菌谱》甚详。今录其略于此云：芝、菌，皆气苾也。自商山茹芝，而五台天花，亦甲群汇。仙居介乎天台、括苍之间，丛山入天，仙灵所宫，爰产异菌。林居岩栖者，左右之，乃藜苋之至腴。近或以羞王公、登玉食矣。一曰合蕈，又名台蕈，生台之韦羌山。寒极雪收，春气欲动，土松芽活，此菌候也。其质外褐色，肌理玉洁，芳香韵味，一发釜鬲，闻于百步。山人曝干以售，香味减于生者。他山虽产，其柄高而香劣，不及矣。二曰稠膏蕈，生孟溪诸山。秋中雨零露浸，酿山膏木腴，发为菌花。生绝顶树杪，初如蕊珠，圆莹类轻酥滴乳，浅黄白色，味尤甘。已乃张伞大若掌，味顿渝矣。春时亦生而膏液少。食之之法，下鼎似沸，漉起参和众味，而特全于酒。切勿搅动，则涎腥不可食矣。亦可蒸熟致远。三曰松蕈，生松阴，采无时。凡物松出，无不可爱者。四曰麦蕈，生溪边沙壤中。味殊美，绝类蘑菰。五曰玉蕈，初寒时生，洁晳可爱。作羹微韧。俗名寒蒲蕈。六曰黄蕈，丛生山中。黄色，俗名黄缵蕈，又名黄。七曰紫蕈，赭紫色，产山中，为下品。八曰四季蕈，生林木中，味甘而肌理粗峭。九曰鹅膏蕈，生高山中，状类鹅子，久而伞开。味殊甘滑，不减稠膏。然与杜蕈相乱，不可不慎。杜蕈，土菌也。

味甘，平，无毒。主益气不饥，治风破血（吴瑞）。松蕈：治溲浊不禁，食之有效（《菌谱》）。

## 葛花菜

释名：葛乳。时珍曰：诸名山皆有之，惟太和山采取，云乃葛之精华也。秋霜浮空，如芝、菌涌生地上，其色赤脆，盖蕈类也。

味苦、甘，无毒。主醒神，治酒积（时珍。《太和山志》）。

## 天花蕈

释名：天花菜。瑞曰：天花菜出山西五台山。形如松花而大，香气如蕈，白色，食之甚美。时珍曰：五台多蛇蕈，感其气而生，故味美而无益，其价颇珍。段成式《酉阳杂俎》云：代北有树鸡，如杯，俗呼胡孙眼。其此类欤。

味甘，平，无毒。时珍曰：按：《正要》云：有毒。主益气，杀虫（吴瑞）。

## 蘑菇蕈

释名：肉蕈。时珍曰：蘑菰出山东、淮北诸处。埋桑、楮诸木于土中，浇以米泔，待菰生采之。长二三寸，本小末大，白色柔软，其中空虚，状如未开玉簪花。俗名鸡腿蘑菰，谓其味如鸡也。一种状如羊肚，有蜂窠眼者，名羊肚菜。

味甘，寒，无毒。《正要》曰：有毒。动气发病，不可多食。主益肠胃，化痰理气（时珍。出《生生编》）。

## 鸡㙡

释名鸡菌。时珍曰：南人谓为鸡㙡，皆言其味似之也。时珍曰：鸡㙡出云南，生沙地间丁蕈也。高脚伞头。土人采烘寄远，以充方物。点茶、烹肉皆宜。气味皆似香蕈，而不及其风韵也。又广西横州出雷菌，遇雷过即生，须疾采之，稍迟则腐或老，故名。作羹甚美，亦如㙡鸡之属。此数种其价并珍。

味甘，平，无毒。主益胃清神，治痔（时珍）。

## 舵菜

时珍曰：此即海舶舵上所生菌也。亦不多得。味咸、甘，寒，无毒。主瘿结气，痰饮（时珍）。

## 石耳

释名：灵芝（《灵苑方》）。瑞曰：石耳生天台、四明、河南、宣州、黄山、巴西、边徽诸山石崖上，远望如烟。时珍曰：庐山亦多，状如地耳。山僧采曝馈远。洗去沙土，作茹胜于木耳，佳品也。

味甘，平，无毒。颖曰：冷。段成式曰：热。主久食益色，至老不改，令人不饥，大小便少（吴瑞）。明目益精（时珍）。

附方：新一。

泻血脱肛：石耳五两（炒），白枯矾一两，密陀僧半两，为末，蒸饼丸梧子大，每米饮下二十丸。（《普济方》）

## 西瓜

释名：寒瓜。瑞曰：契丹破回纥，始得此种，以牛粪覆而种之。结实如斗大，而圆如匏，色如青玉，子如金色，或黑麻色。北地多有之。时珍曰：按：胡峤《陷虏记》言：峤征回纥，得此种归，名曰西瓜。则西瓜自五代时始入中国，今则南北皆有，而南方者味稍不及，亦甜瓜之类也。二月下种，蔓生，花、叶皆如甜瓜。七、八月实熟，有围及径尺者，长至二尺者。其棱或有或无，其色或青或绿，其瓤或白或红，红者味尤胜。其子或黄或红，或黑或白，白者味更劣。其味有甘、有淡、有酸，酸者为下。陶弘景注瓜蒂言，永嘉有寒瓜甚大，可藏至春者，即此也。盖五代之先，瓜种已入浙东，但无西瓜之名，未遍中国尔。其瓜子曝裂取仁，生食、炒熟俱佳。皮不堪啖，亦可蜜煎、酱藏。

颂曰：一种杨溪瓜，秋生冬熟，形略长扁而大，瓤色如胭脂，味胜。可留至次年，云是异人所遗之种也。

瓜瓤：味甘、淡，寒，无毒。瑞曰：有小毒。多食作吐利，胃弱者不可食。同油饼食，损脾。时珍曰：按《延寿书》云：北人禀浓，食之犹惯；南人禀薄，多食易至霍乱，冷病终身也。又按：《相感志》云：食西瓜后食其子，即不噫瓜气。以瓜划破，曝日中，少顷食，即冷如水也。得酒气、近糯米，即易烂。猫踏之，即易沙。

主消烦止渴，解暑热（吴瑞）。疗喉痹（汪颖）。宽中下气，利小水，治血痢，解酒毒（宁原）。含汁，治口疮（震亨）。

颖曰：西瓜性寒解热，有天生白虎汤之号。然亦不宜多食。时珍曰：西瓜、甜瓜皆属生冷。世俗以为醍醐灌顶，甘露洒心，取其一时之快，不知其伤脾助湿之害也。《真西山卫生歌》云："瓜桃生冷宜少飧，免致秋来成疟痢。"是矣。又李鹏飞《延寿书》云：防州太守陈逢原，避暑食瓜过多，至秋忽腰腿痛，不能举动。遇商助教疗之，乃愈。此皆食瓜之患也，故集书于此，以为鉴戒云。又洪忠宣《松漠纪闻》言：有人苦目病。或令以西瓜切片曝干，日日服之，遂愈。由其性冷降火故也。

皮：味甘，凉，无毒。主口、舌、唇内生疮，烧研噙之（震亨）。

附方：新二。

闪挫腰痛：西瓜青皮，阴干为末，盐酒调服三钱。（《摄生众妙方》）

食瓜过伤：瓜皮煎汤解之。诸瓜皆同。（《事林广记》）

瓜子仁：味甘，寒，无毒。主症：与甜瓜仁同（时珍）。

# 卷 第 三 十

## 《本草图经》《本经》外草类总七十五种

水英　丽春草　坐拏草　紫堇　杏叶草　水甘草　地柏　紫背龙牙　攀倒甑　佛甲草　百乳草　撮石合草　石苋　百两金　小青　曲节草　独脚仙　露筋草　红茂草　见肿消　半天回　剪刀草　龙牙草　苦芥子　野兰根　都管草　小儿群　菩萨草　仙人掌草　紫背金盘　石逍遥　胡堇草　无心草　千里光　九牛草　刺虎　生瓜菜　建水草　紫袍　老鸦眼睛草　天花粉　琼田草　石垂　紫金牛　鸡项草　拳参　根子　杏参　赤孙施　田母草　铁线草　天寿根　百药祖　黄寮郎　催风使　阴地厥　千里急　地芙蓉　黄花了　布里草　香麻　半边山　火炭母草　亚麻子　田麻　鸩鸟威　茆质汗　地蜈蚣　地茄子　水麻　金灯　石蒜　荨麻　山姜　马肠根

## 《本草图经》《本经》外木蔓类二十五种

大木皮　崖棕　鹅抱　鸡翁藤　紫金藤　独用藤　瓜藤　金棱藤　野猪尾　烈节　杜茎山　血藤　土红山　百棱藤　祁婆藤　含春藤　清风藤　七星草　石南藤　石合草　马节脚　芥心草　棠球子　醋林子　天仙藤

## 有名未用总一百九十四种

### 二十六种玉石类

青玉　白玉髓　玉英　璧玉　合玉石　紫石华　白石华　黑石华　黄石华　厉石华　石肺　石肝　石脾　石肾　封石　陵石　碧石青　遂石　白肌石　龙石膏　五羽石　石流青　石流赤　石耆　紫加石　终石

### 一百三十二种草木类

玉伯　文石　曼诸石　山慈石　石濡　石芸　石剧　路石　旷石　败石　越砥（音旨）　金茎　夏臺　柒紫　鬼目　鬼盖　马颠　马唐　马逢　牛舌　羊乳　羊实　犀洛　鹿良　菟枣　雀梅　雀翘　鸡涅　相乌　鼠耳　蛇舌　龙常草　离楼草　神护草　黄护草　吴唐草　天雄草　雀医草　木甘草　益决草　九熟草　兑草　酸草　异草　灌草蓏（音起）草　莘草　勒草　英草华　吴葵华　封华　陕（他典切）华　排华　节华　徐李　新雉木　合新木　俳蒲木　遂阳木　学木核　木核（华子根附）　枸（音苟）核　荻皮　桑茎实　满阴实　可聚实　让实　蕙实　青雌　白背　白女肠（赤女肠附）　白扇根　白给　白并　白辛　白昌　赤举　赤涅　黄秫　徐黄　黄白支　紫蓝　紫给　天蓼　地肤　地芩　地筋　地耳　上齿　燕齿　酸恶　酸赭　巴棘　巴朱　蜀格　累根　苗根　参果根

黄辨　良达　对庐　粪蓝　委（音威）蛇（音贻）　麻伯　王明　类鼻　师系　逐折　并苦　父陛根　索干　荆茎　鬼丽（将三个字竖排，音丽）　竹付　祕恶　唐夷　知杖垄（音地）松　河煎　区余　三叶　五母麻　疥拍腹　常吏之生　救赦人者　丁公藤　城里赤柱　城东腐木　芥　载　庆　腜（户瓦切）

### 一十五种虫类

雄黄虫　天社虫　桑蠹虫　石蠹虫　行夜　蜗篱　麋鱼　丹戬　扁前　蚖类　蛬厉梗鸡　益符　地防　黄虫

### 《唐本》退二十种 六种《神农本经》，一十四种《名医别录》

薰草《别录》　姑活《本经》　别羁《本经》　牡蒿《别录》　石下长卿《本经》　麛（俱伦切）舌《别录》　练石草《别录》　戈共《别录》　萆（音谭）草《别录》　五色符《别录》　蘘（音襄）草《别录》　翘根《本经》　鼠姑《别录》　船虹《别录》　屈草《本经》　赤赫《别录》　淮木《本经》　占斯《别录》　婴（音樱）桃《别录》　鸩（真阴切）鸟毛《别录》

### 今新退一种《神农本经》

彼子《本经》

## 水　英

　　味苦，性寒，无毒。元生永阳池泽及河海边。临汝人呼为牛荭草，河北信都人名水节，河内连内黄呼为水棘，剑南、遂宁等郡名龙移草。蜀郡人采其花合面药，淮南诸郡名海荏。岭南亦有，土地尤宜，茎叶肥大，名海精木，亦名鱼津草，所在皆有。单服之疗膝痛等，其方云：水英主丈夫妇人无故两脚肿满，连膝胫中痛，屈伸急强者，名骨风。其疾不宜针刺及灸，亦不宜服药，惟单煮此药浸之，不经五日即差，数用神验。其药春取苗，夏采茎叶及花，秋冬用根，患前病者，每日取五六斤，以水一石，煮取三斗，及热浸脚兼淋膝上，日夜三四，频，日用之，以差为度。若肿甚者，即于前方加生椒目三升，加水二大斗，依前煮取汁，将淋疮肿随汤消散，候肿消即摩粉避风乃良。忌油腻、蒜、生菜、猪、鱼肉等。

水英

　　按：水英，茎叶肥大，名海精木，亦名鱼津草。可强膝，消脚膝关节肿痛。
　　时珍曰：此草不着形状气味，无以考证。芹菜亦名水英，不知是此否也。

## 丽　春　草

　　味甘，微温，无毒。出檀嵎山在川谷，檀嵎山在高密界河南淮阳郡。颍川及谯郡、汝南郡等并呼为龙芊草。河北近山邺郡、汲郡名蒙兰艾。上党紫团山亦有，名定参草，亦名仙女蒿，今所在有甚疗瘕黄，人莫能知。唐天宝中，因颍川郡杨正进名医尝用有效。单服之，主疗黄疸等。其方云：丽春草疗因将息伤热，变成瘕黄，通身壮热，小便黄赤，眼如金色。面又青黑，心头气痛，绕心如刺，头旋欲倒。兼胁下有瘕气及黄疸等，经用有验。其药春三月采花，阴干，有前病者，取花一升，捣为散，每平朝空腹取三方寸匕，和生麻油一盏顿服之，日惟一服，隔五日再进，以知为度。其根疗黄疸，患黄疸者捣根取汁一盏，空腹顿服之，服讫须臾即利三两行，其疾立已。一剂不能全愈，隔七日更一剂，永差。忌酒、面、猪、鱼、蒜、粉、酪等。

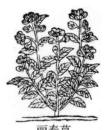
丽春草

　　按：丽春草，清热利黄，善退阴黄。其药春三月采花。有龙芊草，仙女蒿等异名。

　　时珍曰：此草有殊功，而不着其形状。今罂粟亦名丽春草，九仙子亦名仙女娇，与此同名，恐非一物也。当俟博访。

## 坐拏草

　　生江西及滁州，六月开紫花结实。采其苗为药。土人用治打扑所伤，兼壮筋骨，治风痹。江西北甚易得，后因人用之有效，今颇贵重。神医普救治风方中已有用者。

　　按：坐拏草，六月开紫草，结实。可疗打扑，壮筋骨，驱风痹。

吉州坐拏草

　　时珍曰：按《一统志》云：出吉安永丰县。时珍曰：危氏《得效方》：麻药煮酒方中用之。《圣济录》：治膈上虚热，咽喉噎塞，小便赤涩，神困多睡，有坐拿丸。用坐拿草、大黄、赤芍药、木香、升麻、麦门冬、黄、木通、酸枣仁、薏苡仁、枳壳等分，为末，蜜丸梧子大。每服二十丸，麦门冬汤下。

## 紫堇

　　味酸，微温，无毒。元生江南吴兴郡，淮南名楚葵，宜春郡名蜀堇，豫章郡名苔菜，晋陵郡名水葡菜，惟出江淮南。单服之疗大小人脱肛等。其方云：紫堇草，主大小人脱肛，每天冷及吃冷食即暴痢不止，肛则下脱，久疗不差者；春间收紫堇花二斤，暴干捣为散，加磁毛末七两相和，研令细，涂肛上肉，入既纳了，即使人噀冷水于面上，即吸入肠中，每日一涂药。噀面不过六七度即差。又以热酒半升，和散一方寸匕，空腹服之，日再，渐加至二方寸匕，以知为度。若五岁以下小儿，即以半杏子许散和酒令服之亦佳。忌生冷、陈仓米等。

　　按：紫堇，为罂粟科紫堇全草及根。可止痢提肛。

　　时珍曰：堇、蕲、芹、荞，四字一义也。时珍曰：苏颂之说，出于唐玄宗《天宝单方》中，不具紫堇形状。今按：轩辕述《宝藏论》云：赤芹即紫芹也，生水滨。叶形如赤芍药，青色，长三寸许，叶上黄斑，味苦涩。其汁可以煮雌、制汞、伏朱砂、擒三黄，号为起贫草。又土宿真君本草云：赤芹生阴崖陂泽近水石间，状类赤芍药。其叶深绿而背甚赤，茎叶似荞麦，花红可爱，结实亦如荞麦。其根似蜘蛛，

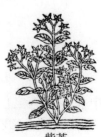
紫堇

嚼之极酸苦涩。江淮人三、四月采苗，当蔬食之。南方颇少，太行、王屋诸山最多也。

# 杏 叶 草

生常州，味酸，无毒。主肠痔下血，久不差者。一名金盏草，蔓生篱下，叶叶相对，秋后有子如鸡头实，其中变生一小虫子，脱而能行。中夏采花用。

按：杏叶草，蔓生，叶相对，子如鸡头实，一名金盏草。可消痔止血。

时珍曰：金盏，其花形也。长春，言耐久也。周定王曰：金盏儿花，苗高四五寸。叶似初生莴苣叶，浓而狭，抱茎而生。茎柔脆。茎头开花，大如指头，金黄色，状如盏子，四时不绝。其叶味酸，炸熟水浸过，油盐拌食。时珍曰：夏月结实，在萼内，宛如尺蠖虫数枚蟠屈之状，故苏氏言其化虫，实非虫也。

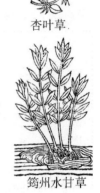

杏叶草

# 水 甘 草

生筠州，味甘，无毒。治小儿风热丹毒疮，与甘草同煎饮服。春生苗茎青色，叶如杨柳，多生水际，无花。七月、八月采。彼土人多单使，不入众药。

按：水甘草，叶如杨柳，多生水际，无花。可祛风清热，消肿消疮。

筠州水甘草

# 地　　柏

生蜀中山谷，河中府亦有之。根黄，状如丝，茎细，上有黄点子，无花叶，三月生，长四五寸许，四月采，暴干用。蜀中九月药市多有货之。主脏毒下血神速。其方与黄芪等分末之，米饮服二钱。蜀人甚神此方，诚有效也。

按：地柏，为卷柏科江南卷柏。可消痔止血。

时珍曰：此亦卷柏之生于地上者耳。

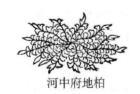

河中府地柏

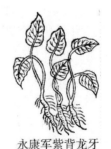

永康军紫背龙牙

# 紫 背 龙 牙

生蜀中，味辛、甘，无毒。彼土山野人云：解一切蛇毒甚妙，兼治咽喉中痛，含嗽之便效。其药冬夏长生，采无时。

按：紫背龙牙，生蜀中，味辛甘无毒。可解毒清咽，润喉止痛。

## 攀倒甑

生宜州郊野，味苦性寒。主解利风壅热盛，烦渴狂躁。春夏采叶，研捣，冷水浸绞汁服之甚效。其茎、叶如薄荷，一名斑骨草，一名斑杖丝。

按：攀倒甑，有白花丹科紫金莲，有搬倒甑之名，甚类似。攀倒甑可祛风清热，除烦止渴，抑狂。

时珍曰：斑杖，名同虎杖；接骨，名同蒴藋，不知是一类否。

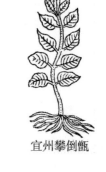

宜州攀倒甑

## 佛甲草

生筠州，味甘，寒，微毒。烂研如膏，以贴汤火疮毒。多附石向阳而生，有似马齿苋，细小而长，有花黄色，不结实，四季皆有，采无时，彼土人多用。

按：佛甲草为景天科佛甲草。可解汤火疮毒。

时珍曰：二月生苗成丛，高四五寸，脆茎细叶，柔泽如马齿苋，尖长而小。夏开黄花，经霜则枯。人多栽于石山瓦墙上，呼为佛指甲。《救荒本草》言：高一二尺，叶甚大者，乃景天，非此也。

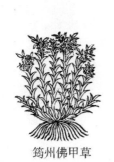
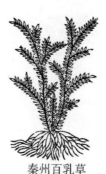

筠州佛甲草　　　　　　秦州百乳草

## 百乳草

生河中府、秦州、剑州。根黄白色，形如瓦松，茎、叶俱青，有如松叶，无花，三月生苗，四月长及五六寸许，四时采其根，晒干用。下乳，亦通顺血脉，调气甚佳。亦谓之百蕊草。

按：百乳草，为檀香科百蕊草的全草。可下乳通经调气。

时珍曰：乌韭，是瓦松之生于石上者；百蕊草，是瓦松之生于地下者也。

## 撮石合草

生眉州平田中。苗茎高二尺以来，叶似谷叶，十二月萌芽生苗，二月有花不结实，其苗味甘无毒，二月采之。彼土人用疗金疮甚佳。

按：撮石合草，叶高二尺，叶似谷叶。可含金疮。

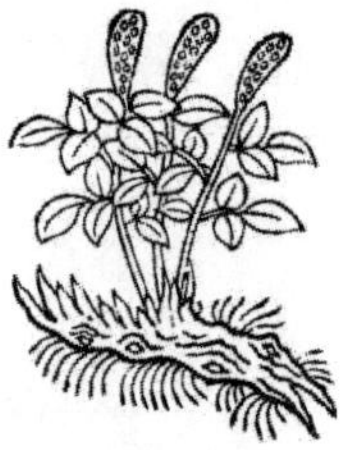
眉州撮石合草

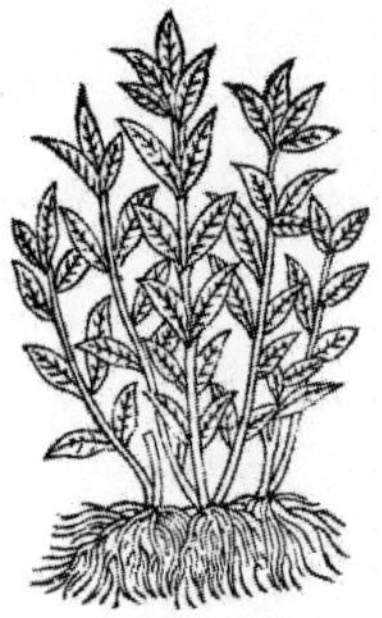
筠州石苋

## 石　苋

生筠州，多附河岸沙石上生，味辛苦有小毒。春生苗，叶茎青，高一尺以来，叶如水柳而短，八月、九月采，彼土人与甘草同服治齁船及吐风涎。

按：石苋，多附河岸石上生，高一尺，叶如水柳而短。可吐风痰，止齁船（即鼾声）。

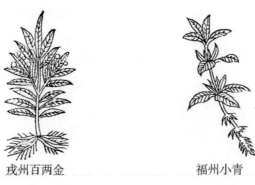

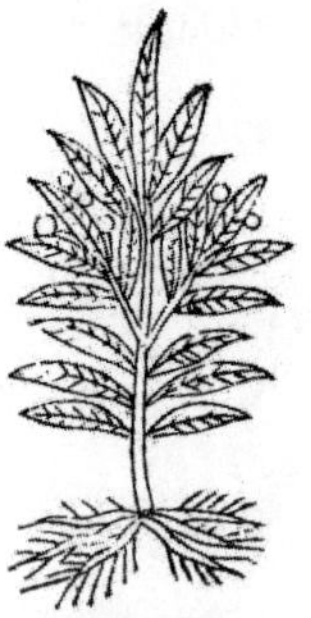
戎州百两金

福州小青

## 百　两　金

生戎州云安军河中府，味苦性平，无毒。叶似荔枝，初生背面俱青，结花实后背紫面青，苗高二三尺，有杆如木，凌冬不凋，初秋开花青碧色，结实如豆大，生青熟赤。根入药，采无时，用之搥去心。治壅热咽喉肿痛，含一寸噍津。河中出者根赤色如蔓菁，茎细青色，四月开碎黄花，似星宿花。五月采根，长及一寸，晒干用治风涎。

按：百两金，即紫金牛科百两金。可清热利咽，清喉消肿。

## 小　青

生福州。三月生花，当月采叶。彼土人以其叶生捣碎治痈疮甚效。

按：小青，清热消肿。

治血痢腹痛，研汁服，解蛇毒。（时珍）

附方：新三。

蛇虺螫伤：《卫生易简方》：用小青一握（细研），入香白芷半两。酒调服。手患处，候黄水出为效。《摘玄方》：用小青、大青、牛膝叶同捣汁，和酒服，以渣敷之。

中暑发昏：小青叶（井水浸去泥），控干，入砂糖擂汁，急灌之。（《寿域方》）

## 曲 节 草

生筠州，味甘，平，无毒。治发背疮，消痈肿，拔毒。四月生笛，茎方色青，有节，七月、八月着花似薄荷，结子无用。叶似刘寄奴而青软，一名蛇蓝，一名绿豆青，一名六月冷。五月、六月采茎叶，阴干。与甘草作末，米汁调服。

按：曲节草，似刘寄奴而青软。可消痈肿，消发背。

时珍曰：此草性寒，故有凌、霜、绿豆之名。

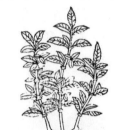 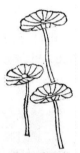

筠州曲节草　　　　　福州独脚仙

## 独 脚 仙

生福州山林旁，阴泉处多有之。春生苗至秋冬而叶落，其叶圆，上青下紫，其脚长三四寸。夏采根叶，连梗焙干为末。治妇人血块，酒煎半钱服之。

按：独脚仙，叶圆，上青下紫，长三四寸。可通经消瘀。

## 露 筋 草

生施州。株高三尺以来，春生苗，随即开花结子，四时不凋。其子碧绿色，味辛涩，性凉无毒。不拘时采其根，洗净焙干，捣罗为末，用白矾水调贴蜘蛛并蜈蚣咬伤疮。

按：露筋草，四时不调。可解毒消疮肿。

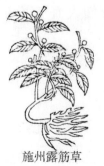 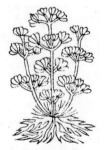

施州露筋草　　　　　施州红茂草

# 红 茂 草

生施州。又名地没药，又名长生草。四季枝叶繁盛，故有长生之名。大凉，味苦。春采根叶焙干，捣罗为末，冷水调贴痈疽疮肿。

按：红茂草，又名地没药。可解毒，消痈肿。

时珍曰：案《庚辛玉册》云：通泉草一名长生草，多生古道丘垄荒芜之地。叶似地丁，中心抽一茎，开黄白花如雪，又似麦饭，摘下经年不槁。根入地至泉，故名通泉。俗呼秃疮花。此草有长生之名，不知与石长生及红茂草亦一类否。故并附之。

# 见 肿 消

生筠州，味酸涩，有微毒。治狗咬疮，消痈肿。春生苗，叶茎紫色，高一二尺，叶似桑而光，面青紫赤色。采无时。土人多以生苗叶烂捣贴疮。

按：见肿消，高一二尺，叶似桑而光。可合疮消痈肿。

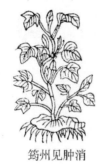 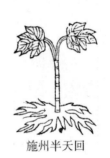

筠州见肿消　　　　施州半天回

附方：新一。

一切肿毒及伤寒遗毒，发于耳之前后，及项下肿硬：用见肿消草、生白及、生白蔹、土大黄、生大蓟根、野苎麻根捣成饼，入芒硝一钱，和贴留头，干即易之。若加金线重楼及山慈姑尤妙。（《伤寒蕴要》）

# 半 天 回

生施州。春生苗，高二尺以来，赤斑色，至冬苗叶皆枯。其根味苦涩，性温无毒。土人夏月采之，与鸡翁藤、野兰根、崖棕等四味洗净，去粗皮，焙干等分，捣罗为末，温酒调服二钱匕，疗妇人血气并五劳七伤。妇人服忌羊血、鸡、鱼、湿面，丈夫服无所忌。

按：半天回，高二尺，赤斑色。可理气调经，补虚劳伤。

# 剪 刀 草

生江湖及京东近水河沟沙碛中，味甘微苦寒，无毒。叶如剪刀形，茎秆似嫩蒲，又似三棱，苗甚软，其色深青绿，每丛十余茎，内抽出一两茎上分枝，开小白花四瓣，蕊深黄色，根大者如杏，小者如杏核，色白而莹滑。五月、六月、七月采叶，正月、二月采根。一名慈菰，一名白地栗，一名河凫茨。土人烂捣其茎叶如泥，涂敷诸恶疮肿及小儿游瘤丹毒，以冷水调此草，膏化如糊，以鸡羽扫上肿便消退，其效殊佳。根煮熟，味甚甘甜，时人作果子常食无毒。福州别有一种小异，三月生花，四时采根叶，亦治痈肿。

按：剪刀草，即泽泄科慈姑之茎叶，又有野慈姑亦名剪刀草。可解毒，消恶疮肿。

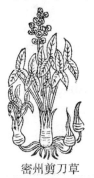 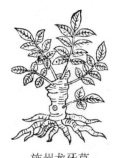 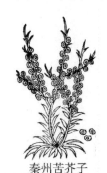

密州剪刀草　　　　　施州龙牙草　　　　　秦州苦芥子

## 龙 牙 草

生施州。株高二尺以来，春夏有苗叶，至秋冬而枯，其根味辛涩温，无毒。春夏采之，洗净，拣择去芦头，焙干，不计分两，捣罗为末，用米饮调服一钱匕，治赤白痢。无所忌。

按：龙牙草，即仙鹤草，为蔷薇科之龙芽草。今用于各种出血症，为止血药，又治劳伤脱力，又名脱力草。

## 苦 芥 子

生秦州，苗长一尺以来，枝茎青色，叶如柳，开白花，似榆荚，其子黑色，味苦，大寒无毒。明眼目，治血风烦躁。

按：苦芥子，高一尺，叶如柳，开白花。可明目祛风除烦。

## 野 兰 根

出施州。丛生，高二尺以来，四时有叶无花。其根味微苦，性温无毒。采无时。彼土人取此并半天回、鸡翁藤、崖棕等四味，洗净去粗皮，焙干，等分，捣罗为末，温酒调服二钱匕，疗妇人血气，并五劳七伤。妇人服之忌鸡、鱼、湿面、羊血。丈夫无所忌。

按：野兰根，高二尺，四时有叶无花。可理气调经补劳伤。

## 都 管 草

生施州及宜州四野，味苦辣，性寒。主风痛肿毒，赤疣，以醋摩其根涂之。亦治喉咽肿痛，切片含之立愈。其根似羌活头，岁长一节，高一尺许，叶似土当归，有重台生。二月、八月采根，阴干。施州生者作蔓，又名香毬，

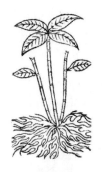
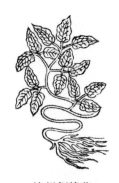
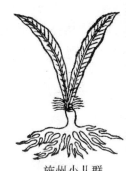

施州野兰根　　　　　　施州都管草　　　　　　　施州小儿群

蔓长丈余，赤色，秋结红实，四时皆有。采其根枝煎汤淋洗，去风毒疮肿。

按：都管草，叶似土当归，有重台，结红实。可消肿解毒利咽。

时珍曰：按：范成大《桂海志》云：广西出之，一茎六叶。解蜈蚣、蛇毒（时珍）。

## 小 儿 群

生施州。丛高一尺已来，春夏生苗叶，无花，至冬而枯，其根味辛性凉无毒。采无时。彼土人取此并左缠草二味，洗净，焙干，等分捣罗为末，每服一钱，温酒调下，疗淋疾。无忌。左缠草乃旋花根也。

按：小儿群，从高一尺，无花。可通淋利水。

## 菩 萨 草

生江、浙州郡，近京亦有之。味苦，无毒。中诸药食毒者，酒研服之。又治诸虫蛇伤，饮其汁及研敷之良。亦名尺二，主妇人妊娠咳嗽，捣筛蜜丸服之立效。此草凌冬不凋，秋中有花直出，赤子似蒻头。冬月采根用。

按：菩萨草，不凋，赤子，似蒻头。可杀虫止嗽。

## 仙 人 掌

生台州、筠州。味微苦而涩，无毒。多于石壁上贴壁而生，如人掌，故以名之。叶细而长，春生至冬犹青，无时采。彼土人与甘草浸酒服，治肠痔泻血。不入众使。

按：仙人掌草，冬贴壁而生，如人掌，叶细。可消痔止血。

焙末油调，掺小儿白秃疮。

## 紫背金盘

生施州。苗高一尺以来，叶背紫，无花，根味辛涩，性热，无毒。采无时，土人单用此物洗净去粗皮，焙干，捣罗，温酒调服半钱匕。治妇人血气，能消胎气，孕妇不可服。忌鸡、鱼、湿面、羊血。

按：紫背金盘草，苗高一尺，叶背紫，无花。可理气调经消胎气。

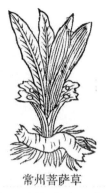

常州菩萨草

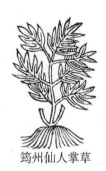

筠州仙人掌草

时珍曰：湖湘水石处皆有之，名金盘藤。似醋筒草而叶小，背微紫。软茎引蔓似黄丝，搓之即断，无汁可见。方士用以制汞。他处少有。醋筒草：叶似木芙蓉而偏，茎空而脆，味酸，开白花。广人以盐醋淹食之。

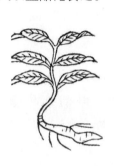

施州紫背金盘草

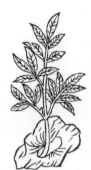

常州石逍遥草

## 石逍遥草

生常州。味苦，微寒，无毒。疗摊缓诸风，手足不遂。其草冬夏常有，无花实，生亦不多，采无时。俗用捣为末，炼蜜丸如梧子大，酒服三十粒，日三服，百日差。久服益血轻身，初服微有头疼，无害。

按：石逍遥草，冬夏常有，无花实。可祛风通络，愈瘫。

## 胡堇草

生密州东武山田中，味辛滑，无毒。主五脏营卫肌肉皮肤中瘀血，止疼痛，散血，绞汁涂金疮。枝叶似小堇菜，花紫色，似翘轺花，一枝七叶，花出三两茎，春采苗，使时捣筛子与松脂、乳香花、桑柴炭、乱发灰同熬如弹丸大。如有打扑损筋骨折伤及恶痈疖肿破，以热酒摩一弹丸服之，其疼痛立止。

按：胡堇草，叶似小堇菜，花紫色，似连轺花，一颗七叶。可化瘀止痛，活血消肿消痈。

## 无心草

生商州及秦州，性温，无毒。主积血，逐气块，益筋节，补虚损，润颜

密州胡菫草

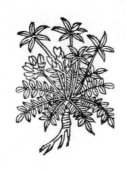
秦州无心草

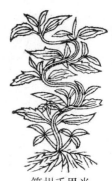
筠州千里光

色。疗泄腹痛。三月开花，五月结实，六、七月采根苗，阴干用之。

按：无心草，三月开花，五月结实。可活血理气，益筋补虚。

时珍曰：麋衔一名无心草，此草功用与之相近，其图形亦相近，恐即一物也，故附之俟访考焉。鼠耳草，亦名无心，与此不同。

## 千 里 光

生筠州浅山及路旁。味苦甘寒，无毒。叶似菊叶而长，枝杆圆而青，背有毛，春生苗，秋生茎叶，有花黄色，不结实，花无用。彼土人多与甘草煮作饮服，退热明目。不入众药用。

按：千里光，为菊科千里光。可退热明目，清热解毒。

附方：新一。

烂弦风眼：千里光草，以笋壳叶包煨熟，捻汁滴入目中。（《经验良方》）

## 九 牛 草

生筠州山冈上，味微苦，有小毒。解风劳，治身体痛。二月生苗，独茎，高一尺，叶似艾叶圆而长，背有白毛，面青。五月采，与甘草同煎服，不入众用。

按：九牛草，高一尺，独茎，似艾，背有毛。可驱风劳，止体痛。

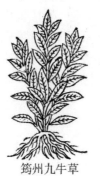
筠州九牛草

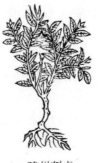
睦州刺虎

## 刺　虎

生睦州，味甘，其叶凌冬不凋，采无时。彼土人以其根叶枝杆细剉，焙干，捣罗为末。暖酒调服一钱匕。理一切肿痛风疾。

按：刺虎，凌冬不凋。可消肿痛，祛风。

时珍曰：《寿域方》：治丹瘤，用虎刺（即寿星草），捣汁涂之。又伏牛花，一名隔虎刺。

## 生瓜菜

生资州平田、阴畦间，味甘，微寒，无毒。治走疰攻头面四肢，及阳毒伤寒壮热，头痛心神烦躁，利胸膈。俗用捣取自然汁饮之。及生捣贴肿毒。苗长三四寸，作丛生，叶青圆似白苋菜，春生茎叶，夏开紫白花，结黑细实。其味作生瓜气，故以为名。花实无用。

按：生瓜菜，叶似白苋，开紫白花，黑实，苗长三四寸，有瓜气。可清热退热，除烦利膈。

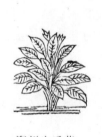 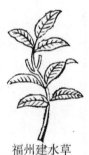

资州生瓜菜　　　　福州建水草

## 建水草

生福州，其枝叶似桑，四时常有。彼土人取其叶焙干碾末，暖酒服。治走疰风。

按：建水草，枝叶似桑，四时常有。可解毒消肿清热。

## 紫　袍

生信州。春深发生，叶如苦益菜。至五月生花如金钱紫色。彼方医人用治咽喉口齿。

按：紫袍，叶如苦益菜，花如金钱，紫色。可清咽利喉，治啮。

## 老鸦眼睛草

生江湖间，味甘，性温，无毒。治风，补益男子元气，妇人败血。七月采子，其叶入醋细研，治小儿火焰丹，消赤肿，其根与木通、胡荽煎汤服，通利小便。叶如茄子叶，故名天茄子，或云：即漆姑草也。漆姑即蜀养泉，已见《本经》。人亦不能决识之。

　　按：老鸦眼睛草，叶如茄子，故名开茄子，或云即姑草。可祛风，益男子气，理妇人败血。

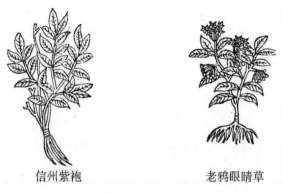

信州紫袍　　　　　　　　　老鸦眼睛草

## 天 花 粉

　　生明州。味苦，寒，无毒。主消渴身热烦满大热，补气安中，续绝伤，除肠中固热，八疸身面黄，唇干口燥短气。通月水，止小便利。十一月、十二月采根用。

　　按：天花粉，为葫芦科瓜蒌根。可止消渴除烦，退热，补气安中，退黄疸。

## 琼 田 草

　　生福州。春生苗叶无花，三月采根叶，焙干。土人用治风，生捣罗蜜丸服之。

　　按：琼田草，春生苗叶，无花。可祛风通络止痛。

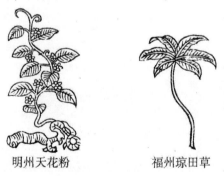

明州天花粉　　　　　　　　　福州琼田草

## 石 垂

　　生福州山中。三月有花，四月采子焙干，生捣罗蜜丸。彼人用治蛊毒甚佳。

　　按：石垂，三月有花，四月采子。可消蛊解毒。

## 紫 金 牛

生福州，味辛，叶如茶，上绿下紫，实圆红如丹朱，根微紫色。八月采，去心，曝干，颇似巴戟。主时疾膈气，去风痰用之。

按：紫金牛，为紫金牛科金牛。可解疫利膈，祛风化痰。

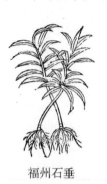 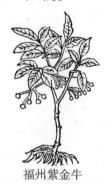

福州石垂　　　　　　福州紫金牛

## 鸡 项 草

生福州，叶如红花，叶上有刺，青色，亦名千针草，根似小萝卜，枝条直上，三、四月苗上生紫花，八月叶凋。十月采根，洗焙干碾罗为散，服治下血。

按：鸡项草，叶如红花，上有刺，根如小萝卜，紫花。可止血，治下血。

## 拳 参

生淄州田野，叶如羊蹄，根似海虾，黑色。五月采。彼土人捣末淋炸肿气。

按：拳参，为蓼科拳参的根茎。可消肿解毒。

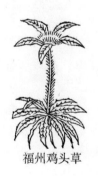 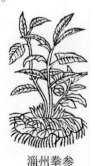

福州鸡头草　　　　　　淄州拳参

## 根 子

生威州山中，味苦，辛温。主心中结块，久积气攻脐下。根入药用，采无时，其苗叶花、实并不入药。

按：根子，根入药。可散结块，积气。图形似仙茅类。

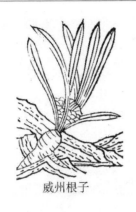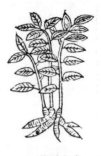

威州根子　　　　　　　　　　　　淄州杏参

## 杏　参

生淄州田野。主腹脏风壅，上气咳嗽。根似小菜根，五月内采苗叶，彼土人多用之。

按：杏参，似为杏叶沙参。可下气止咳，祛风壅。

## 赤 孙 施

生福州。叶如浮萍草。治妇人血结不通。四时常有，采无时。每用一手搦，净洗细研，暖酒调服之。

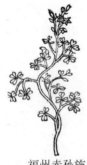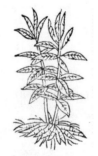

福州赤孙施　　　　　　　　　　临江军田母草

按：赤孙施，叶如浮萍，四时常有。可调经活血，散结止痛。

## 田 母 草

生临江军。性凉，无花实。二月采根用。主烦热及小儿风热用之尤效。

按：田母草，无花实，二月采根。可退风热及烦热。

## 铁　线

生饶州。味微苦，无毒。三月采根，阴干。彼土人用疗风消肿毒有效。

按：铁线，似为毛茛科铁线莲。可祛风消肿毒。

时珍曰：今俗呼萹蓄为铁线草，盖同名耳。附方：新一。男女诸风，产后风尤妙。铁线草根五钱，五加皮一两，防风二钱。为末。以乌骨鸡一斤重者，水内淹死，去毛肠，砍作肉生，入药剉匀，下麻油些少，炒黄色，随人量入酒煮熟。先以排风藤煎浓汤，沐浴头

身，乃饮酒食鸡，发出粘汗即愈。如不沐浴，必发出风丹，乃愈。（滑伯仁《撄宁心要》）

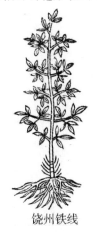

饶州铁线　　　　　　台州天寿根

## 天 寿 根

出台州。每岁土贡，其性凉。甚治胸膈烦热，彼土人常用有效。

按：天寿根，每岁土贡，可除胸膈烦热。

## 百 药 祖

生天台山中，苗叶冬夏常青。彼土人冬采其叶入药，治风有效。

按：百药祖，可祛风。

## 黄 寮 郎

生天台山中，苗叶冬夏常青，彼土人采其根入药。治风有效。

按：黄寮郎，苗叶冬夏常青，可祛风。

时珍曰：按《医学正传》云：黄寮郎，俗名倒摘刺。治喉痛，用根擂汁，入少酒，滴之即愈。又《医学集成》云：牙痛者，取倒摘刺刀上烧之，取烟煤，绵蘸塞痛处，即止。

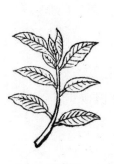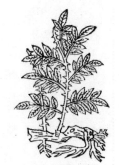

天台山百药祖　　　　天台山黄寮郎

## 催 风 使

生天台山中，苗叶冬夏常青。彼土人秋采其叶入药用，治风有效。

　按：催风使，苗叶常青。可祛风。

　时珍曰：五加皮，亦名催风使。

## 阴 地 厥

　生邓州顺阳县内乡山谷，味甘苦微寒，无毒。主疗肿毒风热。叶似青蒿，茎青紫色，花作小穗微黄，根似细辛。七月采根苗用。

　按：阴地厥，为阴地蕨土，阴地蕨。可消肿解毒，祛风清热。

　时珍曰：江浙亦有之，外家采制丹砂，硫黄。

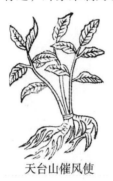　　　　　　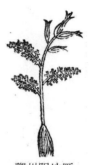

天台山催风使　　　　　　　　鄧州阴地厥

## 千 里 急

　生天台山中，春生苗，秋有花。彼土人并其花叶采入药用。治眼有效。

　按：千里急，即菊科千里光。可治眼疾。

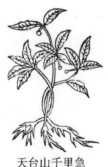　　　　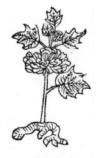

天台山千里急　　　　　　　　鼎州地芙蓉

## 地 芙 蓉

　生鼎州，味辛平，无毒。花主恶疮，叶以敷贴肿毒。九月采。

　按：地芙蓉，除恶疮，消肿毒。

## 黄 花 了

　生信州，春生青叶，至三月而有花，似辣菜花，黄色。至秋中结实，采无时。疗咽喉口齿。

　按：黄花了，似为锦葵科黄花稔类。可清咽利喉，利口齿。

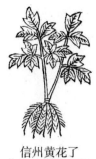
信州黄花了

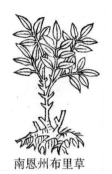
南恩州布里草

## 布里草

　　生南恩州原野中，味苦，寒，有小毒。治皮肤疮疥。茎高三四尺，叶似李而大，至夏不花而实，食之令人泻。不拘时采根，割取皮焙干为末，油和涂疮疥，杀虫。

　　按：布里草，高三四尺，叶似李而大，不花而实。可消疮疥杀虫。

## 香　麻

　　生福州。四季常有苗叶而无花，不拘时月采之。彼土人以煎作浴汤，去风甚佳。

　　按：香麻，有苗无花，可祛风通窍。

## 半边山

　　生宜州溪涧，味微苦、辛，性寒。主风热上壅，喉咽肿痛及项上风疬，以酒摩服。二月、八月、九月采根，其根状似白术而软，叶似苦荬，厚而光，一名水苦荬，一名谢婆菜。

　　按：半边山为玄参科水苦荬。可清咽利喉，消肿祛风。

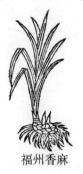
福州香麻

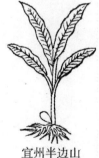
宜州半边山

## 火炭母草

　　生南恩州原野中，味酸平无毒。去皮肤风热流注，骨节痈肿疼痛，茎赤而柔，似细蓼，叶端尖，近梗方，夏有白花，秋实如菽，青黑色，味甘可食，不拘时采叶，捣烂，于坩器中以盐酒炒敷肿痛处，经宿一易。

按：火炭母草，为蓼科火炭母草。可祛风通络，通痹消肿。

# 亚 麻 子

出兖州威胜军，味甘，微温，无毒。苗叶俱青，花白色，八月上旬采其实用。又名鸦麻。治大风疾。

按：亚麻子，为亚麻科亚麻种子。

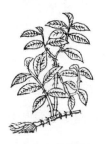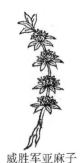

南恩州火炭母草　　　　　　威胜军亚麻子

# 田 麻

生信州田野及沟涧旁，春夏生青叶，七月、八月中生小荚子，冬三月采叶，疗痈肿毒。

按：田麻，叶青，七、八月生小荚子。可消痈肿毒。

# 鸩鸟威

生信州山野中，春生青叶，至九月而有花如蓬蒿菜，花淡黄色，不结实，疗痈肿毒，采无时。

按：鸩鸟威，九月花如蓬蒿，花淡黄。可消痈散肿解毒。

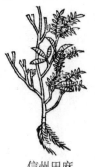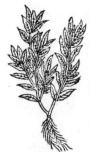

信州田麻　　　　　　信州鸩鸟威

# 荕 质 汗

生信州，叶青花白，七月采，彼土人以治风肿，行血有效。

按：荕质汗，叶青花白，可消风散肿，通络活血。

## 地 蜈 蚣

出江宁府村落间，乡人云：水摩涂肿毒。医方鲜用。

按：地蜈蚣，可消肿毒。

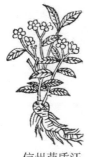 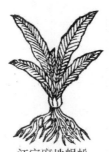

信州茆质汗　　　　　　江宁府地蜈蚣

## 地 茄 子

生商州，味微，辛温，有小毒。主中风痰涎麻痹，下热毒气，破坚积，利膈消痈肿疮疖，散血堕胎，三月开花结实，五月、六月采，阴干用。

按：地茄子，似为桔梗科铜锤玉带草。可活络，除麻痹破坚积。

## 水 麻

《图经》曰：文附石蒜条下。

按：水麻为石蒜科，石蒜之茎叶，可散肿消痈。

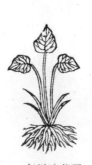 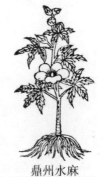

商州地茄子　　　　　　鼎州水麻

## 金 灯

《图经》曰：文附石蒜条下。

按：金灯，兰科山慈姑亦名金灯花。可清热消肿。

## 石 蒜

水麻生鼎州，味辛，温，有小毒。其根名石蒜，主敷贴肿毒。九月采。又金灯花，其根亦名石蒜，或去即此类也。

按：石蒜为石蒜科石蒜之鳞茎。其茎叶名水麻。石蒜可温通消肿。

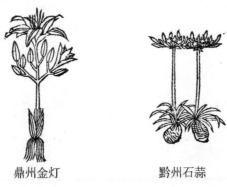

鼎州金灯　　　黔州石蒜

# 荨　麻

生江宁府山野中。村民云：疗蛇毒。然有大毒，人误服之，吐利不止。

按：荨麻为荨麻科荨麻。可解蛇毒。

时珍曰：荨字，本作蔧。杜子美有除蔧草诗，是也。时珍曰：川黔诸处甚多。其茎有刺，高二三尺。叶似花桑，或青或紫。背紫者入药。上有毛芒可畏，触人如蜂虿螫，以人溺濯之即解。有花无实，冒冬不凋。投水中，能毒鱼。

风疹初起，以此点之，一夜皆失（时珍）。

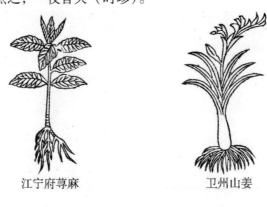

江宁府荨麻　　　卫州山姜

# 山　姜

生卫州。味辛，平，有小毒。去皮间风热，可作淋煠汤，又主暴冷及胃中逆冷，霍乱腹痛。开紫花，不结子，八月、九月采根用。

按：山姜为姜科山姜，可去皮间风热，温胃降逆。

# 马肠根

生秦州，味苦、辛，寒，有毒。主蛊毒，除风。五月、六月采根用。其叶似桑，性热，三月采，以疗疮疥。

按：似为马桑科之马桑根，有毒。可消蛊疗疮疥，但有毒。

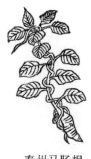
秦州马肠根

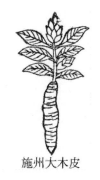
施州大木皮

# 《本草图经》《本经》 外木蔓类二十五种

## 大 木 皮

生施州。其高下大小不定，四时有叶无花。其皮味苦涩，性温无毒。采无时。彼土人与苦桃皮、樱桃皮三味，各去粗皮，净洗，焙干，等分捣罗，酒调服一钱匕。疗一切热毒气，服食无忌。

按：大木皮，有叶无花。可解毒消肿。

## 崖 棕

生施州石崖上，味甘、辛，性温，无毒。苗高一尺以来，四季有叶无花。彼土医人采根与半天回、鸡翁藤、野兰根等四味净洗焙干，去粗皮等分，捣罗温酒调服二七匕，疗妇人血气，并五劳七伤。妇人服忌鸡、鱼、湿面，丈夫服无所忌。

按：崖棕，为莎草科崖棕。可调经，补五劳七伤。

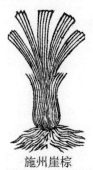
施州崖棕

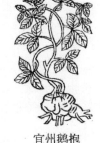
宜州鹅抱

## 鹅 抱

生宜州山洞中。味苦，性寒。主风热上壅，咽喉肿痛，解蛮箭药毒。筛末，以酒调服之有效。亦消风热结毒赤肿，用酒摩涂之立愈。此种多生山林中，附石而生，作蔓，叶似大豆，根形似莱菔，大者如三升器，小者如拳，二月、八月采根，切片阴干。

　　按：鹅抱，蔓生，叶似大豆，根似莱菔。可清热利咽，消肿散结。

## 鸡 翁 藤

　　出施州，有其苗蔓延大木，有叶无花，味辛性温，无毒。采无时。彼土人与半天回、野兰根、崖棕四味净洗去粗皮，焙干等分，捣罗为末，每服二钱，用温酒调下，疗妇人血气，并五劳七伤。妇人服忌鸡、鱼、湿面、羊血，丈夫无忌。

　　按：鸡翁藤，似为茜草科鸡矢藤。可调经补劳伤。

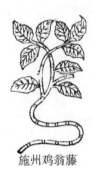 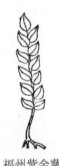

　　　　　施州鸡翁藤　　　　　　　　　福州紫金藤

## 紫 金 藤

　　生福州山中，春初单生叶青色，至冬凋落，其藤似枯条。采其皮晒干为末，治丈夫肾气。

　　按：紫金藤，卫矛科昆明山海棠亦名紫金藤，与此甚合。可补肾壮阳。

　　释名：山甘草。消损伤瘀血。捣敷恶疮肿毒（时珍）。

　　附方：新二。

　　紫金藤丸，补肾脏，暖丹田，兴阳道，减小便，填精髓，驻颜色，润肌肉，治元气虚惫，面目黧黑，口干舌涩，梦想虚惊，耳鸣目泪，腰胯沉重，百节酸疼，项筋紧急，背胛劳倦，阴汗盗汗，及妇人子宫久冷，月水不调，或多或少，赤白带下，并宜服之：用紫金藤十六两、巴戟天（去心）三两，吴茱萸、高良姜、肉桂、青盐各二两。为末，酒糊丸梧子大。每温酒下二十丸，日三服。（《和剂方》）

　　死胎不下：紫金藤、葵根各七钱，土牛膝三两，土当归四钱，肉桂二钱，麝香三分。为末，米糊丸梧子大，朱砂为衣。每服五十丸，乳香汤下，极验。（葛静观方）

## 独 用 藤

　　生施州，四时有叶无花，叶上有倒刺。其皮味苦辛性热无毒。采无时。彼土人取此并小赤药头，二味洗净焙干，各等分，捣罗为末，温酒调一钱匕，疗心气痛。

　　按：独用藤，有倒刺。有百合科短梗菝葜名金刚刺，与此甚类。可开胸舒心气，止心气痛。

## 瓜 藤

生施州，四时有叶无花。其皮味甘性凉无毒。采无时。与刺猪苓二味洗净，去粗皮焙干，等分捣罗，用甘草水调贴，治诸热毒恶疮。

按：瓜藤，有叶无花。可解诸热毒，消恶疮。

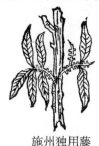 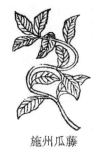

施州独用藤　　　　　　施州瓜藤

## 金 棱 藤

生施州，四时有叶无花。其皮味辛，性温，无毒，采无时。与续筋、马接脚三味洗净去粗皮，焙干等分，捣罗，温酒调服二钱匕。治筋骨疼痛，无所忌。

按：金棱藤，有芦葫科钝裂栝楼，茎有棱线，名金丝莲，与此甚类。可舒筋壮骨，止痛。

## 野 猪 尾

生施州。其苗缠木作藤生，四时有叶无花，味苦涩，性凉无毒。采无时。彼土人取此并百药头二味，洗净去粗皮，焙干等分，捣罗为末，温酒调下一钱匕。疗心气痛，解热毒。

按：野猪尾，有葡萄科大叶乌蔹梅，名大母猪藤，与此相类。可舒心气，止心气痛。

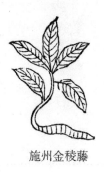 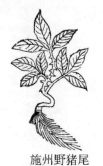

施州金棱藤　　　　　　施州野猪尾

## 烈 节

生荣州，多在林箐中生。味辛温无毒。主肢节风冷，筋脉急痛。春生蔓苗，茎叶俱似丁公藤而纤细，无花实。九月采茎，暴干，以作浴汤佳。

按：烈节，似丁公藤而纤细。可舒筋通脉，止关节痛。

时珍曰：杨倓《家藏经验方》有烈节酒，治历节风痛。用烈节、松节、牛膝、熟地黄、当归各一两。为粗末，绢袋盛之，以无灰酒二百盏，浸三日。每用一盏，入生酒一盏，温服。表弟武东叔，年二十余，患此痛不可忍。涪城马东之，以此治之而安。

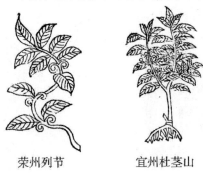

荣州烈节　　　　　宜州杜茎山

## 杜 茎 山

生宜州，味苦，性寒。主温瘴寒热，发歇不定，烦渴，头疼心躁。取其叶捣烂，以新酒浸绞汁服之。吐出恶涎甚效。其苗高四五尺，叶似苦荬菜，秋有花紫色，实如枸杞子，大而白。

按：杜茎山，为紫金牛科杜茎山之茎叶。可消瘰瘤，止烦渴，止头痛。

## 血 藤

生信州。叶如蔢蒿叶，根如大拇指，其色黄。五月采。攻血治气块。彼土人用之。

按：血藤，为木通科大血藤。可活血化瘀，消气块。

时珍曰：按：虞抟云：血藤，即过山龙，理亦相近，未知的否。姑附之。

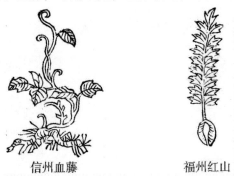

信州血藤　　　　　福州红山

## 土 红 山

生福州及南恩州山野中。味甘苦微寒，无毒。主骨节疼痛，治劳热瘴疟。大者高七八尺，叶似枇杷而小，无毛，秋生白花如粟粒不实。用其叶捣烂，酒渍服之。采无时。福州生者作细藤，似芙蓉叶，其叶上青下白，根如葛头。

薄切，用米泔浸二宿，更用清水浸一宿取出切，炒令黄色，捣末，每服一钱，水一盏，生姜一小片同煎服治劳瘵甚佳。

按：土红山，叶似枇杷而小，花白如粟粒不实。可止骨止痛，消瘴疟。

时珍曰：杜茎山即土恒山，土红山又杜茎山之类。

## 百 棱 藤

生台州。春生苗蔓，延木上，无花叶，冬采皮入药。治盗汗。彼土人用之有效。

按：百棱藤，蔓延无花叶，可固表止汗。

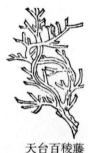
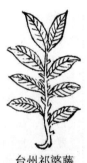

天台百棱藤　　　　台州祁婆藤

释名：百灵藤（《纲目》）治一切风痛风疮。以五斤锉，水三斗，煮汁五升，熬膏。每酒服一匙，日三服。（时珍）

附方：新三。

头风脑痛：百灵藤十斤，水一石，煎汁三斗，入糯米三斗作饭。候冷，拌神曲炒末九两，同入瓮中，如常酿酒。经三五日，看沫尽，更炊一斗糯米饭冷投之，待熟澄清。每温饮一小盏，服后浑身汗出为效。（《圣惠方》）

一切风痹：不拘久近。百灵藤五斤，水三斗，煎一斗，滤汁再煎至三升，入牛膝、附子、仙灵脾、赤箭、何首乌、乳香、鹿角胶各二两，为末，同煎，别入白蜜五合，熬如饧状，瓷瓶收之。每服一匙，温酒下，一日二服。忌毒物、滑物。（《圣惠方》）

大风疮疾：百灵藤四两。水一斗，煮三升，去滓，入粳米四合煮粥。于密室中浴毕乃食，暖卧取汗。汗后，皮肤起如麸片。每隔日一作，五六十日后渐愈，毛发即生。（《圣惠方》）

## 祁 婆 藤

生天台中。其苗蔓延木上，四时常有。彼土人采其叶入药。治风有效。

按：祁婆藤，蔓延木上，可祛风。

## 含 春 藤

生台州。其苗蔓延木上，冬夏常青。彼土人采其叶入药。治风有效。

按：含春藤，蔓延木上，可祛风。

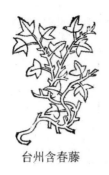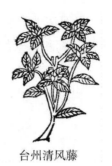

台州含春藤　　　　　　台州清风藤

## 清 风 藤

生天台山中。其苗蔓延木上，四时常有。彼土人采其叶入药，治风有效。

按：清风藤，为防己科青藤，或华防己科青风藤。可祛风通痹。

治风湿流注，历节鹤膝，麻痹瘙痒，损伤疮肿。入酒药中用（时珍）。

附方：新二。

风湿痹痛：青藤根三两，防己一两，咀。入酒一瓶煮饮。（《普济方》）

一切诸风：青藤膏：用青藤，出太平获港上者，二、三月采之，不拘多少，入釜内，微火熬七日夜成膏，收入瓷器内。用时先备梳三五把，量人虚实，以酒服一茶匙毕，将患人身上拍一掌，其后遍身发痒，不可当，急以梳梳之。要痒止，即饮冷水一口便解，风病皆愈也。避风数日良。（《集简方》）

## 七 星 草

生江州山谷石上，味微酸。叶如柳而长，作藤蔓，延长二三尺，其叶坚硬，背上有黄点如七星。采无时。入乌须发药用之。

按：七星草，似为唇形科之七星剑，可祛风髭发。

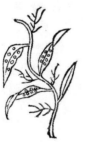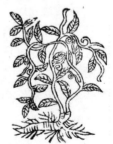

江州七星草　　　　　　台州石南藤

## 石 南 藤

生天台山中，其苗蔓延木上，四时不凋。彼土人采其叶入药，治腰疼。

按：石南藤，为蔷薇科之石南。祛风强腰。

## 石 合 草

生施州。其苗缠木作藤，四时有叶无花，其叶味甘性凉无毒。采无时。

焙干，捣罗为末，温水调贴治一切恶疮肿及敛疮口。

按：石合草，可解恶毒，消疮肿，敛疮。

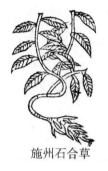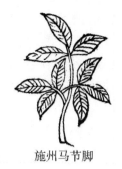

施州石合草　　　　　　施州马节脚

## 马接脚

生施州，作株大小不常，四时有叶无花。其皮味甘性温，无毒。采无时。彼土人取此并续筋、金棱藤三味，洗净去粗皮，焙干，等分，捣罗为末，温酒调服一钱匕。治筋骨疼痛。续筋，即蓇旋根也。

按：马接脚，有叶无花。可止筋骨疼痛。药中有旋蓇根，无蓇旋根，旋蓇根即旋花之根，又名续筋根，主续筋骨合金疮，主治与此颇合。此有叶无花，又与旋花有花不符。

## 芥心草

生淄州。初生似腊误草，引蔓白色，根黄色。四月采苗叶。彼土人捣末治疮疥甚效。

按：芥心草，似腊误草，蔓白色。解毒消疮疥。

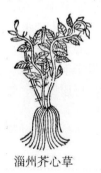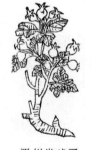

淄州芥心草　　　　　　滁州棠球子

## 棠球子

生滁州。三月开白花，随便结实。其味酢而涩。采无时。彼土人用治痢疾及腰疼皆效。他处亦有而不入药用。

按：棠球子，似为蔷薇科之棠梨。可止痢止腰痛。

## 醋林子

出邛州山野林箐中，其木高丈余，枝条繁茂，三月开花色白，四出，九月、十月结子累累数十枚成朵，生青熟赤，略类樱桃而蒂短，味酸性温，无毒。善疗蛔咬心痛，及痔漏下血，并久痢不差。尤治小儿疳蛔咬心，心腹胀满，黄瘦，下寸白虫。单捣为末，酒调一钱匕服之甚效。又土人多以盐醋收藏，以充果子食之，生津液，醒酒止渴。不可多食，令人口舌粗拆。及熟采之阴干，和核同用。其叶味酸，夷獠人采得入盐和鱼鲙食之，胜用醋也。

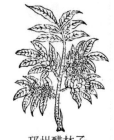

邛州醋林子

按：醋林子，似为胡颓子科之沙棘，又名醋柳果。可驱蛔止蛔虫腹痛，醒酒止渴。

## 天 仙 藤

生江淮及浙东山中，味苦温微毒。解风劳，得麻黄则治伤寒发汗，与大黄同服堕胎气。春生苗蔓延作藤，叶似葛叶圆而小，有毛，白色，四时不调。根有须，夏月采取根苗，南人用之最多。

按：天仙藤，为马兜铃科马兜铃之茎叶。可解风劳，发汗。

流气活血，治心腹痛。（时珍）

附方：新六。

疝气作痛：天仙藤一两，好酒一碗，煮至半碗，服之神效。（孙天仁《集效方》）

痰注臂痛：天仙藤、白术、羌活、白芷梢各三钱，片子姜黄六钱，半夏（制）五钱。每服五钱，姜五片，水煎服。仍间服千金五套丸。（杨仁斋《直指方》）

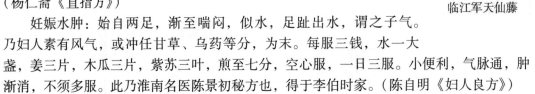

临江军天仙藤

妊娠水肿：始自两足，渐至喘闷，似水，足趾出水，谓之子气。乃妇人素有风气，或冲任甘草、乌药等分，为末。每服三钱，水一大盏，姜三片，木瓜三片，紫苏三叶，煎至七分，空心服，一日三服。小便利，气脉通，肿渐消，不须多服。此乃淮南名医陈景初秘方也，得于李伯时家。（陈自明《妇人良方》）

产后腹痛：儿枕痛。天仙藤五两，炒焦为末。每服二钱，炒生姜汁、童子小便和细酒调服。（《经验妇人方》）

一切血气：腹痛。即上方，用温酒调服。肺热鼻齇：桐油入黄连末，用天仙藤烧热油敷之。（《摘玄方》）

# 有名未用总一百九十四种

## 二十六种玉石类

## 青 玉

味甘，平，无毒。主妇人无子，轻身不老长年，一名璎。玉生蓝田。

陶隐居云：张华云：合玉浆用璎玉。正缥白色，不夹石者，大如升，小者如鸡子，取穴中者，非今作器物玉也。出襄乡县旧穴中，黄初中，诏征南将军夏侯尚求之。

按：青玉，可调经赞育。

时珍曰：一作瑴，又作珏，谷、角二音。二玉相合曰瑴，此玉常合生故也。时珍曰：按：《格古论》云：古玉以青玉为上，其色淡青，而带黄色。绿玉深绿色者佳，淡者次之。菜玉非青非绿，如菜色，此玉之最低者。

## 白 玉 髓

味甘，平，无毒。主妇人无子，不老延年。生蓝田玉石间。

按：白玉髓，可调经赞育。

时珍曰：此即玉膏也，别本以为玉泉者是矣。《山海经》云：密山上多丹木，丹水出焉，西流注于稷泽。其中多白玉，是有玉膏。其源沸沸汤汤，黄帝是食是飨。是生玄玉，玉膏所出，以灌丹木。黄帝乃取密山之玉荣，而投之钟山之阳，瑾瑜之玉为良，坚栗精密，泽而有光，五色发作，以和柔刚。天地鬼神，是食是飨。君子服之，以御不祥。谨按密山亦近于阗之间。是食者，服食也。是飨者，祭祀也。服之者，佩服也。玉膏，即玉髓也。《河图玉版》云：少室之山，有白玉膏，服之成仙。

## 玉 英

味甘。主风瘙皮肤痒。一名石镜，明白可作镜。生山窍，十二月采。

按：玉英，可祛风止痒。

## 璧 玉

味甘，无毒。主明目益气，使人多精生子。

按：璧玉，可明目生精。

时珍曰：璧，瑞玉圜也。此玉可为璧，故曰璧玉。璧外圆象天，内方象地。《尔雅》云：璧大六寸谓之瑄；肉倍好谓之璧；好倍肉谓之瑗。

## 合 玉 石

味甘，无毒。主益气疗消渴，轻身辟谷。生常山中丘，如龟肪。

按：合玉石，可益气，止消渴。

时珍曰：此即碾玉砂也，玉须此石碾之乃光。

## 紫 石 华

味甘，平，无毒。主渴，去小肠热。一名茈石华。生中牛山阴。采无时。

按：紫石华，可止渴去热。

## 白 石 华

味辛，无毒。主痹，消渴，膀胱热。生液北乡北邑山。采无时。

按：白石华，可止消渴。

## 黑石华

味甘，无毒。主阴痿消渴，去热疗月水不利。生弗其劳山阴石间。采无时。

按：黑石华，可壮阳止消渴。

## 黄石华

味甘，无毒。主阴痿消渴，膈中热去百毒。生液北山，黄色。采无时。

按：黄石华，可起阴，止消渴。

## 厉石华

味甘，无毒。主益气养神，止渴除热，强阴。生江南，如石花。采无时。

按：厉石华，可益气养神，止渴。

## 石肺

味辛，无毒。主疠咳寒久痿，益气明目。生水中，状如肺，黑泽有赤文，出水即干。

陶隐居云：今浮石亦疗咳，似肺。而不黑泽，恐非是。

按：石肺，止咳，除肺痿。

## 石肝

味酸，无毒。主身痒，令人色美。生常山，色如肝。

按：石肝，止痒美颜。

## 石脾

味甘，无毒。主胃寒热，益气，令人有子。一名胃石，一名膏石，一名硝石。生隐蕃山谷石间，黑如大豆，有赤文，色微黄而轻薄如棋子。采无时。

按：石脾，健胃益气。

## 石肾

味咸，无毒。主泄痢，色如白珠。

按：石肾，可止泄痢。

## 封石

味甘，无毒。主消渴热中，女子疽蚀。生常山及少室。采无时。

按：封石，可止消渴，女子疽蚀。

## 陵石

味甘，无毒。主益气，耐寒轻身长年。生华山，其形薄泽按：陵石，可益气驱寒。

## 碧 石 青

味甘，无毒。主明目益精，去白癣（音癖）延年。

按：碧石青，可明目益精。

## 遂 石

味甘，无毒。主消渴伤中，益气。生太山阴。采无时。

按：遂石可止消渴，益气。

## 白 肌 石

味辛，无毒。主强筋骨，止渴不饥，阴热不足。一名肌石，一名洞石。生广焦国卷（音权）山，青石间。

按：白肌石，可强筋骨，止渴。

时珍曰：按：此即理石也，其形、名、气味、主疗皆同。

## 龙 石 膏

无毒。主消渴，益寿。生杜陵，如铁脂中黄。

按：龙石膏，可止消渴，益寿。

## 五 羽 石

主轻身长年。一名金黄。生海水中蓬葭山上仓中。黄如金。

按：五羽石，可轻身长年。

## 石 流 青

味酸，无毒。主疗泄益肝气，明目，轻身长年。生武都山石间，青白色。

按：石流青，可泄肝明目。

时珍曰：此硫黄之多青色者。苏颂《图经》言：石亭脂、冬结石并不堪入药，未深考此也。治疮杀虫，功同硫黄（时珍）。

## 石 流 赤

味苦，无毒。主妇人带下，止血轻身，长年。理如石耆，生山石间。

陶隐居曰：芝品中有石流丹，又有石中黄子。

按：石流赤，止带止血。

时珍曰：此即硫黄之多赤者，名石亭脂，而近世通呼硫黄为石亭脂，亦未考此也。按《抱朴子》云：石硫丹，石之赤精，石硫黄之类也。浸溢于涯岸之间，其濡湿者可丸服；坚结可散服。五岳皆有，而箕山为多，许由、巢父服之，即石硫芝是矣。

附方：新二。

赤鼻作痛：紫色石亭脂，红色次之，黄色勿用。研末，冷水调搽，半月绝根。（《圣济录》）

风湿脚气：石亭脂（生用）一两，川乌头（生）一两，无名异二两。为末，葱白自然汁和丸梧子大。每服一钱，空心淡茶、生葱吞下，日一服。（《瑞竹堂方》）

## 石　耆

味甘，无毒。主咳逆气。生石间，色赤如铁脂。四月采。

按：石耆，可止咳下气。

## 紫加石

味酸。主痹，血气。一名赤英，一名石血。赤无理，生邯郸山，如爵茝。二月采。陶隐居云：《三十六水方》，呼为紫贺石。

按：紫加石，可散血活血。

## 终　石

味辛，无毒。主阴痿痹，小便难，益精气。生陵阴，采无时。

按：终石，可起阴，益精气。

### 有名未用一百三十二种草木类

## 玉　伯

味酸，温，无毒。主轻身益气，止渴。一名玉遂。生石上如松，高五六寸，紫花。用茎叶。

臣禹锡等谨按陈藏器云：今之石松，生石上，高一二尺，山人取根茎浸酒，去风血，除风痛，宜老。伯应是柏字。传写有误。

按：玉伯，可益气止渴。

时珍曰：此即石松之小者也。人皆采置盆中养，数年不死，呼为千年柏、万年松。

## 文　石

味甘。主寒热心烦。一名黍石。生东郡山泽中水下，五色，有汁润泽。

按：文石，可退热除寒。

## 曼诸石

味甘。主益五脏气，轻身长年。一名阴精，六月、七月出石上，青黄色，夜有光。

按：曼诸石，可益气养五脏。

## 山慈石

味苦，平，无毒。主女子带下。一名爰茝。生山之阳，正月生叶如藜芦，茎有衣。

按：山慈石，可固涩止带。

## 石濡

主明目益精气，令人不饥渴，轻身长年。一名石芥。

臣禹锡等谨按陈藏器云：生石之阴，如屋游、垣衣之类，得雨即展，故名石濡。早春青翠，端开四叶，山人名石芥。性冷，明目，不饥渴。

按：石濡，可明目益精。

## 石芸

味甘，无毒。主目痛，淋露，寒热溢血。一名螫烈，一名顾啄。三月、五月采茎叶，阴干。臣禹锡等谨按《尔雅》云：苈，勃苈。郭注云：一名石芸。

按：石芸，可明目通淋。

## 石剧

味甘，无毒。主渴，消中。

按：石剧，可止消渴。

## 路石

味甘，酸，无毒。主心腹，止汗生肌，酒痂，益气，耐寒，实骨髓。一名陵石。生草石上，天雨独干，日出独濡。花黄茎赤黑，三岁一实，赤如麻子。五月、十月采茎叶，阴干。

按：路石，可止汗生肌，实骨髓。

## 旷石

味甘，平，无毒。主益气养神，除热止渴。生江南，如石草。

按：旷石，可益气养神，除热止渴。

## 败石

味苦，无毒。主渴，痹。

按：败石，止渴。

## 越砥（音旨）

味甘，无毒。主目盲，止痛，除热瘰。陶隐居云：今细砺石，出临平者。

臣禹锡等谨按《蜀本》注云：今据此在草木类中，恐非细砺石也。

按：越砥，可明目止痛止痒。

时珍曰：《尚书》：荆州厥贡砥砺。注云：砥以细密为名，砺以粗为称。俗称者为羊肝石，因形色也。涂瘰结核（时珍）。

## 金　茎

味苦，平，无毒。主金疮内漏。一名叶金草，生泽中高处。

按：金茎，合疮愈漏。

## 夏　台

味甘。主百疾，济绝气。

陶隐居云：此药乃尔神奇而不复识用，可恨也。

按：夏台，主百疾，济绝气。

时珍曰：艾名冰台，此名夏台，艾灸百病能回绝气，此主百病济绝气，恐是一物重出也。

## 柒　紫

味苦。主小腹痛，利小腹，破积聚，长肌肉，久服轻身长年。生冤句，二月、七月采。

按：柒紫，可利腹生肌，破积聚。

## 鬼　目

味酸，平，无毒。主明目。一名来甘。实赤如五味，十月采。

陶隐居云：俗人今呼白草子亦为鬼目，此乃相似也。臣禹锡等谨按陈藏器云：一名排风，一名白幕。《尔雅》云：符，鬼目。注云：叶似葛，子如耳铛，赤色。

按：鬼目，明目。

附方：新一。

目赤头旋，眼花面肿，风热上攻：用排风子（焙）、甘草（炙）、菊花（焙）各一两。为末。每服二钱，卧时温水下。（《圣济录》）

## 鬼　盖

味甘，平，无毒。主小儿寒热痫。一名地盖。生垣墙下，丛生，赤，旦生暮死。

陶隐居云：一名朝生，疑是今鬼伞也。

臣禹锡等谨按陈藏器云：鬼盖，名为鬼屋。如菌，生阴湿处，盖黑茎赤。和醋敷肿毒，马脊肿，人恶疮。杜正伦云：鬼伞，夏日得雨聚生粪堆，见日消黑，此物有小毒。

按：鬼盖，此菌类。可清热定痫。

时珍曰：此亦土菌之类，朝生夕死者。烧灰治疗肿，以针刺破四边，纳灰入内，经宿出根。

## 马　颠

味甘，有毒。疗浮肿。不可多食。

按：马颠，可消浮肿。

## 马　唐

味甘，寒。主调中明耳目。一名羊麻，一名羊粟。生下湿地。茎有节，生根。五月采。

臣禹锡等谨按陈藏器云：生南土废稻田中，节节有根，着土如结缕草，堪饲马，云马食如糖，故曰马唐。煎取汁，明目润肺。《尔雅》云：马唐，马饭也。

按：马唐，可调中明耳目。

## 马　逢

味辛，无毒。主癣虫。

按：马逢，可除癣。

## 牛　舌

味咸，温，无毒。主轻身益气。一名彖尸。生水中泽傍，实大，叶长尺。五月采。

臣禹锡等谨按陈藏器云：今东人呼田水中大叶如牛耳，亦呼为牛耳菜。

按：牛舌实，可轻身益气。

时珍曰：今人呼羊蹄为牛舌菜，恐羊蹄是根，此是其实。否则是羊蹄之生水中者也。

## 羊　乳

味甘，温，无毒。主头眩痛益气，长肌肉。一名地黄。三月采。立夏后母死。

臣禹锡等谨按陈藏器云：羊乳，根似荠而圆，大小如拳，上有角节，剖之有白汁。人取根当荠苨，三月采。苗作蔓，折有白汁。

按：羊乳，可益气，止头眩。

## 羊　实

味苦，寒。主头秃恶疮疥瘙痂癣（音癣）。生蜀郡。

按：羊实，可祛斑秃疮疾。

## 犀　洛

味甘，无毒。主癃。一名星洛，一名泥洛。

按：犀洛，可通癃闭。

## 鹿　良

味咸、臭。主小儿惊痫，贲豚，痫疭，大人痓。五月采。

按：鹿良，可止惊痫瘛疭。

## 菟枣

味酸，无毒。主轻身益气。生丹阳陵地，高尺许，实如枣。

按：菟枣，可轻身益气。

## 雀梅

味酸，寒，有毒。主蚀恶疮。一名千雀。生海水石谷间。陶隐居云：叶与实俱如麦李。

按：雀梅，可蚀恶疮。

## 雀翘

味咸。主益气明目。一名去母，一名更生。生蓝中，叶细黄，茎赤有刺，四月实兑（音锐），黄中黑。五月采，阴干。

按：雀翘，可益气明目。

## 鸡涅

味甘，平，无毒。主明目，目中寒风，诸不足，水肿，邪气，补中止泄痢，疗女子白沃。一名阴洛。生鸡山。采无时。

按：鸡涅，可明目行水，补中。

## 相乌

味苦。主阴痿。一名乌葵。如兰香，赤茎。生山阳。五月十五日采。阴干。

按：相乌，可强阳起阴。

## 鼠耳

味酸，无毒。主痹寒寒热，止咳。一名无心。生田中下地，厚叶肥茎。

按：鼠耳，可通痹逐寒。

## 蛇舌

味酸，平，无毒。主除留血惊气，蛇痫。生大水之阳。四月采花，八月采根。

按：蛇舌，可逐瘀镇惊。

## 龙常草

味咸温，无毒。主轻身益阴气，疗痹寒湿。生河水旁，如龙刍，冬夏生。

按：龙常草，可化湿除痹。

## 离楼草

味咸，平，无毒。主益气力，多子轻身长年。生常山，七月、八月采实。

按：离楼草，可益气生精。

## 神护草

可使独守叱咄人，寇盗不敢入门。生常山北，八月采。

陶隐居云：此亦奇草，计彼人犹应识用之。

按：神护草，可独守叱盗。

## 黄护草

无毒。主痹，益气，令人嗜食。生陇西。

按：黄护草，可益气除痹。

## 吴唐草

味甘，平，无毒。主轻身益气，长年。生故稻田中，日夜有光，草中有膏。

按：吴唐草，可益气长年。

## 天雄草

味甘，温，无毒。主益气阴痿。生山泽中，状如兰，实如大豆，赤色。

按：天雄草，可益气壮阳。

## 雀医草

味苦，无毒。主轻身益气，洗浴烂疮，疗风水。一名白气。春生，秋花白，冬实黑。

按：雀医草，可益气壮阳。

## 木甘草

主疗痈肿盛热，煮洗之。生木间，三月生，大叶，如蛇状，四四相值。但折枝种之便生。五月花白，实核赤。三月三日采。

按：木甘草，可消肿解毒。

## 益决草

味辛，温，无毒。主咳逆肺伤。生山阴，根如细辛。

按：益决草，可下气止咳。

## 九熟草

味甘，温，无毒。主出汗，止泄，疗闷。一名乌粟，一名雀粟。生人家庭中，叶如枣，一岁九熟。七月采。陶隐居云：今不见有此。

按：九熟草，可止汗止泄。

## 兑　草

味酸，平，无毒。主轻身益气，长年。生蔓草木上，叶黄有毛，冬生。

按：兑草，可益气长年。

## 酸　草

主轻身，延年。生名山醴泉上阴居，茎有五叶，青泽，根赤黄。可以消玉。一名丑草。陶隐居云：李云是今酸箕，布地生者，今处处有。然恐非也。

按：酸草，可轻身延年。

## 异　草

味甘，无毒。主痿痹寒热，去黑子。生篱木上，叶如葵，茎旁有角，汁白。

按：异草，可除痿痹。

## 灌　草

主痈肿。一名鼠肝，叶滑青白。

按：灌草，可消肿。

## 芑 (音起) 草

味辛，无毒。主伤金疮。

按：芑草，可治金疮。

## 莘　草

味甘，无毒。主盛伤痹肿。生山泽，如蒲黄，叶如芥。

按：莘草，可除痹消肿。

## 勒　草

味甘，无毒。主瘀血，止精溢盛气。一名黑草。生山谷如栝楼。

陶隐居云：疑此犹是薰草，两字皆相似，一误尔，而栝楼为殊矣。

按：勒草，可消瘀涩精。

## 英草华

味辛，平，无毒。主痹气，强阴，疗面劳疽，解烦，坚筋骨，疗风头。可作沐药。生蔓木上。一名鹿英。九月采，阴干。

按：英草花，可坚筋骨，疗风痹。

## 吴葵华

味咸，无毒。主理心，心气不足。

按：吴葵花，可养心气。

## 封花

味甘，有毒。主疥疮，养肌，去恶肉。夏至日采。

按：封花，可消疮生肌。

## 腆（他典切）花

味苦，无毒。主上气，解烦，坚筋骨。

按：腆华，降气除烦

## 棑花

味苦。主水气，去赤虫，令人好色。不可久服。春生乃采。

臣禹锡等谨按陈藏器云：棑（音斐）树，似杉，子如槟榔，食之肥美。主痔，杀虫。春花并与《本经》相会。《本经》虫部云：彼子。苏注云：彼字合从木。《尔雅》云：彼，一名棑。陶复于果部重出棑，此即是其华也。

按：棑花，可行水壮阳。又棑字，本条原自注音斐，现字典注（音bai败）。

## 节华

味苦，无毒。主伤中痿痹，溢肿皮，主脾中客热气。一名山节，一名达节，一名通漆。十月采，暴干。

按：节华，除痿消肿。

## 徐李

主益气轻身，长年。生太山阴，如李，小形，实青色无核，熟采食之。

按：徐华，可益气轻身。

## 新雉木

味苦、香，温，无毒。主风眩痛，可作沐药。七月采，阴干。实如桃。

按：新雉木，可祛风止眩痛。

## 合新木

味辛，平，无毒。解心烦，止疮痛。生辽东。

按：合新木，可解烦合疮。

## 俳蒲木

味甘，平，无毒。主少气，止烦。生陵谷。叶如柰，实赤，三核。

按：俳蒲木，可补气止烦。

## 遂阳木

味甘，寒，无毒。主益气。生山中，如白杨，叶三月实十月熟，赤可食。

按：遂阳木，可益气。

## 学木核

味甘，寒，无毒。主胁下留饮，胃气不平，除热。如蕤核，五月采，阴干。

按：学木核，可化饮和胃。

## 木 核

疗肠澼。华，疗不足。子，疗伤中，根，疗心腹逆气，止渴。十月采。

按：木核，可止泄通肠。

## 枸（音荀）核

味苦。疗水，身面痈肿。五月采。

按：枸核，可行水，消肿。

## 荻 皮

味苦，止消渴。去白虫，益气。生江南，如松叶，有别刺，实赤黄。十月采。

按：荻皮，可止渴益气。

## 桑茎实

味酸，温，无毒。主字乳余疾，轻身益气。一名草王。叶如荏，方茎大叶，生园中，十月采。

按：桑茎实，可通乳益气。

## 满阴实

味酸，平，无毒。主益气除热，止渴利小便，轻身长年。生深山谷及园中，茎如芥，叶小实如樱桃，七月成。

按：满阴实，可益气除热。

## 可聚实

味甘，温，无毒。主轻身益气，明目。一名长寿。生山野道中，穗如麦，叶如艾。五月采。

按：可聚实，可益气明目。

## 让 实

味酸。主喉痹，止泄痢。十月采，阴干。

按：让实，可清喉痹。

## 蕙 实

味辛。主明目补中。根茎中涕疗伤寒寒热，出汗中风，面肿，消渴热中，逐水。生鲁山平泽。臣禹锡等谨按陈藏器云：五月收，味辛香，明目，正应是兰蕙之蕙。

按：蕙实，可明目补中。

主五痔脱肛有虫。（时珍出《千金》）

## 青 雌

味苦。主恶疮，秃败疮，火气，杀三虫。一名虫损，一名孟推。生方山山谷。

按：青雌，可除恶疮。

## 白 背

味苦，平，无毒。主寒热，洗浴恶疮。生山陵，根似紫葳，叶如燕卢，采无时。

按：白背，可消疮疥。

## 白 女 肠

味辛，温，无毒。主泄痢肠澼，疗心痛，破疝瘕。生深山谷中，叶如蓝，实赤。赤女肠亦同。

按：白女肠，可通心血，破疝瘕。

## 白 扇 根

味苦，寒，无毒。主疟，皮肤寒热出汗，令人变。

按：白扇根，可退热止汗。

## 白 给

味辛，平，无毒。主伏虫，白癣（音癣），肿痛。生山谷，如藜芦，根白相连。九月采。

按：白给，可消肿驱虫。

## 白 并

味苦，无毒。主肺咳上气，行五脏，令百病不起。一名玉箫，一名箭悍。

叶如小竹，根黄皮白。生山陵，三月、四月采根，曝干。

按：白并，可下气止咳。

时珍曰：此物气味、主治俱近百部。

## 白　辛

味辛，有毒。主寒热。一名脱尾，一名羊草。生楚山，三月采根，白而香。

按：白辛，可退寒热。

## 白　昌

味甘，无毒。主食诸虫。一名水昌，一名水宿，一名茎蒲。十月采。

臣禹锡等谨按陈藏器云：白昌，即今之溪荪也。一名昌阳，生水畔，人亦呼为菖蒲，与石上菖蒲都别，大而臭者是。亦名水菖蒲，根色正白。去蚤虱。

按：白昌，可驱虫。

时珍曰：此即今池泽所生菖蒲，叶无剑脊，根肥白而节疏慢，故谓之白菖。古人以根为菹食，谓之菖本，亦曰菖歜，文王好食之。其生溪涧者，名溪荪。时珍曰：此有二种：一种根大而肥白节疏者，白菖也，俗谓之泥菖蒲；一种根瘦而赤节稍密者，溪荪也，俗谓之水菖蒲。叶俱无剑脊。溪荪气味胜似白菖，并可杀虫，不堪服食。

## 赤　举

味甘，无毒。主腹痛。一名羊饴，一名陵渴。生山阴。二月花兑（音锐）蔓草上，五月实黑，中有核。三月三日采叶，阴干。

按：赤举，可止腹痛。

## 赤　涅

味甘，无毒。主痎，崩中，止血，益气。生蜀郡山石阴地湿处，采无时。

按：赤涅，可调经止血，益气。

## 黄　秫

味苦，无毒。主心烦，止汗出。生如桐根。

按：黄秫，可除烦止汗。

## 徐　黄

味辛，平，无毒。主心腹积瘕。茎主恶疮。生泽中，大茎细叶，香如藁本。

按：徐黄，可消积破瘕。

## 黄　白　支

生山陵，三月、四月采根，暴干。

按：黄白支，生山陵。

## 紫 蓝

味咸，无毒。主食肉得毒，能消除之。

按：紫蓝，解食肉中毒。

## 紫 给

味咸。主毒风头，泄注。一名野葵。生高陵下地。三月三日采根，根如乌头。

按：紫给，可解毒散风。

## 天 蓼

味辛，有毒。主恶疮，去痹气。一名石龙。生水中。

臣禹锡等谨按陈藏器云：即今之水荭，一名游龙，亦名大蓼。

按：天蓼，可消恶疮，除痹。

时珍曰：此指茎叶也。

附方：新一。

生肌肉水荭花根，煎汤淋洗，仍以其叶晒干研末，撒疮上，每日一次。（《谈野翁试验方》）

## 地 朕

味苦，平，无毒。主心气，女子阴疝血结。一名承夜，一名夜光。三月采。

臣禹锡等谨按陈藏器云：地朕，一名地锦，一名地喋。叶光净，露下有光，蔓生，节节著地。

按：地联，可消疝散结。

## 地 芩

味苦，无毒。主小儿痫，除邪养胎，风痹洗洗，寒热，目中青翳，女子带下。生腐木积草处，如朝生，天雨生盖，黄白色，四月采。

按：地芩，可定痫除痹，退翳。

时珍曰：此即鬼盖之色黄白者，其功相近。

## 地 筋

味甘，平，无毒。主益气止渴，除热在腹脐，利筋。一名菅根，一名土筋。生泽中，根有毛，三月生，四月实白，三月三日采根。

陶隐居云：疑此犹是白茅而小异也。

臣禹锡等谨按陈藏器云：地筋如地黄，根叶并相似而细，多毛，生平泽。功用亦同地黄，李邕方用之。

按：地筋，可益气止渴除热。此条陶云是白茅而小异，藏器云如地黄，二说有异。如似地黄则是旋花类，旋花根名筋根，功用与此类似。

时珍曰：此乃黄菅茅之根也，功与白茅根相同，陈藏器所说，别是一物，非菅根也。根、苗、花，功与白茅同（时珍）。

## 地　耳

味甘，无毒。主明目益气，令人有子。生丘陵，如碧石青。

按：地耳，可明目益气生精。

地耳亦石耳之属，生于地者也。状如木耳，春夏生雨中，雨后即早采之，见日即不堪。俗名地踏菰是也。

## 土　齿

味甘，平，无毒。主轻身益气长年。生山陵地中，状如马牙。

按：土齿，可轻身益气。

## 燕　齿

主小儿痫，寒热。五月五日采。

按：燕齿，可定痫，退寒热。

## 酸　恶

主恶疮，去白虫。生水旁，状如泽泻。

按：酸恶，可去恶疮，杀虫。

## 酸　赭

味酸，主内漏，止血不足。生昌阳山，采无时。

按：酸赭，可止漏止血。

## 巴　棘

味苦，有毒。主恶疥疮，出虫。一名女木。生高地，叶白有刺，根连数十枚。

按：巴棘，可消恶疮疥。

## 巴　朱

味甘，无毒。主寒，止血，带下。生雒阳。

按：巴朱，可止血止带。

## 蜀　格

味苦，平，无毒。主寒热痿痹，女子带下，痈肿。生山阳，如蓷菌，有刺。

　　按：蜀格，可除瘘痹，消痛肿。

## 累　　根

　　主缓筋，令不痛。臣禹锡等谨按陈藏器云：苗如豆。《尔雅》云：摄虎累注云：江东蔂呼为藤，似葛而虚大，今武豆也。荚有毛，一名巨荒，千岁是也。

　　按：累根，可舒筋止痛。

## 苗　　根

　　味咸，平，无毒。主痹及热中，伤跌折。生山阴谷中，蔓草木上，茎有刺，实如椒。

　　臣禹锡等谨按陈藏器云：茜字从西，与苗字相似，人写误为苗，此即茜也。

　　按：苗根，可除痹续伤。

## 参　果　根

　　味苦，有毒。主鼠瘘。一名百连，一名乌蓼，一名鼠茎，一名鹿蒲。生百余根，根有衣裹茎。三月三日采根。

　　按：参果根，可除鼠瘘瘰疬。

## 黄　　辩

　　味甘，平，无毒。主心腹疝瘕，口疮，脐伤。一名经辩。

　　按：黄辩，可消疝瘕。

## 良　　达

　　主齿痛，止渴，轻身。生山阴，茎蔓延大如葵子，滑小。

　　按：良达，可止渴轻身。

## 对　　庐

　　味苦，寒，无毒。主疥，诸疮久不瘳，生死肌，除大热。煮洗之。八月采，似庵䕡。

　　按：对庐，可消疮生肌除热。

## 粪　　蓝

　　味苦。主身痒疮白秃，漆疮，洗之。生房陵。

　　按：粪蓝，可止痒消秃疮。

## 委（音威）　蛇（音贻）

　　味甘，平，无毒。主消渴少气，令人耐寒。生人家园中，大枝长须，多叶而两两相值，子如芥子。

按：委蛇，可止消渴。

## 麻 伯

味酸，无毒。主益气出汗。一名君莒，一名衍草，一名道止，一名自死。生平陵，如兰，叶黑厚，白里，茎实赤黑，九月采根。

按：麻伯，可益气止汗。

## 王 明

味苦。主身热邪气，小儿身热，以浴之。生山谷，一名王草。

按：王明，可除热散邪。

## 类 鼻

味酸，温，无毒。主痿痹。一名类重。生田中高地，叶如天名精，美，根五月采。

臣禹锡等谨按《蜀本》云：可煮以洗病。

按：类鼻，可除痿痹。

时珍曰：此似猪膏草也。古今名谓不同。

## 师 系

味甘，无毒。主痈肿恶疮。煮洗之。一名臣尧，一名臣骨，一名鬼芭，生平泽，八月采。

按：师系，可消痈肿恶疮。

## 逐 折

杀鼠，益气，明目。一名百合。厚实，生木间，茎黄，七月实黑如大豆。

陶隐居云：又杜仲子，亦名逐折。

按：逐折，可益气明目。

## 并 苦

主咳逆上气，益肺气，安五脏。一名 蜮（音或）薰，一名玉荆。三月采，阴干。

按：并苦，可止咳逆，益肺气。

## 父 陛 根

味辛，有毒。以熨痈肿肤胀。一名膏鱼，一名梓藻。

按：父陛根，可熨痈肿。

## 索干

味苦，无毒。主易耳。一名马耳。

按：索干，可易耳。

## 荆茎

疗灼烂。八月、十月采，阴干。

臣禹锡等谨按陈藏器云：即今之荆树也。煮汁堪染，其洗灼疮及热焱疮有效。

按：荆茎，可消灼烂疮。

## 鬼蕳

生石上。挼（奴和切）之日柔为沐。

按：鬼蕳，可为沐。

## 竹付

味甘，无毒。主止痛除血。

按：竹付，可止痛除血。

## 秘恶

味酸，无毒。主疗肝邪气。一名杜逢。

按：秘恶，可舒肝。

## 唐夷

味苦，无毒。主疗踒折。

按：唐夷，可消踒折伤。

## 知杖

味甘，无毒。疗疝。

按：知杖，可消疝。

## 坒①（音地）松

味辛，无毒。主眩痹。

现注：

①坒松，亦作葵松。

按：坒松，可止眩晕通痹。

## 河煎

味酸。主结气，痛在喉颈者。生海中，八月、九月采。

按：河煎，可散结消喉痛。

## 区　余

味辛，无毒。主心腹热癪。

臣禹锡等谨按《蜀本》作癃。

按：区余，可止热癪。

## 三　叶

味辛。主寒热，蛇蜂螫人。一名起莫。臣禹锡等谨按《蜀本》一名赴鱼。一名三石，一名当田。生田中，茎小黑白，高三尺，根黑三月采，阴干。

按：三叶，可解它蜂毒。

## 五母麻

味苦，有毒。主痿痹不便，下痢。一名鹿麻，一名归泽麻，一名天麻，一名若一草。臣禹锡等谨按《蜀本》无一字。生田野，五月采。

按：五母麻，可除痿痹。

## 疥拍腹

味辛，温，无毒。主轻身疗痹。五月采，阴干。

按：疥拍腹，可除痿痹。

## 常吏之生

臣禹锡等谨按《蜀本》云：常更之生。味苦平，无毒。主明目，实有刺，大如稻米。

按：常吏之生，可明目。

## 救救人者①

味甘，有毒。主疝痹，通气诸不足。生人家宫室。五月、十月采，暴干。

现注：

①亦作救煞人者。

按：救赦人者，可除疝痹。

## 丁公寄

味甘。主金疮痛，延年。一名丁父，生石间，蔓延木上，叶细，大枝赤茎，母大如碛黄，有汁。七月七日采。

臣禹锡等谨按陈藏器云：丁公寄，即丁公藤也。

按：丁公寄，可合金疮。

## 城里赤柱

味辛，平，疗妇人漏血，白沃阴蚀，湿痹邪气，补中益气。生晋平阳。

按：城里赤柱，可止漏除湿痹。

## 城东腐木

味咸，温。主心腹痛，止泄，便脓血。臣禹锡等谨按陈藏器云：城东腐木，即今之城东古木，木在土中，一名地至。主心腹痛，鬼气。城东者犹取东墙之土也。《杜正伦方》云：古城任木煮汤服，主难产。此即其类也。

按：城东腐木，可止腹痛。

## 芥

味苦，寒，无毒。主消渴，止血，妇人疾，除痹。一名梨。叶如大青。

按：芥，可止消渴，止血除痹。

## 载

味酸，无毒。主诸恶气。

按：载，可除恶气。

## 庆

味苦，无毒。主咳嗽。

按：庆，可止咳。

## 腜（户瓦切）

味甘，无毒。主益气延年。生山谷，中白顺理。十月采。

按：腜huá，可益气延年。

# 一十五种虫类

## 雄黄虫

主明目，辟兵不祥，益气力，状如蠮螉。

按：雄黄虫，可明目益气。

## 天社虫

味甘，无毒。主绝孕，益气。如蜂大腰，食草木叶。三月采。

按：天社虫，可益气助孕。

时珍曰：按：张揖《广雅》云：天社，蜣螂也。与此不知是一类否。

# 桑蠹虫

味甘，无毒。主心暴痛，金疮肉生不足。

臣禹锡等谨按陈藏器云：桑蠹去气，桃蠹辟鬼，皆随所出而各有功，又主小儿乳霍。

按：桑蠹虫，可去心暴痛。

释名：桑蝎（音曷）。主小儿惊风，口疮风疳，妇人崩中，漏下赤白，堕胎下血，产后下痢。

附方：新二。

崩中漏下：赤白。用桑蝎烧灰，温酒服方寸匕，日二。（《千金》）

堕胎下血：不止。桑木中蝎虫，烧末。酒服方寸匕，日二。虫屎亦可。（《普济方》）

粪：主肠风下血，妇人崩中产痢，小儿惊风胎癣，咽喉骨鲠（时珍）。

附方：新四。

肠风下血：枯桑树下虫矢，烧存性，酒服一钱。（《圣惠》）

产后下痢：日五十行。用桑木里蠹虫粪，炒黄，急以水沃之，稀稠得所，服之，以瘥为度。此独孤讷祭酒方也。（《必效方》）

小儿胎癣：小儿头生疮，手爬处即延生，谓之胎癣。先以葱盐汤洗净，用桑木蛀屑，烧存性，入轻粉等分，油和敷之。（《圣惠》）

咽喉骨鲠：桑木上虫粪，米醋煎呷。（《永类钤方》）

# 石蠹虫

主石癃小便不利，生石中。

臣禹锡等谨按陈藏器云：伊洛间水底石下有虫如蚕，解放丝连缀小石如茧，春夏羽化，作小蛾水上飞。一名石下新妇。

按：石蠹虫，可治石癃。

时珍曰：《本经》石蚕，《别录》石蠹，今观陈、寇二说及主治功用，盖是一物无疑矣。

# 行　夜

疗腹痛寒热，利血。一名负盘。

陶隐居云：今小儿呼屁[1]（音屁）盘，或曰屁颦[2]（音频）虫者也。臣禹锡等谨按陈藏器云：屁盘虫，一名负盘，一名夜行蜚蠊，又名负[3]盘。虽则相似，终非一物，戎人食之，味极辛辣。屁盘虫有短翅，飞不远，好夜中出行，触之气出也。

现注：

①屁：原刻由㞕组成，故下注有音屁二字注音。㞕为屁的异体字。

②颦：（pín 贫）。

③负：原刻字由贝上加力字组成，字典注同负。又音（péi 培），为河神名。

按：行夜，可止腹痛，利血。

时珍曰：负盘有三：行夜、蜚蠊、皇螽。皆同名而异类。夷人俱食之，故致混称也，行夜与蜚蠊形状相类，但以有廉姜气味者为蜚蠊，触之气出者为屁盘，作分别尔。张杲医说载：鲜于叔明好食负盘臭虫。每散，令人采取三五升，浮温水上，泄尽臭气，用酥及五味熬作饼食，云味甚佳。即此物也。

## 蜗篱

味甘，无毒。主烛馆，明目。生江夏。

臣禹锡等谨按陈藏器云：一名师螺，小于田螺，上有棱。生溪水中。寒。汁主明目下水，亦呼为螺。

按：蜗篱，可明目。许慎注《淮南子》云：烛睆，目内白翳病也，馆乃睆之借字，《淮南子·俶真》作蜗睆。

螺蛳。时珍曰：师，众多也。其形似蜗牛，其类众多，故有二名。烂壳名鬼眼睛。时珍曰：处处湖溪有之，江夏、汉沔尤多。大如指头，而壳厚于田螺，惟食泥水。春月，人采置锅中蒸之，其肉自出，酒烹糟煮食之。清明后其中有虫，不堪用矣。

醒酒解热，利大小便，消黄疸水肿，治反胃痢疾，脱肛痔漏（时珍）。又曰：烛馆二字疑讹误。

附方：新六。

黄疸酒疸：小螺蛳养去泥土，日日煮食饮汁，有效。（《永类》）

黄疸吐血：病后身面俱黄，吐血成盆，诸药不效。用螺十个，水漂去泥，捣烂露一夜，五更取清服。二五淋白浊：螺蛳一碗，连壳炒热，入白酒三碗，煮至一碗，挑肉食之。以此酒下，数次即效。（《扶寿精方》）

小儿脱肛：螺蛳二三升，铺在桶内坐之，少顷即愈。（《简便》）

痘疹目翳：水煮螺蛳，常食佳。（《济急仙方》）

白游风肿：螺蛳肉，入盐少许，捣泥贴之，神效。（叶氏《摘玄方》）

烂壳：时珍曰：泥中及墙壁上年久者良。火煅过用。

主痰饮积及胃脘痛（震亨）。反胃膈气，痰嗽鼻渊，脱肛痔疾，疮疖下疳，汤火伤。时珍曰：螺乃蚌蛤之属，其壳大抵与蚌粉、蛤粉、蚶、蚬之类同功。合而观之，自可神悟。

附方：新十。

卒得咳嗽：屋上白螺（或白蚬）壳，捣为末。酒服方寸匕。（《肘后方》）

湿痰心痛：白螺蛳壳洗净，烧存性，研末。酒服方寸匕，立止。（《正传》）

膈气疼痛：白玉散：用壁上陈白螺蛳烧研。每服一钱，酒下小儿软疖：用鬼眼睛（即墙上白螺蛳壳）烧灰，入倒挂尘等分，油调涂之。（《寿域》）

阴头生疮：用溪港年久螺蛳烧灰，敷之。（《奇效》）

汤火伤疮：用多年干白螺蛳壳研，油调敷。（《澹寮》）

梅疮烂：古墙上螺蛳壳、辰砂等分，片脑少许，为末，搽之。小儿哮疾：向南墙上年久螺蛳为末，日晡时以水调成，日落时举手合掌皈依，吞之即效。叶氏《摘玄方》）

瘰病已破：土墙上白螺蛳壳为末，日日敷之。（谈野翁方）

痘疮不收：墙上白螺蛳壳，洗净研，掺之。（《医方摘要》）

## 麇　鱼

味甘，无毒。主痹，止血。

按：麇鱼，可除痹止血。

## 丹　戬

味辛。主心腹积血。一名飞龙。生蜀都，如鼠负，青股蜚，头赤。七月七日采。

按：丹戬，可消心腹积血。

## 扁　前

味甘，有毒。主鼠瘘，癃，利水道。生山陵，如牛虻，翼赤。五月、八月采。

按：扁前，可消鼠瘘，通癃闭。

## 蚖　类

疗痹内漏。一名蚖短，土色而文。

按：蚖类，可消痹止漏。

时珍曰：与蝮同类，即虺也。长尺余，蝮大而虺小，其毒则一。《食经》所谓"虺色如土，小如蝮蛇"者是也。详见蝮下。旧本作蚖类，一名蚖，误矣。当作虺，蝮类，一名蚖，蚖，即虺字。蚖、虺字象相近，传写脱误尔。陶氏注蝮即蚖，亦误矣。蚖既是蝮，《别录》不应两出。今并改正。

附方：新一。

破伤风：牙关紧急，口噤不开，口面㖞斜，肢体弛缓。用土虺蛇一条（去头、尾、皮、骨，醋炙），地龙五条（去泥，醋炙），天南星（八钱重）一枚（炮），上为末，醋煮面糊如绿豆大。每服三丸至五丸，生姜酒下，仍食稀葱白粥，取汗即瘥。昔宫使明光祖，向任制官，被重伤，服此得效。（《普济方》）

## 蜚　厉

主妇人寒热。

按：蜚厉，可消寒热。

## 梗　鸡

味甘，无毒。疗痹。

按：梗鸡，可除痹。

## 益　符

疗闭。一名无舌。

按：益符，可通闭。

## 地　防

令人不饥，不渴。生黄陵，如濡，居土中。

按：地防，可止渴。

## 黄　虫

味苦。疗寒热。生地上，赤头长足，有角，群居。七月七日采。

按：黄虫，可退寒热。

# 《唐本》退二十种

（六种《神农本经》，一十四种《名医别录》）

## 薰　草

味甘，平，无毒。主明目止泪，疗泄精，去臭恶物。伤寒头痛，上气，腰痛。一名薰草。生下湿地，三月采，阴干。脱节者良。

陶隐居云：俗人呼燕草，状如茅而香者为薰草，人家颇种之。《药录》云：叶如麻，两两相对。《山海经》云：薰草，麻叶而方茎，赤花而黑实。气如靡芜，可以已厉。今市人皆用燕草，此则非。今诗书家多用蕙，语而竟不知是何草，尚其名而迷，其实皆此类也。

臣禹锡等谨按《药性论》云：薰草，亦可单用。味苦无毒。能治鼻中息肉，鼻齆，主泄精。

陈藏器云：熏即蕙根，此即是零陵香，一名燕草。

按：薰草，又名零陵香，为报春花科灵香草的带根全草。薰草可明目止泪，涩精强腰。蕙实在本卷一百三十二种草木类中。

时珍曰：古者烧香草以降神，故曰薰，曰蕙。薰者熏也，蕙者和也。《汉书》云：薰以香自烧，是矣。或云：古人袚除，以此草熏之，故谓之薰，亦通。范成《大虞衡志》言：零陵即今永州，不出此香。惟融、宜等州甚多，土人以编席荐，性暖宜人。谨按：零陵旧治在今全州。全乃湘水之源，多生此香，今人呼为广零陵香者，乃真薰草也。若永州、道州、武冈州，皆零陵属地也。今镇江、丹阳皆莳而刈之，以酒洒制货之，芬香更烈，谓之香草，与兰草同称。《楚辞》云：既滋兰之九畹，又树蕙之百亩，则古人皆栽之矣。张揖《广雅》云：卤，薰也。其叶谓之蕙。而黄山谷言一干数花者为蕙。盖因不识兰草、蕙草，强以兰花为分别也。郑樵《修本草》，言兰即蕙，蕙即零陵香，亦是臆见，殊欠分明。但兰草、蕙草，乃一类二种耳。时珍曰：今惟吴人栽造，货之亦广。

附方：新十。

伤寒下痢：蕙草汤，用蕙草、当归各二两，黄连四两，水六升，煮二升服，日三服。（《范汪方》）

伤寒狐惑，食肛者。薰草、黄连各四两。咀，以白酸浆一斗，渍一宿，煮取二升，分三服。（《短剧方》）

头风旋运，痰逆恶心懒食。真零陵香、藿香叶、莎草根（炒）等分，为末。每服二钱，茶下，日三服。（《本事方》）

小儿鼻塞：头热。用薰草一两，羊髓三两。铫内慢火熬成膏，去滓，日摩背上三四次。（《圣惠方》）

头风白屑：零陵香、白芷等分，水煎汁，入鸡子白搅匀，敷数十次，终身不生。（《圣惠方》）

牙齿疼痛：零陵香梗叶煎水，含漱之。（《普济方》）

风牙疳牙：零陵香（洗炙）、荜茇（炒）等分，为末掺之。（《普济方》）

梦遗失精：薰草汤：用薰草、人参、白术、白芍药、生地黄各二两，茯神、桂心、甘草（炙）各二两，大枣十二枚，水八升，煮三升，分二服。（《外台秘要》）

妇人断产：零陵香为末，酒服二钱。每服至一两，即一年绝孕。盖血闻香即散也。（《医林集要》）

五色诸痢：返魂丹：用零陵香草去根，以盐酒浸半月，炒干。每两入广木香一钱半，为末。里急腹痛者，用冷水服一钱半，通了三四次，用热米汤服一钱半，止痢。只忌生梨一味。（《集简方》）

根茎中涕：主五痔脱肛有虫（时珍。出《千金》）。

## 姑　活

味甘，温，无毒。主大风邪气湿痹寒痛。久服轻身，益寿耐老，一名冬葵子。生河东。陶隐居云：方药亦无用此者，乃有固活丸，取是野葛一名尔。此又名冬葵子，非葵菜之冬

葵子，疗体乖异。《唐本》注云：《别录》一名鸡精也。

按：姑活，可祛风除痹。

## 别　羁

味苦，微温，无毒。主风寒湿痹，身重四肢疼酸，寒邪厉节痛。一名别枝，一名别羁，一名鳖羁。生蓝田川谷，二月、八月采。

陶隐居云：方家时有用处，今俗亦绝尔。

按：别羁，可除风寒湿痹，利关节。

## 牡　蒿

味苦，温，无毒。主充肌肤，益气，令人暴肥，不可久服，血脉满盛。生田野。五月、八月采。陶隐居云：方药不复用。《唐本》注云：齐头蒿也。所在有之，叶似防风，细薄无光泽。

按：牡蒿，可益气，充肌肤。

时珍曰：《尔雅》：蔚，牡菣，蒿之无子者。则牡之名以此也。诸蒿叶皆尖，此蒿叶

多独而秃，故有齐头之名。时珍曰：齐头蒿三、四月生苗，其叶扁而本狭，末有秃岐。嫩时可茹。鹿食九草，其一也。秋开细黄花，结实大如车前实，而内子微细不可见，故人以为无子也。擂汁服，治阴肿（时珍）。

附方：新一。

疟疾寒热：齐头蒿根、滴滴金根各一把。擂生酒一钟，未发前服。以滓敷寸口，男左女右，二日便止。（《海上名方》）

## 石下长卿

味咸，平，有毒。主鬼疰精物，邪恶气，杀百精蛊毒，老魅注，亡走，啼哭悲伤，恍惚。一名徐长卿。生陇西池泽山谷。

陶隐居云：此又名徐长卿，恐是误尔。方家无用此处，俗中皆不复识也。

按：石下长卿，可除疫气百毒。

## 麕（俱伦切）舌

味辛，微温，无毒。主霍乱腹痛，吐逆心烦。生水中，五月采。

陶隐居云：生小小水中，今人五月五日采，干以疗霍乱良也。

按：麕舌，可止吐除烦。麕音 jūn。

## 练石草

味苦，寒，无毒。主五癃，破石淋，膀胱中结气，利水道小便。生南阳川泽。

陶隐居云：一名烂石草。又云即马矢蒿。

按：练石草，陶云：即马矢蒿。《外台》云：马先蒿，一名马矢蒿。

## 弋共

味苦，寒，无毒。主惊气伤寒，腹痛羸瘦，皮中有邪气，手足寒，无色。生益州山谷。恶玉札、蜚蠊。

按：弋共，可清热镇惊。

## 葷（音谭）草

味咸，平，无毒。主养心气，除心温温辛痛，浸淫身热。可作盐。生淮南平泽，七月采。矾石为之使。

臣禹锡等谨按《药性论》云：葷草，亦可单用。味苦无毒。主遍生风疮，壮热。理石为之使。

按：葷草，可养心，除心痛。原刻注音音谭，与现注音 xùn 不同。

## 五色符

味苦，微温。主咳逆，五脏邪气，调中益气，明目杀虱。青符、白符、赤符、黑符、黄符各随色补其脏。白符一名女木，生巴郡山谷。陶隐居云：方药皆不复用，今人并无识者。臣禹锡等谨按吴氏云：五色石脂，一名青、赤、黄、白、黑符。

按：五色符，可止咳逆，益气明目。

## 蘘（音襄）草

味甘，苦寒，无毒。主温疟寒热，酸嘶邪气，辟不祥。生淮南山谷。

按：蘘草，为姜土蘘荷的叶。可截疟退热。原注音襄，与现注音 ráng 不同。

## 翘根

味甘，寒、平，有小毒。主下热气，益阴精，令人面悦好，明目。久服轻身耐老。以作蒸饮酒病人。生嵩高平泽，二月、八月采。陶隐居云：方药不复用，俗无识者。

按：翘根，可下热气，益阳精，明目。

## 鼠姑

味苦，平、寒，无毒。主咳逆上气，寒热鼠瘘，恶疮邪气。一名𧏿（音雪），生丹水。

陶隐居云：今人不识此，鼠姑乃牡丹，又名鼠姑，罔知孰是。

按：鼠姑，可止咳降逆消鼠瘘。

## 船虹

味酸，无毒。主下气，止烦满。可作浴汤。药色黄。生蜀郡，立秋取。

陶隐居云：方药不用，俗人无识者。

按：船虹，可下气止烦。

## 屈草

味苦，微寒，无毒。主胸胁下痛，邪气，肠间寒热，阴痹。久服轻身益气耐老。生汉中川泽，五月采。

陶隐居云：方药不复用，俗无识者。

按：屈草，可宽胸止痛通痹。

## 赤赫

味苦，寒，有毒。主痂疡恶败疮，除三虫，邪气。生益州川谷。二月、八月采。

按：赤赫，可消疡消疮。

## 淮木

味苦，平，无毒。主久咳上气，伤中虚羸。补中益气。女子阴蚀漏下赤白沃。一名百岁城中木。生晋阳平泽。

陶隐居云：方药亦不复用。

按：淮木，可止咳益气。

时珍曰：按《吴普本草》：淮木生晋·平阳、河东平泽，与《别录》城里赤柱出处及主治相同，乃一物也。即古城中之木，晋人用之，故云生晋·平阳及河东。今并为一，但淮木字恐有差讹耳。

## 占　斯

味苦，温，无毒。主邪气湿痹寒热疽疮，除水坚积血癥，月闭无子，小儿不能行，诸恶疮痈肿，止腹痛，令女人有子。一名炭皮。生太山山谷。采无时。

陶隐居云：解狼毒毒。李云是樟树上寄生。树大衔枝在肌肉，今人皆以胡桃皮当之，非是真也。按《桐君录》云：生上洛，是木皮状如厚朴色，似桂白其理一纵一横，今市人皆削乃似厚朴而无正纵横理。不知此复是何物，莫测真假何者为是也。

臣禹锡等谨按《药性论》云：占斯，臣，味辛平无毒。能治血癥，通利月水，主脾热。茱萸为之使，主洗手足水烂疮。

按：占斯，可散湿除痹。消积破癥。

时珍曰：占斯，《范汪方》谓之良无极，《刘涓子鬼遗方》谓之木占斯，盛称其功，而《别录》一名炭皮，殊不可晓。

附方：新一。

木占斯散：治发背肠痈疽痔，妇人乳痈，诸产癥瘕，无有不疗。服之肿去痛止脓消，已溃者便早愈也。木占斯、甘草（炙）、厚朴（炙）、细辛、栝蒌、防风、干姜、人参、桔梗、败酱各一两。为散。酒服方寸匕，昼七、夜四，以多为善。此药入咽，当觉流入疮中，令化为水也。痈疽灸不发败坏者，尤可服之。内痈在上者，当吐脓血；在下者，当下脓血。其疮未坏及长服者，去败酱。一方加桂心。（《刘涓子鬼遗方》）

## 婴　桃

味辛，平，无毒。主止泄肠，除热调中益脾气，令人好色美志。一名牛桃，一名英豆。实大如麦，多毛。四月采，阴干。

陶隐居云：此非今果实樱桃，形乃相似而实乖异，山间乃时有。方药亦不复用尔。

按：婴桃，可止肠澼，调中益脾。

## 鸩（直荫切）鸟毛

有大毒。入五脏，烂，杀人。其口主杀蝮蛇毒。一名鸩（音运）日。生南海。

陶隐居云：此乃是两种：鸩鸟状如孔雀，五色杂斑，高大，黑颈赤喙，出交广深山中。鸩日鸟，状如黑伧鸡，其共禁大朽树，令反觅蛇吞之。作声似云：同力，故江东人呼为同力鸟，并啖蛇，人误食其肉，立即死。鸩毛羽不可近人，而并疗蛇毒，带鸩喙亦辟蛇。昔时皆用鸩毛为毒酒，故名鸩酒，顷来不复尔。又云：有物赤色，状如龙，名海姜，生海中，亦大有毒，甚于鸩羽也。

《唐本》注云：此鸟商州以南江岭间大有，人皆谙识。其肉腥有毒，亦不堪啖。云羽画酒杀人，此是浪证。按：《玉篇》引郭璞云：鸩鸟大如雕，长颈赤喙，食蛇。又《说文》《广雅》《淮南子》皆一名运日，鸩运同也。问交广人，并云鸩日一名鸩鸟，一名同力，鸩日鸟外更无如孔雀者。陶云如孔雀者，交、爱人诳也。

按：鸩鸟毛，有毒。

时珍曰：按《尔雅翼》云：鸩似鹰而大，状如鸮，紫黑色，赤喙黑目，颈长七八寸。雄名运日，雌名阴谐。运日鸣则晴，阴谐鸣则雨。食蛇及橡实。知木石有蛇，即为禹步以禁之，须臾木倒石崩而蛇出也。蛇入口即烂。其屎溺着石，石皆黄烂。饮水处，百虫吸之皆死。惟得犀角即解其毒。又杨廉夫《铁崖集》云：鸩出蕲州黄梅山中，状类训狐，声如击腰鼓。巢于大木之颠，巢下数十步皆草不生也。

喙：时珍曰：蛇中人，刮末涂之，登时愈也。

## 今新退一种

### 彼　　子

味甘，温，有毒。主腹中邪气，去三虫，蛇螫蛊毒，鬼疰，伏尸。生永昌山谷。

陶隐居云：方家从来无用此者，古今诸医及药家了不复识。又一名罴子，不知其形何类也。《唐本》注云：此彼字当木旁作皮，柀仍音披，木实也，误入虫部。《尔雅》云：柀，一名杉。叶似杉，木如柏，肌软，子名榧子。陶于木部出之，此条宜在果部中也。今注：陶隐居不识，《唐本》注以为榧实。今据木部下品自有榧实一条，而彼子又在虫鱼部中，虽同出永昌而主疗稍别。古今未辨，两注不明。今移入于此卷末，以俟识者。

按：彼子，可宽中杀虫。

## 《补注本草》奏敕

嘉祐二年八月三日

诏朝廷累颁方书，委诸郡收掌，以备军民医疾。访闻贫下之家，难于拣用，亦不能修合，未副矜存之意。今除在京已系逐年散药外，其三京并诸路，自今每年京府节镇，及益、并、庆、渭四州，各赐钱二百贯，余州军监，赐钱一百贯。委长吏选差官属，监勒医人，体度时令，按方合药，候有军民请领，画时给付。所有《神农本草》《灵枢》《太素》《甲乙经》《素问》之类，及《广济》《千金》《外台秘要》等方，仍差太常少卿直集贤院掌禹锡、职方员外郎秘阁校理林亿、殿中丞秘阁校理张洞、殿中丞馆阁校勘苏颂，同共校正。闻奏。臣禹锡等寻奏，置局刊校，并乞差医官三两人同共详定。其年十月差医学秦宗古、朱有章赴局祗应。三年十月臣禹锡、臣亿、臣颂、臣洞又奏：本草旧《本经》注中载述药性功状，甚多疏略不备处，已将诸家本草及书史中应系该说药品功状者，采拾补注，渐有次第。及见唐显庆中诏修本草，当时修订注释《本经》外，又取诸般药品，绘画成图及别撰《图经》等，辨别诸药，最为详备。后来失传，罕有完本。欲下诸路州县应系产药去处，并令识别人，仔细辨认根、茎、苗、叶、花、实、形色大小，并虫鱼、鸟兽、玉石等堪入药用者，逐件画图，并一一开说著花结实，收采时月，所用功效。其番夷所产药，即令询问榷场市舶商客，亦依此供析，并取逐味各一二两或一二枚封角，因入京人差，赍送当所投纳，以凭照证，画成本草图，并别撰《图经》所异，与今《本草经》并行，使后人用药知所依据。奏可。至四年九月又准敕差太子中舍陈检同校正。五年八月《补注本草》成书，先上之。十一月十五日准敕差光禄寺丞高保衡同共覆校，至六年十二月缮写成，版样依旧，并目录二十一卷，仍赐名曰《嘉祐补注神农本草》。

嘉祐五年八月十二日进

# 《图经本草》奏敕

　　嘉祐三年十月，校正医书所奏，窃见唐显庆中，诏修本草，当时修订注释《本经》外，又取诸药品，绘画成图，别撰《图经》，辨别诸药最为详备。后来失传，罕有完本。欲望下应系产药去处，令识别人仔细详认根、茎、苗、叶、花、实、形色大小，并虫、鱼、鸟、兽、玉、石等，堪入药用者，逐件画图，并一一开说著花结实，收采时月及所用功效。其番夷所产，即令询问榷场，市舶商客，亦依据此供析，并取逐味一二两或一二枚封角，因入京人差，赍送当所投纳，以凭照证。画成本草图并别撰《图经》，与今《本草经》并行，使后人用药有所依据。奉诏旨，宜令诸路转运司指挥辖下州、府、军，监差逐处通判职官，专切管句，依应供申，校正医书所。至六年五月，又奏：《本草图经》系太常博士集贤校理苏颂分定编撰，将欲了当。奉敕差知颍州，所有《图经》文字，欲令本官一面编撰了当。诏可。其年十月，编撰成书，送本局修写，至七年十二月一日进呈。奉敕，镂板施行。

# 《证类本草》校勘官叙

　　政和六年七月二十九日奉敕校勘
　　同校勘官太医学内舍生编类圣济经所点对方书官臣　　龚璧
　　同校勘官登仕郎编类圣济经所点对方书官臣　　丁阜
　　同校勘官登仕郎编类圣济经所点对方书官臣　　许瑾
　　同校勘官登仕郎编类圣济经所点对方书官臣　　杜润夫
　　同校勘官翰林医候入内内宿编类圣济经所点对方书官臣　　朱永弼
　　同校勘官翰林医官编类圣济经所点对方书官臣　　谢惇
　　同校勘官奉议郎太医学博士编类圣济经所检阅官臣　　刘植
　　校勘官中卫大夫康州防御使句当龙德宫总辖修建明堂所医药提举入内医官编类圣济经提举太医学臣　　曹孝忠

# 翰林学士宇文公书《证类本草》后

　　唐慎微，字审元，成都华阳人。貌寝陋，举措语言朴讷，而中极明敏。其治病百不失一，语证候不过数言，再问之辄怒不应。其于人不以贵贱，有所召必往，寒暑雨雪不避也。其为士人疗病，不取一钱，但以名方秘录为请，以此士人尤喜之。每于经史诸书中得一药名，一方论，必录以告，遂集为此书。

尚书左丞蒲公传正，欲以执政，恩例奏与一官，拒而不受。其二子五十一、五十四（偶忘其名）及婿张宗说，字岩老，皆传其艺，为成都名医。祐元间，虚中为儿童时，先人感风毒之病，审元疗之如神。又手缄一书约曰：某年月日即启封。至期旧恙复作，取所封开视之则所录三方：第一疗风毒再作；第二疗风毒攻注作疮疡；第三疗风毒上攻气促欲作喘嗽。如其言以次第饵之，半月良愈，其神妙若此。

皇统三年九月望，成都宇文虚中书。

# 跋①

　　余读沈明远《寓简》称：范文正公微时，尝慷慨语其友曰：吾读书学道要为宰辅，得时行道，可以活天下之命。时不我与，则当读黄帝书，深究医家奥旨，是亦可以活人也。未尝不三复其言，而大其有济世志。又读苏眉山题《东皋子传》后云：人之至乐，莫若身无病而心无忧，我则无是二者。然人之有是者，接于予前，则予安得全其乐乎。故所至常蓄善药，有求者则与之，而尤喜酿酒以饮客。或曰：子无病而多蓄药，不饮而多酿酒，劳己以为人，何哉。予笑曰：病者得药，吾为之体轻，饮者得酒，吾为之醺适，岂专以自为也。亦未尝不三复其言而仁其用心。嗟乎，古之大人君子之量，何其弘也。盖士之生世，惟当以济人利物为事。达则有达而济人利物之事，所谓执朝廷大政，进贤退邪，兴利除害，以泽天下是也。穷则有穷而济人利物之事，所谓居闾里间，传道授学，急难救疾，化一乡一邑是也。要为有补于世，有益于民者，庶几乎，兼善之义顾，岂以未得志也，未得位也，遽泛然忘斯世而弃斯民哉。若夫医者为切身一大事，且有及物之功。《语》曰：人而无恒，不可以作巫医。又曰：子之所慎齐战疾，康子馈药，子曰：丘未达，不敢尝。余尝论之是术也，在吾道中虽名为方伎，非圣人贤者所专精。然舍而不学则于仁义忠孝有所缺，盖许世子，止不先尝药，《春秋》书以弑君。故曰：为人子者，不可不知医，惧其忽于亲之疾也。况乎此身受气于天地，受形于父母，自幼及老，将以率其本然之性，充其固有之心，如或遇时行道，使万物皆得其所，措六合于太和中，以毕其为人之事。而一旦有疾，懵不知所以疗之，伏枕呻吟，付之庸医手，而生死一听焉，亦未可以言智也。故自神农、黄帝、雷公、岐伯以来，名卿才大夫，往往究心于医；若汉之淳于意，张仲景，晋之葛洪、殷浩，齐之褚澄，梁之陶弘景皆精焉。唐陆贽斥忠州纂集方书，而苏沈二公《良方》至今传世。是则吾侪以从正讲学余隙而于此乎搜研，亦不为无用也。余自幼多病，数与医者语，故于医家书颇尝涉猎。在淮阳时，尝手节本草一帙，辨药性大纲，以为是书通天地间玉石草木、禽兽虫鱼，万物性味，在儒者不可不知。又饮食服饵，禁忌尤不可不察，亦穷理之一事也。后居大梁，得闲闲赵公家《素问》善本，其上有公标注，夤缘一读，深有所得。丧乱以来，旧学芜废，二书亦失去。尝谓他日安居讲学论著外，当留意摄生。今岁游平水，会郡人张存惠魏卿介吾友弋君唐佐来言，其家重刊《证类本草》已出，及增入宋人寇宗奭《衍义》完焉新书，求为序引，因为书其后。

　　己酉中秋日　云中刘祁云。

---

　　①　跋：据文字落款新加。

# 大观本草序

昔人有云，天地间物无非天地间用，信哉其言也。观本草所载，自玉石草木，虫鱼果蔬，以至残衣破革，飞尘聚垢皆有可用以愈疾者，而神农旧经止于三卷，药数百种而已，梁·陶隐居因而倍之，唐苏恭李勣之徒又从而广焉，其书为稍备。逮及本朝开宝嘉祐之间，尝诏儒臣论撰，收拾采撷，至于前人之所弃与夫有名而未用，已用而未载者，悉取而著于篇，其药之增多遂至千有余种，庶乎无遗也。

而世之医师方家下至田父里妪，犹时有以药单方异品，效见奇而前书不载，世所未知者，显系非一。慎微因其观闻所造，博采而倍之，于《本草图经》外又得药数百种，益以诸家方书与夫经子传记，佛书道藏，凡该明乎物品功用者，各附于本药之下。其为书三十有一卷，六十余万言，名曰：《经史证类备急本草》，察其为力亦勤矣，而其书不传，世罕言焉。

集贤孙公得其本而善之，邦计之暇命官校正，募工镂板，以广其传，盖仁者之用心也。

夫病未必能杀人，药之杀人多矣，而世之医者不复究知根性之温良，功用之缓急，妄意增减，用以治病，不幸而危殆者时盖有之。兹何异操矛而刺人于衽席之上哉。傥能研思于此，因书以究其说，即图以验其真，审方以求其效，则不待乎七十毒而后知药，三折臂而后知医矣。然则是书之传，其利于世也，顾不博哉。

慎微姓唐不知为何许人，传其书失其邑里族氏，故不及载云。

大观二年十月朔<br>
通仕郎行杭州仁和县尉管勾学事<br>
艾晟序

# 汉语拼音药名索引

## A

ā　阿婆赵荣　阿月浑子

ài　艾叶　艾纳香

ān　安息香　安石榴　菴摩勒　菴蔄子　菴萝果

ǎo　芙树

## B

bā　巴戟天　巴豆　巴棘　巴朱　菝葜

bái　白石英　白石脂　白青　白师子　白羊石　白恶　白瓷瓦屑　白英　白蒿　白芝　白菟藿　白花藤　白芷　白薛皮　白薇　白前　白药　白豆蔻　白敛　白及　白头翁　白附子　白棘　白马骨　白杨皮　白胶　白马茎　白鹅膏　白鹤　白鸽　白僵蚕　白鱼　白颈蚯蚓　白花蛇　白油麻　白粱米　白豆　白冬瓜　白瓜子　白芥子　白襄荷　白苣　白玉髓　白石华　白肌石　白背　白女肠　白扇根　白给　白并　白辛　白昌

bǎi　百舌鸟巢中土　百合　百草花　百丈青　百部根　百脉根　柏实　百草灰　百家盘　百劳　百舌鸟　百乳草　百两金　百药祖　百稜藤

bài　败酱　败蒲蓆　败船茹　败芒箔　败天公　败鼓皮　败石　败扇

bān　斑珠藤　斑鸠　斑猫　斑蝥虫

bàn　半天河　半天回　半河山　半夏

bàng　蚌蛤

bāo　雹

bào　豹骨　鲍鱼

bèi　贝母　椑柿　贝子

bǐ　笔头灰　比目鱼　彼子　壁钱

bì　鷩雉　碧海水　荜薢　必似勒　荜拨　荜澄茄　萆麻子　必栗香　璧玉　碧石青

biǎn　扁青　萹蓄　扁前　扁豆

biē　鳖甲

bié　别羁

bīng　槟榔　栟榈木皮

bìng　并苦

bō　玻璃　菠薐　波斯白矾

bó　博落迴

bò　檗木　薄荷

bǔ　补骨脂

bù　布针　布谷　布里草　不灰木　不彫木

C

cài　蔡苴机

cán　蚕茵草　蚕沙　蚕退

cāng　苍石　苍术（与术同条）

cǎo　草犀根　草豉　草蒿　草三棱　草禹余粮　草石蚕

cè　侧子　侧柏叶

chāi　钗子股

chái　柴胡　豺皮

chán　蝉花　蝉蜕（在蚱蝉条中）

chǎn　产死冢上草

chāng　菖蒲　昌侯鱼

cháng　长石　长松　常山　常吏之生

chē　车渠　车辖　车脂　车前子　车螯

chén　陈恩岌　陈家白药　车廪米

chén　沉香

chēng　铛墨　蛏

cháng　橙子皮　城里赤柱　城东腐木

chèng　秤锤

chī　鸱头

chí　池德勒

chǐ　豉虫　豉

chì　赤铜屑　赤龙浴水　赤箭　赤芝　赤地利　赤车使者　赤爪木　赤柽木　赤羽峰　赤小豆　赤孙施　赤举　赤涅　赤赫

chōng　茺蔚子　冲洞根　春杵头糠

chū　樗鸡

chǔ　楮实

chuán　船底苔　船虹

chuáng　炊汤

chuī　搥胡根

chuí　搥胡根

chūn　春牛角上土　椿木叶　椿荚

chún　鹑　莼

cí　雌黄　磁石　瓷　中裹白灰　慈鸦　慈母

cì　刺蜜　刺虎

cōng　葱实　葱白（与葱实同条）

cù　醋石烧屑　醋　醋林子

cuī　催风使

F

fà　发髲

fán　矾石　繁露水　蘩蒌

fǎn　返魂香

fàn　饭箩

fāng　方解石　方诸水

fáng　防葵　防风　防己　鲂鱼

fàng　放杖木

fēi　飞廉　飞生虫

féi　蜚虻　蜚蠊　蜚历

fěi　榧实

fèi　狒狒血

fēn　蚡鼠壤堆上土

fén　墳羊

fěn　粉锡

fèn　粪蓝

fēng　风延母　枫柳皮　蜂子　封华　枫香脂

fèng　凤凰台

fó　佛甲草

fū　肤青　夫衣带

fú　伏龙肝　伏鸡子根　凫葵　茯苓（茯神在茯苓条中）　浮烂啰勒　伏牛花　扶栘木　伏翼

fǔ　斧击钉声　腐婢　腐木

fù　富家中庭土　附子　妇人月水　妇人裈裆　负蠜　皇螽　蝮蛇胆　覆盆子　父陛根

G

gān　甘土　甘露水　甘露蜜　甘草　甘家白药　甘松香　甘遂　甘蔗根　甘露藤　甘蔗　甘蓝

gān　干地黄　干姜　干苔　干漆　干陀木皮

gǎn　橄榄　感藤

gāng　釭中膏　钢铁

gāo　高良姜　皋芦叶

gǎo　藁本

gē　戈共

gé　格注草　蛤蚧　蛤蜊

gě　葛根　葛粉　葛上亭长

gēn　根子

gēng　耕香

gěng　梗鸡

gōng　弓弩弦

gǒng　鮡鱼

gōu　钩吻　钩栗　钩藤（钓藤条）

gǒu　苟印　狗脊　枸杞　枸杞上虫　狗阴茎　狗舌草

gū　姑获　姑活　菰根

gǔ　古镜　古砖　古榇板　古厕木　古文钱　谷精草　骨路支　骨碎补　鹘嘲　蛊
虫　羖羊角

gù　故鞋底下土　故茅屋上尘　故鱼网　故缴脚布　故蓑衣结　故结篅　故麻鞋底
故甑蔽　故木砧　故锦灰　故绯帛

guā　瓜蒌实　瓜蒂　瓜藤

guǎ　寡妇床头尘土　寡妇荐

guàn　贯众　灌草　鹳骨　雚菌

guāng　光明盐　桄榔子

guī　龟甲　鲑鱼

guǐ　鬼屎　鬼督邮　鬼钗草　鬼臼　鬼脯藤　鬼齿　鬼车　鬼目　鬼盖　鬼麗

guì　桂　鳜鱼　桂枝（在桂条中）

guǒ　果然肉

H

há　蝦蟇（虾蟆）

hǎi　海根　海蕴　海藻　海带　海金沙　海红豆　海桐皮　海獭　海蛤　海豚鱼
海鹞鱼　海蚕　海马　海螺　海月　海松子

hān　蚶

hán　含生草　含水藤中水　含春藤　寒食饭　寒食麦人粥

hàn　旱藕

hāo　蒿雀

hǎo　好井水

hē　诃黎勒

hé　合子草　合明草　合欢　合玉石　合新木　何首乌　河边木　河煎　河　鹬鸡

hè　鹤虱

hēi　黑石脂　黑羊石　黑芝　黑石华

hóng　红莲花　白莲花　红蓝花　红豆蔻　红茂草　荭草

hóu　鯸鮧鱼

hòu　鲎　厚朴

hú　胡燕巢内土　胡面莽　胡黄连　胡桐泪　胡豆子　胡荽　胡椒　胡桃　胡麻
胡麻油　胡瓜叶　胡葱　胡堇草　葫芦巴　葫

hǔ　虎掌　虎杖　虎骨　琥珀

hù　户垠下土

huā　花乳石

huá　滑石

huà　桦木皮　腜

huái　蘹香　槐实　槐胶　槐花　怀妊妇人爪甲　淮木

huān　獾（在猯肉条中）

huàn　浣裈汁　鲩鱼

huáng　黄石脂　黄银　黄精　黄芝　黄连　黄芪　黄芩　黄屑　黄龙眼　黄药根　黄环　黄栌　黄褐侯　黄颡鱼　黄鱼　黄粱米　黄蜀葵花　黄獠郎　黄花了　黄石华　黄护草　黄秫　黄白支　黄辩　黄虫

huī　灰药　灰藋

huí　蛔虫汁

huì　会州白药　惠实

huó　活师

huǒ　火槽头　火炭母草

huò　藿香

## J

jī　鸡侯菜　鸡脚草　鸡窠中草　鸡冠子　鸡舌香　鸡头实　鸡肠草　鸡翁藤　鸡项草　鸡涅　积雪草　屐属鼻绳灰

jí　吉祥草　吉丁虫　蒺藜子　及已　棘刺花　棘实　蒺

jǐ　麂目　麂肉

jì　继母草　鲫鱼　鲚鱼　寄居虫　稷米　荠苨　荠　芰实

jiā　枷下铁及钉　嘉鱼

jiá　荚迷

jiǎ　甲煎　甲香　假苏

jiǎn　剪草　剪刀草　茧卤汁

jiàn　箭杆　见肿消　建水草

jiāng　浆水　姜石　姜黄　江中採出芦

jiàng　降真香　酱

jiāo　角蒿　角落木

jiē　接骨木

jié　结杀　桔梗　节华

jiè　芥子　芥心草　芥　疥拍腹

jīn　金线矾　金浆　金石　金屑　金牙　金钗股　金星石　金疮小草　金星草　金樱子　金蛇　金竹　金稜藤　金茎　筋子根

jǐn　堇菜

jìn　荩草

jīng　京三棱　粳米　荆茎

jǐng　井底沙　井华水　井泉石　井中苔萍　井口边草　景天

jiǔ　酒　韭子　韭　九牛草　九熟草

jiù　救穷草　救赦人者　救月杖

jū　车家鸡栖木　橘柚

jǔ　蒟酱　榉树皮

juǎn　卷柏

jué　决明子　爵床　蕨

jūn　君迁子　菌桂　莙荙　麕舌

K

kē　榼藤子　柯树皮　珂

kě　可聚实

kōng　空青

kǒng　孔公孽　孔雀屎

kǔ　苦参　苦芙　苦菜　苦耽笛子　苦苣　苦瓠　苦荬　苦荞子

kuài　鲙

kuǎn　欵冬花

kuàng　旷石　穬麦

kuī　魁蛤

kūn　昆布

kōu　栝楼根　蛞蝓

L

là　腊雪

lái　莱菔子

lán　蓝藤根　蓝实　蓝蛇头　兰草（佩兰）

láng　狼把草　狼毒　狼筋　狼尾草子　狼跋子　郎君子　郎耶草

lǎng　朗榆皮

làng　莨菪子

láo　劳铁

lǎo　老鸦眼睛草

lào　酪

lè　勒草

léi　鼺鼠　雷丸

lěi　蔂根

lèi　类鼻

lí　藜芦　离鬲草　离楼草　狸草　梨豆　梨

lǐ　理石　醴泉　蠡实　鳢肠　鳢鱼　鲤鱼　李核仁

lì　砺石　缫木　栗　丽春草　历石华　荔枝子　栎木皮

lián　　连翘　廉姜

liàn　　楝实　练鹊　练石草

liáng　　梁上尘　粮罂中水　良达　椋子木

liǎng　　两头蛇

liǎo　　蓼螺　蓼实　蓼荞

liè　　列当　烈节

lín　　林檎

lìn　　淋石　橉木灰

líng　　灵砂　灵床上果子　灵寿木皮　灵猫香　灵床下履　零余子　零陵香

lìng　　陵石　鲮鲤甲　羚羊角

líu　　流黄香　留军待　留师蜜　刘家奴草

lǐu　　柳絮矾　柳华

lìu　　六天气　六畜毛蹄甲　六月河中诸热砂

lóng　　龙珠　龙手藤　龙脑香　龙眼　龙胆　龙骨　龙齿　龙魁　龙芽草　龙石膏
龙常草

lóu　　蝼蛄

lòu　　漏芦

lú　　芦中虫　芦根　鸬鹚屎　鲈鱼

lǔ　　卤碱

lù　　陆英　鹿药　鹿藿　鹿茸　鹿良　鹿角菜　路石　露蜂房　露筋草

lǘ　　驴溺泥土　驴屎　榈木　蒟茹

lǜ　　绿青　绿矾　绿盐　绿豆　菉草

luán　　栾荆　栾华

luàn　　乱发

luó　　螺蠯草　萝藦子　罗勒

luò　　络石　落雁木　落葵

## M

má　　麻黄　麻蕡　麻伯

mǎ　　马牙硝　马衔　马脑　马先蒿　马兰　马鞭草　马兜铃　马勃　马瘑木　马乳
马刀　马陆　马齿苋　马芹子　马肠根　马节脚　马颠　马唐　马逢

mài　　麦饭石　麦门冬　麦苗　卖子木

mán　　鳗鲡鱼

mǎn　　满阴石

màn　　曼游藤　曼诸石　蔓椒

máng　　芒硝　杧果（芒果见菴萝果条）

mǎng　　莽草

máo　　茅膏菜　茅根　茅香花　毛蓼　毛茛　毛建草

méi　　梅雨水　梅实

měi　　每始王木

mēng　　礞石　虻母草

mèng　　孟娘菜

mí　　蘼芜　迷迭香　麋脂　猕猴肉　猕猴桃　麋鱼

mì　　密陀僧　蜜香　蜜蒙花　蜜蜡　秘恶

miáo　　苗根

míng　　茗苦㯶

mó　　摩厨子

mò　　墨　没药　没离梨

mǔ　　牡丹　牡桂　牡荆实　牡蛎　牡鼠　牡蒿

mù　　木香　木贼　木兰　木麻　木蜜　木戟　木细辛　木虻　木黎芦　木蠹　木瓜　木威子　木甘草　木核　苜蓿

N

nà　　那耆悉

nài　　柰

nán　　南藤　南烛枝叶　㭒木（原注音汝占切，应发 rǎn 音，但面在字典都注为楠的异体字，可能有误，现暂按现字典注音。）　难火兰　男子阴毛

náo　　硇砂

ní　　鲵鱼

nì　　溺白垽

niǎo　　鸟目

niè　　蘖米

niú　　牛膝　牛扁　牛奶藤　牛领藤　牛黄　牛乳　牛角䚡　牛鱼　牛舌实

níng　　凝水石

nú　　奴会子　奴柘

nǚ　　女萎　女萎（萎蕤）　女菀　女青　女贞实

nüè　　虐龟

O

ǒu　　藕实茎

P

pái　　排华　俳蒲木

pān　　攀倒甑

pèi　　佩兰（见兰草条）

péng　　蓬藟　蓬砂　蓬莪茂　蓬草子

pī　　霹雳针　霹雳屑　砒霜

pí　　毗梨勒　枇杷叶

pì　辟虺雷　鹏鹏膏

píng　萍蓬草根　瓶香

pó　婆娑石　婆罗得

pò　朴硝

pú　菩萨石　菩萨草　蒲黄　蒲公英　葡萄

Q

qī　七仙草　七星草　柒紫　漆姑草

qí　麒麟竭　蛴螬　齐蛤　祁婆藤

qì　藕车香

qiān　铅丹　铅　铅霜　千里水及东流水　千里及　千岁蔂　千金　草　千金藤　千里光　千里急　牵牛子

qián　前胡　荨麻

qiàn　茜根

qiāng　蜣蜋　羌活（在独活条中）

qiáo　荞麦

qiǎo　巧妇鸟

qiào　翘摇　翘根

qié　茄子

qīn　梫木

qín　秦艽　秦皮　秦椒　秦鱼　秦荻梨

qīng　青石脂　青琅玕　青黛　青葙子　青鱼　青蚨　青腰虫　青蘘　青粱米　青风藤　青玉　青雌　蜻蛉

qǐng　苘实

qìng　庆

qióng　琼田草

qiū　楸木皮　秋露水

qū　麹　区余　屈草

qú　曲节草

quán　泉水　拳参

què　雀麦　雀卵　雀瓮　雀梅　雀翘　雀医草

R

rán　蚦蛇胆

ráng　蘘草

ràng　让实

rè　热汤

rén　人参　人肝藤　人乳汁　人牙齿　人屎　人溺　人精　人髭　人血　人肉　人胞　人胆

rěn　　荏子　忍冬

réng　　榔桐皮

ròng　　戎盐　狨

ròu　　肉苁蓉　肉豆蔻

rǔ　　乳穴中水　乳香　乳腐　乳柑子

ruí　　蕤核

ruò　　蒻头

## S

sān　　三家洗碗水　三白草　三叶

sāng　　桑根下土　桑下寄生　桑叶　桑根白皮　桑螵蛸　桑茎实　桑蠹虫　桑花

shā　　沙参　砂糖　砂捹子　木　杉材

shān　　珊瑚　山胡椒　山豆根　山慈菰　山菌子　山蛩虫　山姜　山慈石

shàn　　鳝鱼

shāng　　商陆

shāo　　鮹鱼

sháo　　韶子　芍药　杓

shé　　蛇黄　蛇床子　蛇含　蛇芮草　蛇莓　蛇蜕　蛇婆　蛇舌

shè　　社坛土　社酒　射干　麝香　赦日线

shēn　　参果根

shén　　神丹　神护草

shēng　　生硝　生金　生银　生铁　生熟汤　生姜　生大豆　生瓜菜　升麻

shěng　　省藤

shī　　虱建草　虱　师草实　师系　蓍实

shí　　石钟乳　石胆　石中黄子　石黄　石脾　石漆　石药　石栏杆　石髓　石硫黄　石膏　石脑　石蟹　石花　石床　石蛇　石灰　石燕　石蚕（玉石部）　石脑油　石斛　石蕊　石荠宁　石　石龙芮　石苇　石香柔　石芒　石长生　石蜜　石决明　石鲗鱼　石龙子　石首鱼　石蚕（虫鱼部）　石都念子　石胡荽　石苋　石逍遥　石垂　石蒜　石南藤　石合草　石肺　石肝　石脾　石肾　石流青　石流赤　石耆　石濡　石芸　石剧　石蠹虫　石下长柳　石龙蒭　食盐　食茱萸　蒔萝　时鱼

shǐ　　使君子

shì　　柿　市门土　市门溺坑水

shū　　梳笓

shú　　秫米

shǔ　　鼠壤土　鼠尾草　鼠曲草　鼠蓑草　鼠藤　鼠李　鼠妇　鼠耳　鼠姑　薯预　蜀胡烂　蜀羊泉　蜀椒　蜀葵　蜀格　蜀漆　黍　鹦鸹

shù　　数低

shuǐ　　水中石子　水银　水银粉　水花　水气　水萍　水竹叶　水蓼　水牛角　水龟　水蛭　水龟　水苏　水靳　水英　水甘草　水麻　水杨叶

shuò　蒴藋

sǐ　死人枕

sōng　松脂　松萝　松杨木　松节　松实（俱在松脂条下）　菘菜

sǒng　楤根

sōu　溲疏

sū　酥　苏合香　苏方木　苏

sù　粟米

suān　酸浆　酸枣　酸草　酸恶　酸赭　酸枣仁（在酸枣条中）

suàn　蒜

suì　遂石　遂阳木

suō　缩砂蜜

suó　莎草根　梭头

suǒ　索干

T

tà　獭肝

tài　太一余粮　太阴玄精

tán　檀香　檀桓　檀

tàn　探子

táng　棠毬子　唐夷

táo　桃核仁　桃花石　桃朱术　桃掘　桃竹笋

tè　特蓬殺　特生礜石

téng　藤黄

tí　醍醐　醍醐菜　鹈鹕

tiān　天子土　天门冬　天竺干姜　天名精　天麻　天雄　天罗勒　天南星　天竺黄　天竺桂　天灵盖　天鼠屎　天花粉　天寿根　天仙藤　天雄草　天蓼　天社虫

tián　甜藤　甜瓜　恭菜　田母草　田麻　田中螺

tiǎn　腆颗虫　陕华

tíng　葶苈

tiě　铁锈　铁精　铁浆　铁华粉　铁粉　铁落　铁　铁葛　铁锤柄　铁线

tōng　通草

tóng　铜盆　铜青　铜矿石　铜弩牙　铜器盖食上汗　桐叶　同蒿

tóu　头垢

tū　突厥白　突厥雀（见蒿雀条）

tǔ　土地　土蜂窠上细土　土阴蘗　土芋　土落草　土马骏　土拨鼠　土虫　土红山　土齿

tù　菟丝子　菟葵　菟肝草　菟棗　兔头骨

tuān　獑肉胞膏

tūn　　耳草　豚卵

yín　　银屑　　银膏　　银星　　淫羊藿

yìn　　印纸　　荫命

yīng　　罂子　　桐子　　罂子粟　　鹰屎白　　英鸡　　英草华　　樱桃　　婴桃

yíng　　营实　　萤火

yōng　　鳙鱼　　雍菜

yōu　　优殿

yóu　　由跋　　莸草

yú　　鱼狗　　鱼鲊　　鱼脂　　鱼虎　　榆皮　　榆花

yǔ　　禹余粮　　礜石　　予脂

yù　　玉屑　　玉泉　　玉膏　　玉井水　　玉英　　玉伯　　郁金　　郁金香　　郁李人　　预知子　　鹬　　芋

yuān　　鸢尾　　鸳鸯

yuán　　元明粉　　元慈勒　　垣衣　　芫花　　芫青　　原蚕蛾　　缘桑螺　　鼋甲　　质汗　　蚖类

yuǎn　　远志

yuè　　越王余筭　　越瓜　　越砥　　月桂子

yún　　云母　　云黄石　　芸实　　芸苔

yùn　　晕石

Z

zǎi　　载盐车牛角上土　　载

zàn　　鏨菜

zāo　　糟笋中酒

záo　　凿孔中木

zǎo　　蚤休

zào　　皂荚

zé　　泽泄　　泽兰　　泽漆

zēng　　曾青

zèng　　甑气水　　甑带灰

zhà　　栅木皮　　柞木　　蚱蝉　　蚱蜢　　蜡（音 zha 此外不是简经字蜡 là 字）

zhān　　詹糖香　　鳣鱼

zhàn　　占斯

zhāng　　麞骨

zhāo　　朝生暮落花

zhǎo　　爪芦

zhào　　獐菜

zhé　　折伤木

zhě　　赭魁

zhè　　柘木　　柘虫屎　　鹧鸪　　䗪虫

zhēn　珍珠　针线袋　榛子

zhěn　枕材

zhèn　震烧木　震肉　鸩鸟浆　鸩鸟威　鸩鸟毛

zhēng　正月十五灯盏　正月雨水

zhī　知母　知杖　栀子　蜘蛛

zhí　枳壳　枳实　枳椇子

zhì　陟釐　质汗　雉肉

zhōng　终石

zhǒng　塚上土及砖　塚井中水

zhòng　仲思枣

zhū　猪槽上垢　猪槽中水　猪膏莓　猪苓　朱鳖　诸水有毒　诸草有毒　诸水有毒　诸肉有毒　诸鸟有毒　诸鱼有毒　诸虫有毒　诸果有毒　诸朽骨　诸血

zhú　术　竹叶　竹肉　竹付　鳋鳀鱼　逐折

zhù　铸钟黄土　铸铧鉏孔中土　柱下土　苧根

zhuō　蛳蚴

zhuó　斫合子　啄木鸟

zī　鲻鱼

zǐ　紫石英　紫芝　紫菀　紫草　紫参　紫葛　紫铆　紫葳　紫藤　紫珠　紫衣　紫荆木　紫真檀　紫贝　紫堇　紫贝龙芽　紫贝金盘草　紫袍　紫金牛　紫金藤　紫石华　紫加石　紫蓝　紫给　梓白皮

zì　自然灰　自然铜　自经死绳

zōng　棕榈子　鲸鱼

zuó　昨叶何草

zuò　酢浆草

zuò　坐拏草